临床住院医师培训系列丛书

神经外科学
住院医师手册

主　编　刘运生　袁贤瑞　方加胜

科学技术文献出版社
Scientific and Technical Documents Publishing House
北　京

(京)新登字 130 号

内 容 简 介

该书由湘雅医院神经外科一线专家编写而成。以住院医师日常工作程序为线索,帮助医学生完成从学习教科书到规范及熟练临床实际工作的过渡。

全书内容安排以该学科所涉及的疾病为纲,从概述、入院评估、病情分析、治疗计划、病程观察、临床经验等方面进行阐述,体现了国内外的新理论、新技术。书中涵盖的诊断标准、治疗方案、诊疗技术具有规范性、实用性强的特点,是住院医师临床病程管理的重要工具书。

可供从事神经外科临床、教学、科研工作者参考。

科学技术文献出版社是国家科学技术部系统惟一一家中央级综合性科技出版机构,我们所有的努力都是为了使您增长知识和才干。

丛书编委会
Contributors
...神经外科学住院医师手册

主　编　陈方平　孙维佳　肖健云
副主编　胡建中　雷光华　周巧玲
编　委（按姓氏笔画为序）

尹　飞　左晓霞　龙剑虹　冯　永
孙维佳　刘运生　刘双珍　齐　琳
李康华　李新中　李小刚　李凌江
陈方平　肖　波　肖健云　张　怡
杨天伦　邹益友　周巧玲　罗万俊
胡成平　胡建中　谢红付　雷闽湘
雷光华　谭德明　翦新春

秘　书　龚　民

编委会
Contributors
...神经外科学住院医师手册

主　编	刘运生　袁贤瑞　方加胜
副主编	王君宇　姜维喜　刘志雄
编　委	（按姓氏笔画为序）

丁锡平　万　新　马建荣　马志明
王君宇　方加胜　艾宇航　刘尚明
刘景平　刘劲芳　刘志雄　刘运生
刘　凡　李新辉　陈风华　肖平田
张明宇　吴安华　杨治权　周艳红
欧阳珊　罗端午　侯永宏　姜　冰
姜维喜　奚　健　袁贤瑞　黄　军
黄月明　章　蓓　彭泽峰　霍　雷

秘　书　刘宏伟

丛书序
Preface
...神经外科学住院医师手册

长期以来,我国医学教育主要以五年制本科教育为主体,多数医学生从医学院毕业后即进入医疗、预防、保健机构,之后的业务能力和进一步发展决定于医院条件、上级医师教导、本人的认知能力和勤奋,这种欠规范的学习模式严重地影响了我国医师队伍专业和素质的提高。1993年,国家卫生部制定并下发了《临床住院医师规范化培养方式试行办法》,10多年来在全国大多数城市医院先后开展了住院医生培训工作,但发展不平衡,且缺乏系统规范教材。随着医学模式的转变、疾病谱的变化及医疗保险制度的逐步完善,要求医疗机构提供更优质的医疗服务,因此对工作在一线的住院医师业务能力、思想素质、医德医风提出了更高要求。

中南大学湘雅医院陈方平教授主编的《临床住院医师培训系列丛书》从策划到构思成书历经2年,是目前我国第一套涵盖临床各专业学科的大型系列丛书,该丛书不拘泥于教科书的格式,力求贯彻理论联系实际的原则,尤其偏向于实用,其目的在于通过培训将学员学校获得的医学理论进一步深化并成为指导实际医疗工作的指南,也为未来进一步提高打下基础。

"书山有路勤为径,学海无涯苦作舟",21世纪这一代医学工作者面临着越来越复杂的社会环境和专业要求,所需知识总数急剧增加,只有在一生中自觉不断学习,不断吸收新知识、新思维的人,才能适应医学领域不断发展的需要,《临床住院医师培训系列丛书》为年轻的医学工作者开启了这扇大门。

中华医学会会长、中国工程院院士

钟南山

丛书前言
Foreword
...神经外科学住院医师手册

随着我国卫生事业的不断发展,住院医师规范化培训已逐渐成为医疗界关注的重点。100多年来,湘雅医院为我国的医学教育事业做出了巨大的贡献,在住院医师培训工作中积累了丰富的经验,也取得了丰硕的成果。坚实的医学基础理论、扎实的临床工作技能、不断更新的医学知识以及高尚的职业道德是每一位优秀临床医生必备的基本特质;勤于深入临床、善于思考分析、有序归纳演绎、勇于创新探索和不断提高医疗诊治水平是造就优秀临床医师的重要途径。

多年以来,我们一直想用百年湘雅的经验和模式,为年轻住院医师编写一套可读而实用的工具书。为此,我们组织湘雅医院的教授们撰写了这套《临床住院医师培训系列丛书》,共计24本住院医师手册,涵盖24个临床专科,即心血管内科学、呼吸病学、消化病学、肾脏病学、内分泌及代谢疾病学、血液病学、神经病学、感染病学、小儿科学、风湿病学、精神病学、皮肤病学等内科系统学科;普通外科学、心胸外科学、神经外科学、泌尿外科学、骨科学、烧伤整形科学、妇产科学、耳鼻咽喉头颈外科学、口腔科学、眼科学等外科系统学科以及急救医学手册、临床药物手册。该套丛书的各章节从疾病概述、入院评估、病情分析、治疗计划、病情观察、预后评估、出院医嘱等环节和角度出发进行编写，适合住院医师阅读使用，对年轻住院医师进入临床工作应该有较好的帮助。

本着从理论—实践—思考学习—再实践的原则，反复训练所积累的临床经验及成熟的临床思维，将帮助我们打开认知疾病的知识之门。本套丛书编写过程中，有众多专家废寝忘食，孜孜不倦求知论证，力求以科学、准确、规范的医学知识和丰富的经验完成对每一疾病的描述，丛书的完成凝结了他们的智慧和辛劳。《临床住院医师培训系列丛书》的完成得到了国内许多医学家的大力支持，科学技术文献出版社的编辑朋友们付出了辛勤的劳动，在此我向他们表示衷心的感谢！

中南大学湘雅医院院长

前言

神经外科学住院医师手册

本书是在历代老师、专家工作经验的基础上，由本院神经外科、ICU、影像学、同位素科、感染科的主任医师、副主任医师，并邀请有关专家共同撰写的一本针对神经外科住院医师临床工作的参考书。内容以各类常见病，如颅脑外伤、颅内肿瘤、脑血管病、功能性疾病等为主，重点介绍上述病人从入院到出院整个诊断、治疗各方面的工作思路及处理要点，使住院医师手持本手册后，可按手册内容处理各种疾病。

为了加强住院医师对神经外科常见疾病诊疗过程的深入了解，手册介绍了一些必要的基础知识，如神经系统解剖学、症状学、影像学及相关学科的知识。为了指导住院医师进行各类日常诊疗技术及操作规程，手册介绍了各类操作方法、处理常规、常用药物等，以供参考。

总之，本书是为神经外科住院医师开展日常工作而编写的一本工作手册，不仅对住院医师有用，还希望为高年资医师的工作、教学提供一些参考资料。

由于编者们水平有限，手册中缺点及错误在所难免，恳请读者及同仁多多批评、指正。

本手册在编写过程中,得到医院领导及科内同志的大力支持,刘宏伟博士在图片整理、文字编排及校对方面做了大量工作,特此一并表示感谢。

中南大学湘雅医院　神经外科教授　主任医师
刘运生　　于长沙

目录

...神经外科学住院医师手册

第一章	神经系统临床应用解剖 /1
第一节	头皮(颅盖软组织) /1
第二节	颅骨 /2
第三节	脑膜 /4
第四节	脑的血液循环 /5
第五节	脑 /8
第六节	脊髓 /17
第七节	脊神经 /20
第八节	脑脊液及其循环 /23
第二章	**症状学** /25
第一节	头痛 /25
第二节	眩晕 /29
第三节	晕厥 /30
第四节	昏迷 /31
第五节	脑死亡 /37
第六节	谵妄 /37
第七节	言语障碍 /38
第八节	大脑皮质症状 /40
第九节	视力障碍 /43
第十节	视野缺损 /44
第十一节	眼球突出 /46

第十二节	睑裂狭小 /47
第十三节	瞳孔异常 /48
第十四节	眼球运动障碍 /51
第十五节	眼球震颤 /53
第十六节	面瘫 /55
第十七节	吞咽困难 /57
第十八节	延髓麻痹 /58
第十九节	舌肌萎缩 /59
第二十节	感觉障碍 /60
第二十一节	肢体瘫痪 /64
第二十二节	肌张力障碍 /68
第二十三节	抽搐 /70
第二十四节	共济失调 /71
第二十五节	反射异常和病理反射 /73

第三章 **神经系统病史采集及检查** /77
第一节　病史采集 /77
第二节　神经系统检查 /80
第三节　意识障碍病人的检查 /94
第四节　其他检查 /95

第四章 **神经系统疾病的定位诊断** /98

第五章 **神经外科诊断技术** /108
第一节　神经放射学 /108
第二节　神经核医学 /167
第三节　神经电生理学 /174
第四节　神经外科穿刺术及活检术 /188
第五节　脑脊液实验室检查 /198

第六章 **神经系统疾病常用治疗** /202
第一节　神经放射外科治疗 /202
第二节　显微神经外科的一般原则 /211
第三节　神经外科重症监护 /213
第四节　人工呼吸机的使用 /217

第五节	水电解质平衡紊乱 /221
第六节	酸碱平衡失常 /226
第七节	低温疗法 /233
第八节	三叉神经后根射频热凝术 /235
第九节	神经阻滞技术 /238
第十节	激素在神经外科的应用 /245
第十一节	抗菌药物在神经外科的应用 /247
第十二节	高压氧治疗 /258
第十三节	介入神经放射治疗技术 /273
第十四节	脑复苏及促进脑细胞代谢药物的运用 /276
第十五节	脑立体定向外科简介 /284

第七章　脑水肿与颅内压增高 /291

第一节	脑水肿 /291
第二节	颅内压增高 /300
第三节	颅内压监护 /304
第四节	脑疝 /309

第八章　颅脑损伤 /314

第一节	概述 /314
第二节	颅脑损伤机理 /318
第三节	头皮与颅骨损伤 /325
第四节	脑损伤 /334
第五节	脑干损伤 /343
第八节	外伤性颅内血肿 /347
第七节	颅脑外伤病人入院前的急诊处理 /357
第八节	颅脑外伤的并发症和后遗症 /360

第九章　颅内肿瘤 /381

第一节	概述 /381
第二节	神经胶质瘤 /402
第三节	脑膜瘤 /427
第四节	颅内神经鞘瘤与神经纤维瘤 /434

第五节	神经纤维瘤病 /446
第六节	垂体腺瘤 /450
第七节	颅内先天性肿瘤 /471
第八节	血管网状细胞瘤 /484
第九节	颅内转移瘤 /488
第十节	颅内侵入瘤 /493
第十一节	颅内原发性肉瘤 /497
第十二节	颅内黑色素瘤 /500
第十三节	颅内蛛网膜囊肿 /502
第十四节	松果体区肿瘤 /506
第十五节	颈静脉孔区肿瘤 /510

第十章 脑血管疾病 /515

第一节	自发性蛛网膜下腔出血 /516
第二节	颅内动脉瘤 /519
第三节	脑血管畸形 /526
第四节	颅内海绵状血管瘤 /531
第五节	颈动脉海绵窦瘘 /535
第六节	脑出血 /539
第七节	脑梗死 /545
第八节	大脑大静脉瘤 /556

第十一章 颅内脓肿 /564

第十二章 脑寄生虫病 /572

第一节	脑型血吸虫病 /572
第二节	脑型肺吸虫病 /576
第三节	脑猪囊虫病 /579
第四节	脑包虫病 /582

第十三章 脊髓疾病 /585

第一节	脊髓病变的定位诊断 /585
第二节	脊髓压迫症 /590
第三节	脊髓空洞症与延髓空洞症 /605
第四节	脊髓损伤 /608

第五节	脊髓血管病 /615	
第十四章	**颅骨疾病** /619	
第一节	颅骨骨瘤 /619	
第二节	颅骨血管瘤 /622	
第三节	颅骨胆脂瘤 /623	
第四节	动脉瘤性骨囊肿 /625	
第五节	颅骨骨纤维结构不良 /627	
第六节	颅骨脑膜瘤 /629	
第七节	颅骨畸形性骨髓炎 /630	
第八节	颅骨软骨瘤 /632	
第九节	颅骨巨细胞瘤 /634	
第十节	颅骨嗜酸性肉芽肿 /635	
第十一节	颅骨黄色瘤 /637	
第十二节	颅骨网织细胞肉瘤 /639	
第十三节	颅骨纤维肉瘤 /640	
第十四节	颅骨骨髓瘤 /641	
第十五节	颅骨成骨肉瘤 /643	
第十六节	颅骨转移瘤 /645	
第十七节	颅骨结核 /646	
第十八节	颅骨骨髓炎 /648	
第十五章	**颅脑与脊髓先天性疾病** /651	
第一节	婴儿脑积水 /651	
第二节	寰枕区畸形 /654	
第三节	颅裂 /658	
第四节	狭颅症 /660	
第五节	脊椎裂 /663	
第六节	脊髓先天畸形 /666	
第十六章	**癫痫** /669	
第一节	癫痫的分类和诊断 /669	
第二节	难治性癫痫 /674	
第三节	颞叶癫痫的外科治疗 /690	

第四节	颅内占位性疾病并发癫痫的手术治疗	/701
第五节	外伤性癫痫 /708	

第十七章　锥体外系疾病　/718

第一节	肌张力增高-运动减少综合征	719
第二节	肌张力减低-运动过多综合征	727

第十八章　周围神经痛及损伤　/730

- 第一节　面神经炎　/730
- 第二节　面肌痉挛　/733
- 第三节　三叉神经痛　/736
- 第四节　舌咽神经痛　/743

第十九章　神经外科病人的护理　/746

- 第一节　病情观察　/746
- 第二节　昏迷病人护理　/747
- 第三节　呼吸衰竭病人护理　/748
- 第四节　抽搐病人护理　/749
- 第五节　瘫痪病人护理　/750
- 第六节　褥疮护理　/751
- 第七节　大小便障碍病人护理　/752
- 第八节　脑外伤病人护理　/753
- 第九节　脑部手术病人护理　/755
- 第十节　颅内高压病人护理　/757
- 第十一节　脑室引流病人护理　/758

第二十章　神经系统综合征　/760

- 附录一　神经科常用正常值　/779
- 附录二　神经系统疾病常用药物　/794
- 附录三　综合征目录　/807
- 附录四　神经外科常用分级方法　/811
- 附录五　医学常用国际单位　/815

参考文献　/817

第一章 神经系统临床应用解剖

第一节 头皮(颅盖软组织)

一、头皮

在额、顶、枕部头皮分为皮肤、皮下组织、帽状腱膜、帽状腱膜下层(疏松结缔组织)和骨膜等五层,前三层彼此连接紧密,各层解剖及临床特点如下:

1. **皮肤层** 含汗腺、皮脂腺及毛囊,伤后易感染。
2. **皮下组织层** 组织致密,富含血管和神经,伤后出血多且不易自行止血。
3. **帽状腱膜层** 此层有一定的张力,伤后伤口裂开。处理伤口时此层必须缝合,以减轻张力。
4. **帽状腱膜下层** 疏松结缔组织,内有小动脉及导血管。外伤时头皮容易由此层撕脱。出血及感染可沿此层蔓延,偶见此层感染经导血管向颅内侵犯。

5. 颅骨骨膜　是颅骨的被膜。在颅缝处与颅骨紧密相连,故骨膜下血肿时,其范围往往不超过相邻骨缝。

二、头皮的血管、淋巴与神经

1. 动脉　其主要供应血管由前而后分为:
(1)来源于颈内动脉的眼动脉有:①额动脉;②眶上动脉。
(2)来源于颈外动脉的有:①颞浅动脉;②耳后动脉;③枕动脉。上述动脉在头皮内互相沟通,形成丰富的血管网,越过正中线而互相吻合。

2. 静脉　头皮静脉与同名动脉并行,组成静脉网,分别流入颈外,或经导血管与颅骨板障静脉和静脉窦相通,因此头皮感染时可通过这些导血管蔓延入颅内。

3. 淋巴　头皮淋巴管伴同名静脉走行。额、颞及顶前部的淋巴汇入耳前淋巴结;顶后部汇入耳后淋巴结;枕部汇入枕淋巴结。这些淋巴结均汇入颈浅淋巴结和颈深淋巴结。

4. 神经　额部头皮由三叉神经第一支的分支即眶上神经与滑车上神经支配。顶枕部由颈神经的分支如耳大神经(来自颈2、颈3神经)、枕大神经(来自颈2神经)及枕小神经(来自颈2神经)支配。

第二节　颅　骨

颅骨由颞2、顶2、额、枕、筛和蝶骨共8块骨组成,可分为颅盖和颅底两部分。颅盖部骨质分外板、板障、内板三层,板障内有板障血管。

一、颅盖

由额骨、顶骨、颞骨鳞部、枕骨及蝶骨大翼组成。额骨在眶上缘的上内方其内中空形成额窦,颞骨和顶骨内面有硬脑膜中动脉沟,其内有脑膜中动脉走行,骨折时易损伤此动脉而形成硬膜外血肿。颅盖表面可见到的主要骨缝有:冠状缝、矢状缝、人字缝等。颅盖骨的主要标志有:眉间、枕外粗隆、矢状线、翼点(额、顶、颞骨的交汇点)、眶上缘、眶下缘等。可藉这些表面标志大略地定出大脑各叶的界线,见后。

二、颅底

由额骨(眶部)、筛骨(筛板)、蝶骨、颞骨岩部及枕骨(下部)构成。颅底骨内面凹凸不平、有许多供颅神经和血管通过的孔道。颅底内面借蝶骨嵴和颞骨岩部骨嵴分为前、中、后颅窝。颅底硬膜与颅底骨粘连紧密,颅底骨折时易同时损伤硬膜而出现脑脊液漏。颅底诸骨的重要孔道及其内走行的重要结构甚多(表1-1),骨折时易发生相应结构的损伤。

表1-1 颅底诸孔及通过的重要结构

	颅底孔道	通过的重要结构
前颅窝	筛孔	嗅丝
中颅窝	视神经孔	视神经、眼动脉
	眶上裂	Ⅲ、Ⅳ、Ⅵ、Ⅴ(第一支)颅神经、眼动脉
	圆孔	Ⅴ(第二支)颅神经
	卵圆孔	Ⅴ(第三支)颅神经
	棘孔	硬脑膜中动脉
	破裂孔	颈内动脉
后颅窝	内耳孔	Ⅶ、Ⅷ颅神经
	颈静脉孔	颈内静脉及Ⅸ、Ⅹ、Ⅺ颅神经
	舌下神经管	Ⅻ颅神经
	枕骨大孔	椎动脉、延-颈髓交界处

第三节 脑膜

脑表面覆有三层被膜，由外至里分别为硬脑膜、蛛网膜和软脑膜。脑的被膜与脊髓被膜相连续。在脊髓称为硬脊膜。

一、硬脑膜

硬脑膜由两层坚韧而致密的结缔组织紧密结合而成。外层即颅骨的内膜，内层光滑，在颅盖粘连较松，易于剥离，在颅底则与骨面粘连甚紧，骨折时易同时撕破硬膜。在一定部位与外层分离，形成向内的突起，构成大脑镰、小脑幕及鞍膈等。

（一）大脑镰

沿正中矢状线伸入大脑纵裂内，前窄后宽呈镰刀状皱襞，前后分别附着于鸡冠和枕内粗隆。下后缘与小脑幕相连，并于此处形成直窦，下前为游离缘，其内有下矢状窦，上缘内有上矢状窦。

（二）小脑幕

位于小脑上面及两侧颞叶后部与枕叶的底面之间，呈半月状皱襞，状如帐幕，后缘附着于枕骨的横窦沟，形成横窦。侧缘附着于岩骨嵴，内有岩上窦走行。小脑幕前缘呈弧形游离缺口，与鞍背围成小脑幕裂孔，内有脑干和动眼神经通过。

（三）小脑镰

起源于枕骨内嵴，向前伸出分隔两小脑半球。

（四）鞍膈

位于蝶鞍上方，隔离垂体窝。垂体柄经由其中央的鞍膈孔通过与其下的垂体相连。

二、蛛网膜

蛛网膜包绕脑,薄而透明,无血管及神经支配,与硬脑膜之间形成潜在的硬脑膜下腔,硬膜下血肿即位于此处;蛛网膜与软脑膜之间形成蛛网膜下腔,腔内充满脑脊液,并有结缔组织构成蛛网膜小梁。在许多相邻的脑叶之间和脑底,蛛网膜下腔形成较为宽大的脑池,手术时常于相关脑池放出脑脊液以获得操作空间。脑表面的蛛网膜在硬脑膜静脉窦附近,特别是在上矢状窦两侧形成许多绒毛突起,形成蛛网膜颗粒,吸收脑脊液进入静脉窦。

三、软脑膜

软脑膜紧紧包裹脑的表面,沿脑沟裂走行其中。软脑膜内含有丰富的血管对脑的营养起重要作用。

第四节 脑的血液循环

脑由四条血管供血即两侧颈内动脉和椎动脉。脑的前 3/5 部血液由颈内动脉供血,后 2/5 部(包括颞叶一部分,枕叶,小脑和脑干)由椎动脉系统供给。脑所需血供极大,故脑实质内相邻部位虽有一定程度的毛细血管吻合,但常常不足以代偿因血管损伤或梗塞所致的缺血性损害。脑血液循环的特点是:①成对的颈内动脉和椎动脉在颅底互相衔接成动脉循环;②静脉多不与同名动脉伴行,静脉血先回流至静脉窦再汇入颈内静脉;③各级静脉缺乏瓣膜。

一、脑的动脉系统

脑的血液供应来自双侧的颈内动脉和椎动脉。这四条动脉在脑底部主要通过基底动脉和基底动脉环（Willis）而互相连通，Willis 动脉环通常是由前交通动脉、两侧大脑前动脉起始段、两侧颈内动脉末端、两侧后交通动脉和两侧大脑后动脉起始段组成。

（一）颈内动脉

(1) 颈内动脉发自颈总动脉上升至颅底的破裂孔入颅。临床上分为四段：①颈段：位于颈部。②颈内动脉管段：又称岩骨段。③海绵窦段：位于海绵窦内。④床突上段：位于前床突上方。

(2) 颈内动脉颅内段的主要分支

1) 眼动脉：供应视网膜和眼球的血液，是视网膜唯一的供血动脉。

2) 后交通动脉：与大脑后动脉相吻合，沟通颈内动脉系与基底动脉。

3) 脉络膜前动脉：于后交通动脉稍远端的颈内动脉外侧壁发出，走行于颞叶钩回和大脑脚之间，主干沿脉络裂入侧脑室下角，供应侧脑室脉络丛、海马、部分丘脑、基底神经节及大脑脚。

4) 大脑前动脉：大脑前动脉的主要分支包括：前交通动脉、回返动脉、眶动脉、额极动脉、胼周动脉、胼缘动脉和前穿动脉等，双侧大脑前动脉借前交通动脉相互沟通。

5) 大脑中动脉：是颈内动脉的直接延续，主干横过前穿质，进入外侧裂，向上向后走行，分出上干和下干，并由此干发出许多分支，主要分支有：豆纹动脉、颞前动脉、眶额动脉、额顶升动脉、颞后动脉、顶后动脉、角回动脉等。上干及其分支主要供血于额下区皮质、额盖皮质、顶叶和中央回区；下干及其分支主要供血颞中、颞后、颞枕区角回和顶后区的皮质，其内有运动中枢、语言中枢（优势半球）、听觉中枢、感觉中枢等重要结构，若发生血循障碍，可出现偏瘫、失语及感觉障碍等严重症状和体征。

（二）椎基底动脉系统

椎动脉起源于锁骨下动脉，穿行于第六颈椎及其以上各椎体的横突孔内，从寰椎横突孔走出后，向后外方绕行一小段后进入枕骨大孔的后外方，在桥延沟附近，两侧椎动脉合并形成基底动脉，沿桥脑基底沟上行，最后分为左、右大脑后动脉。

椎基动脉分支主要供给脑干、小脑及内耳的血液。其主要动脉干和分支如下：①小脑后下动脉：发出延髓支、小脑支和脉络膜支。②小脑前下动脉，含内听动脉。③脑桥支。④小脑上动脉。⑤大脑后动脉。

（三）脑底动脉环

又称大脑动脉环（Willis 氏环），由两侧的颈内动脉、后交通动脉、大脑后动脉近侧端、大脑前动脉近侧端和一条前交通动脉组成，是脑内主要动脉间的吻合结构，具有潜在的侧副循环代偿机制。

二、脑静脉系统

脑的静脉多不与同名动脉伴行，分为深浅两组：

浅组静脉主要收集皮质和皮质下髓质的静脉血，回流入邻近的静脉窦。

深组静脉主要收集深部髓质、基底核、间脑、脑室等处静脉血，汇集成一条大静脉注入直窦。

1. 大脑浅静脉　脑的浅静脉可分为大脑上静脉、大脑中静脉、大脑下静脉三组。

（1）大脑上静脉：主要收集半球外侧面上部和内侧面上部的静脉血，向上汇入上矢状窦。

（2）大脑中静脉：主要收集外侧裂附近的静脉血汇入蝶顶窦和海绵窦。

（3）大脑下静脉：主要收集颞叶大部和枕叶外侧面的静脉血，向后汇入横窦。

2. 大脑深静脉　主要的深静脉如下：

（1）大脑大静脉：又称盖林（Galen）静脉，在大脑镰和小脑幕相连接处的前端与下矢状窦汇合续为直窦。

（2）大脑内静脉：左右各一，在三脑室后方合为一条大脑大静脉，该静脉主要收集豆状核、尾状核、胼胝体、侧脑室和第三脑室脉络丛及丘脑等处的血液。

（3）丘脑纹状体静脉：主要收集丘脑、胼胝体、纹状体和丘脑等处的血液。

（4）隔静脉：主要收集透明隔、胼胝体嘴部和额叶深部的血液。

（5）基底静脉：主要收集垂体、基底节、前穿质、后穿质、灰结节、乳头体、岛叶、海马沟回及大脑脚的血液。

第五节 脑

中枢神经系统由脑与脊髓组成。脑分为大脑、小脑、间脑和脑干,后者由中脑、脑桥、延髓组成。自室间孔到视交叉前部的连线,为间脑和大脑的分界线,自后连合到乳头体后缘的连线为中脑和间脑的分界线。

一、大脑

大脑包括两侧大脑半球,大脑半球由大脑皮质、基底核、白质及侧脑室组成。

1. 大脑半球及机能定位 大脑半球皮质表面凹凸不平,在背外侧面借大脑外侧裂、中央沟及枕切迹至顶枕裂之间的假想连线分为额叶、顶叶、颞叶及枕叶,在外侧裂的深面还有岛叶。

(1)额叶:包括中央沟以前的全部皮质,内有许多重要的功能区:

①运动中枢:占中央前回的大部和旁中央小叶的前部,它发出锥体束控制全身的随意运动。第一躯体运动区位于中央前回和中央旁小回前部,其中中央前回最上部并延伸到半球内侧面,旁中央小叶的前部是下肢运动区,中央前回中部是躯干和上肢运动区,下部是面、舌、喉运动区。

②眼球协同运动中枢:位于运动前区之前,额中回书写中枢前方。此区受损可产生眼球同向凝视麻痹。

③运动性语言中枢(Broca 语言区):位于优势半球额下回后部,该区损害后病人能理解他人的语言,与发音有关的肌肉没有瘫痪,但出现口语的功能障碍,临床上称为运动性失语。

④书写中枢:位于优势半球额中回后部。此区损害,患者书写能力受

损,不能听写和自动书写,称为失写症。

(2)顶叶:位于中央沟之后,顶枕裂与枕前切迹连线之前。在中央沟和中央后沟之间为中央后回。横行的顶间沟将顶叶余部分为顶上小叶和顶下小叶。顶下小叶又包括缘上回和角回。顶叶的重要皮质功能区有:

①第一躯体感觉区:在中央后回(3、1、2区)和旁中央小叶后部,接受丘脑来的投射纤维,管理全身痛、温、触、压以及位置和运动等躯体感觉。

②顶上小叶(5、7区):接受从丘脑来的投射纤维,为触摸识别物体的实体感觉皮质区。顶上小叶损坏后,可产生触觉认识不能。

③顶下小叶:包括缘上回和角回,优势半球的缘上回是运用中枢,此区损伤时产生失用症,病人运动功能存在,但不能有目的、有顺序地完成某个动作;优势半球的角回为视觉性语言中枢,此区损害时,尽管视觉通路完好,但不能阅读认识的字,不能理解文字符号的意义,称为失读症。

(3)颞叶:位于外侧裂下方,由颞上、中、下三条沟分为颞上回、颞中回、颞下回。外侧裂内面是颞横回。梭状回在颞叶的侧面和底面,颞下沟和侧副裂间,侧副裂与海马裂之间为海马回,围绕海马裂前端的钩状部分为海马钩回。

①听觉中枢:位于颞横回中部,其传入纤维来自内侧膝状体,接受两侧听觉纤维的投射,因此每一侧半球的听觉中枢,均具有管理双耳听觉的功能,其中一侧半球的听觉中枢受损时,对听觉能力只有轻微的影响。

②听觉性语言中枢:位于优势半球之听觉中枢稍后部,损害后可产生感觉性失语症。

③海马钩回:接受两侧嗅觉纤维的投射,故一侧受损时不出现嗅觉障碍,但受刺激时,可出现幻嗅。

(4)枕叶:位于顶叶和颞叶的后方,顶枕裂与枕前切迹连线之后,内侧面有距状裂。距状裂的两侧皮质是视觉中枢,一侧视觉中枢接来自双眼同侧半的纤维投射,故一侧视觉皮层损伤出现对侧视野同向性偏盲,两侧视觉中枢均损伤时,则出现双眼全盲。

(5)岛叶:位于外侧裂的深部,被额、顶、颞叶所掩盖,四周有环形沟,表面有斜行的岛中央沟,其前部有岛短回,后部有岛长回,功能上与内脏活动有关。

2. 基底核　是位于两侧大脑半球深部的一些灰质团块,组成锥体外系的主要结构。主要包括尾状核、豆状核(壳核和苍白球)以及屏状核。

(1)豆状核:由壳核和苍白球组成。苍白球在豆状核的内侧部,借外髓板与豆状核外侧的壳核分开,其自身又被内髓板分为外侧与内侧部,其宽阔的底凸向外侧,尖指向内侧。豆状核的外侧借薄薄的一层外囊纤维与屏状核相隔。豆状的内侧邻接内囊,其尖部构成内囊膝部的外界。

(2)尾状核:外形侧面观略呈逗点状,头部膨大,突入侧脑室前角内,构成侧脑室前角的下外侧壁。全长与侧脑室的前角、中央部和后角伴行,分为头、体和尾3部分。在前穿质的上方,尾状核与壳核融合。尾状头借内囊膝部与后方的丘脑前端相隔;自头端向后逐渐变细称为体;沿丘脑背侧缘并与丘脑背侧之间以终纹为界,至丘脑后端转向腹侧形成尾部。尾部深入颞叶构成侧脑室下角的上壁,并向前终于尾状核头的下外侧、杏仁核的后方。进入中脑的大脑脚的内囊纤维,把尾状核与丘脑分割开;内囊的豆状核下部和外囊把尾状核与豆状核分开。

(3)屏状核:是一薄层的灰质板,位于壳核与岛叶皮质之间。屏状核与壳核之间为外囊纤维。

在高等动物和人类,这些核团与大脑皮层和小脑共同起到控制和调节运动的功能。基底核被称为一组皮层下的运动中枢。

二、间脑

间脑位于中脑之上、尾状核和内囊的内侧,一般被分为丘脑、丘脑上部、丘脑下部、丘脑底部和丘脑后部五个部分。

两侧丘脑和丘脑下部相互接合,中间夹一矢状腔隙称第三脑室。第三脑室经其两侧的室间孔与侧脑室相通,向下通过脑导水管与第四脑室相通。

丘脑是间脑中最大的卵圆形灰质核团,位于第三脑室的两侧,左、右丘脑借灰质团块(称中间块)相连。

(一)丘脑下部

下丘脑形成第三脑室的底。从前向后,包括脑垂体、视交叉、灰结节、终板、漏斗、乳头体和后穿质。

下丘脑的功能复杂,是自主神经系统的高级中枢,它调节和影响水、糖和脂代谢、机体生长、性成熟、体温、脉搏、血压、呼吸及睡眠等多方面的功能。

1. 脑垂体 脑垂体位于垂体窝内，并被鞍膈所覆盖。鞍膈中央有一通过垂体柄的孔。垂体的下方是蝶骨体，其内有蝶窦，外侧为海绵窦。它的前、后还有使两侧海绵窦相互交通的海绵前、后间窦，有肿瘤生长时，海绵间窦可不明显。

垂体可分为前叶、后叶、中间部及结节部。垂体前叶也称为腺垂体；后叶称为神经垂体，后叶借一中空的漏斗连于第三脑室底部的灰结节。前、后叶借一狭窄的中间部相连结。

腺垂体包括远侧部、结节部和中间部；神经垂体由神经部和漏斗部组成。

(1) 腺垂体远侧部：此部腺细胞排列成索或团状，索间有丰富的血窦和网状纤维。在 HE 染色标本上，腺细胞分嗜酸性细胞、嗜碱性细胞和嫌色细胞三种。

①嗜酸性细胞：数量约占细胞总数 40%，胞质内含有嗜酸性颗粒。应用组织化学方法并结合电镜观察，可以将嗜酸性细胞分为两种：

生长激素细胞：这种细胞分泌生长激素，促进骨的生长发育。分泌旺盛时，在幼年可引起巨人症，在成年则引起肢端肥大症。儿童时期生长激素分泌不足，可引起侏儒症。

催乳激素细胞：常单个分布于细胞索内，胞质内颗粒少而大，形状不规则。这种细胞分泌催乳激素，可促进乳腺的发育和乳汁的分泌。

②嗜碱性细胞：细胞数量占 10%，分为三种：

促甲状腺激素细胞：这种细胞分泌促甲状腺激素，能促进甲状腺激素的合成与分泌，还能使甲状腺滤泡体积增大和数量增加。

促性腺激素细胞：这种细胞分泌卵泡刺激素和黄体生成素。前者对女性的主要功能是促进卵巢的卵泡发育，在男性则促进精子的形成。后者对女性的作用，是促进排卵和黄体的形成；在男性，主要通过刺激睾丸间质细胞分泌雄激素。

促肾上腺皮质激素细胞：这种细胞分泌促肾上腺皮质激素，刺激肾上腺皮质分泌糖皮质激素。

③嫌色细胞：数量占 50%，嫌色细胞不是单一的细胞群，可以把它归属于已定向的储备细胞，分化为嗜酸性细胞或嗜碱性细胞。另外一些嫌色细胞是已经脱去颗粒成熟的嗜色细胞；少数属于真正未分化的、尚无功能的

细胞。

(2)神经垂体:该部组织内没有腺上皮细胞,只有许多类似神经胶质的细胞,称为垂体细胞,以及大量的无髓神经纤维和有孔型的毛细血管。

下丘脑视上核和室旁核神经元分泌的抗利尿激素和催产素,沿神经元的轴突运输至神经部,光镜下呈大小不等的嗜酸性团块,称为赫令氏体。催产素主要作用于妊娠子宫,促进平滑肌收缩,同时作用于输乳管,促进排乳。抗利尿激素主要促进远曲小管和集合管对水的重吸收,从而浓缩尿液。当抗利尿激素分泌超过生理范围时,能使小血管平滑肌收缩,血压升高。

2. 视交叉　位于灰结节前方,由视神经在此作内侧纤维部分交叉而形成。视交叉向后移行为视束,绕大脑脚向后上行,止于外侧膝状体和上丘。

3. 乳头体　位于灰结节后方的一对小乳头状隆起,内有灰质核。乳头体的功能与嗅觉有关。

(二)丘脑

丘脑构成第三脑室外侧壁,从前方的室间孔开始向后下伸展到中脑导水管入口。丘脑外侧靠内囊,上方是侧脑室的体部,内侧面有连结对侧丘脑的中间块。后方为丘脑枕和内、外侧膝状体。

丘脑主要由中间神经元的胞体所形成的核团组成,这些核团把从感觉传导束传来的神经冲动传送到大脑皮质。这种传导是经由内囊中的丘脑辐射来实现的。丘脑是感觉纤维通向大脑的中继站。

(三)上丘脑

位于丘脑的后上方,包括松果体、缰三角、缰连合及丘脑髓纹等。松果体为一神经内分泌器官。主要分泌褪黑激素,其作用为抑制促性腺激素的释放,故能防止性早熟。儿童时松果体受损,则出现性早熟和生殖器过度发育等症状。缰三角内的缰核,是嗅觉、内脏传入和躯体传入的一个汇集点,发出纤维到脑干各内脏运动核。

三、脑干

脑干包括延髓、脑桥及中脑。延髓尾端在枕骨大孔处与脊髓接续,中脑头端与间脑相接。延髓和脑桥恰卧于颅底的斜坡上。

脑干背侧面:延髓可分为上、下两段。下段称为闭合部,其室腔为脊髓中央管的延续,正中沟的两侧为薄束结节和楔束结节,其中分别隐有薄束核与楔束核。脑桥的背面构成第四脑室底的上半部。在第四脑室底具有横行的髓纹,是延髓和脑桥的分界标志。

脑干腹侧面:在延髓的正中裂处,有左右交叉的纤维,称锥体交叉,是延髓和脊髓的分界。正中裂的两侧纵行的隆起,为皮质脊髓束(或锥体束)所构成的锥体。脑桥的下端以桥延沟与延髓分界,上端与中脑的大脑脚相接。

四、小脑

小脑位于颅后窝内,其上面借小脑幕与大脑的枕叶相隔。

小脑借上、中、下三对脚与脑干相连。上脚(结合臂)与中脑被盖相连,中脚(脑桥臂)与脑桥的基底部相连,下脚(绳状体)与延髓相连。

小脑在脑干菱形窝的背方,与菱形窝之间的空间为第四脑室。

小脑可分为蚓部和半球部。

根据小脑的发生、机能和纤维联系,小脑被分为几个部分。根据小脑的后外侧裂,可将小脑分为绒球小结叶和小脑体两部分,小脑体又以原裂分为前叶和后叶。按发生的先后,可将小脑分为古小脑、旧小脑和新小脑三部。

小脑表面为一层灰质,叫小脑皮质,其下为大量纤维组成的小白质,叫小脑髓质。在髓质内有灰质核团,称为小脑中央核。

小脑皮质由神经元胞体和树突组成。由表及里分为分子层、梨状细胞层和颗粒层。小脑髓质主要由进出小脑的纤维组成,即小脑的上、中、下三对脚及小脑皮质与小脑中央核之间的联合纤维。(表1-2)

表1-2 小脑的纤维联系

小脑脚	传入束	传出束
上	脊髓小脑前束(交叉、未交叉)	从齿状核发出到 1. 丘脑 2. 大脑皮质 3. 红核(交叉)
中	脑桥小脑束(交叉)从大脑皮质发起的额桥和枕颞桥束,经桥核换神经元	

小脑脚	传入束	传出束
下	1. 前庭小脑束(未交叉) 2. 脊髓小脑后束(未交叉) 3. 橄榄小脑束(交叉、未交叉)功能不清楚 4. 从楔束核到小脑的纤维	1. 顶延束 2. 小脑网状纤维 3. 小脑前庭纤维

五、脑神经

由脑发出或进入脑而与周围联系的神经,称为脑神经,或称颅神经。人类共有12对脑神经,除嗅、视神经分别与端脑间脑相连外,其余10对脑神经均与脑干相联系。

(一)嗅神经

嗅神经属于特殊的感觉神经,管理人的嗅觉。由上鼻甲和鼻中隔上部嗅黏膜内的嗅细胞发出的中枢突向上行,形成15~20条嗅丝,经筛骨筛板进入嗅球,与嗅球内的僧帽细胞的树突形成突触。从嗅球发出的纤维组成嗅束,向后走行终于海马回钩的皮质和前穿质,嗅觉传导路的进一步径路尚不清楚。

(二)视神经

视神经是传导视觉的神经。由视网膜内的节细胞轴突经眼球后份穿出以后,组成视神经,向后内侧行经视神经孔入颅,经过视交叉(仅鼻侧半纤维交叉,而颞侧半纤维不交叉)后,由对侧交叉来的纤维与同侧不交叉的纤维形成视束。视束的大部纤维终于外侧膝状体,经上丘臂到顶盖前区和上丘。从膝状体发出的视辐射纤维向后外侧,经内囊终于枕叶视皮质(距状裂两侧)。

视神经周围也被三层延续的脑膜所包绕,其蛛网膜下腔与脑的蛛网膜下腔相通。因而当颅内压增高时,视神经周围的蛛网膜下腔的压力也增高,致使通过神经周围网膜下腔的视网膜中央静脉受压,妨碍其血流回流,成为视神经乳头水肿的原因之一。

（三）动眼神经

动眼神经是眼肌的运动神经。自大脑脚间窝出脑，向前行经海绵窦穿眶上裂进入眶内，直接分支分布于上直肌、下直肌、内直肌、下斜肌及上睑提肌。动眼神经内还含有副交感神经纤维，管理瞳孔括约肌和睫状肌，调节瞳孔的变化。

（四）滑车神经

滑车神经在脑神经中最细，仅支配眼球的上斜肌。发自中脑下丘平面的滑车神经核，由中脑的背侧出脑，绕大脑脚，之后在小脑上动脉和大脑后动脉之间前行并穿入硬脑膜。然后在海绵窦外侧壁内于动眼神经和眼神经之间前行，经眶上裂入眶，支配上斜肌。

（五）三叉神经

三叉神经是最大的脑神经，属混合性神经。其一般躯体感觉纤维（感觉根）分布于颜面、头皮前半及口、鼻、眼眶，感觉纤维的胞体位于三叉神经半月节内。该神经节位于颞骨岩部的硬膜囊内（岩尖附近三叉神经压迹处）。发自脑桥三叉神经运动核的特殊内脏运动纤维，支配咀嚼肌。由三叉神经半月节发出 3 支重要神经，即眼神经、上颌神经及下颌神经。

1. 眼神经　为感觉神经，分布于额部的皮肤、眼球上睑和鼻的大部。它从三叉神经节发出走向前方，进入海绵窦的外侧壁内。入眶前又分成 3 支，即额神经、泪腺神经和鼻睫神经。额神经在眶顶的下方前行一段后又分成为滑车上神经和眶上神经等 2 个终支，支配上睑及人字缝以前的头皮。泪腺神经支配泪腺、结膜和上睑外侧部分皮肤的感觉。鼻睫神经发出支配眼球、下睑的内侧，颅前窝的硬脑膜以及鼻腔黏膜和鼻背皮肤。

2. 上颌神经　为感觉神经，经圆孔出颅，再向前经眶下裂入眶续为眶下神经，支配颊部、上唇、下睑等处的皮肤。上颌神经发出的分支有：①颧神经：支配颞部和颊部的皮肤。②上牙槽神经：分布于上颌牙齿。③翼腭神经：分布于口腔、扁桃体、鼻咽黏膜等。

3. 下颌神经　为三叉神经中最大的一支，属混合神经。下颌神经由卵圆孔出颅，分为数支分布于下颌牙齿、牙根、舌前 2/3 口底黏膜、颞及耳前部、下唇、面颊下部的皮肤及咀嚼肌，管理这些部位的感觉和咀嚼运动。下颌神经发出的主要分支有颊神经、耳颞神经、舌神经、下牙槽神经等。

（六）外展神经

外展神经为运动神经。自外展神经核发出的纤维,由脑桥和延髓相接处出脑。前行经海绵窦,穿眶上裂入眶,支配眼球的外直肌,管理眼球的外展运动。

(七)面神经

面神经为混合性神经,由运动性和感觉性纤维组成。运动根发自脑桥面神经核,出脑后经内耳孔进颞骨岩部,行走于面神经管中,从茎乳孔出颅,进入腮腺深面,在此分为数支经腮腺前缘穿出,呈放射状分布于面部表情肌等、感觉根也称中间神经,内含管理舌前2/3味觉的特殊感觉纤维和控制泪腺、舌下腺、下颌下腺以及鼻腔黏膜体的副交感节纤维。

(八)位听神经

由两种神经纤维组成:耳蜗神经和前庭神经。耳蜗神经传导听觉,其听觉纤维是耳蜗螺旋神经节双极细胞的中枢突。经内耳道到延髓外侧面,于脑桥延髓沟入脑,终于脑干蜗神经前后核。前庭神经起于内耳位觉器,其纤维与耳蜗神经一起经内耳门入颅,终于前庭神经核,传导位置觉,管理平衡。

(九)舌咽神经

舌咽神经属混合神经。发自延髓橄榄体后方上部的疑核,从颈静脉孔出颅,走向前下,分支主要分布于咽部及舌后1/3黏膜,管理该区域的感觉、味觉及咽部肌肉的运动。副交感神经管理腮腺的分泌。颈动脉窦(压力感受器,感受压力变化)和颈动脉球(化学感受器,感受二氧化碳浓度变化)的感受器由颈动脉窦支支配。

(十)迷走神经

迷走神经是脑神经中分布最广的一对脑神经,含有感觉和运动两种纤维,它支配心、肝、呼吸道和消化道的大部分。起自延髓橄榄体后方的疑核和背核,经颈静脉孔出颅。在颈部走行于颈内总动脉之间的后方,下行经胸廓上口入胸腔。在胸腔中,右侧迷走神经行于气管右侧,经右肺根到食管。左迷走神经跨越主动脉弓前方,经左肺根后方到达食管。左右迷走神经在食管周围分支构成食管神经丛,向下分成胃前神经和胃后神经,并与食管一起进入胸、腹腔,支配内脏的感觉和运动。

(十一)副神经

副神经属于运动神经,由延髓根和脊髓根两部分组成。比较小的延髓根来自延髓的副神经核,在它由颈静脉孔出颅腔之前,有脊髓根参加,脊髓根是由上 5 段颈髓前角内呈长条形的神经核发出的纤维合成,在脊髓的前、后根之间离开脊髓上行,经枕骨大孔入颅腔。延髓根和脊髓根合并之后行经一小段距离,刚一出颅,延髓根即分出与迷走神经的下节相连结,参与支配咽肌的运动。脊髓根支配胸锁乳突肌和斜方肌的运动。

(十二)舌下神经

舌下神经属于运动神经,其纤维发自舌下神经核,从锥体和橄榄体之间的沟内离开延髓。经舌下神经孔出颅。在颈部下行一段后,转向前进入舌内,支配舌肌的运动。

第六节

脊 髓

一、脊髓的位置和外形

脊髓位于椎管内,长约 45 cm,外形呈圆柱状,上端在枕骨大孔处与延髓相续,下端逐渐变细呈圆锥状,称为脊髓圆锥,终止第一腰椎下缘或第二腰椎上缘平面(女性稍低,可平第二腰椎体)。圆锥向下延为细长的终丝,止于尾骨背面。脊髓前面正中纵行的沟称为前正中裂,此裂两侧有前外侧沟,脊髓前根由此发出。后面正中纵行的沟称后正中沟。后正中沟两侧有后外侧沟,有脊神经后根进入脊髓。前、后根在椎间孔处合成脊神经。后根接近椎间孔处有膨大的脊神经节,此节主要由感觉传导路的第一级神经元的细胞体构成。脊髓共分 31 个节段,附有 31 对脊神经,脊髓与每个脊神经根相对应的部分为脊髓的一个节段。整个脊髓节段可由上而下依次划分出颈髓 8 节,胸髓 12 节,腰髓 5 节,骶髓 5 节,尾髓 1 节。脊髓全长粗细不等,颈、腰二段明显膨大,分别称为颈膨大和腰膨大。前者包括颈 5 至胸 1 节段,后者包括腰1至骶2节段。在脊髓生长发育的过程中,脊髓增长的速度慢于脊柱,故成人脊髓比脊柱短。从胸段开始每对神经根都须在椎管内向下斜行,才能穿出相对应的椎间孔,腰、骶、尾神经根聚集成束下行,围绕终丝,形成马尾。一般而言,脊髓的颈段比相应的椎骨棘突尖高一个节段;上胸节段高2个;下胸节段高3个,如第8胸髓节段平对第5胸椎节突尖;腰髓的5节平对第10、第11、第12胸椎棘突之间的部位,第3腰节平对第11胸椎棘突尖;骶髓的5节和尾髓的1节平对第12胸椎棘突和第1腰椎棘突尖之间的部位。

二、脊髓的内部结构

脊髓由灰质和白质组成。在脊髓的横断面上,可见中央管,管周围有呈"H"形的灰质,灰质又被上、下行传导束形成的白质包绕。每侧灰质及白质都分为三个主要部分。即灰质的前角、后角和中间带以及白质前索、后索和侧索。

(一)灰质

主要由神经细胞体及其树突所组成,在脊髓内连续不断。从整体上看,前角、后角和中间带的侧角可称为前柱、后柱和侧柱。前角中的神经元主要为运动神经元,即前角运动神经细胞,这些细胞的轴突自前外侧沟穿出脊髓,组成脊神经前根,支配骨骼肌。后角的神经元为中间神经元,主要是传导痛觉、温度觉及部分触压觉的第二级神经元的所在部位。每个脊髓节段的后角细胞,接受来自相应节段皮肤等处的感觉纤维所传入的冲动,并发出纤维组成上行传导束。侧角主要见于全胸段及上腰段,其内为交感神经节前神经元的胞体。在骶$_{2\sim4}$节内,相当于侧角的位置上,含有副交感神经节前神经元的胞体。

(二)白质

白质位于灰质的周围,主要由纵行纤维所构成,每侧的纤维束依部位不同而组成前、后、侧索。组成索的纤维有属于传入神经的,也有属于中间神经元的。这些纤维可于同侧也可越边到对侧上行或下行。

1. 下行传导束

(1)皮质脊髓侧束:为运动传导路。主要起自运动皮质的锥体细胞。在延髓下部的锥体交叉中交叉,然后在对侧脊髓侧索内下降。脊髓每个节段内均有皮质脊髓侧束的纤维进入前角,与前角细胞相联系。侧束其主要机能是控制骨骼肌的随意运动。

(2)皮质脊髓前束:起源与侧束相同,是在延髓内未经交叉的比较小的下行传导束,该束紧贴脊髓前正中裂下降到胸段,下降过程中,大部分逐节经白质前连合交叉,主要与对侧前角运动细胞联系。

(3)红核脊髓束:起于中脑的红核,纤维发出后立即交叉,下行于脊髓侧索,进入后角基部和中间带,换神经元后再到前角细胞,其机能主要是调节屈肌的张力。

(4)网状脊髓束:起于脑干的网状结构,部分纤维不交叉进入前索,另一部分纤维交叉进入对侧脊髓侧索,下行与前角细胞联系。其作用与调节肌张力有关。

(5)前庭脊髓束:起于脑干的前庭神经外侧核,纤维入同侧的脊髓前索,一直下行到腰、骶节段。其机能与调节伸肌的张力、维持体位和平衡有关。

2. 上行传导束

(1)脊髓小脑前、后束:起自后角细胞,在同侧或对侧脊髓的侧索上升,分别经小脑上脚及小脑下脚进入小脑。脊髓小脑前、后束的主要机能是调节肌张力和协调运动,以维持身体平衡和姿势。

(2)脊髓丘脑侧束和前束:传导痛温感觉和触压感觉的纤维分别入后外束和后索,上升1～2个节段在后角中换神经元。由后角细胞发出的纤维,传导痛温觉的全部纤维经白质前连合交叉至对侧,在脊髓侧索内形成脊髓丘脑侧束上行到丘脑,而传导触压觉的部分纤维交叉,部分不交叉,在脊髓前索内形成脊髓丘脑前束,上行到丘脑。在丘脑再换神经元后上行至大脑皮质的感觉区。

(3)薄束和楔束:是走在后索内侧和外侧的两个传导束。薄束主要来自下肢,楔束主要来自上肢,纤维由同侧后根进入髓内,在同侧上升终止于延髓内的薄束核和楔束核。在薄束核和楔束核内换神经元后,发出的纤维进行左右交叉上行形成内侧丘系到丘脑,在丘脑再换神经元后到大脑皮质的感觉区。其机能主要传导深感觉及部分触觉。

三、脊髓的血管及被膜

脊髓的动脉供应主要来源于两组血管。第一组是椎动脉,在颅内分出脊前动脉和脊后动脉,主要供应颈段脊髓;第二组起源于脊柱两侧邻近的节段动脉,供应胸段、腰段和骶段的血液,两组血管相互吻合,构成脊髓供血系统。

脊髓静脉的分布大致与动脉一致,其静脉血流入根静脉。根静脉随神经根穿出硬膜后,在硬膜外腔与前、后椎内静脉丛连接。椎内静脉丛与椎外静丛交通,后者又与胸、腹腔的静脉连接。

脊髓由三层被膜包绕。最外层为硬脊膜,形成脊髓坚韧的鞘。鞘的远端终于第二骶椎平面,鞘的上端与硬脑膜延续,附着于枕骨大孔边缘,使硬脊膜外腔不与颅腔相通。硬脊膜与椎管内的骨膜之间有一窄腔,叫硬膜外腔,腔内由脂肪组织和静脉丛所填充。中间层为脊蛛网膜,其衬于硬脊膜内面。最内层为软脊膜,并紧密包绕着脊髓。在蛛网膜与软脊膜之间形成蛛网膜下腔,内含有脑脊液。

第七节 脊 神 经

脊神经系指与脊髓相连的周围神经,主要分布于躯干和四肢,共 31 对,藉前根和后根与脊髓相连,其中前根属运动性,后根属感觉性。31 对脊神经中颈神经 8 对、胸神经 12 对、腰神经 5 对、骶神经 5 对及尾神经 1 对。而根据脊神经的分布和功能又可将其分为:

感觉神经纤维:①躯体感觉纤维;②内脏感觉纤维。

运动神经纤维:①躯体运动纤维;②内脏运动纤维。

脊神经的分支:脊神经干出椎间孔后分成前支、后支、脊膜支以及交通支。

交通支:连结脊神经与交感神经节之间的细支。脊膜支:细小、起自总干或交通支,经椎间孔返回椎管,分布于脊髓的被膜,脊柱的血管和韧带。

后支:较前支细,系混合神经,不支配四肢的肌肉和皮肤,分布于颈和躯干后部两侧的肌肉及自颅顶至尾骨表面的皮肤。其分布具有典型的节段性,其中第 2 颈神经的后支特别粗大,称为枕大神经。

前支:支配躯干的前外侧部及四肢的皮肤和肌肉。相邻的前支连合交织成颈丛、臂丛和腰骶丛。

(一)颈丛

颈丛由第 1~4 颈神经前支组成,位于胸锁乳突肌上部的深面,其皮支从此处发出,分成颈横神经、锁骨上神经、耳大神经和枕小神经,分布于颈前外侧部、头后外侧部和肩部的皮肤。

颈丛的肌支主要支配颈部深层肌肉,肩胛提肌、舌骨下肌群和膈肌,其最主要的分支为:膈神经($C_3 \sim C_5$)。在锁骨下动、静脉之间经胸廓进入胸腔,除其运动纤维支配膈肌外,其感觉纤维尚分布于胸膜、心包,部分纤维甚至分布到膈下中央部腹膜、肝、胆囊、胆总管等。膈神经损伤的主要表现为同侧膈肌的瘫痪,膈神经受刺激时可发生呃逆。

(二)臂丛

臂丛通常由第 5~8 颈神经和第 1 胸神经的前支构成,经斜角肌间出来后,位于锁骨下动脉后上方,继锁骨后方入腋窝。

组成臂丛的 5 条前支先合成三个干:$C_5 \sim C_6$ 合成上干,C_7 为中干,$C_8 \sim T_1$ 合成下干,各干在锁骨上方又分为前后两股。三个干的后股汇合而成后束,上、中干的前股合成外侧束。下干前股自成内侧束。外侧束发出肌皮神经和正中神经外侧根,内侧束发出正中神经内侧根、尺神经和前臂内侧皮神经,后束则发出桡神经和腋神经二终支。

1. 肌皮神经($C_5 \sim C_7$) 自外侧束发出后,穿过喙肱肌,其肌支配喙肱肌、肱二头肌和肱肌,其皮支在肘关节稍上方出深筋膜延续为前臂外侧皮神经。此神经完全损伤后的表现为:前臂的屈曲和旋后力减弱以及前臂外侧面感觉障碍。

2. 正中神经($C_6 \sim T_1$) 由内、外侧束的内、外侧两根合成,在臂部其沿肱二头肌内行走,降至肘窝后,穿旋前圆肌二头之间行于前臂正中浅、深屈肌之间而达腕管,穿掌腱膜深面至手掌,分成数支指掌侧总神经,每一指掌侧总神经又分为两支指掌侧固有神经沿手指两缘行至指尖。

正中神经的肌支支配除肱桡肌,尺侧腕屈肌和指深屈肌尺侧半以外的所有前臂屈肌；在手部其肌支支配桡侧第1、第2蚓状肌以及除拇收肌外的鱼际肌。正中神经的感觉支则局限于手部的皮肤主要分布于掌心、鱼际、桡侧三个半指的掌面及其中节和末节背面的皮肤。

正中神经在臂部损伤时可累及全部分支，表现为不能旋前，屈腕力减弱，拇、食指不能屈曲，拇指不能对掌，鱼际肌萎缩，称为"猿手"。感觉障碍以拇、食指和中指的末节为显著。此外，尚可见明显的血管收缩和营养障碍。

3. 尺神经（$C_7 \sim T_1$） 发自臂丛内侧束，沿肱动脉内侧下行，至三角肌止点以下则转至臂后面，继而行至尺神经沟内，再向下穿尺侧腕屈肌至前臂掌面内侧继续下降而达腕部。在腕部，尺神经于豌豆骨的外侧穿屈肌支持带的浅面和掌腱膜的深面进入手掌。

尺神经在前臂的肌支支配尺侧腕屈肌和指深屈肌的尺侧半。在腕部发出的肌支支配拇收肌，骨间肌，3、4蚓状肌和小鱼际肌。尺神经的掌皮支分布于腕掌面的尺侧半的背面，掌浅支分布于整个小指及第四指尺侧半的掌面以及小鱼际肌区。

尺神经在臂部损伤时，主要表现为屈腕、屈4、5指及拇指内收力弱，小鱼际肌及骨间肌明显萎缩，称为"爪形手"，其感觉障碍则以手内侧缘为主。

4. 桡神经（$C_5 \sim T_1$） 发自臂丛，是后束的直接延续，在腋窝内与肱深动脉伴行向下，继而沿桡神经沟绕肱骨中段旋向外下，于肱骨外上髁上方穿外侧肌间膈后分支。其肌支支配上肢全部伸肌和肱桡肌、旋后肌及拇长展肌。桡神经的皮支则主要分布于臂背面的皮肤，手掌桡侧半和桡侧两个半指近节背面的皮肤。肱骨中下段骨折时最易损伤桡神经，损伤后的主要表现为：不能伸肘、伸腕、伸指，拇指不能外展，呈"垂腕状"，感觉障碍以"虎口区"皮肤最明显。

（三）腰骶丛

腰丛由1～3腰神经的前支及第4腰神经的大部分前支组成，第12胸神经的交通支通常也参与组成。第4腰神经前支的余部与第5腰神经的前支组成腰骶干，向下加入骶丛。

骶丛由腰骶干（$L_{4\sim5}$）骶神经（$S_{1\sim5}$）和尾神经（C_0）的前支组成位于骨盆内，在髂内动脉的后方。

腰骶丛的重要分支有：

1. 股神经($L_{2\sim4}$) 由腰丛的后股发出,行于腰大肌和髂腰肌之间,经腹股沟韧带的深面到达股三角后发出分支。其肌支主要支配耻骨肌、股四头肌、髂腰肌和缝匠肌。皮支则分布于大腿和膝关节前面的皮肤以及小腿内侧面和足内侧缘的皮肤。

股神经损伤的主要表现为:屈髋无力,不能伸小腿,大腿前面和小腿内侧出现感觉障碍。

2. 坐骨神经($L_4\sim S_3$) 系全身最粗大的神经,出骨盆后,经臀大肌深面和股二头肌深面降至腘窝,并于此处分出胫神经和腓总神经二终支。

(1)胫神经($L_4\sim S_3$):系坐骨神经主干的直接延续,伴血管与胫后动脉下降,经内踝后方分为足底内外侧神经,支配足底诸肌及足底的皮肤。胫神经在腘窝及小腿也发生肌支支配小腿后群肌。

胫神经损伤后主要表现为:足不能跖屈,内翻力弱,不能以足尖站立,呈足背屈及外翻位的"爪状足"畸形。

(2)腓总神经($L_4\sim S_2$):沿股二头肌内侧沿走向外下,绕腓骨颈而达小腿前面,分为腓深、浅神经。其肌支支配小腿前、外侧肌群和足背肌肉,皮支则分布于小腿外侧、足背和趾背的皮肤。

腓总神经的损伤较常见,其伤后的主要表现是:足不能背屈、足下垂、内翻及不能伸趾,久之则成"马蹄内翻足",感觉障碍则以小腿外侧面和足背较著。

第八节 脑脊液及其循环

脑脊液(cerebral spinal fluid,CSF)为血液与脑组织间之媒介,充满于脑室系统、脊髓中央管和蛛网膜下腔的无色透明液体。其功能相当于外周组织中的淋巴,对中枢神经系统起缓冲、保护、营养、运输代谢产物及维持正常颅内压的作用。

　　脑脊液产生于诸脑室内,主要由脉络丛上皮细胞分泌,也有一部分由脑室膜细胞产生,其总量在成人约 150 ml,其循环途径如下:脑脊液由侧脑室脉络丛产生(占脑脊液的 95%),经室间孔(Menro 氏孔)进入第三脑室,汇同第三脑室脉络丛产生的脑脊液经中脑导水管流入第四脑室,再汇合第四脑室脉络丛产生的脑脊液经第四脑室的正中孔和 2 个外侧孔流入枕大池及其附近的蛛网膜下腔,其中部分脑脊液注入脊髓的蛛网膜下腔,之后又返回枕大池,再沿小脑表面、中脑表面流向大脑背面,经位于上矢状窦旁的蛛网膜颗粒渗透到上矢窦,回到血液中。

(王君宇)

第二章 症状学

第一节 头痛

头痛(headache)是指眉弓以上至枕下部这一范围内的各种疼痛。长期局限于某一部位的头痛可能有诊断价值;急性剧烈头痛,尤其伴有呕吐时,可能有致命的危险,必须高度重视。

【发病机理】

发病机理极为复杂。各种物理、化学及生物等因素,刺激或损坏颅内外及五官、口腔等器官,对痛觉敏感的结构,如三叉神经感觉支可引起头痛。

【病因和分类】

一、根据头痛的部位可分为

①头面部病变所致的头痛,常见。它又再分为颅内病变和颅外病变所

致的头痛;②由全身性疾病引起的头痛,较少见。

二、根据头痛发作类型分为五型

①急性发作性头痛,见于颅脑外伤急性期、颅内急性出血、颅内急性炎症等;②亚急性头痛,见于颅内恶性程度较高的原发性肿瘤如胶质母细胞瘤,脑转移瘤、脑脓肿、亚急性、慢性硬膜下血肿等;③反复阵发性头痛,见于血管性头痛、三叉神经痛、癫痫性头痛等;④慢性进展性头痛,见于颅内良性占位性病变、颅内压增高等;⑤慢性头痛,见于神经功能性头痛等。

三、根据常见头痛的病因可分为五类

(一)颅内本身病变引起的头痛

1. 颅高压性头痛　如颅内肿瘤、颅内血肿、脑脓肿等占位性病变,使脑组织受压、变形、移位而刺激、牵拉和压迫颅内痛敏结构,引起进展性头痛。其特点为:①发作频率,开始为间歇性头痛,凌晨明显,之后发展成持续性头痛;②程度,开始轻微,之后逐渐加重,需口服药物,甚至注射止痛镇静剂;③性质多为钝痛,发展成撕裂性剧痛;④合并症:头剧痛时,常伴有恶心呕吐,呕吐后头痛可缓解;⑤诱因:咳嗽和用力时使头痛加剧。

脑室内肿瘤病人可以出现 Brun 综合征,即头痛加重或缓解往往与头部位置的变动有关。查体可见双侧视神经乳头水肿,多数病人有局灶性体征。

2. 颅低压性头痛　常见于各种原因导致脑脊液流出颅外,颅内压降低引起的头痛,如腰穿后、外伤性或自发性脑脊液漏,开颅术后术野内引流管引流过多脑脊液,及过度使用脱水、利尿剂等。头痛多位于额部、枕部,呈搏动性胀痛或钻痛,坐起和站立时头痛加重,平卧即刻缓解,重者可伴有恶心呕吐。

腰穿后头痛可持续数小时至数天,常在 1~3d,少数可在 2 周或更长时间内恢复。腰穿测定脑脊液压力低于 $0.686\ kPa(70\ mmH_2O)$ 可确诊为颅低压性头痛。

3. 颅脑外伤引起的头痛　颅脑外伤病人清醒后,一般均伴有不同程度的头痛。

根据病因外伤性头痛可分为:①外伤性蛛网膜下腔出血所致的头痛;②外伤性脑水肿、各种颅内血肿等,引起的颅内压增高,出现急性和慢性头痛。头痛呈进行性发展,剧烈时伴有呕吐,意识障碍加深以及出现局灶性神经系统体征;③外伤后大脑皮质结构损伤(脑挫伤),出现功能紊乱,导致头痛;④颅低压(如脑脊液漏)引起的头痛;⑤外伤性功能性头痛常无任何头部外伤后的器质性病损,可能与精神刺激有关。表现为注意力不集中、头昏、头痛、疲乏无力、失眠多梦、神经紧张、易激惹和记忆力减退等症状。

4. 脑血管病 脑血管意外常引起突发的、剧烈的头痛,常伴有呕吐和脑膜刺激征,主要为血液破入蛛网膜下腔刺激了颅内痛敏结构所致。

5. 颅内炎症 各种脑炎或脑膜炎常引起急性的剧烈头痛,往往伴有发热、呕吐和脑膜刺激征。为炎性产物刺激颅内痛敏结构及颅内血管扩张所致。

6. 癫痫性头痛 以儿童或青少年多见。常于前额、眼眶及双侧颞部出现发作性剧烈跳痛,持续数十秒到数十分钟。可伴有恶心、呕吐、出汗、苍白等植物神经系统症状。脑电图(EEG)可能出现癫痫波,抗癫痫治疗有效。

(二)颅腔邻近部位病变引起的头痛

1. 头面部及口腔疾病引起的头痛 如额窦炎、筛窦炎、中耳炎、青光眼、屈光不正、牙髓炎及颞颌关节病等。多数由原发病灶部位的疼痛扩散或通过神经反射引起病灶同侧头痛,往往有明显原发病的症状和体征。

2. 颈椎病变引起的头痛 颈椎病变、颈椎外伤等可压迫神经根,引起继发性颈肌痉挛或椎动脉缺血等产生头痛。多位于颈及枕部,可放射至额、颞及肩部甚至上肢。颈部活动时头痛加剧。

3. 头颈部神经痛 头颈部神经痛患者常以头痛而就诊。头痛部位位于受累神经分布,在持续性疼痛的基础上出现阵发性针刺样、刀割样和闪电样剧痛。如眶上神经痛位于前额顶内侧部,枕大神经痛位于顶枕部枕大神经出口处,其行程有明显压痛。

(三)全身系统性疾病引起的头痛

如各种炎症、中毒、代谢和内分泌性疾病等。

1. 高血压脑动脉硬化 可因脑供血不足或脑缺氧出现慢性、搏动性头痛。

2. 感染性疾病 多伴有头部血管扩张和脑血流量增加导致头痛。给予抗感染、增强免疫力及降低体温等对症处理,头痛会缓解甚至消失。

3. 高碳酸血症 当动脉血气分析提示二氧化碳分压($PaCO_2$)升高,引起脑血管扩张而出现头痛。改善肺功能,解除二氧化碳潴留可缓解头痛。

4. 缺氧　缺氧可引起脑血流量增加而出现头痛,见于慢性阻塞性肺部疾病和一氧化碳中毒。提高血氧饱和度后,头痛可缓解。

5. 贫血与红细胞增多症　因引起代偿性脑血流量增加或血容量增加而引起头痛。给予有效的病因治疗,头痛可以逐步好转。

6. 酒后头痛　大量饮酒可引起颅脑血管扩张出现弥漫性搏动性头痛,多发生在饮酒后次日早晨。

(四)血管性头痛

病因未明,可能与颅内外血管舒缩功能障碍有关。此病多数在青春期发病,女性多见,可有家族史,往往随着年龄的增长逐步缓解。中年后,头痛消失。头痛时为发作性剧痛或搏动性头痛。常无先兆,但典型病例可有闪光、一过性暗点或偏盲等眼部症状。每次发作多由一侧开始,然后扩散到对侧,累及整个头部,也可以始终限于一侧。常伴有恶心、呕吐或其他植物神经功能紊乱的各种症状如面红、流泪等。每次发作持续时间不等,由1~2 h到一天甚至数天。发作频率从每天发作数次到几天、几月甚至一年发作一次。间歇期患者毫无症状。服用麦角咖啡因类药有效。

(五)功能性或精神性头痛

为临床上最常见的头痛原因之一。常见于神经官能症、脑震荡后遗症、更年期综合征和焦虑症等。临床表现为慢性、持续性头痛,但可以出现波动,头痛部位不恒定,可以为某一局部或全头痛。性质常为多样或含糊不清。头痛程度与情绪紧张、疲劳、失眠和天气变化等因素有关。常伴有头昏、全身乏力、健忘和内脏不适等功能性和植物神经功能紊乱等症状,常无明确体征。

【诊断】

一、病史

首先了解头痛的各种特征,包括病因、病程、发作时间、部位、性质、程度及诱发加重或减轻的因素。其次了解伴发的症状,即各种原发病的症状。可根据颅内、颅腔邻近部位、全身、功能性疾病的次序详细询问病史,为病因诊断提供依据。

二、检查

根据病史考虑最大可能性的疾病后,进行必要的检查。如各种实验室检查,电生理检查和影像学检查(CT、MRI、DSA)等。

第二节 眩晕

眩晕(vertigo)是患者对空间定向产生运动幻觉的平衡感觉障碍,有人称运动错觉。病人感到周围物体或自身在旋转、移动、倾倒、摇晃和升降,常伴有眼球震颤、恶心呕吐、面色苍白、出汗等症状。根据病变部位分为以下三类:

一、前庭周围性眩晕

指内耳前庭至前庭神经颅外段病变引起的眩晕。为急起阵发性以自身旋转为主,感觉到躯体上下、左右晃动,程度较重者不敢睁眼或起床。一般持续数十分钟至数小时,很少超过一周。常有细小眼震,呈水平性或旋转性,伴有长期耳鸣,听力减退和恶心、呕吐、面色苍白、出冷汗等迷走功能障碍。见于美尼尔病、良性位置性眩晕、前庭神经元炎、内耳药物中毒等。

二、前庭中枢性眩晕

指大、小脑前庭代表区、前庭神经核及其联系纤维病变引起的眩晕。起病缓慢,持续时间长,可在数月以上。眩晕呈旋转性、摇摆性、倾斜感、地动感,程度较轻。眼震粗大,呈水平、旋转、垂直或混合性,有轻度耳鸣及听力减退,前庭功能正常。无迷走功能障碍或轻微。常伴有神经系统阳性症状和体征。见于脑干、四脑室内、小脑及颞叶内的血管病、炎症、肿瘤以及椎基底动脉供血不足等。

三、非前庭性眩晕

包括眼源性（眼肌麻痹，屈光不正）、全身性、神经精神性等疾病引起的眩晕，如各种心血管病、贫血、全身中毒、代谢和感染性疾病、神经官能症等。表现为头昏眼花、头重脚轻及躯体不稳等。

第三节 晕厥

晕厥（syncope）是指一过性自限性广泛性脑供血不足突发短暂的意识丧失、肌张力消失，不能维持正常姿态而晕倒，可于短时间内自然恢复正常。

【病因与分类】

根据病因可分为四类：

一、反射性晕厥

最常见，约占整个晕厥的90％。包括直立性低血压性晕厥、排尿性晕厥、血管抑制性晕厥、颈动脉窦性晕厥等。

二、心源性晕厥

包括心绞痛、急性心肌梗死、心源性脑缺氧综合征、原发性肺动脉高压症等引起的晕厥。

三、脑源性晕厥

包括各种脑血管病、高血压脑病等引起脑供血不足导致的晕厥。

四、其他晕厥

包括低血糖、严重贫血、哭泣性晕厥及某些药物如镇静剂、催眠药、麻醉药等引起的晕厥。

【临床表现】

①晕厥前期:发作前常有头昏眼花、耳鸣、心慌多汗、面色苍白等先兆。及时平卧,症状可缓解或消失。②昏厥期:否则因出现眼前发黑、站立不稳、意识丧失而倒地。此时血压降低,脉搏缓慢,数秒钟至数分钟后自行缓解。③昏厥后期:醒后常有头痛,全身无力。数分钟、数小时至1~2天康复。

【诊断与鉴别诊断】

具备上述晕厥的临床表现,神经系统检查阴性,发病后恢复良好,诊断并不困难。主要应进行心电图、脑电图、血糖测定等辅助检查。

第四节 昏 迷

意识一般指大脑醒觉程度。其清醒的基本条件:①能清晰认识自我和周围环境,对时间、人物和地点的定向力正确。②对外界刺激,如痛、触、视、听、语言、情感等刺激能做出迅速而正确的反应。昏迷(coma)是意识完全丧失对内外环境的刺激毫无反应。

当弥漫性大脑皮质或脑干网状结构损害或脑部结构虽好,但出现机体代谢障碍、中毒使脑的代谢、脑血流发生改变,神经活动受到抑制时均可造成意识障碍。

【病因】

昏迷的原因非常复杂,大体可以分为以下二类:

一、颅内病变

(1)局灶性病变,如:肿瘤、血肿。
(2)弥漫性病变,如:脑膜炎、蛛网膜下腔出血。
(3)颅脑外伤,如:脑挫裂伤、脑干损伤。

二、代谢性或中毒性疾病

(1)电解质紊乱:低或高钠血症、低或高钙血症。
(2)内分泌紊乱:低血糖、甲亢危象。
(3)系统性或内脏疾病:高血压性脑病、肝性脑病、尿毒症。
(4)各种镇静剂、催眠药、麻醉药过量。
(5)农药、一氧化碳中毒等。

【临床表现】

昏迷常分为三级:

一、浅昏迷

不能回答问题或执行简单的命令,不能进行语言及文字交流,可有无意识的自发动作,但无情感性动作,如见亲人流泪等。对痛觉刺激(如压迫眶上缘)有躲避反应呼吸加快、或痛苦表情。角膜、咳嗽、吞咽和肌腱等反射存在,瞳孔等大,光反射存在,生命体征平稳,病理反射可存在。

二、中度昏迷

偶见自发动作。强痛刺激存在反应,角膜、瞳孔和肌腱反射减弱,生命体征尚平稳,出现病理反射。

三、深昏迷

对外界任何刺激均无反应。深、浅反射及病理反射均消失,无自发动作,生命体征常有改变。

特殊的昏迷状态:

1. 去皮质综合征及去大脑强直 病人处于双侧大脑皮质功能的广泛性损害而脑干功能完好的状态。病人出现无意识的睁眼、闭眼,患者有醒觉和睡眠周期,眼球有无意识性活动,对外界刺激无意识性反应。二便失禁。角膜、吞咽及瞳孔反射均存在,病理反射阳性,出现吸吮、强握反射。四肢张力增高,双上肢屈曲,双下肢伸直,称去皮质强直。如双上肢过度外旋双下肢过伸称为去大脑强直。此时中脑与其下的结构联系中断。

2. 无动性缄默症 又称睁眼昏迷。其大脑半球及其传出通路正常,但脑干上部和丘脑的网状激活系统遭受损害。病人能注视周围的人,貌似清醒,但缄默不语,毫无情感意识反应,无法与人交流。存在觉醒和睡眠周期,刺激不能使其清醒。四肢不能活动,肌肉松弛,无锥体束征,大小便失禁。

3. 持续植物状态 多由严重脑缺氧、中毒或脑外伤等原因所致。表现为无认知功能,仅保留皮质下植物功能,如可以睁眼,但不理解,不执行任何指令,生命体征正常。

为统一观察病人昏迷程度和变化情况,临床上采用了各种评判意识障碍的量化表,其中国际上目前较为通用的有 Glasgow 昏迷评分及 Glasgow-Pittsburgh 昏迷评分。见表 2-1,表 2-2。

表 2-1 Glasgow 昏迷评分

项 目	反 应	评 分
Ⅰ. 睁眼动作	正常睁眼	4 分
	呼唤睁眼	3 分
	刺痛睁眼	2 分
	无反应	1 分
Ⅱ. 言语反应	回答正确	5 分
	回答错误	4 分

续表

项目	反应	评分
	含糊不清	3分
	惟有叹声	2分
	无反应	1分
Ⅲ. 运动反应	能遵嘱运动	6分
	有定位动作	5分
	肢体屈曲逃避疼痛	4分
	去皮质强直,上肢屈曲下肢过伸	3分
	去大脑强直,四肢强直角弓反张	2分
	无反应	1分

Glasgow 昏迷评分,由于能基本表明昏迷状况,容易操作,现在国内外通用。

表 2-2 Glasgow-Pittsburgh 昏迷评分

Ⅰ. 睁眼动作		有定位动作	5分
正常睁眼	4分	肢体屈曲逃避疼痛	4分
呼唤睁眼	3分	去皮质强直	3分
刺痛睁眼	2分	去大脑强直	2分
无反应	1分	无反应	1分
Ⅱ. 言语反应		Ⅳ. 瞳孔光反射	
回答正确	5分	正常	5分
回答错误	4分	迟钝	4分
含糊不清	3分	两侧反应不同	3分
惟有叹息	2分	大小不等	2分
无反应	1分	无反应	1分
Ⅲ. 运动反应		Ⅴ. 脑干反应	
能遵嘱运动	6分	全部存在	5分

			续表
睫毛反射消失	4分	连续大发作	2分
角膜反射消失	3分	松弛状态	1分
眼脑及眼前庭反射消失	2分	Ⅶ．自发性呼吸	
上述反射均消失	1分	正常	5分
Ⅵ．抽搐		周期性	4分
无抽搐	5分	中枢过度换气	3分
局限性抽搐	4分	不规则/低呼吸	2分
阵发性大发作	3分	消失	1分

Glasgow-Pittsburgh 昏迷评分较 Glasgow 昏迷评分更准确,但较复杂,目前在国内外部分单位使用。

【诊断与鉴别诊断】

一、首先应与貌似昏迷的状态鉴别,确定是否为昏迷状态

(一)功能性不反应状态

是精神因素所致。表现僵直不动,缄默不语,对外界刺激无反应。双目紧闭,抵抗拉开眼睑动作。强行撑开上下眼睑,可见双侧眼球向上躲避,放手立即又紧闭双眼。无神经功能受损体征,诱导、暗示可立即发病,适当治疗能迅速醒转。见于癔病,多见于青年女性。

(二)木僵状态

病人不言不语、不饮不食、睁眼呆视、缄默不动,对外界刺激缺乏主动反应。大多伴有蜡样屈曲、违拗及兴奋躁动交替出现的病史。木僵解除后能清楚回忆病程经过。见于精神分裂症等重型精神病的木僵病人。

(三)失语

对失语程度较重,伴有瘫痪、嗜睡的病人,特别是对外界刺激失去反应时易误认为处于昏迷状态,但病人对声、光及疼痛刺激反应灵敏。对言语以外的示意性动作、表情等仍能领会和理解。

(四)闭锁综合征

患者意识清醒,对语言理解无障碍。但因四肢瘫痪,眼球不能向两侧运动,双侧完全性面、舌瘫,吞咽反射消失,不能张口,不能说话,只能用眼球上下运动来与周围环境建立联系。见于脑桥腹侧局限性病变未累及上行性网状激活系统的脑血管病和肿瘤等。

二、病因诊断

原因很多,主要有颅内病变和代谢中毒性脑病等。

(一)颅内病变

1. 有局灶体征　缓慢起病,有颅高压性头痛、呕吐和视乳头水肿及局灶性定位症状等,应考虑颅内占位性病变如:脑瘤、慢性硬膜下血肿、肉芽肿等。如急性起病,有高血压动脉硬化史,应考虑脑血管病如:脑梗死、脑出血、脑栓塞等。如有头部外伤史,应考虑脑挫伤、颅内血肿等。

2. 无局灶体征而有脑膜刺激征　突然颅内高压症状,血压增高,出现剧烈头痛和呕吐者应考虑颅内动脉瘤破裂或脑血管畸形破裂所致的蛛网膜下腔出血。有感染史,应考虑颅内炎症如:脑炎和脑膜炎等。

3. 无局灶体征也无脑膜刺激征　如昏迷时间短暂而且神智迅速恢复者,尤其有反复发病史者,应考虑癫痫等。

(二)代谢中毒性疾病

应详细了解全身各器官系统的现病史和既往史及进行仔细体格检查。确定有无严重的感染、休克、电解质紊乱、中毒、内分泌、恶性高血压或低血压以及心、肝、肾和肺等器官疾病。

总之对上述病人均需详细询问病史,仔细体格检查,还应辅以血、尿及脑脊液的常规和生化检查,以及脑电图、心电图、B超、CT、MRI、SPECT、PET等检查,为诊断及鉴别诊断提供重要的诊断依据。

第五节 脑死亡

脑死亡(brain death)是指全脑(大脑、小脑和脑干)在极度缺血、缺氧,导致脑血液循环、脑脊液循环中止,神经元、胶质细胞出现消融,全脑功能完全丧失的状态。此时,无论采取任何医疗措施均不可逆转脑的功能。

目前脑死亡的诊断标准各国不一,但主要条件如下:

(1)无自动呼吸(需人工或呼吸机呼吸)。

(2)意识完全消失。

(3)双瞳散大、固定。所有感觉、运动、反射消失,但纯脊髓反射可能存在。

(4)脑电图检查示脑电活动消失,脑电波变平或为等电位脑电图。

(5)需排除低温,体温低于 32.2 ℃,和中枢性神经系统抑制药物,如巴比妥类药物的影响。

(6)上述表现成人至少持续 24 小时以上;婴儿持续 48 小时以上。

第六节 谵妄

谵妄(delirium)多见于急性脑病综合征,是一种特殊的意识障碍。如高热性谵妄、代谢中毒性谵妄等。主要表现为:

(1)患者意识清晰程度降低,其知觉、智力和情感极大紊乱,产生大量的视幻觉和错觉,内容生动而恐怖。
(2)出现精神运动性兴奋,情绪紧张、恐惧,甚至有伤人和自伤行为。
(3)注意力涣散,思维不连贯,喃喃自语,有时出现片断妄想。
(4)定向力障碍,自我定向力及对周围环境定向力丧失。
(5)谵妄多持续数小时或数天,昼轻夜重。
(6)意识恢复后,对疾病中的部分或全部表现遗忘。
常见于急性弥漫性脑损害,如脑炎、脑膜炎、代谢或电解质紊乱等。

第七节 言语障碍

言语障碍(dysphasia)可分为失语和构音障碍二部分。

一、失语

(一)定义

患者意识清晰,精神正常,构音器官完好,由于大脑皮质语言功能区或联系纤维损害而导致语言功能包括对语言的理解及其产生过程所致的缺损或丧失者称为失语。

(二)分类

失语的分类十分复杂。现将临床常用的分类简介如下:

1. 运动性失语 又称表达性失语、Broca失语、非流利性失语、皮质运动性失语等。其特征是口语表达障碍。轻者语言不流畅,严重者只能讲一二个简单的字节,呈断续式语言,甚至不能说话,但能听懂他人的语言,对自己用词不当或错词有自知力,并试图纠正。见于优势半球额下回后份Broca区病变。

2. 感觉性失语　又称流利性失语。患者无视听障碍，发音正常。说话流利但缺乏实质性词汇。病人常说错字音、用错词汇、自创新词，他人无法听懂患者的语言，患者无法听懂自己的陈述，难以与人交谈。能够书写，但内容有误。见于优势半球颞上回后份 Wernicke 区病变。

3. 命名性失语　又称遗忘性失语。病人不能正确称呼物体的名称，但能说出物品的用途及使用方法，能判断别人讲出的某种物品名称的正确与否。见于优势半球颞中、下回后份与顶叶、枕叶的结合部。

4. 全面性失语　又称混合性失语。主要语言功能均受损害，严重时无法进行语言交流。患者虽可复述检查者部分语言，但自发表达时出现严重障碍。病人完全不语或只能发出单音、单词。病灶部位涉及优势半球 Broca 区和 Wernicke 区在内的广泛结构。

5. 失写　又称书写不能。表现为：字迹潦草、笨拙、字词错写、语法错误，书写的内容有差错或遗漏。常合并运动性失语或感觉性失语。病变位于优势半球额中回后部。

6. 失读　病人视觉正常，但对视觉性符号的认识能力丧失，因此不认识文字和图画，不能阅读。失读常与失写同时存在，伴严重听写、自发书写障碍。病变位于优势半球顶叶角回。

二、构音障碍

构音障碍是指发音器官肌肉瘫痪，共济失调，肌张力障碍导致发音含糊不清，严重时完全不能说话的语言障碍。虽然用词正确但与他人语言交流存在困难。可分为上及下运动神经元损害、小脑系统损害、基底节病变和肌肉病变五种类型。

第八节 大脑皮质症状

大脑半球分为额、顶、颞和枕叶。大脑两半球的功能不对称,一般右利手者左侧为优势半球,在言语、逻辑思维、分析能力、计算等方面起重要作用。右半球则在音乐、美术、综合能力、空间和形状的识别等方面起重要作用。

大脑各脑叶局限性损伤时常见的临床症状如下。

一、额叶

(一)智能障碍

前额叶病变,特别是双侧病变时,表现为记忆力和注意力明显减退,尤其是近记忆力、定向力丧失;反应迟钝、思维和综合能力下降,甚至出现虚构、人格改变或痴呆。

(二)共济失调

额叶病变累及额桥束的皮质区时,产生对侧肢体精细运动障碍及共济失调,但无眼震。

(三)双眼凝视麻痹

额中回后分(额眼运动区)破坏时眼球向病灶侧凝视,即健侧凝视麻痹。刺激性病变如癫痫发作时双眼同向偏至健侧。

(四)强握和摸索反射

运动前区病变产生对侧上肢痉挛性张力增高及强握和摸索反射,一旦握住物体则紧握不放,常伴有吮吸反射阳性。

(五)肢体运动障碍

中央前回存在破坏性病变时,产生对侧中枢性单瘫、中枢性面瘫、舌瘫或上下肢程度不一的偏瘫。

(六)癫痫发作

中央前回刺激性病变引起对侧面部某一点、单肢某一点出现抽搐,数秒钟内扩展到整侧面部或整个上肢再出现该侧上下肢阵挛性抽搐。如果按运动皮质代表区的排列次序而发生的失神性抽搐称为 Jackson 癫痫,即局灶性癫痫,此时神智清楚。常于发作后抽搐的肢体瘫痪无力,过一段时间后肌力逐渐恢复,这种肢体活动障碍称 Todds 瘫痪。局灶性癫痫一旦发展至四肢抽搐,神智立即进入昏迷,即转换成癫痫大发作。

(七)运动性失语、失用等(见第七节)。

(八)精神症状和植物神经功能障碍

表现为情绪欣快、对外界环境淡漠、多饮多尿、出汗、血管扩张、血压和呼吸改变等。可能在步行于厕所途中出现尿失禁。见于额叶底部眶回、直回病变。

(九)Foster-Kennedy 综合征

为一侧额叶底部占位性病变如一侧嗅沟脑膜病、蝶骨嵴脑膜病,直接压迫嗅神经和视神经,引起患侧嗅觉丧失及原发性视神经萎缩,而对侧视乳头因颅内高压导致继发性视乳头水肿。

二、顶叶

(一)皮质性感觉障碍

中央后回及顶上回破坏性病变产生对侧相应肢体的实体觉、图形觉、两点辨别觉、皮肤定位觉触觉失认等感觉障碍。患者闭目时,不能辨认手中熟悉的物体。一般触、痛及温觉不受影响。

(二)感觉性癫痫

中央后回刺激性病变引起对侧相应部位局限性感觉异常,如麻木、针刺、电击等,可局限性发作或扩展为全身抽搐。有如 Jackson 癫痫状。

(三)体象障碍

顶叶尤其是右侧顶叶损伤,发生自体的认识障碍。常表现为病人否认偏瘫肢体不是他自己的肢体。幻肢现象,认为自己有三个或三个以上的上下肢体。常常出现左、右失认,不能识别自己或他人的左、右手。

(四)Gerstmann 综合征

见于优势半球角回病变如肿瘤、血管病等。表现为计算不能、手指失认、左右定向不能及书写不能四个症状。有时伴有失读症、遗忘性失语、同向偏盲等。

(五)失用

(见第七节)。

(六)其他

顶叶视反射损害产生对侧下 1/4 象限偏盲。顶叶病变引起肌萎缩及感觉性共济失调等。

三、颞叶

(一)出现感觉性及命名性失语。

(见第七节)。

(二)颞叶癫痫

见于颞叶前部病变。多表现为精神运动性发作。表现为神志恍惚、幻觉、精神异常、自动症等。钩回发作是颞叶癫痫的典型表现,多以幻味、幻嗅为先兆,闻到一股极难受的气味,伴有咀嚼和舐舌动作等。

(三)精神症状

优势半球颞叶广泛而急起的损伤,表现为错觉、幻觉、梦样状态、似曾相识、人格改变、焦虑、抑郁、恐惧、淡漠等。

(四)记忆障碍

双侧颞叶前部海马结构损害,可造成严重记忆减退甚至丧失,不认识亲人等。

(五)听觉障碍

单侧损伤对听觉无明显影响,双侧颞横回损伤引起皮质性耳聋。

(六)偏盲

颞叶视辐射受损引起对侧同向上 1/4 象限偏盲。但视野缺损两侧不对称。

四、枕叶

(一)中枢性偏盲

一侧视皮质破坏性损伤产生对侧同向偏盲或象限偏盲,因中央黄斑未被损伤,产生黄斑回避,即黄斑视力存在,瞳孔对光反射存在。

(二) 皮质盲

双侧视区损伤产生全盲称皮质盲,并失去对强光和威胁的眼睑闭合反射。眼底正常,光反射存在,病人对失明漠不关心甚至否认失明。

(三) 视幻觉

视区的刺激性损伤引起闪光、白点、火花等不成形的基本型视幻觉。当病变同时累及枕、颞及其与视觉有关的联系纤维时,则产生包括物体、人、动物及风景的幻觉,称为复杂型视幻觉。

(四) 视错觉

又称视物变形。多由非优势侧半球枕叶病变引起。表现为所见物体出现大小、形状、颜色、动静的改变、扭曲等情况。

第九节 视力障碍

视力障碍(visual disturbances)的原因很多,临床可由眼病和神经系统疾病引起。本文主要讨论后一情况。

一、单眼视力突发障碍

视力减退表现为视物不清或完全失明。多因眼部血液循环障碍或急性炎症引起。见于视网膜中央动脉闭塞、急性视乳头炎、球后视神经炎、脑外伤致视神经管骨折、颞动脉炎等。

二、双眼视力突发障碍

双眼视力同时突然丧失极少见,多为单眼视力障碍后,再累及另一眼,两眼视力减退程度不一。见于多发性硬化、视神经脊髓炎、皮质性黑蒙、脑外伤等。

三、单眼或双眼视力逐渐减退或丧失

见于鞍区肿瘤（如垂体腺瘤、颅咽管瘤、鞍结节脑膜瘤）、脑脓肿、脑寄生虫病等引起颅高压导致视乳头水肿、视神经萎缩等。

四、一过性单眼或双眼视力突然减退或丧失

见于眼型偏头痛、低血压、贫血、眶内动静脉畸形、椎基底动脉供血不足、短暂性脑缺血发作等。适当治疗，有些疾病其视力可以恢复，有些疾病则会逐渐加重，无法恢复。

第十节 视野缺损

视野，指眼球水平地注视正前方时，所能看到的全部空间范围。正常白色视野范围的平均值为：上方 $60°$，下方 $75°$，鼻侧 $60°$，颞侧 $90°$。视觉通路在颅内贯穿全脑，因此不同部位的损伤引起不同类型的视野缺损（visual field defects），对临床定位诊断有重要意义。

一、暗点

正常视野中某一较小局部视力缺损范围。根据暗点的位置、形状、边界的不同而有不同的命名，多见于视网膜或黄斑的病变。中央暗点为位于中心视野呈圆形或椭圆形的盲区，伴有视力减退。常见于球后视神经炎、多发性硬化等。

二、生理盲点扩大

视乳头区域没有视觉感受器,此区投射在视野中央注视点的颞侧形成一个盲区为生理盲点。当出现视神经炎,视乳头水肿时,生理盲点常扩大。

三、向心性视野缩小

视野由周边向中心缩小。各个方向的视野都均匀地缩小,称规则性缩小,严重时呈桶状或管状视野,多见于功能性疾病,如视觉疲劳和癔病等。不规则的向心性视野缩小,多为器质性疾病,见如视神经萎缩、垂体腺瘤等。

四、一侧全盲

即单眼失明,除眼球本身病变外,颅内肿瘤,如前床突脑膜瘤可以出现单眼失明。

五、偏盲

见于视交叉和视交叉以后的视觉传导通路直达枕叶视皮质中枢的病变。

(一)双颞侧偏盲

视交叉中部为两眼视网膜鼻侧的交叉纤维,此处病变,如垂体肿瘤、颅咽管瘤等可发生双颞侧偏盲。

(二)对侧同向偏盲伴黄斑分裂

见于视束病变。视束位于视交叉后方,止于外侧膝状体,由同侧视网膜颞侧纤维和对侧视网膜鼻侧纤维组成,黄斑纤维也包含其中。当视束损伤时,中心(黄斑)视野于受累半侧呈垂直性分开的缺损称黄斑分裂。病变对侧偏盲是完全性偏盲,偏盲半侧瞳孔对光反应消失。常见颞叶、丘脑区肿瘤等。

(三)对侧同向偏盲伴黄斑回避

常见于视放射、枕叶病变等。当一侧纤维全部受损,产生对侧同向偏盲。由于黄斑纤维终止于距状裂深部并分布于相当大的枕叶皮质区,故中央视野仍然保存,称黄斑回避。患者不容易发现自己有视野缺损,偏盲侧瞳孔对光反射存在。

(四) 对侧同向上 1/4 象限偏盲

为视放射下方损害所致。见于颞叶后部肿瘤或血管病。

(五) 对侧同向下 1/4 象限偏盲

为视放射上方损害。常见于顶叶病变。

六、皮质性黑矇

两侧枕叶视觉皮质损害引起两眼视觉丧失,但瞳孔对光反射及调节反应存在,无视神经萎缩,称皮质性黑矇。常见于累及双侧枕叶的变性病、脑炎、缺氧性脑病及脑血管病等。

第十一节 眼球突出

眼球过度向前移位称眼球突出(exophthalmos)。根据病变部位分为:

一、眼眶内病变

可为单眼或双眼突出,以单眼多见。常伴有眼外肌麻痹、视力下降、视神经萎缩等临床表现。多见于眼眶内病变,如肿瘤、肉芽肿、炎症、血肿及绿色瘤、颅骨发育异常等。

二、颅内病变

可为单眼或双眼突出,以单眼多见。伴有眼球活动障碍、视力减退、颅高压症状、肢体活动障碍和癫痫等。见于颅眶沟通的肿瘤,如蝶骨嵴脑膜瘤、外伤性海绵窦动静脉瘘等。

三、其他

(一)反霍纳氏征

眼球突出伴瞳孔散大,眼裂扩大。多见于颈髓肿瘤、脊髓空洞症、肺尖病变等。

(二)内分泌性突眼

多见于甲亢。临床分为两类:

1. 单纯性突眼　常见,突眼较轻。
2. 眼肌麻痹性突眼　少见,突眼重,眼睑闭合不全,常合并暴露性角膜炎和眼球运动障碍等。

第十二节　睑裂狭小

睑裂狭小(narrowing of palpebral fissure)是因提上睑肌或Muller肌功能障碍引起上睑下垂所致。常见病因有:

一、动眼神经麻痹

分核下性和核性。核下性常见,多为单侧,上睑下垂明显,伴瞳孔散大和因眼球不能内收而处于外展位。多为动眼神经受到挤压或损伤,如颅内后交通动脉瘤破裂出血、开颅手术损伤动眼神经等。核性多为双侧麻痹,是脑干病变所致,如肿瘤、血管病、炎症等,常表现为部分眼肌功能障碍,伴有交叉性瘫痪等脑干病变的特点。

二、交感神经麻痹

常见于霍纳氏征,多为单侧,表现为眼睑轻度下垂伴瞳孔缩小,眼球轻度内陷,患侧面部无汗等。

三、神经-肌肉传递障碍

常见于重症肌无力,临床表现为上睑下垂,有波动性,早轻晚重,休息可以减轻,伴有不同程度的眼球运动障碍及其他颅神经麻痹或全身无力等症状。

四、肌病

多为双侧,上睑下垂程度不等。多见于眼肌营养不良症、面肌痉挛等。

五、先天发育异常

与遗传有关。可单独存在,也可伴有其他器官的先天异常。患者出生后即发现上睑下垂,眼裂变小。因上睑提肌先天发育不良、动眼神经或动眼神经核发育障碍所致。

六、癔病

大多为双侧,常于精神刺激后发生,情绪等心因性因素有关,暗示治疗有效。

第十三节 瞳孔异常

白天在室内正常瞳孔大小为 3~5 mm。瞳孔大小受交感神经和副交感神经支配。动眼神经副交感纤维支配瞳孔括约肌使瞳孔缩小,而颈交感神经支配瞳孔散大肌使瞳孔扩大。当两者有破坏或刺激性病变时引起瞳孔大小异常(pupillary abnormalities)变化,表现为瞳孔缩小或散大。

【病因】

一、瞳孔缩小(瞳孔直径小于 2 mm)

(一)双侧瞳孔缩小

见于麻醉、老年人、糖尿病、梅毒、有机磷农药中毒、深昏迷及用巴比妥及冬眠类药物等情况。桥脑出血时瞳孔呈针尖样缩小。

(二)单侧瞳孔缩小

1. 颈交感神经破坏性病变　患侧瞳孔缩小。见于颈部、纵隔和颈髓病变,最常见于 Horner 征。
2. 动眼神经刺激性病变　患侧瞳孔缩小。见于眶上裂病变、眼外伤等。

二、瞳孔散大(瞳孔直径大于 5 mm)

双侧瞳孔散大见于疼痛、恐惧、中脑病变、深昏迷、脑疝及阿托品中毒等。

单侧瞳孔散大常见的病因有:

1. 动眼神经麻痹　见于动脉瘤、海绵窦血栓形成、蝶骨嵴脑膜瘤、中脑病变、多颅神经炎、脑外伤以及各种颅内疾病引起的早期天幕裂孔疝。
2. 颈交感神经刺激性病变　见于颈髓肿瘤、炎症、颈髓空洞症、肺尖病变等。

【鉴别诊断】

一、动眼神经麻痹

主要表现为瞳孔散大同时伴有光反射消失,眼球上、下、内及外上运动麻痹,上眼睑下垂,眼球处于外展位。

二、颈交感神经刺激病变

表现为瞳孔散大,而光反射存在,眼球突出,眼裂变大,眼球活动正常。

三、强直性瞳孔(Adies 瞳孔)

瞳孔散大,光反射和调节反射均迟钝。0.1%匹罗卡品滴眼,可使瞳孔收缩,而正常瞳孔无反应。眼球活动正常,多为一侧性。常见于青年女性。无重要神经学意义。

四、霍纳氏(Horner)征

常由颈交感神经麻痹引起。患侧上眼睑轻度下垂、眼球轻度内陷、瞳孔缩小、面部无汗等。霍纳氏征可以由三级病变的任何一级产生。其定位诊断可行药物试验鉴别。

表2-3 霍纳氏征药物试验定位表

定位	4%可卡因	肾上腺素(1:1000)
正常瞳孔	散大	无反应
第一神经元(下丘脑至脊髓)中枢病变	散大	无反应
第二神经元(颈段脊髓至上颈节)节前病变	无反应	无反应
第三神经元(上颈节至虹膜)节后病变	无反应	散大

五、动眼神经刺激性病变

表现为患侧瞳孔缩小,无其他眼症。

六、阿-罗氏瞳孔

多为双侧瞳孔不对称性缩小,边缘不规则。直接和间接光反射消失,而调节反射存在。是中脑顶盖病变所致,常由梅毒、脑炎、肿瘤引起。

第十四节 眼球运动障碍

眼球运动障碍(abnormalitis of ocular movements)是眼肌、支配眼肌的神经及中枢病变所致。根据病变部位不同可以分为下列六种类型:

一、核上性

(一)双眼同向侧视麻痹

1. 额中回后分有眼球水平同向侧视中枢,该区一侧破坏性病变(如中风),双眼向患侧凝视,向健侧凝视不能。刺激性病变(如癫痫)引起双眼向健侧凝视。

2. 桥脑侧视中枢在外展神经核附近,受对侧皮质侧视中枢的控制,故破坏性病变(如桥脑血管病)引起双眼向健侧凝视,与额叶中枢病变相反。

(二)双眼同向垂直运动障碍

1. 视麻痹 四叠体上丘压迫性或破坏性损伤导致双眼同向上视运动不能(Parinaud综合征),而为刺激性损伤时眼球发作性向上凝视,亦称动眼危象,少见。上视麻痹见于四叠体和松果体区的肿瘤、多发性硬化症等。

2. 下视麻痹 为双眼下视不能,由四叠体外侧病变引起,可合并双耳听力障碍(下丘病损)。见于血管病、肿瘤等。

(三)会聚运动麻痹

当注视近物时两眼不能会聚称会聚麻痹。但两眼球向内运动正常,常伴有肢体瘫痪。见于中脑病变,如肿瘤、出血等。

二、核间性

因两眼协同侧视中枢至Ⅲ、Ⅳ、Ⅵ颅神经核的纤维中断即内侧纵束损伤

所致,常伴有肢体瘫痪,共济失调等。见于多发性硬化、脑干和小脑的血管病或肿瘤等。临床表现有:

(一)核间性眼肌麻痹

双眼能会聚运动,但水平向外侧视时眼不能内收,外展时出现单眼震颤。

(二)一个半综合征

一只眼不能向水平方向运动,另一只眼不能内收。

(三)靠边眼

两眼处于外展位,但会聚运动正常。

(四)分离性斜视

患侧眼向内下,而健侧眼向外上。

三、核性

即Ⅲ、Ⅳ、Ⅵ颅神经核病变,表现为一侧或两侧不对称性、不同程度的眼肌麻痹。常伴有其他颅神经麻痹、肢体瘫痪,及感觉障碍等。见于脑干的血管病、肿瘤及炎症等。

四、核下性

(一)动眼神经麻痹

眼球向上、下、内及外上运动受限,眼睑下垂,瞳孔散大,光反射消失。见于颅底动脉瘤、脑疝等。

(二)滑车神经麻痹

罕见,表现为眼球向下外运动受限。

(三)外展神经麻痹

眼球向外运动受限,眼球处于内收位,常出现复视。见于颅底病变、颅高压等。

五、肌源性

为支配眼球运动的肌肉病变致眼球运动障碍。如重症肌无力、眼肌型肌营养不良症等。

六、眼球运动神经复合性损害

因损害部位不同而出现不同的综合征：

（一）岩尖综合征

为 V_1、Ⅵ颅神经麻痹。表现为患侧眼球外展受限、前额感觉障碍与及角膜反射消失。见于颞骨岩部胆脂瘤、脑膜瘤、颅底骨折等。

（二）海绵窦综合征

Ⅲ、Ⅳ、V_1、Ⅵ颅神经麻痹，伴有眼球突出，眼睑和结膜水肿，视乳头水肿。见于海绵窦血栓形成、海绵窦动静脉漏等。

（三）眶上裂综合征

Ⅲ、Ⅳ、V_1、Ⅵ颅神经麻痹，外展早期受累。见于外伤、炎症及肿瘤等。

（四）眶尖综合征

是视神经孔和眶上裂同时受损所致。临床表现除Ⅲ、Ⅳ、V_1、Ⅵ颅神经麻痹外，还有视神经损害，常伴有眼球突出等症状。见于眶尖肿瘤、炎症等。

第十五节 眼球震颤

眼球震颤（nystagmus）是一种眼球不自主的节律性往返运动。分为生理性眼震和病理性眼震，可以单眼也可以双眼。

一、生理性眼震

可见于正常人。

（一）终末眼震

为任何一只眼极度向外侧视超过正常限度而出现的眼震。

(二)视动性眼震

较长时间注视眼前快速移动的物体时(如乘坐火车、汽车时)产生的眼震。凡具有视动性眼震时,证明不是盲人。对癔病或诈病有诊断价值。

(三)诱发性眼震

为诊断目的而采用前庭功能检查诱发出的眼震。

二、病理性眼震

(一)眼源性眼震

各种眼病所致视力减退、先天性弱视均可引起眼震。多呈水平性或跳动性摆动,多为永久性。

(二)前庭周围性眼震

常由内耳或前庭神经病变引起。多呈水平性眼震,慢相指向病变侧。持续时间一般为数小时到数天,常伴有眩晕和前庭性共济失调。见于美尼尔病、内耳外伤、迷路炎、中耳炎、听神经瘤等。

(三)前庭中枢性眼震

由前庭神经核或中枢通路病变引起的眼震。可分为:

1. 脑干病变 延髓和桥脑病变多引起水平性或旋转性眼震。中脑病变常为垂直性眼震。眼震持续时间较长,常伴有脑干症状如交叉性瘫痪等。见于脑干炎症、肿瘤、血管病、多发性硬化等。

2. 小脑病变 多为水平性眼震,偶见垂直性或旋转性,常伴有小脑共济失调。见于小脑的肿瘤、脓肿、血管病、橄榄桥小脑萎缩(OPCA)等。

3. 额叶病变 患者向外侧凝视时出现自发性眼震,持续时间短。往往伴有情绪淡漠、智力下降,见于肿瘤和血管病等。

4. 高颈髓病变 第四颈髓以上病变可能影响内侧纵束或前庭脊髓束产生眼震。常出现四肢运动、感觉障碍等。见于脊髓空洞症、肿瘤等。

5. 中毒性病变 多为水平或旋转性眼震,伴有眩晕。常见于巴比妥类、苯妥英钠、酒精及催眠药物中毒等。故对长期服用抗癫痫药物的患者出现眼球震颤,要警惕中毒的情况。

第十六节 面瘫

面神经由运动、感觉和副交感纤维组成,其障碍可引起面肌痉挛、舌前味觉减退或缺失及面瘫(facial paralysis)。支配面上部额肌、皱眉肌、眼轮匝肌的神经元受双侧皮质脑干束控制,支配面下部颊肌、口轮匝肌等的神经元只接受对侧皮质脑干束的控制,故临床将面瘫分为周围性和中枢性瘫痪两大类。

【临床表现】

一、周围性面瘫

常为突起一侧面部表情肌瘫痪。病因不明,可能与劳累、感冒有关,表现为患侧额纹消失,不能皱额、皱眉和闭眼,眼裂变大,鼻唇沟变浅,口角下垂,不能吹口哨、露齿和鼓腮等;口角歪向健侧。如双侧周围性面瘫则整个面部毫无表情,亦称面具脸,明显影响进食和语言功能。见面神经病一节。

二、中枢性面瘫

病变对侧下面部表情肌瘫痪,表现为鼻唇沟变浅,口角歪向患侧,但能皱额、皱眉及闭眼。双侧额纹正常。常由面瘫对侧中央前回及其传导通路的肿瘤、外伤、血管病引起;往往伴有肢体功能障碍。

【病因及分类】

一、周围性面瘫

系面神经核或面神经病变引起的面瘫,应与下列疾病鉴别。

(一) 面神经炎

为急起一侧周围性面瘫,常因面神经通过面神经管段受病毒感染所致。可伴有舌前 2/3 味觉丧失,听觉过敏等,及时治疗可能获得良好的效果。

(二) 耳源性面神经麻痹

见于中耳炎、乳突炎等。除患侧周围性面瘫外常伴有原发病的症状和体征。

(三) 后颅窝肿瘤或粘连性蛛网膜炎导致的周围性面瘫

一般起病缓慢,常伴有其他颅神经功能障碍和原发病如桥小脑角区肿瘤的表现。

(四) 格林-巴利综合征

即急性感染性多发性神经炎。多数病人有呼吸道、消化道感染症状。病变位于神经根、神经节和周围神经,亦可累及颅神经。可表现为周围性面瘫,且多为双侧,常伴有对称性肢体瘫痪及脑脊液蛋白-细胞分离现象。

(五) 面神经核损伤

由桥脑肿瘤、炎症和血管病导致的周围性面瘫,伴有Ⅴ、Ⅵ、Ⅶ颅神经麻痹和对侧偏瘫或四瘫。

(六) 损伤

颅底骨折,见于岩骨骨折,受伤后立即出现周围性面瘫。听神经瘤手术后出现的周围性面瘫,常于术后立即出现,术后 3~5d 更为明显。

二、中枢性面瘫

为面神经核以上传导通路病变引起的面瘫。应与下列疾病鉴别。

(一) 中脑病变

如肿瘤、血管病等,除患侧出现Ⅲ、Ⅳ颅神经周围性麻痹外,还伴有健侧中枢性面瘫、舌下神经瘫及偏瘫(交叉性瘫痪)。

(二) 内囊病变

如脑血管病、肿瘤、炎症等,表现为病灶对侧中枢性面瘫同时伴有舌下神经瘫及三偏症状,即:偏瘫、偏盲及偏身感觉障碍。

(三) 大脑半球中央运动前回病变

如肿瘤、脑血管病、炎症等,表现为病灶对侧中枢性面瘫同时伴有对侧中枢性偏瘫,但以某一单肢瘫痪为主。

第十七节 吞咽困难

吞咽是一复杂而协调的反射运动。吞咽困难(dysphagia)可由支配吞咽运动的神经、肌肉及口腔、咽、喉等处病变引起。可发生于下列几种情况,分为:

一、假性球麻痹(本章十八节)

二、真性球麻痹(本章十八节)

三、舌咽神经麻痹

见于颅底病变、颈静脉孔区肿瘤、多颅神经炎等。引起吞咽困难,常伴有迷走、副、舌下神经麻痹症状及肢体运动和感觉障碍等。

四、神经-肌肉传导障碍

重症肌无力引起吞咽困难常伴有眼睑下垂,眼球运动障碍,伴有部分或全身骨骼肌,尤其是四肢无力等,其症状早轻晚重,休息后又可恢复。新斯的明试验可明确诊断。

五、肌病

多发性肌炎是一组以肢体近端肌无力伴肌疼痛为特征的非遗传性肌肉炎症性疾病。可累及咽喉肌群,引起吞咽困难。同时伴有全身无力,肌肉萎缩,肌肉疼痛等症状。血清肌酶学检查、肌电图和肌活检有助于确诊。

六、口腔、咽部和食道病变

这些均属于口腔、上消化道系统疾病,虽然可以引起吞咽困难,但同时有这些病变的各种特征,而无神经系统症状和体征。

第十八节 延髓麻痹

延髓麻痹(medulla oblongata paralysis)是由于延髓运动核团(Ⅸ、Ⅹ、Ⅺ、Ⅻ颅神经)及其纤维病变的损伤引起的构音、吞咽障碍,甚至伴有呼吸和循环障碍,总称为延髓麻痹。

【病因和临床表现】

一、下运动神经元性延髓麻痹

又称真性延髓麻痹或球麻痹。是由一侧或双侧延髓颅神经核或其周围神经损伤,导致咽、喉、腭和舌肌瘫痪与萎缩,产生声音嘶哑、构音不清、说话困难、饮水反呛和咽反射消失等一系列症状。核性损害可见舌肌震颤。常见于延髓血管病、延髓空洞症、颅底凹陷症、颅底转移癌等。

二、上运动神经元性延髓麻痹

又称假性延髓麻痹。是双侧皮质脑干束病变引起软腭、咽喉及舌肌的运动障碍。一侧皮质脑干束病变常不出现临床症状。临床表现为吞咽困难、饮水反呛和发音不清。因为是上运动神经元瘫痪,因此无舌肌萎缩,咽反射存在,脑干反射(下颌反射、吸吮反射和掌颏反射)阳性,同时伴有强哭强笑。常见于多发性脑梗死、弥漫性脑动脉硬化、脑外伤、多发性硬化症、原发性侧索硬化症等。

第十九节 舌肌萎缩

舌肌萎缩(tongue atrophy)是指舌内肌萎缩。常由舌下神经核及舌下神经病变引起。

【临床表现】

双侧舌肌萎缩，多为核性病变引起。表现为舌体表面凹凸不平，皱褶明显，伴有细小的舌肌震颤，舌体缩小位于口腔底部，不能外伸，同时伴有咀嚼、吞咽和构音困难等。常伴有其他延脑结构受累的症状和体征。见于运动神经元病、脑干脑炎、延髓空洞症、脑干肿瘤等。

一侧舌肌萎缩，常为一侧舌下神经麻痹。表现为患侧舌肌体积缩小及舌面皱褶不平，或伴有舌肌震颤，伸舌偏向患侧，影响进食和讲话相对较轻。常见于颈静脉孔区肿瘤、局限性颅底脑膜炎或粘连性蛛网膜炎、急性感染性多发性神经根炎、颅底凹陷症、鼻咽癌颅底转移等。

第二十节 感觉障碍

感觉障碍(sensory disturbances)是神经系统疾病重要的临床表现之一，它对神经系统疾病定位诊断具有重要价值。

【感觉分类】

一、特殊感觉

指特殊感觉器官如眼、耳、舌和鼻产生的视、听、味和嗅等感觉。

二、一般感觉

(一)浅感觉
即皮肤、黏膜上的痛、温、触觉。
(二)深感觉
又称本体感觉，指来自肌肉、肌腱、骨膜和关节的位置觉、运动觉及振动觉。
(三)内脏感觉
来自内脏、浆膜及血管的痛、胀、压、扭等感觉。
(四)复合感觉
又称皮质感觉，包括定位觉、两点辨别觉、图形觉及实体觉等。

【临床表现】

一、感觉缺失

患者神智清楚,但对刺激无反应称为感觉缺失。常由感觉通路损伤或功能被抑制所致。根据感觉种类的不同,分为痛温觉缺失、触觉缺失、深感觉缺失等。在同一部位各种感觉均缺失,称为完全性感觉缺失。如只有某种感觉缺失(痛温觉)而其他感觉(触觉)保存,则称为分离性感觉障碍(痛触觉分离)。

二、感觉减退

对外界刺激有反应,但敏感性降低,需增加刺激强度方能感受。

三、感觉过敏

轻微的刺激引起强烈的感觉,敏感性提高。如痛觉过敏、触觉过敏等。

四、感觉过度

一般仅对浅感觉而言。感觉过度部位的感觉阈值升高,反应时间延长,即刺激必须达到较强的程度,并经过一定的潜伏期才能感觉到的一种定位不明确的、剧烈的和难以忍受的不适感。常出现后作用,即刺激停止后仍有刺激存在的感觉。见于丘脑病变。

五、感觉异常

无外界刺激而病人经常或时常的在某一恒定部位感到不适。如麻木、痒、针刺、蚁走、束带和灼热等感觉。感觉异常部位有定位意义。

六、自发性疼痛

无外界刺激而感觉到的疼痛称为自发性疼痛。从感受器到中枢整个感觉传导通路的任何部位及任何病灶都可引起疼痛。常见的疼痛有:

(一)局部痛

病变部位局限性某一部位的疼痛。如关节炎、局部外伤等。

(二)放射性疼痛

神经干、神经根或中枢神经受到病变刺激时,疼痛不仅发生在刺激的部位,而且沿着神经干、神经根放射到受累感觉神经的支配区,如周围神经损伤,脊髓后根受肿瘤压迫引起患肢痛等。

(三)扩散性疼痛

刺激由一个(根)神经分支扩散到另一神经分支而产生的疼痛。如手指远端挫伤时,疼痛可扩散到整个上肢,甚至枕颈部。牙痛引起面部和额部疼痛等。

(四)牵涉性疼痛

因内脏和皮肤的传入纤维都会聚到脊髓后角神经元,内脏疼痛使相应脊髓节段的皮肤支配区也发生疼痛,称为牵涉性疼痛,如心绞痛引起的左胸左上臂内侧疼痛,肝胆病变引起的右肩疼痛,肾脏病变引起的腰痛等。

(五)灼性神经痛

发生在周围神经不完全性损害时的一种特殊的烧灼样剧烈疼痛,常迫使患者用冷水浸泡患肢以减轻疼痛。以正中神经和坐骨神经损伤后多见。

【感觉障碍的类型】

一、末梢型

感觉障碍呈对称性手套、袜套样分布于四肢远端,且愈向末梢愈明显,各种深、浅感觉均可受累。见于末梢神经炎、多发性周围神经病等。

二、神经干型

损害于某一周围神经其支配的皮肤分布区内出现各种感觉障碍。见于周围神经损伤如尺神经、桡神经、腓总神经、股外侧皮神经损伤等。

三、后根型

为一侧脊神经根的病变导致该侧节段性分布区的各种感觉障碍,常伴有相应神经节段剧烈的放射性疼痛,称根性疼痛。见于髓外肿瘤、椎间盘脱出等。

三叉神经痛是典型的根性神经痛。其特点是:于三叉神经分布区(即颜面部)反复出现闪电样(即发病迅速、持续数秒至1~2分钟,很快消失)剧烈撕裂样痛。刷牙、进食、说话可诱发。不发病时无明显不适,一般无神经系统阳性体征,多见于40岁以上的中老年人。

四、后角型

是指脊髓后角病变导致单侧节段性分离性感觉障碍,即只影响痛温觉,触觉而深感觉保留。见于脊髓空洞症、脊髓外伤等。

五、前连合型

脊髓前连合为两侧脊髓丘脑束交叉纤维所在,损害时产生两侧对称性的节段性分离性感觉障碍,即出现疼痛、温觉障碍,而触觉和深感觉仍保留。见于脊髓空洞症、髓内肿瘤等。

六、脊髓型

脊髓完全横贯性损害时,受损节段平面以下出现各种感觉障碍及大、小便障碍。见于脊髓炎、脊髓肿瘤等。脊髓半横贯损害时病侧节段平面以下深感觉障碍和运动障碍,对侧比病变水平低2~3个节段以下痛温觉障碍。多见于髓外硬膜下肿瘤。

七、脑干型

延髓及桥脑下部病损时由于累及了三叉神经脊髓束、三叉神经脊髓核及脊髓丘脑侧束产生病变侧面部与对侧偏身痛温觉障碍,称交叉性感觉障碍。见于脑干肿瘤、血管病等。

八、丘脑型

病变对侧偏身(包括面部及上、下肢)感觉障碍,以深感觉障碍为主,可伴有自发性疼痛或感觉过度。见于脑血管病、肿瘤等。

九、内囊型

病变对侧偏身(包括面部、躯干、上下肢)出现感觉障碍,常伴有偏瘫及偏盲,常称为三偏征。见于脑血管病、脑瘤等。

十、皮质型

由于皮层感觉中枢分布面广,临床很少出现病灶对侧完全性感觉障碍,而以单肢的复合感觉障碍常见,而浅感觉正常或轻度减退,顶叶刺激病灶可引起对侧相应区的局限性感觉性癫痫。

十一、癔病型

感觉障碍不符合神经解剖的支配规律、范围和程度,感觉障碍的范围和程度容易变化,与患者情绪密切相关,经暗示治疗容易恢复,但容易复发。发病时常有心理因素,患者具有癔病病人神经质的人格特点。

第二十一节 肢体瘫痪

肢体随意运动功能减弱或消失称肢体瘫痪(paralysis of limbs),为神经系统疾病最常见、最重要的症状之一。凡支配随意运动的神经通路或骨骼肌损伤均可引起肢体瘫痪,但应与疼痛和关节痛所致肢体活动受限、癔病性瘫痪等鉴别。

【分类及临床表现】

一、按瘫痪的程度分为

(一)完全性瘫痪

肌力0级,肢体完全不能随意运动。

(二)不完全性瘫痪

肢体肌力呈某种程度减退,可有部分的随意运动。1级:某组肌肉或指、趾关节微动,或肌肉收缩;2级:肢体可在床上水平移动;3级:肢体可离开床面抗地心吸引力垂直运动;4级:瘫痪的肢体有对抗的外来力量,但未达正常水平。(正常肌力为5级,不属瘫痪范围。)

二、按瘫痪时肌张力状态

(一)弛缓性瘫痪

又称软瘫、周围性瘫痪。表现为肌力下降、肌张力低下、肌肉萎缩、腱反射减退或消失,病理征阴性。见于下运动神经元病变。

(二)痉挛性瘫痪

又称硬瘫、中枢性瘫痪。表现为肌力下降、肌张力增高,肌肉萎缩不明显、腱反射亢进,病理征阳性。见于上运动神经元病损。

三、按病变部位

(一)肌源性瘫痪

指肌肉本身疾病而致的肢体瘫痪。瘫痪分布不符合神经解剖规律,但符合肌病肌群分布规律。可为局限性和全身性,多伴有肌萎缩,腱反射减退或消失,无病理反射和感觉障碍。血清肌酶学检查升高,肌电图和肌活检呈肌病性改变。

(二)下运动神经元性瘫痪

瘫痪分布符合神经解剖学及周围性瘫痪规律,常伴有肌萎缩、肌束震颤,腱反射减退或消失,无病理征,可能伴有感觉与植物神经功能障碍。血清肌酶学正常,肌电图及肌活检呈神经元性改变。

(三)上运动神经元性瘫痪

瘫痪分布符合神经解剖学及中枢性瘫痪规律;常无肌萎缩,但长期瘫痪会出现废用性萎缩,顶叶病变时可有对侧肢体轻度萎缩;肌张力增高,腱反射亢进,病理征阳性,血清肌酶学检查正常。

表 2-4 上、下运动神经元瘫痪鉴别要点

	上运动神经元瘫痪 (硬瘫、中枢性瘫痪)	下运动神经元瘫痪 (软瘫、周围性瘫痪)
瘫痪部位	以整个肢体为主	以肌群为主
肌张力	增高、痉挛性瘫痪	减低、松弛性瘫痪
腱反射	活跃、亢进	减弱、消失
病理反射	阳性	阴性
肌萎缩	无或不明显	明显
肌束震颤	无	可有
皮肤、指(趾)甲营养障碍	无	多明显
肌电图	正常	神经传导速度减慢,有失神经电位

【瘫痪类型】

一、单瘫

指一个肢体瘫痪,可分为:

(一)下运动神经元性单瘫

一侧的颈段脊髓或腰段脊髓的前角细胞、前根、臂丛或腰骶丛病变引起同侧上肢或下肢软瘫,单纯前角细胞病损时不伴感觉障碍,见于运动神经元病如脊髓灰质炎、肌萎缩性侧索硬化等。神经丛病变常伴有感觉和植物神经功能障碍,常见于臂丛和腰骶丛外伤。

(二)上运动神经元单瘫

大脑皮质运动区局限性病灶可造成对侧肢体单瘫,可伴有局限性癫痫,见于脑血管病、肿瘤等。胸段脊髓半横贯性损害可导致同侧下肢上运动神经元性单瘫,及深感觉障碍;还伴有对侧浅感觉障碍,见于脊髓肿瘤早期。

二、偏瘫

指一侧上下肢瘫痪,病因有:

（一）脑部病变

广泛的一侧大脑皮质运动区病变引起对侧痉挛性偏瘫，常伴有同侧上运动元性面和舌下神经瘫痪及局限性癫痫。多见于脑炎、脑外伤、肿瘤等。

（二）内囊病变

引起对侧肢体痉挛性偏瘫，伴有中枢性面瘫、舌瘫、偏麻（偏身感觉障碍）及偏盲（三偏）。多见于脑血管病。

（三）脊髓病变

一侧高颈段脊髓（颈$_{1\sim4}$）病变引起同侧肢体痉挛性偏瘫。一侧颈膨大（颈$_5\sim$胸$_2$）病变引起病侧上肢软瘫，下肢硬瘫伴有同侧深感觉障碍，对侧浅感觉障碍。见于脊髓肿瘤早期。

三、交叉性瘫

一侧脑干损伤导致同侧病灶区颅神经松弛性麻痹及对侧肢体痉挛性偏瘫称为交叉性瘫，可根据瘫痪的颅神经判断脑干病损的水平。见于脑干的血管病、肿瘤和炎症等。

四、四瘫

双侧上下肢瘫痪称为四瘫。

（一）肌源性

多为对称性软瘫，四肢近心端瘫痪严重，伴有各种原发肌病的特征。见于肌营养不良症、重症肌无力、多发性肌炎等。

（二）下运动神经元性

多为对称性软瘫，远心端瘫痪重，伴有末梢型感觉障碍。见于多发性周围神经炎、多发性周围神经病等。脊髓灰质炎仅出现受累病变区出现下运动神经元性瘫痪，但不伴有感觉障碍。

（三）上运动神经元性

1. 高颈段脊髓病变　四瘫为中枢性，伴有传导束型感觉障碍及大小便障碍。在急性期可表现脊髓休克状态，四肢呈软瘫状态，但1～2个月后，呈现中枢性硬瘫。见于脊髓炎、肿瘤、外伤等。

2. 脑干病变　脑干广泛病变引起四肢硬瘫，伴双侧颅神经麻痹。见于脑干肿瘤、血管病等。

3. 脑部病变　脑部广泛性病变累及双侧皮质运动区或锥体束引起四肢硬瘫。见于脑炎等。

五、截瘫

指双下肢瘫痪，常伴有大小便失禁。

(一)下运动神经元性截瘫

腰骶段脊髓前角、前根、腰骶丛病变时双下肢软瘫，伴有肌萎缩，见于脊髓灰质炎；如伴有感觉障碍及大小便障碍，见于腰骶髓肿瘤、炎症、外伤等。

(二)上运动神经元性截瘫

1. 胸段脊髓横贯性损害　痉挛性截瘫，伴有病变平面以下感觉障碍和大小便障碍。见于脊髓炎、肿瘤、外伤等。

2. 脑部病变　上运动神经元性截瘫，可伴有皮质性感觉障碍、癫痫、颅内高压等脑部症状。见于双侧矢状窦旁脑膜瘤、上矢状窦血栓形成等。

第二十二节　肌张力障碍

肌张力是指静止状态下肌肉的紧张度。肌张力是维持身体各种姿态以及正常运动的基础。锥体外系(基底节及其环路)病变引起肌张力障碍(dystonia)它表现为肌张力增高或降低，即当肢体处于被动运动状态时其阻力增高或降低。

一、肌张力增高

1. 痉挛性肌张力增高　肌张力增高呈折刀样即检查者活动病人某一大关节时，开始肌张力很高，但在始发运动后，肌张力有所降低。严重时正常的自动性动作如睁眼、吞咽、行走时双手摆动等明显减少甚至消失。见于锥体束病损。

2. 强直性肌张力增高　肌张力呈铅管样或齿轮样增高,常伴有震颤、运动减少。见于锥体外系疾病,如帕金森病。

3. 去大脑强直与去皮质强直　前者为四肢强直性伸展、内收、内旋、颈后伸、头后仰甚至呈角弓反张状态,见于脑干上段病变。后者除上肢屈曲强直外,其余同前者,见于广泛性大脑皮质病变。

二、肌张力降低

1. 前角、周围神经病变引起节段性分布的肌张力降低,伴有肌无力、肌萎缩。前角细胞病变时伴有肌束震颤,见于脊肌萎缩症、脊髓灰质炎等。周围神经病变引起下运动神经元性瘫痪时,除出现下运动神经元性肌无力、肌萎缩、肌张力低下外,还伴有该神经分布区的感觉障碍。见于多发性周围神经炎。

2. 脊髓后索病损时,肌张力降低伴有深感觉(如位置觉)障碍、腱反射消失及感觉性共济失调步态。见于脊髓结核。

3. 小脑病变时肌张力降低,伴有小脑性共济失调及原发性病变的临床特征,见于急性小脑出血、炎症等。

4. 锥体束损害的休克期肌张力降低,见于急性脊髓炎、脊髓外伤的休克期,之后逐渐转化为硬瘫。

5. 肌肉病变或神经-肌接头病变的肌张力降低　伴有原发性肌病的特点如进行性加重的肌萎缩和无力、朝轻夕重的上睑下垂等,无感觉障碍。见于进行性肌营养不良症、重症肌无力等。

第二十三节 抽搐

抽搐(convulsion)是指全身或局部肌肉不自主的无法控制的阵发性收缩。根据抽搐性质及病因可分为：

1. 癫痫性抽搐 是指各种原因影响大脑皮层，刺激神经元过度同步放电引起的短暂性脑功能障碍。包括全身强直-阵挛性抽搐，全身肌阵挛性抽搐，局限性癫痫性抽搐等。

2. 全身强直性抽搐 全身肌肉张力持续增高，四肢强直，头后仰，前臂旋前，踝及趾关节跖屈，有时伴有角弓反张，嘴唇发绀，每次持续十至数十分钟，可伴有尿失禁。见于破伤风、狂犬病、脑炎或脑干病变或脑室出血等症。癫痫大发作出现的全身强直性抽搐时间较短，一般数分钟内自行停止。

3. 手足搐搦 仅见于腕及掌指关节屈曲、指间关节伸直、拇指处于内收位，踝及趾关节强直跖曲。见于低血钙和碱中毒。

4. 癔病性抽搐 为全身僵直或阵阵四肢乱动、不规则抖动、双眼紧闭、瞳孔等大、持续数分钟到数小时，断断续续发作可达数天或更长时间。病前及发病时常伴有精神因素。

5. 面肌抽搐 见于局限性运动性癫痫，面肌痉挛等情况。临床表现为眼轮匝肌、口轮匝肌及其他面部表情肌不自主、无法控制的抽搐。

6. 习惯性抽搐 多见于儿童、青年。表现为无规则的眨眼、摇头、转颈、耸肩、肢体怪异动作，可以通过分散注意力使其减轻或停止。

第二十四节 共济失调

正常的随意运动在运动速度、幅度和力量等方面均能精确配合,这种巧妙的动作配合称为共济运动。它依靠深感觉、前庭、小脑、锥体外系及大脑皮质的参与,其中小脑起重要作用。上述任何部位损害均可出现运动协调障碍即为共济失调(ataxia)。临床上分为四类:

一、小脑性共济失调

小脑蚓部是躯干的代表区,维持身体平衡。小脑蚓部病变呈现躯干和下肢的共济失调,表现为站立不稳,行走时两足基底宽,步态蹒跚,又称"醉汉步态"。患者常向前、后或两侧倾倒,闭目难立试验阳性,语言含糊不清,声音断续呈爆发性。四肢共济失调不明显,常无眼震和肌张力改变。见于小脑蚓部肿瘤、晚发性小脑萎缩症、酒精中毒等。

小脑半球主要控制四肢的共济运动。小脑病变主要出现肢体共济失调,一般上肢重于下肢,远端重于近端,精细动作重于粗大的动作。表现为辨距不良、轮替试验、指鼻试验及跟膝胫试验阳性。伴有肌张力减低和意向性震颤,书写时字迹不整齐,字体偏大。肌张力及腱反射减退,膝反射呈钟摆样动作,向患侧凝视有粗大的水平眼震。行走时易向患侧倾倒。见于小脑半球肿瘤、遗传性共济失调等。

二、深感觉性共济失调

由深感觉障碍引起。病人不能辨别肢体位置和运动方向而产生共济失调,睁眼时减轻,闭目后明显。见于脊髓后索、后根、周围神经、内侧丘系、丘脑和顶叶皮质病变。以脊髓后索损害引起的共济失调最明显,常侵犯胸段脊髓,故以下肢为重。表现为站立不稳,迈步不知远近,举足过高,跨步过大,落脚不知深浅而踏地过重,闭目难立征阳性,深感觉,如音叉震动觉及关节位置觉减退甚至丧失,指鼻试验和跟膝胫试验阳性,肌张力及腱反射降低。

周围神经和后根病变引起的共济失调,除深感觉障碍外,还有浅感觉障碍、运动及营养障碍。一般是四肢共济失调,下肢重于上肢,远端重于近端,闭目时加重。

脑干病变累及内侧丘系或中央核团,可产生对侧肢体深感觉障碍和共济失调及患侧颅神经麻痹。

丘脑和顶叶病变常引起病灶对侧肢体共济失调、深感觉障碍及其他丘脑(如自发性疼痛)、顶叶和小脑损害症状。

常见于脊髓结核、恶性肿瘤转移、多发性神经炎、丘脑及顶叶的肿瘤、血管病等。

三、前庭性共济失调

前庭病病变由于失去身体在空间的定向功能而产生共济失调。表现为站立和行走不稳,躯干易向患侧倾斜,摇晃不稳,不能走一字路。但没有肢体的共济运动障碍。四肢共济运动大多正常。常伴有眩晕、呕吐、眼震。前庭功能检查异常,见于前庭神经元炎、耳源性眩晕症、椎动脉供血不足、脑干脑炎等。慢性前庭损害所致的共济失调,可因大脑功能代偿而减轻或消失。

四、大脑性共济失调

大脑的额、顶、颞、枕叶和胼胝体等部位都可以出现共济失调,但不出现肢体震颤、眼球震颤。

额桥小脑束联系大脑额叶与小脑半球,故当额叶病变时可出现对侧肢体类似小脑性共济失调的症状,但程度轻。表现为体位平衡障碍,步态不稳,向后或一侧倾倒,常伴有额叶损伤的其他症状。

顶叶性共济失调是由于病变对侧的肢体空间定向障碍所致,闭目时加重,常伴有深感觉及形态觉障碍等顶叶症状。

旁中央小叶后部病变出现双下肢感觉性共济失调、乏力及大小便障碍。

颞叶性共济失调为一过性平衡障碍,可能有较轻的昏眩发作或细小眼震,伴有其他颞叶症状如同向偏盲、失语等。

枕叶病变可影响病人判断空间距离而导致定位错觉造成共济失调,可伴有偏盲、视幻觉(闪光、火花、暗点)等枕叶症状。

一般大脑性共济失调,不如小脑性共济失调明显,较少伴发眼震,应结合额、顶、颞及枕叶的症状和体征整体考虑诊断。

第二十五节

反射异常和病理反射

机体对体内外环境各种刺激产生不随意运动的反应称为反射。根据刺激不同的部位又将反射分为深反射(即刺激肌腱、骨膜引起的反射)和浅反射(刺激皮肤、黏膜引起的反射)以及病理反射。

一、深反射异常

常用的深反射包括二头肌反射、三头肌反射、桡骨膜反射、膝反射和踝反射。

反射异常包括:

1. 深反射减弱或消失　是周围性瘫痪的重要体征。见于脊髓、神经根、周围神经和肌肉等病变及中枢神经损害的休克期,还可见于深昏迷、深麻醉、镇静药中毒、低钾和病人处于衰竭期等。

2. 深反射亢进　在正常情况下锥体束对深反射有抑制作用,当锥体束损害而反射弧完整时出现深反射亢进,见于中枢性瘫痪、甲亢、神经功能症、手足搐搦症及破伤风等神经肌肉兴奋性增高的病人。深反射极度增高时可出现髌阵挛、踝阵挛。

二、浅反射异常

浅反射主要包括角膜反射、腹壁反射、提睾反射和肛门反射。反射异常表现为反射程度降低或消失。见于上、下运动神经元瘫痪,深昏迷、深麻醉等情况。

经产妇、肥胖者和老年人因腹壁松弛往往不易引出腹壁反射。

三、病理反射

在中枢神经系统损害时所出现的异常反射。病理反射在一岁半以内小儿为正常的原始性保护反射,随着锥体束的发育成熟,此类反射被锥体束所抑制;当锥体束病损解除,这类反射又会恢复。习惯上病理反射主要指巴彬斯基(Babinski)征。巴氏征阳性,往往代表锥体束损害。检查方法:用棉签刺激足底的外侧缘,自足跟沿足弓向前至足掌转向内侧,阳性时𧿹趾背屈,其他各趾扇状分开。

当锥体束损害时,刺激下肢不同的其他部位亦可引起类似的巴彬斯基征阳性反应。虽出现率不如巴彬斯基征高,但仍有临床使用价值。常用的有夏达克(Chaddock)征、欧本海母(Oppenheim)征和高登(Gordon)征等。见表2-5~表2-7。

表2-5 临床常见病理反射

名称	检查方法	反应	临床意义
霍夫曼(Hoffmann)征	左手托住腕部,右手食、中指夹住患者中指,用拇指向下弹拨中指指甲	患者拇指或其他手指掌屈	5(1~5岁以下婴儿例外)
强握与摸索反射	用物体接触患者的手指	该手的握持和摸索动作	6
巴彬斯基(Babinski)征	用针在足底外缘自后向前划过	𧿹趾背屈,余各趾呈扇形散开	1
夏达克(Chaddock)征	用针划过足部外踝处	𧿹趾背屈	2

续表

名称	检查方法	反应	临床意义
欧本海母(Oppenheim)征	用拇指用力沿小腿胫骨从上向下擦过	踇趾背屈	3
高登(Gordon)征	用手捏压腓肠肌	踇趾背屈	4

1. 除低血糖或全身麻醉时,巴氏征示锥体系有器质性病变,是最可靠的病理征。
2～4. 均属锥体束病变指征。
5. 可以是生理性反射。
6. 对侧额叶后部病变。

表 2-6　浅反射

反射	检查方法	反应	支配肌肉	支配神经	节段定位
角膜反射	棉纤维轻触角膜	闭眼睑	眼轮匝肌	三叉、面神经	脑桥
咽反射	棉签轻触咽后壁	轻腭上举和呕吐	诸咽缩肌	舌咽、迷走神经	延髓
上腹壁反射	轻划腹部上部皮肤	上腹壁收缩	腹横肌	肋间神经	胸$_{7\sim8}$
中腹壁反射	轻划腹部中部皮肤	中腹壁收缩	腹斜肌	肋间神经	胸$_{9\sim10}$
下腹壁反射	轻划腹部下部皮肤	下腹壁收缩	腹直肌	肋间神经	胸$_{11\sim12}$
提睾肌反射	轻划大腿上部内侧皮肤	睾丸上举	提睾肌	生殖股神经	腰$_{1\sim2}$
跖(足底)反射	轻划足底外侧皮肤	足趾及足向跖面屈曲	足趾肌等	坐骨神经	骶$_{1\sim2}$
肛门反射	轻划肛门附近皮肤	外括约肌收缩	肛门括约肌	肛尾神经	骶$_{4\sim5}$

表 2-7 深 反 射

反射名称	检查方法	反应	支配肌肉	支配神经	节段定位
下颌反射	轻叩微张的下颌中部	下颌上举	嚼肌	三叉神经第3支	脑桥
二头肌反射	叩击置于二头肌腱上检查者的手指	肘关节屈曲	二头肌	肌皮神经	颈$_{5\sim6}$
三头肌反射	叩击鹰嘴上方三头肌腱	肘关节伸直	三头肌	桡神经	颈$_{6\sim7}$
桡骨膜反射	叩击桡骨茎突	肘关节屈曲、旋前、手指屈曲	肱桡肌、三头肌、旋前肌、二头肌	正中、桡、肌皮神经	颈$_{5\sim8}$
膝反射	叩膝盖下方四头肌腱	膝关节伸直	四头肌	股神经	腰$_{2\sim4}$
踝反射	叩击跟腱	足向跖面屈曲	腓肠肌	坐骨神经	骶$_{1\sim2}$

(刘志雄)

第三章 神经系统病史采集及检查

第一节 病史采集

神经系统疾病的病史采集方法,基本上与普通内科疾病相同,包括一般项目、主诉、现病史、既往史、个人生活史、月经史、婚姻及生育史、家族史。现侧重介绍神经系统疾病的病史采集要点,简述如下:

一、现病史

是整个病史中最重要的部分,其内容包括本次患病出现的第一个症状开始时间及诱因、症状性质、特点和程度、症状的部位和范围以及病程经过和伴随的现象等。病人的主诉症状可各不相同,但记录的程序是相似的。

(一)症状起始时间及诱因

神经外科中起病急骤的病因常见为脑血管病变、外伤、癫痫等,病人能说出具体的起病日期和时间;起病缓慢的病因主要有肿瘤、变性和先天发育不全等,病人一般不能回忆起病的确切日期。许多疾病如各种脑血管病、癫痛等都可能由于精神因素、气温变化、突然停药等而使其发病或加重。

(二)症状性质、特点和程度

1. 头痛　对于以头痛为主诉的患者应重点了解:

头痛发生的速度:急性突发性头痛不伴发热,但伴有恶心、呕吐及意识障碍者,多数为神经系统疾患如颅内动脉瘤破裂或脑血管畸形出血;而头痛缓慢发生,且呈进行性加重,伴有颅内压增高的症状者可能为颅内占位性病变。

头痛发生的部位:小脑幕上病变时头痛多发生于病变的同侧,以额部为多,并向颞部放射,小脑幕下病变时头痛多位于后枕部,蛛网膜下腔出血时的头痛多为枕颈部的疼痛。

头痛发生的时间和持续时间:头痛发生快而持续时间短的头痛多为功能性头痛,如血管性头痛等,慢性持续性头痛则以器质性病变所致者为多,如颅内肿瘤、颅内高压等。

此外还需要了解头痛的程度、头痛的性质、头痛的伴随症状以及头痛的诱发、加重与缓解的因素等。

2. 视力、视野障碍和复视　首先辨明是视力障碍还是视野障碍或是复视,颅内疾患视力障碍与视野障碍常常并存,而眼球本身的病变多只有视力障碍,外展神经、滑车神经、动眼神经损伤时患者可出现复视,因此当病人出现复视时应考虑有后交通动脉瘤、鞍旁肿瘤、岩斜区等部位肿瘤的可能。视力减退是视网膜、视神经等眼球装置的疾病,还是眼球后颅内本身的疾病所致,需仔细诊查才能初步鉴别。

3. 感觉异常　感觉障碍要注意辨别是感觉过敏如发麻、蚁走感,还是感觉减退如发木、迟钝或感觉缺失;是周围神经损害所致的全部深浅感觉障碍,还是脊髓后角、前联合病变所致的分离性感觉障碍,或是皮质中枢病变所致的皮层感觉障碍;以及感觉异常发生的部位。如前颅窝底脑膜瘤患者常可有嗅觉障碍、听神经瘤时有听力下降和耳鸣、三叉神经鞘瘤时可出现面部的麻木、椎管肿瘤时出现节段性躯体感觉障碍、丘脑肿瘤时可有自发性疼痛等。

4. 瘫痪　注意询问瘫痪部位,起病缓急,弛缓性还是痉挛性,是完全性还是不完全性,是单瘫、截瘫还是偏瘫,瘫痪是持续性加重还是逐渐减轻,瘫痪是否伴有大小便功能障碍。

5. 抽搐发作　应询问是否为首次发作、发作的频率、发作的时间和持续时间。发作是全身性还是局限性，意识是否丧失，有无跌倒、大小便失禁及舌咬破均应重点询问，同时还应询问过去有无外伤史及其治疗情况，如为局限性发作则应重点了解发作后有无肢体运动障碍等情况。

（三）症状的部位和范围

三叉神经痛常局限于一侧面部三叉神经分布区，坐骨神经痛位于坐骨神经走行的路径上，表现为腰部向一侧臀部、大腿后面腘窝、小腿外侧和足背部放射性痛。中枢面瘫限于一侧颜面眼裂以下的表情肌瘫痪，而周围性面瘫则表现为一侧颜面的全部表情肌麻痹。

（四）病程经过

脑血管病发病急骤，以后可有好转，但多不能完全治愈，有时亦有完全恢复者。急性炎症起病也急，经数天或1至2周病情达到高峰。以后逐渐恢复，可痊愈，亦可能留下后遗症。肿瘤及变性病起病缓慢，进行性加重。发作性疾病，如癫痫、周期性麻痹、血管性头痛起病快，恢复也快，间隙期一般无异常。

二、过去史

应特别注意询问与神经系统疾病有关的过去史，如颅脑外伤、寄生虫病、化脓性中耳炎、结核病、糖尿病、高血压、血液病、癌、精神病等。对既往史的询问，应按某种疾病的重点症状询问，除非患者已知过去所患疾病经过确诊的名称，一般不宜应用病名来提问。此外，小儿应注意身体和智力发育情况，成年男性应了解性功能，女性应了解月经等情况。

三、家庭史

包括父母、兄弟、姐妹的年龄及健康情况，如已病故，应了解其死因和年龄。神经系统疾病中有遗传倾向者颇多，如多发性神经纤维瘤病、多发性颅内动脉瘤等。故应了解家族遗传分布情况。

第二节 神经系统检查

神经系统检查应细致、系统、全面。检查时应以正常人或患者的正常部分为对照。为了减少病人的翻动,防止受凉和疲劳,应与全身体检同时进行,并依次自头部及颅神经开始,其后为颈、上肢、胸、腹、下肢及背,最后为立姿及步态。常用的检查用具包括眼底镜、近视力表、手电筒、压舌板、叩诊锤、圆头针、棉花签、音叉。

一、一般检查

检查方法及项目同一般内科检查,检查时应根据需要注意以下方面。

(一)意识状态

当听取病人自述病情或表达自己对疾病的看法以及观察其行为状态时,就可判断患者的意识状态。常见的意识障碍有:

1. 嗜睡　能唤醒,唤醒后能勉强配合检查及回答问题,停止刺激后又入睡。

2. 昏睡　需较强的刺激才能唤醒,能作简单、模糊的答话,刺激停止后又昏睡。

3. 昏迷　为分浅、中、深度昏迷,特点是与外界不能建立联系,各种刺激不能使其恢复清醒。

意识障碍合并精神状态异常者有:

(1)意识模糊　意识清醒水平下降,对外界感觉迟缓,对时间、地点、人物的定向力障碍,因而反应不正确,答非所问,时有错觉。

(2)谵妄　意识清醒水平下降,不能与周围环境建立正确的接触关系。

(二)精神状态

精神状态反映高级神经活动的机能情况,许多神经系统疾病,如脑炎、脑瘤、脑血管病等常出现精神症状。检查时应注意行为、言语、感觉、知觉、记忆和智能等。有关的检查方法及内容参阅精神病学教材。

(三)脑膜刺激征

主要见于蛛网膜下腔出血、脑膜炎症、后颅窝肿瘤所致颅高压等患者。重要的脑膜刺激征有下列几种。

1. 颈强直 脑膜刺激征主要表现为不同程度的颈强直。被动屈颈时感到阻力,严重时其他方向的被动活动也受到限制。

2. 克匿格(Kernig)征 又称屈髋伸膝试验。病人仰卧,下肢屈曲呈直角,然后伸其膝关节,由于屈肌痉挛,伸膝受限,出现疼痛并有阻力,称为克匿格征阳性。

3. 布鲁金斯基(Brudzinski)征 又名抬颈试验。病人仰卧,将其头用力向胸部屈曲,出现两侧髋、膝部屈曲者为阳性。

(四)头部和颈部

1. 头颅 注意有无大小异常(脑积水、小头畸形)、形状异常(尖头畸形、扁头畸形),颅骨有无内陷等骨折征象。对婴儿应测头围,观察囟门的大小、闭合情况,有无骨缝分离。头部局限性包块可见于颅骨肿瘤、脑膜瘤和脑膜脑膨出等。此外对于眼球突出、眼睑水肿怀疑为海绵窦动静脉瘘或颅内巨大动静脉畸形者要听诊头部有无血管杂音。

2. 面部 观察有无发育异常,眼球有无内陷或外突,结节性硬化病人面部有皮脂腺瘤。三叉神经鞘瘤时可出现一侧咀嚼肌萎缩而致面部不对称,Sturge-Weber病(三叉神经血管瘤病)患者在三叉神经第一支分布区的前额部出现葡萄酒色的面部血管痣。

3. 颈部 后颅窝肿瘤、颈椎病变出现强迫头位,痉挛性斜颈头斜向一侧,颅底凹陷病人颈短,发际低,颈活动可能受限。应注意触摸双侧颈动脉搏动有无异常,是否对称。听诊注意有无血管杂音。

(五)躯干

注意有无畸形,如脊柱是否前凸、后凸、侧凸,叩击棘突,观察有无局部疼痛。观察背部皮肤有无窦道,如触摸到异常,应疑有隐性脊柱裂或脊膜膨出。肌营养不良症可见肩胛骨后突,神经纤维瘤病人皮下有许多瘤结节,皮肤可见咖啡色斑。

(六)四肢

注意肢体发育是否对称,有无关节强直、肌腱挛缩及杵指、骈指、多余指等畸形。触摸桡、足背动脉的搏动是否对称。

二、颅神经检查

颅神经障碍有时是神经系统疾病最早出现的症状,结合其他神经体征时,不但有助于病变的定位,且对病变性质的确定也有意义。

(一)嗅神经

检查前应先排除鼻腔局部病变。检查时请病人闭目,用手指压住一侧鼻孔,将盛有不同气味的溶液(如松节油、肉桂油、柠檬水)的小瓶置于鼻孔下,嘱患者说出嗅味的名称或作出比较。一侧测试后,再测另一侧。嗅神经损害表现为一侧嗅觉减退或消失。

(二)视神经

视神经检查包括视力、视野和眼底三方面。

1. 视力 神经系统检查中视力主要查近视力,以近视力表置于受试者眼前 30 cm 处,分别测定每眼能辨认近视力表上的最小记号。小于 1.0 为视力减退。当视力减到不能用视力表测定时,检查者可伸出手指置于远处,请患者数指,并逐渐移近,直至能数清手指,记录其距离以表示其视力。如至眼前仍不能数清手指,则由远而近使病人看手动,记录能看见手动的距离表示其视力。如手动仍不能辨别,则用手电筒光在患者眼前晃动,观察有无光感,光感丧失者,称为全盲。

2. 视野 视野是眼球正视前方,保持位置不变时所看到的范围,反映了视网膜周边的视力。临床上可根据情况采用以下测试方法:

(1)手试法:此法适用于没有条件作详细检查的场合,只能发现较大的视野缺损。检查时病人身背光源,距检查者 60 cm,相对坐定。试左眼时,病人用手遮其右眼,注视检查者右眼;检查者则用左手遮住左眼,用右眼注视患者左眼,然后检查者持棉签一根放两人中间,由视野外周逐渐向中心移动,至病人能看见棉签为止,此时检查者可根据本人的视野与病人视野比较的结果,确定病人的视野是否正常。左眼检查后,再用同法测试右眼。

手试法虽然正确性稍差,但简单易行,在任何条件下都可能迅速了解病人视野的大致轮廓,因而临床上最常使用,如手试法发现视野有缺损,可用视野计进一步精确测定。

(2)视野计检查:病人用手掌遮住其一侧眼睛,待测眼注视中央视标。检查者移动视野计弧弓,用同样的方法测量各个经线度数,最后将记录的各点连接起来,即为受检眼的视野范围。视标的颜色有白、蓝、红、绿数种。正常视野以白色视标检得最大,以下依次为蓝色、红色、绿色。用颜色视标常可较早地发现视野变化。

视野缩小可以是向心性的,即在各个方向的视野呈均匀地狭小,严重时成管状视野。视野内的视力缺失区称为暗点。偏盲是指视野的半侧缺失。两眼视野的偏盲在同一侧者称为同向偏盲,反之称为异向偏盲。

(3)盲点测定:正常人的视乳头区没有视觉感受器,在视野中形成一个盲点,称为生理盲点。用平面视野计可测出其大小。平面视野计为反光的黑色或深灰色正方形绒布屏,屏上绘有弧线和经线。用试标在视野屏上移动来检查视野的中央部分。生理盲点位于眼注视点外侧15.5°,水平线1.5°,呈椭圆形,垂直方向长7°~7.5°,水平方向宽5°~5.5°。生理盲点扩大见于视乳头水肿及视神经炎。

3. 眼底 神经外科病人一般要求在不扩瞳的情况下进行,以免影响对瞳孔变化的观察,检查时病人背光而坐,注视正前方。检查右眼时检查者位于病人右侧以右手持眼底镜用右眼观察,检查左眼时则反之。检查开始将检眼镜转盘至"0~3",同时将检眼镜移近被检眼前约2厘米处,如医生与病人都是正视眼,便可看清眼底,看不清时,可拨动转盘至看清为止。正常眼底视乳头为卵圆形或圆形,淡红色,边界清楚,中央偏颞侧有略带白色的生理凹陷。视网膜中央动脉较细直,反光略强,色鲜红;静脉则较粗、色暗红,正常动静脉比例为2∶3。视乳头颞侧为黄斑部,无血管,中央有一明亮的反光点,称中心窝。检查眼底时应注意视乳头的颜色、形状、大小、边缘,视网膜有无出血及渗出物,动脉有无硬化。视乳头的常见异常有水肿、炎症、苍白(萎缩)等三种。

(三)动眼、滑车、外展神经

这三对颅神经共同支配眼球运动,由于解剖关系密切,常同时受累。检查时首先观察病人双侧眼裂大小是否相等;有无眼睑下垂,眼球有无突出或下陷、斜视、同向偏斜和眼球震颤。

1. 瞳孔　检查时应注意其位置、大小、形状、边缘等。正常瞳孔位置居中，圆形，边缘整齐，直径约3～4毫米，两侧等大。瞳孔对光反射的检查，可用电筒光从侧面分别照射眼睛，可见瞳孔收缩，除去电筒后，瞳孔又见扩大。在无电筒情况下，嘱病人注视光亮处，检查者以手掌遮盖病人睁开的眼睛，如迅速将手移开，可见瞳孔缩小。正常时感光的瞳孔缩小，称直接光反应，对侧未直接感光的瞳孔也同时缩小，称为间接光反应。调节辐辏反射的检查，嘱病人向远处平视，然后突然注视眼前数厘米远的物件，此时可见病人的两眼瞳孔缩小及两眼球内聚。两侧瞳孔不等、异常散大或缩小，对光反射迟钝或消失，常是动眼神经或视神经受损的表现。

2. 眼球运动　检查眼球运动时，嘱病人头部不动，先令病人自行向各方位转动眼球，然后随检查者的手指向左、右、上、下等方向移动，注意有无运动受限及其方向和程度。如有复视，多在向麻痹侧注视时更明显。如眼球震颤，则需注意其方向、快慢、幅度等。

3. 眼睑和睑裂　在检查眼睑时要注意眼睑有无下垂，双侧睑裂是否大小一致或正常。动眼神经损伤时睑裂变小，上睑下垂，而面神经损伤时睑裂变大，眼睑闭合障碍，交感神经麻痹时由于上睑板肌麻痹引起轻度眼睑下垂并伴有同侧瞳孔缩小，而重症肌无力时患者双侧眼睑下垂而使双眼裂变小。

(四) 三叉神经

三叉神经由运动和感觉纤维组成，其检查内容包括运动、感觉和反射。

1. 运动　首先注意观察两侧颞肌、咬肌有无肌肉萎缩，然后以手指分别按触颞肌及咬肌，嘱病人做咀嚼动作，即可感觉两侧颞肌及咬肌收缩是否有力，并比较两侧是否相等。还可嘱病人张口，以上下门齿的中缝为标准观察下颌有无偏斜。正常人三叉神经支配的两侧翼内、外肌肌力相等，张口时下颌位于中间而无偏斜。当一侧三叉神经运动支受损时，导致翼内、外肌瘫痪，张口时下颌偏向病侧，这是由于健侧翼肌收缩将下颌推向前方及病侧所致。当三叉神经受到损伤时可表现为颞肌和咬肌的萎缩，张口时下颌偏向病侧，常见于三叉神经鞘瘤；而当三叉神经下颌支受到刺激时可出现下颌强直性收缩或阵发性咀嚼肌痉挛，此种情况可见于桥脑或后颅窝炎症、破伤风等。

2. 感觉　面部感觉检查和身体其他部位一样，可用针、棉花及盛有冷或热水的试管测定痛觉、触觉及温度觉，观察有无障碍，并注意痛觉和触觉是否都有异常,以及异常的分布范围,借以区别感觉障碍属于周围性(周围神经或神经根损害)抑或核性(脊髓束核损害)。周围性者三种感觉同时发生障碍,且可发生于三叉神经的任何一个分支;核性者往往只有痛觉、温度觉障碍而触觉存在,且常呈圆葱样分布。当三叉神经受到刺激时可引起其分布区内的自发性痛,可见于原发性三叉神经痛及半月节和桥脑小脑角区的肿瘤。而三叉神经鞘瘤时病人可出现面部的感觉障碍。

3. 角膜反射 嘱病人向受检眼的对侧注视,以细棉絮轻触眼的角膜外侧,正常时可见两眼迅速闭合。刺激时同侧闭眼称为直接角膜反射,对侧闭眼称为间接角膜反射。角膜反射的传入通过三叉神经,至脑桥再经面神经传出,因此三叉神经感觉支或面神经运动支受损,均有角膜反射消失。

4. 下颌反射 检查时嘱患者稍张口,使下颌放松,检查者以左拇指按于患者下颌正中,用叩诊锤叩拇指,正常时此反射不甚明显,反射亢进见于双侧皮质脑干束损害。

(五)面神经

1. 运动 首先观察两侧面部是否对称,包括额纹深浅与有无、眼裂大小、鼻唇沟深浅、口角高低是否相同,同时注意有无偏侧面肌萎缩、面肌痉挛或挛缩等。然后嘱病人作皱额、闭眼、露齿、鼓颊、吹哨,比较两侧是否对称。一侧面神经周围性(核或核下性)损害时,患侧额纹少,闭眼不拢,眼裂较大,鼻唇沟变浅,露齿时口角歪向对侧,鼓腮时漏气。一侧中枢性损害时,只出现病灶对侧下半部面肌瘫痪,上半部面肌因受两侧皮质运动区支配,故皱额和闭眼不受影响。Bell麻痹、听神经瘤时引起的面瘫为周围性面瘫,而大脑凸面肿瘤、内囊区病灶或锥体束损伤引起的面瘫为中枢性面瘫,当双侧锥体束损伤时病人出现面具脸是假性球麻痹的主要症状之一。

2. 味觉 嘱病人漱口后伸出舌头,用消毒纱布沾干舌面,再用细滴管将试剂滴于一侧舌前 2/3 处,试剂分别为酸(醋酸)、甜(糖水)、苦(奎宁)、咸(盐水)溶液。辨味后不能缩舌和说话,可令指出事先写在纸上的甜、酸、碱、苦四字之一,每次试后必须漱口,两侧分别试之。面神经损害时舌前 2/3 味觉丧失。

(六)听神经

1. 耳蜗神经 司听觉,故主要检查其听力。常用的有低语、表声及音叉检查,用手掩住另一侧耳,声音由远及近,至听到声音,测定其距离并与对侧比较及检查者比较。

任内(Rinne)试验　将振动的音叉柄(C_{128} Hz或C_{256} Hz)置于病人一侧乳突部(骨传导),当病人听不到声音时,即将音叉置于该耳前(气传导),如能继续听到声音表示气导大于骨导。如置于耳前已听不到尚在振动的音叉,则先试气导,当气导听不到时,再测试骨导,如骨导能听到,表示骨导大于气导。正常时气导能听到的时间比骨导听到的时间约长一倍。感音性耳聋中,气导长于骨导,是为Rinne试验阳性。在传导性耳聋中,则骨导长于气导,Rinne试验阴性。

韦伯(Weber)试验　将振动的音叉柄置于病人额正中部,让病人说出两耳听到的声音是否相等(觉得声音居中)或何侧较强。正常时两侧感受相同。有传导性耳聋时感到病侧较响,是为Weber试验阳性。有感受性耳聋时感到健则较响,是为Weber试验阴性。

2. 前庭神经　前庭神经的功能牵涉到躯体平衡、眼球动作、肌张力、体位和脊髓反射,以及植物神经系统等方面。检查其功能可作外耳道冷热水灌注的变温试验,或作转椅的旋转试验。正常时冷水灌注后引起眼球震颤快相向对侧,热水则向同侧,持续不超过2分钟。前庭受损后反应减弱或消失。

听力障碍可表现为耳鸣和听力下降或耳聋,听神经瘤或是桥脑小脑角区病变时常可有耳鸣和听力下降。

(七)舌咽神经、迷走神经

由于舌咽神经与迷走神经都支配咽喉部之肌肉,故应同时予以检查。

1. 一般询问　先询问病人有无吞咽困难、喝水是否逆流及呛咳,说话声音有无嘶哑、鼻音及失音等。

2. 运动　让病人张口作"啊"的动作,观察软腭运动是否正常,双侧是否对称,悬雍垂是否偏斜。

3. 感觉　咽部一般感觉可用棉签轻触黏膜,舌后1/3味觉检查法同面神经。

4. 咽反射　用棉签分别触碰两侧咽后壁,观察有无恶心、呕吐,并询问病人有无触碰感觉。

核上性损害一侧不引起咽喉肌麻痹,双侧损害时引起假性球麻痹。核及核下性损害一侧时,病变侧软腭下垂、上抬无力,悬雍垂偏向健侧、声音嘶哑、咽反射消失,常见于后颅窝肿瘤如听神经瘤、舌咽神经鞘瘤、颈静脉孔区肿瘤等。

(八)副神经

为单纯运动神经,支配胸锁乳突肌和斜方肌。检查时先观察病人有无斜颈、塌肩及肌萎缩,让病人做转头和耸肩动作,试两侧肌力强弱及是否相等。一侧损害时出现该侧肌麻痹,转头耸肩困难,双侧损害时头下垂,仰卧时不能抬头,颈部的轮廓变形,两肩下垂。由于副神经受双侧皮质支配,这种瘫痪现象均提示核性及核下性病变,或者肌病。

(九)舌下神经

为单纯运动神经。检查时先观察舌在口腔内的部位及其形态,让病人伸舌,观察舌肌有无萎缩,肌纤维颤动及偏斜,再让病人用舌尖分别顶推两侧口颊部,用手指自外按压,以试肌力。核下性损害时,舌在休息位中被健侧的茎舌肌牵向病侧,病侧常呈萎缩。核性损害时,可见明显的肌束颤动,伸舌亦偏向病侧。核上性损害时,常伴有偏瘫,无舌肌萎缩,伸舌偏向瘫痪侧。

三、运动系统检查

运动神经系统总管着人的一切精细而又复杂的运动,它包括锥体系统和锥体外系统两个部分。

(一)肌肉营养

观察肌肉有无萎缩肥大,必要时用带尺测量,一般选择生理骨隆起处(如尺骨茎突、踝部及髌骨等)作为标志,在其上方或下方一定距离水平测量肢体的周径,两侧差异大于 2 cm 有意义。

(二)肌张力

肌张力是指在安静状态时肌肉的紧张度。检查时须取得病人的合作,肢体完全放松,然后再做肢体各个关节的被动运动。肌张力减低时,肌肉弛缓松软,被动阻力减低或消失,关节活动范围扩大,有时呈过度屈伸现象。肌张力增高时,肌肉坚硬,被动运动时阻力增大或难以施行。锥体束损害所致的肌张力增高,称为痉挛性肌张力增高,在运动开始阻力较大,而后阻力则明显减弱,故又称折刀样肌张力增高。锥体外系损害所致的张力增高,运动时阻力是均匀的,基本上出现连续的停顿,犹如两个齿轮镶嵌转动,称为齿轮样肌张力增高。

有些辅助检查方法可以帮助发现轻微的肌张力改变,主要有以下几种:

1. 头部下坠试验　病人仰卧,将头枕在检查者左手,闭目,检查者用右手突然将其头部托起,随即放开。正常时头部立刻坠落到检查者的左手,有锥体外系统性肌张力增高者,头部下落很迟缓。

2. 肢体下坠试验　病人仰卧,闭目。检查者举起一个肢体后突然放开。肌张力增高时下坠速度比正常缓慢,减退时比正常快速。可两侧比较。

3. 摇肩试验　检查者和病人相对而立,扶住他的肩,快速的转动或前后推动。肌张力减退时,上肢的晃动幅度增加;有锥体外系统性强直时,晃动幅度减少。

4. 下肢摆动试验　病人坐在床沿上,小腿松弛地下垂。检查者将其双侧小腿略为举起后放开,任其摆动。肌张力降低时,摆动时间延长;有锥体外系肌张力增高时,时间缩短;有锥体性痉挛时,摆动不规则,并向外侧旋转。

(三) 肌力

主要是检查病人肌肉收缩的力量。检查时嘱患者上下肢依次作各关节伸、屈运动,并克服检查者所给予的阻力,观察肌力是否正常、减退或瘫痪。检查上肢时,嘱病人作手指的外展、内收、腕前后转、肘伸屈和肩前后等动作。检查下肢时,嘱病人足趾上下运动,伸脚向上、下、内、外运动,伸膝屈膝,股向内收、外展等动作。

肌力分六级:

0级　　肌肉无任何收缩现象(完全性瘫痪)。

Ⅰ级　　可见肌肉收缩而无肢体活动(接近完全瘫痪)。

Ⅱ级　　仅能引起关节活动,不能对抗重力(重度瘫痪)。

Ⅲ级　　能克服重力抬离床面,但不能抵抗阻力(中度瘫痪)。

Ⅳ级　　能作抵抗阻力的运动(轻度瘫痪),但较正常为差。

Ⅴ级　　正常肌力。

有些轻度瘫痪用一般方法不能肯定,可用下列轻瘫检查方法:

1. 上肢平伸试验　嘱患者两上肢向前平举,并闭眼,持续数分钟后,可见轻瘫侧旋前并逐渐下落,低于健侧。

2. 下肢轻瘫试验　患者仰卧,双下肢膝、髋关节均屈曲成直角,持续数秒钟后,患侧下肢逐渐下落低于健侧。

3. 单足站立试验　嘱患者交替用单足站立,患侧下肢站立不稳及摇晃。

对昏迷瘫痪的检查

(1)观察面颊　瘫痪侧面颊肌张力弛缓,常常随呼吸而起伏,呈吸烟斗动作。

(2)疼痛刺激　压眶上切迹,往往瘫痪侧面部及肢体少动或不动。

(3)肢体坠落试验　将病人的上、下肢分别抬起,离开床面,突然松手,瘫痪侧肢体迅速坠落。

(4)足外旋试验　将病人的两下肢伸直放平,并把双足扶直并拢,突然松开时,瘫痪侧肢体的足立即外旋倾倒,足外缘着床,无瘫痪的足,维持足垂直位。

(四)共济运动

人体的正常运动,是在大脑皮质运动区、前庭器官、小脑、深部感觉、视觉等共同参与下,完成运动的平衡和协调,称为共济运动。这种协调发生障碍,称为共济失调。

1. 一般状态　观察病人穿衣、扣纽扣、端水、写字、步态等动作的准确性。小脑性共济失调病人出现爆破性语言。

2. 指鼻试验　请病人先将一个上肢外展,然后用伸直的食指尖触及自己的鼻尖。先睁眼做,然后闭眼重复,两侧分别试验。观察动作是否平衡准确。感觉性共济失调的病人睁眼时并无困难,闭眼后则发生障碍;小脑性共济失调则睁眼闭眼均有障碍。

3. 跟膝胫试验　病人仰卧,将一侧的下肢抬起,然后将足跟摆在对侧的膝盖上,最后沿着胫骨直线下移。小脑性共济失调病人在举腿和触膝时呈现辨距不良,下移时更常摇晃不稳;感觉性共济失调病人足跟很难寻到膝盖,下移时也不能和胫骨保持接触。

4. 轮替动作试验　可请病人快速、反复做手在床面或桌面上拍击或前臂的内旋和外旋。小脑性共济失调病人表现速度缓慢和节律不匀,在持续片刻后尤为明显。

5. 反跳试验　病人闭眼,用力屈肘,检查者用手握住其腕部用力向相反方向牵拉,当突然松手时,正常人由于拮抗肌的收缩,前臂屈曲立即被控制,不致反击自己的身体,小脑病变时因缺乏这种对抗肌的协同运动,前臂立即缩回反击自己的身体。

6. 平衡性共济失调的检查　①闭目难立征(Romberg征)：嘱病人双足并拢站立，双手向前平伸，闭目后倾斜欲倒。小脑性者睁眼闭眼都站立不稳，闭眼稍明显，蚓部病变易向后倾，一侧小脑半球病变或一侧前庭损害向病侧倾倒。感觉性者只闭眼时不稳。②起坐试验：病人仰卧，嘱其两手交叉于胸前不支撑而坐起，正常人躯干屈曲而两下肢下压，小脑损害的病人则双下肢抬起，称联合屈曲征。

(五)姿势及步态

检查姿势及步态主要观察病人行走、站立及卧位的姿态。

1. 偏瘫步态　瘫痪侧上肢屈曲、内旋、下肢伸直，步行时下肢向内划圆圈，足内翻、下垂，见于脑性瘫痪。

2. 截瘫步态(剪刀样步态)　瘫痪两下肢强直内收，步行时一前一后呈剪刀状，步子小而缓慢，足尖擦地步行。见于脊髓疾病，脑性瘫痪。

3. 小脑步态(蹒跚步态)　行走时前仆后跌，躯干左右摇晃，基底增宽，不能走直线。见于小脑，前庭疾病。

四、感觉系统检查

感觉检查是神经系统临床检查中最冗长而又最容易发生误差的部分，检查前将过程和要求向病人解释清楚，以取得病人合作，检查中切忌用暗示性提问，更不宜对诊断抱有主观成见，从而牵强附会解释检查结果，检查时请病人闭目，或遮盖住检查的部位。

(一)浅感觉

1. 触觉　用棉絮均匀一致地触皮肤，请病人每次感觉到时说出有或报数。

2. 痛觉　用大头针轻刺皮肤，或用针的尖头、钝两端交替刺激，嘱病人回答"痛"、"尖的"、"不痛"、"钝的"来分别痛觉、触觉和轻压觉。如发现有痛觉减退或过敏的区域，需从各个方向用针尖在皮肤上向患区轻刺，请病人感到变化时立即反应。

3. 温度觉　分别用盛冷(5～10 ℃)、热(40～45 ℃)水的试管轻触皮肤，请病人报出"冷"或"热"。

(二)深感觉

1. 运动觉　检查者的手指放在病人手指或足趾两侧,轻轻夹住,移动幅度仅 5°上下,请病人说出移动的方向,发现有障碍时再加大幅度,如仍无感觉,则再试较大的关节。如腕、肘、踝、膝等。

2. 位置觉　检查者置病人一个肢体于某种姿势,然后请病人对侧的肢体模仿。

3. 振动觉　将振动的音叉(C_{128} Hz 或 C_{256} Hz)置于病人骨骼隆起部位(如踝、腕、膝、肘、指、趾等)。询问是否有震动感及其程度和持续时间。

4. 深痛觉　挤压肌肉或肌腱,询问有无痛感。也包括压迫各主要神经干,观察有无异常按痛。

(三)复合感觉

此检查须在浅感觉没有严重障碍时进行。

1. 皮肤定位觉　让病人闭目,以手指或笔轻触病人的皮肤,让病人用手指指出刺激的部位,正常误差在 10 cm 以内。

2. 图形觉　用竹签或笔在病人的皮肤上画各种图形(如圆形、三角形、正方形等)或写数字,让病人辨认。

3. 实体觉　让病人闭目,用手触摸常用的物件(如笔、瓶、香烟等),并说出物件的大小、形态、硬度、轻重、数目及名称。

4. 两点辨别觉　以两脚规两点分别或同时刺激皮肤,嘱病人回答是一点还是两点。正常人各部位辨别两点的最小距离为:手指 3～8 mm,手掌 8～12 mm,手背 30 mm,前胸 40 mm,背部 40～70 mm,肱及股部 75 mm。

五、反射

反射是机体对于环境刺激的不随意定型反应。反射检查颇为客观,但有时也会受到患者的主观影响,故检查时必须将检查部分置于适当位置,并嘱患者尽量放松,并分散其注意力。

(一)深反射

又称腱反射。腱反射不对称(如一侧增强、减低或消失)是神经损害定位的重要体征,腱反射强弱可用消失(一)、减弱(+)、正常(++)、增强(+++)、阵挛(++++)来描述。

1. 肱二头肌反射　病人肘部半屈,前臂略旋前,如坐位,检查者可将其肘部用左手托起。将左手拇指放在其二头肌腱上,右手执叩诊锤轻击拇指后,即可引起前臂屈曲运动。反射中心在 C_{5-6} 节。

2. 肱三头肌反射　肘部半屈,检查者以左手握持前臂,以叩诊锤叩击鹰嘴上方的三头肌腱可引起前臂伸展运动。反射中心在 C_{7-8} 节。

3. 桡反射　肘部半屈半旋,以叩诊锤叩击其桡侧茎突,可引起前臂旋外及屈曲运动,有时伴有指部的屈曲。反射中心在 C_{5-6} 节。

4. 膝反射　膝部屈曲约 $120°$,叩击髌骨下的股四头肌腱,引起膝关节伸直,用手触知股四头肌收缩。反射中心在 L_{2-4} 节。

5. 踝反射　以左手使病人足部背屈,与小腿约成直角,叩击跟腱,引起足向跖屈曲,反射中心在 S_{1-2} 节。

6. 髌阵挛　患者仰卧,下肢伸直,检查者以一手之拇指及食指压住髌骨上缘并急向下推动,并维持向下推力,髌骨即发生一连串节律性的上、下颤动。

7. 踝阵挛　患者仰卧,检查者以左手托患者一侧腘窝,右手握足,用力将足向背侧推,同时用手抵住足不使其复位,则该足出现连续性交替伸屈的颤动。

(二)浅反射

1. 腹壁反射　病人仰卧,腹肌松弛,用钝针或木签由外向内轻划腹壁。在脐上者称上腹反射,在脐旁者称中腹反射,在脐下者称下腹反射。反射中心分别在 T_{7-8}(上腹)、T_{9-10}(中腹)、T_{11-12}(下腹)。肥胖病人和经产妇,时常不易引出。

2. 提睾反射　由上而下轻划腹股沟处大腿内侧,反应为该侧提睾肌的收缩,睾丸上提。反射中心在 L_{1-2}。在老年和虚弱者也可消失。

3. 肛门反射　划肛门附近的会阴部,反射作用为肛门外括约肌的收缩。反射中心在 S_5 节。

(三)病理反射

正常状态时不出现,当锥体束病损后失去了对脑干或脊髓的抑制作用后出现异常的反射,称为病理反射。

1. 霍夫曼征(Hoffmann sign)　检查者用手握住患者的前臂,右手食指和中指夹住患者中指,并使中指和手腕轻度屈向背侧,用拇指轻弹中指指甲,可引起拇指和食指屈曲运动。可见于正常人,仅在反应强烈或双侧明显不对称才有意义。

2. 巴彬斯基征(Babinski sign)　以钝针或木签在足底自后向前轻划足底外侧缘,阳性反应为拇趾背屈,余趾扇形散开,可见于2岁以下婴儿。

六、植物神经功能

(一)一般检查

1. 注意观察皮肤的色泽、温度、汗液分泌及营养状况,植物神经如有刺激性病损时,则表现为皮肤发红、烧热、潮湿、角化过度及脱皮等;如有破坏性病损时,则皮肤发绀、冰凉、干燥、轻度肿胀、毛发脱落、甚至发生营养性溃疡。

2. 括约肌功能:骶髓或低位脊髓发生病损时,出现尿、便潴留;高位脊髓发生病损,则出现尿失禁、大便秘结或失禁。

3. 性功能:当低级中枢发生病损时,出现阳痿或性冷淡。

(二)植物神经反射

1. 眼心反射　压迫眼球可引起心率减慢称眼心反射。病人安静,仰卧数分钟后,计1分钟脉搏数,然后再用手指压迫眼球(不能引起疼痛),过20～30秒后再数1分钟脉搏。正常者每分钟脉搏减慢10～20次,迷走神经麻痹者无此反应,迷走神经紧张者则超过此数,交感神经兴奋者此反射减弱或消失。

2. 颈动脉窦反射　用手压迫单侧或双侧胸锁乳突肌上前方1/3处直至感到颈动脉的搏动为止。正常人脉搏减慢6～8次,迷走神经紧张者减少8次以上,交感神经紧张者可无此反应。

3. 卧立试验　由平卧位至直立位或由直立位至平卧位,在变换体位后,如1分钟内的脉搏次数增加超过或减少少于10～12次,均提示植物神经兴奋性增高。

4. 皮肤划纹征　用木签在皮肤上划一条线,数秒钟后如出现先白后红的条纹为正常现象,划后出现白色纹条,则为交感神经兴奋性增高。

第三节 意识障碍病人的检查

昏迷病人神经系统检查,与一般病人的检查基本一致,但昏迷病人往往病情危重,需尽快找出病因,进行治疗。当生命体征为主要矛盾时,应先急救,再做检查。

检查前,应对病人病史作一简单了解,重点询问昏迷发生的缓急,有无外伤史,昏迷前有无头痛、呕吐或情绪激动的情况,既往有无高血压病史,有无中毒(农药、煤气、安眠镇静药、有毒植物等)及引起昏迷的内科疾患(高血压、糖尿病、肝病、肾病、严重心肺疾病)。检查时,重点注意以下几个方面:

一、瞳孔

比较两侧大小,一侧散大见于同侧有钩回疝,一侧缩小可能为颈内动脉血栓形成所致。双侧散大常见于脑缺氧、阿托品类药物中毒、严重的中脑损害。双侧瞳孔针尖样缩小见于脑桥被盖部出血、有机磷和吗啡类药中毒。

二、局灶性脑损害的体征

一侧大脑半球广泛损害时,常伴有眼向病灶侧注视,偏瘫侧的腱反射和腹壁反射减弱或消失,同时可出现病理反射。有时因昏迷程度较深,全身肌肉松弛,双侧腱反射均可能不明显,可用轻瘫检查法以了解有无一侧偏瘫。另可重压病人眶上缘,健侧上肢出现防御反应,患侧无,且病人面部的痛苦表情有助于判断哪一侧面瘫。

三、脑干功能检查

对于判断脑干有无损害及估计预后很有帮助。

(一)眼脑反射

又称玩偶眼现象。将病人头部快速向一侧旋转，或前屈后仰，眼球便向头部转动相反的方向移动，然后回到中线位。在婴儿时期为正常反射，以后受发育的大脑抑制。当大脑有弥漫性损害而脑干功能尚正常时此反射出现并加强。如昏迷是由脑干弥漫性病变所致，则此反射消失。一侧消失，另一侧存在，提示单侧脑干病变。一侧外展，另一侧不能内收，示动眼神经性麻痹或核间性眼肌麻痹。一侧内收，另一侧不能外展，示外展神经麻痹。

(二)睫脊髓反射

给予颈部皮肤疼痛刺激时可引起瞳孔散大，此反射存在，提示脑干下部功能正常。

(三)紧张性颈反射

向一侧旋转病人头部，面部朝向的一侧上下肢出现强直性伸展，枕部所向一侧上下肢屈曲。正常时仅见于婴儿。在去大脑或去皮层病变时重新出现。主要见于脑干上部肿瘤病变。

第四节 其他检查

一、失语

(一)失语的分类及临床表现

见第二章第七节。

(二)失语的检查

言语障碍主要表现在口语、听、阅读、书写等方面，可循序加以检查。

(1)听：和病人交流，内容由简到繁，观察病人对语言的理解程度和谈话情况,必要时嘱病人作各种动作,了解病人对动词和名词的理解能力。

(2)说:观察病人能否自动发言,并注意其言语中的词汇多少及语句是否流畅或完整。

(3)视:重点了解病人对文字的理解,如用文字表述要求病人完成各种动作等。

(4)写:注意病人能否写字,可嘱病人抄写、听写或默写。

(5)检查病人对名词的记忆能力,可示以各种物体,注意病人能否说出其名称。如不能正确说出,可告以正确的名称并观察其能否分辨。

(6)检查各种语言中枢彼此之间的联系,如检查病人能否抄写,以了解其视、写功能;检查病人能否听写,以了解病人的听、写功能;让病人重复医生的语言,了解其听、说能力;嘱其遵嘱选择物体,以了解病人的听、视、动功能;示以某种物体让病人说出其名称或读念文字以检查其视、记忆、说功能等。

二、失用

(一)失用的分类及临床表现

见第二章第七节。

(二)失用的检查

1. 自发动作 观察病人能否完成简单的日常动作,如拍手、握手、敬礼、持筷等;再观察其能否正确地使用日常用品如刀、剪、勺、茶杯等。

2. 执行命令动作 嘱病人做一些模仿动作,如梳头、敲门、洗脸、穿衣等;再嘱其做一些复杂的动作如洗碗、盛饭、吸烟、系扣等。在检查病人是否有结构性失用时可嘱其用积木或火柴棍做成简单的图案。

三、失认

(一)失认的分型和临床表现

1. 物体失认症 病人不能认识他所看到的普通物件,见于左枕叶与两侧枕叶的基底部损害。

2. 相貌失认 病人不认识熟悉的人的相貌,见于右枕叶损害。

3. 同时失认 一幅画上的各个物体可认得,但全部画面的意思不理解,病灶不清。

4. 色彩失认　不能识别颜色的名称及区别,见于左枕叶损害。

5. 视空间失认症　物体的空间位置、物与物的空间关系不能识别,见于右顶叶、枕叶移行部损害。

6. 听觉失认　能听到各种声音但不能识别,见左颞横回损害。

7. 触觉失认　病人无手感觉障碍,但不能识别手中的物体,见于对侧顶叶的损害。

8. 病觉失认　否认躯体疾病的事实,见于右顶下小叶损害。

9. 自我感觉失认　病人不能感知其身体的对侧一半,见于右顶下小叶损害。

(二)失认的检查

包括视、听、触觉三方面。

1. 视觉失认的检查

(1)对周围事物的认识:首先观察病人对其身旁物体的处理是否合适。

(2)对待定物件的认识:拿出一些常用物件给病人看,观察能否辨认。

(3)对符号的认识:病人能够辨认一般物件后,医生提出一些印刷符号请他辨认。

(4)对颜色的认识:拿出不同颜色的纸张请他辨认。

(5)对空间关系的认识:给病人看一些建筑画片或风景画片,请他描述。

2. 听觉性失认的检查

(1)对一般声音的认识:病人闭目,医生摆弄一些常用物件弄出声响,请其辨认。

(2)对音乐的认识:对有一定音乐知识的病人,可播放一段乐曲请其辨认。

3. 触觉性失认的检查　病人闭目,把一些常见物件放在手中,请其辨认。

(姜　冰)

第四章 神经系统疾病的定位诊断

一、概述

神经系统疾病诊断包括定位诊断和定性诊断。前者是回答病变部位"在哪里",后者回答疾病性质"是什么"。神经系统疾病诊断的一般规律和方法是根据询问病史和查体获得病人的症状和体征进行初步定位、定性诊断,然后根据影像学检查再进一步明确病变的精确部位,再加上实验室检查推断该病的病因、发生机制及其病理性质,即进行定性诊断。

定位诊断具有重要意义,为了做好手术的充分准备,神经外科手术医师术前必须对病变局部解剖学进行详尽而准确研究,至少应该对下列情况进行认真地考虑:

(1) 病变属于神经轴(脑、脊髓)内或是神经轴(脑、脊髓)外?

(2) 病变是弥漫性或局灶性?是多发或单发?是原发或继发?

(3) 病变是位于脑内、颅底、颅内外沟通或位于椎管内?病变如在脑内,其具体部位、扩展范围、与周围结构的关系如何?是否同时累及幕上幕下?是否侵袭到耳、鼻、口、咽部?如果位于颅后窝是否进入了椎管内?

(4) 病变是否侵入或影响了脑的主要功能区或神经传导束?术后是否会出现偏瘫、偏盲、偏身感觉障碍、失语?

(5) 与颅神经关系如何?术后是否会出现视神经、动眼神经、面神经、舌咽神经等颅神经的功能障碍?

(6)是否为血管性病变？位于前循环、后循环？病变的血供来自颈外动脉，颈内动脉，还是颈内外动脉双重供血？

(7)病变附近有无重要血管？病变与这些动、静脉的关系是压迫、推挤、包裹还是侵入？回流静脉是否受压、闭塞？静脉窦（上矢状窦、海绵窦、横窦、乙状窦等）是否被侵犯？是否闭塞？闭塞程度如何？

(8)病变与脑室和脑脊液循环通路有何关系？是否引起了脑积水？手术有无可能恢复脑脊液循环通路？是否需要做分流术？

(9)如病变累及脊髓，病变是位于椎管外还是椎管内？硬脊膜内或硬脊膜外？脊髓内或脊髓外？在横轴上，病变累及脊髓的范围是半横贯损伤，还是横贯性损伤？在纵轴上，病变侵袭了哪些节段？

对上述术前无法判断的问题，或术中发现术前判断不准、有误的情况，术中、术后必须认真地分析，留下影像学及文字资料，写出文章，与国内外同仁交流。必要时，可以列题，进行研究，以便不断地积累经验、教训，提高诊疗水平。

二、大脑半球病变的定位诊断

（一）额叶病变常见部位的定位诊断

(1)第一躯体运动区：位于中央前回和旁中央小叶，身体各部位在此区的投影头部是正立的但躯干、四肢恰似倒立的人形。运动区功能与肌力有关，与肌张力无关。其功能主要是支配对侧肢体的随意运动。

(2)额叶凝视中枢：位于额中回后部，刺激性病灶引起双目向健侧的同向凝视；破坏性病灶引起向患侧的同向凝视。

(3)语言运动区：主要位于优势半球的额下回后1/3。破坏性病变造成运动性失语。

(4)书写中枢：位于优势半球额中回的后部。

(5)额叶病变常见的症状有：记忆力明显障碍，痴呆，运动减少和尿失禁等。

(6)额叶前区：包括额叶的眶回，额叶内侧面和额叶上、中、下回的大部分。此区域与人格、精神、情感和智能有关。额叶前区病变引起的共济失调以对侧步态异常为主。此区域病变后出现的症状还包括强握反射、摸索反射和吸吮反射等。

(7)额叶后部为中央前回,此区的刺激性症状为对侧局灶性癫痫发作,如右手拇指阵发性抽搐,瞬间扩展至右侧的上肢、面部及下肢,此时神智清楚,数秒、数分钟抽搐停止后,右侧上下肢乏力、软瘫,数小时后,肌力逐渐恢复。这种局灶性癫痫发作后的可复性肢体瘫痪,称为Todd's瘫。破坏性病变常常引起对侧肢体上运动神经元瘫痪,往往某一肢体(如上肢)瘫痪较重,而另一肢体(如下肢)瘫痪较轻。

(8)运动前区的病变出现锥体外系症状,刺激性症状为对侧眼和面部的痉挛发作;破坏性病变造成对侧肢体痉挛性瘫痪、强握等。

(9)扣带回前部的病变与植物神经系统有关,引起瞳孔扩大、脉搏徐缓、呼吸变慢等。

(二)颞叶病变的定位诊断

(1)颞横回与听觉有关,此区病变常引起听觉障碍如耳鸣和幻听等。

(2)颞上回后部病变引起感觉性失语,病人不能理解别人的语言,甚至不能理解自己所说的语言,很难与他人语言交流。

(3)优势半球的颞叶后部及顶叶下部受损,出现命名性失语,即知道物品的用途,却忘记了物品的名称。

(4)颞叶深部侧脑室颞角内视放射损伤,引起病变对侧上1/4象限性偏盲,甚至对侧视野完全性同侧偏盲。

(5)颞叶内侧部刺激性病变引起颞叶癫痫、钩回发作。破坏性病变引起记忆障碍。

(6)颞叶癫痫,亦称为精神运动性发作。患者突然出现数小时,甚至数天的意识混乱。患者做一些既无动机又无目的的事情,有如梦游状。如自己购票至某城市,之后又返回;或可以一时冲动伤人、犯罪;事后突然醒来,不能回忆所作所为。

(7)颞叶钩回发作,杏仁核和钩区病变引起幻嗅。表现为一过性嗅幻觉。患者突然闻到一股十分难闻的异味,如尸体的腐烂臭味,不久即消失。

(8)记忆障碍,颞叶病变常常伴有记忆障碍、人格缓慢恶化,海马区病变常出现近记忆障碍,远记忆保留。

(9)咀嚼运动,当颞叶表面受刺激时,引起咂嘴、咀嚼动作。常见于颞叶钩回发作。

(三)顶叶病变的定位诊断

(1)中央后回病变,引起实体觉丧失。患者病灶对侧手持物品时,可以描述手中物品的各种特征,如重量、大小、形状、光滑度及温度等,但不能将这些特征进行综合分析来识别物品。

(2)左半球病变综合征,又称失语-失用-失读综合征,患者出现失语、失用、失读,病变对侧半身感觉障碍及一过性轻偏瘫及手、足实体觉消失。

(3)右顶叶病变综合征,即失用失认症,患者体形结构感觉障碍,不认识(不知道)自己左侧肢体已经瘫痪,还如常人一般下地活动,因而经常摔倒;不能认识衣服与自己躯体的关系,导致不会穿衣服;左右认识不能,常分不清自己的、他人的左右手。计算力障碍,不能完成"100-7-7"的连续运算。

(4)优势半球角回病变,出现失读症,视觉正常,不认识原来已经认识的词句、图画,不能阅读书报。

(5)顶叶病变常见的症状有顶叶刺激症状。患者发生局灶性或全身性感觉异常,全身性感觉异常往往由局灶性感觉异常发展而来。像局灶性运动性癫痫发作那样,麻木起始于口、眼;起始于拇指或足趾逐步蔓延至一肢、一侧上下肢,此时一般神智清楚,一旦蔓延达四肢、全身,可能神智丧失。最开始发作的部位,常代表病变的部位。

(四)枕叶病变的定位诊断

(1)枕叶距状裂病变,即大脑视皮质区病变,出现双眼对侧象限性偏盲或完全性偏盲。累及此区域病变造成的同向偏盲,伴有"黄斑回避"的特征,即两侧黄斑的中心视野保留。双侧枕叶距状裂病变可导致皮质盲,病人双目失明,但瞳孔对光反应存在。

(2)此区病变的刺激性症状常出现视幻觉,如无定形的闪光、出现人、动物或无生命可移动的形象等。

(五)胼胝体病变的定位诊断

胼胝体前1/3病变可能与失语和面肌麻痹有关。胼胝体的膝部、中1/3及压部病变,可能分别引起上肢、半身,及下肢失用和同向偏盲。胼胝体完全切开会造成裂脑综合征。

(六)半卵圆区病变的定位诊断

(1)半卵圆区即辐射冠区,主要含上传下达的白质纤维。纤维分布广泛而分散。半卵圆区局灶性病变引起的运动障碍以单瘫多见,即使有偏瘫,其上下肢瘫痪程度不均等。

(2)半卵圆区前部病变常造成对侧肢体单瘫和运动性失语；中部病变引起对侧肢体感觉障碍，远心端重于近心端；后部病变出现对侧同向偏盲及听力障碍等。

(七)边缘系统病变的定位诊断

边缘系统包括海马、海马回、钩回、杏仁核、扣带回、部分岛叶、穹隆峡区、Broca嗅区和额叶眶面等结构及其纤维连接等。

边缘系统的广泛损害造成植物神经系统的内脏功能障碍、情绪改变、颞叶癫痫、记忆障碍和本能行为如暴食和性功能亢进等。

三、间脑病变的定位诊断

间脑位于中脑的上方、大部分被皮质包被。从功能和发生学上分为丘脑部、丘脑底部和丘脑下部。从结构上分为丘脑上部、丘脑、丘脑底部和丘脑下部。

丘脑位于背侧部，为感觉的皮质下中枢，与大脑新皮质和新纹状体联系密切。丘脑上部与生物昼夜节律调节有关。丘脑下部与内脏和代谢等功能有关。

丘脑下部即下丘脑或下视丘，可分视上部，结节部和乳头体部。丘脑下部横向可分为三个带：室周带、内侧带和外侧带。纵向从前向后又可分为四个区：视前区、视上区、结节区和乳头区。

丘脑下部的主要功能有：控制交感和副交感神经系统功能，与网状结构功能密切，通过神经途径（视上垂体束和结节垂体束）和血管途径（垂体门脉系）两种机制调控垂体功能。此外还与体温调节、醒觉和睡眠、感情和行为、渗透压调节、记忆等方面功能有关。

神经外科常见的丘脑下部病变，包括鞍区、鞍上及第三脑室病变，它们引起常见的继发性丘脑下部损伤征象有：

1. 视上核、视旁核损伤 这些核团位于第三脑室前部周围，损伤时出现尿崩症。室旁核和室旁垂体束损伤引起糖代谢功能障碍。结节核损伤引起肥胖或消瘦。结节漏斗受累出现性发育和性功能障碍。网状结构受累导致意识障碍：如嗜睡、浅昏迷及发作性睡眠等。

2. 前区损害 刺激性病变表现为呼吸及心律变缓、胃肠蠕动增强。破坏性病变表现为中枢性高热、体温不稳定等。

3. 后区损害 刺激症状为瞳孔散大、血压升高、心率和呼吸变慢和多汗等。破坏性症状为体温不升、嗜睡等。

4. 下丘脑广泛性损害 植物神经调节失控、瞳孔大小不等或多变、生命体征(心律、血压和体温)不稳,间脑性癫痫发作;结节区病变引起应激性溃疡等。

四、脑干病变的定位诊断

(一)中脑病变的定位诊断

1. 中脑腹侧部受损出现 Weber 综合征 即动眼神经与锥体束交叉同侧动眼综合征,表现为同侧动眼神经麻痹,对侧肢体偏瘫。见于颞叶钩回疝和脚间窝病变。

2. 中脑被盖部受损出现 Benedikt 综合征 即动眼神经与锥体外系交叉综合征,表现为同侧眼肌麻痹及对侧肢体多动,如舞蹈症、震颤和手足徐动症。

3. 四叠体上丘受损造成 Parinaud 综合征 即中脑顶盖综合征,表现为双眼上视不能,瞳孔对光反应障碍而调节反射存在,当中脑导水管堵塞时,常出现脑积水、颅内高压等症状。常见于松果体区病变。

(二)桥脑病变的定位诊断

1. Millard Gubler 综合征 桥脑下部腹侧部受损出现 Millard Gubler 综合征,又称交叉性展-面神经麻痹-偏瘫综合征,表现为同侧外展神经及面神经周围性瘫痪及对侧肢体瘫痪。

2. 脑桥外侧病变产生小脑桥脑角综合征 如听神经瘤时,首发症状为患侧耳鸣、耳聋(听神经),继之依次受损的颅神经为:Ⅴ、Ⅵ、Ⅶ、Ⅸ、Ⅹ;最后Ⅻ也相继受累,同时伴有同侧小脑及对侧肢体锥体束症状,出现眩晕、走路不稳、构音困难和对侧肢体不同程度的偏瘫,晚期出现头痛、呕吐及视力障碍等颅内高压症状。

3. Foville 综合征,又称脑桥内侧部综合征,损害了外展神经核及内侧纵束,表现两眼向病灶对侧持久性注视,病灶对侧偏瘫。

4. Raymond-Cestan 综合征,又称桥脑被盖部综合征,同侧面神经和展神经麻痹、小脑性共济失调,对侧半身本体感觉障碍;多因深穿支血栓造成桥脑软化、累及内侧丘系等结构所致。

(三)延髓病变的定位诊断

1. Wallenberg综合征 又称延髓背外侧综合征,由延髓上段腹侧损伤引起,表现为①交叉性半身感觉异常,同侧面部痛温觉障碍;②同侧腭弓、咽、喉肌不全麻痹;③前庭功能障碍,出现眼球震颤;④同侧共济失调;⑤同侧霍纳氏综合征。

2. 橄榄核前部综合征 病变由脊髓前动脉血栓引起。表现为同侧舌麻痹,对侧半身(面部除外)感觉异常。

3. 橄榄核后部综合征 常由Ⅸ、Ⅹ、Ⅺ、Ⅻ颅神经根损伤所致,真正位于神经核区者少见。临床表现因各颅神经损伤的组合不同而不同,构成许多综合征。总的趋势是:同侧后组颅神经损伤,对侧半身(面部除外)感觉异常。

4. 去皮质强直及去大脑强直 头面、四肢和躯干的全身伸肌呈持续性强直痉挛状态,是网状结构与姿势调节有关的抑制区损伤所致。前者病变位于大脑脚以上的双侧皮质或内囊,表现为双上肢屈曲,双下肢过伸,有如"拥抱反射"状。后者病变位于中脑红核水平以下,表现为四肢过度伸直,呈足弓反张状。

5. 脑干下行性衰竭综合征 又称中央疝,是指皮质、间脑直到脑干各节段功能,由上而下进行性衰竭的过程。多数是因为脑干头端同时受到两侧小脑幕裂孔疝向下轴性压迫所致。除了中枢神经系统功能进行性恶化外,还伴随呼吸、循环等生命征的同步进行性衰竭。临床分为四期:

(1)动眼神经麻痹早期:是患侧小脑幕裂孔疝导致患侧瞳孔扩大,对侧锥体束征阳性,对疼痛有定位动作,前庭反射存在。

(2)动眼神经麻痹晚期:是患侧小脑幕裂孔疝相对晚期,导致患侧瞳孔扩大,对疼痛等刺激出现同侧去皮质或去大脑强直状态,出现眼球运动分离。

(3)中脑-脑桥衰竭期:是双侧出现小脑幕裂孔疝,导致两侧瞳孔固定散大,对强烈疼痛出现双侧去皮质强直或去大脑强直,前庭反射消失,姿势反射双侧异常。

(4)延髓衰竭期:对痛觉毫无反应,前庭反射消失,四肢软瘫。

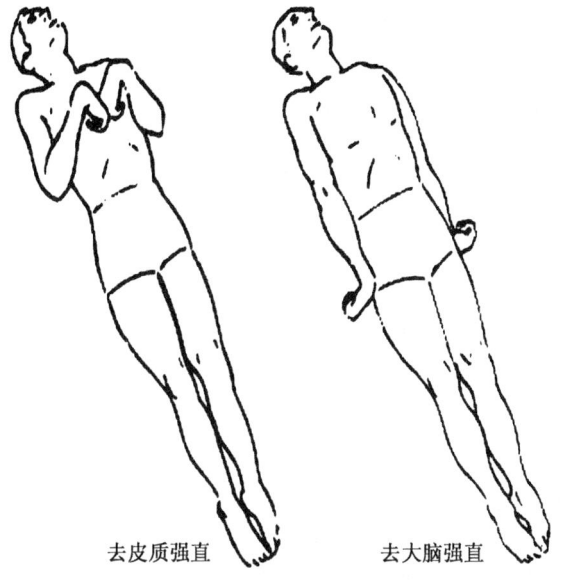

去皮质强直　　　　去大脑强直

图 4-1　去皮质强直和去大脑强直姿势的区别

五、基底神经节和锥体外系定位诊断

锥体外系的损伤后的症状主要表现为肌张力的改变增高和出现不随意运动。症状大体可分为两组综合征：

1. 肌张力增高—运动过少综合征　常由苍白球和黑质损害引起。如巴金森病（Parkinson），表现为假面具面容（无表情），肢体震颤，全身强直，四肢肌张力呈"铅管样"增高，步态蹒跚。

2. 肌张力降低—运动过多综合征　常由尾状核、壳核损伤引起，包括舞蹈症（强迫性、无目的、无节律、不规则快速运动）；手足徐动症（强迫性、无目的、无节律、不规则缓慢运动）；扭转痉挛（除上述手足运动的特点外，还出现躯干的扭曲运动）等。

六、小脑病变的定位诊断

小脑半球病变：同侧四肢共济失调，指鼻和跟膝胫试验阳性，辨距不良，持物不准，轮替试验阳性，水平眼震明显，尤其向患侧注视时出现粗大振幅的水平眼震，以及患侧半身肌张力降低。

(1)小脑蚓部病变：躯干性共济障碍，直立闭目试验（Romberg 氏征）阳性，向前倾倒为上蚓部受损所致，向后倾倒为下蚓部受损。不能走一字路，爆破样语言。

(2)齿状核病变：运动过多，肌阵挛。

(3)小脑中线部占位病变，还容易引起中脑导水管或第四脑室出口梗阻，导致严重颅压高；四脑室内占位性病变，常具有"3P"的性质：姿势性（postural）、位置性（positional）和喷射性（projectile）。后者是无任何恶心先驱症状，而突发的剧烈呕吐，特征明显。

七、颅底病变的定位诊断

(一)前颅窝底定位诊断

Foster-Kennedy 综合征：病灶位于前颅窝底，常见于脑膜瘤，临床表现为嗅觉障碍、精神异常、癫痫发作。查体可见患侧眼底视神经原发性萎缩，健侧眼底视神经乳头水肿。

(二)中颅窝底定位诊断

1. 眶上裂综合征　病灶位于眶上裂附近，常见于脑膜瘤，眶内、鼻咽部肿瘤。表现为Ⅲ、Ⅳ、Ⅵ及V_1颅神经障碍。

2. 眶尖综合征　病变位于眶尖部，常由该部肿瘤、动脉瘤及头部外伤引起。表现为视觉障碍、复视、三叉神经眼支分布区疼痛、视乳头水肿或萎缩，可伴有突眼、球结合膜水肿，眼球各方运动障碍。

3. 海绵窦蝶岩裂综合征　常合并眶上裂综合征，病变位于蝶鞍、鞍旁附近。临床表现，如病变位于海绵窦前上部，出现眶上裂综合征；位于中部出现眼球运动障碍及V_1、V_2颅神经障碍；位于后部出现三叉神经节受累症状。

(三)后颅窝底定位诊断

1. 岩尖综合征　病变位于岩尖部，常由肿瘤、炎症引起，表现为V_1及Ⅵ脑神经障碍，三叉神经眼支分布区的面部疼痛、感觉减退、角膜反射消失及复视。

2. 内听道综合征　病变来自内听道,表现为同侧周围性面瘫,同侧位听神经受出现刺激性或破坏性症状,引起耳鸣、耳聋、眼震及平衡障碍。

3. 桥小脑角区病变　见上节。

4. 颈静脉孔区综合征　颈静脉孔内含颈静脉球及第Ⅸ、Ⅹ和Ⅺ脑神经,此三神经位于颈静脉球前部,颈动脉位居前,而颈静脉位居其后方,颈交感神经随颈动脉上升到此区域。经颈静脉孔的三根神经(Ⅸ,Ⅹ,Ⅻ)均受累,颈静脉孔区综合征一般是由原发于颅内的病变引起,如病变位于颅外,除Ⅸ、Ⅹ、Ⅺ颅神经受累症状后,还会出现舌下神经和颈交感神经的症状。

(刘运生)

第五章 神经外科诊断技术

神经放射学诊断技术包括颅脑和脊柱两部分。颅脑检查方法有颅骨平片、脑血管造影、计算机体层摄影（computed tomography，CT）和磁共振成像（magnetic resonance imaging，MRI）；脊柱检查方法有脊椎平片、脊髓腔造影、脊髓血管造影、脊柱 CT 和 MRI。MRI 对脊髓疾病的观察尤为重要。除了神经放射学外，尚有神经核医学、神经超声学、神经电生理学、神经穿刺活检术、脑脊液实验室检查和神经心理学测验等。

第一节 神经放射学

一、颅骨平片

颅骨平片是颅脑疾病特别是颅骨病变的基本检查方法。颅骨平片阴性不能排除颅内疾病的可能性，因此需根据不同情况进一步选择其他影像检查方法进行观察。

【检查方法】

常规投照位置是摄取颅骨后前位和侧位。特殊摄影位置包括汤氏位、颅底位、视神经孔位和切线位等,根据临床不同需要而定。

【正常表现】

1. 颅骨大小与形状　个体和种族的差异性较大。头颅指数＝横径/前后径×100,头颅指数 70%~80%间为中颅型,<70%为长颅型,>80%为短颅型。中国人正常颅型 20%为中颅型,80%为短颅型。

2. 颅板结构与厚度　成人颅板分三层,外板厚 1.5 mm,内板厚 0.5 mm,内外板间为板障,宽窄不一。2 岁以下婴幼儿颅板不分层。枕骨粗隆部颅板厚而致密,可厚达 11~12 mm。颞骨鳞部薄且密度低,厚度仅为 1~2 mm。

3. 颅缝与囟门　矢状缝、冠状缝和人字缝为颅顶骨主要颅缝,2 岁以下婴幼儿可见额缝,以后闭合,5%终生不闭;其他颅缝多于 22~25 岁闭合。颅缝外板呈锯齿状,内板呈直线状负影,后者勿误认为颅骨骨折。颅底诸缝大多于出生后即闭合,蝶枕缝则在青春期闭合。后囟出生后 2~6 个月闭合,前囟 2 岁内闭合。

4. 颅板压迹

(1)脑回压迹:儿童 8~10 岁脑回压迹较显著,由于脑生长发育较快的原故。

(2)血管压迹:脑膜中动脉压迹分布于额顶颞枕区,后支细小,常显示不清;板障静脉压迹较粗呈带状,彼此吻合,多见于顶骨;静脉窦压迹有横窦、乙状窦和蝶顶窦,乳突后方有时可见导静脉压迹;蛛网膜粒压迹呈颗粒状低密度影,多位于额顶区上矢状窦两旁。

5. 蝶鞍　位于颅底中央,蝶鞍正常形态可分为卵圆形、扁平形和圆形。成人蝶鞍以卵圆形为主,儿童多为圆形。正常成人蝶鞍前后径为 11~12 mm,深径 6~9 mm,横径 10~15 mm。鞍区和颅内占位病变可直接或间接影响蝶鞍,故具有重要诊断意义。

6. 颅底　分为前、中和后颅凹。前颅凹由额骨水平部、筛板和蝶骨小翼形成。中颅凹起自蝶骨小翼后缘，止于鞍背和岩骨嵴，蝶鞍两旁为蝶骨大翼。中颅凹包含有视神经孔、圆孔、卵圆孔、棘孔、破裂孔和眶上裂。后颅凹中央为枕大孔，两旁有颈静脉孔和舌下神经孔，内听道位于岩骨内，内径3～6 mm。

7. **生理性钙化**　松果体钙化在10岁以下儿童很少见到，成人约40%左右可见钙化，直径不超过10 mm。正位照片上钙化位于中线，侧位上可采取多种方法以测定松果体钙化有无移位。其他颅内生理性钙化有脉络丛钙化和大脑镰钙化。

【临床应用】

1. 颅脑先天性畸形

(1)脑膜(脑)膨出：可见中线区颅骨缺损，脑膜或伴有脑和脑室经缺口膨出于颅外，形成软组织包块。

(2)婴儿脑积水：可见颅骨球形膨大，囟门开大隆起，颅缝分离，颅板变薄及骨化不良。

(3)小头畸形：头颅小，颅板厚，前额平坦或后倾，枕部后隆或削直，蝶鞍较小，临床上有智力发育不全。

(4)窄颅畸形：由于颅缝早期闭合所致，有家族史。因闭合颅缝不同而产生各种类型颅骨畸形如舟状颅、尖颅、偏颅、三角颅和小颅等，伴有颅内压增高表现。

(5)颅-锁骨发育不全：颅骨发育不全表现为颅骨缺损，伴较多缝间骨，囟门增宽闭合延迟，牙齿萌出晚并早脱，伴有一侧或双侧锁骨发育不全或者缺失。

(6)颅底凹陷：为枕骨基底部向颅内凹入，常合并环枕区畸形。临床上有小脑、脑干和高颈髓压迫和脑积水症状。颅骨侧位上联接硬腭后缘与枕骨大孔后唇连线即钱氏(Chamberlain's)线，枢椎齿状突顶点若超过此线5 mm或以上可诊断为颅底凹陷症。

2. 颅骨损伤

(1)颅骨骨折：分为线形、凹陷、贯通和粉碎骨折。线形骨折宜注意骨折线是否跨越血管压迹；凹陷骨折应摄切线位照片以了解凹陷的深度，超过1 cm或以上应行骨折块复位；贯穿骨折应注意颅内有无骨碎片或异物存留，颅内有无积气；蝶窦积液，咽顶壁软组织增厚提示颅底骨折。

(2)骨膜下血肿：多见于婴幼儿头部外伤，急性期表现为颅骨外板外梭形软组织包块，2周后血肿机化缩小，密度增高，以后逐渐骨化成为附于颅骨外板的扁平形骨性隆起。

(3)软脑膜囊肿：颅骨骨折线间有软脑膜嵌入并液体聚集形成囊肿，使骨折间隙逐渐增宽扩大，边缘骨质硬化，因此也称为生长骨折。

3. 颅骨肿瘤 良性骨肿瘤有骨瘤、骨软骨瘤、胆脂瘤、血管瘤和骨巨细胞瘤等；恶性骨肿瘤有骨肉瘤、多发性骨髓瘤和转移性肿瘤等。一般良性肿瘤生长缓慢，肿瘤边界清楚或呈膨胀性生长，无颅板破坏或软组织肿块；恶性肿瘤则相反，转移瘤尚可发现原发癌瘤灶。

4. 颅骨感染及其他疾病

(1)颅骨骨髓炎：由外伤、头皮感染、额窦炎和血源性感染引起。急性期局部骨质疏松，或呈融雪样骨质破坏；慢性期伴有骨质增生和死骨形成，可伴有经久不愈的流脓瘘管。

(2)颅骨结核：多发于儿童，病变起源于板障，X线上呈单或多发圆形骨质破坏区，周围常有硬化带，可有小死骨形成。

(3)骨纤维异常增殖症：骨组织被纤维组织和钙化不全的骨样组织所代替，常累及一侧颅面骨。硬化型多见于颅底和面骨，颅盖骨则以囊肿型和混合型常见，表现为板障增宽，颅板变薄，其内可见小点状钙化。

(4)黄色瘤病：系网状内皮细胞增生症的一个类型，多发生于儿童，临床三联征有突眼、尿崩症和颅骨缺损，常呈大块"地图样"或多发圆形颅骨缺损区，周边无骨硬化环。

(5)畸形性骨炎：为原因不明的慢性进行性骨病，其病理改变是骨吸收和新骨增生交替进行，新生骨结构和化学成分均异常。X线上颅骨增大变形，颅板增厚，并散布多发大小不等的棉花球状致密区，可合并颅底凹陷和骨肉瘤。

5. 颅内肿瘤的颅骨平片表现

(1)颅内压增高表现：在儿童表现为颅缝分离，脑回压迹增多，囟门增宽或闭合延迟、头颅扩大和颅板变薄；成人主要表现为鞍背和后床突骨质疏松，进而波及鞍底乃至整个蝶鞍模糊或扩大。

(2)颅内肿瘤定位征象：包括松果体钙化移位、肿瘤钙化、颅骨增生或破坏,以及蝶鞍扩大和变形改变。后者根据其变形特点可分为鞍内型、鞍上型和鞍旁型占位病变。鞍内型表现为鞍背变薄向后突出,鞍底加深,前床突变尖上移,蝶鞍呈气球形扩大;鞍上型表现为鞍背缩短,蝶鞍前后径增大呈扁平型蝶鞍;鞍旁型表现为患侧前床突变尖上翘,鞍底下陷呈双鞍底变形。

(3)颅内肿瘤定性征象:脑膜瘤可见颅骨增生或破坏,脑膜血管压迹增粗和团块状钙化;垂体腺瘤可见蝶鞍扩大,嗜酸性垂体腺瘤尚可见颅板增厚、鼻窦扩大和下颌骨突出;听神经瘤可见内听道增宽或破坏;颅咽管瘤可见蝶鞍呈鞍上型或鞍内型占位病变,伴弧线形或斑点状钙化;松果体瘤可见松果体钙化大于1 cm,或伴有颅高压表现。

二、脑血管造影

脑血管造影适用于颅内占位病变的定位和颅内肿瘤的定性,尤其是对脑血管疾病的诊断有其独到之处。

脑血管造影的发展史:1930年代开始采用切开或直接穿刺颈动脉的血管造影方法,每次穿刺只能显示一根脑血管,且椎动脉穿刺造影的难度大,成功率低,病人有一定的痛苦;1950年代介绍了 Seldinger 经皮穿导管法行选择性股-脑动脉造影,操作方法简单,图像显示清楚,一次穿刺插管可完成全脑选择性血管造影;1980年代数字减影血管造影法(digital subtraction angiography,DSA)兴起,使脑血管造影技术又向前迈进了一步。应用数字减影技术使背景影像模糊消失,突出血管影像;造影剂用量减少,毒副反应相应降低,安全系数增加。

【检查技术】

1. **准备** 包括器具和药品准备。器具准备如 Seldinger 穿刺针、插管用导管及配套导丝、血管扩张器、注射针头和尖手术刀等,消毒备用。药品准备包括肝素、生理盐水、造影剂、局部麻醉药以及鲁米那、阿托品等术前给药。

2. **插管操作** 穿刺点选在腹股沟韧带下方1.5~2.0 cm股动脉搏动最强烈处,消毒皮肤,铺无菌孔巾,皮内及血管周围浸润麻醉后,以注射针头在穿刺点扎一小孔,尖手术刀切开皮肤以便能让导管自由旋转为度。然后以 Seldinger 穿刺针经切口刺入股动脉内,拔出针芯有鲜血喷出时,置入导丝,拔出穿刺针,继用血管扩张器扩大穿刺针孔后拔出,清洁导丝上血液,将导管套在导丝外面送入股动脉内,拔出导丝,用盛有肝素盐水的注射器接上导管,注入 5 ml 后顶住血液返流入导管内。无名动脉插管在荧光电视屏监视下将导管尖端送至升主动脉后,旋转导管尖端朝上并缓慢回抽抵达无名动脉开口处,导管被血流冲入无名动脉内,注射造影剂后可获得右颈总和椎-基动脉显影。导管尖端内,继续向上插至 C_4 椎体平面,进入右颈内动脉内。无名动脉内导管尖端朝外推进至右锁骨下动脉起始部,再将导管尖端旋向后内方继续推进入右椎动脉。导管自无名动脉内退出后,保持尖端朝上并回抽至右颈总动脉开口处即弹入左颈总动脉内。若导管不易进入,可将左上臂血流用止血带临时阻断,增加左颈总动脉内血流量,使导管易于插入。

左椎动脉选择性插管比较容易,因左侧椎动脉开口与左锁骨下动脉近端和降主动脉基本上处于一条直线上,当导管插至主动脉弓平面,尖端指向外上方便进入左锁骨下动脉近端;再将导管尖端旋向后内,继续向上插至 $C_{4\sim5}$ 椎水平,即可插入左侧椎动脉。

颈外动脉选择性插管,当导管插入 C_4 椎体平面颈总动脉后,将导管尖端旋向前外,继续向上插至 C_3 平面颈外动脉内。

3. 摄影方法 应用高压注射器及快速换片装置,摄取前后位或汤氏位、水平侧位系列照片。正位摄片条件 0.032 S、500 mA、80 kV;侧位用 0.02 S、500 mA、70 kV。不同部位造影剂注射速度和剂量如表 5-1。

表 5-1 不同部位选择性脑血管造影注药速度和剂量参考表

部位	注射速度(ml/S)	剂量(ml)
主动脉弓	25~35	50~70
无名动脉	10~12	20~24
锁骨下动脉	8~10	16~20
颈内动脉	6~7	12~14
颈外动脉、椎动脉	4~5	8~10

4. 注意事项

(1)严格无菌插管操作:透视或电视屏监视下插管,透视脚闸宜间断启闭曝光。插管有阻力时,可用肝素盐水加压推注,帮助导管深入;也可注射造影剂,调整导管的位置和推进方向。

(2)导管插入升主动脉勿使过低,防止阻塞冠状动脉窦口;应及时解除导管过度扭曲,预防导管打结。导管过粗,血管内停留时间过长,易引起血管痉挛,并诱发血栓形成。

(3)遵守 200-2 法则,即从插管操作开始,造影操作全过程不应超过 2 小时,注射造影剂总量不超过 200 ml。

(4)动脉硬化和糖尿病患者,造影剂注射压力过大,容易进入动脉内膜下,引起血管阻塞并形成血栓;老年人还要预防动脉壁上硬化斑脱落,术前宜静脉滴入低分子右旋糖酐 250~500 ml。

(5)术毕局部加压包扎,卧床观察 24 小时,若发现血栓或栓塞情况,应及时抗凝或手术治疗。

【正常表现】

脑由颈内动脉和椎动脉供血,并通过前、后交通动脉构成脑底 Willis 动脉环,以维持两侧脑供血平衡。

颈内动脉包括颈内动脉颅内段(虹吸部)、大脑前和中动脉。

1. 虹吸部 $C_{1\sim5}$　颈内动脉经破裂孔进入颅内后,在侧位血管造影上,先向前上行至鞍底后部为 C_5,在鞍旁穿海绵窦向前行至前床突下方为 C_4,继上升至小翼突平面为 C_3,出海绵窦折转向后行为 C_2,再向上行至分叉部为 C_1。

正位血管造影上,C_2 和 C_4 为前后走向呈两个小圆形投影,二者间为 C_3,C_2 的远侧为 C_1,C_4 的近端为 C_5。

虹吸部的主要分支有:①眼动脉自 C_2 起始部发出,水平向前经视神经孔进入眼眶内;②后交通动脉起自 C_2,向后行与大脑后动脉相连;③脉络膜前动脉自 C_2 远侧发出,先在脑底池内后外行,称为脑池段;后经侧脑室下角后上行终止于侧脑室三角区,称为脑室段。

2. 大脑前动脉 $A_{1\sim5}$　侧位脑血管造影上,A_1 水平向内行不能显示;在大脑纵裂内向前上行略呈 S 形弯曲为 A_2,绕胼胝体膝部呈向前突出弧形为 A_3,然后在胼胝体上方向后纵行,大体上和颅骨内板相平行,其近侧为 A_4,远端为 A_5。

正位上 A_1 水平向内至中线,弯转向上在中线上升直达颅顶内板,并向同侧发出分支,其下 2/3 为 $A_{2\sim 3}$,上 1/3 为 $A_{4\sim 5}$。

大脑前动脉主要分支有:①额极动脉自 A_2 发出后向前且略向外行至额极区;②胼缘动脉自 A_3 发出,沿颅骨内板向后纵行;③胼周动脉为大脑前动脉终支,位于胼缘动脉下方约 1 cm,并与之平行。

3. 大脑中动脉 $M_{1\sim 5}$　正位上大脑中动脉先水平向外行为 M_1,至距颅骨内板 2~3 cm 处弯向上形成膝部为 M_2,侧位上继续向后上走行于大脑外侧裂内为 M_3,其分支沿脑岛表面上升,至顶部折向外下出外侧裂,分布于额顶叶内侧面,其近侧为 M_4,远端为 M_5。

侧裂三角:位于一侧大脑半球的中心区,其前缘为额顶升动脉第一个分支构成,上缘为侧裂动脉诸分支在脑岛顶部的弯曲小点的连线,最高最后的一个小点称为侧裂点,通常是角回动脉形成,下缘为侧裂动脉主干轴线。侧裂三角大体上呈一等腰三角形,上、下缘长 5~6 cm,前缘长 3 cm。

侧裂点定位:侧位上侧裂点位于冠状缝顶点和枕骨粗隆连线的中点位置;正位上侧裂点距颅骨内板水平距离约 3~4 cm,位于颅顶内板和岩骨上缘垂直线的中点或下方 1 cm。

大脑中动脉的主要分支有:①豆纹动脉自 M_1 中部发出数支细小血管,S 形弯曲向上升;②额顶升动脉自 $M_{1\sim 2}$ 交界处发出;③顶后动脉、角回动脉和颞后动脉,先后自 M_3 发出,有时可有颞前动脉,分别供应同名脑组织的外侧面。

椎动脉包括基底动脉和大脑后动脉,供血至后颅窝及大脑颞枕叶脑底面。

1. 椎动脉　椎动脉是锁骨下动脉的第一个分支,经颈椎横突孔上升至枕大孔进入颅内,走行于延髓腹侧面,并与对侧椎动脉汇合为基底动脉。椎动脉远端发出小脑后下动脉,向后略向内弯曲行走,分为延髓曲和扁桃体曲,终支为下蚓支和下半球支。

2. 基底动脉　在桥脑腹侧沿斜坡上行,末端略后行,呈向前突弧形,汤氏位上位于中线或略偏于一侧。小脑前下动脉和小脑上动脉分别自基底动脉的近端和远端发出。

3. 大脑后动脉　为基底动脉的终支,先在脚间池内向外行,继走行于环池内包绕中脑,然后越过小脑幕切迹向后内行走于小脑幕上,末梢支为颞动脉和枕动脉。丘脑穿通动脉、脉络膜后内和后外动脉先后自大脑后动脉近端发出。

脑静脉分为幕上组和后颅窝组,引流入静脉窦。

1. **幕上组** 分为深、浅两组。浅组分布于大脑表面,包括大脑上静脉,引流入上矢状窦;大脑中静脉,引流入海绵窦;大脑下静脉,引流入岩上窦或横窦。另有 Trolard 和 Labbe 静脉互相吻合交通。大脑浅组静脉变异较大,少有定位诊断价值。

深组包括丘纹静脉和隔静脉,在室间孔处汇合成大脑内静脉,汇合处呈一圆滑向前弧形弯曲,称为静脉角。大脑内静脉沿第三脑室顶后行,至松果体后方和基底静脉汇合为大脑大静脉,亦称 Galen 静脉,再与下矢状窦汇流入直窦。大脑深组静脉的位置和形态比较恒定,对脑深部占位病变有重要的定位诊断意义。

静脉角定位测量法:鼻根至鞍结节连线延长线上,正常静脉角位于此线距鞍结节后方 10~27 mm,线上方 32~46 mm 范围内。

2. **后颅窝静脉** 分为上、前、后三组。上组包括上蚓静脉、小脑前中央静脉和中脑后静脉,引流入直窦。前组包括桥中脑前静脉、臂静脉和侧隐窝静脉,经岩静脉引流入岩上窦。后组有下蚓静脉和下半球静脉,引流入横窦及岩下窦。

【基本病变表现】

1. **脑血管受压移位** 中线侧移位的程度依额叶、顶叶、颞叶和枕叶而递减,中线、后颅窝和双侧占位性病变,大脑前动脉可无侧移位。额极征或反"3"字征表示占位病变不在额极区,额极区肿瘤推额极动脉弧形向对侧移位,故额极征为阴性。同样道理大脑镰征(见下段脑疝改变)提示占位病变不靠近大脑镰旁。

局部血管移位可提示占位病变的部位和性质。良性病变因具有包膜血管通常呈弧形移位包绕肿块("手抱球状");恶性肿瘤呈浸润生长,局部血管增生、牵直、聚集或分离。深在肿瘤可仅影响脑深组静脉移位,而对浅表动脉无受压移位表现。

2. **脑血管和循环异常** 血流量增加如动静脉瘘或血管畸形可见血管扭曲扩张;血管硬化或痉挛使血管管腔变窄甚至闭塞;动脉瘤呈囊袋形或梭形膨大;富血管肿瘤或血管畸形可见肿瘤血管增生染色或形成畸形血管团块。

脑血循环加速可见静脉早显;脑循环减慢见于颅高压、脑血管痉挛或狭窄。脑血管闭塞可见侧支循环吻合。肿瘤循环包括供血动脉、引流静脉和新生肿瘤血管,肿瘤毛细血管内造影剂滞留出现肿瘤着色。

3. 脑积水改变　侧位上最早出现 A_2 伸直和 A_3 弧形加大,$A_{4\sim5}$ 伸直上移;接着可见 M_3 前上移,虹吸开口扩大,正位上大脑前动脉在中线呈直线上升,大脑中动脉 M_3 外移,二者间距加宽;严重的脑室扩张显示脑血管普遍伸直、变细,末梢支不充盈呈枯树枝状。

4. 脑疝改变　大脑镰疝(胼胝体疝)可见大脑前动脉向对侧移位,大脑前动脉 A_5 分支受大脑镰阻挡而形成的钩形改变,即大脑镰征。小脑幕切迹上、下疝(海马钩回疝和脑干上疝):上疝可见小脑上动脉在小脑幕切迹处向上移位;下疝可见脉络膜前动脉和大脑后动脉下移。枕骨大孔疝(小脑扁桃体疝):小脑后下动脉下移于枕骨大孔平面以下。

5. 硬膜下或外积液　血管造影上显示末梢脑血管离开颅骨内板向内移位,形成一无血管区。硬膜下积液的无血管区呈新月形,范围较广;硬膜外积液无血管区较局限,呈双凸镜形、半圆形或梭形,同时伴有静脉窦内下移。

根据急性脑外伤血管造影上无血管区厚度和大脑前动脉向对侧移位的程度,可大致估计脑损伤的程度和对侧脑损伤出血的存在。大脑前动脉侧移位大于无血管区厚度,提示同侧脑水肿或脑血肿存在,表示脑损伤严重;大脑前动脉侧移位等于无血管区厚度的 50%～100%,提示脑损伤程度较轻;大脑前动脉侧移位等于无血管区厚度的 50% 以下,应考虑对侧血肿或脑损伤的可能;大脑前动脉移向同侧,提示对侧有较大的血肿或严重脑损伤情况。

【临床应用】

1. 颅内占位性病变的定位诊断　见表 5-2。

表 5-2 颅内占位病变的脑血管造影定位诊断

部位		动脉期改变	静脉期改变
大脑半球	额底区	A_2后上弧形移位	静脉角后移
	额极区	A_3后移变直或向后突弧形	静脉角后移
	额矢窦旁	A_4弧形下移	静脉角后下移
	额外侧部	侧裂三角前部下移变扁	静脉角后下移
	顶矢窦旁	A_5牵直或弧形下移	大脑内静脉下移
	顶外侧部	侧裂三角后部和侧裂点下移	大脑内静脉下移
	颞前区	$M_{2\sim3}$内上移,虹吸开口张大	静脉角上移
	颞后区	$M_{3\sim4}$前上移,侧裂点内上移	大脑内静脉上移
	顶枕区	$M_{3\sim4}$前下移屈曲如手风琴	无变化
	顶枕颞区	$M_{4\sim5}$分离移位并牵直	无变化
中线区	鞍上区	$A_{1\sim2}$弧形外上移,$C_{1\sim2}$前上或后下移	静脉角,大脑内静脉上移
	丘脑区	脉络膜前动脉外移,豆纹动脉下移	大脑内静脉与基底静脉分离
	松果体区	脑积水改变	大脑内静脉弧形上移
	侧脑室	脑积水改变,脉络膜前动脉增粗	大脑内静脉下移侧位
	第三脑室	脑积水改变	大脑内静脉上移
后颅窝	小脑半球	小脑后下动脉前上移 小脑上动脉上移	小脑前中央静脉前移侧移
	桥小脑角	小脑前下动脉牵直向上或下移,小脑上动脉内上移位于大脑后动脉上方(汤氏位)	小脑前中央静脉后下移,岩静脉上移或不充盈
	桥中脑	小脑上动脉和大脑后动脉近端向外移弧形膨隆	小脑前中央静脉后移
	延髓	小脑后下动脉延髓曲增宽、下移	小脑前中央静脉后上移
	小脑幕区	小脑上动脉和大脑后动脉分离移位或小脑上动脉和小脑前动脉分离移位	无变化
	第四脑室	小脑后下动脉扁桃体曲增大,脉络膜后动脉增粗	桥中脑前静脉前移

2. 颅内肿瘤的定性诊断参见表 5-3。

表 5-3　常见颅内肿瘤的脑血管造影定性诊断

	胶质瘤	脑膜瘤	转移瘤
供血动脉	颈内动脉供血,供血动脉扩张较轻	颈外动脉或/和颈内外动脉供血,供血动脉扩张明显	颈内动脉供血,供血动脉扩张不明显
肿瘤血管	粗细不均匀或形成血管湖,血管发育不良	扫帚或车轮状,血管发育良好	细网状
肿瘤染色	出现时间短,静脉期消失	存在时间长,静脉期仍可见	多发大小不一,呈棉球状,持续于静脉早期
肿瘤循环	快,静脉早显,引流静脉轻度扩张	较慢,引流静脉扩张明显	较快,可出现静脉早显,引流静脉扩张不明显
血管移位	牵直,聚集或分离	弧形包绕移位("手抱球状")	受压移位不明显

3. 脑血管疾病诊断

(1) 脑动脉瘤:为蛛网膜下腔出血的常见原因之一,80% 为先天性发育异常,多发生于前、后交通动脉和海绵窦颈内动脉段,呈囊袋样突出影,后天原因如动脉硬化,外伤和感染等。动脉瘤血栓及血块堵塞,载瘤动脉痉挛、动脉瘤体过小或被颅底骨骼掩盖不显影时,应采用 3D-DSA 或追踪观察。

(2) 脑血管畸形:常见为动静脉血管畸形,血管造影上可见一支或多支扩张扭曲的供血动脉,导入一畸形血管团,再经一支或多支扩张静脉引流入静脉窦,由于脑血液大量向畸形血管内分流,邻近脑组织常供血不良。畸形血管破裂则引起脑内血肿。

(3) 脑动静脉瘘:动脉与静脉直接交通造成的血管短路,以海绵窦动静脉瘘较常见。临床上有搏动性突眼和血管杂音,压迫颈动脉后杂音消失。血管造影上海绵窦在动脉期显影并扩大,眼静脉极度扩张迂曲,大脑前、中动脉因大量分流显影不佳或完全不显影。

(4) 脑动脉炎:由特异性、非特异性感染或非感染性疾病如巨细胞性脑动脉炎和胶原性疾病等引起,血管造影上显示脑血管痉挛变细,管壁毛糙模糊,粗细不规则,末梢血管不充盈,血流缓慢。

(5)脑血管闭塞:常见原因为动脉硬化和脑动脉炎,其次为血管栓塞或血栓形成、外伤、肿瘤或骨赘压迫血管所致。血管造影上可见血管狭窄或闭塞,伴有侧枝循环吻合。烟雾病或称 Moyamoya 病表现为进行性颈内动脉末梢段狭窄或者闭塞,伴有脑底异常毛细血管网及丰富的侧支循环形成。

三、头部 CT 扫描

计算机成像技术是迅速兴起的影像诊断新技术,1972 年头部 CT 正式应用于临床,1975 年发展了全身 CT。我国著名放射学家黎光煦教授于 1975 年发表了国内第一篇介绍头部 CT 临床应用的文章,1979 年上海华山医院引进了我国第一台头部 CT,至今 CT 扫描已在我国广泛地开展和应用。

头部 CT 扫描与传统的神经放射学检查方法如颅骨平片和脑血管造影相比较,具有以下的优点:①横断体层成像;②密度分辨率高;③显像功能齐全;④精确密度(CT 值)测量;⑤无创性检测手段。

当前,头部 CT 已广泛应用于颅脑外伤、肿瘤、感染、变性、脱髓鞘、脑血管疾病以及先天性畸形。据报道颅内肿瘤的定位诊断符合率为 98%,定性诊断符合率 70%以上;急性颅内血肿几乎 100%诊断;脑梗死的诊断至少在 85%以上。

CT 扫描不易明确的病灶是:等密度病灶、小于 1 cm 的病灶、靠近颅底或与颅骨重迭的病灶等。此外,不合作儿童和昏迷病人,颅内金属异物或脑室内碘油残留形成的伪影像,也是影响图像质量和造成漏误诊的主要原因。

【扫描技术】

1. 扫描基线　听眦线为常规头部扫描基线;听眉线用于后颅窝扫描;听(下)眶线适于眼眶和颅底的扫描。

2. 扫描方式　横断面扫描为主,辅以直接冠状面扫描或冠状、矢状面重建图像。根据扫描层厚和层距的不同,可分为连续、间断或重迭式扫描。

3. 平扫与增强　未使用造影剂注射的扫描称为平扫,使用静脉内注射造影剂者称为增强扫描。增强扫描通常应用 60%泛影葡胺静脉内推注或滴注,成人剂量 50~100 ml,儿童按 1~2 ml/kg 体重计算。

4. CT 值测量　表示组织或病变密度的 CT 值单位为 HU,以水的 CT 值定为 0,软组织为 20~50 HU,钙化灶在 60HU 以上,脂肪 CT 值则在－70～－90HU以下。

5. 窗宽和窗位　窗宽是指包含CT值的数量和范围,窗位即窗宽的中点位置。调节不同的窗宽和窗位,使之适于观察不同的组织结构和病变,分别称之为软组织窗、骨窗或肺窗。

【正常表现】

正常脑CT扫描图像上,可见6个标准扫描层面图像,熟悉这些标准扫描层面图像的特征,是诊断脑部疾病的基础(图5-1 A~F)。

1. 颅底层面(10 mm)　可见眼眶上部、蝶窦、中颅凹和枕骨大孔等结构,枕骨大孔通过延髓和小脑扁桃体。

2. 蝶鞍层面(20 mm)　可见鞍结节、鞍背、垂体腺、岩骨、第四脑室、桥脑、小脑、桥脑池和桥小脑角池,是观察脑垂体和后颅凹病变的重点扫描层面(图5-1A)。

3. 鞍上池层面(30 mm)　可见鞍上池、环池、四迭体池、中脑和导水管等结构。鞍上池呈六角星形低密度脑脊液间隙,其前角伸入大脑纵裂,前外角与大脑外侧裂相通,后外角与环池相连,后角为脚间池。增强CT扫描可见脑底动脉环围绕鞍上池四周分布(图5-1B)。

4. 第三脑室前部层面(40 mm)　可见侧脑室前角、第三脑室前下部、大脑外侧裂、环池和四迭体池,本层面是观察内囊-基底节和丘脑区的重点扫描层面(图5-1C)。

5. 第三脑室后部层面(50 mm)　可见第三脑室后上部和松果体、侧脑室前角、三角区和后角,也是观察内囊-基底节和丘脑区的重点扫描层面(图5-1D)。

6. 侧脑室体层面(60 mm)　可见侧脑室体部、三角区及后角;增强扫描可见直窦、上矢状窦和大脑镰、脉络膜丛等结构强化显影(图5-1E)。

7. 侧脑室顶层面(70 mm)　可见侧脑室顶部、脑室周围白质呈手指形伸入皮质脑回之间。

8. 脑室上层面(80～100 mm)　可见周围为脑回和脑沟环绕,中央为脑白质形成的半卵圆中心(图5-1F)。

脑室大小的测量:正常两侧脑室前角间径与同层面同水平脑横径之比值,平均为31%(19%～39%)。不同年龄脑室系统大小测量值如表5-4。

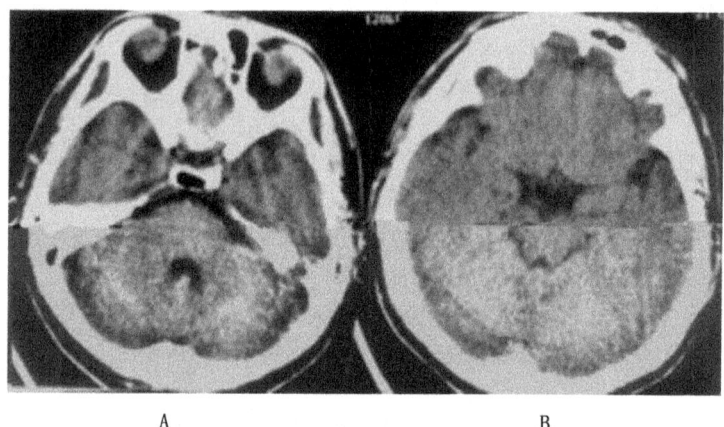

A B

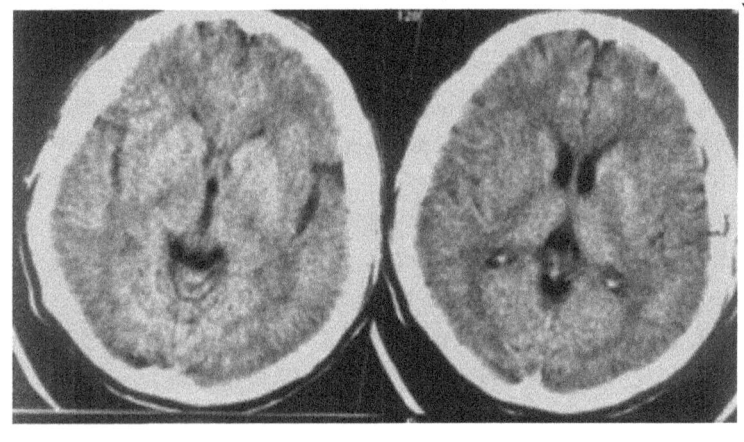

C D

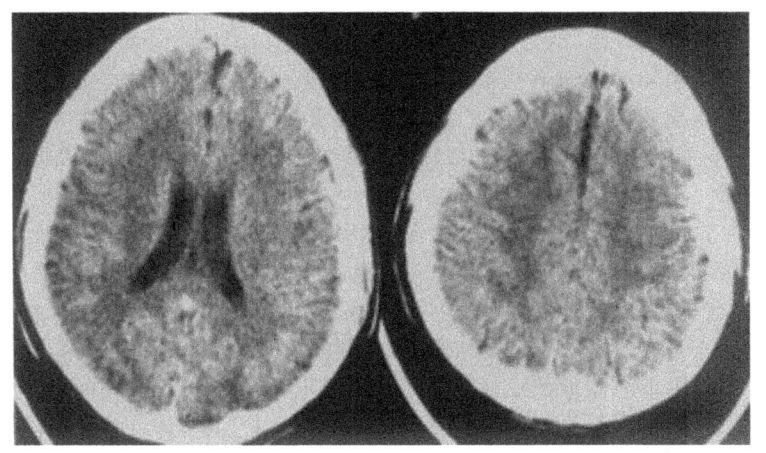

E　　　　　　　　　　　　F

图 5-1　正常脑 CT 扫描

A. 20 mm 蝶鞍层面　B. 30 mm 鞍上池层面　C. 40 mm 三脑室前部层面　D. 50 mm 第三脑室后部层面　E. 60 mm 侧脑室体层面　F. 80 mm 脑室上层面

表 5-4　不同年龄正常脑室系统测量值（单位：mm）

项目	2岁以内	2～60岁	60岁以上
Huckman 值*	≤35	≤45	≤55
第三脑室横径	≤5	≤7	≤9
第四脑室横径	≤9	≤11	≤13
脑沟宽径	不可见	<3	3～5
大脑纵裂横径	<3	<3	3～5

＊Huckman 值＝侧脑室前角间距＋尾状核间径

【基本病变表现】

1. 密度改变　高密度灶见于出血、钙化和肿瘤等；等密度灶见于某些肿瘤、血肿、梗塞、炎症和变性脑病等；低密度灶见于大多数脑炎、梗塞、肿瘤、囊肿和脱髓鞘脑病等;混合密度灶为上述密度灶混合存在。

2. 增强特性　均匀性强化可见于脑膜瘤、神经鞘瘤、髓母细胞瘤、海绵状血管瘤、转移瘤、动脉瘤和肉芽肿;非均匀性强化多见于胶质瘤、血管畸形或畸胎瘤;环形强化可见于脑脓肿、胶质瘤和转移瘤,其次是血肿、梗塞、肉芽肿、囊肿和手术后残腔;无强化通常见于脑梗死、水肿、坏死、液化或囊性变。

3. 脑室变化　占位效应显示局部脑室受压变窄、中线移位;脑萎缩累及皮层可见脑沟脑裂增宽,髓质萎缩可见脑室扩大,局限性脑萎缩常见于脑外伤、梗塞、出血、感染和手术后,弥漫性脑萎缩可见于酒精中毒、多发性硬化、脑白质病、帕金森病、多发性脑梗死和老年性痴呆;脑积水由脑脊液循环通路阻塞引起者,梗塞近侧脑室显著扩大,脑室周围出现低密度带代表间质性脑水肿;交通性脑积水则见脑室系统普遍性扩大,由于脑底池粘连或脑脊液的分泌或吸收障碍所致,正常颅压脑积水和先天性脑积水属脑积水的特殊类型。

4. 颅骨改变　可观察颅骨病变如骨折、感染和肿瘤等,并协助颅内肿瘤的定性诊断,例如内听道和蝶鞍扩大,颅板骨质增生等。

【临床应用】

(一)脑先天性畸形

脑先天性畸形可分为两大类,器官发育畸形和组织发育畸形。器官发育畸形包括闭合畸形、憩室畸形、移行畸形、大小畸形和破坏畸形;组织发育畸形有神经上皮综合征、先天性脑肿瘤和脑血管畸形等,后二者分别于脑肿瘤和脑血管疾病节内阐述。

1. 闭合畸形

(1)颅裂:由于颅骨先天性闭合不全,CT上见颅骨中线区骨质缺损,伴有脑膜、脑或脑室经颅骨缺损处疝出于颅腔外,形成一软组织包块(图5-2)。

(2)胼胝体发育不全:部分或完全性胼胝体发育缺损,CT上可见两侧脑室扩大,分离;第三脑室扩大并向上前移位于分离侧脑室之间。合并脂肪瘤时见中线区脂肪密度肿块伴弧线形钙化(图5-3A)。

(3)小脑扁桃体下疝畸形:又称Chiari畸形,临床上分为三型:Ⅰ型为单纯小脑扁桃舌样延长并经枕大孔疝入颈椎管,Ⅱ型伴有脑、脑膜和其他先

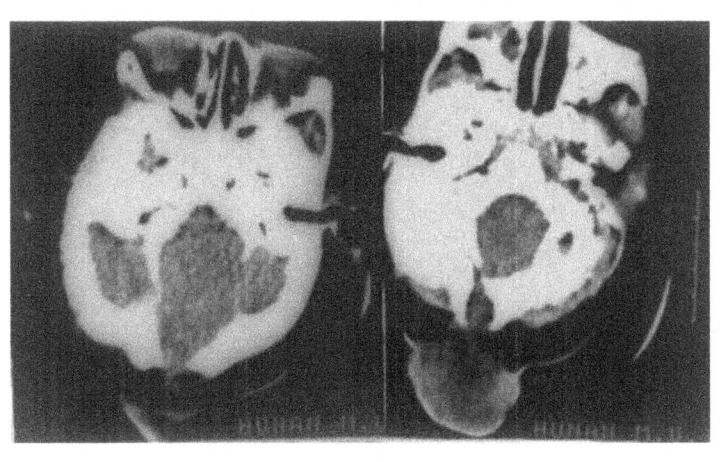

图 5-2 脑膜脑膨出 枕骨中线区骨质缺损,伴脑及脑膜自缺损处疝出呈软组织包块

天性畸形,Ⅲ型伴有枕颈区脑膜膨出。

(4)Dandy-Walker 畸形:系第四脑室出口中侧孔先天性狭窄或闭塞,伴第四脑室囊状扩张、幕上脑积水,小脑蚓部发育不全,小脑及脑干有受压移位(图 5-3B)。

2. 憩室畸形

(1)前脑无裂畸形:分为完全型或部分型,前者大脑完全未分裂,原始脑块围绕单一的脑腔分布;部分型大脑及脑室后部已分裂,前部和胼胝体、大脑纵裂仍未形成。

(2)透明隔发育不全:透明隔未发育,侧脑室前部未分隔呈单一室腔,或出现中线囊肿。伴有视神经和下丘脑发育不全者称隔-视发育不全,多见于女性,临床上表现有垂体功能不全和失明。

3. 移行畸形

(1)无脑回畸形:CT 上显示脑表面光滑,无脑沟脑回可见,常与脑小畸形合并存在。局部脑回发育不全称为巨脑回畸形。

(2)多小脑回畸形:脑回多而小,脑沟浅,常与脑小畸形或脑积水伴存,临床上有癫痫和智力低下。

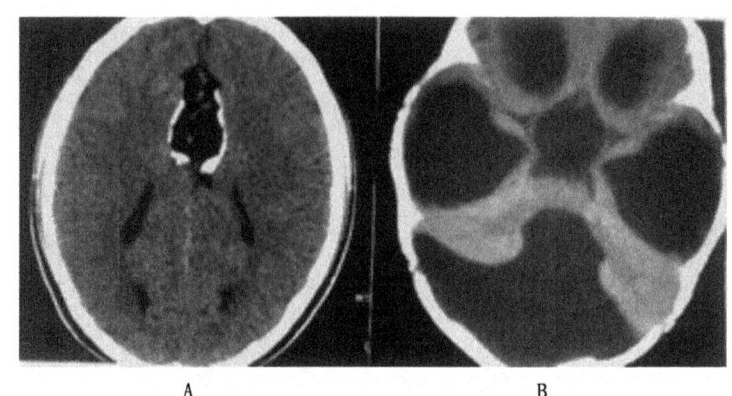

图 5-3

A. 胼胝体脂肪瘤,中线区见脂肪密度肿块,边缘弧形钙化　B. Dandy-Walker 畸形,第四脑室扩大形成巨大囊腔,小脑蚓部发育不全,伴幕上脑室积水

(3)脑裂畸形:CT 上显示脑皮层沿脑裂内折,覆盖的软脑膜与室管膜相连,并牵引形成脑室壁上小三角形突起。常合并灰质块异位。

4. 大小畸形

(1)脑小畸形:也称大脑发育不全,由于胎儿期感染、缺氧、出血所致。临床上有癫痫、智力低下和脑瘫等症状,CT 上见颅骨小,颅板厚,皮层薄,脑回浅,脑室系统大小正常或稍扩大。

(2)巨脑畸形:系先天性遗传代谢性疾病;CT 显示头颅大,皮质厚,脑室正常或缩小,合并脑白质营养不良时脑白质密度普遍性降低。

5. 破坏畸形

(1)脑穿通畸形:由于感染、出血、缺氧或营养障碍所致脑内空腔形成,并与脑室相穿通。

(2)先天性脑积水:导水管先天性狭窄或闭塞,CT 上显示头颅扩大,颅板变薄,颅缝分离,侧脑室和第三脑室显著扩大积水,脑皮层菲薄。

6. 神经上皮综合征

(1)神经纤维瘤病:以多发性神经纤维瘤和皮肤牛奶咖啡色素斑为特征,分为周围型和中枢型,后者以两侧听神经瘤表现为常见,可伴有颅内脑膜瘤和胶质瘤。

(2)结节性硬化：临床三联征包括面部皮脂腺瘤、癫痫和智力低下，CT典型表现为室管膜下钙化结节，位于室间孔和侧脑室外侧壁，向脑室内突出，两侧对称分布。合并巨细胞型星形细胞瘤时可见强化结节及脑积水改变(图5-4)。

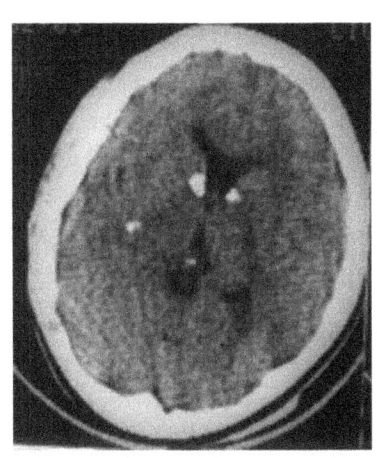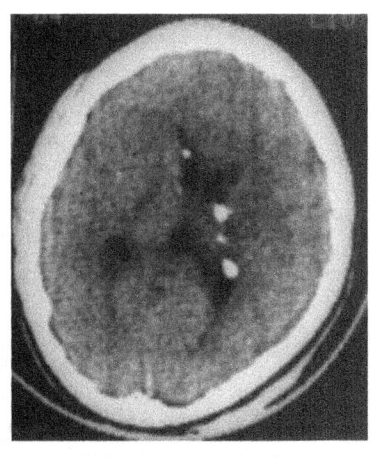

图 5-4 脑结节性硬化侧脑室室间孔及外侧壁，散布多个钙化结节，向脑室腔内突出

(3)脑面血管瘤病：又称 Sturge-Webber 综合征，颅内软脑膜血管瘤与面部血管瘤同侧。CT 上病侧脑皮层表面广泛性钙化，伴脑发育不全及脑萎缩，患侧脑沟裂扩大，脑室扩张。

(二)颅脑外伤

颅脑外伤的 CT 诊断应用，进一步深化了对脑损伤本质的认识，提高了对颅脑外伤的诊治水平。

1. 头皮和颅骨损伤

(1)帽状腱膜下血肿：CT 上可见局部头皮肿胀增厚，密度增加，有提示颅骨和脑内、局部或对冲部位合并损伤的作用。

(2)骨膜下血肿：多见于新生儿和婴幼儿颅骨损伤，CT 上表现为附于颅骨外板的梭形影，急性出血期为高密度，血肿机化期密度逐渐降低并缩小，钙化骨化期密度又复增高,表现为附于颅骨外板上的骨性丘状隆起。

(3)颅骨骨折:适于观察颅底骨折,凹陷骨折的深度,粉碎骨折片的移位和伴随的脑损伤。儿童生长性骨折尚可见脑脊液聚集形成的囊肿。

2. 脑膜及周围组织损伤

(1)硬膜外血肿:硬膜外间隙出血,CT上显示血肿呈梭形,比较局限,周围水肿和占位效应较轻(图5-5A)。

(2)硬膜下血肿:硬膜下间隙出血,常合并有脑损伤,故其病情较重。CT上血肿呈新月形,在脑表面延伸的范围较广(图5-5B)。血肿3天内为急性期,一般为高密度,3天至3周为亚急性期,密度降低或呈等密度,3周以上为慢性期,呈低或混杂密度,后者由于复发出血之故。

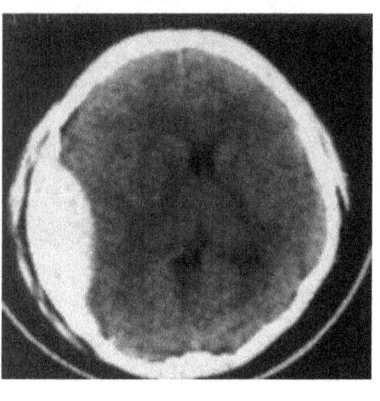 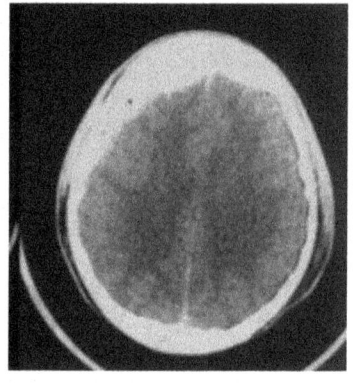

A   B

图 5-5

A. 硬脑膜外血肿:右顶高密度梭形影 B. 硬脑膜下血肿:前额颅板下新月形影

(3)硬膜下积液:多见于儿童颅脑损伤,由于蛛网膜破裂,脑脊液渗漏入硬膜下腔所致。CT表现为颅骨内板下低密度带状影,常位于双侧额区,向大脑纵裂和外侧裂内延伸。CT值与脑脊液相似。局限性硬膜下积液有包膜形成时称为硬膜下水瘤。

3. 脑实质损伤

(1)脑挫裂伤:脑水肿或软化灶CT上呈低密度灶,血管破裂出血则呈高密度灶,也可以是混杂密度灶。脑挫伤和脑裂伤的CT表现相似,只是程度上的差别。

(2)弥漫性轴索损伤:又称脑白质撕裂伤,是一种严重脑损伤情况,病人症状重笃,昏迷持续,CT表现可不很突出,只见胼胝体及脑室周围白质内斑片状出血、弥漫性脑肿胀或蛛网膜下腔出血。

(3)脑干损伤:有原发或继发性脑干损伤之分,后者继发于脑疝或血肿压迫脑干所致,CT上可见脑干出血和水肿,脑干肿胀引起脑干周围脑池变窄或闭塞。继发性脑干损伤CT上尚可见一侧脑室受压变形,中线向对侧移位。

(4)弥漫性脑肿胀:儿童患者多见,由于外伤引起脑血管神经调节功能障碍,脑血管充血肿胀,CT上脑室系统普遍受压变窄呈小脑室改变、脑底池和脑沟裂变窄或者闭塞。随着脑肿胀的消退,可代之以弥漫性脑水肿,此时脑CT值普遍性降低。

4. 损伤性脑室变化

(1)脑室内出血:外伤性脑室内出血大多是由于脑内血肿破入脑室内引起,少数可为原发性脑室内出血。小量脑室内出血主要见于侧脑室枕角显示出液—血平面,下层为高密度出血;全脑室出血,常并发急性脑积水。

(2)蛛网膜下腔出血:CT显示脑池和脑沟裂内密度增加,高于或等于周围脑组织。蛛网膜下腔出血吸收较快,出血后3天CT上便难于显示。

(3)颅内积气:气体可位于硬膜外腔、硬膜下腔、蛛网膜下腔或脑室内,CT上呈负CT值气体影,提示开放性颅脑损伤,可伴有脑脊液漏。

(4)外伤性脑室扩张:由于脑室内出血或脑萎缩所致,CT上可见脑室对称性扩大,可伴有脑室周围间质性脑水肿。

(三)脑血管疾病

急性脑血管疾病又叫脑血管意外、脑卒中或中风,分为出血性和缺血性两大类,二者治疗方案不同,正确诊断十分重要,CT扫描是首选方法。

1. 脑出血 自发性脑出血可由于动脉瘤、血管畸形、颅内感染或肿瘤引起,中老年人以高血压和动脉硬化最常见,后者出血好发于内囊和基底节区,其次是丘脑、小脑和脑干。

急性期血肿CT上呈高密度区(图5-6A),逐渐出现周边水肿,占位效应加重;自第2周开始血肿吸收缩小,密度减低,第4周后水肿和占位效应开始消退,并可出现环形强化(靶征)。囊肿期开始于第2个月,邻近脑组织出现脑萎缩。

2. 脑梗死　造成脑缺血性坏死,高血压、动脉硬化是最常见的原因,少见原因有感染、过敏、糖尿病、胶原病、动脉炎和血液病等。心源性和非心源性栓子引起的脑栓塞其CT表现类似。脑梗死发病后24小时内CT扫描可能阴性,以后出现边界不清的低密度区,与受累血管的分布一致;1周后密度进一步降低,伴灶周水肿和占位效应。第2～3周病变可变为等密度,称为"模糊效应",注射对比剂后呈不均匀、环形或脑回状强化。以后病变又复降低或形成囊肿,伴有脑萎缩改变(图5-6B)。脑梗死灶内出现斑片状出血,称为出血性脑梗死。

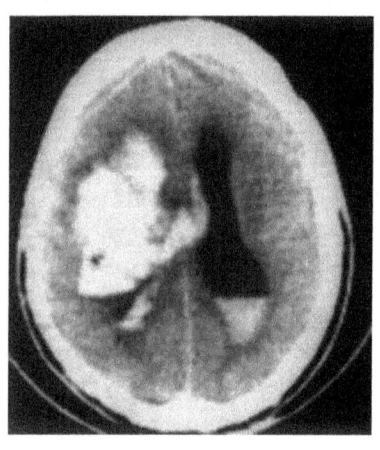
A

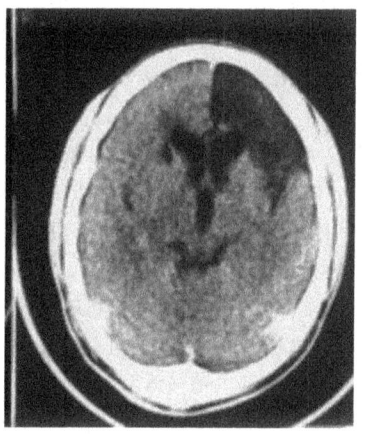
B

图 5-6
A. 脑出血:右侧额顶区巨大高密度出血灶,破入侧脑室　B. 脑梗死:左额叶楔形低密度灶,基底附于颅板,尖端朝向脑室

腔隙性脑梗死是终末小血管的闭塞,病灶小于1 cm;脑梗死和脑出血先后或同时出现,临床上称之为混合性中风。

3. 脑动脉瘤　大于 1 cm 的动脉瘤 CT 可以发现，根据动脉瘤内血栓有无及程度分为三型：Ⅰ型无血栓动脉瘤呈均匀性强化（图5-7A）；Ⅱ型部分血栓形成呈中心性或偏心性对比剂强化；Ⅲ型完全性血栓形成呈瘤壁环形强化。巨大动脉瘤有占位效应，压迫邻近骨质引起骨质破坏缺损。动脉瘤壁可见弧形钙化，动脉瘤破裂可见脑内和蛛网膜下腔出血。

4. 脑血管畸形　系先天性脑血管发育畸形，以动静脉畸形最为常见，由供血动脉、畸形血管团和引流静脉三部分构成。CT 平扫呈混杂密度灶，增强为不均匀性强化，若见扩张扭曲的血管强化影像为诊断特征（图5-7B）。

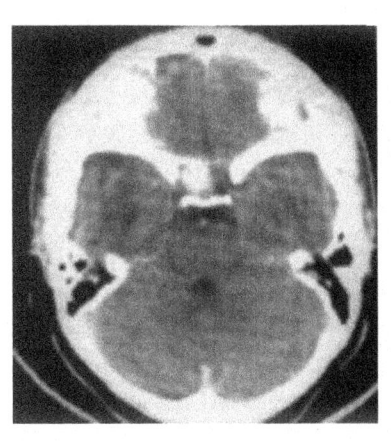　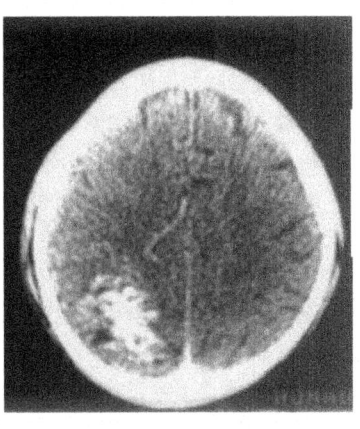

　　　　A　　　　　　　　　　　　B

图 5-7

A. 脑动脉瘤：增强扫描鞍上区一均匀强化灶；B. 动静脉畸形：右枕区强化血管团，周围见扩张血管影

5. 烟雾病　又称为 Moyamoya 病，系脑底动脉环进行性狭窄或闭塞，伴有脑底异常毛细血管网及侧支吻合。CT 上可发现脑出血、脑梗死及脑萎缩改变。增强扫描脑底动脉显影不良，基底节区出现线形网状血管影提示诊断。

6. 脑静脉栓塞　上矢状窦血栓形成可继发于感染、妊娠和慢性消耗性疾病，CT 见颅内多灶性出血、弥漫性脑肿胀以及脑回状强化，冠状位增强扫描上矢状窦闭塞部位不强化,称为"空三角征"。脑静脉栓塞较少见,死亡率高,CT表现为出血性脑栓塞,蛛网膜下腔出血,栓塞静脉呈"绳索征"。

(四)颅内肿瘤

颅内肿瘤包括胶质瘤、脑膜瘤、垂体瘤、神经性肿瘤、转移瘤、血管性肿瘤、松果体瘤和胚胎性肿瘤等。幕上肿瘤多见于成人,幕下肿瘤以儿童多见。

1. **胶质瘤** 包括星形细胞瘤、少枝胶质细胞瘤、室管膜瘤、脉络丛乳头状瘤和髓母细胞瘤。其中以星形细胞瘤最多见,CT平扫呈低、等或混杂密度,肿瘤出血可为高密度灶;无或不均匀性或环形强化(图5-8A)。恶性星形细胞瘤的形状不规则,边缘模糊,常有坏死和囊变,瘤周水肿和占位效应明显。少枝胶质细胞瘤的条块状钙化具特征性;室管膜瘤和脉络丛乳头状瘤好发于脑室内,而髓母细胞瘤主要发生于小脑蚓部和第四脑室,为小儿高恶性度肿瘤。

2. **脑膜瘤** 为颅内第二位常见肿瘤,好发于中年女性,常发部位为上矢状窦和大脑镰旁、脑凸面、蝶骨嵴、鞍上区、前颅底和桥小脑角区。CT典型表现平扫为均匀性高密度灶,显著而均匀性强化(图5-8B)。非典型者有肿瘤内出血、坏死、囊变、脂肪变性,平扫呈低或混杂密度,不均匀或环形强化,类似脑胶质瘤。

3. **垂体瘤** 为第三位颅内常见的肿瘤,有分泌性或非分泌性垂体瘤之分,前者临床上有泌乳闭经综合征、巨人症或肢端肥大症、柯兴氏综合征等。CT平扫可见蝶鞍扩大,鞍内低或混杂密度,肿瘤内出血呈高密度或出现液-血平面、结节或环形强化,肿块向上突入鞍上池内引起鞍上池狭窄变形或闭塞(图5-9)。

4. **神经性肿瘤** 听神经瘤位于桥小脑角区,CT平扫为等密度,也可以为高、低或混杂密度,不同程度和类型的强化。骨窗观察可见内听道扩大。三叉神经瘤较少见,肿瘤起于神经根者位于桥小脑角区,起于半月神经节者肿瘤位于中颅窝,可有岩骨尖骨质破坏。

5. **转移瘤** 常见于中老年人,经血行、淋巴或直接蔓延而来。血行转移CT表现为多个或单个结节,位于皮层或皮层下区,以额顶叶多见,平扫为稍高、等或低密度灶,周边水肿明显,结节或环形强化。

6. **松果体瘤** 位于第三脑室后部,异位松果体瘤可发生于基底节、丘

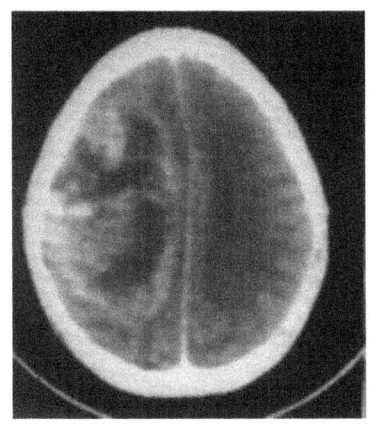 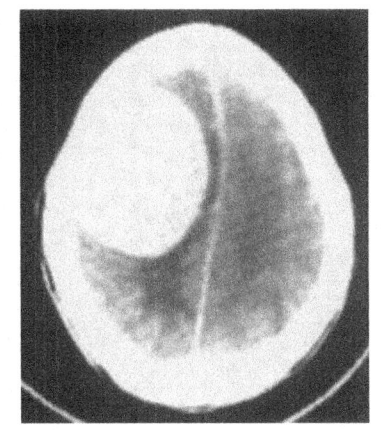

A   B

图 5-8

A. 星形细胞瘤Ⅱ级:右额顶不规则强化环,内部密度不均匀,有坏死灶;B. 脑膜瘤:右额顶大脑凸面均匀强化肿块,边缘光滑锐利

脑、鞍上区或脑室内,组织学上分为大细胞型松果体瘤、小细胞型松果体母细胞瘤或精原细胞瘤,胚胎组织型畸胎瘤。CT 平扫第三脑室后部高或混合密度灶,可有斑点状钙化,均匀或不均匀性强化。

7. **血管性肿瘤** 血管母细胞瘤又称血管网状细胞瘤,多发生于小脑,20~40 岁男性患者较多见。CT 上有两种类型:囊肿型较多见,呈边缘清楚的低密度囊腔,囊壁及壁结节有强化;实体型呈高密度结节,均匀性强化。海绵状血管瘤累及大脑半球为主,偶见于后颅窝,CT 平扫为高密度灶,均匀而显著强化。有时可见扩大扭曲的血管显影提示诊断。

8. **胚胎性肿瘤** 由胚胎组织残留衍化而成,包括颅咽管瘤、表皮样或皮样囊肿、胶样囊肿、脊索瘤、畸胎瘤和原始神经外胚瘤。颅咽管瘤、表皮样和皮样囊肿、胶样囊肿多为囊性肿块,囊内含脂肪成分高时可呈负 CT 值具诊断特征。畸胎瘤、脊索瘤和原始神经外胚瘤为实性混合密度肿瘤,常合并坏死和囊性变,CT 平扫为混杂密度灶,软组织成分有不同程度的强化。

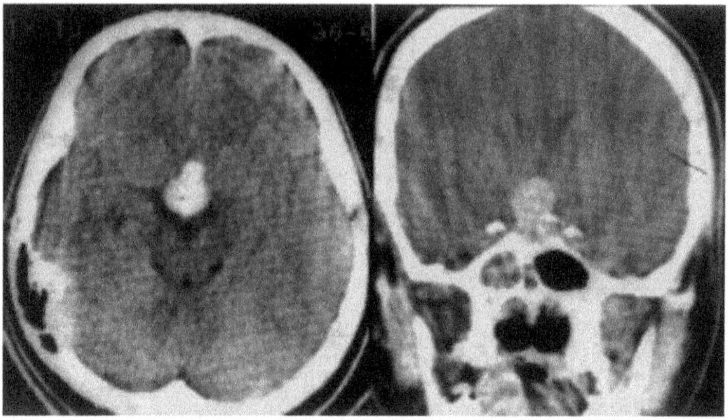

图 5-9 垂体腺瘤:鞍区均匀性强化结节,向鞍上池突出

(五)颅内感染疾病

颅内感染疾病包括细菌性、病毒性、霉菌性感染和脑寄生虫病,其共同的基本病理变化是脑膜炎、脑炎和脉管炎。

1. **化脓性感染** 由脑膜炎双球菌、肺炎双球菌、葡萄球菌、流感杆菌、变形杆菌和大肠杆菌等多种化脓菌引起。

(1)化脓性脑膜炎:早期 CT 可无异常发现,脑膜炎症波及邻近脑实质出现脑膜脑炎时,局部可见非强化性低密度灶。硬膜外或下积脓时,可见颅板下或大脑镰旁出现梭形或新月形低密度区,脓肿包膜呈边缘性强化。硬膜下积液表现为一侧或双侧额顶区新月形低密度带,伸入大脑纵裂前部及外侧裂,无强化。

(2)脑脓肿:有各种不同的感染来源,以耳源性感染最多见,占 40%~60%;鼻源性占 7%~10%,由副鼻窦炎症扩散所致;外伤性占 4%~10%,由于开放性脑损伤或手术所致;血源性占 20%~30% 和隐源性占 10%~12%,后者感染来源未明。急性脑炎期 CT 上表现为局限性低密度区,伴占位效应,无对比剂强化;化脓坏死期中心区密度进一步减低,并出现不规则厚环形强化;脓肿形成期可见光滑等密度环并呈环形强化(图 5-10),环内可有分隔或呈多房性脓腔。

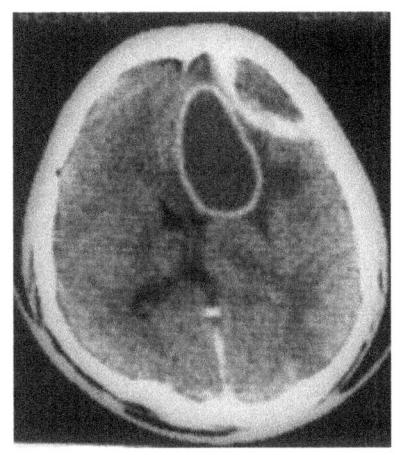

图 5-10 脑脓肿并硬膜外积脓：前额中线左旁环形强化为脑脓肿，外前方梭形强化为硬膜外积脓，继发于脑脓肿穿刺引流术后

(3) 脑室炎及积液：炎症波及脑室室管膜，CT 上可见室管膜增厚并强化，脑室扩张积水；脑室积脓时可见局部脑室扩大形成脓腔，并环形强化。

2. 结核性感染

(1) 结核性脑膜炎：主要累及脑底池及外侧裂，急性期 CT 显示脑池脑裂密度增加，失去正常的透明度，并广泛性脑膜强化；慢性期肉芽肿形成，局部脑池狭窄变形或闭塞，伴有斑片或结节状强化。并发脉管炎时 CT 上可见脑梗死灶；阻塞脑脊液循环通道时出现梗阻性或交通性脑积水。

(2) 脑结核瘤：好发于儿童，CT 平扫为等或混杂密度，可有坏死或钙化，均匀或环形强化，钙化结核瘤为高密度影，无强化。

(3) 结核性脓肿：临床很少见，由于机体抵抗力异常低下，病变迅速坏死液化并有纤维包膜形成。CT 平扫于大片低度区内出现等密度环，并有环形强化，单房或者多房。

3. 病毒性感染

(1) 单纯疱疹病毒性脑炎：累及颞叶为主，CT 呈低密度灶，边界模糊，中心区坏死密度更低，无或轻度不均匀性强化；病变吸收后遗留局限性脑萎缩。

(2)亚急性硬化性全脑炎:由麻疹等病毒引起的慢病毒感染,动态CT扫描观察,早期枕区皮层内散布低密度灶,以后脑深部白质亦受累,并向前部发展蔓延,病灶无对比剂强化。后期全脑硬化呈弥漫性脑萎缩改变。

(3)散发性脑炎:由于多种病毒感染或病毒感染诱发的脱髓鞘脑病,起病前多有上呼吸道感染病史,激素治疗有效。CT上脑室周围多发斑片状低密度灶,分布对称或者不对称,一般无对比剂强化。

4. 霉菌性感染

(1)新型隐球菌病:较为多见,脑脊液墨汁染色或培养阳性可作出诊断。CT上表现为脑水肿、脑软化、隐球菌肉芽肿或多发性小囊形成,作者曾注意到在扩张的脑室壁上出现散在性钙化,此种CT表现文献上尚未提到过。

(2)毛霉菌病:为致死性霉菌感染,病变首先侵犯鼻和鼻窦,产生急性坏死性肉芽肿性炎症;随后侵入颅内,引起脑动脉炎,产生颅内出血或梗塞灶,以额颞区多见。

(3)笫状菌病:由菌丝阻塞脑血管引起出血性脑梗死或感染性动脉瘤;侵犯脑实质则引起脑炎、肉芽肿或坏死性脑肿脓。

5. 脑寄生虫病

(1)脑囊虫病:在世界范围内流行,是一个全球性健康问题。典型CT表现为多发性小囊,囊内或壁上可见致密小点代表虫体头节(图5-11A);也可为多发小圆形钙化,表示虫体死亡变性,二者混合存在则提示反复脑囊虫病感染。非典型CT表现有单个大囊、脑炎、肉芽肿或脑梗死等;脑室或蛛网膜下腔囊虫病显示受累部位膨隆扩张,伴梗阻性脑积水。

(2)脑肺吸虫病:由于肺蛭异位脑内寄生所致,有生食螃蟹史。CT上脑炎期呈边界不清的低密度灶,无或不均匀性强化;囊肿期呈数目和大小不一的囊腔,环形或伴有结节状强化(图5-11B);愈合期遗留斑片或环形钙化,伴局限性脑萎缩。

(3)脑血吸虫病:由于血吸虫卵脑内沉积所致,CT上急性脑炎型呈局限性无强化性低密度灶;肉芽肿型呈大小和形状不一的强化结节;卒中型呈低密度脑梗死区,与供血血管分布一致;愈合期为疤痕或萎缩性改变。

(4)脑包虫病:系棘球绦虫蚴寄生脑内所致,CT上呈边缘锐利的巨大囊腔,CT值类似水,周边水肿缺乏,无强化。感染性囊肿则出现囊周水肿及环

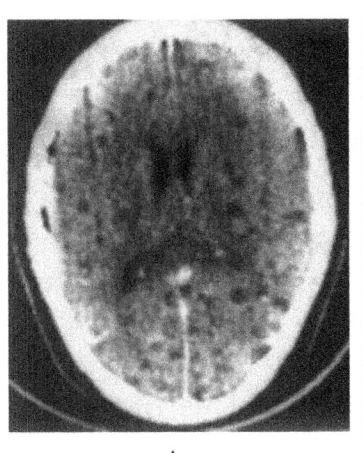 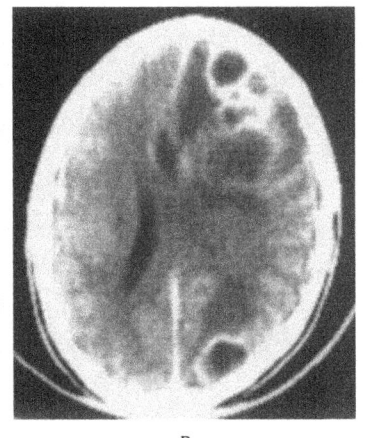

图 5-11
A. 脑囊虫病:两侧大脑半球密集散布无数的小囊,在囊内或壁上的致密小点代表囊虫头节 B. 脑肺吸虫病:左大脑半球可见多个大小不一的强化环,周边脑水肿和占位效应明显

形强化,且囊壁增厚。

(5)弓形体脑病:由于弓形体原虫感染引起,先天型通过胎盘感染胎儿,后天型继发于免疫机能缺陷例如艾滋病所致的机会性感染。CT上先天型见颅内钙化和脑积水,严重感染常合并脑发育畸形如脑穿通畸形、多囊性脑软化和积水型无脑儿;后天型者表现为环形或结节性强化,或者合并脑膜炎或室管膜炎。

(六)变性脑病

变性脑病包括大脑变性、小脑和脑干变性、脑基底节变性和脑白质变性,后者将在脱髓鞘脑病节中讨论。

1. 大脑变性疾病

(1)Alzheimer病:系原发性大脑退行性变,有家族史,临床表现为进行性痴呆,60岁以前发病称为早老性痴呆。病理上脑神经细胞大量丧失,脑重量减轻,病理组织学可见老年斑、神经纤维扭结和细胞颗粒状空泡变性。CT

上主要表现为脑萎缩,以颞叶为甚,颞角扩大和外侧裂增宽尤为明显,可合并小脑萎缩。

(2)多发脑梗死性痴呆:属于血管性痴呆,有高血压动脉硬化及反复发作脑梗死病史,病程呈阶梯性进行性发展,CT上除见大脑萎缩外,尚可见多发性新老梗塞灶。

(3)其他:尚有 Creutzfeldt-Jacob 病、Pick 病、Pugilistica 病以及酒精中毒、恶性肿瘤和药物反应均可造成大脑弥漫性脑萎缩改变,应结合临床病史加以鉴别。

2. 小脑、脑干变性疾病

(1)橄榄体-桥脑-小脑变性:又称遗传性小脑共济失调,好发于中老年,CT 表现为桥脑前池和桥小脑角池扩大,小脑上沟增宽增多,第四脑室扩大。

(2)Marie 共济失调:又称为遗传痉挛性共济失调,为小脑、脊髓变性疾病,成人发病,缓慢进行性步态不稳,肌张力增高和腱反射亢进。CT 所见与遗传性小脑共济失调相似,脊髓萎缩 CT 上难于判断。

(3)进行性核上性麻痹:临床上表现构音和语言困难,吞咽返呛,眼垂直性核上性麻痹,两眼不能会聚。CT 上除上述小脑萎缩改变外,同时可见鞍上池、环池和四迭池扩大,由于中脑、桥脑萎缩所致。

3. 基底节变性疾病

(1)Parkinson 病:又称为震颤性麻痹,是皮层下基底节区常见的脑变性疾病,主要累及壳核、苍白球和脑干黑质,多发病于 60 岁以后,可合并大脑萎缩,有原发、继发和症状性之分,继发者多继发于脑炎、中毒、肿瘤、脑血管病、代谢性脑病和脑外伤;症状性者可见于 Alzheimer 病、遗传性小脑共济失调、核上性麻痹和正常颅压脑积水等,临床症状以静止性震颤、肌强直和运动减少为特征。基底节萎缩在 CT 上主要表现为侧脑室前角特别是尾状核间径增宽,致使侧脑室前角变圆钝,外侧缘平直甚至向外膨隆突出,第三脑室扩大与僵直症状呈正相关。

(2)Wilson 病:亦称肝豆状核变性,是一种遗传性铜代谢障碍性疾病,大量铜聚集于豆状核、丘脑、肝、肾和眼角膜,引起基底节变性、肝硬化、肾小管变性和角膜 K-F 环。好发于儿童,表现为进行性肢体震颤、肌强直、构音困难和精神异常。CT 上除上述基底节萎缩改变外,有时基底节和丘脑区可见对称性低密灶,一般无强化,可伴有大、小脑萎缩改变。

(3)CO中毒:苍白球可见对称性低密度区,以后出现钙化;严重者伴有广泛性白质脱髓鞘改变,后期表现为弥漫性脑萎缩。

(4)其他:尚有 Huntington 病、Hallervonder-Spatz 病、Leigh 病等,可出现类似的基底节区变性及萎缩性改变。

(七)脱髓鞘及其他脑病

神经纤维是由轴索、神经膜和髓鞘三部分组成,髓鞘具有保护轴索和绝缘作用。脱髓鞘脑病可分为两类:一类是先天性髓鞘发育障碍称为脑白质营养不良;另一类是后天性髓鞘脱失,称为脑白质病,后者继发于感染、中毒、外伤、变性和营养代谢性脑病。

1. 脑白质病

(1)多发性硬化:病因未明,可能系慢病毒感染所致自体免疫性疾病,脑白质内出现坏死性硬化斑,经常累及脊髓和视神经,也可累及小脑和脑干、脑皮层、胼胝体和基底节。临床特征为中枢神经多部位受累症状、反复发作、病程呈波浪状、阶梯状进行性发展。CT上急性期可见斑片状低密度灶散布,双侧对称;对比剂强化提示为活动性病灶,慢性期或激素治疗以后强化消失,并出现不同程度的脑萎缩。

(2)急性播散性脑脊髓炎:病因有急性病毒性感染、疫苗接种或特发性。CT上可见脑室周围白质内散布斑片状低密度灶,无强化。

(3)进行性多灶性脑白质病:为继发于免疫功能缺陷性疾病,发病后3~6个月死亡,近来发现应用阿糖胞苷治疗有效。CT上脑白质内对称性无强化性低密度灶,有的出现单个或多个结节,后期可见脑萎缩。

2. 脑白质营养不良

(1)类球状细胞脑白质营养不良:由于β-乳糖苷酶缺乏所致脑甘脂类代谢障碍,累及大脑白质、小脑和脊髓,多发于4~6个月婴儿,CT上见脑白质弥漫性密度降低,与正常脑皮层形成鲜明的对比,可伴有脑室系统扩大。

(2)肾上腺脑白质营养不良:好发于青年男性,主要症状是痴呆、耳聋、失明和肾上腺功能不全。CT上可见枕区对称性脑白质密度减低,向前部脑白质发展蔓延,活动期病变前缘呈带状强化。

(3)其他:尚有异染性脑白质营养不良和海绵状脑病等,CT上都可见类似的弥漫性脑白质密度降低。

3. 其他脑病

(1) 蛛网膜囊肿：可由先天、感染或外伤引起，先天性多发于中颅凹、大脑凸面和后颅凹。CT 表现为无强化均匀低密度囊肿，可伴有局部脑组织发育不全和颅板膨隆变薄（图5-12）。感染性囊肿好发于视交叉、鞍上池、环池和枕大孔池，常伴有脑室扩张积水。外伤性蛛网膜囊肿发生于脑损伤部位和脑手术缺损区，由于蛛网膜粘连和包围形成。

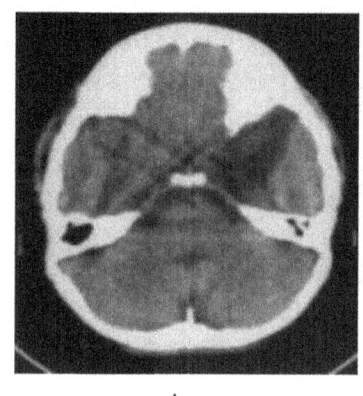 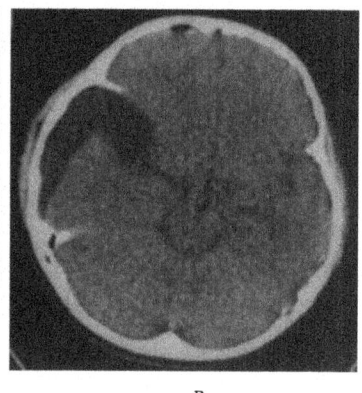

图 5-12　蛛网膜囊肿

A. 左侧中颅窝囊肿呈三角形低密度影，左侧颞叶发育不良；B. 右侧中颅窝囊肿形状不规则，局部板障膨隆突出

(2) 基底节钙化：除生理性钙化外，病理性钙化包括①内分泌紊乱如甲状旁腺机能减退或假性甲旁低等；②中毒-缺氧性脑病有 CO 中毒、铅中毒、放射性脑病和新生儿窒息等；③感染性疾病如病毒性脑炎、脑囊虫病和弓形体脑病等；④先天性异常如 Fahr 病和结节性硬化等。CT 上除基底节区对称性钙化外，丘脑、小脑和大脑灰白质交界区有时可见广泛性钙化灶。

(3) 皮层下动脉硬化性脑病：又称 Binswanger 病，由于大脑髓质小动脉硬化引起脑白质脱髓鞘病变。CT 上首先是侧脑室前后角周围出现斑片状无强化性低密度区，以后侧脑室两侧及半卵圆中心可见对称性条带状低密度灶，常伴有多发腔隙性脑梗死和不同程度的脑萎缩。

(4) 放射性脑病：由于脑部放疗或全身化疗所致，CT 表现为局限性脑水肿或脑软化,弥漫性脑白质水肿或脱髓鞘脑病,后期伴有局限性或弥漫性脑萎缩。

(5)妊娠毒血症脑病:多发生于妊娠后期第 36 周左右,CT 上可见基底节、硬膜下或室管膜下出血、脑梗死,以及因弥漫性脑血管痉挛继发弥漫性脑水肿所致小脑室改变。

(6)酒精中毒性脑病:急性酒精中毒的 CT 表现为脑皮质密度普遍性降低,伴脑室系统对称性扩张;慢性酒精中毒表现为弥漫性大、小脑萎缩性改变。

(7)新生儿脑病:新生儿窒息是由于临产期无呼吸或呼吸功能不全所致缺氧性脑病,CT 上可见弥漫性脑水肿或颅内出血,后遗症包括脑室内外积水或多囊性脑软化。

新生儿颅内出血是由于缺氧或产伤所致,CT 上可见硬膜外或硬膜下、蛛网膜下腔、脑和脑室内出血,以室管膜下出血较为特征,沿脑室壁出现线性高密度影。出血和粘连可引起梗阻性或交通性脑积水的后遗症。

四、CT 血管造影(CT Angiography, CTA)

(一)基本原理

常规血管造影技术需要进行动脉插管,X 线照射量大,有一定的危险性。而 CTA 是经周围静脉高速注入碘造影剂,在靶血管造影剂充盈的高峰期,用螺旋 CT 对其进行快速体积数据采集,由此获得的图像再经各种计算机后处理技术(通常采用 MIP、SSD 或 VR 处理技术),合成三维血管影像。CTA 是一种新的微创的血管造影术,能清楚地显示较大动脉的主干及分支;能清晰地显示动脉和肿瘤的关系;能用不同角度观察动脉瘤的形态、大小、位置、蒂部和血栓情况。

MIP 对血管的形态、走向、分布和管壁的钙化显示较好,但无法区分重叠的骨骼、钙化和已充盈造影剂的动脉与静脉。要解决这个问题,必须预先在横断图像上用人工的或半自动的方法,去除有可能与被观察的血管相重叠,并且密度等于或高于被观察血管的结构。此过程费时,同时也会造成部分解剖信息的丢失。另外,由于部分容积效应,横断图像上水平走向的血管比实际相同大小的垂直走向的血管在 MIP 要显得淡,尤其是小于扫描层厚的水平走向血管。SSD 对显示血管壁的表面、血管的立体走向,以及于邻近结构的空间关系比较直观,但所显示的灰阶不能完全用 X 线衰减表示,其识别只能依据其部位及形态,而不是根据其密度。由于部分容积效应,横断图像上水平走向的血管比实际相同大小的垂直走向的血管在 SSD 要显得小,尤其是小于扫描层厚的水平走向血管。

(二) 临床应用

大部分蛛网膜下腔出血的病人,其出血主要原因是动脉瘤破裂。一直以来,发现颅内动脉瘤的主要检查方法是血管造影。血管造影检查的主要目的是寻找破裂的动脉瘤,明确动脉瘤的蒂和载瘤动脉的关系。CTA 也能解决上述问题,CTA 能发现小至 2 mm 的颅内动脉瘤,还能了解附壁血栓和钙化情况。CTA 快速、少创伤的特点,使其无需像常规血管造影一样选择病例,此外早期诊断较小的颅内动脉瘤也适合作 CTA 检查。CTA 能显示血管的解剖形态,对血管畸形、血管狭窄、血管闭塞和动脉瘤可以得到与血管造影类似的图像。能够精确地测量动脉瘤的大小和形态,有利于制订外科手术计划。另外,因 CTA 扫描时间短、创伤小,所以即使是急性破裂或接近破裂的不稳定动脉瘤病人也能检查。CTA 可清楚地显示动脉瘤瘤体大小、瘤颈形态和载瘤动脉,并能够进行精确的容积计算。可直观地显示 AVM 的供血动脉、引流静脉和畸形的血管团等,这方面的技术方法已比较成熟。多排螺旋 CTA 图像能够清楚地显示脑底动脉环和大脑前、中、后动脉及部分细小分支,较普通螺旋 CTA 显示的血管分支更多、更细小,可更少地受静脉显影的干扰。

CTA 还可用于了解肿瘤与周围血管的关系。应用 SSD 功能来重建,显示肿瘤的位置、形态、血供及其与周围血管和脏器间的关系,使诊断病变的信息增加,也为外科医生制订手术或其他治疗方案提供了直观的立体信息。

与 DSA 比较,CTA 的优点有:所需照射量仅 10~30 cGy,远低于 DSA;对大瘤径的动脉瘤诊断准确,还可显示瘤体周围血管与骨性结构,多角度观察病变,较好地显示长血管及弯曲血管与周围的空间关系,比 DSA 更经济、快速和便捷。但是,与 DSA 比较,CTA 也有缺点:①无法显示即时的血管或动脉瘤的血流充盈情况,从而在检测双侧供血的动脉瘤时无法判断哪一侧为主要供血支;②与 DSA 相比,敏感性仅为 86%,对后颅窝动脉瘤的敏感性更差;③造影剂需要量约为 DSA 的 15 倍,有可能造成危害,尤其是老年人和肾功能差者。但也有人认为,与 DSA、手术和尸检结果对比,CTA 诊断动脉瘤性 SAH 的准确性达 95%,描述载瘤动脉与动脉瘤的关系几乎与 DSA 完全一致,只是在显示载瘤动脉以及瘤径小于 5 mm 或位于后交通、眼动脉和床突下段颈内动脉动脉瘤等方面略差于 DSA。多数病人仅依据 CTA 结果即可行手术设计。但是,尽管 CTA 比 DSA 有很多独特的优点,仍不足以取代 DSA,在没有权威性的公认标准之前,DSA 检查仍然是诊断脑血管疾病尤其是动脉瘤的唯一金标准。

DSA、CTA 和 MRA 是三种无法相互取代的影像学方法,DSA 是最为准确的检查手段,而后两者尽管不足以取代 DSA,但却是神经影像学发展的方向,对 DSA 检查有重要的补充作用。在 DSA 无法确诊时结合使用,取长补短,就有可能得到正确诊断。

五、脑磁共振成像

磁共振成像(MRI)对脑和脊髓的诊断显示出明显的优越性,这是因为:①MRI 可摄取横断、矢状、冠状以及任意斜面断层像,使病变定位更加准确;②多参数成像,例如 T_1、T_2 弛豫时间、质子密度、化学位移等,除提供解剖形态学改变外,还能提供组织和生化信息,因此定性诊断效果更好;③软组织分辨力优于 CT,密度层次显示丰富;④血液"流动效应"可使血管直接显像,MRA 是目前常用的非创伤性血管显像方法;⑤无骨骼伪影干扰,可行骨髓成像观察;⑥完全消除了辐射线对人体的危害,且无碘过敏之虞。其缺点是:①成像速度慢,成本费用高;②钙化病变显像不如 CT 有效;③颅内有金属物如银夹、眼内异物或配戴心脏起搏器的病人,不宜行此种检查,也不适于危急抢救病人的检查;④可出现幽闭恐怖综合征;⑤信号变化解释相对复杂,病变定性仍有困难。

【基本概念】

(一)磁共振加权成像

不同的组织存在质子含量(质子密度)的差别、T_1 值差别及 T_2 值的差别,这正是常规 MRI 能够显示正常解剖结构及病变的基础。我们利用成像参数的调整,使图像主要反映组织某方面特性,而尽量抑制组织其他特性对 MR 信号的影响,这就是"加权"。目前临床最常用的有 T_1 加权成像(T_1-weighted imaging,T_1WI)、T_2 加权成像(T_2-weighted imaging,T_2WI)、质子密度(proton density,PD)加权成像。T_1WI 主要反映组织纵向弛豫的差别。在 T_1WI 上,组织的 T_1 值越小,其 MR 信号强度越大。T_2WI 主要反映组织横向弛豫的差别。在 T_2WI 上,组织的 T_2 值越大,其 MR 信号强度越大。质子密度图主要反映不同组织间质子含量的差别,即质子密度越高,MR 信号强度越大。

(二)脉冲序列

射频脉冲、梯度场和信号采集时刻等相关各参数的设置及其在时序上的排列称为 MRI 的脉冲序列(pulse sequence)。MRI 脉冲序列的分类方法有多种,可按脉冲序列的用途分为通用序列和专用序列。按成像的速度可把脉冲序列分为普通序列和快速成像序列。目前最常用的是按采集信号类型进行的分类方法分为 FID 类序列、自旋回波类序列、梯度回波类序列、杂合序列等。MRI 脉冲序列相关的概念包括:

1. 时间相关的概念 重复时间(repetition time,TR)、回波时间(echo time,TE)、有效回波时间(effective TE)、回波链长度(echo train length,ETL)、回波间隙(echo spacing,ES)、反转时间(inversion time,TI)、激励次数(number of excitation,NEX)或信号采集次数(number of acquistions,NA)、采集时间(acquisition time,TA)。

2. 空间分辨力相关的概念 层厚(slice thickness)、层间距(slice gap)、矩阵(matrix)、视野(field of view,FOV)。

3. 其他概念 偏转角度(flip angle)或称激发角度。

【MRI 常规成像技术和新技术】

(一)MRI 常规成像技术

所谓常规 MRI 成像技术,是指各受检部位进行 MRI 检查时需要常规进行的 MRI 检查技术,包括成像序列(通常包括 T_1WI 和 T_2WI 序列)、序列的成像参数、扫描方位等。下面以 1.5 T 扫描机为例简单介绍临床上常见检查部位的 MRI 常规成像技术。

1. 颅脑 颅脑是 MRI 最为常用的检查部位,颅脑常规的 MRI 检查包括:①横断面 SE T_1WI;②横断面 FSE T_2WI;③矢状面 SE T_1WI 或 FSE T_2WI;有助于中线结构的显示;④冠状面 SE T_1WI 或 FSE T_2WI;有助于病变定位及近颅底或颅顶部病变的显示。

除上述常规检查外,颅脑检查常需要增加的检查技术包括:①横断面 IR-FSE FLAIR 序列,该序列有助于被脑脊液掩盖病变的显示,如皮层病变、脑室或脑池内病变等;②横断面 DWI 序列;③增强扫描:静脉注射对比剂(常为 Gd-DTPA)后,利用 SE-T_1WI 序列进行扫描,常规扫描横断面,必要时加扫矢状面或冠状面。

2. 垂体　MRI 是目前显示垂体最佳的无创性检查方法,垂体的 MRI 常规技术包括:①矢状面 SE T_1WI 序列;②冠状面 SE T_1WI 序列;③增强扫描:注射对比剂后,进行冠状面和矢状面 SE T_1WI。

垂体 MRI 检查根据需要可增加以下技术:①冠状面或矢状面 FSE T_2WI;②动态增强扫描。

3. 脊柱脊髓　MRI 是目前检查脊柱脊髓最佳的无创性检查方法。椎管内病变应该首选 MRI 检查。脊柱脊髓 MRI 扫描应该选用脊柱专用线圈,最好选用相控阵列线圈。常规扫描序列包括:①矢状面 SE(或 FSE)T_1WI;②矢状面 FSE T_2WI;③横断面 FSE T_2WI;④根据需要可增加冠状面扫描、脂肪抑制技术或增强扫描等。

(二)MRI 成像新技术

1. MRI 脂肪抑制技术　脂肪抑制是 MRI 检查中非常重要的技术,合理利用脂肪抑制技术不仅可以明显改善图像的质量,提高病变的检出率,还可为鉴别诊断提供重要信息。MRI 中脂肪抑制的主要意义在于:①减少运动伪影、化学位移伪影或其他相关伪影;②抑制脂肪组织信号,增加图像的组织对比;③增加增强扫描的效果;④鉴别病灶内是否含有脂肪,因为在 T_1WI 上除脂肪外,含蛋白的液体、出血均可表现为高信号,脂肪抑制技术可以判断是否含脂,为鉴别诊断提供信息。

2. MRI 水成像技术　MRI 水成像(water imaging)与水抑制是两个完全相反的概念,前者是使水显影,呈高信号,后者是使水受抑制,呈低信号,两者在临床的应用完全不同。两种技术在 MRI 发展的过程中,逐渐完善提高,两种均属 MRI 较新的特殊检查技术,临床应用广泛。

(1)MR 脊髓成像(MR myelography,MRM):近年来在临床上应用逐渐增多,成像效果与脊髓碘造影相仿,与 MRI 结合现已经基本取代了脊髓碘造影。主要适应证包括:椎管内肿瘤、椎管畸形、脊神经鞘袖病变、脊柱退行性病变、脊柱外伤等。

(2)MR内耳水成像:借助于耳蜗及半规管内的淋巴液作为天然对比剂成像,主要用于膜迷路病变的检查。

3. MRI水抑制技术　最常用于神经系统中常用序列为液体衰减翻转恢复序列(fluid attenuated inversion recovery,FLAIR)。

应用价值可表现在几方面:

(1)由于FLAIR抑制纯水信号减少了脑脊液流动伪影及部分容积效应,使靠近脑脊液的病灶显示率增高,如脑表面、皮层下、脑室旁等。

(2)对水肿敏感。从FLAIR原理中我们得知,组织间质中的结合水在FLAIR序列中仍显示高信号,故对水肿异常敏感。脑室旁间质水肿显示和病变区水肿的显示都明显高于TSE。TSE病灶与水肿混在一起,无法辨认,FLAIR使二者形成信号差异,水肿、病灶一目了然,起到模拟造影的效果,FLAIR测量的病灶大小与增强后的一致。FLAIR还有效显示了瘤体中的囊变成分;FLAIR在肿瘤的诊断中效果明显,我们对40例肿瘤病例研究发现,FLAIR对肿瘤的敏感性,水肿、肿瘤大小的测量方面,均较SE有优势。

(3)推断病变的性质。在SE序列T_2W中,缺血性梗塞新老病灶均可呈T_2W高信号,虽然T_1W低信号对陈旧病灶诊断有帮助,但仍有部分病灶T_1W呈等信号,FLAIR对纯水信号进行抑制,陈旧软化灶可成低信号,从而分辨出新老病变。

(4)帮助对组织成分的判断。对一些长T_1长T_2的病灶常规TSE难以区分囊肿和肿瘤,FLAIR则容易鉴别,FLAIR显示为高信号或稍高信号改变。

(5)病灶周界显示清楚。无论是梗塞灶、脱髓鞘、水肿FLAIR均比TSE显示的边缘锐利,有利于病变的观察测量。

4. MR血管成像技术　MR血管成像(MR angiography,MRA)已经成为MRI检查的常规技术之一,与DSA相比具有无创、简便、费用低、一般无需对比剂等优点。目前临床常用的血管成像方法包括时间飞跃法(time of fly,TOF)、相位对比法(phase contrast,PC)和对比增强MRA(contrast enhancement MRA,CE-MRA)等三种,其中前二种方法不用对比剂而借助于血液流动特性来制造对比。

(1)TOF-MRA:目前在临床上的应用最为广泛,主要用于脑部血管、颈部血管、下肢血管等病变的检查。分析TOF-MRA图像时,有几点需要注意:①如果 MRA 显示某段血管腔光滑整齐,没有狭窄,那么基本上可以认为该段血管没有狭窄;②可能出现血管狭窄的假象,由于湍流等原因造成的失相位可能引起血管某处血流信号丢失,从而出现血管狭窄的假象,常见的部位为血管转弯处和血管分叉处,前者如颈内动脉虹吸部,后者如颈内外动脉分叉处;③血管狭窄的程度常被夸大。血管狭窄处容易造成湍流,造成血流信号丢失,从而夸大狭窄程度;④动脉瘤可能被遗漏。动脉瘤腔内一般都有湍流,造成信号丢失,信号丢失严重者在重建的 MRA 图像上整个瘤腔可都不显示,从而造成漏诊。

(2)PC-MRA:与 TOF-MRA 相比,PC-MRA 在临床上的应用相对较少。临床上 PC-MRA 主要用于:①脑动脉瘤的显示;②心脏血流分析;③静脉病变的检查;④门静脉血流分析;⑤肾动脉病变的检查。

(3)CE-MRA:自 1990 年代中期推出后,得到大家的公认,在临床上的应用也日益广泛,现在已经成为临床不可缺少的 MRA 技术。与 DSA 相比,CE-MRA 具有无创、对比剂更为安全、对比剂用量少、价格便宜等优点。因此在临床上对于大中血管病变的检查,CE-MRA 几乎可以取代 DSA。目前 CE-MRA 在神经系统病变的临床应用主要可作常规 MRA 的补充,以增加可信度。主要用于颈部和脑部动脉狭窄或闭塞、动脉瘤、血管畸形等病变的检查。

5. MR 扩散加权成像技术　MR 扩散加权成像(diffusion-weighted imaging,DWI)是 1990 年代初中期发展起来的 MRI 新技术,国内于 1990 年代中期引进该技术并在临床上推广应用。DWI 是目前唯一能够检测活体组织内水分子扩散运动的无创性方法。

DWI 在临床上主要用于超急性脑梗死的诊断和鉴别诊断,急性脑缺血缺氧造成的主要是细胞毒性水肿。在 DWI 上,超急性和急性梗塞的脑组织表现为高信号。与常规 T_1WI 和 T_2WI 相比,DWI 可以更早的发现梗塞区的信号异常。

需要注意的是,其他一些脑组织病变在 DWI 上也可能表现为高信号,如多发硬化的活动病灶、部分肿瘤、血肿、脓肿等,在鉴别诊断时需要引起注意。

利用 DTI 技术进行的脑白质束成像不仅可用于脑科学的研究,在临床上也能提供一些有价值的信息,如肿瘤对周围白质束的影响、术前提示手术时应该避免损伤的重要白质纤维束等。

6. MR 灌注加权成像(perfusion-weighted imaging, PWI) 属于 MR 脑功能成像的一种,反映的主要是组织中微观血流动力学信息。PWI 是利用对比剂首次通过组织毛细血管床时组织信号的动态变化来反映组织微循环灌注情况的磁共振检查方法,能够量化地评估组织的微循环情况。当对比剂首次通过快速进入毛细血管床时,对比剂尚未进入组织间隙,造成对比剂的隔室分布,从而引起局部磁场的不均匀分布。采用磁敏感加权($T_2 * WI$)成像,可以检测到 MR 信号的下降,快速动态采集组织信号的动态变化情况,做出灌注曲线,再根据示踪剂动力学原理计算出各种灌注参数,包括 CBV、CBF、MTT 等。PWI 目前主要用于临床研究。采用的技术方法一般可得到组织血流灌注的半定量信息。临床上对于神经系统疾病研究相对较多的主要为脑组织 PWI。最常采用的序列单次激发 GRE-EPI T_2WI 序列。主要用于脑缺血性病变、脑肿瘤的血供研究等。

7. 波谱(MR spectroscopy, MRS) 是目前能够进行活体组织内化学物质无创性检测的唯一方法。MRI 提供的是正常和病理组织的形态信息,而 MRS 则可提供组织的代谢信息。大家都知道,在很多疾病的发生和发展过程中,代谢改变往往早于形态学改变,因此 MRS 所能提供的代谢信息无疑有助于疾病的早期诊断。但是目前在临床应用方面还处于研究和摸索阶段。

MRS 可以反映组织代谢状况,为临床诊断和鉴别诊断提供有价值的信息。其临床应用主要有以下几个方面:①脑肿瘤的诊断和鉴别诊断;②代谢性疾病的脑改变;③脑肿瘤治疗后复发与肉芽组织的鉴别;④脑缺血疾病的诊断和鉴别诊断。

在各种磁性原子核的 MRS 中,1H MRS 由于无需增加特殊硬件目前在临床上应用相对较多。这里简单介绍其在脑的应用。

脑 1H MRS 分析的主要代谢产物有:①NAA(N-乙酰门冬氨酸),主要存在于神经元及其轴突,可作为神经元的内标物,其含量可反映神经元的功能状态,其化学位移在 2.02 PPM。NAA 含量降低表示神经元受损。②肌酸(creatine, Cr),为能量代谢产物,在脑组织中其浓度比较稳定,可作为脑组织 1H MRS 的内参物,常用其他代谢产物与 Cr 的比值反映其他代谢产物的变化。Cr 的化学位移在 3.03 PPM。③胆碱(choline, Cho),主要存在于细胞膜，其含量变化反映细胞膜代谢变化，在细胞膜降解或合成旺盛时其含量增加。在脑肿瘤时，常有 Cho 升高和 NAA 降低，因此 Cho/NAA 升高，尤以恶性肿瘤更为明显。多发硬化等脱髓鞘病变如果 Cho 升高，往往提示病变活动。Cho 化学位移在 3.22 PPM。④乳酸(Lac)，为糖酵解的终产物，一般情况下 1H MRS 无明显的 Lac 峰，但在脑缺血或恶性肿瘤时，糖无氧酵解过程加强，Lac 含量增高。Lac 的化学位移在 1.32 PPM，有时与脂质(lipid)重叠，可采用改变 TE 的方法加以区别，在 TE=144 ms 的 1H MRS 上，Lac 波峰向下，在 TE=288 ms 的 1H MRS 上，Lac 波峰向上。⑤脂质(lipids, Lip)，由于脂质 TE 很短，因此一般 1H MRS 检测不到，如果出现明显的 Lip 的波峰，往往是感兴趣区接近于脂肪组织而受后者污染所致。在 TE 很短的 1H MRS 可以检测 Lip。Lip 可以在高级胶质瘤、淋巴瘤及转移瘤中升高，肿瘤坏死区也可出现 Lip。

8. 功能磁共振成像技术　目前临床中主要应用脑组织血氧水平依赖法(blood oxygen level dependent, BOLD)。脑组织内含有丰富的毛细血管，是脑组织与血液进行物质交换的部位。在脑组织毛细血管内含有含氧血红蛋白和脱氧血红蛋白，脱氧血红蛋白在高场磁体中具有磁化敏感效应，可使脑组织的 T_2* 信号下降，而含氧血红蛋白不具有磁化敏感效应，不使脑组织信号产生变化。这样，在含氧和缺氧血红蛋白之间造成了一个天然的信号对比。我们利用各种功能刺激，如手指运动、语言活动、声音刺激、视觉刺激、甚至疼痛刺激，相应功能区的动脉血供应就会相应增加，使功能区脑组织内含氧血红蛋白增加，脱氧血红蛋白的磁化敏感效应下降，使功能区信号升高。换句话来讲，脑组织没有功能活动时，毛细血管内的脱氧血红蛋白使脑组织信号降低，功能刺激后，新鲜血液动脉血增加，含氧血红蛋白增加，脱氧血红蛋白含量相对减少，使功能区信号增高。我们把有无功能活动的脑组织信号进行比较，就可以得到脑功能图像。在功能扫描中使用对磁化敏感效应十分敏感的 T_2* 加权像，在 T_2* 加权像当中，利用了脱氧血红蛋白和含氧血红蛋白之间的磁化敏感差异，从而检出功能信号。然而我们得到的功能信号实际上并不直接来自功能区的功能活动，而是来自功能活动引起的毛细血管内甚至是小静脉内的血液供应的变化，并不是脑实质的变化和真正功能区。

BOLD 法功能磁共振成像的临床应用应该说是多种多样的，如标记肿瘤与功能区之间的关系,其临床意义在于明确了功能区之后,可以最大程度地切除肿瘤的同时使功能区得到保护。使用功能成像可以显示出功能区的个体化差异。功能区脑肿瘤常常使功能区受压移位,脑沟回的解剖出现变化,有时很难去确定某些沟回的位置。使用功能图像可以提示功能区的位置,为临床中个体化优化手术方法,尽可能地保护功能区,最大限度地切除肿瘤提供直接的依据。针刺活检中,对于如何回避功能区也提供帮助。

【MRI 对比剂】

(一)使用 MRI 对比剂的目的

MRI 使用对比剂的目的在于:①提高图像的信噪比和对比噪声比,有利于病灶的检出;②通过病灶的不同增强方式和类型,帮助病灶定性;③提高 MR 血管成像的质量;④利用组织或细胞特异性对比剂获得特异性信息,可提高病灶检出率和定性诊断的准确率。

(二)MRI 对比剂的分类

根据不同的磁特性,MRI 对比剂可分为顺磁性、超顺磁性、铁磁性以及逆磁性四种对比剂,目前大部分使用和开发研制的 MRI 对比剂为顺磁性和超顺磁性物质。

现在临床上最为常用的 MRI 对比剂为离子型非特异性细胞外液对比剂,即钆喷替酸葡甲胺(Gd-DTPA),是最早在临床上应用的磁共振对比剂。商品名有马根维显(先灵公司)或磁显葡胺(北陆公司)等。

(三)Gd-DTPA 的临床应用

Gd-DTPA 为离子型细胞外液对比剂,不具有组织特异性,但可用于全身 MR 增强扫描。Gd-DTPA 的临床应用常规剂量为每千克体重 0.1 mmol,FDA 最大允许剂量为每千克体重 0.3 mmol。

目前临床上 Gd-DTPA 主要用于以下几个方面:①脑和脊髓病变,由于 Gd-DTPA 不能透过完整的血脑屏障,因此如果脑组织内出现强化提示血脑屏障的破坏,如肿瘤、炎症、梗塞等。增强扫描有助于发现病变和病变的鉴别诊断;②垂体腺瘤或微腺瘤的检查;③脑灌注加权成像,主要用于急性脑缺血的检查,也可用于肿瘤等病变的检查和研究;④对比增强 MRA(CE-MRA);⑤全身其他部位病变的检查,特别是肿瘤病变的检出、诊断及鉴别诊断。

(四)Gd-DTPA 的安全性及副作用

Gd-DTPA 是非常安全的对比剂,Gd-DTPA 的副作用发生率很低,文献报道为 1.5%～2.5%,多表现为头昏、一过性头痛、恶心呕吐、皮疹等。严重不良反应的发生率极低,约为百万分之一到百万分之二,可表现为呼吸困难、血压降低、支气管哮喘、肺水肿,可导致死亡。出现严重反应者多原有呼吸系统疾病或过敏史。

关于 Gd-DTPA 副作用的发生机理仍不清楚。目前,大多数作者认为主要与钆剂本身的化学毒性有关。Gd-DTPA 副作用的高危因素及其副作用的预防和处理均与水溶性含碘对比剂相仿。

【常见基本病理变化的 MRI 信号特点】

(一)脑水肿

脑水肿是脑部疾病最常见的基本病理变化之一,可见于多种脑组织疾病。因此认识脑水肿的 MRI 表现对于脑部疾病的 MRI 诊断非常重要。

1. **血管源性脑水肿** 血管源性水肿主要以自由水增加为主,因此在 T_1WI 上表现为低信号,在 T_2WI 上表现为高信号。T_2WI 反应间质性脑水肿比 T_1WI 更为敏感。存在于细胞外间隙的水分子扩散运动相对自由,因此在 DWI 上间质性脑水肿不表现为高信号,测量得到的 ADC 值往往高于正常脑组织。

有时在 T_1WI 和 T_2WI 上,肿瘤不易与周围血管源性脑水肿完全区分,可进行 Gd-DTPA 增强扫描。肿瘤和血肿周围的血管源性水肿由于血脑屏障破坏较轻微,Gd-DTPA 一般不易透过轻微破坏血脑屏障,因此一般无强化。炎症和脑梗死可引起较严重血脑屏障破坏,Gd DTPA 可以透过,因此常有强化,且更多见于脑灰质区。

2. **细胞毒性脑水肿** 细胞毒性水肿早期由于脑组织中总的水分仅有轻微升高,T_1WI 和 T_2WI 可无明显信号强度变化。有时急性脑梗死的信号强度仅有轻微变化,常规 MRI 方法有两点有助于病灶的发现:(1)T_1WI 虽然反应信号变化不如 T_2WI 敏感,但显示结构变化优于 T_2WI,皮层急性梗塞在出现信号异常前在 T_1WI 上可出现脑沟变窄、脑回肿胀模糊等形态改变;(2)T_2WI 对水肿引起的信号变化比 T_1WI 敏感,但早期梗塞脑灰质信号轻度增高容易被更高信号的脑脊液掩盖,这时如采用 FLAIR 序列抑制了脑脊液信号,有利于皮质异常信号的显示。

近年来在临床上推出的水分子扩散加权成像(DWI)技术是目前检出细胞毒性水肿最敏感的方法。细胞毒性水肿由于细胞外水进入细胞内,而细胞内的水分子受细胞膜等结构的束缚,扩散运动明显受限;同时细胞外间隙由于细胞肿胀而变窄,与正常组织相比,其中的水分子扩散也不同程度受到更多的限制。细胞毒性水肿在 DWI 由于水分子扩散受限,其信号衰减明显少于正常脑组织,因而呈现高信号,ADC 值明显降低。目前 DWI 技术已经广泛用于急性脑缺血的早期诊断。需要指出的是其他一些病变如部分肿瘤、血肿、活动期多发硬化灶、部分脓肿等在 DWI 上也可表现为高信号,应结合病史和常规 MRI 及增强扫描等进行鉴别。

3. 间质性脑水肿　间质性脑水肿常分布于侧脑室周围的脑白质内,自由水和结合水同时升高,在 T_1WI 上信号低于正常脑白质,但略高于脑脊液,在 T_2WI 上信号明显高于正常脑白质,但略低于脑脊液。在 DWI 上间质性脑水肿不表现为高信号,病变区 ADC 值常轻中度升高。

(二)出血

颅脑出血可发生于脑内、蛛网膜下腔、硬膜下及硬膜外,可由血管硬化、血管畸形、肿瘤、外伤、炎症等引起。MRI 在显示出血,判断出血时间和原因等方面有着独特的优势。由于脑内血肿在临床上最为常见,其信号演变较有规律。

1. 脑内血肿的 MRI 信号一般演变规律　一般可以把脑内血肿分为超急性期、急性期、亚急性早期、亚急性中期、亚急性晚期、慢性期。

(1)超急性期。是指出血的即刻,漏出的血液尚未凝固。实际上该期仅持续数分钟到数十分钟,临床上极少遇到。超急性期尚未凝固的血液表现出血液的长 T_1 长 T_2 特性,因此在 T_1WI 上表现为略低信号,在 T_2WI 上呈现高信号。

(2)急性期。一般为出血后 2 天内。在这一期红细胞的细胞膜保持完整,细胞内的氧合血红蛋白释放出氧变成脱氧血红蛋白。脱氧血红蛋白的顺磁性效应,造成局部磁场的不均匀,加快了质子失相位,因此血肿 T_2 值明显缩短,在 T_2WI 或 T_2*WI 上表现为低信号。细胞内脱氧血红蛋白对 T_1 值的影响较小,因此该期血肿在 T_1WI 上信号变化不明显,常表现为略低信号或等信号。

(3)亚急性早期。一般为出血后第3天到第5天。该期红细胞的细胞膜仍保持完整,细胞内开始出现正铁血红蛋白,因此该期也被称为正铁血红白细胞内期,细胞内正铁血红蛋白的出现一般从血肿周边向中心逐渐发展。由于细胞内正铁血红蛋白具有较强的顺磁性,使血肿的 T_1 值缩短,因此在 T_1WI 上血肿从周边向中央逐渐出现高信号。该期血肿在 T_2WI 上不表现为高信号,一般仍为低信号。

(4)亚急性中期。一般为出血后第6天到第10天。该期红细胞的细胞膜开始破裂,正铁血红蛋白溢出到细胞外,因此该期也称为正铁血红蛋白细胞外期。红细胞的破裂一般也是从血肿周边逐渐向中心发展。该期血肿在 T_1WI 上仍表现为高信号,在 T_2WI 上表现为从血肿周边向中心逐渐蔓延的高信号。

(5)亚急性后期。一般为出血后10天到3周。该期红细胞完全崩解,血肿内主要以正铁血红蛋白为主,但血肿周边的巨噬细胞吞噬了血红蛋白并形成含铁血黄素。细胞内的含铁血黄素具有明显顺磁性,将造成局部磁场的不均匀。因此该期血肿在 T_1WI 和 T_2WI 上均为高信号,但在 T_2WI 上血肿周边出现低信号环。

(6)慢性期。一般为出血3周仍至数月以后。血肿逐渐吸收或液化,病灶周边的巨噬细胞内有明显的含铁血黄素沉积。因此该期血肿逐渐演变为液化灶,在 T_1WI 上为低信号,在 T_2WI 上为高信号;周围的含铁血黄素在 T_2WI 上表现为低信号环,在 T_1WI 上为等信号或略高信号。

2. 关于出血 MRI 信号的几点说明　前面介绍的是脑内血肿 MRI 信号演变的典型规律,在临床工作中有些病例脑内出血的信号变化可能与之不符,可能的原因是:①个体差异;②出血确切时间很难认定;③病灶有反复出血;④病灶的大小差别;⑤在不同的场强下血肿的 MRI 信号演变可有差异。

【检查方法】

脑部 MRI 以横断面扫描为主,辅以矢状面或/和冠状面扫描以达到准确的立体定位。扫描程序常规采取自旋回波(SE)序列,T_1 加权像(T_1WI)、T_2 加权像(T_2WI),前者显示解剖结构较好,称为解剖图像;后者显示病变较佳,称为病理图像(表5-5);有时还采取质子密度加权像(PdWI)观察。为了观察脑血管病变,可行磁共振血管成像(MRA)技术,常用 TOF 法 2D 或 3D

血管成像。Gd-DTPA 对比剂增强可进一步提高探测脑部病变的敏感性和特异性,对于区分病变与水肿、肿瘤复发与术后改变均有莫大的帮助。

表 5-5 SE 扫描系列的技术参数

扫描程序	TR(ms)	TE(ms)
T_1WI	$\leqslant 300$	$\leqslant 30$
T_2WI	$\geqslant 1500$	$\geqslant 60$
P_dWI	$\geqslant 1500$	$\leqslant 30$

【正常表现】

脑白质含脂质及脂蛋白,故 T_1WI 上较皮质信号较高,而在 T_2WI 上则低于皮质信号。脑脊液的主要成分是水,在 MRI 上呈长 T_1 和长 T_2 信号特征,即在 T_1WI 上呈低信号,T_2WI 上呈高信号。颅骨内、外板因氢质子缺乏,因此所有成像图像上均为低信号;但板障中因含有丰富的脂肪和造血组织,在 T_1WI 和 T_2WI 上均呈条状高信号。脑血管及静脉窦由于血液流动效应呈无信号区,故能使血管直接显像。大脑镰和小脑幕等纤维结缔组织结构含水分及氢质子量很少,在 T_1WI 和 T_2WI 上均为低信号区。脂肪组织在 T_1WI 和 T_2WI 上均呈高信号,但其信号强度在 T_2WI 上比在 T_1WI 上有所衰减。(图 5-13)

【临床应用】

1. 脑先天性畸形　MRI 可立体地显示脑的细微解剖结构和病理变化,适宜于观察脑先天性畸形的细节,例如胼胝体发育不全、脑灰质块异位、髓鞘发育不全和脑结节性硬化等,特别是 Chiari 畸形,在矢状面 T_1WI 上观察效果尤佳,并可观察合并的颅脑畸形和脊髓空洞症。(图 5-14)

2. 颅脑外伤　MRI 对探测颅脑损伤及其并发症十分敏感,尤其适宜于脑底及脑干的损伤出血、皮层及皮层下灰质损伤、弥漫性轴索损伤、脑血管损伤以及虐待儿脑损伤等。弥漫性轴索脑损伤 CT 表现不明显或阴性时,MRI 常可见脑白质内及蛛网膜下腔出血;亚急性或慢性脑损伤出血灶 MRI 亦易于探测。(图 5-15)

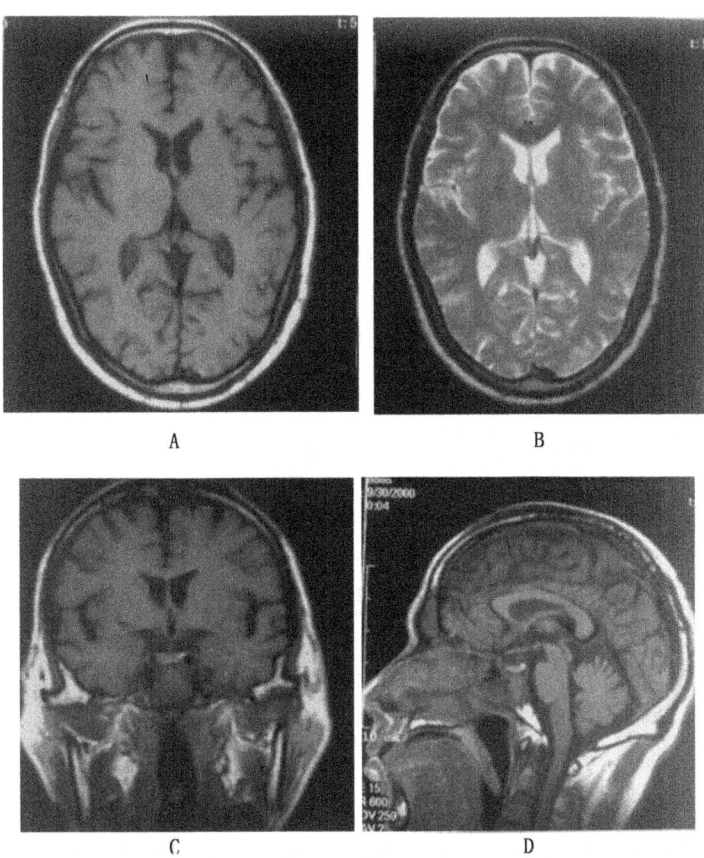

图 5-13 头部正常 MRI

A. 横断面 T_1WI　B. 横断面 T_2WI　C. 冠状面 T_1WI　D. 矢状面 T_1WI

3. 脑血管疾病　脑梗死发病 6 小时 MRI 即可显像,而 CT 通常 24 小时才能显示。多发腔隙性脑梗死、脑干和小脑梗死灶的探测 MRI 优于 CT;亚急性和慢性小出血灶、蛛网膜下腔出血也比 CT 优越,并可发现引起脑出血的原因例如脑动脉瘤或血管畸形等。磁共振血管成像可代替部分有创性血管造影,并可了解手术后血管病变有无复发及侧支循环情况。(图 5-16)

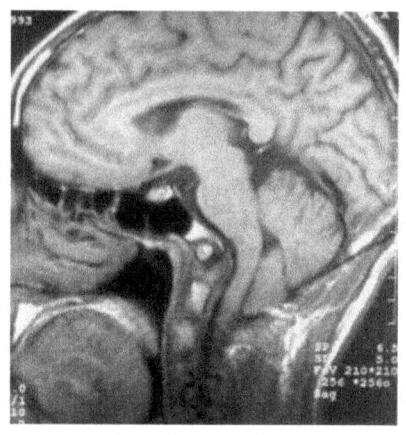

图 5-14　Chiari 畸形
矢状面 T_1WI 示小脑扁桃体下疝,延髓、颈髓后移成角

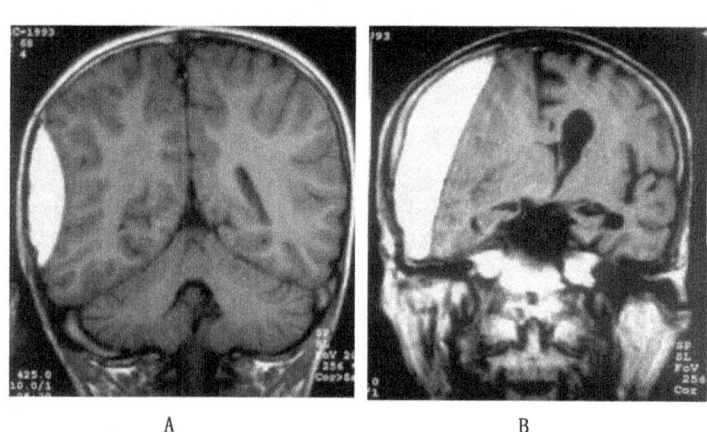

图 5-15　颅内血肿
冠状面 T_1WI 示　A. 右侧梭形硬膜外血肿　B. 右侧新月形硬膜下血肿

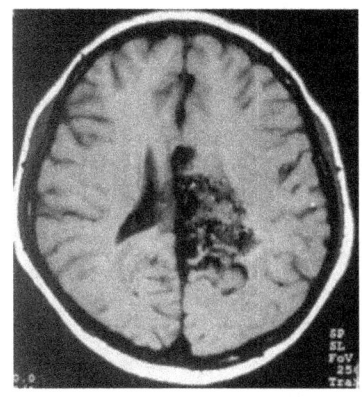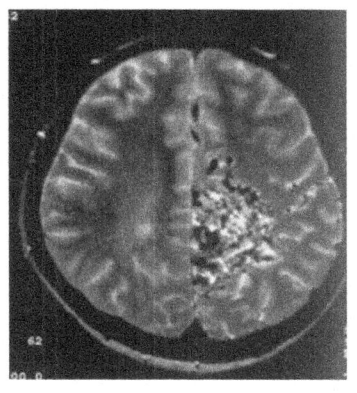

图 5-16　脑动静脉畸形

4. 脑肿瘤　MRI 对垂体微腺瘤、后颅窝肿瘤的探测,以及特殊组织肿瘤的定性例如含脂肪成分或黑色素瘤等特别有效。(图 5-17,图 5-18)

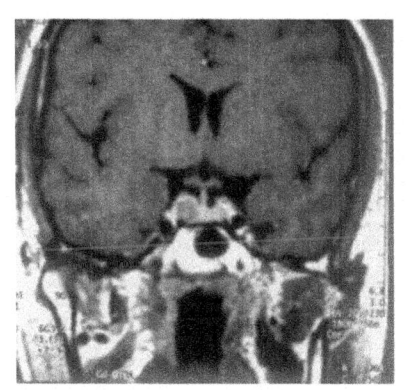

图 5-17　垂体微腺瘤

5. 颅内感染疾病　MRI 对各类脑膜炎、脑炎和脑动脉炎的探测优于 CT,当 CT 扫描阴性或不肯定时,MRI 是一个有效的补充。(图 5-19)

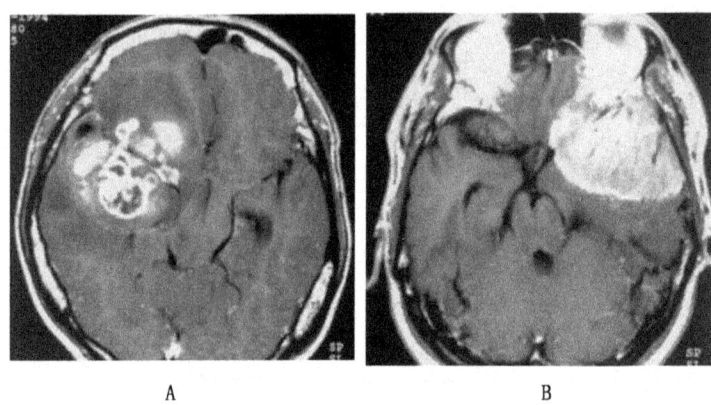

图 5-18 脑肿瘤
A. 星形细胞瘤,增强 T_1WI 示右额颞叶不均匀强化肿块,瘤内有坏死灶;
B. 脑膜瘤,左中颅底肿瘤均匀强化明显,边缘清楚

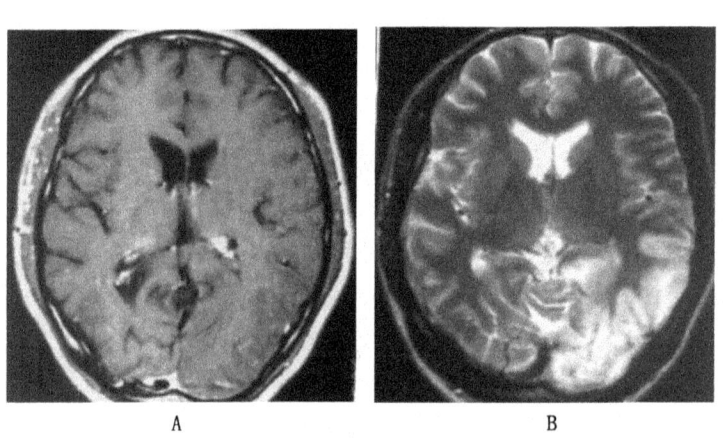

图 5-19 散发性脑炎
A. 左枕区脑皮质在 T_1WI 呈低信号 B. T_2WI 呈高信号

6. 变性脑病　MRI 能显示 CT 不能显影的脑变性疾病,例如海马硬化是药物不能控制的颞叶癫痫常见的原因,CT 扫描很难诊断,而 MRI 在 T_2WI 上常可见异常高信号灶涉及海马体部,或波及头、尾部及杏仁核,同时可见海马萎缩变小。

7. 脱髓鞘及其他脑病　多发性硬化文献报道 MRI 可发现 76%～100% 的脑硬化斑,而 CT 只能发现其中的 20%～50% 病灶。MRI 以 T_2WI 显示最清楚,且能发现小脑、脑干和脊髓多发性病灶。此外,对于蛛网膜囊肿、放射性脑病、妊娠毒血症脑病、酒精中毒性脑病和新生儿脑病等,均显示出其优越性。

六、脊椎及脊髓检查

脊椎和脊髓的放射学检查包括脊椎平片、脊髓腔造影、脊髓血管造影、脊椎 CT 和 MRI 等。脊椎平片和 CT 适于观察椎骨病变,CT 尚可观察椎间盘及椎管病变,观察脊髓病变则宜行脊髓腔造影、脊髓腔造影 CT 或脊髓 MRI,脊髓血管造影适宜于脊髓血管疾病的诊断。

(一)脊椎平片

【检查方法】

常规摄取脊椎前后位和侧位照片,需要时加摄斜位片以观察椎弓和椎间孔。

【正常表现】

脊椎椎体和椎弓围成的椎管,其内容纳脊髓和脊神经。椎弓根位于椎体后外方,正位上呈卵圆形。测量两侧椎弓根内缘间距离,代表椎管的横径,正常成人椎弓根间距最大值如(表 5-6)。椎间孔位于椎体后方、小关节突前方、相邻两椎弓根之间,其形状为圆形或椭圆形,边缘光滑。

表 5-6　正常成人椎弓根间距最大值(单位:mm)

部位	颈椎					胸椎											腰椎				
脊椎序列	3	4	5	6	7	1	2	3	4	5	6	7	8	9	10	11	12	1	2	3	4	5
最大宽径	28	31	33	33	31	28	24	22	20	20	20	20	20	20	20	21	25	29	29	30	31	34	39

【临床应用】

椎管内肿瘤平片改变主要是椎管扩大和破坏。观片时应注意以下几点：①椎弓根内缘变平或凹陷、距离增宽、严重者椎弓根破坏消失；②椎体后缘受压凹陷伴骨质吸收或硬化；③椎板变薄或消失；④椎间孔扩大；⑤椎旁出现软组织块影及钙化。脊椎平片阴性时不能排除椎管内肿瘤，应做进一步的检查。

(二)脊髓腔造影

【检查方法】

脊髓腔造影是经腰椎或小脑延髓池穿刺注入造影剂于蛛网膜下腔，以观察椎管造影剂充盈及流通情况，明确脊髓大小和外形，椎管内梗阻及充盈缺损的部位、范围和程度。造影剂可用空气、碘苯脂或非离子型碘水制剂例如 Isovist。碘油在体内吸收缓慢，长期潴留刺激产生慢性炎症和异物反应，引起蛛网膜广泛粘连，现已被可吸收的非离子型碘水制剂代替，后者神经毒性显著降低，可相当安全可靠地应用于脊髓腔的造影检查。

【正常表现】

阳性对比剂脊髓造影上，蛛网膜下腔呈柱状高密度影，中间稍低密度带状影为脊髓。脊髓有两处膨大，颈膨大位于颈椎$_3$至胸椎$_3$平面之间，最大宽径不超过 2 cm；腰膨大位于胸椎$_{9\sim12}$平面间。脊髓圆锥平腰椎$_1$水平，以下为盲囊，其下端位于骶椎$_2$平面，盲囊内见数条细线状透亮影为马尾神经和终丝。蛛网膜下腔随神经根伸入鞘管部分称神经根鞘囊，两侧基本对称，颈段鞘囊较短小，呈直角方向伸出；胸段较长且向下斜行，骶段呈树根状垂直向下外行。

【临床应用】

脊髓腔造影对椎管内肿瘤的定位和定性诊断均有重要的作用。髓内肿瘤大约占椎管内肿瘤的 10%，大多数为星形细胞瘤和室膜瘤；髓外硬膜内肿瘤约占 60%，以神经纤维瘤和脊膜瘤最常见；而硬膜外或硬膜内外肿瘤约占 30%，且以转移瘤多见，其次为神经纤维瘤和血管瘤。各部位椎管内肿瘤的脊髓腔造影表现如(表5-7)。

表5-7 各部位椎管内肿瘤的造影表现

部位	髓内肿瘤	髓外硬膜内肿瘤	硬膜外或硬膜内外肿瘤
阻塞程度	多为部分性	多为完全性	部分或完全性
阻塞面形态	对称性分流或大杯口征	偏侧性小杯口征	斜坡或梳齿状
脊髓改变	梭形膨大,无移位	受压变窄并移位	受压变窄,对侧移位
蛛网膜下腔变化	两侧变窄,对称性向外张开,无移位	患侧被撑开,对侧受压变窄	两侧变窄,向对侧移位
蛛网膜下腔外缘至椎弓根间距	<1.5 mm	<1.5 mm	>1.5 mm
神经根鞘囊改变	无变化	受压移位或不充盈	受压移位或不充盈

椎间盘突出症可见椎管前缘压迹或充盈缺损,神经根鞘囊闭塞;蛛网膜粘连可见部分梗阻,碘油分散且充盈不规则,固定变形,流动缓慢;若见到蚯蚓状迂曲负影应考虑脊髓血管畸形。

(三)脊髓血管造影

【检查方法】

脊髓血管造影分为选择性和非选择性造影法两种。

(1)非选择性造影法是经皮穿刺股动脉插入导管,并将导管送至主动脉的适当平面后,(颈段为主动脉弓,胸腰段在胸椎6~8水平),快速注入60%泛影葡胺40~60 ml,摄取前后和左前斜位系列造影片。

(2)选择性造影法在颈段选择椎动脉、甲颈干和肋颈干插管造影;上胸段选择第5~7肋间动脉;胸腰段选择第8~12肋间动脉和腰动脉插管造影,每次注药3~6 ml,摄取前后和左前斜位系列照片。

【正常表现】

脊髓血管由椎动脉和各节段根髓动脉参与供血形成的较大的脊髓前动脉和成对的脊髓后动脉两个彼此分隔的供血系统。脊髓前动脉较粗大造影片上容易观察,在脊髓前正中线垂直下降直到圆锥部,沿途有脊髓各节段的前根动脉汇入;脊髓后动脉左右各一支,在脊髓背外侧沟内下行直达圆锥,沿途接受脊髓各节段的后根动脉汇入,并互相吻合交通。

【临床应用】

(1)血管畸形造影上分为三型,即Ⅰ型动静脉瘘型;Ⅱ型血管瘤型;Ⅲ型婴幼儿型,其中Ⅱ型适于手术切除,Ⅰ、Ⅲ型适于供血动脉结扎或栓塞治疗。

(2)血管瘤常与小脑血管母细胞瘤并发,称为 Hippel-Lindau 病,脊髓血管造影显示为细网状或血管湖样瘤血管伴持久而清晰的肿瘤着色;富血管性肿瘤除了显示肿瘤血管和染色外尚可见邻近血管移位;

(3)血管闭塞造影上显示脊髓前动脉呈水滴或串珠状改变或伴有侧支循环,系老年人进行性肢体瘫痪的常见原因。脊髓放疗后软化造影上可见前根动脉或脊髓前动脉闭塞;

(4)脊髓外伤可显示脊髓血管损伤出血、受压移位及血液循环障碍,为临床治疗和评价预后提供可靠的信息。脊椎侧弯矫治、交感神经切除和主动脉瘤手术可能误伤脊髓供血动脉,造影可明确诊断;

(5)血管栓塞治疗适于多支分散供血动脉、不能耐受手术或治疗失败者、未彻底手术切除血管畸形的补充治疗或手术前的准备疗法。

(四)脊椎 CT

脊柱 CT 扫描可直接显示椎骨结构、椎间盘和椎旁软组织,以及椎管内病变,适于观察各种原因的椎管狭窄、椎间盘病变、脊椎和脊髓损伤、肿瘤和先天性畸形,但椎管内病变需配合脊髓腔造影 CT 检查。

【检查方法】

因检查目的不同而异。

(1)椎管狭窄对病变段行连续性扫描,层厚层距各 10 mm;

(2)椎间盘病变以每个椎间盘扫描 3~5 层为一组,包括上下位椎体及其椎间盘,薄层 2~5 mm 扫描;

(3)椎管内病变经腰穿注入非离子型造影剂 5~10 ml,翻动病人使造影剂均匀混合后,以层厚层距 5~10 mm 连续扫描病变区。富血管性肿瘤或血管畸形者,还宜行静脉内注射造影剂增强扫描。

【正常表现】

横断 CT 扫描上,可见三个标准层面图像,分别通过椎间孔、椎弓根和椎间盘层面。(1)椎间孔层面可见裂隙状椎间孔位于椎管前外侧,通过脊神经根。硬膜囊由脂肪衬托显影为光滑圆形或卵圆形,位于椎管中心。硬膜囊内含脊髓,因无密度差异 CT 上不能区分。(2)椎弓根层面可见椎体、椎弓根、椎板和脊突围成一个完整的骨环即椎管。在此层面适于观察椎管的大小和形状,正常椎管前后径 16~17 mm,下限为 11.5 mm,横径 20~24 mm,下限 16 mm。(3)椎间盘层面显示椎间盘呈软组织密度,后外方可见椎间小关节,黄韧带位于小关节突及椎板的内侧面,厚约 2~4 mm,超过 5 mm 为黄韧带肥厚。

【临床应用】

(1)椎管狭窄分为骨性和软组织狭窄,骨性狭窄又分为中心性和周围性椎管狭窄,后者指侧隐窝和神经孔狭窄。先天性椎管狭窄见于软骨发育不全;后天性椎管狭窄继发于脊柱骨折、炎症、肿瘤或退行性变等。临床上常出现一系列脊髓、神经和血管压迫症状,CT 上可观察椎管狭窄变形、测量椎管大小,并查明引起椎管狭窄的原因。退行性狭窄椎管呈三叶状变形,由于骨赘增生、小关节肥大、黄韧带肥厚和椎间盘突出所致。

(2)椎间盘病变有椎间盘膨出和突出,前者指椎间盘部分或完全超出椎体的边缘,但纤维环完整无缺,偶尔可见椎间盘内气体(氮气),称为真空现象;椎间盘突出是指纤维环破损,髓核经破裂处疝出于椎管或椎间孔,形成软组织肿块,压迫硬膜囊变形,硬膜囊外脂肪层变窄或消失,神经根增粗或淹没。

(3)脊椎外伤 CT 可见脊椎骨折脱位、骨折块分离并突入椎管,椎管内异物存留,并引起脊髓受压移位,对于脊髓水肿、出血、断裂、软化及损伤后空洞形成或萎缩,CT 扫描的作用有限。

(4)脊椎和脊髓肿瘤:脊椎肿瘤以转移瘤多见,累及椎体和附件,溶骨性破坏为主,偶尔可见成骨性转移,脊椎良性肿瘤有血管瘤、巨细胞瘤、动脉瘤样骨囊肿和骨母细胞瘤。脊髓肿瘤分为髓内、髓外硬膜内和硬膜外肿瘤,一般需行脊髓腔造影 CT,才能显示肿瘤的轮廓、脊髓受压移位以及肿瘤和硬脊膜的关系。

(5)其他尚有脊髓纵裂,CT 上可见脊髓分裂,其间以骨性、软骨或纤维分隔,可伴有皮肤窦道或色素斑块。脊髓空洞症在高分辨率 CT 扫描可见硬膜囊内低密度囊腔,脊髓膨大或萎缩,脊髓腔造影延迟 CT 扫描可见囊腔造影剂充填。

(五)脊椎 MRI

【检查方法】

脊髓病变 MRI 通常以矢状面检查为主,需要时辅以横断面或冠状面扫描;其次,脊髓肿瘤大多数应行 Gd-DTPA 增强以明确病变的部位和范围,并与水肿或术后改变区别。

【正常表现】

脊椎 MRI 的信号特征如表 5-8。

表 5-8 脊椎 MRI 的信号特征

	脊髓	骨皮质	骨髓质	脑脊液	韧带	纤维环	髓核	脂肪	血管
T_1WI	中	低	中	低	低	低	中	高	低
T_2WI	中	低	中	高	低	低	高	高	低

【临床应用】

(1)椎间盘变性:T_2WI 显示椎间盘变扁,信号降低且不均匀,椎间盘连同前后纵韧带一块向四周膨隆突出于椎体边缘之外,称为椎间盘膨出;椎间盘突出常呈局限性后突于椎管内,脊髓前缘受压后移,蛛网膜下腔变窄,硬膜外脂肪中断。(图 5-20)

(2)脊髓肿瘤:MRI 上显示局部脊髓增粗,呈长 T_1 和长 T_2 信号改变。髓内肿瘤以星形细胞瘤和室管膜瘤为常见,髓外硬膜内肿瘤常见于神经纤维瘤和脊膜瘤;硬膜外肿瘤以转移瘤常见,可伴有骨质破坏。(图 5-21,图 5-22)

(3)其他尚可观察脊髓血管畸形及血管瘤、脊髓空洞症、脊髓损伤性变化例如脊髓水肿、出血、软化、挫伤或断裂、萎缩、囊性变或空洞形成。总之,脊髓疾病的诊断 MRI 是最佳的选择。(图 5-23,图 5-24)

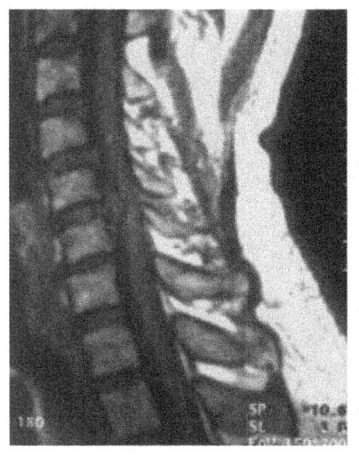
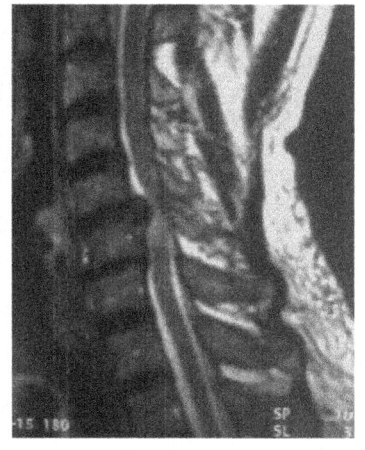

A   B

图 5-20 椎间盘突出

$T_1WI(A)T_2WI(B)$ 显示 C_{5-6} 椎间盘向后突出，脊髓受压

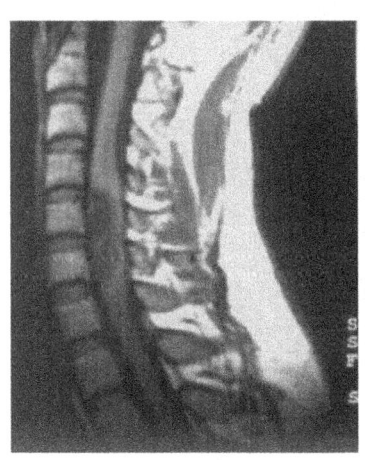
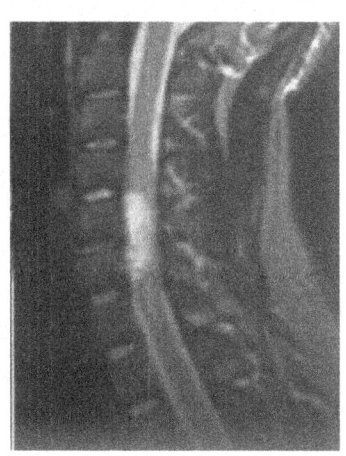

A   B

图 5-21 脊髓星形细胞瘤

C_{4-5} 平面脊髓增粗，肿块 $T_1WI(A)$ 呈低信号，$T_2WI(B)$ 呈高信号

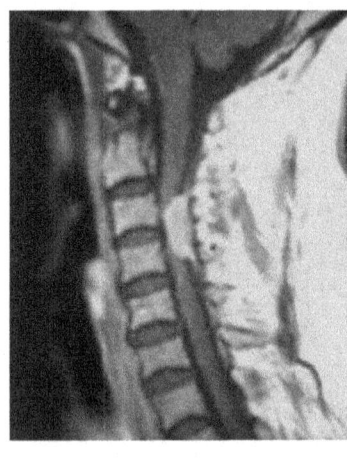
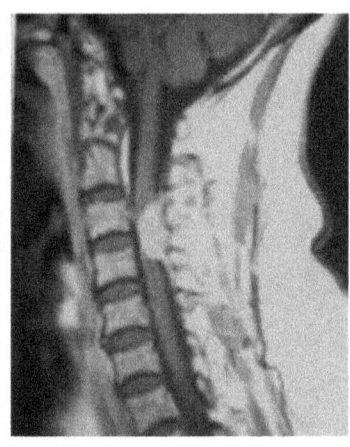

图 5-22 脊膜瘤

增强扫描示 C_{3-4} 平面强化病灶,可见"脊膜尾征"

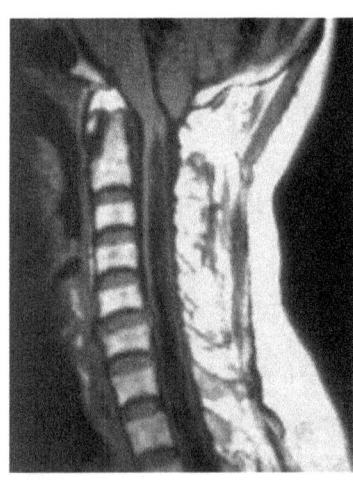
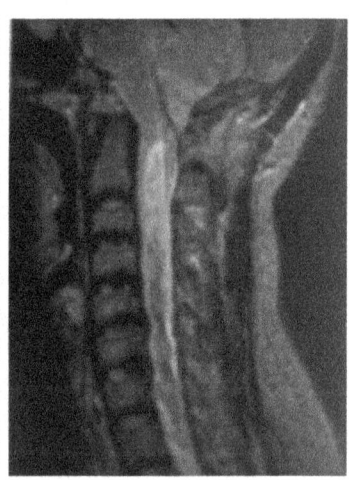

图 5-23 脊髓空洞症

颈髓普遍性增粗,空洞在 $T_1WI(A)$ 呈低信号,$T_2WI(B)$ 呈混杂信号,由于脑脊液搏动所致

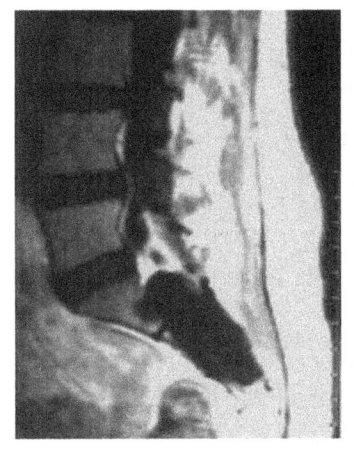 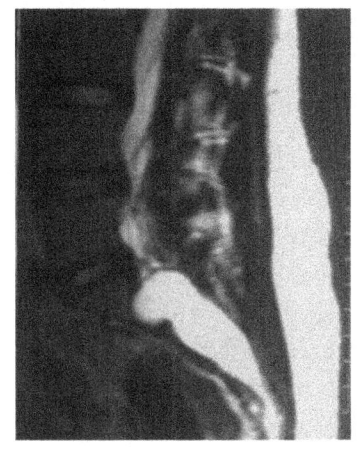

图 5-24 骶管囊肿

骶椎管扩大,囊肿 $T_1WI(A)$ 呈低信号,$T_2WI(B)$ 呈高信号

(刘 凡)

第二节 神经核医学

核医学显像技术在神经系统疾病中的应用主要有脑显像、脑血管显像、脑池和脑室显像、局部脑血流断层显像、脑代谢显像及神经受体显像等。近年来由于 SPECT 和 PET-CT 的应用,使核素脑显像不仅可观察脑的形态学水平;更主要是脑的葡萄糖代谢、蛋白质代谢、局部脑血流量及受体功能的研究,为神经系统疾病的早期诊断及基础医学研究提供可靠的依据。下面

重点介绍脑SPECT功能显像、脑池显像,并简要介绍PET-CT显像在神经系统的应用。

一、脑池和脑室显像

(一)原理

将无刺激和不参与代谢的水溶性显像剂注入蛛网膜下腔或侧脑室,显像剂随脑脊液循环,用γ照相机或SPECT在不同时间进行跟踪显像,可观察到脑池及脑室的形态和大小的变化,又可以了解脑脊液生成、流动和吸收等情况。

(二)正常显像

脑室显像是从侧脑室注入显像剂数分钟后,除对侧侧脑室不显影外,注入侧的脑室、三脑室、第四脑室相继显影,并迅速达各基底池,30～40分钟可见脊髓蛛网膜下腔显影;12小时内达大脑凸面。

脑池显像由腰椎穿刺注入显像剂后,30分钟～1小时显像剂到达蛛网膜下腔颈段,呈一长条带状放射性核素聚集影像,放射性分布均匀,边缘清晰、完整。3小时各基底池、四叠体池、胼胝体池和小脑凸面相继显影,前位和后位图像呈现"三叉"样影像,中间向上的影像是胼胝体池,两侧的影像是大脑外侧裂池,呈对称分布。随时间的延长,"三叉"样影像沿脑表面向上矢状旁区延伸。24小时放射性核素聚集于大脑凸面,主要聚集于矢状旁区,被蛛网膜颗粒吸收而进入血液循环;各时相影像基本对称。正常情况下脑室不显影。

(三)临床意义

1. 交通性脑积水　由于炎症、颅脑外伤等原因引起的脑脊液循环障碍和吸收不良导致脑积水。脑池显像的特点是脑池显影的同时因脑脊液返流入脑室而使脑室持续显影并扩大,24～48小时上矢状窦和大脑凸面无放射性出现,放射性滞留在脑室内。有时仅表现清除缓慢而无明显的脑室充盈。本法对脑积水的诊断与治疗方案的选择均有重要意义。

2. 阻塞性脑积水　脑室与蛛网膜下腔之间阻塞引起的脑积水;采用脑室显像可见阻塞部位以上脑室扩张,如脑室内有占位性的病变,可见脑室内有缺损区。脑室显像对于脑脊液分流术后疗效观察以及了解引流管是否通畅有帮助。

3. 脑脊液漏的诊断　脑外伤后所致的脑脊液鼻漏或耳漏。脑池显像中,鼻漏易于在侧位像上见基底池明显的外突袋状影,鼻道处有异常放射性聚集影像。耳漏在前位像见到外耳道处有异常放射性聚集。结合测量填塞在鼻道或耳道内棉球的放射性,即可诊断;但定位的精确度欠佳。

4. 脑穿通畸形囊肿的诊断　脑外伤后引起的脑穿通畸形;脑池或脑室显像可见病变部位有囊状的异常放射性浓聚;且放射性滞留时间较长。

5. 脊髓蛛网膜下腔阻塞　不完全性阻塞脑池显像可见局部放射性分布稀疏或缺损,显色剂上升缓慢。完全阻塞时则可见局部放射性中断,阻塞平面以上无放射性核素聚集。

二、脑血流的单光子发射计算机断层显像(SPECT)

单光子发射计算机断层扫描(single photon emission computer tomography,SPECT)仪是利用放射性核素在体内显影技术进行断层显像的一种仪器,能在活体情况下观察大脑功能活动与血流、代谢的关系。在神经系统主要用于脑显像、脑脊液循环显像及脑血流显像等。

(一)显像剂

常用的显像剂有^{99m}Tc-HMPAO(^{99m}Tc-六甲基丙二胺肟)和^{99m}Tc-ECD(双半胱乙酯)两种。它们物化性质均属于一种脂溶性高、不带电荷、分子量小的化合物,它们能通过血脑屏障,被脑细胞摄取,在血浆中清除快,主要通过肝胆及泌尿系统排泄。^{99m}Tc-HMPAO 的缺点是标记后容易降解,不能存放太久,使用不方便。而^{99m}Tc-ECD 标记物在体外比^{99m}Tc-HMPAO 稳定,使用方便,临床应用广泛。^{123}I-IMP(安菲他明)显像剂的特点是在脑组织中有再分布现象,通过再分布现象了解脑组织的活性,估计病人预后有意义。

(二)显像原理

利用^{99m}Tc-HMPAO 和^{99m}Tc-ECD 具有脂溶性、中性、分子量小的特点,静脉注入后经血液循环,通过血脑屏障而进入脑组织,其进入脑组织的量与局部脑血流量成正比关系,进入脑后经代谢转变成水溶性化合物,较长时间停留在脑内,无再分布;因此使用 SPECT 进行脑断层显像可获横、矢、冠三个断层面的局部脑血流图像。经特殊软件,计算机将各断层面重新组合为三维表面立体图像,能较准确对浅表病灶进行定位诊断。

(三)正常局部脑血流断层图像

国内外一些专家将SPECT局部脑血流(rCBF)断层面图像与解剖剖面及CT图像进行比较,发现它们均类似。SPECT反映的是脑代谢功能血流图像;正常横断面能清晰显示额叶、颞叶、顶叶、枕叶视觉皮质区、小脑、基底节、丘脑;灰质和白质对比清楚。对于一些小的结构难于显示,白质与脑室部位影像均淡,放射性分布明显减低亦难于区别。

(四)临床应用

1. 短暂性脑缺血发作(TIA)　TIA系指一过性脑血管缺血所引起的局限性脑功能障碍;症状发生迅速,消失亦快,通常持续数秒至数十分钟,并在24小时内完全缓解,不留任何神经功能缺损。生理学研究表明TIA患者有8～90天的局部灰白质血流异常,局部脑血流(rCBF)较长时间处于慢性低灌注状态,局部脑组织无特别病理改变;故CT和MRI对TIA的诊断价值不大。国外文献报告100例暂时性脑缺血中,82例CT检查正常。湖南医科大学湘雅医院报告34例TIA患者中,CT阳性率12.5%。应用SPECT采用半定量法rCBF显像阳性率为82.36%。表明rCBF显像比CT更灵敏地反映脑部缺血情况。Fayad认为SPECT检查TIA的阳性率高低,取决于检查时间,发病当天的阳性率最高,阳性率与显像时间距TIA末发时间有明显关系,距离时间越近阳性率则高。

近几年来国外报道用乙酰唑胺介入试验以提高rCBF显像对缺血性病灶的检出率。另外rCBF显像不仅仅作为一种能较早地诊断TIA,对预防脑卒中和疗效的观察均有重要价值。

2. 脑梗死　急性脑梗死发生后的48小时内,局部脑血流灌注发生严重障碍,rCBF显像较CT更灵敏地发现病灶。国内外文献报导,rCBF显像不仅能更早地发现脑梗死,而且发现低灌注缺损范围比CT低密度范围要大,平均大2.3倍,因为rCBF显像不仅能显示梗塞坏死灶,还可显示周围脑水肿和缺血区。特别对后颅窝区脑梗死,rCBF显像较CT更清楚的显示该部位血流变化。在部份脑梗死病人中出现梗塞病变对侧小脑半球rCBF减少,这种现象称为交叉性大、小脑失联络。Barch和Pantano等认为这是幕上的缺血灶使连接大脑皮质到对侧小脑神经通路中断,而产生对侧小脑的神经联系和机制受抑制有关。这种现象可以解释临床上出现的小脑机能障碍的症状与体征。另外rCBF显像对疗效观察和预后的评价均有一定临床价值。

3. 癫痫　癫痫是一组慢性临床综合征,以在长期病程中有反复发作的神经元异常放电所致的暂时性脑功能失常为特征。按照病因分为原发性与继发性癫痫两类：原发性癫痫病人无明显脑结构变化，仅见系统性代谢障碍所致生化异常。对于这类病人EEG和rCBF显像异常率均高，而CT价值不大。继发性癫痫是由于多种脑部病变和代谢疾病所致。国内外一些学者将rCBF显像与EEG、CT进行对比研究，结果表明，EEG异常率最高，但定位不如rCBF好，rCBF局限性异常率高于CT；但病因诊断以CT与MRI较好。它们都各有优缺点，几种检查手段结合可以相互补充提高对癫痫的定位诊断。癫痫发作期rCBF显像的典型表现是rCBF增高，发作间期该区出现rCBF减低。但少数病人也可出现非典型特征变化，如部分病人表现在病灶区的对侧或其他部位也出现rCBF减低，此时对癫痫灶的定位带来一定困难，必需结合其他检查才能定位。

4. 痴呆　痴呆是老年期常见的认知功能障碍综合征，65岁以上人群中的发病率超过6.7%。65岁以下人群也可发生痴呆，这种痴呆称为早老性痴呆（Alzheimer型痴呆，简称AD）。AD是最常见的一种痴呆，约占痴呆的50%，其次为多梗塞痴呆（MID）和混合型痴呆（MIX）占15%～20%。大多数痴呆病人SPECT脑显像均有局部脑血流改变。AD病程长SPECT表现为对称性两侧顶叶或颞顶皮质局部血流降低，但少数病人两侧皮层rCBF对称性降低不明显；rCBF降低发生率最高部位依次为两顶（95%）、颞、枕、额皮质，而丘脑、基底节、白质rCBF降低少见，未见小脑半球rCBF降低，这与Sackeim等报道及正电子发射扫描检查结果一致。有作者报道AD病人脑部CT表现大多有顶颞枕交界区脑萎缩，而脑显像显示该区rCBF降低。MID病人的脑显像表现为非对称性局灶性rCBF降低。患者病程短，一侧或两侧大脑多发的局限性rCBF减低，呈补丁样缺损，通常两侧rCBF减低不对称，rCBF降低范围可与受累血管支配的区域一致，基底节亦可因梗塞而rCBF降低。当皮质梗塞灶较大时，对侧的小脑半球rCBF亦降低，称小脑失联络。我们总结54例痴呆病人其中33例MID 21例AD病人，SPECT rCBF与心理学检查结果发现颞、顶叶rCBF降低（半定量法）程度与痴呆严重程度有显著相关性。

5. 闭合性脑外伤　头部受钝性暴力冲击发生的脑震荡、脑挫裂伤，临床表现意识丧失、神经功能紊乱等一系列症状，病理生理变化很复杂，据Lewelt和Abdel-Dayen等报道，外伤后脑皮质的组织代谢、氧代谢、局部血流均降低,在急性闭合性脑外伤早期阶段,受伤部位及周围组织或对侧面脑皮质轻度损伤,脑组织结构改变和水肿不明显时,CT是难以发现的,而SPECT可发现其rCBF降低,故认为SPECT显像比CT更灵敏,SPECT发现rCBF降低的数目多于CT异常区数,它显示病变范围亦大于CT所显示的异常区。湖南医科大学湘雅医院将60例急性闭合性脑外伤病人的SPECT与CT比较结果与Abdel-Dayen报道相一致,特别对60例中的45例轻型脑外伤病人中SPECT与CT均阳性的11例,仅SPECT阳性的28例,仅CT阳性的1例,SPECT与CT均阴性5例,表明在轻型脑外伤病人中SPECT的灵敏度明显高于CT,SPECT对临床诊断轻型脑外伤提供一项客观指标,为早期治疗及疗效观察提供一项可靠依据。

6. 其他 SPECT脑血流灌注显像在其他神经疾病如肝豆状核变性、抽动-秽语综合征、橄榄桥脑小脑萎缩以及抑郁症、精神分裂症等精神疾病中有异常发现,这些发现均有助于加深对上述疾病的理解并促进特殊治疗方法的发展。

三、正电子发射计算机断层显像(positron emission tomography,PET)

随着计算机和探测技术的发展,新型PET已将PET和CT两者的功能完全融合为一体,即PET-CT。它将CT解剖影像和PET的功能影像融为一体,所提供的影像既能精确定位又能反映分子水平的代谢,为早期诊断疾病提供了更为可靠的技术。PET显像首先应用的领域是脑科学,早在上个世纪70、80年代就已做出了突出的贡献,是体外无创性研究人脑功能的重要手段之一。临床上,PET显像在神经系统疾病中的应用主要有脑葡萄糖代谢显像、脑血流显像、神经递质、受体和转运蛋白显像及脑氧代谢显像等。

(一)脑葡萄糖代谢显像

人脑每分钟约消耗70 mg的葡萄糖作为脑细胞能量的来源,脑的葡萄糖代谢的变化可反映脑的生理活动或病理变化过程。用^{18}F标记的α-脱氧葡萄糖(FDG)进行PET脑显像,可获放射性分布影像,通过专门生理数学模型和复杂的计算公式,来计算局部脑葡萄糖代谢率和全脑糖代谢率。

PET显像除用于疾病的发病机制和脑生理活动研究外,临床用于癫痫病灶定位诊断,癫痫发作间期病灶区糖代谢减低,发作期脑葡萄糖代谢明显增加,亦用于帕金森病和亨廷顿病的早期诊断,早老性痴呆与多发性脑梗死痴呆的鉴别诊断,对脑肿瘤分期和分级、疗效观察均有帮助。对放射性坏死和肿瘤复发的鉴别,PET显像优于其他方法,放射性坏死部位往往出现放射性分布减低或缺损,而肿瘤复发则放射性增加。

(二)神经递质、受体和转运蛋白显像

根据不同研究的需要,使用不同特异性标记配体作显像剂,当显像剂注入体内后通过血脑屏障与脑内神经受体特异性结合,用PET进行断层显像,获神经受体在脑内分布图像,了解受体在脑内各部位的密度和功能。

临床应用多巴胺受体显像,可见巴金森病人尾状核与豆状核内多巴胺递质减少。多巴胺受体显像还可用于精神分裂症治疗的疗效观察指导用药等。早老性痴呆、原发性癫痫病人的γ-氨基丁酸与苯二氮䓬受体结合减少。亨廷顿病乙酰胆碱受体数量减少。

总之,PET显像使得人们可以在活体上探讨人脑思维功能和脑化学反应的关系。对癫痫灶(特别是顽固性癫痫)的定位,脑部肿瘤的定位、诊断和鉴别诊断,恶性程度的评价,脑部肿瘤术后、放射治疗后瘤体与坏死瘤组织的鉴别诊断,帕金森病的病因诊断,精神疾病的早期诊断和鉴别诊断,精神心理学的研究,痴呆病因的鉴别诊断,脑出血、脑缺血和脑梗死的早期诊断和鉴别诊断等均具有重要的临床意义。

(李新辉)

第三节 神经电生理学

一、脑电图

脑电图是将大脑神经元细胞的生物电活动通过脑电描记器加以记录和描记,由头皮电极记录到的脑电活动通常为 1~60 Hz,电压为 5~300 μV。与心电图的原理一致,是将生物电活动经放大加以描记。心电的测量单位是 mV,而脑电的单位是 μV。因此,脑电必须经过 100 万倍以上的放大才能充分地加以描记,这要求脑电描记器的敏感性很高。随着近代科学技术的进展,脑电的记录由需纸到无纸,从有线到无线,从低容量到高容量不断进步。近年来数字化脑电图使脑电技术进入了一个新的纪元。

(一)常规脑电图

虽然脑电图技术在最近取得了显著的进步,但常规的发作间期脑电图仍是诊断和治疗癫痫的最基本的检查。

1. 头皮电极　安置在头皮上用以导出脑电活动的导体称之为头皮电极。要求应该是良好的导体,易于安置、固定,不会给患者带来痛苦,不易磨损。常用的头皮电极有针电极、管状电极和盘状电极。通过电极膏粘连于头皮表面。

2. 电极安放

(1)普通电极应遵循国际临床神经电生理协会推荐的 21 个电极及其安放部位(早产儿及小头畸形例外);这些部位包括前额区、中额区、中央区、顶区、枕区、前颞区、中颞区和后颞区,还包括额、中央、顶区的中线部位以及参考电极耳极。目前 10~20 电极放置法已成为世界通用的标准方法,它简单、合理、基于明确的解剖标志,同时其电极间距相等、对称,便于安置及比较。电极的安放需要良好的固定,对不合作的婴幼儿必要时可用弹力绷带固定。对于24 h以上的长时间监测应使用5%的火棉胶固定。

(2)特殊电极:当普通头皮脑电图结果正常或有疑问时,常借助特殊电极以发现有意义的异常所见。颅外特殊电极主要有蝶骨电极、鼻咽电极、卵圆孔电极;颅内电极主要有硬膜下电极、皮质电极和深部电极。颅内电极主要在专业性诊疗中心应用。

3. 导联设置 每道放大器都有两个输入端,可分别接到两个电极上以记录其电位差,通常将这两个输入端称之为第1栅(G1)和第2栅(G2)。根据习惯,当G1的电位比G2为负时,要求记录到的波形是向上的(负相,阴性);反之,若G1比G2为正时,则波形是向下的(正相,阳性)。所以G1是放大器的负端,而G2是正端。用2种方式描记脑电:①单极导联:是将头皮各活性电极与同侧的参考电极相联结,其描记出的脑电图为各活性电极与参考电极间的电位差。经常使用的参考电极为耳极,设定耳极为零电位,来表示头皮各个活性电极的电位绝对值。②双极导联:是将头皮上的两个活性电极分别联结于脑电图G1极和G2极进行描记的方法。用双极导联法记录下来的是两个活性电极之间的电位差。在单极导联显示某一部位有异常波时,可以在双极导联上得到印证,即表现为在异常出现的部位可以看到异常波的位相倒置(或针锋相对)。双极导联的优点是较单极导联不易受到其他生物电如心电的影响,并可排除无关电极活性化所引起的伪差。双极导联必须和单极导联联合使用。单极导联是分析脑电图的基础,双极导联应结合单极导联的所见具体分析才能得出正确的结论。

4. 常用诱发试验 诱发试验是一组特殊程序,其目的是在进行临床脑电图记录时,放大或引出正常或异常的脑电图活动。诱发方法包括:

(1)睁闭眼:主要用于癫痫患者的异常波诱发和了解大脑在视觉刺激时的反应情况。方法为在单极或双极记录中脑电图描记平稳α节律出现较好且波幅较高时,令受试者睁眼并持续5~10 s,然后闭眼,间隔5~10 s后再重复,一般连续做2~3次。

(2)过度换气:做过度呼吸造成人为的呼吸性碱中毒状态,结果引起脑血管收缩,脑血流量减少,造成脑细胞环境的变化。它可以使常规脑电图中可疑的波形得到增强,有时可诱发出伴有临床发作的癫痫性爆发性活动。

方法为在闭眼情况下让被试者以每分钟 20~25 次的速度作有规则的深呼吸 3 min,或者不限定时间而只作 100~200 次深呼吸。过度呼吸完毕后还要继续描记 3 min。过度呼吸中及后要仔细观察患者的状态、主诉、身体活动等,如有变化则应立即记在记录纸上。如评价不满意,需等 5 min 后才再作第 2 次过度呼吸试验。

(3)闪光刺激:用强烈光线作闪光刺激视网膜引起脑电图功能的变化,它可诱发出发作性的异常波,特别是光源性癫痫患者有时可诱发出光敏性临床发作。方法为将闪光刺激器之闪光灯置于受试者眼前 20~30 cm 处,闪光灯发出的光线一般为青白色,光照 10 万烛光左右。1 次闪光持续时间 0.1 ms,闪光频率在 1~50 Hz/s 内连续可调,一般采用由低频逐渐改为高频为好。记录时应使用参考导联,室内灯光应减弱,但应避免黑暗,应尽量避免受试者直接睁眼暴露于闪光之中。对于光敏感的患者,要注意有引发癫痫大发作有可能,及时采取应对措施。

(4)睡眠及剥夺睡眠:睡眠对脑电图中的异常波具有很强的诱发作用。有 3 种实施方法即常规白天睡眠记录(用或不用安眠药)、剥夺睡眠后进行记录,全夜睡眠记录。

(5)其他刺激:听觉诱发、躯体感觉诱发、惊吓敏感性诱发和药物诱发。

5. 脑电图分析　脑电活动由脑电波组成,有波形、波率、波幅等可供分析。正常时波形整齐,呈正弦形,波率及波幅与年龄、描记部位、受检者意识状况等有关。波率指每秒波动数,常见波率分为四种:α、β、θ、δ。8~13 次/秒称 α 波,比 α 快的波为快波,14~30 次/秒叫 β 波,比 α 慢的波统称慢波,包括 4~7 次/秒的 θ 波及 0.5~3 次/秒的 δ 波。正常成人清醒时以 α 节律为主,在顶、枕部多见,波幅在 100 μV 以内;β 波常在额部、波幅低,有少数人以低波幅 β 波为主;θ 波在颞部可散在出现,波幅低(<25 μV),总量不超过 15%;几乎无 δ 波。儿童波率较慢,婴儿为杂乱的 δ 波,随年龄增长渐出现 θ 波为主,3 岁后可出现 α 波,7 岁以后渐以 α 波为主,θ 渐减少,至 16 岁脑波接近成人。儿童期波幅高于成人,α 波幅在 150 μV 以内,基线欠稳,深呼吸时常易出现慢波,停止深呼吸 15 秒后又可恢复。老年人波率较成人稍慢,如 α 波以 8~8.5 次/秒为多,快波也较成人多。各年龄组睡眠中基本节律受到抑制,可出现顶枕部尖波,睡眠纺锤及慢波。

除了波形、波率、波幅之外,脑波出现的形式、部位、对称性等也可供分析。出现异常波形、波形极不规整、波率过慢、波幅过高或调节很差、双侧明显不对称或局限异常等均为异常表现。出现棘、尖、棘慢、尖慢波综合，阵发性高波幅慢波等统称为痫性放电，有助癫痫的诊断。如某局部出现慢波或棘、尖波或波幅异常有助病灶的定位。脑电静息排除机器故障有助脑死亡的判断。有时常规脑电图不能发现异常，还可进行睁闭眼、深呼吸、声光刺激或睡眠等诱发试验，有时也可根据需要增加某些特殊电极提高阳性结果。如颞叶癫痫必要时可增加蝶骨电极，脑深部病变可加鼻咽电极描记。脑电图结果的分析必须结合临床。检查前应尽量停服抗癫痫药及镇静安眠药，以免影响检查结果。

(1) 正常脑电图的判定

成人：①基本波为 a 波或 a 波为主，分布正常；②两侧对称，左右对称部位的 a 波频率差不应超过 20%，波幅差在枕部不超过 50%，其他部位不超过 20%；③波幅不应过高，a 波平均波幅<100 μV；④在睁闭眼、精神活动及感受到刺激时，a 波应有正常的反应；⑤慢波为散在低波幅，主要见于颞部，多为 θ 波，任何部位均不应有连续性高波幅 θ 或 δ 波；⑥睡眠时脑波应左右对称；⑦无异常电活动，不论在觉醒和睡眠，均不应有棘波、棘慢波综合等。

儿童：①背景活动较成人较慢，并且根据不同的年龄而不同，一般来说，8 岁儿童的 a 波若低于 8 Hz 应视为异常；②觉醒时脑波的基本频率与同年龄组正常儿童的平均值相比，其频率差不慢于 2 CPS；③慢波为非局灶性，也无广泛性高波幅波群；④在过度换气中，脑波频率变慢，波幅升高，两侧应大致对称；⑤睡眠波一般应两侧对称；⑥不论在觉醒和睡眠，均不应有棘波、棘慢波综合等；⑦另外，6 Hz 的棘慢波综合，睡眠中小的尖锐棘波，6～7 CPS 和 14 CPS 的正相棘波，节律性中颞放电不应视为异常。

(2) 异常脑电图的判定

成人：①基本节律的平均波幅特别高或特别平坦，并有低波幅的慢波混入；②基本节律对于各种生理刺激一侧或两侧性缺乏反应；③基本节律波幅明显不对称，>50%；或两侧波率相差 20%；④超过正常量的慢波活动，特别是局灶性出现时；⑤觉醒和睡眠描记中有肯定的棘波、尖波、棘慢或尖慢波综合；⑥高波幅的慢波、快波爆发出现。过度换气中出现两次以上的爆发性活动；⑦睡眠时出现的顶部尖波、睡眠纺锤、K 综合波明显不对称。

儿童：如果不符合或有异于该年龄组脑电图基本特征，即为异常脑电图。每个年龄组的脑电图各有特点,注意区分。

(3)异常脑电图的描述

一般采用以下标准:①正常范围:与相应年龄正常脑电图无异。②边缘状态:正常背景活动的轻度量变。如两侧的波率不佳,波幅一过性不对称。③轻度不正常:背景活动的改变较为明显。④中度不正常:背景活动的量变加上波形的中等度改变。⑤高度不正常:高度的脑波量变和质变。

(二)动态脑电图(ambulatory EEG)

动态脑电图是指患者在 24 h 正常活动下携带监测设备进行脑电监测,也称为动态脑电图(AEEG)、脑电 Holter 或 Oxford。AEEG 监测的优点是允许患者在正常的环境中从事一些日常活动,并同时进行脑电图的记录。该设备是 1980 年由英国伦敦国家医院神经科研究所 Quy 研制成功,可以用于监测癫痫患者的癫痫样放电或发作,也可以同时记录脑电、心电及肌电以监测发作性意识丧失的患者。盘状电极由火绵胶固定,前置放大器距离头皮电极很近,引出的脑电信号经由很短的导线以避免体动伪差及外部的干扰。电极的安放不同于一般脑电图;避开容易产生肌电伪差的额颞部,根据临床的需要安放电极。其中一个导联也可连接数字定时器,以准确地记录下发作出现的时间。脑电信号可记录在标准的录音磁带上;120 min 的磁带可以记录 24 h。任何发作的事件均可在记录过程中加以标记。并在回放中寻找和检索。患者携带的记录装置为一整体结构且非常轻便;安装的电极和前置放大器均在头发下面,导线通过衣服与记录盒相连。许多患者在 24 h 的记录过程中可以没有任何妨碍。如果患者或家属认为有了发作,即按下按键以作为标记。

记录完成后,在电脑上用软件进行回放分析;近年来,各种软件的出现已替代了过去所需的大量人力及时间,并且数据分析也变得非常准确和简便。近年来,携带式脑电监测仪随着科学技术的发展已得到不断的完善,计算机自动监测系统及其各种分析软件的导入已为此项检查技术的使用开辟了广阔的天地。

在选择 AEEC 监测记录仪时应考虑以下方面:仪器的大小和重量、记录的容量、信号存储方式、可以记录的导联数、记录的时间长短及配备的分析软件等。

常规脑电图仅有 40%～50% 的病人能记录到暴发性异常,而动态脑电图可达70%,如果增加次数可达75%～90%。棘波检出率可达80%以上,而常规脑电图只有30%。常规脑电图能够探测到的发作仅有10%,而动态脑电可达20%,如果延长时间可达40%。

(三)视频(录像)脑电图(vidio EEG)

有关 VEEG 的报道应首推由 Gastaut 和 Bert 所记录正在看电影的正常人脑电图,及由 Hunter 和 Jasper 用摄影技术所拍摄的癫痫发作时的情况。对患癫痫的新生儿进行电影拍摄,以及在巴黎的 Ste. Anne 第一医院应用无线遥测技术和分屏电视技术来研究行为活动对发作间期脑电图的影响。以上这些先驱性工作的共同特点都是创新性地应用当时现有的技术,来实现一个明确的目标。后来,在研究工作中又将脑电图与录像技术结合起来,以利于准确地对发作时及发作后的情况进行观察定性。

VEEG 检测设备由4个基本部分组成:①脑电图记录仪;②多项生理参数记录仪;③录像记录设备;④时间同步显示仪。可根据实验室的需要、监测环境、神经生理医师的偏好,以及设备生产厂家设计的不同,可以对上述四部分进行不同的设置。但不管如何设置,均应最起码保证监测系统能够精确地提供有关脑电活动与临床发作在时间上联系的信息。随着计算机数字化技术的快速进展,脑电图及录像视频信号均可实现数字化记录和储存,各种设置都成为可能,计算机大容量的内存及光盘可以实现高质量的 VEEG 监测。

1. 脑电图　可使用标准多导脑电图仪或者能够将模拟脑电信号数字化的计算机系统。参照国际标准来安放电极,但对新生儿、婴儿或儿童以及某些成人的特殊头围,可以改变电极的安放方法。为了特殊的诊断目的,可采用蝶骨电极、颅内电极,以及其他介入性电极。来自电极的脑电信息经导线或无线传送到监测系统,导线传送可做到脑电信号的最大保真度,无线遥测传送(telemetry)经常受空间内其他无线信号的影响。无线遥测系统的优点是可允许患者有一定的活动空间(当然会在关键时刻患者脱离了镜头或没有正对镜头的可能性)。但无线遥测中须有繁杂的头部器件及传送系统,与无线遥测系统的某些技术问题相比,有线传送越来越为临床所接受。导联的选择因所研究目的不同而各异。根据不同的机器,导联可在记录前进行选择(标准多导脑电图仪)或在数据分析时进行设定(计算机辅助系统)。

2. 多相生理参数描记法　为了帮助记录睡眠各期,标志心率、呼吸或血压的变化,以及弄清脑电图变化与临床录像所见之间的关系,有时可采用多导生理参数的描记法。可根据所要监测的目的来选择监测方法。但不管如何选择,均应包括同步的脑电图监测及录像监测。可辅助选择的方法有:心电图监测、眼动电图监测、呼吸监测、血氧监测、呼气末二氧化碳监测、肌电图以及血压的监测等。

3. 录像记录　录像记录系统包括:摄像机、镜头、支架、暗盒或视频记录仪以及光源。可根据监测目的来选择应用上述各部分。可采用彩色或黑白摄像。彩色摄像可能提供一些重要的临床信息,如患者面部表情的改变(潮红、苍白或发绀)。黑白录像在暗光线条件下应用最佳,例如在床边监测或在采用红外线摄像的暗室中进行夜间睡眠监测时。焦距及角度由技术人员准确地遥控,以确保患者一直在视野中且对焦良好。有些实验室采用两个摄像机:一个用来显示全身情况,另一个用来显示面部情况。摄像机可固定在各种不同角度上进行监测,这取决于实验室的配置、患者年龄、所怀疑的临床发作性事件的特点,以及是在实验室还是在床边监测等。但不管安放到何处,摄像机必须固定以防止出现晃动且保证显示的图像清晰。如果采用自然光,确保患者的位置不在镜头与光源之间是重要的,此时可将镜头放在高于所有窗户的地方,但不要放在窗户的对面。光源也很重要,设计实验室时必须考虑到患者可能需要长时间的监测,所以照明的效果应使患者有舒适感且适合进行阅读或其他的日常活动。另外,光源不要产生过多热量,也不要在患者身上或面部投下阴影。当进行全夜监测时,应使整个实验室暗下来而采用红外线监测,这时,就需要黑白摄像机以及低频光镜头。如有能够发射高强度红外光的设备,则可以在完全黑暗的情况下应用彩色摄像机。录像系统可选择的范围很广,其价格范围也有很大差异。理想的安排是有一个播放质量较高的摄像机,其效果应适合作教学示范;配备一名技师或摄像师,以保证在现场随时调整摄像角度、光源及焦距等,以获得最佳录像效果,也可通过专门为监测需要而设置的录制系统,这主要包括固定安放在床上方的摄像机。固定的摄像机必然会降低监测的效果,因为患者在长时间监测中可能处于活动状态。带可遥控追踪装置的摄像机可以始终有效地进行监测。不良的摄像系统将会降低监测的敏感性,如对于一些可疑或局灶轻微的发作造成判断困难。

4. 时间的同步化及显示　要求所有的记录设备在时间上保持同步化,

这样可保证明确临床、多参数记录情况以及脑电活动三者之间的时间关系。这可通过一个时间同步器来实现，相同的时间信号显示在脑电图/多导描记图或数字化脑电图以及视频图像上。当多个视频图像和数字化脑电图像要在一个屏幕上显示时，就可应用分屏设备。现代的监测设备一般都有分屏和全屏显示功能，在记录时采用视频和脑电图像的全屏显示，在回放时则为重建的分屏图像。有些设备还能够显示某些参数的数值，如心率、呼吸频率、氧饱和度、呼气末二氧化碳值及血压等。

5. 仪器的设置　监测设备各组成部分的设置因不同情况而各异，取决于仪器生产厂家、不同的患者群、所购得的仪器、预算情况、辅助人员配置情况、特殊的临床目的，以及神经电生理医师的经验等。如果选择仪器的范围受限，那么监测的某些特殊目的将难以达到。应当认识到，当前监测技术发展很快，导致很多新技术设备的产生，如数字化脑电图的存储（应用磁带、视盘、大容量硬盘等）技术、网络信息服务、脑电图与视频信号同步存储设备、在与脑电活动相匹配的视频图像上进行标记（或反之），以及实时发作识别技术等等。

长时间录像脑电图监测（long-term VEEG monitoring，LTM）与常规脑电图及动态脑电图相比，可以通过观察和分析临床发作的全部过程以及与发作过程时间相一致的脑电改变而获得更准确的诊断信息，进而选择更合适的治疗来达到控制癫痫的目的。LTM可用于鉴别癫痫性发作和与癫痫相似的非癫痫性行为改变，如LTM可以鉴别发作是心因性发作还是癫痫性发作。在临床实践中，心因性发作与癫痫性发作可能同时存在，在合理而充分的抗癫痫治疗状态下如发作仍频繁，就要考虑到非癫痫性发作或假性发作的可能性，有必要进行长时间监测加以确定。如果确定是癫痫发作，则应调整用药或增加抗癫痫药物（AED）的剂量或寻求其他的治疗方法。如果是心因性发作，那么增加AED的剂量则对患者无益且可能导致药物中毒。

VEEG监测在癫痫的诊断方面有着非常重要的意义，目前在各癫痫中心已作为常规应用。Walsh使用VEEG对622名的监测结果表明：50%可以获得有助于诊断的信息，10%的患者在监测中出现一次发作。对于复杂部分性发作具有诊断价值，同时有助于鉴别非癫痫性发作及假性发作。在部分性发作的成年患者中，一次常规觉醒脑电图显示发作间歇期脑电图癫痫样放电（interictal epileptic discharges，IED）的概率约为30%~40%。这一比率在患儿或全身性发作患者中则可能会提高。多次常规脑电图记录的作用有限,可能有41%的部分性癫痫患者无法记录到IED。由常规脑电图记录到IED的癫痫患者中,45%～81%的病例是在第1次记录时就已获得。在最终通过常规描记获得IED的患者中,有92%～99%的患者是经过4次描记后得到的,再重复进行常规描记则收效甚微。对于反复常规脑电图结果阴性的患者而言,持续24 h的LTM可能有助于发现少见的IED。发现癫痫样放电有助于对癫痫患者进行评估,有时对于没有发作的患者也很重要。例如,一个语言功能发生衰退但无发作史的儿童,如果存在特征性的IED,则可诊断Landau-Kleffner综合征。采用以下手段可提高脑电图诊断的阳性率:①延长描记时间;②增加电极的安放;③完善导联的设置;④充分施行各种诱发试验(包括睡眠诱发);⑤配合录像同步监测。

(四)特殊电极的应用

1. 鼻咽电极(nasopharyngeal electrode) 因插入鼻咽电极会给患者造成痛苦,在临床上使用较少。其方法是经鼻孔插入一个(或一对)特殊金属电极,将其顶端置于颅底下方的鼻咽部,并以此描记脑电图。一般适用于额叶前下方病变及前颞叶病变。鼻咽电极较柔韧,易于被插入和定位,可由医师或经过特殊训练的技师操作,无需局部麻醉。对不能耐受的患者,需经鼻腔喷药作表面麻醉。有证据表明,鼻咽电极如定位准确可记录到来自内侧颞叶的电活动,如果记录到的局灶性放电与蝶骨电极相似,这表明放电可能是经附近颅骨孔(卵圆孔)传导的。遗憾的是鼻咽导联容易产生伪差,其中最令人困扰的是因鼻咽肌收缩而产生的棘波样伪差,这些肌源性电位的外形与癫痫样放电很难区别。如果与冠状双极导联在邻近颞区头皮描记的无伪差记录相比较,可使这一问题得以解决。鉴于鼻咽电极应用中的困难,很多实验室均优先选择相对无伪差且操作方便的蝶骨电极。

2. 蝶骨电极(sphenoidal electrode) 蝶骨电极能对前颞底部(常见的颞叶癫痫源)的电活动进行较为满意的记录。一般采用一根除尖端镀银导电其余部分均绝缘的细导线,经套管针引导插入,到位后退出套管针头,留下导线备用。但蝶骨电极进行精确地定位较为困难,且插入时须局部麻醉及外科操作,这使蝶骨导联的应用受到限制。在临床应用中多限于颞叶癫痫的术前定位,需要捕捉数次临床颞叶发作。在做皮质电极或深部电极脑电图之前,一般应先进行蝶骨电极导联检查。冯应琨等(1983)报道2 000例,使用5～6 cm长的消毒针灸针,进针部位在颧弓中点下2 cm乙状切迹处即"下关穴",进针时让患者口微张,不要咬牙,约向上15°插入4～5 cm直达骨壁(卵圆孔附近)。在155例怀疑颞叶癫痫的病例中,蝶骨电极较头皮电极诊断的阳性率提高30.33%;在765例可疑颞叶癫痫表现为癫痫大发作的病例中,阳性率也提高15.16%。针灸毫针作为蝶骨电极使用简便、安全、可靠,可作为短时间常规脑电图检查使用。由于长程脑电图监测安置电极不能影响到患者的睡眠、说话和进食,还应该使用传统的蝶骨电极。

3. 卵圆孔电极(foramen ovale electrodes) 这是20世纪80年代中期采用的作为内侧颞叶癫痫术前评估的一项新方法。卵圆孔电极有多种优点:与立体定向深部记录相比,其安放相对简单,对大脑是非创伤性的;很容易耐受;在延长期表现了稳定的记录;与传统的表面电极相比较,卵圆孔电极有更好的信噪比,能提供更准确的定位信息。因此它们适合于癫痫手术患者的术前评估。

卵圆孔电极的插入能够在局麻下进行操作,然而目前在其发明地苏黎世,这项操作在全麻下进行。对着卵圆孔的方向,从口角一侧3 cm处插入。也可以将针的方向对着下眼睑瞳孔的边缘中间。当针通过卵圆孔时,患者经常出现躲避和咬肌的一过性收缩。退出管心针以后,有几滴脑脊液流出,然后电极被小心地在放射探测仪控制下安放。电极被一个特殊的夹子单独地固定在皮肤上。电极穿透皮肤的地方用纱布和胶带覆盖。在整个记录期间,需抗炎治疗。卵圆孔电极在苏黎世从1984年至今共做了218例患者,均为难治性部分性癫痫有或无继发全身性发作。在植入卵圆孔电极以前,大多数患者高度怀疑为颞叶内侧癫痫灶。严重的并发症包括蛛网膜下隙出血,可导致短暂的脑桥上部损害症状。70%的患者被报告有一过性的口角感觉迟钝。

4. 颅内电极(intracranial electrode) 当非创伤性的方法不能确定发作的起源时,就会使用颅内电极。颅内电极包括皮质电极或深部电极(插入脑组织)。

(1) 皮层电极(cortical electrode)有三种用途:术中作致痫灶的验证,并可在皮层电极的指导下行软膜下横纤维切断术或皮层电灼术;对于非侵袭性检查难以确定的癫痫行侵袭性检查,术后接长程脑电监测;术中皮层刺激进行功能区的确认。这是一种高度专业化的技术,仅用于神经外科手术室。

(2)深部电极(depth electrode)深部电极是在立体定向的引导下,采用外科手段向皮质或皮质下任一部分插入深部针电极,从而获得该部位脑电图的唯一方法。另一种情况也可用于术中协助深部致痫灶的确认,以求全部切除致痫灶。一些学者认为:癫痫过程有相当大的个体差异,涉及区域可能包括颞叶或脑的其他部分,并不仅限定于某个核团。因此,在一个较大的区域内植入深部电极均可有助于癫痫源区的定位。这种较大的覆盖面积有利于其后对可能切除的区域进行功能性定位研究。其他实验室则认为,癫痫活动主要集中于颞叶特殊结构,如海马回、颞叶钩回或杏仁核,因此植入电极应瞄准这些结构。为选择适于进行此项检查的患者,现已制定了严格的标准。这些标准在各实验室不尽相同,通常包括:①患者有局灶性癫痫的长期病史,经不同种类的足量抗癫痫药物治疗,抗癫痫血药浓度达到有效范围而未能得到有效控制的难治性癫痫;②因频繁的癫痫发作而影响到患者的生活质量;③癫痫病灶部位明确而单一;④局部癫痫灶切除不会引起严重的脑功能障碍。

二、诱发电位

(一)诱发电位的定义和特点

诱发电位(evoked potentials,EPs)系指神经系统在感受外界刺激过程中,产生的生物电活动,有助于确定神经感觉及运动传导通路有无病变,更有助于发现潜在病变而有利于早期诊断,也可用于观察病情变化、判断疗效、估计预后、指导治疗。诱发电位的出现与刺激之间有确定的和严格的时间和位相关系,即所谓的"锁时"特性,具体的表现为有固定的潜伏期,潜伏期的长短取决于若干因素:刺激点与记录点之间的神经传导通路长度;冲动沿神经传导的速度;传导途径中所经过的突触数量;每个突触延搁时间。无论生理或病理状况改变了这些因素都可引起潜伏期的变化。

(二)基本原理

人的感觉器官(如眼、耳、皮肤感受器),在接受光、声、微弱电流等特定的诱发刺激后,循特定神经通路将感受信息向中枢传递,其信息在神经通路的各个水平不断组合,最后达到大脑皮层,引起一连串电活动,这种诱发电活动通常只有0.3~20微伏(μV),比自发脑电活动波幅低很多,常被淹没在自发性脑电活动中而无法辨认,通过计算机叠加平均后使信号与脑电噪音分辨出来,由于刺激信号与诱发脑电之间具有严格的时间关系,故各波有助判断其所代表的通路水平结构完整性及功能状态,发生病变时可出现潜伏期、波幅及波形改变。同样原理亦可用于检查运动系统。此外诱发电位与大脑皮层的机能状态和复杂的心理活动有关,故除提示感觉、运动通路功能外,也可反应皮层功能及心理功能。

临床常用的有视觉诱发电位(VEP),脑干听觉诱发电位(BAEP)和体感诱发电位(SEP)三种,还有运动诱发电位(MEP)和长潜伏时电位 P_{300} 已有不少应用报导。

(三)诱发电位的分析

各种诱发电位有其特定的波形和波的数目,各波形出现时间亦较恒定,根据刺激后各波是否出现,波峰的潜伏期(ms)、波幅高度(μv)、两侧波幅差(%)、波形等与正常值或与健侧对比确定其传导通路有无病变,潜伏期延长大于正常均值±标准差 2.5~3 倍即为异常,波幅降低、波形消失、欠清或不整亦为异常,严重受损时波形消失。

1. VEP 眼受光或翻转棋盘格图形刺激后在枕部记录到 VEP,一般出现 3 个正相波,P_3 为较大正相波,潜伏期为 $100±4.4$ ms,又称 P_{100},振幅为 $9.7±4.4$ μv,潜伏期超过 110 ms 或双眼差 8 ms 以上为异常。

异常表现:①峰潜伏期延长:绝对值或左右眼差值增大(可达正常均值的 2.5 倍标准差),是 VEP 异常最可靠和敏感的指标(排除视网膜病变),指示视觉通路传导障碍。②波幅显著降低。③反应主波 P100 消失。④半野刺激头部电位分布异常,视交叉病变呈非交叉性不对称性。

2. BAEP 通过耳机给予两耳一定分贝的卡嗒声,分别在颅顶记录到七个连续波Ⅰ~Ⅶ,各波分别代表区:Ⅰ听神经、Ⅱ耳蜗核、Ⅲ上橄榄核、Ⅳ外侧丘系核、Ⅴ下丘、Ⅵ内侧膝状体、Ⅶ听辐射。

①正常波形特征、变异及其鉴别:正常人群的电位波形既有一定变异,又有共同特性。有这一组波群中,Ⅰ、Ⅲ、Ⅴ波是最为稳定可靠的三个主要反应波,出现率达 100%,Ⅱ、Ⅳ、Ⅵ波有时可缺如。Ⅴ波高耸突兀于波群之中,大约在短声刺激后 5.5 ms 出现,Ⅴ波和Ⅳ有六种方式构成复合波,这时容易将后面的Ⅵ波误认为Ⅴ波,Ⅰ波和Ⅲ波有时可分裂为双峰,须注意识别,不能机械性按一个一个波先后次序排定。

②波形测量指标:波形完整性,确定三个主波(Ⅰ、Ⅲ、Ⅴ波)完好存在;

潜伏期,围绕三个主波进行测量,测量的项目有峰潜伏期(PL),波峰间潜伏期(IPL),波峰间潜伏期绝对值及左右耳差值(侧差,ILD),Ⅰ波及其峰潜伏期值代表听觉系统外周部分,三个波峰间潜伏期分别代表上、下和全部脑干传导时间。波幅:测量Ⅴ/Ⅰ波幅比值,比值在 0.5~3.0 之间,若<0.5,则认为Ⅴ波波幅降低。其他 Ⅴ波阈值强度、潜伏期强度曲线、频谱分析。

③正常数据参考值及界限值确定:正常者各波清晰,Ⅰ~Ⅲ峰间期 (2.1 ± 0.15) ms,上限 2.6 ms;Ⅲ~Ⅴ (1.9 ± 0.18) ms,上限 2.4 ms;Ⅰ~Ⅴ (4.0 ± 0.23) ms,上限 4.7 ms;Ⅴ/Ⅰ(波幅)>1,双侧潜伏期差<0.3 ms,参数超过以上限度为异常。

④病理异常改变:波形异常,主要波峰缺失或波形分化差难以识别;潜伏期延长,测量值大于均值的 2.5 倍标准差(上限);波幅异常Ⅴ/Ⅰ(波幅)<0.5。

3. SEP 刺激上、下肢神经在颈、腰及顶后头皮记录到 SEP,刺激上肢出现 P_9、P_{11}、P_{13}、N_{18}、N_{20},刺激下肢时出现 P_{17}、P_{24}、P_{27}、P_{31}、N_{35}、P_{40},分别依次代表周围神经、脊髓后柱、楔状核的触突后电位,脑干内侧丘系、丘脑或丘脑皮层辐射、皮层体感区电位。$P_{14}\sim N_{20}$、$P_{31}\sim P_{40}$ 为中枢传导时间,测距离后还可计算出脊髓传导速度 m/s,可根据波形出现与否,判断系周围感觉神经或脊髓、脑干、皮层受损。

4. MEP 常是经头皮用电或磁刺激大脑皮层运动区或颈、腰脊髓中枢,于肢体远端记录,可测出中枢及周围运动神经传导时间,以判定锥体束及周围运动神经功能。比临床检查敏感、客观,但此项检查幼儿、心脏病及癫痫患者禁用。

异常表现及判断:刺激颈或腰部的诱发电位反映周围传导功能,运动系统的中枢损害这两个电位一般来说是正常的,刺激大脑皮层诱发的电位可出现下列异常改变:①潜伏期和/或 CMCT 延长,超过正常均值的 2.5 倍标准差;②低波幅(<1 mV),伴时限缩短;③波形离散,时限延长,相位冗杂;④反应阈值增高,靶肌松弛时虽施加超强刺激不能引出反应,轻微收缩才有反应,常合并有上述异常;⑤反应波缺失(靶肌松弛和收缩两种状态)。

P_{300} 为长潜伏时电位、晚成分,有视觉及听觉两种,正常时 P_{300} 为 (300 ± 15) ms,波幅 21~23 μV,波形稳定,异常时 P_{300} 延长,波幅下降,波形不整。

(四)临床应用

1. 视觉诱发电位可用以下疾病的诊断

①视神经病变:常见于视乳头炎和球后视神经炎,亦可见于缺血、中毒及压迫性视神经病等,球后神经炎的 PRVEP 异常率可达 89%,发作过后异常可持续存在。

②多发性硬化:视神经是本病的好发部位,借助 PRVEP 可发现亚临床的视神经脱髓鞘病灶。PRVEP 异常率在 63%~96%之间。最有价值的发现是一眼或双眼 P_{100} 波峰潜伏期延长。视神经脊髓炎是其一个亚型,可单独以视神经或脊髓损害为首发临床表现,两者可相隔很长时间而相继发病,此时若有感觉诱发电位(SEP)异常或 VEP 出现亚临床异常则有助于本病的诊断。

③糖尿病性神经病:一组(36 例)病人 P_{100} 峰潜伏期较正常对照组明显延长,其程度与病程长短有关,经治疗后可改善或恢复正常,这可能是本病的周围神经损害表现之一。

2. BAEP 了解听觉通路传导损害,鉴别有无听觉受损,受损为周围性或中枢性损害,常用于多数性硬化、听神经瘤,各种脑干病变及眩晕查因,如 BAEP 消失可结合 EEG、SEP 消失有助确定脑死亡。

3. SEP 用于周围神经、中枢神经系统感觉传导系统各种疾病,帮助确定感觉障碍为器质性或功能性。常用于周围神经炎、外伤、脊髓及脑损伤等,检查受损程度与范围,估计预后,判定疗效,确定外周轴索与中枢连续性是完全断裂或部分连续,如有体感皮层电位说明有连续性,提示不一定要手术,SEP 的恢复早于临床功能的恢复,可提示疗效及预后。可用于腕管、肘管、踝管综合征。SEP 还常用于多发性硬化,阳性率高,与 VEP、BAEP 同时检查阳性率更高。去皮层综合征双侧 SEP 常缺如,故有助于判断昏迷预后,结合 EEG、BAEP 均消失有助确定脑死亡。

4. MEP 用于检查运动系统功能,鉴别运动系统损害属上运动神经元性或下运动神经元性,了解受损程度。

P_{300} 与心理反应精神活动特别认知功能有关,可用于大脑疾病及精神疾病,重复检查有助判断疗效。

各种诱发电位检查结果存在个体差异,受机器灵敏度影响,且 VEP、BAEP 受视、听觉器官影响,P_{300} 还受注意力、环境影响。故结论应结合临床及其他检查综合判断,主要用于定位,不能说明病因。

(周艳红 刘尚明 杨治权)

第四节 神经外科穿刺术及活检术

一、腰椎穿刺术

腰椎穿刺术是为了获得脑脊液进行各种化验,及对脑脊液动力学进行检查的一种神经内外科最常用的穿刺方法。但必须在严格掌握适应证及禁忌证的条件下进行,以免产生并发症。如果估计腰椎穿刺后有可能出现生命危险(如脑疝)或病情加重(如脊髓肿瘤)等情况,需事先向家属说明并签字。

【适应证】

(一)诊断性穿刺

(1)用于中枢神经系统炎症如脑膜炎、脑炎、蛛网膜炎的诊断。

(2)颅脑损伤后测量颅内压力及有无蛛网膜下腔出血。

(3)各种脑血管意外如蛛网膜下腔出血、脑溢血、脑栓塞的诊断。

(4)用于中枢神经系统变性、脱髓鞘疾病的诊断与鉴别诊断。

(5)无明显颅内压增高症状和眼底视乳头水肿的颅内占位性病变。

(6)脊髓疾病及其需要作动力学检查,以了解椎管有无梗阻及梗阻程度。

(7)对原因不明昏迷、抽搐的进一步明确诊断。

(8)进行脊髓腔造影、核素脑池脑室显像检查。

(二)治疗性穿刺

1. 注入药物,如抗生素、激素、麻醉药物的鞘内注射等。

2. 引流炎性或血性脑脊液。

【禁忌证】

(1)颅内压明显增高,尤其是已有早期脑疝症状者,以及后颅窝占位性病变等患者。

(2)病情危重如患者已处于休克、心力衰竭以及呼吸功能障碍者。

(3)穿刺局部皮肤,皮下组织,脊柱感染或腰椎畸形者。

(4)高颈段脊髓严重压迫疾病,脊髓功能障碍,腰穿后易使病情恶化甚至呼吸停止。

【方法】

(1)先向患者说明腰椎穿刺的过程,以取得合作,病人躁动不安或小儿应先予镇静。

(2)一般采用侧卧位,卧于床旁,病人膝、髋关节屈曲双手抱膝,充分低头弯腰,以便最大限度地暴露穿刺部位的椎间隙。

(3)常规消毒局部皮肤后,铺消毒孔巾。

(4)一般选择腰椎3～4间隙进针,亦可选腰椎4～5或腰椎2～3间隙穿刺。用利多卡因或普鲁卡因(皮试后)作皮下及深部局部麻醉。

(5)用拇指及第二、第三指持针,垂直于穿刺点皮肤或针尖略偏头端缓慢刺入。进针时可逐层体会到皮肤、皮下、脊上韧带、脊间韧带的感觉分别为:软、松、韧及硬的感觉,进针的阻力除针管四周外,主要来自针尖;一旦穿破硬脊膜时可感到"突破感",此时进针的阻力主要来自针管四周,而针尖前方感到空虚。表明已穿过硬脊膜进入蛛网膜下腔。一般成人进入4～6 cm,儿童2～4 cm,然后轻轻旋转再进针1～2 mm,使穿刺针针尖的整个斜面进入蛛网膜下腔。缓慢拔出针芯,一旦成功应有脑脊液冒出,尽量不让滴出,立即插回针芯。如果失败,可先将穿刺针旋转或稍作深浅调节,仍无脑脊液流出则将针缓慢退至皮下,稍变动方向,按上述第4、第5点操作方法再行试穿。

(6)穿刺成功后,令病人双下肢稍伸,解除腹部压迫,头恢复至自然位,解除颈静脉压迫,全身放松。然后测量压力。如压力过高,仅留测压管中的脑脊液作常规检查,并快速拔针。如果压力不太高(300 mmH$_2$O以内)或正常,可缓慢放出脑脊液5～6 ml作临床化验,共分3管,每管约2 ml,第1管做细菌学培养,第2管送生化检查,第3管送常规化验。

(7)术后病人应去枕平卧3～6小时。

(8)如有颅内压增高的症状,而必需作腰椎穿刺术时,术前30分钟及术后应静脉快速滴注20%甘露醇200～250 ml,以降低颅内压,防止发生脑疝。

【并发症及防治】

1. 头痛 腰椎穿刺后24小时内常发生头痛,最迟出现于术后第5日。出现枕或/和前额胀痛或跳痛。坐或立位加重,咳嗽,头部活动亦使之加重,头低或平卧时减轻。有时伴有恶心、呕吐。持续5～8日消失,偶可持续至8周。发生机理:①放出脑脊液形成突然减压,颅内血管扩张;②在放出脑脊液时,由于穿刺针过粗、穿刺次数过多可使脑脊液通过穿刺孔渗入硬脊膜外腔,或一次穿刺放出的脑脊液过多,出现颅低压综合征。治疗:①头低位平卧休息24～48小时;②多饮水;③止痛剂及静脉输液;④给予解释和鼓励。

2. 脑疝形成 颅内压增高特别怀疑为后颅窝占位病变者,腰穿可导致脑疝形成,有的突然深昏迷、呼吸停止甚至死亡。当术中发现颅内压增高十分明显时,不应放出脑脊液,立即拔针,中止穿刺,术后立即使用脱水剂,密切观察病情变化。若发生呼吸骤停,应立即人工呼吸、给氧,并紧急实施脑室穿刺放置脑室引流管、气管插管,使用呼吸机维持病人呼吸,同时静脉使用呼吸中枢兴奋剂、脱水剂、激素等综合措施。

3. 颅内感染 常见于多次腰穿后,由于未严格遵守无菌操作引起,治疗按化脓性脑膜炎处理。

4. 脊髓肿瘤症状加重 因腰穿放液后,肿瘤下端压力减轻,此时蛛网膜下腔常有梗阻,则肿瘤上端压力相对较高,迫使肿瘤下移,导致原有症状加重。如胸段脊髓肿瘤术前为不完全性截瘫,术后加重甚至全瘫,大小便失禁;高颈段脊髓肿瘤术前呼吸正常,术后可呼吸困难甚至呼吸停止。处理除积极对症治疗外,应尽早手术。

二、脑脊液压力及动力学检查

成人腰穿检测脑脊液压力为0.7～2.0 kPa(5～15 mmHg,70～180 mmH$_2$O),儿童为0.5～1.0 kPa(4～7.5 mmHg,50～100 mmH$_2$O)。而颅内无淋巴系统,静脉为唯一回流通路。压迫颈静脉使脑脊液回流受阻,颅内压迅速上升。压迫腹腔使脊髓静脉丛淤滞，脊髓蛛网膜下腔压力增高。此项检查主要用于测定脊髓蛛网膜下腔有无阻塞及其阻塞的程度。但颅内压增高时，禁止进行检查。

（一）压腹试验

腰椎穿刺成功并接上测压管后，助手用力压腹部15秒，脑脊液压力迅速上升，通常增高一倍左右。放松后在15秒内下降至原有水平。如压力不上升表明腰穿局部蛛网膜下腔有阻滞或针头未完全进入蛛网膜下腔，需重新调整。如下降缓慢则为脊髓蛛网膜下腔部分梗阻。

（二）压颈试验（queckensted试验）

分别压两侧颈静脉15秒，然后再同时压双侧颈静脉15秒，脑脊液压力迅速上升至300～400 mmH$_2$O（2.95～3.93 kPa），比初压高100～300 mmH$_2$O（0.98～2.95 kPa），放松后应在15秒内恢复至原水平。或用血压计气袋围绕于患者颈部，快速充压至20 mmHg（2.67 kPa），每5秒报告一次压力，至不再上升为止，并维持30秒。迅速放气降压，仍5秒报告一次压力，至原水平为止。而后再分别加压到40（5.33 kPa）及60（8.0 kPa）mmHg重复试验（图5-25）。

临床意义：（图中A、B、C为双侧颈静脉分别加压至20 mmHg、40 mmHg、60 mmHg时的曲线，D为压腹时曲线）。

1. 蛛网膜下腔完全通畅　加压15秒脑脊液压力上至最高点，放松后15秒内降至原水平。若一侧颈静脉加压后脑脊液压力上升，而对侧加压时脑脊液压力不上升，则压力不上升侧可能有乙状窦血栓形成。

2. 蛛网膜下腔部分梗阻　颈静脉加压后，腰穿处脑脊液压力上升及下降均缓慢，或解除压力后不能降至原水平。

3. 蛛网膜下腔完全梗阻　①颈静脉加压20～40 mmHg时，脑脊液压力基本不上升。②颈静脉加压60 mmHg时，脑脊液压力微升。

三、小脑延髓池穿刺术

小脑延髓池穿刺与腰椎穿刺一样具有诊断和治疗二重意义，但其危险性较腰椎穿刺大，有损伤延髓和小脑后下动脉的可能，应严格掌握适应证。

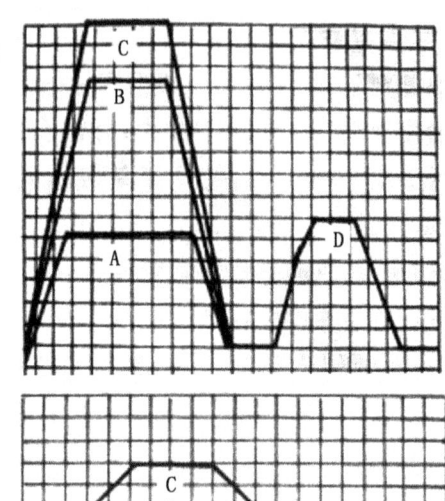
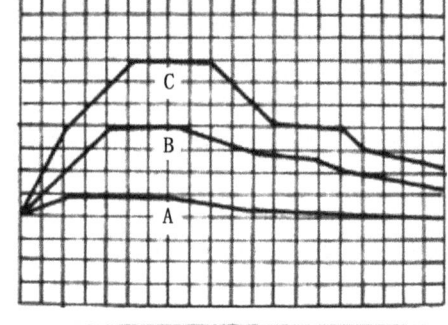
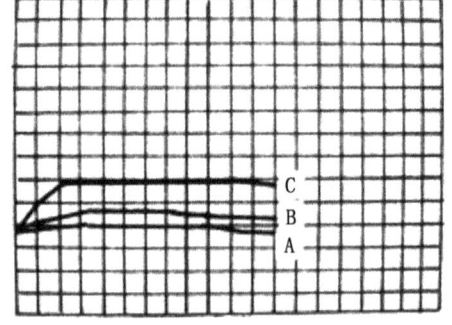

图 5-25 血压计法压颈试验压力变化图

【适应证】

(1) 椎管肿瘤,如肿瘤位于 $C_2 \sim T_2$ 者,需作下行性脊髓碘油造影者(现已很少用)。

(2) 需作腰椎穿刺病人,由于腰部软组织感染、骨质异常或蛛网膜粘连不能施行腰穿者。

(3) 需将药物注入小脑延髓池,以治疗颅底病变(如炎症)者。

【禁忌证】

(1) 与腰椎穿刺相同。

(2) 后颅窝或枕颈区占位病变。

(3) 颈枕畸形或脱位。

【操作方法】

(1) 向病人进行必要解释,向家属说明手术的必要性及危险性,并在手术同意书上签字,以资配合。

(2) 术前皮肤准备:剃去病人枕外粗隆至颈 5 的毛发。

(3) 取侧卧位,头下垫小枕头保持头颅与脊柱在同一水平位置,头尽量前屈,下颌尽量接近胸骨上部。

(4) 标记穿刺点,相当于两乳突尖连线中点或枕外粗隆至第二颈椎连线的中点。

(5) 消毒、铺巾、穿刺点局部浸润麻醉。

(6) 选用短斜面的 7 号腰穿针在 4 cm 处用刀在穿刺针上划痕,作一标记,以便掌握穿刺深度,腰穿针从穿刺点刺入,穿刺方向应在矢状面上朝正上方指向眉间,缓慢刺入,在此方向上针尖先触及枕骨大孔后上缘骨质,记录深度,然后将穿刺针后退至皮下并向下,改穿刺方向为稍向下偏颈 1 方向,第二次进针,此次进针深度不应超过第 1 次深度的 0.5 cm,如针芯拔出无脑脊液,可能深度不够,再小心将针刺入少许,当针进入 4 cm 深度后,每深入 0.2 cm 即用注射器回抽一次,直至穿刺成功为止。一般小脑延髓池离皮肤深度 4~7 cm。当针尖越过枕大孔后缘穿过硬脑膜时有落空感,拔出针芯有脑脊液流出,证实针尖已进入小脑延髓池,此时应旋转穿刺针,缓慢再进入1~2 mm,以保证针尖全部进入脑池内。

并发症及其防治:

1. 延髓损伤　通常由于操作不熟练,穿刺过快过深所致。一旦发生,轻者肢体不同程度瘫痪,重者可致死亡。因此必须熟悉局部解剖及操作方法。如在操作发现异常,应即停止穿刺,进行抢救。

2. 蛛网膜下腔出血　系穿刺损伤枕骨大孔区血管如小脑后下动脉所致。若一旦发现血性脑脊液大量涌出,病人出现头剧痛、恶心、呕吐、神智改变等情况时,应立即拔针,紧压局部,密切观察病情变化,同时给予止血及镇静、降颅内压等处理,经CT证实有后颅窝血肿者立刻手术。

四、脑室穿刺术

脑室穿刺术是神经内外科医生应熟练掌握的手术,在脑室扩大的疾病发生脑危象时(如后颅窝肿瘤)常常是挽救生命的重要措施。由于手术有一定危险性及严重并发症,术前应向家属解释清楚并签字。

【适应证】

(一)诊断性穿刺

(1)取脑室脑脊液作实验性检查。

(2)脑室造影(空气、碘油、碘水或者联合造影,现已少用)。

(3)鉴别脑积水类型:脑室酚红试验(PSP),于脑室内注入酚红,于腰穿取脑脊液并检测其含量。

(4)作脑室法颅内压监护,此法较常用。

(二)治疗性穿刺

(1)颅内肿瘤(特别是后颅窝、中线肿瘤)出现颅内压增高脑危象(如枕骨大孔疝),当自动呼吸即将停止时,常常需要行紧急脑室穿刺术,以达到放液减压抢救的目的,往往达到起死回生的效果。为病人争取了进一步治疗的机会。

(2)各种原因引起梗阻性脑积水,颅内压增高显著,因病情不能立即手术可先行脑室穿刺引流。

(3)手术中遇到颅内压增高情况,先行脑室穿刺术减压,术后亦可作脑室引流减压。

(4)各种引起脑室内积血(如高血压性脑溢血,血液由内囊破入脑室),需行脑室积血引流术。

(5)脑室内注入药物,治疗颅内感染。

(6)作脑室分流手术,放置各种分流管。

【禁忌证】

(1)穿刺部位感染。

(2)脑脓肿临近脑室,脑室穿刺后可能导致脓肿破入脑室内。

(3)脑内血管畸形或肿瘤血供十分丰富时,脑室穿刺必须慎重。

【穿刺部位与方法】

1. 前角(额角)穿刺术　一般取右侧前角穿刺,病人仰卧位,切口部位在发际内或冠状缝前 2~3 cm、中线旁 2.5 cm,以此为中心作纵行切口,长度 4~5 cm,消毒铺巾后,局部浸润麻醉,皮肤切开直至颅骨,之后行颅骨钻孔。显露并切开硬脑膜,用盲端、带有侧孔的直径为 3 mm,内径为 2.5 mm 的硅胶管,置入针芯,穿刺脑室,穿刺方向在穿刺点与矢状面平行的假设平面上,指向双侧外耳道的假想连线,一般进入 4~6 cm 即入脑室,脑室扩大者穿刺甚易成功,刺入脑室有落空感,拔出针芯,即见脑脊液流出。如需进行脑室引流,则接上无菌的引流袋即可,然后用无菌敷料固定包扎。一次穿刺未成功,应将穿刺针拔出至颅骨下重新改变方向穿刺,禁止在脑实质内任意改变穿刺方向。

2. 后角(枕角)穿刺术　取俯卧位或侧卧位,切口在枕外粗隆上 5~6 cm,中线旁 3 cm,穿刺方向应保持与矢状面平行指向眉弓,进针 5~6 cm。

3. 侧脑室三角区穿刺术　多选右侧操作,病人左侧卧位,切口在外耳道后方和上方各 4 cm,穿刺方向与颅骨垂直,一般进针 4 cm 即可。

以上三种方法均应在手术室进行。但对于危重病人的抢救,目前多在病室内、床旁穿刺。用手锥在上述部位,直接钻穿头皮、颅骨与硬脑膜,拔出手锥后,用穿刺针按上述方法,穿刺相应的脑室。

4. 经眶顶部脑室前角穿刺术　用于危重病人的抢救,在病室内床旁操作。穿刺点在上眼睑眶上缘中点,眶缘与眼球之间先用手锥穿通额骨眶板,更换穿刺针经骨孔穿入,针的方向指向顶结节假想连线上(大约为向后上方

45°,与矢状面平行,前角扩大者刺入 4～5 cm 可进入脑室。

术后并发症及其防治:

1. 脑室内出血　少量出血一般不需特殊处理,必要时可用止血剂;大出血如脑室引流后脑脊液呈血性,病人出现昏迷甚至脑疝,应行手术探查,清除侧脑室内血肿。

2. 硬膜下和硬膜外血肿　防止在短时间内大量引流出脑脊液,致使颅内压急剧下降,硬膜或脑塌陷,桥静脉或硬膜外血管撕裂形成硬膜下或硬膜外血肿。此时应予手术清除。

3. 脑室感染　因为消毒不严或脑室引流过久,细菌侵入脑室引起脑室炎,后果严重。不论在任何情况下,均应严格掌握无菌操作,脑室引流一般3～5 天,不超过 7 天,如用硅胶管置入脑室内,在严格无菌操作下,可达 14 天,并常规使用抗生素,创口需按时更换敷料。

五、婴儿硬脑膜下穿刺及脑室穿刺术

【适应证】

(1)进行硬脑膜下穿刺,诊断或治疗硬脑膜下血肿、积液或积脓。
(2)进行侧脑室穿刺或进行脑室造影,放出脑脊液,降低颅内压。
(3)注入抗生素治疗感染。

【操作方法】

1. 硬脑膜下穿刺术　仰卧位,固定头部,穿刺点在前囟外角,穿刺针可用一般穿刺针头或 7 号腰穿针,刺入头皮后针尖向外下方,深入 0.5 cm 达硬脑膜下腔,抽吸硬膜下积血、积液或积脓时,应固定针尖以免过深或脱出。

2. 脑室穿刺术　固定头部,穿刺点在前囟外角,一般穿刺右侧前角,穿刺针方向与脑室前角穿刺法相同,垂直刺入 3～4 cm 左右可进入脑室。

六、脑脓肿脓腔造影术

【适应证】

脑脓肿已行穿刺后,为了解残存脓腔的准确部位及残存脓腔大小,为以后的穿刺明确方向,可行此造影。

【操作方法】

当脑脓肿穿刺已经抽不出脓汁时,可注入过滤空气(经无菌纱布抽吸空气)及等量的碘苯脂注入脓腔内,其总量为抽出脓汁总量的1/3,但不得超过6 ml,之后拔针包扎头部,头部摆动数次,以使碘油附于脓腔壁,之后摄取头颅平片2张:①仰卧位,摄头颅侧位片1张,可显示脓腔的前后壁(空气的比重轻在脓腔的前方,碘油比重重,在脓腔的后方)及上下壁(其前半部由空气及附壁的碘油显示,其下半部由附壁的碘油显示)。②病人侧卧,摄前后或后前位1张,可显示脓腔的内、外侧壁。

【显示内容】

经造影后,可以显示脓腔在颅内的具体部位,脓腔大小,单房或多房。每次抽脓后,重复头颅平片,可连续观察脓肿大小及部位改变的情况。

【注意事项】

碘油停留于脓腔内进行CT扫描时,容易产生伪影,不利于CT观测,因此这一方法适用于无CT的医院,或虽有CT,但病人经济十分困难无力负担CT检查者。

(张明宇)

第五节 脑脊液实验室检查

【适应证及禁忌证】

一、适应证

脑脊液(CSF)通常经腰椎穿刺(腰穿)或脑室穿刺采集,主要能反映脑部感染(炎症、寄生虫)、出血情况、观察免疫细胞、肿瘤细胞等而帮助感染、出血、免疫性疾病、肿瘤等的诊断;还可反映颅内压高低;进行压颈试验可了解脊髓腔是否通畅有助于椎管占位或阻塞性病变的诊断。

二、禁忌证

(1)颅高压明显尤其是脑瘤特别是后颅凹肿瘤可能性大时腰穿有诱发脑疝的危险,不宜进行。如鉴别炎症需要时可降颅压处理后小心进行或由脑室穿刺作脑室液检查。

(2)穿刺部位皮肤感染或腰椎结核、畸形,穿刺易将感染带入CSF或不易成功,如需查CSF可行小脑延髓池穿刺取脑池液检查,但必须有经验者小心操作避免伤及脑干。

【脑脊液检查项目】

一、常规检查

(一)性状

正常者呈无色透明。感染时可微混,化脓性感染脑脊液混浊呈米汤样液或称云雾样浑浊,表示其中含有大量的白细胞、细菌、脓细胞,结核性感染搁置一段时间后可形成薄膜样沉淀物。色红或黄提示新鲜或陈旧出血或蛋白质增高,蛋白极高者可凝固,可呈深黄色也可以在重症肝炎时出现,恶性黑色素瘤脑转移者呈褐色,食用大量胡萝卜素者可呈橘红色;脑脊液呈红色时也可能由穿刺损伤引起,此时流出脑脊液由红色逐渐变淡,放置后上层液无色透明。

(二)压力

穿刺成功用测压管或闭式压力计测卧位压力,正常初压为 0.785～1.766 kPa(80～180 mmH$_2$O),低于 0.785 kPa(80 mmH$_2$O)为低颅压,高于 1.961 kPa(200 mmH$_2$O)则为颅压增高。脊髓病变疑椎管阻塞时必须作压腹试验和压颈试验(奎氏 Queckenstedt 试验),应先作压腹试验证实穿刺针在蛛网膜下腔。再用手压迫双侧颈静脉或用血压带绕颈后打气至 2.7 kPa、5.3 kPa 及 8 kPa(20 mmHg、40 mmHg 及 60 mmHg),正常时压力迅速上升至 2.94 kPa(300 mmH$_2$O)左右,解除压迫压力迅速下降至初压表示椎管通畅。如加压时压力不升则为椎管完全阻塞。上升下降均缓慢或不能回复到初压为部分阻塞。要连续观察颅内压时,可行脑室穿刺放置探头连接颅压监护仪作颅内压动态监测。

(三)细胞计数

正常时脑脊液中白细胞数在 $0～5×10^6$/L,分类淋巴细胞 70%,单核细胞 30%。如白细胞超过此数为增高,提示炎性反应。多核细胞增多常为急性感染,单核细胞为主提示慢性感染。脑脊液为血性时红白细胞比例约为 500:1,由此可计算出血性脑脊液中白细胞数是否过高。出血性疾病早期因应激反应白细胞可略高。

(四)生化检查

1. 蛋白质、潘氏(Pandy's)试验 定性检查正常者为阴性,定量测定正常为 0.15～0.45 g/L(15～45 mg%),感染、出血、格林巴利综合征可增高,肿瘤、蛛网膜粘连椎管阻塞者增高明显,有时甚至黄变、凝结。

2. 糖 可作定性、定量测定。正常时 CSF 糖为血糖的 1/2～2/3,即 2.5～4.4 mmol/L(50～75 mg%),化脓性脑膜炎者糖可明显减少,结核、隐球菌、颅内恶性肿瘤如脑膜癌时糖中度减少;糖尿病者或在静脉注射葡萄糖之中或之后脑脊液中糖可增高。

3. 氯化物　正常时略高于血氯,120～130 mmol/L(700～750 mg%),急性化脓性脑膜炎、肾上腺皮质功能不全、长期呕吐者氯化物可下降,结核性感染氯化物下降明显。

(五)涂片检查

主要检查细菌、真菌、肿瘤细胞或寄生虫等。常用离心沉淀法取沉渣HE染色查菌,墨汁染色查隐球菌,薄膜抗酸染色查结核菌。

二、特殊检查

(一)细胞学检查

将CSF过滤沉淀或低速离心沉淀后用各种染色查CSF沉渣,可用光镜或电镜观察,可进行细胞分类,有可能发现炎性细胞、激活淋巴细胞、吞噬细胞、含铁血黄细胞、嗜酸性细胞、肿瘤细胞等,也可能发现细菌、真菌、弓形体、寄生虫或虫卵等有助于感染、出血、癌症及寄生虫病的诊断。还可通过检测T细胞、B细胞、淋巴细胞亚群及嗜酸性细胞等改变推测神经系统免疫功能。

(二)细菌培养或接种

可作普通菌、厌氧菌、结核菌、隐球菌等培养接种。

(三)免疫学检查

可测免疫蛋白IgG、IgM、IgA,正常时IgA极少0～0.6 mg/L、IgM 12 mg/L、IgA 2 mg/L。恶性肿瘤、多数性硬化、格林巴利综合征等免疫性疾病患者IgG可明显增高,此外炎症及脑梗死患者也可有IgG增高,炎症时可见IgM上升。此外利用抗原抗体结合试验检测抗原或抗体,如用隐球菌抗体作乳胶凝集试验检测隐球菌阳性率高于普通沉淀法。梅毒荧光抗体吸收试验FTA～ABS较康华氏补体结合试验更准确。

(四)病毒学检查

常用免疫方法测定病毒抗体滴定度,根据病情可选检单纯疱疹病毒、巨细胞病毒、腺病毒、灰质炎病毒、柯萨基病毒、肠道病毒等。急性期与恢复期比较滴度超过4倍以上有意义,一次检查1:80以上有意义。亦可用酶联免疫吸附法、免疫荧光技术、免疫电镜技术等观察病毒颗粒。有条件的可作病毒分离。

(五)寄生虫免疫试验

可查血吸虫、肺吸虫、猪囊虫、弓形体、裂头蚴等多种寄生虫免疫试验。

阳性时对脑内寄生虫感染诊断有参考意义。

（六）基因诊断

聚合酶链式反应（polymerase chain reaction，PCR）是近一二十年开展的新的基因诊断技术，为一种快速的特定 DNA 片段体外扩增法，只需数小时就可利用凝胶电泳法检测特写的 DNA 片段体外扩增结果，可用于结核感染等的诊断。

（七）其他

尚可进行 CSF 酸碱气体测定，了解酸碱度、氧及二氧化碳分压等有助判断预后及指导治疗。还可进行蛋白电泳显现蛋白区带有助于多发性硬化及感染的诊断。测定转氨酶、乳酸脱氢酶等帮助判断病情。测定干扰素帮助鉴别炎症或其他脑病。测定 C 反应蛋白或氨基酸有助区别细菌或病毒感染。神经递质测定有助判断病情转归，后者目前用于临床尚少。

（张明宇　欧阳珊）

第六章 神经系统疾病常用治疗

第一节 神经放射外科治疗

一、伽玛刀放射外科治疗

【概述】

伽玛刀(gamma knife,γ刀)现已成为治疗脑内位置深在而常规手术方法不易接近的较小的颅内肿瘤、颅内动静脉畸形等颅内疾病的首选方法,它是颅内肿瘤放射治疗的一个重要组成部分,具有精确度高、疗效好、副作用及后遗症低等优点。

γ刀立体定向放射外科治疗的原理由瑞典神经外科教授 Lars Leksell 于1951年提出,主要是指采用非侵入性的立体定位法标定靶点位置,再用高能射线集中照射病灶,它能破坏颅内病变组织,对周围正常结构损伤小。世界上第一代γ刀于1968年启用,它采用179个放射源,主要用于功能神经外科以破坏脑内的神经核团及其联系来治疗恶性疼痛、帕金森病和精神病等。1974 年改进后的第二代 γ 刀使用 201 个钴源,定位误差缩小到 ±0.1 mm,并可通过更换不同型号的准直器头盔,采用多个等剂量中心点来治疗不同形状和不同大小的病变,其应用范围扩大到了颅内肿瘤和脑血管病。20 世纪 80 年代后,随着 CT、MR、DSA 等影像和计算机技术的发展,第三代 γ 刀问世,其靶点定位使用无创技术,通过配套使用的计算机系统进行计算,不仅免除了传统 X 线定位给病人带来的痛苦,而且更加安全可靠和精确,使剂量计算、方案制定和实施治疗等全部工作过程达到了程序化、自动化。

γ 刀由装有 γ 射线源(^{60} 钴)的中心体、带有准直器头盔的操作台、控制台和电力系统、立体定向设备、剂量计划系统等组成。

γ 刀共有 201 个 ^{60} 钴源,总放射量为 6 000 Ci(居里),钴源半衰期为 5.27 年。所有的 γ 射线射出后均聚焦在位于准直器中心位置的靶点上,距钴源 40 cm。靶点的放射强度为每分钟 4 Gy(1 Gy=100 rad),每个病人治疗时的总剂量可达 20~180 Gy。照射时间与靶点体积大小有关,一般为 10~30 分钟,并随钴源的半衰期改变而延长。

准直器分内外二层,内准直器与 ^{60} 钴源一起固定在中心体内;外准直器为圆柱体,位于半球形的头盔上,可根据需要取出更换,其孔洞直径有 4 mm、8 mm、14 mm、18 mm 四种型号。γ 射线通过按一定规律分布在准直器上的 201 个小孔射向球心,改变不同型号的准直器头盔便可改变 γ 射线束的粗细,使其中心焦点的截面直径分别为 6 mm、11 mm、20 mm 和 40 mm。还可通过堵塞头盔上一些孔洞的方法使中心焦点截面几何图形与病变形状相符,从而能精确地破坏靶点病灶而保护周围正常组织。

与 γ 刀主体相连的操作台由固定构架、移动床和头盔支架组成,外准直器头盔由支架固定在移动床上,其进出 γ 刀主体的过程由计算机控制。医患之间通过电视监视和内部通讯系统进行双向联系。

Leksell 立体定向系统固定于病人的头部,配以相应的定位盒进行常规 X 线、CT、MRI 和 DSA 检查,扫描图像可通过网络进入计算机系统。方案制定后通过头架把病人的头部固定在头盔内进行照射。

γ-Plan 系统为惠普计算机工作站,配以专用软件,病人的影像学资料可通过网络系统、光盘、磁带或图像扫描仪获得。计算靶点的三维坐标,设计等剂量中心点,制定放射剂量和剂量分布曲线,确定每一射点的治疗时间,并通过输出设备打印出全部计算资料。

【治疗步骤】

1. 术前准备　同家属谈话说明进行γ刀治疗的必要性、可能性、安全性以及可能会出现的问题,并请家属在手术同意书上签字;有颅内压增高的病人应予以对症处理,脑积水病人应先行分流术;术前当晚病人清洁洗头。

2. 安装定位仪　将Leksell立体定位三维坐标框架固定于病人的头部,利用其为确定靶点坐标提供一个基准,并可使之与准直器头盔连成一个整体,将病人头部固定而不能随意活动。除儿童及不合作的患者外,一般病人通常采用局部麻醉。

3. 靶点定位　安装好定位仪后即可根据病情选用CT、MRI或DSA检查。为保证靶点坐标准确无误,计算完毕后,应由二人进行核对。

4. 剂量计算　一旦完成了影像学检查和靶点定位,就可以开始执行治疗计划。等剂量曲线图呈以照射中心为100%,向周边逐渐递减的百分比图,如100%中心剂量为50 Gy,则50%周边剂量为25 Gy。在大多数病例中,病灶常大小不等,因此需要获得一种适合于病灶几何形状的剂量分布曲线,这可以首先通过选择外准直器口径大小来进行。但应注意的是,如对于大小为21 mm×14 mm×14 mm的肿瘤来说,使用14 mm准直器,设计两个等剂量中心点照射,其并发症的发生率比用18 mm准直器设计一个等剂量中心点照射时少77%。准直器直径的限制使得γ刀一般不适用于较大的病灶(直径>30 mm),对大的病灶只有增加靶点设计,但这会增加病灶内剂量分布不均的机会,而这是引起并发症增多的最重要因素。除了采用多个等剂量中心点来决定剂量的分布外,亦可通过关闭单个或多个γ射线通道来达到改变等剂量曲线形状的目的。

5. 各类颅内病变的治疗剂量(表6-1)

6. 治疗　计算机系统可根据选定的γ射线输出量结合输入的参数计算出照射的时间,一般为3.12 Gy/分,照射时间随^{60}钴的半衰期推移而延长。在病灶周围如有视神经及视交叉、视丘下部、脑干、其他颅神经和Galen氏静脉时,应注意使该部位的照射剂量减少到10 Gy以下,以保护这些重要的结构免受损伤。

表6-1 各类颅内病变γ刀治疗参考剂量表

诊断	常用周边剂量(Gy)	常用周边等剂量曲线(%)	周边剂量范围(Gy)
动静脉畸形	25	50	5～25
脑干动静脉畸形	≤18	50	5～18
垂体腺瘤(无内分泌症状)	15	50	12～18
垂体腺瘤(有内分泌症状)	35	50	尽可能接近35 Gy,但在视神经视交叉区应＜10 Gy
听神经瘤	15	50	10～18
转移癌	25	50	20～30(脑干较低)
低分化胶质瘤	15	≥30	12～20
高分化胶质瘤	20	≥30	12～30
脑膜瘤	15	≥30	12～20

7. 术后处理 给予必要的脱水降颅压处理,一般住院1～3天出院,可适量带药。

【γ射线的生物学效应】

γ射线从准直器的201个小孔中射出并聚焦在靶点上,从各自小孔中发出的单束射线一般不会给血管、神经和脑组织造成损伤,但位于靶点处的病灶由于同时受到多条射线的聚焦照射,故靶点组织在短时间局限范围内接受极量治疗,从而杀死或抑制病变组织细胞的生长,并使其皱缩退变坏死。这种退变坏死一般先从照射区中心开始,逐渐扩展到边缘,主要是破坏肿瘤毛细血管与肿瘤细胞间的体液交换,使毛细血管内皮细胞变性坏死。通过观察这种改变主要分成以下3个时期:

1. 坏死期 在200 Gy照射后3～4周可以观察到坏死和急性炎症反应。

2. 吸收期 本期以或多或少的强烈细胞活动为特征。在坏死碎片吸收的同时有胶质瘢痕形成,吞噬细胞从病变中心开始清除坏死碎片并在坏死期末达到高峰。坏死区周围可见到星形细胞增生,伴有毛细血管充血的慢性炎症反应和内皮较厚的新生毛细血管。这一过程一般持续到照射后一年以上。

3. 后期 这一期从照射后一年开始,以炎症反应消退和突出的胶质增生并形成胶质瘢痕为特征。一般持续 1～3 年。

【γ刀的适应证及疗效评估】

1. 脑动脉畸形(AVM) γ刀对 AVM 的疗效较好。将 γ刀治疗后最初 2 年内没有完全闭塞的 AVM 与未经治疗的 AVM 进行比较后发现,在治疗和全部血管巢栓塞过程中,由于 AVM 破裂出血导致永久性神经功能缺失或死亡的几率在小型 AVM 低于 0.5%,在大型 AVM 为 2%～4%,而未经治疗的 AVM 为 4%～6%。γ刀治疗总有效率达 79%～95%,其中 2 年之内完全闭塞者可达 87%。

2. 颅内肿瘤

(1)听神经瘤:对中小型听神经瘤的治疗有效率达 83%。而且能精确地破坏肿瘤,45% 的病人治疗后的听力保持在治疗前的水平,而面神经功能维持在 1～2 级(House-Brackman Grade)者占 90%。

(2)垂体腺瘤:肿瘤直径≤2 cm,视力未受损害者,对肿瘤生长的控制常可达 85%～92%,其中 76% 内分泌症状缓解改善,其指标是肿瘤体积缩小和激素水平恢复正常,复发率为 0～5%,平均 0.8%。

(3)脑膜瘤:从目前已有的资料来看,γ刀治疗在 2 年内对肿瘤的生长控制率达 92%～96%,复发率为 0～11%,平均 4.8%,无死亡和并发症。特别对那些年龄较大、肿瘤位置深在的病人是一种相对安全和有效的治疗方法,如 γ刀治疗后再加上分次放疗可有效地改善那些无法手术切除的浸润性生长的脑膜瘤病人的症状。但对大脑凸面及大静脉窦旁者均易引起脑水肿,此部位的脑膜瘤一般不主张首选伽玛刀治疗。

(4)松果体区和颈静脉孔区肿瘤:一般认为生殖细胞瘤及颈静脉球瘤最适于 γ刀治疗,经治疗后肿瘤往往缩小至消失。

(5)胶质细胞瘤:疗效相对较差,但在一定时间内对其生长的控制率仍可达 70%,平均存活率为 20 个月,特别是对深部和脑干胶质瘤治疗仍然为较佳的方法。

(6) 转移瘤：未经治疗的脑转移瘤，平均生存期仅 4 周左右，开颅手术辅以全脑放疗可以延长生命至 40 周，但带来的并发症较为严重。多发或生长在重要部位者无法手术切除，γ刀可以在一次治疗中对多个病灶同时进行照射，其陡峭的剂量梯度对周围正常组织的影响极小。因此，目前认为多数孤立性的、直径小于 3 cm 的脑转移瘤非常适宜于γ刀治疗，常可获得有效的局部控制，对肿瘤的消失和生长控制率达 90% 以上，治疗后绝大多数病人临床症状有好转，达到了改善生存质量的目的。即使是多发病灶，γ刀治疗在缓解和改善病人的临床症状上也有较好的作用。

(7) 其他颅内良恶性肿瘤：如颅咽管瘤、脊索瘤等。

3. 功能性疾病　如巴金森氏病及其他运动失调症等。

4. 恶性疼痛　如肿瘤性疼痛、三叉神经痛等。

5. 难治性癫痫　指诊断明确的原发性癫痫，经过严格的内科治疗，服用两种以上抗癫痫药物一年以上仍不能控制发作者。

6. 某些精神疾病　如药物不能控制症状的精神分裂症，强迫观念和强迫行为性神经官能症等。

7. 部分累及范围较局限的耳鼻咽喉部肿瘤（如鼻咽癌）和眼眶部肿瘤（如视网膜黑色素瘤和眶内血管瘤）等。

【随访时间】

1. AVM　通常用 MRI 检查追踪 2 年，2 年后做一次血管造影以确定治愈的程度，治愈的标准是所有的 AVM 完全消失，没有发现早期充盈的静脉像。如果 2 年后的血管造影显示畸形血管与治疗前相比无改变，则建议再次治疗。若造影发现畸形血管较以前明显缩小，可等 1 年或更长一点的时间再复查造影，常能显示出良好的结果。

2. 垂体微腺瘤　在此种病例中，内分泌改变较影像学检查更为重要，应每 6 个月检查一次血/尿肾上腺皮质激素或血浆生长激素和催乳素水平直至正常。此后每年检查一次垂体功能，以图早期发现可能发生的垂体功能减退。在治疗那些常规手术后有肿瘤残存而未经普通放疗的病人时，放射影像学追踪就显得更为重要。建议采取下述方法追踪：术后 2 年内每 6 个月进行一次冠状 MRI 扫描，然后每年一次达 2 年以上，再每 2 年一次共 4 年，以后则每 5 年一次。在同样的时间内进行内分泌检查，如有内分泌异常则应尽早行 MRI 复查。在所有的病例中,同时应进行视觉功能测定以尽早发现可能存在的视觉障碍。

3. 听神经瘤　照射后的最初 2 年中按常规进行随访,然后每年检查一次共 3 年,再每 2 年检查一次达 6 年以上。如果 10 年内没有肿瘤生长,则复发的可能性极小。

4. 脑膜瘤　随访的时间与听神经瘤相同,但一定要持续到病人终生。

5. 恶性肿瘤　通常每 1～3 个月行 MRI 检查一次直至病人终生。

【γ刀治疗的优越性和应注意的问题】

(1) γ刀不需开刀便可"切除"颅内肿瘤,与常规开颅手术相比,在治疗过程中病人清醒、无痛,一般不需全身麻醉,无出血、无感染等并发症,实现了"开刀不用刀"的理想。

(2) 治疗精确、误差小、效果好,由于设备的机械精度和定位准确度达 ±0.1 mm,故对周围组织无任何附加损伤;γ刀治疗造成的病残率及死亡率较低。

(3) 每一病人的治疗全过程仅需 3～4 小时(实际放射治疗时间仅 10～30 分钟),在门诊或住院 1～3 天便可出院,术后症状一般不加重,不影响术前的工作和生活能力。

(4) 颅内囊性肿瘤γ刀治疗的效果不佳,如事先穿刺抽除囊液使构成囊肿壁的肿瘤组织塌陷,则有可能行γ刀治疗。

(5) 由于γ刀治疗后肿瘤不是马上消失,加上术后的放射性反应,所以对于术前颅高压较明显的病人,先应采取措施降低颅内压(如行脑积水分流、手术切除部分肿瘤等)后,再行γ刀治疗。术后仍应给予对症治疗。

(6) 矢状窦旁脑膜瘤γ刀治疗后,可能出现明显脑水肿而使症状加重,需用激素、脱水剂等积极地进行抗脑水肿治疗。较大的肿瘤,如直径 3～5 cm 听神经瘤γ刀治疗后 1～3 个月内,有可能出现肿瘤坏死,体积略为增大,症状加重,如进行脱水降颅内压无效时,少数需行脑室腹腔分流术。如极少数病人($<$1%)出现肿瘤内出血,肿瘤急剧增大,出现脑疝而危及生命时,需行开颅手术。

二、X 刀放射外科治疗

【概述】

在直线加速器上进行多个非共面旋转弧聚焦照射实施立体定向放射神经外科(stereotactic radioneurosurgery,SRNS)治疗的设备称为 X 刀。X 刀是以医用电子直线加速器为辐射源的立体定向放射外科治疗的简称。其主要组成部分为直线加速器、脑立体定向系统、附加的准直器和计算机治疗计划系统等。

【工作原理】

X 刀通过直线加速器机架的旋转来控制射线的输出剂量,通过照射野的再次准直(加用辅助准直器的小野照射)和治疗床的角度变化(病人体位的机动性旋转)使高能射线与受照物体(靶点)产生相对或绝对运动,在靶点与等中心点重合的情况下,使受照靶点在多次旋转中接受高能射线的照射。通过剂量优化设计,使治疗时靶点周围组织所接受的放射剂量呈锐减性分布,以保护重要结构免受损伤。在旋转过程中,直线加速器的磁控电子管供应系统控制输出剂量,机器每旋转一个弧度即发出 0.5～5cGy 的辐射线,从而保证了在每个单位弧度上的剂量最小而靶点的剂量随弧度数量的增加而累积增大。

【有关技术】

1. 等中心对位技术　从理论上说,机架和治疗床的所有角位都假定有一个由机架、治疗床和准直器三者的机械轴线相交构成的共同点,即等中心点,但在实际上此三条轴线并不可能绝对相交,只能紧密地形成一个"最佳折合"的等中心点,由此形成的误差需要通过多种校正方法(如前指针法、模拟器法和胶片法等)来进行验证,以保证偏差不大于 1 mm。

2. 准直器的有关技术　在进行 X 刀治疗时,直线加速器上原有的方型准直器由于距等中心点太远,半影区过大而不适用于直接进行颅内肿瘤的治疗,因此必须加用次级准直器减少半影区并促进病灶外剂量的迅速递减。准直器的孔径要根据靶点的大小来选择,使所选择的等剂量曲线与靶区边缘相吻合。如果病灶形状不规则,可根据不同角度病灶截面积在不同弧度选择不同孔径的准直器,或分多个靶点分别选择。

【照射方法】

1. 非共面多聚弧照射 即沿多个独立的弧形轨迹对靶点进行会聚照射。对位后,治疗床置一定角位,机架作一定弧度范围的旋转照射,然后治疗床旋转 20°~40°后固定,作下一个弧形照射,直至完成治疗计划。弧的数目越多,弧度范围越大,则靶周组织所受的辐射越少,剂量梯度越大,并发症的发生率亦越低。这是目前较为常用的方法。

2. 动态照射 机架与治疗床同步旋转,产生不在同一平面的连续照射弧,辐射野不会重叠,可在同一弧上重复照射,直至达到处方剂量为止。

【适应证】

X 刀治疗颅内肿瘤和脑血管畸形的适应证范围与伽玛刀大致相同,在设计治疗计划时应注意最大剂量与覆盖剂量比(MD/PD)和治疗体积与靶体积比(PV/TV),前者表明剂量分布的均匀性程度,后者表示正常脑组织的受累情况,二者均小于 2 时,说明治疗计划的优化较好。治疗小靶点病灶如帕金森病、三叉神经痛或直径在 10 mm 左右的占位性病变时,X 刀的定位精确度和治疗效果较伽玛刀稍逊。

术前准备和术后处理与伽玛刀大致相同。

直线加速器的等中心点是由准直器与治疗床的相互移动,使射线交叉而形成的,从设计上不可避免地会造成等中心点的飘移,任何改良的方法都不能完全修正,目前最好的 X 刀系统等中心点精确度飘移在 2 mm 左右,这一误差使得在治疗位于重要功能区的病变(如脑干内、视路旁等)时应持较为慎重的态度。另外在使用小口径准直器时,其射线照射及剂量分布特征无法准确测算,即剂量大小无法保障,组织所接受的照射剂量无法明确。

X 刀治疗后出现的并发症与 γ 刀相同,其发生概率较大,处理方法相似。

(侯永宏)

第二节 显微神经外科的一般原则

近二十余年来神经外科的长足进步,除得益于许多设备的相继引进外,实有赖显微外科技术在神经外科日趋成熟的使用。中枢神经系统在结构与功能上的诸多特点,更使得在当代神经外科领域内,显微外科技术已成为一项不可或缺的技术。

相对于身体其他器官系统,脑和脊髓在生物学上有着其独特之处。例如:对缺血缺氧耐受性差,解剖结构关系错综复杂,许多结构难以暴露,组织结构柔软脆弱,易受损伤,且微小的损伤,往往可累及较多的神经元,而中枢神经系统的损伤通常是不可再生的,即使是微小的损伤,也可能引起严重的机能障碍。故术中除对神经、脑组织的操作要求十分精细外,对于血管的保护、避免刺激、损伤也十分重要。因此,显微神经外科技术的重要性是不言而喻的。在显微神经外科中除去各种专门的设备外,手术者本人的显微外科操作水准,对解剖结构,尤其是脑池的结构熟悉的程度,更是手术成败的关键。故此,本节在一般性地介绍显微神经外科技术原则的基础上,更为强调:每一位神经外医师都有必要接受严格、正规、系统的显微神经外科解剖知识学习及操作技术训练。

显微神经外科手术的进行,通常与以下几方面条件相关:①手术室的管理。②手术器械和设备。③各手术区域脑池及颅底的详细解剖。

一、手术室的布局

首先,手术间必须足够大,因为现代显微神经外科手术设备多,如:手术显微镜、电钻、超声吸引器、双极电凝器、激光刀,各种监视器、电视等。这些设备在手术室必须布局合理。

二、器械和设备

1. 手术显微镜　手术显微镜是神经外科显微手术的必需设备,应符合以下基本要求:①充足的同轴照明冷光源。②6～30倍的放大倍数。③250～400 mm的变焦物镜。④操纵灵活,稳定可靠的支架系统。⑤立体成像。⑥配备有摄、录像及电视监视及计算机系统。

2. 颅骨固定架　各种适宜的头位必须靠功能完备稳定可靠的头架固定,目前国内、外较为通用是May-field-kees氏三点颅骨固定架。

3. 脑自动牵开器　应用臼轴原理而设计的脑自动牵开器,因具有灵活轻柔地牵开和固定脑组织的功能,而适用于脑深部手术,牵引压力通常不宜超过20 mmHg。目前较为通用的是Yasargil氏脑自动牵开器。

4. 双极电凝镊　双极电凝镊是神经外科手术中使用最为频繁的器械之一,因此,熟悉电凝器及其镊子的性能,灵活自如地使用双极电凝镊是显微神经外科的基本功。通常应备有多种规格的双极电凝镊,尤以枪状镊最为实用。为了尽可能地避免电凝时镊尖与组织的粘连,除了镊子本身的质量外,还需要术者准确地选择电凝强度,电凝时间,电凝时双镊尖的距离等。

5. 吸引器　吸引器和双极电凝镊几乎可视为术者的左右手,因此适宜的吸引器也同样是极为重要的。应配备多种规格的吸引器头,1.5～2.5 mm的吸器头为镜下操作常用。

此外还应该常规备有适宜神经外科的各种一般显微器械,如:显微组织镊(枪状镊)、显微剪、蛛网膜刀、显微剥离器、显微活检钳等。

更为专门的器械还包括诸如动脉瘤夹闭术,经蝶垂体瘤切除术等器械。

超声吸引器、激光刀、磨钻、多功能电动手术床、自动升降手术椅等的使用,也使显微神经外科手术获益良多。

现代显微神经外科已将内镜、导航等多种技术引进到神经外科疾病的治疗中,这一切都需要临床医生对脑内各区域的显微解剖更为熟悉,显微操作技巧更为精细。

(王君宇)

第三节

神经外科重症监护

重症监测治疗病室(intensive care unit，ICU)是集中收治急性危重病人的单位。在这里集中设置医院最先进的监测和治疗仪器，有对脏器功能支持具有一定经验的医师负责治疗，并由一组训练有素的护士精心照顾，以力求及时地阻断和逆转危重病人的进展，为原发病提供治疗的机会，从而以最高限度挽回病人的生命，提高治愈率。

【神经外科 ICU 收治对象】

1. 重型颅脑损伤的病人　无论是非手术治疗或手术后，都需在 ICU 监测。

2. 待手术治疗的危重病人　如颅内动脉瘤已发生破裂出血，随时有可能发生再破裂出血；颅内占位性病变伴有颅内高压随时有发生脑疝者；高颈段占位性病变伴有呼吸肌麻痹者。

3. 颅脑手术后或出现术后并发症的病人　颅脑手术后，由于原发病变的性质、部位、手术创伤、麻醉等因素，病人的脑内或全身会发生一系列病理生理的改变，尤其是一些大手术和重症脑损伤术后。一部分术后病人如出现颅内感染、肺部感染、休克、器官衰竭等，也需转入 ICU 进行监测治疗。

【ICU 监测的主要内容】

一、生命体征

主要观察与脑功能有关的呼吸、脉搏、体温、血压的改变。如动脉收缩压增高或波动常提示病情恶化。它可能是颅内压增高或脑干功能障碍的主要体征。颅内出血或脑疝时体温可明显升高。当出现呼吸浅慢不规则、呼吸暂停、抽泣样呼吸提示延髓衰竭。其他如脊髓、神经、肌肉病变可导致呼吸肌麻痹,产生不同程度的呼吸困难,甚至呼吸衰竭。

二、神经功能监测

1. 意识状态　观察并记录意识是否正常,或发生障碍的程度。临床上主要根据病人对语言或疼痛刺激所产生的觉醒反应程度和维持觉醒的时间来判断意识状态。如意识清楚、嗜睡、朦胧、昏迷等。

2. 瞳孔　瞳孔的大小、形状、对光反应及对称性等,是判定脑疝存在及脑干功能损害程度的主要指标之一,应定时观察并记录。

3. 一般神经功能的监测　是指对肢体运动、感觉、反射以及对颅神经的密切观察。定时检查各种生理反射,感觉是否存在,有无异常的增强或减弱;是否存在病理反射,肢体活动度以及观察有无全身或局部的抽搐、震颤或癫痫发作,脑膜刺激征等。

4. 神经专科辅助检查　脑电图检查可判断意识障碍的程度,对特殊类型的脑炎和脑病有定位和定性诊断价值。腰椎穿刺检查可了解颅内压力变化,明确蛛网膜下腔出血、各种类型的脑膜炎和脑炎诊断等。头颅 CT 扫描检查可明确颅内出血、肿胀、脑梗死、脑肿瘤和脑脓肿的诊断,并可了解病变部位、病灶大小以及对脑室系统和 CSF 循环的影响。

三、颅内压监护

见第七章第三节。

四、血流动力学监测

1. 心电图和血压　颅内病变致颅内压增高时,可引起心律不齐,当合并有心脏疾患或其他损害或休克时,也可出现心肌缺血的改变。心率变化的中枢性因素为心血管调节中枢受损,心率可快,可慢;周围性因素多为血容量不足、缺氧和低血钾,而出现心率增快。

血压监测分为无创和有创两种,后者需行桡动脉或足背动脉穿刺,经传感器输入监测仪,能显示有创动脉血压波形和压力值。血压升高的中枢性因素为颅内压增高后延髓受压和血供减少,反射性引起动脉收缩压上升。血压下降的中枢因素多为心血管调节中枢受损;而周围性因素多为血容量不足。

2. 中心静脉压监测　颅脑损伤伴有其他损害或休克者,即要补充血容量又要防止补液过多加重脑水肿,此时行中心静脉压监测,这对于病人的心功能和血容量的判定以及指导输液、输血都很重要,特别是颅高压和大手术后以及伴有严重心血管疾患者。必要时,行 Swan-Ganz 漂浮导管插入监测肺毛细血管楔压,以及心排血量。

五、呼吸功能监测

1. 呼吸监测　观察病人的呼吸频率、呼吸方式以及气道的通畅度。接受呼吸机治疗者,可从呼吸监测系统得知更多的参数。呼吸过快(>30BPM),要注意肺部感染或急性呼吸窘迫综合征(ARDS)。呼吸过慢(<10BPM)以及频率与幅度不规则的病理性呼吸出现,多因为颅内病变、创伤或手术造成呼吸中枢及其调节中枢相关部位受损。呼吸道不通畅,常为昏迷者自主咳嗽减弱导致痰液阻塞气道或出现喉痉挛、喉头水肿;如有后组颅神经损伤导致声带麻痹也可能出现气道梗阻应引起重视。

2. 脉搏血氧饱和度仪(SpO_2)和呼气末二氧化碳浓度监测($ETCO_2$)　二者作为无创监测手段已广泛用于 ICU。在微循环状态稳定的条件下,SpO_2 可与 PaO_2 及 SaO_2 的变化平行。$ETCO_2$ 可用来监测通气功能也可间接反映循环功能变化。SpO_2 和 $ETCO_2$ 可连续监测,以减少采取动脉血气分析的次数,尤其是动态观察其变化,具有临床实用价值。

3. 动脉血气分析　除提供肺的氧合状态及通气外,尚提供机体酸碱平衡状态,并能将呼吸及代谢所致的酸碱失衡加以区别。

六、其他脏器功能及内环境状态的监测

神经外科危重病人由于创伤或并存症以及中枢病变及治疗的特殊,病人机体内环境易发生改变,如出现水、电解质、酸碱平衡紊乱以及血浆渗透压、血糖等内分泌代谢的变化,也可发生中枢以外的器官和多脏器功能失常综合征(MODS)。因此,应常规记录 24 小时内液体的出入量,每日监测血糖、血浆渗透压和电解质,定时测量尿量、尿糖和尿比重;肝、肾、凝血、胃肠

及免疫等功能监测。

七、神外颅脑手术后并发症的监测

神外重症病人一个重要监测内容是手术后的并发症。这些并发症是指颅脑手术创伤及其相关因素引起的继发性脑损害,是导致病情加重,甚至危及病人生命的重要因素之一。

常见以下几种：

1. 术后颅内血肿　颅脑术后病人需严密观察生命体征及意识的变化；监测颅内压有无升高,瞳孔改变及肢体活动情况,如有改变应立即行头颅CT扫描。

2. 术后脑水肿　临床有颅内压增高的表现,监测以着重持续监测颅内压,时间至少5~7天。

3. 术后脑膜炎　监测主要通过观察病人有头痛伴中等程度发热,查体有颈项强直等脑膜刺激征表现。腰穿观察脑脊液细胞学变化,并作细菌培养。

4. 术后脑脊液漏　颅脑术后病人如发现耳、鼻流水或血性液体,应警惕有脑脊液漏,切忌填塞和冲洗。

5. 应激性溃疡　对于颅脑手术后的病人,特别是累及丘脑下部及其附近部位手术后病人和大剂量应用激素的病人,应严密观察胃液情况,如发现出血应及时处理。对于这类病人常规应用制酸药有一定预防作用。

6. 术后癫痫　着重在预防,术后常规应用抗癫痫药物,防止发生癫痫。

7. 尿崩症　对于鞍区及其附近部位病变手术后病人,术后1周内定时测量尿量、尿比重,并监测血浆渗透压和电解质等指标。

8. 其他部位感染　重症颅脑外科病人易并发肺部感染、泌尿系感染；留置中心静脉导管者还可能并发导管相关性血行感染；还有其他的导管相关性感染如脑室引流或分流。

第四节

人工呼吸机的使用

【适应证】

任何原因引起的通气功能或/和换气功能严重减退者(血、气胸需引流后),应及早应用呼吸机支持治疗。

神经科病人常因呼吸中枢抑制或调节功能紊乱,支配呼吸肌运动的神经麻痹,呼吸肌无力,过高的呼吸作功,或因并发急性呼吸窘迫综合征(ARDS)、急性肺水肿等严重缺氧或二氧化碳排出异常而需用呼吸机支持治疗。

【呼吸机连接方式】

1. 面罩　将呼吸机连接氧面罩扣紧病人的口鼻部。适于单纯通气不足或清醒病人,作短时、间断应用。禁用于昏迷病人及有消化道出血的病人。

2. 气管内插管　经口插管可保留3～7天;经鼻插管者(有颅底骨折者禁忌),7～14天,但因管径小,存在易堵塞、不易排痰等缺点。

3. 气管造口置管　适于长时间留管和排除气道分泌物,但有感染、气管狭窄等并发症。

【常用通气模式】

一、机械控制通气(CMV)和机械辅助通气(AMV)

1. CMV通气　呼吸完全停止或严重呼吸紊乱时应用。设置潮气量和频率,呼吸机行间歇正压通气(IPPV)。

2. AMV通气　病人自发呼吸存在,但通气功能不足。利用自发呼吸触发间歇正压呼吸,其呼吸频率、潮气量、触发灵敏度均可根据情况调节。

二、同步间歇指令通气(SIMV)

自发呼吸的频率和潮气量由病人控制,间隔一定的时间(可调)行同步的控制呼吸。可保证病人的有效通气,也利于呼吸肌的锻炼。根据自主呼吸的通气情况,调节 SIMV 频率,逐步减至 2～4 次,然后自然过度到完全的自发呼吸。

三、呼气末正压(PEEP)和持续气道正压(CPAP)

PEEP 是在控制呼吸时的呼气末正压。CPAP 是在病人自发呼吸的基础上呼吸器在吸气和呼气全过程均向气道输入恒定的正压气流而造成的。这种通气适用于肺血分流增多,肺郁血水肿或部分肺泡区萎缩等情况下,虽吸入较高浓度氧,用间歇正压通气仍不能保持 PaO_2 于正常水平时,如 ARDS、肺水肿等。通常 PEEP 5～10 cmH_2O 即可满足治疗需要,太高的值会对循环产生负性影响,也会加重颅脑病人的颅内压上升。因此针对颅脑病人强调的"最佳 PEEP/CPAP"概念,即保证适当的氧合和通气又对心排血量或颅内压影响最小时的 PEEP 水平。

【通气参数的调节】

1. 通气量　如果没有肺实质病变,潮气量按 8～10 ml/kg,每分钟通气量(MV=VT×f)在 100～120 ml/kg,根据血气分析调整;如并发(ARDS),则按肺保护性通气策略,选择低潮气量:5～6 ml/kg。

2. 流量　吸气流速(Flow)通常为每分通气量 V_E 的 3～4 倍,太低会导致通气不足和 CO_2 蓄积;太高易致过度通气。

3. 吸∶呼比　I∶E 通常为 1∶2～3。正常的吸气时间为 1～1.5 秒。吸气时间过长致气道内压升高则减少静脉回流,适当延长有利于气体在肺内分布,但也应注意对颅内压的影响。呼气延长则有利于 CO_2 排出。

4. 吸入氧分数(FiO_2)　具有空氧混合装置的呼吸机,FiO_2 可随意调节,一般控制在 0.5 以下,对超过 0.5 仍不能控制的低氧血症,宜加用 PEEP,长时间高浓度氧疗会引起氧中毒。

5. 吸气压力支持(IPS) 又称压力支持通气(PSV),是一种部分支持呼吸的方式,保留一定程度的自发呼吸同时进行辅助。可以减少吸气作功,同时可以减慢呼吸频率,增加潮气量。通常和 SIMV 或 CPAP 同用,一般情况下 5～20 cmH_2O,大多数需要 10～15 cmH_2O,根据病人情况进行选择。

6. 灵敏度(sensitivity) 呼吸机触发装置有压力触发和流量触发两种。当病人存在微弱的自发呼吸时,吸气时气道内压降低为负压,或流量发生变化,触发呼吸机工作,而完成同步吸气。一般成人设置在 －0.1 kPa(－1 cmH_2O)以上;流量触发一般设置于最敏感水平:1～3L/分。

【湿化和雾化】

蒸馏水经加热湿化,成人以每小时 10 ml 为宜,痰液黏稠者适当增加湿化量,使吸入气体温度控制在 28～32 ℃。呼吸机上的雾化常用压缩气体作动力,利用射流原理,将水滴及某些溶于水的药物撞击成微小颗粒,随即输入气道,药液可达细支气管,用于治疗。

【使用呼吸机注意事项】

一、选择功能好、性能和操作熟悉的呼吸机

二、严密监测

1. 下列现象说明通气满意 ①病人安静,末梢红润,肢体温暖,无大汗;②自发呼吸 12～20BPM 或抑制,无辅助呼吸肌的剧烈收缩;③两肺呼吸音适度,胸廓稍有起伏;④血压、心率平稳。

2. 定时进行动脉血气分析 当改变通气方式或调整呼吸参数时,应在调整后 15～20 分钟查血气以了解调整后的呼吸状况。

三、自发呼吸与机械通气对抗

这在呼吸机无同步装置或产生机械障碍,以及在患者自发呼吸浅快状态下易发生,或因病情和病人不能耐受机械通气。

解决方法:①解除诱因。检查机器包括导管系统有无故障,及时排除;

检查病人有无通气障碍、缺氧、颅内压升高、休克等导致的呼吸浅快、烦躁等。②调整呼吸机参数:如改变通气方式,使病人自发呼吸与呼吸机同步。自发通气量不足,给予适当的压力支持。③应用药物抑制病人过强的自发呼吸,在解除诱因的前提下,应用镇静镇痛剂,若仍不能改善可酌情加用肌肉松弛剂。

四、加强管理

(1)保持呼吸道通畅,保持气管导管在正确位置;注意湿化,防止痰痂,必要时行纤维支气管镜检查及抽吸痰栓。

(2)加强护理,定时翻身,注意胸部物理治疗,预防感染。呼吸机管道、气管导管、吸引管等均需消毒备用,吸痰、更换气管切开导管要注意无菌操作。

(3)注意呼吸机运行状况。多功能呼吸机都有监测报警装置。一旦出现报警,必须立即处理,根据指示查明原因,排除故障,保证病人安全。

【呼吸机的撤离】

1. 条件 ①自发呼吸强,能确保满意通气。②循环系统功能稳定。③血气分析基本在正常范围。

2. 撤离方法 ①施用辅助呼吸者,可望短期内撤离。②长期机械通气者,撤机应经过一段呼吸肌锻炼,逐步停机。开始间断停机,在严密观察下停机数十分钟,若病情稳定,逐步延长停机时间直到完全停机。③对原来以 CMV 维持者,则用 SIMV 过渡,逐渐减慢 SIMV 的频率,当减至 3~5 BPM 以下时,可停用。④停机后,继续给予氧疗,严密观察病情,定期血气检查。

第五节

水电解质平衡紊乱

体液及电解质平衡为细胞进行正常代谢、维持人体各脏器功能所必须。机体受疾病、外伤、感染等侵袭时,这种平衡就有可能破坏,甚至危及生命。神经科病人,由于呕吐、禁食、脱水治疗、脑脊液漏或伤口引流,使用激素以及中枢神经系统调节功能障碍和应激所致的激素失衡与代谢紊乱等,都可并发水电解质代谢失常。

一、水和钠代谢紊乱

水代谢紊乱分失水和水过多两类,失水常同时伴有失钠,根据丢失比例不同又分为高渗性、等渗性和低渗性三类。钠代谢紊乱分高钠血症和低钠血症两类。

(一)高渗性脱水

【病因】

1. 水摄入不足　如禁食、输液不足。
2. 失水过多　如高热、大量出汗、大量利尿、尿崩症。

【诊断】

1. 症状　清醒病人有诉口渴,体查脱水貌,皮肤黏膜干燥,少尿或无尿,甚至发生低血容量性休克;病人出现意识障碍加重。
2. 实验室检查　血 Na^+ >150 mmol/L,血浆渗透浓度>310 mOsm/L,尿量减少,尿比重>1.025,红细胞压积增高。

【治疗】

1. 去除病因。
2. 补液方法　补水量可按下列公式估算：

补水量(ml)=血 Na^+ 升高值(mmol/L)×体重(kg)×4(女性为3,婴儿为5)。当天补液量为估算量的 1/2 或 1/3,另加日需量和额外损失量;最佳方案则根据中心静脉压监测调节量。

3. 补液性质　以5%葡萄糖为主,同时注意血糖监测,必要时补充外源性胰岛素。能口服或有鼻饲管者,给予清水。

(二)等渗性脱水

【病因】

胃肠道消化液急剧丧失:如呕吐,腹泻。

【诊断】

1. 症状　口渴、表情淡漠、尿少、乏力、严重时可出现低血容量性休克。
2. 实验室检查　血液浓缩,红细胞压积增高,血钠及血浆渗透压可正常,出现循环衰竭时易出现代谢性酸中毒。

【治疗】

1. 去除病因
2. 补液方法　补液以等渗盐水或平衡液为主。并发酸碱失衡者,应在补充血容量同时注意纠正。

(三)低渗性脱水

【病因】

反复呕吐、腹泻;或有内、外瘘;长期利尿,补液时钠补充不足。

【诊断】

1. 症状　口渴不明显,病人虚弱无力、手足麻木或有肌痉挛;眼球凹陷,皮肤弹性消失,血压下降、休克、甚至昏迷、抽搐。

2. 实验室检查 低渗性脱水一定伴随低钠血症,血 Na^+ <135 mmol/L,尿 Na^+ ↓,血 BUN↑,血 K^+ 可↓,红细胞压积↑,尿比重常低于1.010,血渗透浓度 <280 mOsm/L。

【治疗】

1. 补液方法 轻、中度失钠补等渗盐水或平衡盐。严重缺钠者,应快速补充胶体溶液,并给予高渗盐水(常用3%NaCl)以补充血容量,提高血浆渗透压。

2. 补钠量

①按血清钠值计算

补钠量(mmol)= 血钠下降值(mmol/L)×体重(kg)×0.6(女性为0.5)

(1 g NaCl 含 17 mmolNa^+)

当天补给一半和日需量4.5 g,其中2/3的量以3%氯化钠溶液输给,其余以等渗盐水补给,以后监测 Na^+、K^+、Cl^- 和作血气分析,作为进一步治疗的参考。

②按临床表现计算

补钠量(g)= 缺钠程度 g/kg×体重(kg)

(四)水中毒

【病因】

(1)抗利尿激素(ADH)分泌过多,如严重创伤、手术、休克的应激。

(2)急性肾衰(少尿期)。

(3)严重的低渗性脱水,输入大量非电解质液体。

(4)ADH 分泌异常综合征(SIADH),见于肺脑疾病及肿瘤。

【诊断】

(1)有摄水过多、体重增加以及手术、颅脑、肺、肾病史。

(2)症状

①脑部症状:脑细胞水肿,可出现嗜睡、反应迟钝、颅内压增高,严重时有意识障碍、抽搐、甚至脑疝。

②肺部症状:呼吸困难、呼吸浅快,严重者出现肺水肿。

③其他:虚弱无力,恶心呕吐,皮肤水肿等。

(3)实验室检查 尿量少,尿比重低,血液稀释,血红细胞压积↓,血清Na^+、Cl^-↓,血浆白蛋白低或酸中毒。

【治疗】

(1)重点在于预防。治疗原发病,限制入水量。
(2)脱水利尿:速尿静注或20%甘露醇静滴。
(3)提高血浆渗透压:严重病例酌情用高渗盐水静滴。
(4)血液净化治疗:严重病例或伴有肾衰者。

(五)低钠血症和高钠血症

【诊断】

(1)凡血清钠<135 mmol/L 称为低钠血症。
(2)凡血清钠>150 mmol/L 称为高钠血症。

如前述的低渗透性脱水,因伴有细胞外液容量减少故又称为缺钠性低钠血症;而伴有细胞外液容量增多的低钠血症又称为水中毒。另一类伴有细胞外液容量正常的低钠血症,其特点为血容量不发生改变,血钠浓度降低,但尿钠排泄并不少。发生于中枢神经系统疾病这种低钠血症又称为"中枢性低钠血症",如SIADH、脑性盐耗综合征等。

高钠血症包括:①浓缩性高钠血症:见"高渗性脱水"。②潴留性高钠血症:即伴有细胞外液增多的高钠血症。由脑部损伤,尤其是丘脑下部、第三脑室或其周边病变以及心、肝、肾功能衰竭时有水潴留而给钠过多引起。前者又称为"中枢性高钠血症",后者一般多为医源性。

【治疗】

重点治疗原发病。对于中枢性低钠血症者,以限制入水量为主,但伴有血容量减少者,应补钠、补水以纠正低血容量。高钠血症病人应限制钠摄入,并给予排钠利尿剂如速尿等。在纠正钠异常的治疗过程中应注意,渗透压改变不能太大太急,否则会导致中枢脱髓鞘变化。

二、钾代谢紊乱

(一) 低钾血症

血清钾浓度<3.5 mmol/L 时为低钾血症。

【病因】

1. 摄入不足　如禁食、补钾不足。
2. 丢失过多　如呕吐、腹泻、大量利尿、急性肾衰多尿期、原醛症。
3. 钾在体内分布异常　如碱中毒、输入大剂量胰岛素和葡萄糖。

【诊断】

1. 症状　软弱无力甚至软瘫,腱反射迟钝或消失,腹胀、肠麻痹。神志淡漠或烦躁不安,定向障碍、严重者昏迷。心率快,心律不齐。
2. 实验室检查　①血 K^+ <3.5 mmol/L。②尿 K^+ 低。③心电图:T 波低平,ST 段降低、QT 间期延长或出现高大 U 波。

【治疗】

(1) 积极处理原发病。

(2) 补钾:①进食富含钾的食物和水果。②口服氯化钾 1~2g,3 次/天或钾的控释片。③严重低钾或不能口服者静脉滴注氯化钾,补钾的速度一般不宜超过 20 mmol/h,补钾的浓度不得超过 0.3%,每日补钾量则不宜超过 100~200 mmol。

(二) 高钾血症

血清钾浓度>5.5 mmol/L 时为高钾血症。

【病因】

1. 钾摄入过多　输入大量库血或静脉补钾过多。
2. 肾排钾减少　肾功能衰竭少尿或无尿期。
3. 细胞内释出钾　严重创伤、挤压伤、烧伤、脓毒血症、溶血症等。
4. 长期使用保钾利尿药　如安体舒通、氨苯蝶啶。

【诊断】

1. 症状　四肢麻木、全身乏力,手足运动感觉异常;心动过缓,严重者呼吸心跳骤停。

2. 实验室检查　①血 K^+ >5.5 mmol/L。②心电图:早期 T 波高尖,随后 QRS 增宽,QT 间期延长,PR 间期延长。

【治疗】

1. 针对病因　停止钾盐输入,治疗原发病。

2. 紧急处理　①20～50%葡萄糖溶液 50～100 ml 加 10 u 胰岛素静滴;②4%碳酸氢钠 60～100 ml 静注,然后静滴 100～200 ml;③10%葡萄糖酸钙 20 ml 静注或 10%氯化钙 5～10 ml 缓慢静注。

3. 加速排钾　用排钾利尿剂如速尿等,肠道排钾用阳离子交换树脂。

4. 透析疗法　病情较重尤其是肾衰所致高钾者可行腹膜透析或血透。

第六节　酸碱平衡失常

一、酸碱平衡

凡是在溶液中释放 H^+ 的物质为酸(H^+ 的供者);凡能接受 H^+ 的物质则称为碱(H^+ 的受者)。人体内即有酸又有碱,酸和碱的浓度时刻在变化着。正常人动脉血液的 pH 值为 7.4 ± 0.05,机体为了维持这一动态平衡,需依靠血液中的缓冲系统缓冲,肺和肾脏的代偿以及纠正作用来调节。

碳酸(H_2CO_3)和碳酸氢盐($BHCO_3^-$)是体液中最重要的一个缓冲对。

根据 Henderson-Hasselbach 方程式,血液 pH 值取决于血液中[HCO_3^-]与 PCO_2 的比值。要维持 pH 在 7.40 ± 0.05,[HCO_3^-]/PCO_2 比值应在 20/1 左右。

机体新陈代谢可产生两种酸,即呼吸酸(H_2CO_3)和代谢酸(一般均来自氨基酸、脂肪和碳水化合物的中间代谢产物,如乳酸等有机酸,还有磷酸及硫酸等无机酸)。呼吸酸(H_2CO_3)来自 CO_2,又可分解成 CO_2 和 H_2O,肺通过排出或积存 CO_2 来调节血中[HCO_3^-],使之维持在一定水平。而肾脏则通过排出 H^+(回收 HCO_3^-)或保留 H^+(排出 HCO_3^-)以维持血液 HCO_3^- 浓度的稳定。代偿是指[HCO_3^-]/PCO_2 中一个分量发生改变时,由另一个分量继发变化。从而维持[HCO_3^-]/PCO_2 的比值接近 20/1,如当[HCO_3^-]出现原发性增高,通过肺的代偿使 PCO_2 也增高。它是机体维持酸碱平衡的一个重要机制。它具有"肺快肾慢、代偿有限度、代偿不会过度"特点;另一重要调节机制即纠正作用,指[HCO_3^-]/PCO_2 中一个分量的改变由相应的器官来进行调节,如机体产生 CO_2 增多时,通过 CO_2 对延髓呼吸中枢以及化学感受器的作用,使呼吸加深加快、通气量增加,CO_2 排出增加;反之亦然。而当体内 H^+ 产生增加时,肾脏的排出 H^+ 能力增加。

除以上缓冲系统、肺、肾三种调节机制外,通过离子转移可使[H^+]的分布发生改变,如原发[K^+]改变时,则 K^+ 亦可与 H^+、Na^+ 交换。酸血症时通常存在有高钾血症,而碱血症时常有低钾血症。

二、酸碱平衡失常

酸碱平衡失常的诊断应了解病因、病程(时间及治疗情况)、临床表现,并对实验室指标(包括电解质等)进行综合分析,以判断原发性改变、代偿性改变、单纯性还是复合性酸碱紊乱。在血液酸碱测定中,临床医师所能获得的指标很多,但最重要的是三项,即 pH、$PaCO_2$ 和 BE(剩余碱)。对这三项指标的分析在诊断中具有重要地位。

【诊断标准】

pH<7.35 即为酸血症。
pH>7.45 即为碱血症。
BE<-3 mmol/L:代谢性酸中毒。

BE>3 mmol/L:代谢性碱中毒。
$PaCO_2$>45 mmHg:呼吸性酸中毒。
$PaCO_2$<35 mmHg:呼吸性碱中毒。

由于各种原因导致呼吸性失常和代谢性失常合并存在者称为复合型酸碱平衡失常,其改变比较复杂,要根据病因、病程、治疗措施、电解质及酸碱检查结果,作综合和动态分析。

【分析方法】

对 pH、BE(或 HCO_3^-)、$PaCO_2$ 三项指标进行如下分析判断。

(1)根据 pH 值决定有无酸血症或碱血症。

(2)注意 BE 与 $PaCO_2$ 的变量关系:在临床分析中,常以 BE 代替 $[HCO_3^-]$ 来分析。

如:BE↓、$PaCO_2$↑为代谢性酸中毒合并呼吸性酸中毒;BE↑、$PaCO_2$↓,则为代谢性碱中毒合并呼吸性碱中毒。

当 BE 与 $PaCO_2$ 呈同向变量时,如 BE↑、$PaCO_2$↑;BE↓、$PaCO_2$↓则可能是:①单纯型酸碱平衡失常,两者关系属原发性过程和继发代偿性改变;②属复合型酸碱平衡失常。鉴别要点是看 pH 的倾向性,代偿的速率和代偿的幅度与极限,凡超越代偿速度或幅度或极限者应诊断为复合型酸碱平衡失常。

(3)pH 的倾向性:指 pH 改变与 HCO_3^-(或 BE)和 $PaCO_2$ 改变的关系。在单纯性酸碱平衡失常中,pH 的变化常与原发分量(HCO_3^- 或 $PaCO_2$)相一致,而另一个分量($PaCO_2$ 或 HCO_3^-)则为代偿性改变。

如:pH↓、$[HCO_3^-]$↓/$PaCO_2$↓则$[HCO_3^-]$↓为原发性改变,$PaCO_2$↓为代偿性改变。

(4)代偿的速率和幅度:在临床分析中应注意代偿的三特点,"肺快肾慢":肺代偿起始于原发分量变化后 30~60 分钟,数小时内可达高峰;而肾代偿则始于呼吸分量变化后 8~48 小时,5~7 天达高峰,且肾代偿的消退亦慢。"代偿有限度"如单纯呼吸功能障碍病人,当 $PaCO_2$>60 mmHg 并继续上升时,通过肾代偿的 $[HCO_3^-]$ 不会超过 40 mmol/L 或 BE 不超过 15 mmol/L;而代谢性酸中毒时的呼吸代偿 $PaCO_2$≥15~20 mmHg 是肺代偿肾的极限;另一特点就是代偿本身不会"过度",当超过了代偿极限就意味着复合型酸碱失常的存在。

【酸碱失常类型】

(一)代谢性酸中毒

【病因】

1. 产酸增多　饥饿、休克、缺氧、代谢障碍(如酮体增多)。
2. 排酸减少　肾功能不全。
3. 摄入过多　如服用大量酸性药,静脉高营养摄入葡萄糖和氨基酸等。
4. 碱丧失过多　严重腹泻、肠瘘、胆瘘、肠瘘使 HCO_3^- ↓。

【诊断】

1. 症状　作为代偿,病人呼吸兴奋出现呼吸深而快;呼气中有时带有酮味。面色潮红,心率加快。严重时有精神恍惚,嗜睡甚至昏迷。
2. 实验室检查　①血气分析示 pH 正常也可呈现酸血症,BE↓,缓冲碱(BB)、标准碳酸氢盐(SB)和实际碳酸氢盐(AB)均↓。②阴离子间隙(AG):AG=[Na^+]−([HCO_3^-]+[Cl^-]),正常为 8~12 mmol/L。AG 正常或↑,AG 增大常见于乳酸过多或酮症酸中毒所致的代谢性酸中毒。③二氧化碳结合力(CO_2-CP)↓<22.5 mmol/L。常伴有电解质异常。

【治疗】

1. 病因治疗　积极控制原发病。由于机体具有自动调节酸碱的代偿能力,所以轻度的酸中毒,如病因可以消除,一般不需碱性药物。
2. 应用碱性药物　病情较重,如 HCO_3^- 低于 10 mmol/L,或出现严重的酸血症,需用碱性药物。其中:①碳酸氢钠作用快而直接,常用 4%~5%的高渗溶液或用 1.25%的碳酸氢钠等渗溶液适于酸中毒伴脱水者。每 1 g 碳酸氢钠相当含有 12 mmol 的 HCO_3^-。按 BE 计算需碱性药量为:

所需碱性药物的 mmol=BE×kg(体重)×0.25,经计算先用 1/2~1/3量。用药 1 小时后再进行酸碱测定,然后按 BE 计算后再补。

②11.2%乳酸钠:因需经肝脏氧化,转化为 HCO_3^- 后才有作用,在缺O_2、肝功能障碍或病情紧急时(如心肺复苏时)均不宜选用。每 1 g 乳酸钠相

当于含有 HCO_3^- 9 mmol。

③三羟基氨基甲烷(THAM)：THAM 在体液中与 CO_2 结合或与 H_2CO_3 结合起反应成 HCO_3^-，能同时纠正细胞内、外酸中毒，也能纠正呼吸性酸中毒。不含钠，适用于限钠患者。但大剂量有可能抑制呼吸、降低血压和低血糖等副作用。1 g THAM 中相当于含有 HCO_3^- 8.2 mmol。

补碱时应注意：量要适当，如过量或短时间内输入过快、过多，易致碱血症、低钾血症、高渗状态、氧离曲线左移（组织供 O_2 差）以及脑血流减少等不良后果。

3. 补钾　酸中毒时血钾浓度比病人实际钾浓度为高，纠正酸中毒后血钾下降，应根据血钾真实浓度补充。

(二)代谢性碱中毒

【病因】

1. 持续性呕吐或胃肠减压，而使大量 H^+ 丢失，Cl^- 同时丢失过多，肾回收 HCO_3^- 增加而致低氯性碱中毒。

2. 各种原因引起的低钾，如出现尿崩，使用大量利尿剂而未补钾等，即形成低钾性碱中毒。

3. 碱性药物摄入过多，或大量输入含枸橼酸保养液的血液后，因枸橼酸经肝代谢产生 HCO_3^- 增多也可能出现碱中毒。

【诊断】

1. 症状　除原发病表现外，常有呼吸减慢，面色紫绀，精神神经性兴奋性增强表现，如四肢麻木、抽搐、谵妄、嗜睡等。

2. 实验室检查　血 pH＞7.45，BE↑，HCO_3^-↑，CO_2-CP↑，$PaCO_2$ 代偿性增高，常伴有低钾、低氯、低钙血症。

【治疗】

1. 对因治疗　尽快纠正体液代谢失调，恢复血容量，停服碱性药物；并针对发病原因（如幽门梗阻应解除梗阻，颅高压致呕吐者降颅压）进行治疗。

2. 轻或中度病人　补生理盐水，同时补充氯化钾，也可静滴大剂量维生素 C。

3. 重症碱中毒 当 pH>7.6,则用酸性药物。所需用量按下列公式计算:

补 Cl^- 量(mmol)= Cl^- 正常值－Cl^- 的测得值×总体液量(体重×0.6)×0.2

①口服氯化胺 1~2 g,3 次/天,或用 2%氯化胺稀释后静滴。一般补充 NH_4Cl 2~3 mmol/kg,能提高[Cl^-]约 10 mmol,常配成 0.8%溶液静滴。注意肝功能障碍者不用。

②盐酸精氨酸静滴:10%精氨酸溶液每 100 ml 含[Cl^-]475 mmol。

③0.1 mol 浓度的稀盐酸约 500 ml 缓慢静滴。治疗过程中应经常监测血液 pH、碳酸氢盐浓度及电解质。

(三)呼吸性酸中毒

【病因】

(1)呼吸道阻塞如异物、窒息;支气管痉挛,呼吸中枢抑制如颅脑外伤、药物中毒等。

(2)呼吸肌麻痹:如 Guillam-Barre syndrome、脊髓病、重症肌无力等。

(3)肺部疾患如肺气肿、肺水肿;创伤、休克、多器官衰竭以及心脏疾患等引起的通气不足。

【诊断】

1. 症状 呼吸困难、烦躁不安、胸闷、紫绀。上呼吸道梗阻者出现呼吸困难"三凹征"。严重者血压下降、谵妄、昏迷。

2. 实验室检查 血 pH↓,$PaCO_2$↑,CO_2-CP↑。慢性者,pH 可正常,血[HCO_3^-]增高。

【治疗】

1. 对因治疗:解除呼吸道梗阻,如吸出痰液,取出异物。紧急时可行气管插管或气管切开,应用机械通气。

2. 应用碱性药物:当血 pH<7.15,血钾过高时可用少量碳酸氢钠暂时纠正酸血症。

3. 对呼吸抑制的患者,必要时可给呼吸中枢兴奋剂,但对于神经科病人应用时注意有可能诱发惊厥。药物抑制者,可给予拮抗剂,如吗啡类药物过量所致,可静滴纳络酮。

4. 慢性肺部疾患者,主要是改善肺通气功能,吸低浓度氧,吸氧浓度过高易引起呼吸抑制。

(四)呼吸性碱中毒

【病因】

1. 多发生于精神过度紧张患者,如癔症发作。

2. 休克、高热、昏迷(如肝昏迷)以及中枢神经病变,刺激呼吸中枢引起过度通气。成人呼吸窘迫综合征(ARDS)早期。

3. 氧疗或人工呼吸机使用不当,如呼吸机选择过高的通气量、持续时间过长使通气过度。

【诊断】

1. 症状　呼吸深而快并有手足发麻、头晕、胸闷,严重者可发生昏厥、意识障碍、抽搐、心律紊乱、循环衰竭。

2. 实验室检查　血 pH↑,$PaCO_2$ 明显↓,CO_2-CP↓,$[HCO_3^-]$↓。

【治疗】

1. 对因治疗:积极处理原发因素。

2. 提高二氧化碳分压:用纸袋或长筒罩于患者口鼻以增加 CO_2 吸回。

3. 器质性心脏病、神经系统热病患者,可使用吸入含 5% CO_2 的氧气。

4. 对症治疗:有抽搐者静滴葡萄糖酸钙。无禁忌时也可使用镇静剂或少量吗啡类药物以减慢过快的呼吸。

第七节

低温疗法

低温能降低脑代谢,降低颅内压,减少脑组织耗氧量,减轻或制止脑缺氧引起的脑损伤。

【适应证】

1. 严重创伤(如重型颅脑损伤)及脑缺氧;心跳骤停后脑复苏的治疗。
2. 控制各种原因所致的高热,如感染、抽搐等。

【方法】

凡有适应证者应尽早施行,目前主张浅低温,即温度控制在 32~35 ℃。在降温过程中如病人出现寒战,可使用中枢抑制剂如冬眠药或用全身麻醉加以控制。常用方法有:

1. 体表降温法　包括冰袋、冰帽、冷却毯等,包括专用的可调控降温机。适用于大部分需浅低温降温病人。
2. 血液降温法　持续高热或恶性高热可采用血液净化方法进行血液降温。
3. 体腔降温法　通过肛管注入 0~4℃ 盐水进行直肠灌注降温。

【时间】

降温宜持续到病情稳定,神经系统功能开始恢复为好,一般 3~7 天,持续时间越长,并发症越多。

【管理】

(1) 体温监测常选用鼻咽温及直肠温。鼻咽温（有条件者鼓室温）与脑的温度接近,可了解脑内温度变化;直肠温常指示身体内部中心温度。

(2) 降温过程中应密切观察病人的反应。当病人出现棘皮、肌紧张、皮肤苍白、寒战时,应加大冬眠药或其他中枢抑制剂用量。有气管插管或切开者,在人工呼吸同时,酌情使用肌松剂。

(3) 密切观察病人的生命体征,监测心电图。当出现心动过缓或室性早搏时,要及时中断降温并对症处理;如出现严重的室性心动过速或室颤,则立即停止降温,进行除颤。还应定时测定尿量、电解质、血气酸碱等。

(4) 对于某些脑损伤和应用血管扩张剂的某些病人体温常随外界温度而变化,因此室温的高低常影响降温。

(5) 在采用体表降温时注意,冰袋与皮肤之间应有布或毛巾隔开,以免冻伤,心前区不能置冰。

(6) 复温:应主张逐步复温,以避免反应性高热。心肺复苏的病人待听觉和肢体协同活动恢复后,停止降温,让其自然恢复;若肛温<32 ℃,可行人工缓慢复温。如提高室温、放置热水袋、电热毯等。注意温度应≤45 ℃,免烫伤。如复温时因体表血管受热扩张,导致有效循环血容量不足而发生休克时,可相应地补充血容量,必要时给予升压药物治疗。

（艾宇航）

第八节 三叉神经后根射频热凝术

原发性三叉神经痛多见于高龄病人,射频热凝术治疗原发性三叉神经痛是继药物和手术治疗之后的一种安全、简易、副作用少的方法,可避免手术之苦,又能保持面部触觉,有效率甚至高达98%。

一、治疗机理及保留触觉的依据

Letcher 等应用射频热凝术对猫的隐神经进行实验研究,发现在一定的温度下,首先遭到破坏的是传导痛觉的 $A_δ$ 及 C 类纤维,而相对地保留了较粗的传导触觉的 $A_α$ 及 $A_β$ 纤维。根据这种特点,利用射频热凝来选择性地破坏半月神经节及后根传导痛觉的纤维,而相对保留传导触觉及运动纤维,从而达到既止痛又保存触觉及运动的目的。

二、适应证

凡原发性三叉神经痛经药物治疗或对年轻病人经三叉神经根显微减压术后无效者,均可进行射频热凝治疗,对治疗后复发者可重复使用。对于表现为持续性疼痛,疼痛发作与内外界刺激无关的所谓非典型面痛,及已行半月节感觉纤维和三叉神经后根切断术者,用射频热凝治疗后效果不佳。

三、术前准备

在确定需要行射频热凝术的病人,需作解释工作,使其在术中能与医生配合。术前应作血、尿常规检查,心电图、胸透等,术前 5 小时禁食;阿托品 0.5 mg 术前肌注。对于比较衰弱的病人,应采取必要的措施,进行全身支持疗法。

四、技术操作

三叉神经痛射频治疗关键技术在于电极针尖位置是否准确和神经毁损程度的控制。目前多采用 Hartel 前路法穿刺。传统的有立体定向穿刺、放射学测试、电生理学测试来引导穿刺和测试电极针尖位置,近年采用 CT 或 CT 三维重建、MRI、数字血管减影术、神经导航等技术引导更精确了卵圆孔穿刺定位,从而提高了手术成功率,降低了手术风险。

(一)卵圆孔穿刺

按 Hartel 前路法穿刺:患者仰卧位,以利多卡因浸润麻醉。进针点在患侧口角外 2.5~3 cm 处(相当于第二上白齿的皮肤投射区),进针时关键要点是针尖宜同时对准两个方向:①在矢状面上对准外耳孔至眼外眦连线上 1/3 与 2/3 交接点(相当于外耳孔前方 2.5~3 cm 处);②在冠状面上对准同侧瞳孔中央。在穿刺针穿过颊部软组织时,术者最好将食指置于患者口腔内,以防针尖刺穿口腔引起感染;同时可借手指摸到患者蝶骨大翼外侧突,以确定穿刺方向。一般进针 6.5~7.5 cm 可达卵圆孔。在进入卵圆孔时,术者常可清楚地感到针尖刺入硬脑膜纤维层之"落空"感,同时患者感到沿下颌放射性的、一过性的疼痛,全身发生一下反射性震动及咀嚼肌反射性收缩。进入卵圆孔后,继续推进(约 1.0~1.5 cm),拔出针芯,约有 50%~70% 病例可见到少量脑脊液滴出,此时针尖已穿过半月神经节而达三叉神经后根(即三叉神经半月节池)。只有针尖在此位置时疗效才会持久,针尖在半月节远端的周围支,则效果不可靠。为进一步核实针尖位置正确与否可采取下列辅助检查方法。

1. 放射学测试 常用投照颅骨侧位片,最重要的指标是针尖与斜坡的相互位置关系。卵圆孔位于斜坡与岩骨嵴交点前 15 mm 处;三叉神经后根位于鞍底水平线与斜坡交点向后下,沿斜坡线距此交点 5~15 mm,此处为三叉神经后根所在范围。电极穿刺方向与斜坡的交点为上颌支神经根。沿此方向前进 5 mm 即到达眼支神经根;后退 5 mm 则达下颌支神经根。电极尖端只要不超斜坡后缘 10 mm,便不会损害其他神经。

2. 电生理学测试 穿刺成功后,插入微型电极,通入 0.1~0.3 V,50~75 Hz 的方波电流刺激时,病人感到在面部相应刺激区有蚁行、瘙痒等异常感觉,但不甚疼痛。一般穿刺最深处为第Ⅰ枝,其次为第Ⅱ支,最浅为第Ⅲ

支;如电极靠近运动根则可引起下颌肌肉收缩。根据上述解剖关系,适当调整电极位置,使刺激的异常感觉与疼痛发作区重合。一般方波电刺激的电压从 0.1 V 开始,如无反应再逐渐加大,所需电压越低,说明针尖部位越准确,疗效越好。若电压超过 0.4～0.5 V 仍无相应反应,说明针尖位置不准确或不在神经组织内,应重新调整针尖位置。但是,曾经有酒精阻滞史或周围支切断术者其刺激阈常会增高(>0.7 V)。电生理学测试至为重要,是判断电极针尖位置是否准确的关键,在治疗之前应列为常规步骤严格执行。

(二)射频温控破坏

当电极尖已达合适位置时,固定好电极位置,自静脉快速给予丙烯已炔甲巴比妥(methohexital,商品名为 brevital,具速效和超短时作用的麻醉药物),首先加热至 60 ℃ 1 分钟。待 2～3 分钟后检查患者面部痛觉、触觉,检查角膜反射,睫毛反射及咀嚼肌肌力变化。若仅有原疼痛区痛觉减退,可继续加温,有效温度在 60～80 ℃ 之间,每次提高 5～10 ℃,时间每次可增加 30～60 秒。每次加热均要认真检查,以保存角膜反射及可能多地保留触觉。Nugent 强调检查睫毛反射的重要性,若第Ⅰ支触觉受损时,睫毛反射消失先于角膜反射消失。

若麻醉剂药源困难,开始时采取短暂的低温热凝,即温度不超过 45～50 ℃(超过 50 ℃ 即产生剧痛),每次 10～20 秒钟。反复数次,待毁损灶初步形成后,再继续提高热凝温度,这样引起的疼痛便可以减轻,病人多可忍受。

五、治疗效果和并发症

射频热凝术简便、安全、疗效确实、手术适应证宽,并发症少,其有效率为 89%～98%,几乎无死亡;复发率一般为 18%～25%,甚至高达 80%,但可重复治疗,多次重复可达到解除三叉神经痛的目的。

本法并发症发生率不高,常见的并发症有:

1. 咀嚼无力 为三叉神经运动根损伤所致,常为部分性,多可逐渐恢复。

2. 角膜炎 是一较为严重的并发症,严重者可导致失明。操作过程中要注意控制加热温度和时间,并随时查看角膜反射的变化。

3. 面部感觉障碍 一般遗留痛觉减退,如损害程度较重,则有触觉改变。术后早期常有蚁行、烧灼等异常感觉,但可逐渐减轻。

4. 颅内出血 半月节内侧邻近海绵窦及其内侧的颈内动脉,穿刺不慎损伤而出血,严重者可形成颅内血肿。如一旦误入颈内动脉,应立即停止操作,拔针并用手指压迫病人咽后部。

另外还可引起带状疱疹、颅内感染和癫痫等。

第九节 神经阻滞技术

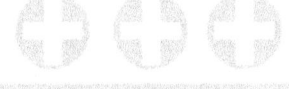

直接在末梢的神经干、丛、脑、脊神经根、交感神经节等神经组织内或附近注入药物或给予物理性刺激而阻断神经传导功能称神经阻滞术。它包括化学性和物理性两种方法。化学性神经阻滞疗法习惯称为封闭疗法,主要采用药物阻断神经传导功能,可用于手术中镇痛,而更多的用于疼痛治疗。临床上使用加热、加压、冷却等物理手段阻断神经传导功能,称为物理性神经阻滞法。

一、常用神经阻滞药物

主要有局部麻醉药和神经破坏药物。常规局麻药进行的神经阻滞,一般是可逆的,随着药物作用的消失,局部已被阻滞的神经传导功能又逐渐恢复。但为了一定的治疗目的而使用高浓度的局部麻醉药或神经破坏药物进行的神经阻滞,可较长时间甚至永久性地(或不可逆性地)阻断神经传导功能。这里仅介绍几种常用的神经破坏性药物。

(一)乙醇

乙醇是临床上最常用的神经破坏(损毁)药。药典规定无水乙醇纯度应为99.5%以上。但实际上临床使用的无水乙醇浓度多为95%。

一般认为50%以下浓度的乙醇不引起运动神经的麻痹;而95%以上的乙醇可阻滞各种神经纤维,包括运动神经纤维的功能。乙醇阻滞于神经纤维内常发生变性,经过数月后可以再生,疼痛可以复发。而将乙醇注入神经节内,神经细胞坏死后不能再生,可达永久性止痛的目的。

在蛛网膜下腔阻滞术中,利用95%乙醇与脑脊液比重(分别为0.8, 1.006)的不同,通过调整病人的体位可达仅阻滞与乙醇接触的感觉神经根而保护运动神经的目的。

(二) 酚

酚为灭菌剂,又是止痛剂。因其具止痛作用,注射时几乎无痛。酚的水溶液性质不稳定,常将酚溶于甘油内,制成不同浓度的酚甘油。酚甘油水溶液对神经组织有强大的选择性破坏,可产生蛋白质变性作用,阻断神经的电生理传导。作用强于乙醇。

目前,临床上神经阻滞药常为混合二种或二种以上药物的混合液(即合剂),根据药理作用和应用目的大致归纳为三类。①单独使用局部麻醉剂,如利多卡因、布比卡因。②以局麻剂为载体,混入其他药物的配方,如混入维生素B类、激素制剂等。③不含局麻剂的混合配方,枝川注射液就是生理盐水加激素,另外还有酚甘油、乙醇等。

二、注意事项及操作原则

医生必须熟悉神经阻滞区域的有关局部解剖关系和体表标志,准确掌握操作技术,严格操作规程,并注意:

1. 患者的合作 必须事先向病人讲清主要操作步骤以及可能出现的各种感觉,消除恐惧感以取得病人的合作。
2. 理想的体位 体位应尽量满足医生操作的需要,又使患者感到舒适。
3. 精确的定位 准确的定位是保证疗效的关键之一。让拟阻滞点处于容易观察和操作的部位,消毒前、后要再次确定穿刺点,必要时在皮肤上作出标记,以保证准确穿刺。
4. 严格的无菌 穿刺区皮肤要洗净,用消毒剂进行广泛、充分的消毒,穿刺后用无菌敷料敷盖穿刺点;术中严格无菌操作规程。尤其是头颈部的神经阻滞,椎管内阻滞,胸、腹腔内神经阻滞等。

三、常用神经阻滞技术

(一) 三叉神经阻滞技术

三叉神经周围支阻滞,第Ⅰ支可阻滞眶上神经;第Ⅱ支疼痛局限于眶下区者行眶下神经阻滞,否则阻滞上颌神经;第Ⅲ支阻滞下颌神经。一般用22号腰穿针进行穿刺。凡用普鲁卡因者,需作皮试。

1. 眶上神经阻滞

【阻滞技术】

首先摸清眶上孔或眶上切迹,用穿刺针刺入眶上孔或眶上切迹,并深入1~3 mm,病人感到向前额区放射性串痛为刺中,注射普鲁卡因0.1~0.3 ml,若分布区已麻木,可注入无水乙醇0.2~0.4 ml。

【注意要点】

(1)穿刺勿过浅,乙醇量勿过多(0.3~0.5 ml),以防皮肤坏死。穿刺过深,可引进滑车神经和额神经损伤。

(2)注药后常有上睑肿胀,多于数日内消退;少数病人残留局部疼痛可达两周,严重者可局部注射普鲁卡因数次。

2. 眶下神经阻滞

【阻滞技术】

于眶下缘中点下方0.5~1.0 cm鼻翼旁1 cm摸清眶下孔,用22号针头斜向上方穿刺,入孔后进针0.2~0.3 cm,先注射普鲁卡因0.3 ml,待分布区有麻木感后再缓缓注入无水乙醇0.5~1.0 ml。

【注意要点】

(1)注入局麻药后,须观察眼球活动情况,确认无复视出现后方可注射无水乙醇,以免产生严重并发症眼肌麻痹,多因穿刺过深(>1.0 cm)所致。

(2)局部水肿5~7天可自行消退。

3. 下颌神经阻滞

【阻滞技术】

仰卧,头尽量转向健侧,患侧面颊向上。进针点:颧弓下缘1 cm,下颌骨踝(外耳道前方的结节)前方2 cm处。先行局麻。进针方向:平行头颅冠状平面,针尖向上,与矢状面成110°倾斜;或针尖指向外眦。进针目标:卵圆孔。进针深度 5～6 cm。一旦刺中下颌神经,可引起典型的三叉神经第三枝疼痛发作,出现下唇、下颌、舌部闪电样剧痛,此时令患者坚持忍受不能改变头部,即注入 2% 普鲁卡因 0.5 ml(先作过敏试验),2～5 分钟后,疼痛缓解,疼痛区域出现麻木,证明穿刺已达卵圆孔并穿中下颌神经即注入无水酒精,分次注入,每次 0.1 ml,总量不超过 1 ml。每次注入前均应反抽注射器,确认无血液或脑脊液时方可注药。

【注意要点】

(1)穿刺时如针尖被下颌升支阻挡,或接触到乙状切迹边缘,针尖进入仅 1 cm 受阻,此时令患者略为张口,使下颌骨升支上移,针尖即可通过。

(2)卵圆孔距进针尖深度约 5 cm,超过此深度还未达颅底,表明穿刺方向太低,可能进入咽部,应将穿刺针抽至皮下,向上增加角度(120°～130°)后再穿刺。

(3)穿刺方向太后时,可入耳咽管,引起耳深部痛。

(4)穿刺方向太前,触及耳颞神经,可引起耳前方痛。

(5)注药时,应随时观察眼球运动和瞳孔反射,有无眩晕、头痛、恶心等情况,一旦发现异常应停止注药。

4. 上颌神经阻滞

【阻滞技术】

体位与下颌神经阻滞术同。进针点:颧弓下缘下方 1 cm,外耳道前方 3 cm 处。进针方向:向前向上与冠状面呈 25°,与矢状面呈 110°倾斜。进针目标:圆孔。进针深度 7 cm 左右。穿中上颌神经后,即丁上唇、上牙、鼻侧出现典型的三叉神经痛发作,给予普鲁卡因后,发作停止。刺中神经后分次注入无水酒精,每次 0.1 ml,总量不超过 1 ml,直至神经分布区感觉完全丧失。

【注意要点】

(1)如穿刺深度在 5 cm 以下遇到骨性结构,可能为上颌骨后壁,穿刺方向过于向前应减少与冠状面夹角。

(2)当穿刺 5 cm 接触到骨性结构,可能为翼板,此时再略为向前调整方向并增加深度达 5~7.5 cm,就可能进入翼上鄂裂,穿中上颌神经。

(3)当穿刺 6~7 cm 仍未遇到骨性结构,则方向偏后。

其他注意事项同下颌神经阻滞术。上颌神经注射,深度在 6 cm 以内,一般除可能损伤颌内动脉外,不会发生明显并发症,但穿刺太深,可入眶上裂,使眼球运动神经受损,出现眼球运动障碍、复视、甚至失明。

(二)面神经阻滞技术

【适应证】

面肌痉挛经药物治疗无效或不理想,可行此术。

【阻滞技术】

茎乳孔穿刺,患者侧卧,于耳后乳突尖上方 1.0 cm 凹陷处进针,向乳突前壁,顺前沿患者头颅后上方向深入,刺中面神经后,有时患者感到同侧耳深部疼痛,注入 0.3 ml 2% 普鲁卡因,如出现面神经瘫痪,则证实刺中面神经,即可注射无水乙醇。第一次注入 0.1~0.2 ml,如疗效不满意,再次注射可增加到 0.2~0.4 ml。理想疗效为产生不全面肌瘫痪而面肌痉挛消失或大部消失。

【注意要点】

穿刺方向过于斜向前方,可刺入外耳道;过深可刺达颈动、静脉,舌咽、迷走及交感神经等。刺入深度一般为 2.5~3.0 cm。

(三)舌咽神经阻滞技术

【适应证】

舌咽神经痛。

【阻滞技术】

患者仰卧,头转向健侧。穿刺点取乳突尖与下颌角之间连线的中点。以 9 号针头自穿刺点与皮肤成直角或稍向前方穿刺,缓缓进针约 4.0~5.0 cm,患者可无特殊感觉或感同侧口角、舌、下唇、下颌或咽及颞部稍有麻木感,回吸无血液后注入少量 2% 普鲁卡因,不久可出现同侧咽壁不同程度瘫痪及感觉障碍,咽下困难或声嘶,或出现同侧 Horner 氏征,或出现同侧抬肩及胸锁乳突肌无力等,即缓慢注入药物。注入维生素 B_{12} 时首次为 1 000～2 000微克,以后每次增加 500～1 000 微克至出现明显疗效时。最多每次剂量不超过 5 000 微克。

【注意要点】

(1)由于注射部位邻近颈交感神经,可出现颈交感神经综合征,常持续数小时,不需要特殊处理。

(2)如果邻近的迷走神经、副神经和舌下神经亦被阻滞,则出现心动过速、斜方肌和同侧一半舌肌麻痹。

(四)枕大神经阻滞技术

【适应证】

枕大神经痛。

【阻滞技术】

寻找枕大神经压痛点,通常位于枕外粗隆下 3.0 cm 的水平线上,离中线 2.0～4.0 cm 处。穿刺时针尖避开枕动脉。当患者诉有放射感时,回抽无血即可注射维生素 B_{12} 500～1 000 微克,2%普鲁卡因 4 ml,加等渗盐水至 10 ml。

【注意要点】

穿刺不必过深。有的患者出现眩晕,休息即可缓解。

(五)肋间神经阻滞技术

【适应证】

(1)胸背部带状疱疹所致的局部疼痛。

(2)胸椎病变(外伤、关节炎、结核、肿瘤等)压迫神经根所致的根性疼痛。

(3)术后止痛。

(4)胸部外伤后的疼痛。

【阻滞技术】

常用坐位,肩胛骨外展,以肋骨下缘与腋前线、腋中线或腋后线的交点为穿刺点;或于肩胛骨下缘至各棘突连线之间的中线与肋骨下缘的交点进针。用25号针头自肋骨下缘垂直刺入,遇骨质后略退出少许略向下到肋骨下缘,此时若针尖触及肋间神经,病人有酸胀感。抽吸无血及空气后,即注入1%普鲁卡因2 ml或1%利多卡因1~3 ml。

【注意要点】

(1)根据疼痛部位的神经分布阻滞相应的肋间神经。但每一肋间神经一般与上、下的肋间神经有支相连,故阻滞每一根肋间神经时必须同时阻滞其上、下的肋间神经才能获得满意效果。

(2)进针不可过深,以免刺伤胸膜,阻滞时宜暂时屏住呼吸。

(3)部分病人可引起肋间神经炎。

(六)星状神经节阻滞技术

【适应证】

调理下丘脑维持内环境稳定机能,使机体的植物神经功能、内分泌功能和免疫功能保持正常,阻滞后节前、节后纤维的功能受到抑制。故此法的适应证非常广泛。常用于:

(1)颈总动脉及颅内血管痉挛,栓塞或血栓形成。

(2)上肢灼性神经痛,残肢痛。

(3)头痛(包括神经性头痛、偏头痛、紧张性头痛等)。

(4)术前作阻滞术以预测手术效果。

【阻滞技术】

仰卧,头稍向后仰,在胸锁乳突肌前缘,锁骨上3.0 cm,气管,食道之外侧,相当于第6颈椎横突平面(星形神经节位于第7颈椎横突与第1肋骨起点之间)进针,垂直进针3~5 cm(穿刺时可将颈动脉推向外侧)即达第6颈椎横突处,将针退出少许,再向内下方缓慢刺入直达椎体,然后将针拔出2 mm抽吸无血、脑脊液或气体后,即注入1%普鲁卡因10~15 ml或0.5~

1%利多卡因。阻滞成功的标志为出现同侧霍纳氏综合征。

【注意要点】

(1)易刺伤胸腔圆顶导致气胸,注药前须行抽吸有无气体和血液。
(2)注意勿误伤喉返神经、膈神经和臂丛神经。

(罗端午)

第十节 激素在神经外科的应用

激素在神经外科有以下三种用途:①利用肾上腺皮质激素能改善毛细血管通透性的作用可防治脑水肿;②利用性激素可促进蛋白质合成的作用以促进机体的恢复;③替代或补充生理需要的不足。

一、防治脑水肿

糖皮质激素有以下作用:

(1)保持毛细血管通透性和血脑屏障的完整性,减轻和防止毛细血管内液体外渗和钠、钾、钙离子的转移,从而减轻脑水肿的进程和渗透性利尿剂的反跳作用。

(2)促进乳酸转化为葡萄糖以供能量,并减轻脑内酸中毒。

(3)稳定溶酶体膜,防止与减轻脑细胞的自溶和死亡。

(4)可使毛细血管扩张,改善组织灌注,减轻心脏负荷,增加心排出量。

(5)有加强升压药作用及加强心脏传导功能。

(6)有清除自由基的作用。

糖皮质激素在短期内应用不会增加应激性溃疡、难以控制的感染和创口愈合困难等并发症的发生率。目前在神经外科常用的糖皮质激素为地塞米松,因其糖皮质激素的作用强大而盐皮质激素作用接近于零。用量为每日 10～30 毫克,静脉或肌肉注射,持续 3～5 天,以后逐渐减量,于 1 周后停药。也有人应用大剂量治疗,首次剂量为 0.2 mg/kg 以后 0.1 mg/kg,静脉注射每小时 1 次,一般 3～5 天可减量或停药。另外,可用氢化可的松,每日 100～300 mg,静脉注射,应用 3～5 天,以后减量或改用口服 10～30 mg/次,每日 3～4 次。

二、促进蛋白质合成

性激素可促进蛋白质的合成代谢,抑制其分解代谢,形成正氮平衡,在这方面与糖皮质激素的作用相反。用于病情严重、营养不良和手术后病人,可促进组织修复,增强其抵抗力,并可用以对抗糖皮质激素的蛋白分解作用。

睾丸酮为强有力的促蛋白合成药物,常用制剂为丙酸睾丸酮,用法为 25～50 mg,每周 2～3 次,肌肉注射。或用苯丙酸诺龙 25～50 mg,每周 1～2 次,肌肉注射。如果短期使用,可无明显副作用,如长期使用,可使女性男性化。在使用睾丸酮时必需给予高蛋白饮食。

三、替代或补充生理需要的不足

丘脑下部-垂体系统有调节全身内分泌的作用,如有损害(外伤、肿瘤、手术等)可引进全身内分泌不足,使身体不能维持正常生理状态,故需给予补充或替代。激素的替代或补充应根据个体病人和具体情况而定,以能维持其正常生理状态为准,遇有环境改变如感染、手术、外伤等应激状态,应适当增加用量。

(1)尿崩症:治疗的方法是给予脑垂体后叶素控制尿量每日在 2 000 毫升以下。如减量后尿量无重新增加的现象,即可停药。脑垂体后叶素:每次 5～10 U,每日 1～2 次,肌注;油剂鞣酸加压素(长效尿崩停),一次注射 0.3 ml,可维持 2～6 天,注射 1 ml,可维持 10 天左右。

(2)甲状腺机能减退:用粗制甲状腺制剂治疗,每次 30～60 毫克,口服,一日 1～3 次。

(3)肾上腺皮质功能减退:可的松:每次 12.5～25 毫克,口服,一日 3 次;

氢化可的松:每次10~20毫克,口服,一日3次。

(4)性激素缺乏:男性病人给予丙酸睾丸酮,每次10~25毫克,每周1~3次,肌注,或用甲基睾丸酮,每次5~10毫克,每日2次,口服。女性病人给予己烯雌酚,每次0.5毫克,口服,一日3次。

(刘景平)

第十一节　抗菌药物在神经外科的应用

在神经外科的感染性疾病中,中枢神经系统感染的发生率最高,预后差。正常情况下,脑组织处于头皮和颅骨的包围保护之下,加上有血-脑屏障的作用,外界病原微生物入侵引起感染的机会少。颅脑外伤及手术创伤破坏了皮肤及血-脑屏障,是引起中枢神经系统感染的最常见原因,其次是脑脊液漏及邻近部位的感染也是常见原因。其病原体可来自于颅脑外伤部位和手术切口部位定植的正常菌群和邻近部位感染病灶病原体的蔓延,其次是在手术、换药、引流过程中,由医护人员污染的手及污染的器械、敷料等带入。一般手术后感染以革兰阴性细菌为主,脑室分流术后感染以葡萄球菌、大肠埃希菌为主,脑脊液耳、鼻漏以链球菌、肺炎链球菌、肠杆菌为主;神经内科以白假丝酵母珠菌、隐球菌所致的脑膜炎多见。由于抗菌药物的广泛应用,多重耐药菌株逐渐增多,造成治疗上的困难。

【脑脊液中抗菌药物浓度】

抗菌药物主要通过脉络丛进入脑脊液,其次经中枢神经系统外液进入脑室和蛛网膜下腔。脑脊液的药物浓度与抗菌药物脂溶性、分子量大小、离子化浓度、药物剂量、用药途径、脑脊液/血清梯度差、脑脊液中白细胞总数、蛋白含量等因素有关。无论脑膜有无炎症,氯霉素、磺胺嘧啶、甲硝唑、氟胞嘧啶、异烟肼等抗菌药物透过血脑屏障的比例高,而苄星青霉素、链霉素、林可霉素、多黏菌素、酮康唑等抗菌药物,既使脑膜炎症时,也难透过血脑屏障;青霉素类、头孢菌素类抗生素在脑膜正常时透过率低,而脑膜有炎症时透过率增加。在选择抗菌药物时,除考虑抗菌活性外,还应考虑感染部位的药物浓度及病人耐受能力。脑脊液中抗菌药物浓度见表6-2。

表 6-2 脑脊液中抗菌药物浓度

脑膜有或无炎症 CSF 药物浓度均可达抑菌水平者（>MIC）	仅在脑膜炎症时 CSF 药物浓度可达抑菌水平者（>MIC）	脑膜炎症时 CSF 药物浓度呈微量者（<MIC）	脑膜炎症时 CSF 药物浓度不能测得者
氯霉素	青霉素 G	链霉素	苄星青霉素
SD	氨苄西林	庆大霉素	两性霉素 B
SMZ	阿莫西林	妥布霉素	克林霉素
TMP	哌拉西林	红霉素	林可霉素
甲硝唑	头孢噻肟	苯唑西林	多黏菌素 B
拉氧头孢	头孢曲松		酮康唑
异烟肼	头孢呋辛		
利福平	头孢西丁		
乙胺丁醇	氨曲南		
吡嗪酰胺	亚胺培南		
氟康唑	环丙沙星		
氟胞嘧啶	培氟沙星		
	阿米卡星		
	万古霉素		

【抗菌药物的应用】

(一)预防用药

各类清洁手术(Ⅰ类切口手术),如手术不复杂,手术持续时间不长,且无心脏病、糖尿病、免疫缺陷等基础病者,一般不需要预防用药。盲目地进行术前、术后长期用药或联合应用多种药物,均难达到预期目的,相反会干扰病人体内微生态平衡。预防用药指征:①开放性颅脑外伤清创开始较晚;②污染手术;③手术复杂、手术持续时间长;④脑脊液漏;⑤有植入物及分流装置等。

围术期用药:主张手术(切皮)前半小时或麻醉开始时,用一次足量抗菌药物,手术持续时间超过 4~6 小时,术中追加一次,围术期用药一般不超过 24 小时。除有感染病灶或污染手术外,原则上术前及术后可不用药。抗菌药物选择应根据手术类型、手术部位、手术持续时间、药物半衰期、抗菌谱等而定。颅骨外的皮肤软组织清创术,可选用青霉素 G 80 万~160 万 U 或庆大霉素 8 万 U 或头孢唑林 1~2 g 肌内注射或静脉滴注。开颅探查、肿瘤切除术,一般手术持续时间长,创伤面大,应选择血药半衰期稍长且能透过血-脑屏障的药物。如头孢呋辛或头孢曲松钠 1~2 g,于术前、术中、拔引流管时各一次。乳突根治术可选用哌拉西林或头孢西丁 2 g,于术前半小时应用,术后续用 1~3 天。

(二)治疗用药

伤(切)口分泌物和脑脊液进行细菌培养和药物敏感试验是选择抗菌药物的依据。在选择中枢神经系统感染的抗菌药物应具有以下特点:①杀菌剂;②对该病原菌有高度抗菌活性;③脑脊液中药物浓度高;④可静脉用药;⑤联合用药具有协同或累加作用,避免相互拮抗(表 6-3~表 6-5)。

表 6-3 中枢神经系统感染常用抗菌药物

药物名称	抗菌谱	脑膜炎症时CSF药物浓度为血中药物浓度的百分比	血药半衰期(h)	用法
青霉素 G Penicillin G	革兰阳性球菌、杆菌(除耐甲氧西林金葡菌、肠球菌外),厌氧菌(除脆弱类杆菌外),螺旋体,放线菌	3%~5%	0.6	一般感染:80万U/次,日3~4次肌内注射或静脉滴注。脑膜炎时剂量增大,成人1 200万~2 000万U/d,小儿30万~60万 U/kg·d
氨苄西林 Ampicillin	A、B组链球菌、大肠埃希菌、流感杆菌、李斯特菌属	5%~10%	1~1.5	200 mg/kg·d 分3~4次肌内注射或静脉滴注
羧苄西林 Carbenicillin	铜绿假单胞菌、变形杆菌	20%	1~1.5	一般感染4~8 g/d,重症感染10~30 g/d,分3~4次静脉滴注
替卡西林 Ticarcillin	较羧苄西林强	30%	1~1.25	12~24 g/d 分3~4次静脉滴注
阿莫西林 Amocillin	同氨苄西林	25%	1.2	200~250 mg/kg·d分3~4次静脉滴注

续表

药物名称	抗菌谱	脑膜炎症时CSF药物浓度为血中药物浓度的百分比	血药半衰期(h)	用法
哌拉西林 Piperacillin	大肠埃希菌、变形杆菌、铜绿假单胞菌、厌氧菌	36%	1~1.5	轻、中度感染4~8 g/d 重度感染，8~12 g/d 分为3~4次静脉滴注
头孢呋辛 Cefuroxime	金葡菌(除MRSA外)、肺炎链球菌、A组溶血链球菌、大肠埃希菌、肺炎克雷伯菌、流感杆菌、革兰阳性厌氧菌	16%	1~1.4	1.5 g/次，每日3~4次肌内注射或静脉滴注
头孢西丁 Cefoxitin	同头孢呋辛，对厌氧菌比头孢呋辛强	30%	1.4	2 g/次，每日3~4次静脉滴注
头孢曲松 Ceftriaxone	对肠杆菌科细菌作用强，对变形杆菌、沙雷菌比头孢噻肟强，对革兰阳性球菌敏感(除MRSA、肠球菌外)	>10%	7.1~7.8	一般1~2 g，每日一次，严重感染，每12 h一次，静脉滴注。在脑脊液中的半衰期长于血中的半衰期

续表

药物名称	抗菌谱	脑膜炎症时CSF药物浓度为血中药物浓度的百分比	血药半衰期(h)	用法
头孢噻肟 Cefotaxime	革兰阳性球菌，肠杆菌	16%	1	一般感染1 g/次，严重感染2 g/次，每日3～4次静脉滴注
头孢他啶 Ceftazidime	对革兰阴性杆菌，特别是铜绿假单胞菌作用强	20%	1.7	铜绿假单胞菌脑膜炎2 g/次，每日3～4次静脉滴注
拉氧头孢 Moxalactam	革兰阴性杆菌，厌氧菌、革兰阳性球菌	19%～100%	>2	0.5～1 g/次，每日肌内注射或静脉滴注2次
氨曲南 Aztreonam	对革兰阴性菌（除不动杆菌、产碱杆菌外）	婴幼儿脑膜炎30 mg/kg，静注后CSF药物浓度为2.7～20.8 mg/L	1.92	30～50 mg/(kg·d)分3次静脉滴注，重者可增至4 g/d
亚胺培南 Imipenem	抗菌谱广，活性强，对肠杆菌作用强于头孢噻肟钠，对脆弱类杆菌较氯霉素、甲硝唑强	18%～31%	1	1 g/次，每日2～3次静脉滴注

续表

药物名称	抗菌谱	脑膜炎症时CSF药物浓度为血中药物浓度的百分比	血药半衰期(h)	用法
磷霉素 Phosphonomycin	葡萄球菌(除MRSA、MRSE外)、大肠埃希菌、沙雷菌	25%	1.5~2	6~12 g/d,分2~3次静脉滴注
氯霉素 Chloramphenicol	革兰阴性球菌、杆菌(除不动杆菌、变形杆菌、铜绿假单胞菌外)	>66%	1.5~3.5	成人1~2 g/d,小儿30~50 mg/(kg·d),分3次静脉滴注
万古霉素 Vancomycin	革兰阳性菌、特别是MRSA、MRSE、肠球菌	7%~21%	6	成人1~2 g/d,小儿20~40 mg/(kg·d),分2~3次静脉滴注
环丙沙星 Ciprofloxacin	对革兰阴性菌作用强	37.2%	3.3~3.9	200~400 mg/d,分2次静脉滴注
复方新诺明 SMZCo	球菌和革兰阴性杆菌(铜绿假单胞菌除外)	80%~90%	8~10	每次1 g,每日2次口服,首次加倍
甲硝唑 Metronidazole	广谱厌氧菌	90%~100%	8~10	首剂15 mg/kg,以后7.5 mg/kg,每8小时1次静脉滴注

续表

药物名称	抗菌谱	脑膜炎症时CSF药物浓度为血中药物浓度的百分比	血药半衰期(h)	用法
两性霉素B Amphotercin-B	真菌	2%～4%	24	CSF药物浓度低,宜与氟胞嘧啶联用
氟胞嘧啶 Flurocytesin	假丝酵母菌、隐球菌	50%～68%	8.5	2.5 g(1% 250 ml)静脉滴注每日2～3次
氟康唑 Fluconazole	假丝酵母念球菌隐球菌	70%～80%	27～34	200～400 mg/d,分2次静脉滴注
利福平 Rifampin	结核杆菌、革兰阳性、阴性菌	25%	2.5～5	10～20 mg/(kg·d),日量<450 mg时可1次顿服
异烟肼 Isoniazid	结核杆菌	90%～100%	1.5～3	0.3 g/d,顿服
乙胺丁醇 Ethambutol	结核杆菌	30%～50%	3.3～4	15～20 mg/(kg·d),顿服
吡嗪酰胺 Pyrazinamide	结核杆菌	90%～100%	9～10	每日20～35 mg/kg,日量<3 g,分3～4次口服

表 6-4　各种不同部位感染的抗菌药物选择

诊断	临床背景	常见病原菌	抗菌药物 首选	抗菌药物 可选	备注
皮肤软组织感染	皮肤脓疱病	金葡萄	苯唑西林 第一代头孢菌素	林可霉素 阿米卡星	
		A组链球菌	青霉素G	氨苄西林 第一代头孢菌素	
	伤口感染（头部）	革兰阳性球菌	青霉素G	第一代、第二代头孢菌素	
		革兰阴性杆菌	哌拉西林	头孢菌素第二代、第三代	
			庆大霉素	氟喹诺酮类	
脑脓肿	继发于筛窦炎心脏病	A、B组溶血性链球菌	青霉素G	氨苄西林	大剂量青霉素每次>100万U时宜静脉滴注，速度快，浓度高易引起"青霉素脑病"
	继发于中耳炎、乳窦炎	厌氧菌	甲硝唑+青霉素	哌拉西林 氯霉素	
		肠杆菌 金葡萄	哌拉西林 头孢噻肟	第二、第三代头孢菌素	
	创伤或手术后	革兰阴性为主	第二代、第三代头孢菌素	头孢曲松 万古霉素 氟喹诺酮类 亚胺培南/西司他丁	

续表

诊断	临床背景	常见病原菌	抗菌药物 首选	抗菌药物 可选	备注
硬膜下积液	<5岁	肺炎链球菌	青霉素G（大剂量）	氨苄西林 哌拉西林 头孢噻肟	
	成人60%以上由鼻窦炎、中耳炎所致	流感杆菌	氨苄西林	头孢呋辛、头孢噻肟	
		同脑脓肿	同脑脓肿	同脑脓肿	
脑膜炎	新生儿脑膜炎	B组溶血性链球菌	青霉素G	氨苄西林 头孢呋辛	
	术后脑膜炎	厌氧菌	甲硝唑 青霉素G	头孢西丁 氯霉素 拉氧头孢	
		革兰阴性杆菌 铜绿假单胞菌 MRSA或MRSE 肠球菌 假丝酵母菌 隐球菌	第二代、第三代 头孢菌素 头孢他啶 万古霉素 氨苄西林 两性霉素B +氟胞嘧啶	阿米卡星 亚胺培南/西司他丁 壁霉素、利福平 万古霉素 氟康唑	

表6-5 抗菌药物鞘内注射剂量

药物名称	成人剂量	小儿剂量	备注
青霉素G	0.5万~2万U 10~20 mg	1/2~1/4成人量	可引起"青霉素脑病"，小儿尽量避免使用
氨苄西林	10 mg	1/2~1/4成人量	
氯唑西林	20~40 mg	5 mg	
羧苄西林	50 mg	1/2~1/4成人量	

续表

药物名称	成人剂量	小儿剂量	备注
头孢噻吩	50 mg	1 mg/kg	
头孢唑林	50 mg	1 mg/kg	
卡那霉素	0.5～1 万 U	5～12.5 mg	反应大,少用
庆大霉素	5～10 mg	1/2 成人量	同上
妥布霉素	5 mg	1/4～1/5 成人量	
阿米卡星	5～20 mg	1/2 成人量	局部反应大,宜同时加用地塞米松 0.5～2 mg
多黏菌素 B	1～5 mg	0.5～1.5 mg	
两性霉素 B	从 0.025 mg 开始渐增但 <1 mg	1/2～1/4 成人量	
异烟肼	25～50 mg	10～20 mg 或 1 mg/kg 次	
万古霉素	10～20 mg	1～5 mg	

中枢神经系统感染常随炎症的吸收,血-脑屏障的修复,进入脑脊液的药物浓度也逐渐减少。过早地停用抗菌药物或减少药物剂量均影响病原体的完全清除和炎症的完全吸收。因此,其疗程要根据各种不同病原菌和不同部位而定。由于大多抗菌药物透过率低,脑脊液中的药物浓度不高,多主张联合用药,必要时,还需鞘内注射或脑室内置放脑脊液储存囊,脑室内给药。鞘内注射时,操作者应技术熟练,严格无菌操作,正确掌握药物剂量和注射速度,也可同时加用地塞米松 1～2 mg,减少化学刺激及局部粘连。颅内压增高者应慎用。

(吴安华)

第十二节 高压氧治疗

一、发展概况

高压氧医学始于17世纪,由于多种原因一直发展较慢。近年由于技术设备的改进,临床应用理论和技术的完善,高压氧治疗的安全性和疗效的提高,从而使这门学科在近十年发展非常迅速。由于高压氧有其独特的治疗效果从而使这门学科具有越来越快的发展趋势,尤其是我国大陆高压氧治疗已经普及到各个县、区级医院(在我国大陆现已有近万台氧舱,是世界高压氧大国)。高压氧疗法是一种特殊的治疗手段,是将病人置于超过一个大气压的特殊环境中,呼吸高浓度氧气,使氧分压超过常压纯氧水平,对多种疾病有特殊治疗效果的治疗手段。高压氧的独特治疗作用已逐渐被现代医学界广泛重视,随着大量的研究和临床反复实践,人们对高压氧的作用机理的认识上的提高,其应用范围已在日益扩大。

二、高压氧设备

高压氧治疗的压力计量单位是采用绝对压(atmosphere absolute, ATA)。所谓绝对压是指地球上物体表面上单位面积上实际承受到的大气压力,绝对压=常压+附加压(表压),常压通常就是指大气压力,我们对在纬度45°的海平面上,温度为0℃时大气压力称为标准大气压,也就是1个大气压,也叫1ATA,相当于760 mmHg(101.325 kPa),即每平方厘米面积上承受1.0336公斤压力,通常以1 kg/cm^{2}表示,一个标准大气压又称常压。凡超过一个大气压力称为高压,要达到一个高压环境,必须有一个特殊的耐高压和密封的设备,用于高压氧治疗的这种可密闭增压的设备叫高压氧舱。高压氧舱根据加压介质不同分为空气加压舱和氧气加压舱。新的国标规定多人舱必须是空气加压,氧气加压舱只适于单人治疗。婴儿氧舱、单人舱(单人成人氧舱),只能容纳一名患者,一般是采用氧气加压;多人舱是采用空气加压,多人舱根据容量的大小分为大、中、小三型,多人空气加压舱的容量为 4 至 50 多人不等。一般超过 20 人的舱称为大型舱。现代化大型高压氧舱美观、舒适,并设有先进的医疗鉴护系统。如心电,脑电等。多人舱根据国标要求设计至少有两个舱室,即治疗舱和过渡舱。大型舱舱内空间大,较为舒适,有利于抢救危重病人。

三、高压氧的治疗原理

1. 高压氧治疗能有效地提高血氧张力,增加血氧含量。例如 1ATA 吸空气时肺泡氧分压为 102 mmHg,血氧含量为 0.3 ml/100 ml 血液,而在 3ATA 氧气时,PaO_2 提高至 2 193 mmHg,血氧含量增至 6.4 ml/100 ml 血。由于高压氧能增加血浆及体液中的物理溶解氧,所以在高压氧下可实现无血生存,对 CO 中毒有显著疗效。

2. 高压氧下能增加组织及脑脊液的氧含量及储氧量,延长阻断循环的安全时限,在高压氧下由于血氧张力的不断提高,组织的氧含量及储氧量也相应提高,如常温常压下每公斤组织的储氧量为 13 毫升,阻断循环的安全时限为 3~4 分钟,而在 3ATA 氧气下储氧量增加至 53 ml,阻断循环时限延长到 8~12 分钟,如果结合低温(T32 ℃)将延长到 27~30 分钟,同样脑组织及脑脊液的氧含量将比吸空气时增加 7~8 倍,这对解除脑缺氧及完成心脑手术十分有利。

3. 高压氧的穿透力大大超过常压氧,在常压下人脑灰质的弥散半径为 30 μm。而在 3ATA 氧压下将延伸到 100 μm。由于高压氧的穿透力大,因此对组织缺血缺氧,以及组织细胞水肿有很好的防治作用。缺氧可引起细胞水肿,组织细胞水肿可加重缺氧,因此缺氧与水肿可形成恶性循环。高压氧的高穿透力可切断这种恶性循环。高压氧在防治细胞水肿的同时不会引起血浆高渗,所以高压氧的防治细胞水肿比临床常用的脱水剂更优越。由于高压氧在防治肺水肿和脑水肿方面取得非常理想的治疗效果,所以近年在临床已经广泛应用。

同时高压氧有利于纤维母细胞的分裂和增生,有利于血管成纤维细胞的活动和分裂,以及胶原纤维的形成,从而使侧支循环迅速建立,新生血管生长得更早,更多,更快。

4. 高压氧下可使许多器官和组织(心、脑、肾、四肢等)的血管发生收缩,阻抗增加,导致灌注范围内血流量减少,从而降低颅内压,有利于脑水肿的消除。

5. 高压氧下能抑制厌氧菌的生长繁殖,抑制 α-外毒素的产生。

6. 高压氧可作为一种辅助措施,增强肿瘤细胞对放疗和化疗的敏感性。

7. 在高压氧治疗可使体内血管,组织和肠腔内出现的气泡体积缩小和溶解。因此,高压氧治疗减压病和气栓症起到了"压到病除"的效果。

8. 高压氧对全身各系统可产生一定的调节作用:如对全身血管,除椎动脉和肝动脉有轻度的扩张作用外全身其他血管有收缩作用,因此高压氧可升高血压,所以临床可用于椎基底动脉供血不全、重症肝炎,低血压。高压氧可使心率减慢、心肌收缩力减弱,心肌耗氧减小,所以可用于冠心病的治疗。高压氧可增加各器官的氧化代谢,因此对脑、心、肝、肾、内分泌系统的功能都有促进作用,如高压氧下脑功能改善。关于帮助昏迷病人较快苏醒时高压氧的作用机制较复杂,如椎基底动脉扩张、防治脑水肿、降低颅内压、兴奋上行激动系统等;使心肌供氧增加,耗氧减小,心功能改善,可治疗心功能不全和冠心病;高压氧虽然使肾血管收缩,但是以出球动脉收缩为主,因此肾小球滤过率增加,肾功能改善,从而有利于体内毒素排出,高压氧下肝脏的供氧供血增加,肝功能改善,肝脏的解毒功能增强,因此各种中毒可用高压氧治疗。高压氧可促进胰岛素分泌增加、降低胰岛素抵抗,增加糖皮质激素的分泌,因此高压氧可用于糖尿病病人、对激素有效的变态反应性疾病的病人也有效。

四、高压氧治疗的适应证

(1)国内外公认以高压氧治疗为主的适应证有急性一氧化碳中毒,急性减压病,急性气栓症,气性坏疽,植皮术前后。

(2)临床证实有不同程度疗效的适应证有:颅脑外伤,脊髓损伤,血栓闭塞性脉管炎,烧伤,挤压伤,断肢(指、趾)术后,慢性营养性皮肤溃疡(下肢静脉曲张性溃疡,糖尿病性溃疡,褥疮等),难治性骨髓炎,重度冻伤,破伤风,放射性损伤,无菌性骨坏死,突发性耳聋,眩晕综合征,美尼尔综合征,中央性视网膜脉络膜炎,视网膜动脉栓塞,脑水肿-颅高压,肺水肿,急性脑血管意外(脑溢血,脑血栓,脑梗死),窒息后缺氧,病毒性脑炎,高原性缺氧综合征,恶性肿瘤(与放疗或化疗并用),液化气中毒及婴幼儿缺氧性脑病,偏头痛,脑膜炎,进行性肌营养不良,重症肌无力,颈椎病,急性感染性多发性神经炎,面神经炎,发作性睡病等。

(3)报道治疗有效,有待进一步探讨的疾病有休克,冠心病,支气管哮喘,糖尿病(Ⅱ型),慢性肾炎,病毒性肝炎,脑炎,多发性硬化症,胎儿宫内发育不良,帕金森病,青光眼,放线菌病,疲劳综合征(含运动疲劳),老年人退行性病变,老年性痴呆,脑萎缩,肌萎缩性侧索硬化,红斑性肢痛症等。

近年通过大量临床实践逐渐发现了许多新的对高压氧有显著效果的适应证。

五、高压氧治疗禁忌证

1. 绝对禁忌证　有张力性自发性气胸未行胸腔引流者,活动性内出血未控者,未经过放疗和化疗的恶性肿瘤,严重的阻塞性肺气肿,肺大泡,氧敏感试验阳性及有氧中毒史者,Ⅱ°以上心脏传导阻滞,多发性肋骨骨折。

但本人认为:绝对禁忌证只有2个,即未经处理的气胸和活动性颅内出血。多发性肋骨骨折已有人提出不是禁忌证,氧敏感试验没有意义,现临床根本不作这种试验,人的生存时刻离不开氧气,也不可能对氧产生过敏。未经过放疗和化疗的恶性肿瘤定为绝对禁忌证值得怀疑,因现有多人研究发现高压氧对肿瘤有选择性抑制作用。如果将恶性肿瘤作为禁忌证,那么体内有隐性,即未被发现的恶性肿瘤病人正好患上必须作高压氧的疾病,如一氧化碳中毒,怎么办?关于氧中毒史定为绝对禁忌证也有问题,因为氧中毒机制不是很清楚,如眼氧中毒,有时是与高压氧下眼血管收缩有关,由于没有用血管扩张剂,高压氧导致一过性失明,再次治疗可在扩张血管的基础上进行高压氧治疗可避免不良作用的发生。如果是脑氧中毒,则可加强抗氧自由基治疗的同时调整治疗压力进行治疗。肺气肿和肺大泡的病人当患上必须作高压氧的疾病时则可设计特殊的治疗方案仍可考虑。

2. 相对禁忌证　有不明原因的高热,体温>39 ℃;高血压病(符合高血压的诊断标准,血压一般不超过21.3/13.3 kPa,即160/100 mmHg);精神异常不能配合治疗者;妊娠3个月以内;肺结核空洞咯血;副鼻窦炎;急性肺部感染;化脓性中耳炎,早产儿等。

此外有人提出颅底骨折并有脑脊液漏是禁忌证,因为加压时可将外耳或鼻腔的细菌压入颅内造成颅内感染,减压时可将脑脊液挤出来,但也有人提出有脑脊液漏也不是禁忌证。笔者认为以上两种意见均只有部分正确。也就是说如果颅内同时有气体时第一种说法是正确的,因为加压时颅内气体缩小,则会使鼻腔或外耳的细菌挤入颅内,当减压时,颅内的气体发生膨胀,则会将颅内的脑脊液挤出体外。而如果颅内没有气体时可能后者是正确的。颅骨缺损无论大小都不是高压氧治疗的禁忌证,但为什么有少数颅骨缺损的病人在作高压氧后出现脑膨出的体积增大和头痛,这可能是患者颅内有气体有关。因此颅内有较多的气体时要考虑为相对禁忌证。具体多少气体为标准还有待研究。有人提出肺部感染不是禁忌证,因为高压氧下有利于感染的控制。但要注意高压氧的剂量,因肺部感染者肺氧中毒的可能性可能增加。

如何面对相对禁忌证,临床上根据医生自己的经验实施起来有较大的差异。高血压患者只要血压不超过160/100 mmHg则可以治疗,但有些医生在病人血压超过160 mmHg也进行治疗,如何掌握,即病人在作高压氧时血压会升高10～15 mmHg,只要再升高10～15 mmHg不会出问题则可以作。发热不作高压氧,原因是发热的病人容易发生脑氧中毒。实际上高压氧治疗不会加重发热病人的病情,相反可能会有些治疗作用。总之当遇到以上相对禁忌证时,是否作高压氧必须权衡利弊。比如妊娠妇女CO中毒则应积极地进行高压氧治疗。

六、治疗方法

1. 一般治疗　压力为1.8～2.8ATA面罩间歇吸氧(即呼吸纯氧20～50 min,呼吸空气5～10 min,反复数次),总共吸氧时间为80～100 min,每日1～4次,5～10天为一个疗程。高压氧治疗方案(如压力高低,吸氧方式,吸氧时间等),应根据病情,个体差异,治疗后反应等具体情况而定。

2. 抢救治疗　通常开始治疗时压力较高(2.3～2.8ATA),待病情改善或相对稳定后减低至常规高压氧治疗压力(1.8～2.5ATA),在高气压下应用气管插管或面罩间歇吸氧,如患者因病情危重,暂时不能脱离纯氧吸入时,其吸氧时间可适当延长,但不能超过总的安全时限,即在 2ATA 连续吸氧不超过 2~3 小时,在 2.5ATA 下吸氧不超过 90 min,在 3ATA 下吸氧不超过 1 小时。若用间歇吸氧,则可延长安全时限,每日 1~4 次,一般 3~5 次可判定转归如何,决定是否继续治疗。

3. 配合手术中治疗　手术在高压氧舱中进行,可以先手术后加压,也可以先加压后手术,前者一般待手术接近关键时刻开始加压,使机体充分氧合后再阻断循环,这样既可保证手术的效果和安全,又可防止或减少高压氧的副作用。后者是先加压,在高压下待充分氧合后施行手术。病人一般情况好转后减压出舱。

七、高压氧治疗的并发症及其处理

1. 氧中毒　氧中毒可分为三型,即神经型(脑型)、肺型和眼型。神经型的典型表现为癫痫大发作。肺型主要是肺部出现渗出和增生改变,眼型主要表现为眼底出血,早产、低体重儿可能会引起视网膜病变。主要预防办法是采取间歇性吸氧和严格掌握连续吸氧的安全时限。

2. 气压伤　人们在高气压环境中,如果由于某种原因如上呼吸道感染引起咽鼓管阻塞,鼻咽部息肉,副鼻窦炎,加压过快或减压不当等等原因造成不均匀受压,机体的一些含气腔窦如中耳,副鼻窦,肺脏等器官,将可引起各种气压伤。预防措施:①防止上呼吸道感染。②首次治疗,进舱前常规以 0.1%呋麻液滴鼻。③遵守安全操作规程,调整升、减压速度。④一旦发生肺气压伤,尽快进舱进行加压治疗。

八、高压氧治疗注意事项

高压氧治疗是在特殊环境中进行的一种特殊的治疗手段,安全和有效是实施的主要目的。一是要注意安全:有未经处理的气胸者不能治疗,进行治疗者以及进舱陪舱者需要着全棉衣服,不能携带任何火种进舱;再就是要注意治疗效果。影响高压氧疗效的主要因素:①治疗时机:治疗时机是决定疗效好坏的关键,因为治疗时机决定病人预后的性质。相对药物治疗而言,高压氧的治疗时机更为重要,因为人对氧的储存能力最差,人不吸氧只能生存 6 分钟,机体缺氧时间越长,体内重要组织细胞死亡就越严重,时间长了,最佳时机失去了,高压氧的疗效则会较差,病人预后不好。②高压氧的治疗剂量:高压氧的剂量包括 A. 处方剂量,如:治疗频率、疗程、高压氧治疗压力,病人在舱内吸入的氧浓度,稳压时间;B. 操作剂量:如:洗舱方法,加、减方法,治疗三阶段吸入气体的设计。如果剂量不够则达不到高压氧治疗的效果。③临床其他治疗配合:临床其他治疗有许多,其血管活性剂的应用较为重要,因为高压氧可使全身血管收缩,高压氧的收缩血管作用会有些病的治疗效果,因些在一些缺血性疾病必须同时应用扩血管药物,而且应在开始高压氧治疗前半小时内服用,因病人是在高压氧治疗开始时血管逐渐收缩,高压氧治疗结束后血压又逐渐恢复治疗前水平。如果血管收缩前应用扩血管药则可提高组织供氧,增加疗效。过去有治疗效果不理想的多与以上因素有关。

九、高压氧在神经外科中的临床应用

(一)颅脑损伤

高压氧对各种脑损伤:包括原发性脑损伤(如脑震荡、弥散性轴索损伤、脑挫裂伤)和继发性脑损伤均有明显的治疗效果。高压氧治疗对防治脑水肿、降低颅内压、恢复意识、消除局灶症状与体征(如头痛与恶心呕吐、颅内压增高、植物神经功能紊乱)效果显著。近年来经过长期广泛的应用提示高压氧可以促进脑细胞和神经功能恢复,降低死亡率,提高治愈率,减少后遗症和缩短病程。

【治疗原理】

(1)增加血氧含量,提高血氧分压。在 0.2 MPa 氧压下,动脉血氧分压达 186.7 kPa,为常压下吸入空气的 14 倍。脑外伤急性期由于脑组织水肿,氧弥散障碍,而高压氧下由于血氧分压增高,氧的弥散半径扩大,能有效纠正脑组织缺氧状态。

(2)高压氧下脑血管收缩,脑血流量减少,脑水肿减轻,颅内压也相应降低。0.2 MPa 氧压下,脑血流量减少 21%,颅内压降低 36%;0.3 MPa 氧压下,脑血流量减少 25%,颅内压降低 40%。对脑外伤后脑水肿的防治有明显的疗效。

(3)脑组织血管丰富,高压氧可促进侧支循环的形成,保护病灶周围"缺血半影区"内的神经细胞,0.2 MPa 氧压下葡萄糖代谢率提高,能量生成恢复,促进脑组织的修复。

(4)实验证明,在0.2 MPa氧压下,椎动脉血流量增加18%,可增加脑干网状激活系统供血量,提高上行网状系统的兴奋性,有利于觉醒,从昏迷状态转为苏醒。

(5)脑外伤综合征的患者,脑组织中存在可变性脑组织缺氧区,其脑细胞有相对性缺氧、轻度水肿、变性等。在缺氧区可以是整个病灶,也可以是病灶周围组织,其神经功能低下或处于抑制状态,但有逆转的可能。高压氧下,脑血管收缩,脑血流量减少,而氧含量仍可增加,脑组织的氧供也增加,使变性脑组织缺氧区的缺氧状态解除,水肿消退,脑组织的有氧代谢恢复,三磷酸腺苷生成增多,有利于病灶区脑细胞生理功能恢复,使症状减轻甚至消失。

【治疗方法】

单人氧气加压舱治疗压力采用0.2 MPa,治疗时间80~90 min(包括加、减压时间)。空气加压氧舱常用压力为0.22 MPa氧压下面罩间歇吸纯氧80 min,也有采用0.25 MPa氧压下面罩间歇吸纯氧60 min。中间间歇吸空气5~10 min。但多以前一种疗效较好。每日治疗1~2次(早期和病情重者多每日治疗2次,病情稳定后改为每日1次),一般治疗7~10次休息2天为一疗程,连续3~5个疗程后休息1个月后继续治疗。一般总疗程需60~80次。

(二) 急性脊髓损伤

急性脊髓损伤(acute spinal injury)包括闭合性脊髓损伤、脊髓火器伤和脊髓刃器伤。闭合性脊髓损伤系指脊柱骨折或骨折-脱位造成的脊髓或马尾神经受压、毁损,不伴有与外界相通的通道,绝大多数为单节段伤。脊髓火器伤是由枪弹或弹片造成的脊髓开放性损伤,每因合并颈、胸和腹部重要脏器损伤,使伤情趋于复杂,加之脊髓本身损伤多为完全性,预后较差。脊髓刃器伤是指由尖锐、锋利的器械戳伤脊髓造成的开放性损伤。损伤多为不完全性,预后较好。从动物实验到临床观察高压氧对脊髓损伤有显著疗效。

【治疗原理】

(1)高压氧下能迅速纠正脊髓损伤部位的缺氧状态。脊髓损伤后继发性损害主要是微血管痉挛、堵塞,造成脊髓缺血、缺氧或水肿,高压氧可提高脊髓的血氧含量及血氧分压。在 1ATA 空气下,脊髓氧分压为 15～30 mmHg;在 3ATA 氧下,脊髓氧分压提高到 450～560 mmHg,是常压下的 30～40 倍。高压氧下在组织中的氧弥散半径增加,从而给脊髓组织提供了充足的氧气,增加了脊神经有氧代谢,纠正缺氧状态,使受损脊髓细胞的功能得以恢复。

(2)脊髓缺氧可导致脊髓缺氧—水肿恶性循环,高压氧可阻止这一恶性循环。高压氧能使血管收缩,减轻脊髓水肿,改善脊髓的血液循环,保护可逆性损伤的神经组织,有助于神经功能的恢复。

(3)增加吞噬细胞的吞噬能力,加速病灶的清除和组织修复,促进细胞和毛细血管再生。

【治疗指征】

各种脊髓损伤均应积极进行高压氧治疗。

(1)脊髓震荡与脑震荡相似为脊髓损伤最轻,及早高压氧治疗可以痊愈。

(2)脊髓损伤出血:采取必要措施,出血停止后,再做高压氧治疗。

【治疗方法】

1. 方案一　0.2～0.25 MPa 氧压下吸氧 80～90 min,每日一次,但也有人主张每日 2 次;一般 10～15 次为 1 疗程,治疗 3～4 疗程。但也有人进行了 10 个疗程治疗收到较好的疗效。

2. 方案二　第一次高压氧治疗后,进行脊髓造影,以确定是否需要手术,若不需手术,在第 1 次高压氧治疗后,每间隔 6 h 进行 1 次治疗。经 8 次治疗后对病情重新估价,若病人脊髓为完全性损伤,即可放弃长期高压氧治疗计划;若病情好转,则可继续治疗 5 d,每日 2 次。然后重新估价病情,决定是否继续高压氧治疗。

以上方案仅作参考。也可参照颅脑损伤中提到的治疗方案。

【注意事项】

(1)高压氧治疗的时机　应力争在脊髓损伤后 4～6 小进内进行高压氧

治疗,最迟不要超过48小时。动物实验证明,脊髓损伤后2小时内做高压氧治疗的疗效显著,伤后7.5小时开始进行高压氧治疗,不致影响其疗效。

(2)高压氧治疗应作为综合治疗措施之一,配合手术及药物治疗,对促进神经功能恢复,更为有利。

(3)在治疗过程中,应防止肺部感染及尿道感染;对瘫痪注意应加强护理,预防褥疮。

(4)搬运病人时应避免损伤病人的脊柱,以免加重脊髓损伤。

(三)周围神经损伤

周围神经损伤系指中枢神经系统以外的神经成分,包括脊神经、脑神经和自主神经受损。临床表现有感觉障碍、运动障碍、自主神经障碍、反射丧失等。大量的临床资料提示高压氧对周围神经损伤有确切的治疗效果。

【治疗原理】

(1)直接改善因神经营养血管受压、痉挛或断裂所造成的神经组织缺氧状态。

(2)提高钠、钾泵功能和ATP的储备。改善组织间隙的水、钠潴留,以及神经元和神经胶质细胞水肿,防止胶质和结缔组织纤维化。

(3)增高环磷酸腺苷与环磷酸鸟嘌呤核苷(cAMP/cGMP)的比值,抑制机体免疫功能亢进,减少变态反应在周围神经的发生和发展。

(4)减少致痛性炎症介质的产生、释放,减轻和缓解周围神经的疼痛。

(5)促进受损的周围神经的再生与修复。

【治疗方案】

一般主张高压氧压力为0.2~0.25 MPa,每次吸氧45~90 min,中间间歇1~2次,治疗每日1~2次,10次为一疗程。总疗程视病情而定或至症状改善较为稳定为止。

也可参照颅脑损伤中提到的治疗方案。

【注意事项】

(1)做好治疗前心理宣教,对精神、体质衰弱者,尤为必要。

(2)防止高压氧治疗过程中出现的并发症。

(四)植物状态

持续性植物状态(persitent vegetative state,PVS)又称植物性生存。PVS患者对自我和环境完全没有意识,但伴有睡眠周期,仍保留着生长、发育能力,是一种特殊的意识障碍。以前普遍认为PVS是不治之症,治疗态度较为消极。近年开展高压氧治疗对PVS的研究,发现高压氧可帮助PVS患者恢复功能,使部分病人得以苏醒。

【治疗原理】

(1)提高血氧分压,增加血氧含量,加大血氧弥散范围,促使部分处于可逆状态的受损脑细胞恢复。

(2)增加血氧供应,改善组织代谢,降低血液黏度,改善脑部微循环,改善脑水肿,降低颅内压。通过有氧代谢产生大量ATP,使细胞膜上Na^+-K^+-ATP酶及钙泵活性提高和恢复。促进血管内皮细胞修复和侧支循环形成。

(3)促使轴索发生新的侧支,建立新的轴突联系,恢复神经功能。

(4)激活上行网状激动系统:高压氧使椎动脉扩张,使上行网状激活系统供血、供氧增加,从而使其功能增强,加快觉醒和意识恢复。

【治疗方法】

稳压压力一般采用0.2~0.23 MPa,每天治疗1~2次,10~20次为一疗程,总疗程应据病情而定,一般多在50次以上。

【注意事项】

(1)PVS不是不治之症,只要积极采取有效治疗措施,相当一部分病人的意识可有不同程度的恢复。

(2)采取以高压氧为主的综合治疗,在高压氧治疗同时,辅以药物、理疗和支持治疗。

(3)及早开始高压氧治疗。

(4)疗程足,一般至少70~80次以上,不可轻易中途放弃治疗。

(五)继发性癫痫

癫痫是一种由于神经元突然异常放电所引起反复发作的短暂大脑机能

失调的慢性疾病。分为原发性癫痫（由遗传因素所致，可为单基因或多基因遗传，可以表现为部分性发作，也可表现为全身性发作）和继发性癫痫（主要由各种原因的脑损伤所致）。目前临床观察认为高压氧对继发性者疗效较好。有效率为82%左右，可使部分病人完全停用抗癫痫药物。

【治疗原理】

（1）高压氧下动脉血氧分压增高能促进神经元代谢，使能量合成增多，使受损的神经元得以恢复正常功能。

（2）癫痫病灶多存在缺血缺氧，高压氧能使脑血管侧支循环功能增强，使氧弥散距离加大，有利于病灶区神经元得到有效供血供氧。

（3）由于反复癫痫发作特别是癫痫持续状态，造成严重脑损害，出现脑水肿，高压氧能降低颅内压，减轻脑水肿，故对于反复发作的癫痫病人有较好的治疗作用。

【治疗方案】

多数病人采用压力0.2～0.23 MPa(2～2.3ATA)，每次吸氧80 min，可以连续治疗15～30次。

【注意事项】

（1）癫痫发作频繁者先用药物控制后再行高压氧治疗。

（2）治疗中癫痫发作2次以上者应减压出舱，并在下次入舱前，肌内注射鲁米那钠0.1 g或安定10 mg后入舱治疗。舱内抽搐发作时不宜减压，以防肺气压伤。

（3）在高压氧治疗同时可用一些扩血管药改善脑部供血，如尼莫地平、654-2等。

（4）由于长期癫痫造成的人格及精神异常，入舱前应充分交代治疗注意事项，并安排医务人员或家属陪舱。

（六）脑梗死

脑梗死可发生于脑血栓形成或脑栓塞。脑血栓形成的好发部位为大脑中动脉等处。当人体失水、血压下降、血液动力学及血液成分异常时极易形成附壁血栓，闭塞动脉，造成相应部位不同程度梗死。脑栓塞系指外来栓子经血液循环栓塞在脑动脉,导致相应供血区脑功能障碍,可由心脏、大血管赘生物脱落,或脂肪、脓栓、气体、虫卵、异物等突然阻塞脑小动脉而引起脑缺血、梗死。常见病因有心脏的附壁血栓脱落,主动脉弓及其发出的大血管动脉粥样硬化斑块和附着物脱落等。急性缺血性脑血管病及时应用高压氧治疗效果十分显著,如果治疗不及时,再加上疗程不够则可能疗效不是十分显著。

【治疗原理】

(1)高压氧可迅速提高血氧分压、加大血氧弥散距离,恢复"缺血半影区"功能,缩小梗死范围,改善脑组织病变部位血氧供给,促进神经细胞的恢复与再生。

(2)高压氧可降低血液黏度,改善脑微循环。

(3)高压氧下可以控制脑水肿,防止继发性损伤。

(4)高压氧可增加椎-基底动脉血流量,兴奋上行激动系统,促进苏醒。高压氧可改善脑梗死患者智力、记忆力。

(5)高压氧可以刺激病灶区域内毛细血管新生,促进侧支循环建立。

(6)高压氧可活跃脑电 a 波,对改善脑电活动有积极意义。

(7)高压氧可减轻脑缺血再灌注损伤,调节 NO 的分泌,减少自由基的损害。

【治疗方法】

高压氧治疗压力多采用 0.2～0.25 MPa(2～2.5ATA),每次吸氧 80 min,10 次为一疗程。首次治疗应以 3 个疗程为宜,休息 1～2 周后再进行 1～2 个疗程。本病的恢复期是一年左右,故应间断治疗一年。

【注意事项】

(1)脑梗死一经确诊,即应采用高压氧治疗,因为越早治疗疗效越好。

(2)高血压患者治疗时,应将血压控制在 160/100 mmHg(21.3/13.5 kPa)以下。

(3)注意保持呼吸道通畅。

(4)重症昏迷病人进行高压氧治疗应有医护人员陪同。

(5)治愈或好转的患者,每半年还应接受1~2个疗程的高压氧治疗,以巩固疗效。

(七)脑出血

高血压动脉硬化是脑出血最常见的病因,约占70%~85%。脑内小动脉畸形、脑动脉瘤、脑动脉炎、某些有出血倾向的血液病均可致本病。出血灶对脑组织的直接破坏,脑组织缺血、缺氧使脑组织软化及坏死,脑水肿致颅压增高,严重时产生脑疝等是脑出血病死率高及残疾率高的主要原因。高压氧对脑出血的治疗效果,有人统计国内60余篇文章,其中脑出血141例经高压氧治疗,治愈率17.6%,显效率32.4%,有效率41.5%,无效率8.5%,总有效率91.5%。

【治疗原理】

(1)减轻脑水肿,迅速降低颅内压。

(2)快速提高脑组织的氧含量及氧贮量,改善脑组织和周身组织缺氧,减少脑细胞的变性坏死。

(3)增加脑组织毛细血管氧弥散距离,可弥补因脑水肿使毛细血管距离加大而出现的缺氧区域。

(4)增加血肿周围(缺血半暗影区)的受损细胞供氧,加速受损细胞恢复。

(5)加速血肿的清除,加速胶原纤维、毛细血管的再生,加速病灶的修复。

(6)增加椎-基底动脉血流量,提高网状激动系统和脑干的氧分压,加速意识清醒,从而维持生命机能的正常活动。

(7)提高超氧化物歧化酶(SOD)、过氧化氢酶(CAT)、谷胱甘肽过氧化物酶(GSH-PX)、谷胱甘肽(GSH)的含量。加强清除自由基和抗氧化的能力,减少再灌注损伤。

(8)抑制细菌生长,有利于对继发感染的控制。

【治疗指征】

(1)发病在6小时以上及次日颅脑CT显示血肿不见增大者。

(2)试验性高压氧治疗1~2次后症状未加重及CT显示脑血肿未见增

大者。

(3) 脑血肿清除后的患者,只要病情稳定,无感染及新鲜出血征兆者,也应尽早实施高压氧治疗。

【治疗禁忌证】

(1) 已经发生脑疝、生命体征极不稳定者。
(2) 病人躁动、抽搐不能配合吸氧治疗者。
(3) 脑内出血尚未控制者。
(4) 有肺大泡及严重肺气肿,进舱有发生气胸可能者。
(5) 血压过高超过 26.6/14.6 kPa(200/110 mmHg)者。

【治疗时机】

日本山口和郝鸣政主张出血 6 小时后病情稳定,症状、体征不继续加重,即可试行高压氧治疗。出舱后观察 24 小时,症状、体征不加重,颅脑 CT 证实脑血肿未增大者可继续治疗。国内多数人主张出血后静止 1~2 周后开始高压氧治疗。

【治疗方法】

急性期危重患者应尽量用多人舱,便于监护、抢救、调整体位、综合治疗。治疗压力为 0.2~0.25 MPa(也有人提出用偏低压力即 0.2 MPa 较好),吸氧时间为 60~80 min。初次治疗升压和减压时间应适当延长,初次治疗应有医务人员陪舱,10 次为一疗程,治疗一般以 2~3 个疗程较好。

【注意事项】

(1) 综合治疗,特别是常规治疗和护理,为高压氧治疗创造条件。
(2) 降低颅内压力仍应继续应用脱水药物,在行高压氧治疗时只能减少脱水药物次数,不能完全停用。
(3) 脑出血急性期应密切注意生命体征变化,同时应备抢救设施及药物于舱内。
(4) 进行高压氧治疗前应详细了解病人咽鼓管通畅程度,以尽早处理。
(5) 升、减压要慢,昏迷病人在升压时可不断向病人口腔滴入少量液体,让病人作吞咽动作。

(6)重症病人应有医护人员陪同,在舱内可继续常规的药物治疗。

(肖平田)

第十三节

介入神经放射治疗技术

介入神经放射治疗技术是在 X 线监视下,经血管内利用微导管技术对神经系统疾病进行治疗,主要为脑及脊髓血管性疾病。经过 40 余年的发展,该技术目前已处于成熟阶段,因其创伤小,恢复快,且能治疗一些传统神经外科开颅手术不能达到或勉强能够达到的一些血管性病变,如颈动脉海绵窦瘘、颈动脉海绵窦段动脉瘤,基底动脉动脉瘤,深部及重要功能区动静脉畸形,复杂性硬脑膜动静脉瘘等,这一技术逐渐被神经外科医生和病人所接受。随着影像和导管技术及栓塞材料的发展,血管内治疗的疗效将达到显微神经外科手术疗效的水平。不同的神经外科中心其显微神经外科技术与血管内治疗技术水平各有不同,疗效亦有差异,因此,在治疗前应将两种治疗技术的优缺点向患者家属,必要时向患者本人说明,由患方做出选择,力争达到较好的治疗效果,避免不必要的医患纠纷。

(一)仪器设备及人员

(1)良好的 X 线数字减影血管造影设备是血管内治疗技术所必备的,要求具有电视透视,路经图,C 型臂,活动导管床,正侧位双向影像增强器和球管以及三维血管造影重建功能。

(2)拥有条件良好的导管室,具有消毒灭菌条件,完善的防护设备,麻醉机及监护设备,配备齐全的各项抢救设施。

(3) 人员配备:医生、技术员、护士及麻醉师。

(二) 导管及材料储藏室

拥有各种常用的造影器材,微导管、导丝及多种类栓塞材料。

(三) 术前检查

术前常规行血常规,出凝血时间,心电图、胸片、肝肾功能及血型检查。

(四) 血管造影检查

根据临床症状,出血部位(CT 或 MRI 可明确)来决定行全脑血管造影还是全脊髓血管造影,或者选择性血管造影。插管常用 Seldinger 技术。

(五) 治疗

通过血管造影即可明确病变的类型、部位、大小、数目,结合 CT 或 CTA、MRI 或 MRA,选择血管内治疗方法。

1. 颅内动脉瘤　　未破裂动脉瘤及破裂动脉瘤 Hess-Hunt 分级 Ⅰ～Ⅲ 级者,在全身无手术禁忌的情况下,可选择血管内栓塞治疗。根据血管造影测量动脉瘤体、颈的大小及载瘤血管的情况,对于瘤颈窄,可选择瘤内单纯弹簧圈栓塞;对于宽颈动脉瘤可使用球囊再塑形保护技术行弹簧圈瘤内栓塞,但每次闭塞载瘤动脉时间最好不要超过 5 分钟;对于宽颈动脉瘤、夹层动脉瘤,梭形动脉瘤亦可依据不同情况选择支架辅助技术弹簧圈栓塞术,但术前与术后应用抗血小板聚集的药物,防止血管内血栓形成;对于一些颈动脉海绵窦段或椎动脉的巨大动脉瘤,宽颈、假性或夹层动脉瘤,无论是介入还是手术都不能处理动脉瘤时,如果侧支循环代偿充分,球囊闭塞试验阴性者,可行球囊载瘤动脉闭塞。致密填塞与动脉瘤长期闭塞率有着直接的相关性,因此术中行瘤腔致密填塞是关键,目前栓塞后动脉瘤复发率约为 12%,定期复查显得尤为重要。颅内动脉瘤血管内栓塞后常见的并发症有术中动脉瘤破裂引起蛛网膜下腔出血或颅内血肿、脑血管痉挛、血栓形成、脑缺血,弹簧圈、支架移位等。术中、术后应严密观察病情变化,及时做出相应的抢救处理。

2. 脑动静脉畸形　　目前微导管能到位的脑动静脉畸形均可行血管内栓塞治疗,但单纯应用血管内栓塞,解剖治愈脑动静脉畸形的不到 30%,因此,血管内栓塞治疗的主要目的为减少出血的危险因素,缓解症状,为手术切除和立体定向放射治疗创造条件。根据血管构成,选择漂浮导管或导丝导引导管,应用 NBCA 或 Onyx 胶来栓塞畸形血管团。理想的栓塞影像结果是畸形血管团永久闭塞,而正常血管保留完整。脑血管畸形栓塞并发症有术中颅内出血、拔管困难、导管断裂、脑缺血和脑水肿等。

3. 颈动脉-海绵窦瘘　多为外伤所致,大部分可经动脉途径行可脱球囊栓塞术,少部分可经静脉途径弹簧圈栓塞术。理想的栓塞结果是既闭塞瘘口,又保持颈动脉通畅,临床症状消失。常见的并发症有球囊移位、瘘口再现、球囊脱落于颈动脉内、栓塞正常血管、颅神经麻痹、假性动脉瘤形成等。

4. 脊髓血管畸形　脊髓血管畸形目前无论是显微手术还是血管内治疗都是比较困难的,尤其是范围广,有多支供血动脉者。目前微导管能够达到的部位均可行血管内栓塞治疗。根据血管造影可了解动静脉畸形的类型,如脊髓动静脉畸形、髓周动静脉畸形、硬脊膜动静脉瘘,可分别选用 NBCA、Onyx、球囊、弹簧圈进行栓塞。理想的栓塞结果为畸形血管团消失,而正常血管保留完整。常见的并发症有脊髓血管破裂出血、拔管困难、脊髓正常血管被误栓等。

5. 硬脑膜动静脉瘘　范围较小的硬脑膜动静脉瘘无论是传统手术治疗还是血管内栓塞治疗,都能达到完全治愈目的。但对于复杂性范围广泛的硬脑膜动静脉瘘来说,无论手术还是血管内治疗,都难达到完全治愈目的。血管内栓塞治疗或许可为手术或立体定向放射治疗创造条件。根据硬脑膜动静脉瘘的不同类型可选择经动脉途径或经静脉途径,应用弹簧圈、微粒、丝线、干燥硬膜、Onyx 等进行栓塞。常见并发症有脑出血、脑缺血、颅神经麻痹、脑肿胀或静脉性脑梗死等。

(姜维喜)

第十四节

脑复苏及促进脑细胞代谢药物的运用

一、脑复苏

【概述】

脑功能衰竭是脑组织遭到严重损害的情况下,特别是心跳呼吸骤停,脑功能发生严重抑制,甚至完全丧失的一种危急情况。

脑是周身需氧最多而且不能耐受缺氧的器官,脑的重量虽只占体重的2%,但其耗氧量却占周身耗氧量的20%~25%,脑缺氧10秒钟,就可意识丧失,缺氧15秒钟,可出现数分钟的昏迷,脑循环完全终止仅3~4分钟,脑组织便有可能发生不可逆的缺氧性损伤,完全缺氧8分钟后,大脑皮质细胞一般不能生存。但如复苏过程中仍有微量的脑循环在运行,缺氧性脑损伤的发展便可显著延迟,如果脑循环量能保持在正常的15%或更多一些,脑的不可逆损伤即可不致发生。因此,为取得良好的脑复苏一开始就致力于脑功能的恢复,尽快恢复脑的血液灌流,尽量缩短脑组织缺血缺氧时间,减少原发性脑损害的范围和程度。同时,也要积极治疗因脑缺血缺氧所导致的脑水肿,减少继发性脑损害的程度和范围。

【病理生理】

1. 钙离子的损害作用 在正常生理情况下,细胞外钙离子在1 mmol/L左右,而细胞内钙离子浓度仅为0.1 μmol/L,其离子浓度差为10 000∶1。当脑发生缺血缺氧时,细胞膜上钙离子通道开放,细胞外钙离子大量进入细胞内,此外,细胞膜上 $Ca^{2+}-Mg^{2+}-ATP$ 酶的活性下降,钙泵功能丧失,进入细胞内的钙离子不能及时泵出细胞外,缺血早期进入细胞内的钙离子可达正常的 200 多倍,发生细胞内钙超载,而引起神经细胞死亡。

2. 自由基的损害 缺血缺氧时自由基在细胞内大量增加,超过超氧化物歧化酶的清除能力,因而严重破坏蛋白质和脂肪的成分,引起广泛的脂质过氧化酶的连锁反应,从而严重地破坏细胞的正常结构。

3. 兴奋性氨基酸的神经毒性作用 脑内一些氨基酸,比如谷氨酸(Glu)是突触兴奋性的主要神经递质,当脑缺血时,由于线粒体 ATP 产生不足,能量匮乏,以致 Glu 灭活效率减弱,导致神经元持续性去极化。高浓度的 Glu 可使神经元损害、变性以致死亡。此外,兴奋性氨基酸与其特异性受体结合后能启动钙通道开放,促使钙离子内流,导致细胞内钙超载,加速神经元死亡。

4. 膜磷脂代谢障碍 细胞内钙离子剧升和自由基产生过氧化反应均会激活脑细胞膜磷脂酶 A_2 和磷脂酶 C,导致多价不饱和脂肪酸(PUFA)大量释放,其中以花生四烯酸(PGL_2)和白三烯(LTs)为主,能破坏血脑屏障,引起脑血管收缩,脑血流减少、微循环障碍,使业已存在的脑损害进一步加剧。

5. 钠泵功能障碍 脑缺血缺氧时,细胞线粒体 ATP 产生不足,膜磷脂代谢障碍等因素,均导致细胞膜上 Na^+-K^+-ATP 酶的活性下降,Na^+ 泵功能障碍,以致细胞内多余的 Na^+ 离子不能泵出细胞外,结果细胞内 Na 离子积聚,导致细胞内水肿。

6. 激肽释放酶-激肽系统的损害 脑缺氧,CO_2 的积蓄和局部酸中毒,导致血脑屏障(BBB)的破坏,循环血中的激肽原随血浆成分渗出至血管外,形成缓激肽,后者更加严重破坏 BBB 遂使脑细胞外水肿加重。

【入院评估】

(一)病史询问要点
(1)受伤机制及昏迷原因。
(2)心跳停止前缺氧时间。
(3)心跳骤停时间。
(4)心肺复苏时"心肺复苏低灌注时间"。
(5)后续缺氧时间。

(二)体格检查要点
(1)生命体征及神志、瞳孔的监测。
(2)头颅局部检查:特别是注意受伤的部位及严重程度,是否有颅骨骨折等。
(3)神经系统体格检查应该系统而仔细,包括运动、感觉、语言、颅神经功能等检查,对于严重脑损伤的患者,脑干反射的检查尤为重要。
(4)心、肺、腹部、脊柱及四肢的检查对预防多脏器功能衰竭,减轻脑功能的损伤也至关重要。

(三)门诊资料分析
(1)CT、MRI。
(2)脑电图、经颅多普勒超声(TCD)及脑干诱发电位、放射性核素扫描等。

(四)继续检查项目
(1)脑磁图。
(2)全脑血管造影是评价脑血流灌注的金标准。
(3)S-100蛋白等。

【病情分析】

(一)诊断
(1)心肺复苏后患者立即出现自主呼吸、瞳孔正常、四肢自主活动、可摇头睁眼,不必脑复苏;体温升高、肌张力高、痉挛抽搐,应立即采用脑复苏,并连续监测各生命体征,若患者已脑死亡,则无脑复苏的必要。
(2)脑死亡的诊断:①临床要点:不可逆的深昏迷,脑干反射和自主呼吸停止,脑干反射检查包括瞳孔对光反射、角膜反射、垂直性眼球运动、水平性眼头运动、眼心反射、阿托品试验。②实验室检查包括:脑电图(EEG)呈平直线。经颅多谱勒超声(TCD)显示只有收缩波,而无舒张波,即所谓"钉子"波;或无脑血流迹象。短潜伏期正中神经体感诱发电位(SLSEP)显示 N18 和 N20 波消失,说明脑干功能丧失。③在上述临床及实验室的指标均已肯定后,只能算作初步判定,尚需间隔 12 小时进行复核。当复核结果与前述结果相同时,方可宣告脑死亡。

(二)鉴别诊断

注意与其他病因导致的可逆性昏迷进行鉴别:急性药物中毒;低体温,直肠体温在32 ℃以下;代谢性、内分泌障碍,肝昏迷,尿毒症或高渗性昏迷等。

【治疗计划】

(1)首先必须保持呼吸道通畅,清除口、鼻、咽、喉及气管内的异物,必要时作气管切开。如果呼吸微弱或不规则,可行气管插管、上呼吸机,使$PaCO_2$达25～35 mmHg(2.4～4.6 kPa),PaO_2达100 mmHg(13.5 kPa)。

(2)建立有效循环,维持心跳,血压在正常水平,平均动脉压在90 mmHg(12.0 kPa)。

(3)尽可能尽早清除颅内高压原因,如清除颅内血肿,必要时脑室引流,或行去大骨瓣减压术。

(4)治疗脑水肿,降低颅内压(见脑水肿节)。

(5)低温疗法(见低温疗法节)。

(6)高压氧疗法能使血氧含量增高,增加脑组织储氧量,对脑电活动有保护作用,有利于昏迷病人的苏醒。一般疗程40～60次,压力为2.5～3.0atm。

(7)早期使用钙离子拮抗剂:在脑复苏的抢救中,早期使用钙离子拮抗剂是一项十分紧迫的措施,是脑复苏成败的关键之一。尼莫地平为高度脂溶性,能通过BBB,阻止Ca^{2+}离子入侵细胞内,能解除心脑血管痉挛,从而起到减轻缺血性脑损害作用,用量20～30 mg,每日3次,但对重症最好使用针剂,Nimotop系注射剂,10 mg加入10%葡萄糖或生理盐水250 ml内滴注,但需避光,4~6小时内滴完,每日1次。

(8)治疗兴奋性氨基酸(EAA)的损害:当前已发现脑内存在一些EAA的特异受体,EAA与其结合后能启动Ca^{2+}、Na^+离子通道,促使Ca^{2+}离子大量内流。兴奋性氨基酸可调控钙离子通道开放,引起致死性脑细胞内钙超载。最近研究发现MK-801对抗EAA的毒性具有高度特异性,是目前较为理想的EAA受体拮抗剂。如能将MK-801等EAA受体拮抗剂与Ca^{2+}离子阻滞剂合并应用,有可能提高脑复苏的成功率。

(9)及时清除自由基:在脑复苏中及时清除自由基是重要的。自由基清除剂可以选用:①超氧化物歧化酶(SOD);②维生素E;③维生素C、甘露醇亦有清除自由基的作用。

(10)纠正酸中毒：急性脑缺血缺氧以及严重脑创伤病人，忌用高渗葡萄糖液(如25%或50%)，否则会加剧无氧性糖酵解，出现重症乳酸性酸中毒。同时要进行血气分析随时纠正酸碱平衡紊乱，使pH值接近正常。

(11)改善微循环：可采用下列措施：①低分子右旋糖酐可降低血液黏度，解除微循环内红细胞聚集，每次可滴注250～500 ml；②血管扩张药，罂粟碱60～90 mg，加葡萄糖内滴注；③保持正常的血液渗透压，低渗可加重脑水肿，高渗可致高渗性昏迷，因此最好进行渗透压监测，使血浆渗透压维持在300～330 mmol较为安全；④防止血液浓缩，使血细胞比积控制在0.25～0.35，这样可使病变与正常部位的脑血流量增加25%。

(12)正确使用脑细胞代谢功能活化剂(详见"脑细胞代谢功能活化剂")。

二、脑细胞代谢功能活化剂

脑细胞代谢功能活化剂，简称苏醒剂，具有激活和增强脑代谢、兴奋神经机能，促进脑血液循环的作用，有助于苏醒和恢复神经功能障碍，降低脑创伤的死亡率。

苏醒剂一般可分为两大类：一类是人体内业已存在的辅酶和必需成分，在脑代谢中起重要作用，如三磷酸腺苷(ATP)、辅酶A、细胞色素C、维生素B_6、谷氨酸、谷酰胺、胞二磷胆碱等；另一类属外源性物质，进入体内后具有促进神经元氧化还原等代谢作用，如氯脂醒、克脑迷、脑复康、都可喜、脑活素等。现分述如下：

(一)谷氨酸-谷酰胺

谷氨酸-谷酰胺系统在神经组织的代谢过程中起着重要作用。谷氨酸通过血脑屏障的能力在幼龄较强，但随年岁递减。左旋谷酰胺是谷氨酸的单酰胺衍生物，能通过血脑屏障，是谷氨酸的一种转运类型。故谷酰胺现已取代谷氨酸在临床上广泛应用。谷酰胺在临床上首先用于神经外科治疗严重脑创伤昏迷获得显效，苏醒率可达60%左右。乙酰谷酰胺用量1～3 g/d静脉滴注。

(二)胞二磷胆碱

胞二磷胆碱系胞嘧啶核苷二磷酸胆碱的简称，本品是核酸的衍生物。

胞二磷胆碱是卵磷脂在脑内生物合成过程中的主要辅酶,而卵磷脂是神经元细胞膜的重要组成成分。严重颅脑损害时,脑内磷脂代谢紊乱,卵磷脂含量锐减,对胞二磷胆碱的需求量剧增,如给予胞二磷胆碱,卵磷脂含量迅速回升,胞二磷胆碱能通过血脑屏障,故有其广阔的临床应用前景。

1. 适应证　①昏迷:胞二磷胆碱的苏醒效果与兴奋脑干网状结构上行性激活系统有关。其改善意识障碍的显效率为25%,有效率47%,无效28%。通常在用药后2~3天开始见效,10天内有明显好转。使用前应改善呼吸、循环功能,纠正脑缺氧,然后再用胞二磷胆碱,才显良效;另外,胞二磷胆碱亦可用以作为长期昏迷病人预后预测指标。如与其他促进脑代谢的药物如ATP、细胞色素C等合用,更可提高疗效。②急性脑肿胀:丘脑下部损伤时,其调整脑血管舒缩的功能发生衰竭,脑血管张力迅速下降,最后导致脑血管麻痹,脑血管床急骤扩大,临床上表现为急性脑肿胀。此情多见于开颅术中,突然发生脑组织急速膨胀,有如发酵的面团,先是隆出创面,继而脑皮质崩裂,大量出血,无法制止,导致致命的后果。胞二磷胆碱能兴奋丘脑下部植物神经中枢,提高血管运动调节功能,以防治急性脑肿胀。③其他:胞二磷胆碱可用于各种神经功能障碍后遗症如偏瘫、截瘫、失语、脑震荡后遗症等。

2. 剂量和用法　①急性期:胞二磷胆碱500 mg+25%葡萄糖液20毫升静脉内缓慢推注或加入10%葡萄糖液500 ml内静脉滴注,每日1~2次。预防开颅术中急性脑肿胀可于术前用胞二磷胆碱750~1 000 mg加入20%甘露醇液250 ml内静脉滴注。②慢性期:胞二磷胆碱250 mg肌肉注射或静脉滴注,每日一次。

3. 注意事项　颅内出血未控制时,宜避免大剂量胞二磷胆碱的应用(>500 mg/天),以避免导致脑血流量增加而加重出血,但可采用小剂量100~200 mg/次,一日2~3次,一般无出血之虑。

(三)氯酯醒

又名遗尿丁。其化学成分是对氯苯氧乙酸二甲氨基乙酯盐酸。其药理特性由前后两部分组成,对氯苯氧乙酸系植物生长激素因子,能促进蛋白同化作用、细胞氧化还原作用;而二甲氨基乙酯,是胆碱前体物质,能促进乙酰胆碱和卵磷脂的合成。二甲氨基乙酯具有延年益寿药的共同结构,对神经元代谢起兴奋作用。氯酯醒的主要功能是:①激活脑干网状结构,促进苏醒;②抗缺氧,氯酯醒能增加大脑皮质,丘脑下部、基底节等区的血流量,增强对各种类型缺氧的抵抗力;③促进丘脑下部-垂体-肾上腺轴的功能;④增加脑内 5-羟色胺的含量。

1. 适应证 ①意识障碍:脑外伤、脑卒中、脑瘤开颅术后昏迷;CO 中毒、新生儿窒息等;②各种神经功能障碍,如偏瘫、失语、大小便失控等;③内分泌综合征。如脑创伤后多饮多尿、颅咽管瘤术后尿崩症。

2. 剂量和用法 ①口服:100 mg/片,成人日服三次,每次 2～4 片,小儿减半。②肌注:成人 250 mg/次。重症昏迷者每小时一次。新生儿窒息:60 mg/次,每 2 小时一次直至好转。③静滴:1～2 g+10% 葡萄糖液 250～500 ml/d。④静注:500 mg/次。⑤脐静脉注射:125 mg/次,每 2 小时重复一次直至好转。

(四)脑复康(2-吡咯烷酮乙酰胺)

脑复康系 γ-氨酪酸的衍生物,为中枢兴奋剂,能通过血脑屏障和胎盘屏障,对大脑皮质和中脑有选择性作用。脑复康能促进大脑对磷脂和氨基酸的利用,促进脑细胞内蛋白质等大分子的生物合成,增加脑细胞能量的储存和利用,维持细胞正常传导功能,促进大脑半球经由胼胝体的信息传递,增强大脑对抗缺氧的能力,促进大脑理解、联想、记忆、警觉等功能,改善缺血区的微循环,促进血小板凝聚性能正常化和红细胞变形复原能力。

适应证 ①脑创伤、卒中、中毒昏迷;②神经功能障碍如偏瘫失语等;③衰老综合征:记忆力下降、乏力、精神运动反应障碍。

剂量和用法:400 mg/片,成人日服 3 次,每次 1～2 片,小儿减半。

(五)都可喜

都可喜系一复方制剂,主药烯丙哌三嗪占 3/4,是一种化学受体激动剂,能增加肺泡-毛细血管的氧交换,提高动脉血氧饱和度。佐药阿吗碱系一种 $α_1$ 受体阻滞剂,具有改善微循环、增加线粒体氧化呼吸、促进糖和氨基酸代谢的作用。都可喜能使脑组织氧耗量增加 30%,脑细胞能量潜能增高达 50%,使组织得到更多的氧,从而纠正脑缺氧;同时能促进脑组织葡萄糖有氧代谢。

1. 适应证 ①急、慢性脑血管病及其后遗症;②脑创伤后遗症;③神经功能障碍如偏瘫、失语、感觉障碍。

2. 剂量和用法 口服片剂 30 mg/片,每日 2 次,每次 1 片,疗程 1 个月,维持量每日1片。

（六）脑活素

脑活素是多种氨基酸和低分子肽混合物的水溶液。这种由动物脑组织蛋白成分通过酶水解过程获取的溶液有85％游离氨基酸和15％低分子量肽。脑活素1 ml相当于脑组织1克中蛋白的含氮物质、保持氨基酸相互间恒定的天然比例,具有对脑的器官特异作用。脑活素能通过血脑屏障进入脑神经元,促进蛋白质合成并影响其呼吸链,具有增强抗缺氧的能力,提供神经递质、肽类激素及辅酶的前体物质,激活腺苷酸环化酶和催化其他激素系统。

1. 适应证 ①脑创伤、脑瘤、脑卒中手术前后危重期；②脑血供不足及其后遗症；③大脑发育不全、婴儿脑瘫；④脑震荡后遗症。

2. 剂量和用法 视病情轻重而定。皮下注射2 ml/次,肌注5 ml/次,静注10 ml/次。静脉滴注：10～30 ml加入生理盐水250 ml慢滴60～120分钟。疗程10～20次。亦可与低分子右旋糖酐或维生素合用。可重复几个疗程。

3. 禁忌症 肾功能不全、早孕3个月内忌用,过敏体质者慎用。

（七）神经节苷脂

神经节苷脂能促进由于各种原因引起的中枢神经系统损伤的功能恢复。作用机理是促进"神经重构 neuroplasticity"（包括神经细胞的生存、轴突生长和突触生长）,对损伤后继发性神经退化有保护作用；对脑血流动力学参数以及因损伤后导致脑水肿有积极的作用。并通过改善细胞膜酶的活性而减轻神经细胞水肿。

1. 适应证 用于治疗血管性或外伤性中枢神经系统损伤。

2. 剂量和用法 在病变急性期（尤其是急性创伤）,每日100 mg,静脉滴注；2～3周后改为维持量,每日20～40 mg,一般应用6周。

3. 禁忌证 ①已证实对本品过敏；②遗传性糖脂代谢异常（神经节苷脂累积病,如家族性黑蒙性痴呆、视网膜变性病）。

（刘景平）

第十五节 脑立体定向外科简介

脑立体定向技术(technology of cerebral stereotatic surgery)是当今神经科学的重要分支,已广泛成为神经电生理研究及治疗某些脑部疾病的重要手段。现代脑定向仪辅以电子计算机技术和影像(CT、MRI)设备,已实现了脑立体定向操作系统软件化、自动化和科学化,使脑内靶点定位更加简便与准确。

1873年Dittmen首先介绍了立体定向术的原理和动物试验。1889年Zernov制造了极坐标形式定向仪,用于引导颅骨钻孔手术,是立体定向神经外科的最早尝试。1906—1908年Clarke和Horsley设计制造了第一台三维坐标立体定向仪,仅用于动物试验。1920年Clarke发表了猫脑和猴脑的立体定向切面图谱,并预言定向仪可应用于人类疾病的治疗。1946年Eckert和Mauchly制成第一台电子管计算机。1947年Spiegel和Wycis应用自行设计较精确的定向仪,采用脑室造影技术确定脑内靶点,完成了首例患者的立体定向手术(丘脑背内侧核毁损术)。此后,人们对这一领域的兴趣和研究工作显著地增加。在我国,王忠诚(1960年)、王茂山、蒋大介、许建平等人先后在60年代开展立体定向技术。随着医学影像学自动化及计算机等高科技的不断融入,近年来定向技术得到了更加广泛的发展,1986年Roberts等首次将无框架立体定向导航系统应用于临床,80年代末,Kwoh等率先研究了机器人辅助脑神经外科手术,这些进步使得立体定向外科精确度越来越高,方式越来越趋向合理,适应证越来越广阔。过去这一技术主要用于运动障碍和顽固性疼痛,如今已发展到治疗脑血管病、癫痫、脑瘤、颅内异物、精神病以及其他多种神经系统病变。

【原理和操作步骤】

脑内各解剖结构之间存在着在同一个坐标空间内的特定相互关系。脑立体定向手术借助于固定在头颅上的定向仪,通过三维坐标数据确立脑内特定目标结构的空间位置。在获得脑影像学资料后,利用人脑特定解剖结构与定向仪坐标系统在空间中的对应关系,将脑内目标结构的空间位置根据坐标值的计算确定下来,在非直视下,经定向仪导引,能对脑内靶点结构进行准确的操作,如用化学、冷冻、射频和电刺激以探索脑的生理功能定位,造成人工毁损灶,以达到治疗疾病的目的。

脑立体定向技术包括定位和导向两个基本步骤。首先定出脑目标结构(靶点)在空间中的坐标位置,叫定位术;根据确定的坐标位置,将操作器械送入靶点结构,叫导向术。

1. 定向术　定向术有两大类:一类利用X线摄片方法。如脑室造影、气脑造影、脑血管造影定位,称为普通定向术;另一类利用现代断层扫描摄影技术,如CT、MRI及SPECT等定位。原理基本相同。

2. 导向术　先确定从颅骨钻孔处到靶点结构的穿刺方向和深度,再将脑针、电极等精确地送到脑靶点结构。这样可以减免不必要的脑组织损伤并直达脑深部,能使电刺激或毁损范围尽可能局限于目标结构以内。

【临床应用】

一、脑血管病

(一)颅内动脉瘤

如经开颅显露载瘤动脉,并直接在动脉瘤周围的血管上操作,有可能导致动脉瘤破裂、血管痉挛等严重并发症。尽管近年来在手术技巧、动脉瘤夹的设计等方面有了很大改进,结合显微外科运用大大降低了手术的死亡、残废率;但对某些特殊部位和类型的动脉瘤如床突下、鞍内、脑干周边的巨大动脉瘤,常规开颅夹闭瘤颈仍很难处理。为此,近年来不少学者借助定向技术以处理颅内动脉瘤并获得成功。

1. 定向瘤颈夹闭术　1973年Kandel应用特制的动脉瘤持夹器,在定向仪的导引下直接夹闭颈内动脉上的动脉瘤。该作者报导在13例14次定向夹闭经验,其中11例位于床突上段颈内动脉,1例前交通动脉,1例额极动脉。床突上段11例均夹闭了瘤颈,其余2例分别夹闭载瘤动脉,术后脑血管造影复查,动脉瘤已消失,追踪6个月~6年无再出血者。但这一方法只能用于高度选择的病例,其精确性不如直视手术,安全性也不完全可靠。

2. 定向电凝法　1965年Mullan等通过立体定向将电极插入动脉瘤外壁附近,通电(2 000微安)1~2小时后,促成动脉瘤内血栓形成。其原理是:动脉瘤壁完整时其外壁带阳电荷,内壁带阴电荷,当插入电极通电时,动脉瘤壁的完整性受到损害而发生内、外壁电荷倒转。血液中的红细胞、白细胞、血小板、纤维蛋白原及其他血浆蛋白均带阴电荷,由于电荷倒转,这些血液成分即附着动脉瘤内壁而形成血栓。但这种血栓不很牢固,有可能被纤维蛋白溶解酶溶解,动脉瘤可再出现,故不能认为是最理想的治疗方法。

3. 定向磁性凝固法　1963年Heyers等报告用体外磁体控制向动脉内注入微粒,使动脉瘤腔内形成血栓。1966年Alrsne采用立体定向闭塞法治疗动脉瘤获得成功。

手术方法:在非重要功能区行颅骨钻孔,安装定向仪,使动脉瘤对准定向仪的靶线上,在定向仪的导引下将一中空的磁针插到动脉瘤壁外,然后将一根长注射针从磁探针中插入瘤腔内2~4毫米,经长针缓慢地注入含铁混悬液(铁-丙烯酸酯)。在磁场的吸引下,铁微粒停留在动脉瘤腔内,由于磁力作用,铁剂聚合成固体而闭塞动脉瘤腔。如瘤腔完全闭塞后,退出注射针,由于针尖细小,加之瘤腔已栓塞,故无出血之虞。为使金属栓子更加牢固,磁针应留置30~60分钟后拔除。术后脑动脉造影复查,Alrsne等还创用了一种自动注射器,将定向仪-磁针-注射器相连,形成一套完整的颅内动脉瘤磁性栓塞器。该作者治疗3例,磁针均能顺利接近动脉瘤,无出血及其他并发症。Smith等治疗5例均取得了良好效果。John等采用此法治疗交通动脉瘤22例,其中2例为多发性动脉瘤,5例经蝶骨入路,17例经额部钻孔手术,术后住院3~14天,16例恢复原来工作,1例经蝶骨手术并发脑脊液漏,再次手术经肌片填塞治愈,偏瘫2例后来部分恢复。术后脑血管造影复查15例动脉瘤消失,5例瘤颈残存,追踪6个月~4.5年无一例再出血。作者认为,对于不能承受开颅手术的病例或某些特殊部位的动脉瘤,可考虑定向手术,但其主要缺点是载瘤动脉有发生闭塞的危险,这就要求严格掌握注入剂量,在确保瘤腔完全闭塞的同时,又不致使载瘤动脉栓塞。

(二)颅内动静脉畸形(AVM)

Russell SM 等用于治疗小的、深的 AVM，手术时间和出血量明显减少。运用立体定向术治疗 AVM 除了可选择最优的路径、减少开颅切口大小外，尚可确定 AVM 边界及辨认深部血管成分。

(三)脑内血肿

1978 年 Backlund 首先用定向术消除脑内血肿。手术方法是根据脑血管造影确定病变部位，以血肿区中心为靶点，在定向仪的导引下将按螺旋抽吸原理设计的套针伸入血肿区，清除脑内血肿。

近年国内有人已成功地将 CT 扫描机与定向仪配套联合应用，采用旋转吸引法清除脑内血肿。还有人采用定向单、双管吸引法对脑溢血病人进行了血肿清除。

二、脑瘤

采用 CT 或 MRI 立体定向术的方法进行肿瘤活检，方法简便，一般在半小时内即可取得病理检查结果，适用于脑基底节、丘脑、三脑室后部及脑干部位肿瘤的诊断，病理诊断率可高达 95%。Messing-Junger 等采用立体定向活检术检出一种儿童非常罕见的、累及双侧丘脑的散发性星形细胞瘤，扩大了临床诊断领域。对于体积较小，常规开颅手术又难以处理的丘脑、基底节、脑干及垂体区肿瘤，可应用立体定向显微外科配合激光、内窥镜、超声吸引进行肿瘤切除。对于颅内恶性肿瘤由于手术切除的效果不理想，有人主张对放射敏感的脑瘤不必切除，采用定向活检后再行瘤内定向放疗。其方法是在定向导引下将放射性同位素直接置于脑瘤内进行间质性治疗。肿瘤经内照射后，瘤肿中央呈放射性坏死与囊性变，临床症状得以明显的改善。

三、脑立体定向放射外科(stereotactic radiosurgery)

放射外科概念，在 1951 年由 Leksell 教授首先提出。放射外科是一种采用立体定向导向，使用单次高剂量聚焦电离辐射损毁颅内靶点的方法。当今放射外科恰当的定义是：在准确限定的靶点容积内单次剂量治疗所产生的特殊放射生物学效应，从而起到与手术目的相似治疗技术。现主要包括三大类，即 γ 刀，X 刀和离子束射线。这些方法不同于普通外科手术，无切口，无感染出血等并发症。而是通过高能量射线定向照射，达到外科毁损或去除病灶的目的。

四、颅内金属异物

术中将特制异物钳或磁棒安置在定向仪上,借助标准颅骨正侧位照片或 CT 的测量,计算出定向距离,将取物钳缓慢地接近异物,在条件允许时,可在电视荧光屏的监控下,然后将它夹住取出。随着无框架的导航系统的出现,操做更加简单,精准。

五、疼痛的治疗

除了解剖上痛觉传导途径行立体定向毁损术,如大脑水平的扣带回毁损术、丘脑水平的腹后核、中央中核毁损术、中脑水平的脊丘束毁损术以外,目前根据痛中枢的闸门学说,在中枢某些能抑制调整痛觉结构 PAG、PVG 内放置电极,给予慢性刺激达到止痛效果。

六、精神病的治疗

从 20 世纪 50 年代以来,应用定向毁损术治疗精神病,已为现代精神外科发展提供了更有利条件,立体定向治疗精神疾病致死率低,术后并发症也是暂时的,仅有少数病人出现尿失禁、情感淡漠、记忆力减退。Harata 等对 1 例难治性精神病患者脑立体定向术后 2 年评价疗效,病人的社会认知功能、适应功能得到了改善。

常用的手术方法有:

(一)扣带回毁损术

近年来,用额叶扣带回毁损治疗某些情感性精神病,尤其是攻击型精神病,受到多数学者的关注。1973 年 Kelly 等首先报告了该手术方法。手术靶点为扣带回前部(侧脑室头部后方 1~4 厘米)。Kelly 于 1980 年又对 19 例精神病人进行了术后 20 个月的随访,有效率为 63%。近年来国内易声禹等采用立体定向双侧扣带回毁损术治疗 25 例精神病,无严重并发症,追踪 6 个月~15 个月有效率为 70%。

(二)双侧下丘脑后核毁损术

在儿童临床上常可见到一种具有严重器质性脑损伤后的兴奋性行为异常,他们最显著的特点是攻击性,力图损伤自己和他人,药物治疗又往往无效,有人应用定向术毁损下丘脑后核,术后发现其顽固性有所缓解,攻击性消失,同时无其他新的精神障碍出现。

(三)内囊前肢毁损术

为了探索治疗精神病更理想的靶点,近年来有人以此治疗35例慢性强迫观念、强迫行为的病人,随访4～55个月,症状消失者16例,好转9例,稍有进步10例,显效率为71%,其中20例恢复或部分恢复工作,而智力和人格无影响。有人对此种术后的病人进行了局部脑血流的测定,认为施行了内囊前肢毁损术的精神病人,其临床症状的改善可能与额叶缺血有关。

(四)多靶点毁损

为了提高定向手术的疗效,不少学者进行了多点毁损的研究。1975年Cox与Brown报告采用定向毁损边缘系统六个部位(即双侧扣带回、双侧杏仁核与无名区)治疗66例精神病人,获得了良好的效果,其中32例曾接受过其它多目标手术,在19例患攻击性行为者中的15例经过扣带回毁损后无效者。

尽管现代精神外科仍存在许多悬而未解的问题,对各类精神病手术时机的选择与术后效果评价尚有争议,但多数学者认为,凡经药物久治无效,对自身残暴并危及他人生命的破坏性攻击行为、情感躁动、强迫观念者精神外科定向手术治疗值得考虑。

七、癫痫的治疗

1951年Spiegel与Wycis采用定向破坏板内核治疗癫痫小发作成功后,近年来定向技术在癫痫诊疗中的重要性日益受到重视。国内外一些学者先后分别破坏苍白球、内囊、豆状核袢及束、丘脑及下丘脑核、杏仁核等结构以治疗频繁性发作。

目前多靶点毁损日益受到重视,理由是这样能够比较充分地阻断不同部位癫痫的扩散途径,这对于发作频繁癫痫,药物又不能控制的非局灶放电的难治病例更为可取。

八、震颤麻痹

1947年Spiegel等首先用定向手术治疗震颤麻痹奏效以后,Cooper所倡导的丘脑腹外侧核毁损术被认为是比较理想的靶点。锥体外系的生理功能取决于复杂的多巴胺能、五羟色胺能神经元同胆碱能神经元之间相互平衡的机制,若平衡失调后,胆碱能占优势,则出现震颤麻痹。毁损丘脑腹外侧核后,可能达到新的平衡;或则阻断来自苍白球、红核、前庭核和小脑束的纤维向大脑运动区及运动前区发出的冲动,从而控制震颤与肌强直。

  立体定向微电极技术在锥体外系疾病中得到应用后,使基底节的手术由核团的毁损发展到只对震颤细胞的毁损,进而又由毁损进步到只埋藏电极刺激而不损伤脑细胞的功能性治疗水平,定位的精确度达到误差在亚毫米水平,使许多帕金森患者恢复了自理生活能力。

  在新的世纪里,科学的发展将异常迅猛,计算机的智能化一日千里,随着CT、MRI技术的升级,脑解剖成像与脑功能成像技术的融合,将使立体定向技术更加完善,脑深部核团的毁损或刺激将更加精确,现已由选择性核团毁损治疗发展到只刺激单个功能细胞的水平,选择病变部位更精确,治疗方法更安全可靠,可以最大限度的保护正常脑细胞免遭毁损。神经外科的微侵袭性手术范畴将进一步扩大,无创性聚焦治疗的神经放射外科将更加准确合理,颅内疾病的早期诊断将会得到新的提高,许多折磨人们的疾病可望得到征服。

(方加胜)

第七章

脑水肿与颅内压增高

第一节

脑 水 肿

脑水肿(cerebral edema)是某些病理因素作用于脑组织后,使脑组织内水分异常增多、脑体积增大、脑组织重量增加的一种病理状态,是继发性颅内高压最常见的病因之一。水分聚积于脑组织间质内称为细胞外水肿,聚积于细胞内称为细胞内水肿,二者常同时存在。

全身系统性疾病如中毒所致的脑水肿多属于弥漫性脑水肿,而脑挫裂伤、脑肿瘤引起病灶周围的脑水肿,称为局限性脑水肿。脑水肿使颅内压进一步增高,增高的颅内压又转而加重脑水肿,这一恶性循环如果不能及时打断、不能及时诊断和处理,将会引起脑疝,导致患者死亡。

【病因】

常见的病因有:

1. **颅脑损伤** 各类脑挫裂伤、脑内血肿、弥漫轴索性脑损伤,都可以引起严重的局灶性和/或弥漫性脑水肿。

2. 颅内占位病变　脑肿瘤、脑脓肿、脑寄生虫病等病变,尤其是恶性脑胶质瘤、转移瘤、脑脓肿等病变分泌的毒性物质可使其周围脑组织血脑屏障损伤或破坏,血管壁通透性增加,从而产生严重的局限性脑水肿;同时其周围脑组织受压,阻碍静脉回流,进一步加重脑水肿。如果上述病变位于颅内中线或后颅窝等部位,可引起脑脊液循环通路受阻,出现梗阻性脑积水,导致颅内压迅速增加,脑水肿进一步恶化,病情加重,危及生命。

3. 颅内炎症　脑炎、脑膜炎、脑室炎及败血症所致的颅内弥漫性炎症,往往继发不同程度的局灶性、弥漫性脑水肿。

4. 脑血管病　颈内动脉或脑内动脉血栓形成或栓塞,使动脉血流减少或中断,导致该动脉供血区发生急性脑梗死,产生局限性或广泛性脑水肿。颅内动脉瘤、脑动静脉畸形破裂出血引起蛛网膜下腔出血、脑内出血,同时发生脑血管痉挛,均会出现继发性脑水肿。

5. 脑缺氧　各种不同原因所致的呼吸困难或窒息、心跳骤停,长时间低血压、休克,一氧化碳中毒等其他使脑处于缺氧状态的疾病均伴随弥漫性脑水肿。

6. 脑的放射性损害　脑肿瘤放疗后或脑组织接受其他大剂量放射线照射后,可引起轻度或较重的局限性或弥漫性脑水肿。照射剂量越大,发生放射性脑水肿的可能性越大,严重者导致放射性脑病。

【分类】

Klatzo(1966),将脑水肿大致分为血管源性和细胞毒性脑水肿二大类。近来随着研究的深入,目前国际上将脑水肿分为血管源性、细胞性(不再称为细胞毒性)、渗透压性及脑积水性等四大类脑水肿。

1. 血管源性脑水肿　常见于脑挫裂伤灶周围。伤后 30 min 即已发生,伤后 6～72 h 达高峰。其病理特点是血脑屏障遭受到不同程度的损害,通透性增加,大量水分及血浆成分如蛋白质从毛细血管内渗出,积聚于血管周围间隙和神经细胞外间隙中,由于脑白质细胞外间隙比灰质大 4～6 倍,故水肿主要存于白质内,并且沿神经纤维索扩展。脑水肿吸收途经可能有:①组织压力差作用。曹美鸿等临床研究证实,水肿区的脑组织压力高于周围脑组织压力,使水肿液向周围区域流动,最后进入脑室内,随脑脊液循环而吸收。脑室内脑脊液压力越低,脑水肿的吸收越快。②星形胶质细胞将血管内渗透到脑实质中的蛋白质物质消化、吸收,降低细胞外液中的渗透压,消除水肿液。但这一吸收过程慢,不如前者明显。

2. 细胞性脑水肿　细胞性脑水肿是由于中毒、脑缺血与缺氧等致病因素,使脑组织内细胞代谢功能障碍,钠、钾、钙交换异常,胶质细胞内高钠、细胞外液高钾、神经细胞发生钙超载,从而导致细胞内渗透压升高,水分增加,细胞肿胀。水肿主要发生在灰质和白质的细胞内,而细胞外间隙无明显扩大。一般细胞性脑水肿时胶质细胞水肿发生早,神经细胞发生较晚但进展迅速,对神经功能的影响严重。脑微血管的损害轻微,血管屏障大致正常。这类水肿常发生在脑损伤早期(24 h内),常与血管源性脑水肿并存,一般至伤后72 h小量开始消退。过去称这类脑水肿为细胞毒性脑水肿(cytotoxic cerebral edema),近年来,国外学者提出应用细胞性脑水肿的名词,表明这类脑水肿是因为细胞肿胀、细胞能量减少而非细胞中毒所致,因此细胞性脑水肿这一名词含义较为确切。

3. 渗透压性脑水肿　渗透压性脑水肿是由于血液中电解质与渗透压改变引起的细胞内水肿。正常情况下,垂体前叶分泌的肾上腺皮质激素(ACTH),使血钠升高血浆渗透压增高,细胞内渗透压相对较低,细胞内水分流向细胞外。垂体后叶则释放抗利尿激素(ADH),出现抗利尿激素分泌异常综合征(SIADHs),可使水潴留、血液稀释、血容量增加,血浆渗透压降低,水分则由细胞外转向细胞内,使神经细胞内水分增加。正常时两者处于平衡状态。在病理状态下,如果影响了丘脑下部-垂体轴的功能,ACTH分泌减小,ADH释放加多,血液渗透压降低,肾小管重吸收钠减少,故在出现低钠的同时,反而出现尿钠增多(>80 mmol/24 h)的反常现象,提示低血钠并非机体真正缺钠。治疗主要是使用ACTH和利尿,禁忌盲目补盐。

4. 脑积水性脑水肿　脑积水性脑水肿即间质性脑水肿(interstitital cerebral edema),常由梗阻性脑积水引起。此时脑室系统扩大,脑室内压力显著高于脑组织内压力。这种压力差使脑室内液体透过脑室膜到达脑室周围脑组织中,形成脑室周围白质内脑水肿。其主要病理特点为室管膜上皮严重损害,细胞扁平且有过度牵张,部分区域被撕破,室管膜下层出现空泡,神经细胞与胶质细胞分离、疏松、肿胀。由于室管膜上皮通透性增加,脑脊液渗透到脑室周围室管膜下白质形成水肿。水肿的程度取决于脑室内外的压力差。尽管脑室周围白质水肿明显,但由于长期静水压的作用使脑白质萎缩,其蛋白质及类脂成分也降低,故脑白质体积缩小,脑室压力缓解,腰穿压力正常。渗压性脑水肿在临床上较常见,使神经系统功能缓慢恶化,因此,应早期作脑脊液分流,并用醋氮酰胺抑制脑脊液分泌。

【发病机理】

脑水肿的发生机理很复杂,现将主要影响因素介绍如下。

1. **血脑屏障障碍** 广义的血脑屏障包含3种屏障:血脑屏障、血脑脊液屏障及脑脊液脑屏障。对脑水肿影响最大的是血脑屏障。一般来说,血脑屏障是指脑的毛细血管腔与脑实质之间的屏障,由星形细胞的血管板层、毛细血管内皮细胞及其基底膜组成。

正常情况下,水能自由地通过血脑屏障,电解质通过血脑屏障的能力则与它们的脂溶性关系有关,血液中的许多物质是不能透过血管进入脑组织内的。但是在各种致病因子,如脑外伤、炎症、肿瘤的作用下,血脑屏障的结构及功能受到破坏,主要病理特点是脑毛细血管腔内皮细胞绒毛形成、胞饮小泡增多、胞饮作用增强以及紧密边接开放,通透性增加,血管腔内血浆的大分子物质随同水分、电解质能够通透到脑细胞间隙内,积聚于细胞外间隙,形成血管源性脑水肿。这是血管源性脑水肿的病理学基础。

2. **脑血流与脑灌注压异常** 脑微循环(障碍)是否正常,对维持脑的正常生理至关重要。脑组织较其他组织需要更多的供血与供氧,正常成人100克脑组织每分钟平均需要约50毫升脑血流量才能维持正常功能。

脑灌注压(CPP)即体循环进入脑内血管的压力,全身平均动脉压(mSAP)减去平均颅内压(mICP)即为脑灌注压。

脑血量与脑灌注压成正比,与脑血管阻力(CVR)成反比;即 CBF=(mSAP- mICP)/CVR=CPP/CVR。

正常 CPP 为 9.3～13.3 kPa(70～100 mmHg)。当颅内压大于 5.3 kPa(40 mmHg)时,CPP 也常降至 50 mmHg 以下,此时常发生神经系统症状。当颅内压达到 9 kPa(67.6 mmHg)时,则脑血流量仅为正常的 25%。此时会加重脑水肿的发生、发展。因此,维持脑灌注压正常有可能减少脑水肿的发生、发展。

3. **脑细胞代谢障碍** 临床上各种原因引起的脑缺血缺氧,导致细胞膜与泵功能损害同时引起细胞渗透调节功能紊乱。下列因素对细胞性脑水肿的发生起到一定的作用。

(1) 氧自由基：自由基是指一类具有高度化学反应活性的含氧基因，主要有超氧阴离子（O_2^-）、羟自由基（OH^-）和过氧化氢（H_2O_2）。脑损伤后脑内氧自由基产生增加，脂质过氧化反应增强。氧自由基对生物膜的损害作用最为广泛和严重，引起神经细胞结构损伤和血脑屏障破坏，是导致细胞性脑水肿和血管源性脑水肿的重要因素。

其机制可能有：①神经细胞膜上 Na^+-K^+-ATP 酶、Ca^{2+}-Mg^{2+}-ATP 酶等失活，导致膜流动性和通透性增加，细胞内 Na^+、Ca^{2+} 增多；线粒体膜破坏，细胞能量合成障碍；溶解体膜破裂，大量水解酶释放，细胞肿胀，发生细胞性脑水肿。②氧自由基破坏脑微血管内皮细胞，使血脑屏障通透性增加，导致血管源性脑水肿。③氧自由基攻击脑血管平滑肌使其松弛，并使血管壁对血管活性物质的敏感性下降，导致血管扩张，微循环障碍加重，加剧脑水肿。

目前认为，甘露醇、糖皮质激素、维生素 E 和维生素 C 等能清除氧自由基，对脑水肿有治疗作用。

(2) 神经细胞钙超载：钙对神经细胞损害和死亡起着决定性作用。认为与脑水肿的发生与发展有关。脑损伤早期大量 Ca^{2+} 进入细胞内，高达正常值的 10～15 倍，即钙超载。细胞内 Ca^{2+} 超载是引起脑水肿的关键环节之一。它使①神经细胞蛋白及脂质分解代谢增加，破坏细胞膜的完整性，细胞外 Na^+、Cl^- 及水等物质进入细胞内，导致细胞内水肿。②Ca^{2+} 沉积于线粒体内，无氧代谢增强，释放大量氢离子，细胞内 pH 值降低，造成细胞内酸中毒，发生细胞内水肿。③Ca^{2+} 进入微血管壁，使紧密连接开放，血脑屏障通透性增加，导致血管源性脑水肿。④Ca^{2+} 进入脑血管壁，使脑血管痉挛，加重脑缺血缺氧和血脑屏障破坏，加剧血管源性脑水肿。

脑损伤早期应用钙离子通道阻滞剂尼莫地平等能阻止 Ca^{2+} 内流，保护神经细胞和血脑屏障功能，防止脑血管痉挛缺血，能减轻细胞内和血管源性脑水肿。

(3) 兴奋性氨基酸的神经毒性作用：近来的动物实验与临床研究显示，颅脑外伤后，脑组织内兴奋性氨基酸明显增高，谷氨酸是兴奋神经触突的主要递质。在生理条件下从神经末梢释放的谷氨酸被转化成谷氨酰胺而灭能。脑缺血时,因神经元线粒体ATP产生不足,使谷氨酸在脑组织内积聚,此时谷氨酸在CSF中的浓度可上升至正常的20倍,血液中浓度上升2～3倍。如此大量的谷氨酸积聚于脑组织中,使Ca^{2+}、Na^+内流,导致细胞内Ca^{2+}、Na^+超载,产生脑细胞内水肿或细胞死亡。

(4)细胞内钠离子(Na^+)的超载:正常时细胞外Na^+浓度为130～140 mmol/L,细胞内为10 mmol/L,Na^+有侵入细胞内的倾向。Na^+-K^+-ATP酶维持细胞膜的活性,不断地将Na^+泵出细胞外以维持细胞内、外Na^+的恒定。脑缺血缺氧时,Na^+-K^+-ATP酶活性下降,Na^+泵功能障碍因此细胞外Na^+很容易进入细胞内形成细胞内Na^+超载,引起脑水肿。

(5)过量的NO对细胞的毒性作用:NO有舒张血管、抑制血小板黏聚、抗血栓与保证供血的作用,但过多的释放则可产生细胞毒性作用。

脑外伤或脑缺血缺氧后脑组织内兴奋性氨基酸尤其是谷氨酸升高,激活一氧化氮合成酶,引起脑组织中NO的合成增多,引起细胞内Ca^{2+}超载;此外还抑制线粒体的呼吸功能,产生毒性作用很强的二氧化氮自由基,这些均导致脑细胞水肿与脑死亡。

4. 颅内静脉压升高　颅内压增高致脑静脉血流受阻,使颅内静脉压升高。脑动静脉之间的压差减小,脑血流量降低,因而使脑组织缺氧,加重脑水肿。

5. 其他　如前列腺素、神经递质、神经肽等均参与了脑水肿的发生与发展不一一赘述。

【临床表现】

颅内高压的症状往往因病因、发生年龄、生长部位及速度不同而异,一般可分为颅内压增高及定位症状两大类。

一、颅内压增高临床表现

头痛、呕吐与视乳头水肿是"颅内高压的三大主征"。

1. 头痛　不少病人是唯一的早期症状。程度各有不同,性质多为钝痛或胀痛,发作频繁。开始往往为阵发性,以后呈持续性加重。发作时间以凌晨及晚间明显。发作诱因如咳嗽、打喷嚏、用力、低头、大便等均可使头痛加重,呕吐后头痛往往减轻。头痛部位无明确定位意义,但有一些参考价值。

一般以额部及两侧颞部为主。幕下肿瘤头痛常位于枕部,并放射至眼眶部。垂体腺瘤头痛多在眉间或两侧颞部。脑膜瘤可出现局部扣击痛。脑室内肿瘤以出现周期性发作性头痛为其特点。小儿因颅缝未闭,颅内压增高可使颅缝裂开,暂时使颅内压降低而头痛多不明显。

2. 呕吐 亦是主要症状之一。一般先有恶心,常于头痛剧烈时出现呕吐。呕吐物常为胃内容物或胆汁。呈典型的喷射性呕吐(即无恶心先兆,突然出现呕吐,呕吐物射出很远)者并不常见,呕吐后头痛常常减轻。成人幕上肿瘤往往至后期才出现呕吐。儿童及后颅窝肿瘤病人,常在早期出现频繁喷射性呕吐。呕吐亦可能是唯一的症状,易误诊为胃肠道疾病,应予警惕。

3. 视乳头水肿 视乳头水肿一般要在颅内压增高 48 小时后才出现。(参阅颅内肿瘤章),是颅内压增高的重要客观征象。

中线区(如三脑室内及其周围)及小脑幕下(即后颅窝)的肿瘤病人,视乳头水肿出现早且严重。绝大多数病人视乳头水肿两侧程度一致,幕上肿瘤病灶侧往往较重,如为幕上良性肿瘤此症状出现较晚。一侧额叶底部肿瘤,尤其是脑膜瘤,因直接压迫视神经,出现同侧视神经萎缩,对侧视乳头水肿,称为 Foster-Kennedy 氏综合征。鞍区肿瘤因直接压迫两侧视神经,表现为两侧视神经原发性萎缩及视野缺损。

视乳头水肿早期无视力障碍,当持续数周、数月以上,视乳头逐渐苍白,视力逐渐下降,生理盲点扩大,视野向心性缩小,视神经呈继发性萎缩。一旦出现阵发性黑蒙,或视力明显下降至 0.05 以下,即使手术解除压迫,但视力障碍并不一定好转,有的甚至继续恶化以至完全失明。

以上"三大主征"是诊断颅内肿瘤的重要临床表现。但并非所有病人均同时具备这些症状,有的仅在晚期才出现,有的仅出现一二个症状,亦有三个主征均不出现者。

此外颅内压增高还可引起其他一些征象,如:精神及智力障碍、癫痫、复视、眩晕等。

二、定位症状

定位症状即病灶症状。由病灶直接刺激、压迫或损害所在部位脑组织或颅神经引起的症状出现最早,定位价值更大。病程晚期由于颅内压增高,脑组织移位引起远离病变部位其他的脑组织及颅神经出现症状体征,这些症状体征并不代表病变所在的位置,因而称为假定位征,如颅内高压引起的双侧外展神经功能障碍,致眼球外展不能,不能作为定位诊断的依据。

病灶位于功能区,出现偏瘫、失语等情况相当常见。而在临床实践中,有些部位的脑功能相对不明朗称为哑区,如额极、颞极、枕极等。这些部位的病灶虽然很大,也不一定出现典型的定位症状。

以上症状、体征在颅内不同区域的临床表现请参看颅内肿瘤有关章节。

三、生命体征变化

中度与重度急性颅内压增高时,常引起呼吸、脉搏、血压等生命体征的改变,即出现 Cushing 综合征。首先呼吸变慢≤12 次/分,之后呼吸不规则,晚期呼吸停止;在呼吸变慢的同时,心率及脉搏变慢≤60 次/分,但血压上升。随着颅内压的增高,心率越来越慢,血压进一步增高;当呼吸停止时脉搏变快,血压下降。如此维持一段时间,血压检测不到,最后心跳停止,病人死亡。

四、其他

脑水肿影响到额叶、颞叶、丘脑前部,颅内压增高均可引起精神障碍。脑水肿累及丘脑下部,可引起相应的丘脑下部损害症状,严重者神志不清、昏迷、体温增高或不升、尿崩等。病灶累及大脑皮质,或颅内压相当高时,均可引起癫痫。

急性颅内压增高时,很少出现颅骨改变。慢性颅内压增高,可见板障静脉压迹增多,蝶鞍扩大,前床突与鞍背骨质脱钙等征象,婴幼儿可见骨缝分离。

【诊断】

从以下几方面可以对脑水肿进行诊断:

1. 根据疾病临床症状的发展情况 脑水肿一般是在脑内原发性疾病的基础上产生的,如果原发性疾病的临床症状在短时间内显著加重,颅内高压症状日益明显,应考虑颅内原有疾病出现了脑水肿或使原有的脑水肿明显加重,应立即进行影像学检查。

2. 影像学检查 CT 尤其是 MRI 是显示脑水肿的最可靠的诊断方法。

它们能在病灶周围或白质区域内清楚地显示脑水肿的部位、范围。连续地检查(动态扫描)可以演示脑水肿发展或消亡过程。详细资料请参阅影像学检查章节。

3. 颅内压监护 颅内压监护可以描述颅内压的具体数据,直观地表明压力的高低,不仅能明确颅内高压的诊断,而且对其治疗有指导意义(参见颅内压监护节)。

【治疗】

脑水肿的治疗原则应尽快去除病因;在此之前应尽快降低颅内压,维持体内各种生理环境平衡,为病因治疗创造条件。

1. 维持生命体征正常 凡出现脑水肿颅内高压的病人,必须保持呼吸道通畅,必要时作气管内插管或气管切开,充分给氧,采用辅助呼吸,使血氧饱和度维持在95%以上。

维持血压正常;血压不能过高或处于休克状态;血压太低,则脑灌注压低,会加重脑水肿。

维持体温正常,高温会加重脑水肿,体温处于正常或偏低时,有利于减轻脑水肿。

2. 去除病因 及时去除病因是及时治疗脑水肿的关键任务。挫伤坏死的脑组织、颅内血肿、脑脓肿、脑肿瘤,是导致脑水肿的根源,只有及时去除这些病因,才有希望挽救病人生命,减轻或避免病人残废。

3. 脑水肿与颅内压增高的治疗

(1)脱水治疗:甘露醇是目前治疗脑水肿的第一线的脱水药物,速尿则为第一线利尿剂,二者合用则效果倍增。但甘露醇容易引起电解质紊乱,有时损伤肾功能。如果出现此情况,或为了预防此情况的发生,可减少其用量,或用其他脱水、利尿剂,如甘油果糖等代替。

血清白蛋白,有提高胶体渗透压,有脱水降颅内压的作用。

(2)激素:糖皮质激素,如地塞米松、甲强龙等,对肿瘤、脑脓肿等引起的脑水肿效果明显。但对颅脑损伤所致的脑水肿国内外多数学者认为无效,甚至有害。关于大剂量应用激素的问题,尚缺乏统一的意见。

(3)减轻脑细胞损害:自由基清除剂,如超氧化物歧化酶(SOD)、维生素E、维生素C、甘露醇等有一定治疗作用。

(4)Ca^{2+}通道拮抗剂:在蛛网膜下腔出血、重型脑损伤等患者,为缓解血管痉挛、减轻脑水肿,促进脑血流灌注,减低血脑屏障通透性,常用尼莫通针10 mg静脉滴注每日1～2次,或尼莫通片口服剂量30 mg,每2～3次,同时密切注意有无低血压的情况。

　　(5)促进和改善脑代谢的功能:纳络酮、胞二磷胆碱等药物可能具有改善脑代谢功能的作用。脑复康、脑复新、都可喜等有促进细胞氧化还原,加速脑细胞功能的修复作用。ATP、细胞色素C也可酌情使用。

　　(6)脑室脑脊液(CSF)外引流:在脑室法颅内压监测或脑室外引流的情况下,进行控制性(即将ICP控制在接近正常范围内)、持续性(3～5天,甚至7天)脑室CSF外引流,降颅内压效果快而明显。曹美鸿等已经证明,由于水肿区的脑组织压力高,与脑室内的压力形成梯度差,水肿液由压力高的脑水肿组织中流向压力较低的脑室内,故脑室脑脊液外引流不仅能引流出CSF而且有引流脑水肿液的作用;还可以引流CSF中的乳酸及其他代谢产物,有利于脑组织的恢复。

第二节　颅内压增高

　　颅内压即颅腔内的内容物对颅腔壁产生的压力。

　　颅内压增高(increased intracranial pressure)是神经外科临床工作中经常遇到的一个重要问题,它可使脑静脉回流受阻、脑受压、脑移位,严重者发生脑疝。常因继发性脑干损伤导致病人重度残废甚至死亡。如能及时诊断、及时去除颅内压增高的病因可能使病人转危为安。

　　脑脊液的压力常代表颅内压。正常成人平卧时,腰椎穿刺测得的颅内压为0.7～20 kPa(千帕),或5～15 mmHg(毫米汞柱),或70～180 mmH_2O

(毫米水柱);儿童为 0.5～1.0 kPa(4～7.5 mmHg,50～100 mmH$_2$O)。正常颅内压水平的上界:成人为 2 kPa(15 mmHg, 200 mmH$_2$O),儿童为 1.0 kPa(7.5 mmHg),超过此值,即为颅内压增高。

【病因】

引起颅内高压的病因主要是颅腔内容物容积增大,可归纳如下:

(1)脑组织容积增大,主要是脑水肿脑体积增大。

(2)颅内占位性病变,如颅脑损伤引起脑挫裂伤、颅内血肿、颅内肿瘤或脑脓肿等,这些病变本身属于占位性病变,增加了颅内体积,引起颅内压增高。当伴有脑水肿,则颅内压增高更为明显。当病灶位于颅内中线区域,一旦堵塞室间孔、中脑导水管和四脑室出口等部位将引起梗塞性脑积水,则颅内压增高症状出现较早而且明显。

(3)脑血管疾病,此类疾病常引起脑内出血、颅内血肿或蛛网膜下腔出血,容易引起脑梗死、脑水肿导致颅内压增高。

(4)脑脊液(CSF)容量增多,如交通性或非交通性脑积水。

(5)颅内血容量增多,如脑血管扩张。

(6)其他,如颅脑先天性疾病,婴幼儿先天性脑积水。颅内静脉窦(上矢状窦或横窦)血栓形成等使颅腔内容物增加。少见的病因有狭颅症,或大面积凹陷性颅骨骨折,使颅腔容积变小等,以上均可引起颅内压增高。

【发病机理】

一、颅内容积的空间代偿

在生理(如咳嗽、用力等)情况下,颅腔内空间有一定的代偿能力。当颅内增加一定量的物体时,颅内压基本保持不变,此为颅内容积的空间代偿。病理情况下,如颅内血肿、脑肿瘤的体积小时颅内压不高,可以代偿;但是当体积增大超过了容积代偿范围时,则出现颅内高压。

二、容积与压力关系与容积代偿

Langfit 于 1966 年作了容积与压力关系的实验,这一实验获得了容积/压力关系的曲线(图 7-1)。

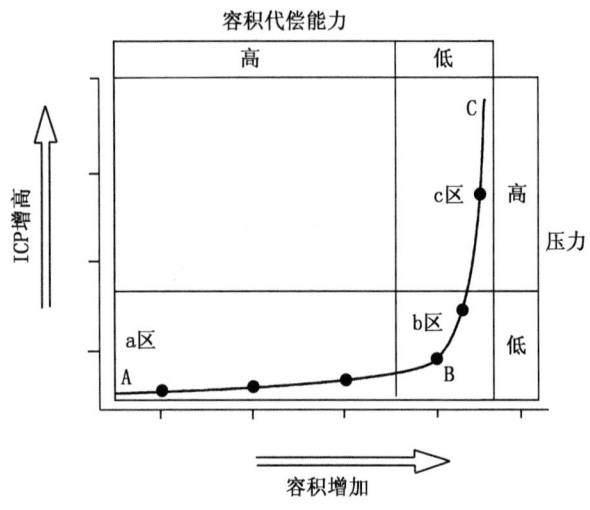

图 7-1 容积/压力关系的曲线图

曲线中,压力骤增的转折点(B)即临界点,在到达这一临界点之前,颅内对容积增加尚有代偿力,这种代偿是通过挤压颅腔内的脑脊液移至脊髓蛛网膜下腔、减少脑部血液、将脑组织挤向压力低处等方式,使颅腔内压力保持相对平衡。但是,超过临界点即进入失代偿时,稍微增加一点颅内容积,可使颅内压陡然上升,脑移位加重并出现脑疝,即脑危象,严重危及生命。

容积/压力关系曲线有很重要的临床意义。临床上颅内压增高症状已经明显的病人,可因呼吸不畅、剧烈咳嗽、躁动不安、大便时用力,病人突然由清醒状态进入昏迷,甚至呼吸停止,危及生命。这是病人已经处于容积/力关系曲线的临界点,由于颅内压轻微的增高,使病人迅速进入失代偿期的具体表现。此时,如果采取强有力的脱水治疗、脑室穿刺放脑脊液,改善呼吸等措施,迅速将颅内压力降至临界点以下,病人很可能脱离危险,呼吸恢复,病人由昏迷状态转变为清醒状态,有可能挽救生命。

脑脊液在颅内容积代偿中作用明显。当颅内压增高时虽然对脑脊液生成的速度影响小,但脑脊液吸收量增加,可达到每分钟 2 ml,对缓解颅内压增高有明显作用。另一方面,颅内压增高时,脑室内、脑池内及蛛网膜下腔的部分脑脊液可以受被挤压进入脊髓蛛网膜下腔,减少了颅内容物,从而降低颅内压。

脑血流的调节作用也可部分代偿颅内压。正常脑血流量为每分钟 50～55 ml/100 g 脑组织。颅内压增高时,脑动脉血流量减少,脑静脉血排出增多,使脑血流量减少,对颅内压也起了调节作用。

脑血流量与脑动脉灌注压(CPP)成正比,与脑血管阻力(CVR)成反比。即:

$$脑血流量 = \frac{脑灌注压}{脑血管阻力}$$

脑灌注压＝平均体动脉压－平均颅内压。

因此,上式可成为:

$$脑血流量 = \frac{平均体动脉压－平均颅内压}{脑血管阻力}$$

脑血流量受中枢和自动调节的控制。脑血管管径大小受动脉内二氧化碳分压($PaCO_2$)和动脉血酸碱度的影响,这种化学性自动调节,仅在颅内压正常或升高不超过动脉舒张压、脑灌注压达到 4～5.3 kPa(30～40 mmHg)以上,动脉内 $PaCO_2$ 在 4～6.6 kPa(30～50 mmHg)的范围内时才发挥作用。$PaCO_2$ 上升、pH 值降低,则脑血管扩张脑血流量增加。$PaCO_2$ 下降 pH 值增高,则脑血管收缩脑血流量减少。

颅内压严重增高到与动脉舒张压相等时,脑灌注压为 0。此时脑血流停止循环,全脑梗死,进入脑死亡状态。

【临床表现】

颅内压增高临床上可分为轻度、中度、重度三级。临床过程分为代偿期、早期、高峰期与晚期(衰竭期)。各级各期有不同的临床表现。

颅内压增高的临床表现与脑水肿的表现雷同,此处不再叙述。

【诊断】

颅内压增高的诊断:

1. 病因诊断 巨大的颅内占位性病变如脑肿瘤、脑脓肿、外伤性脑内血肿、自发性脑内血肿、脑寄生虫病等,颅内各种炎症,如化脓性脑膜炎、结核性脑膜炎等以及其他可以导致颅内压增高的病因,病程的中晚期均伴有颅内压增高,出现颅高压的征象。

2. 颅内高压的临床表现　如出现头痛、呕吐及视乳头水肿等颅内高压三大主症,或有视力视野改变、神经系统定位体征逐渐加重等表现。

3. 影像学检查　影像学提供的有力证据是诊断颅内高压的基础。它可以显示颅内病灶的具体位置、大小、与周边重要结构的关系;显示脑室、脑池、脑沟、受压、变形、中线移位的程度;显示脑水肿的部位、面积等情况;还可以明确显示有无脑疝,脑疝的部位及压迫周围重要结构的情况等,为手术及其他处理提供明确的证据。因此,影像学检查是目前诊断颅内高压是否存在、严重程度及其病因的最有力、最重要、最直观的检查,而且是必不可少且较为安全的诊断措施。

腰椎穿刺测压、脑脊液化验是一种创伤性诊断方法,可明确颅内炎症的性质,但在已有颅内压增高的情况下有导致脑疝的危险,要特别慎重。

【治疗】

颅内压增高的治疗与脑水肿的治疗基本相同。立足于去除病因,同时采用脱水、利尿、脑脊液引流术、脑脊液分流术等措施来缓解颅内高压临床症状,争取治疗时机。此外还可给予对症处理,包括缓解头痛、恶心、呕吐的药物治疗。

第三节　颅内压监护

目前采用的颅内压监护(intracranial pressure monitoring)方法,多数是创伤性的监测方法。尽管对无创性颅内压监护进行了许多研究,但在准确性、实用性方面有待进一步提高。

有创颅内压监护方法是将导管或微型压力传感器探头安置于颅腔内脑室内或脑组织内,通过传感器与颅内压监护仪连接,监护仪将颅内压的动态变化转为电信号显示在示波屏幕或数字仪上,并用记录仪连续记录颅内压力曲线。

【适应证】

(1)颅内占位性病变的病人,均可以考虑进行颅内压监护,如:颅脑外伤、颅内肿瘤等,可以在手术中安装,手术后进行监护;手术前如病情需要,尤其是进行了脑室外引流者,也可以进行监护。

(2)已经诊断为颅内高压,尚未明确为非颅内占位性病变病人,如颅内各种炎症,条件允许,也可进行颅内压监护。

(3)脑积水患者,需了解颅内压变化,明确是否伴有颅内高压,可行颅内压监护。

(4)其他,各种原因导致颅内压增高而昏迷的病人也可考虑行颅内压监护。

【监护方法】

常用的有脑室内、硬脑膜外及脑组织内3种方法。

1. 脑室内压监护法　这是目前最常用的方法。操作步骤如下:①侧脑室穿刺与导管置入:一般选择非优势半球行侧脑室额角穿刺。穿刺点在冠状缝前2 cm中线旁2 cm处,如病情危重可在床旁用颅锥钻孔,或在手术室行颅骨钻孔术。锥孔或钻孔后,用特制的导管在针芯的引导下平行于头颅矢状面,向着双侧外耳道孔中心点的假设连线穿刺额角,进入脑组织深度4～6 cm。待导管进入脑室后,拔出针芯,再将导管缓慢送入脑室内3～4 cm,脑脊液顺畅流出后,将导管固定于头皮上。②颅外导管端与颅内压传感器及颅内压监护仪连接。③颅内压监测:如导管通畅,记录仪及示波屏幕显示出脑脊液压力曲线,脑脊液压力搏动波与脉搏、呼吸同步跳动。④将传感器固定并保持在室间孔水平,即颅内压的参考零点,大约位于外耳道前2 cm处。⑤监护期间,应先调零点,以保证数据的准确性。

颅内压脑室内监护法是颅内压监测的"金标准",此法测压准确,方法简便,可以兼做脑室外引流,但容易并发颅内感染,一般监护时间为3~5 d不宜超过2周,以免增加颅内感染的机会。

2. 硬脑膜外监护法　颅骨钻孔后,将传感器探头安置于钻孔旁的硬脑膜外。此法由于硬脑膜完整,并发颅内感染的机会较少。因此,可以适当延长监护时间。但如果传感器探头与硬脑膜接触不均匀,则影响测定颅内压的准确性。

3. 脑组织内监护法　将传感器直接插入脑组织中,直接监测脑压,适用于脑室极小或消失的病人。

【颅内压的组成、分级与波型】

颅内压波型由脉搏波及呼吸波组成。

颅内压可分为四级:正常＜2.0 kPa(15 mmHg);轻度增高2.0~2.67 kPa(15~20 mmHg);中度增高2.67~5.33 kPa(20~40 mmHg);重度增高＞5.33 kPa(40 mmHg)。一般将中度增高的压力,作为临床需要治疗的临界值。

ICP波型:

1. 正常波型(图7-2,图7-3)　波形处于正常颅内压水平,基线平稳,一般振幅较恒定,有轻微的起伏波动但无快速与大的幅度升降。每一个单一的波由冲击波、潮波及重搏波组成。

2. A波　即高原波或平顶波(图7-4),见于颅内压持续增高情况下(常为15~25 mmHg),出现压力波型骤然升高,其波幅可达8.0~13.3 kPa(60~100 mmHg)持续2~3分钟或20~30分钟,而后又突然下降至原来的水平甚至更低,间歇数分钟至数小时发生一次。此时病人有明显颅内压增高症状,如头痛加剧、恶心、呕吐、呼吸与脉搏变慢等,有时出现烦躁、精神错乱及意识障碍,严重时可能抽搐及强直性发作。

3. B波　是每分钟发生0.5~2次节律性慢波,顶端多呈尖峰,上升呈较缓的坡度,下降则较陡峭。振幅增高不超过0.66~1.33 kPa(5~10 mmHg)持续0.5~2.0分钟(图7-5)。是正常人或病人在睡眠时出现的波形,有时也是颅内代偿机制障碍的表现,可能与脑干供血不足有关。

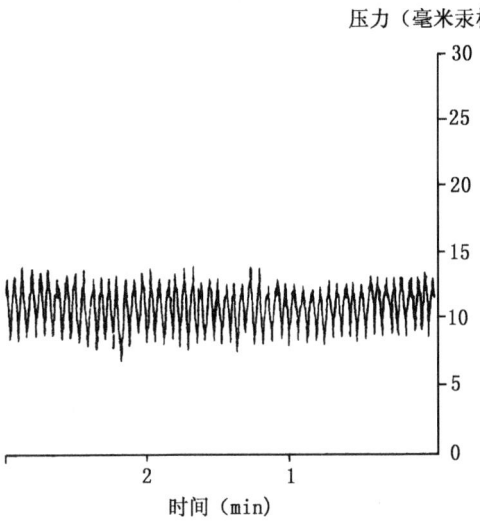

图 7-2 正常颅内压波形示意图

【颅内压监护注意事项】

(1)监护时病人一般取平卧或头高位(10°～15°)。

(2)监护前首先要调整记录仪与传感器的零点。一般以外耳道水平为准。有些仪器还应在监护过程中校正零点。控制性持续性闭式脑室外引流术时,压力控制在15～20 mmHg范围内,不能将压力控制过低,否则会引起脑室塌陷无法监测颅内压、损伤脑室壁、脑组织等情况。

(3)避免非颅内因素而引起颅内压增高的情况,如呼吸道不通畅、躁动、体位不正、高热等。

(4)严密预防感染。在监护操作整个过程,即从安置颅内传感器,到取出传感器的每一环节都要严格执行无菌操作技术。监护时间一般3～5 d,不宜过长,时间越长感染机会也越多。

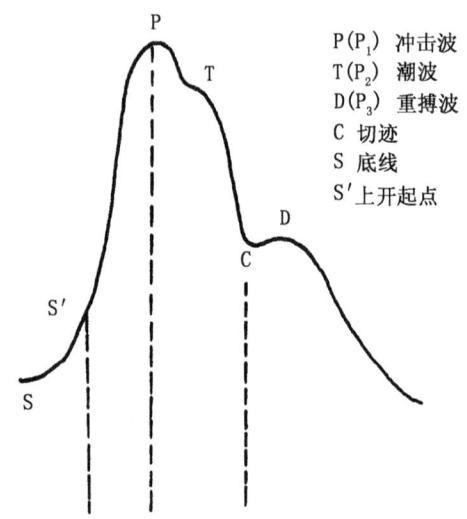

图 7-3 正常颅内压单一波形示意图

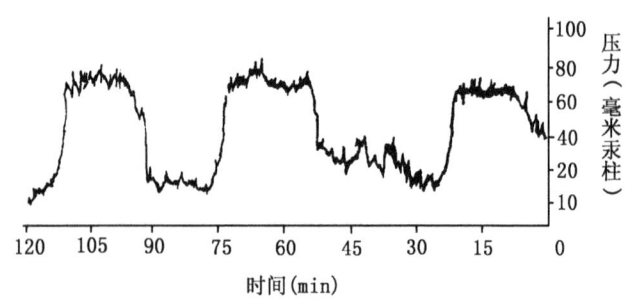

图 7-4 高原波波形示意图

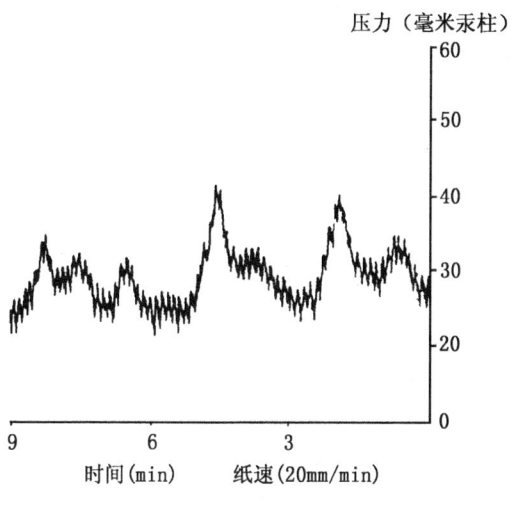

图 7-5　B 波波形示意图

(刘运生)

第四节

脑　疝

颅内局灶性或和弥散性病变时,颅内力增高,引起颅内各部分压力的不平衡,导致部分脑组织从压力高处通过某些解剖上的裂隙或孔道向压力低处移位即脑疝(herniation),此一过程产生的种种临床表现,称为"脑疝综合征"。

根据发生的部位和疝出的组织的不同,可分为:小脑幕裂孔疝(颞叶钩回疝)、枕骨大孔疝(小脑扁桃体疝)、大脑镰下疝(扣带回疝)、小脑幕切迹上疝(小脑蚓疝)等。

临床上引起脑疝的最常见原因是颅内占位性病变,如颅内肿瘤、血肿,其次,也见于能引起脑水肿的其他各种疾病,如脑挫裂伤、脑缺氧、脑炎等。

在各型脑疝中,以小脑幕裂孔疝及枕骨大孔疝最常见且预后差,各类脑疝可单一发生,也可多类合并发生而形成复合性脑疝。

一、小脑幕裂孔疝(transtentorial herniation)

(一)解剖与生理

小脑幕裂孔前宽后窄,系由小脑幕的游离缘与鞍背合围而成。中脑、大脑后动脉等重要结构在此裂孔通过。中脑和小脑幕裂孔间的环形间隙可分为三个重要的脑池:①中脑腹侧与鞍背之间的脚间池,其内有动眼神经,后交通动脉,基底动脉和大脑后动脉通过;②环绕中脑两侧的环池及其外侧的环池翼,其内主要有滑车神经和大脑后动脉通过;③四迭体与切迹缘之间的四迭体池,其内主要有大脑大静脉通过。此三组脑池为脑脊液循环的必经之路。

在小脑幕切迹平面,中脑内部从前到后排列着:大脑脚、黑质、红核、动眼神经核、网状结构的背盖部、导水管和上丘等重要结构。这些结构的受损,即导致了脑疝时的种种临床表现。

正常时,颞叶的钩回、海马回和舌回均位于小脑幕边上。若这些结构向下超过小脑幕游离缘 3 mm 以上,即认为颞叶疝形成。幕上占位性病变时,最常见颞叶钩回疝入脚间池内,即颞叶钩回疝,又称为前疝;颞叶海马回、部分舌回疝入环池时称海马回疝;胼胝体压部和扣带回疝入四迭体池时称后疝。各疝联合出现称全疝,两侧同时出现称环疝。

(二)临床表现

小脑幕裂孔疝根据其病程的演变,在临床上可将其分为三期。

1. 早期

(1)颅内压增高:病人头痛剧烈,躁动不安,呕吐频繁。

(2)瞳孔:早期患侧瞳孔可有短暂的缩小过程,但多不易被观察到,以后由于动眼神经受到牵张和压迫而逐渐开始散大,光反射迟钝。

(3)意识障碍:逐渐由清醒转为嗜睡、矇眬。

(4)锥体束征:可无明显的巴氏征,而仅表现为对侧肢体活动减少,肌力稍弱和肌张力稍高。

此期主要病损在中脑水平以上,如能及时确诊并除病因,多能获得良好预后。

2. 中期

(1)瞳孔:患侧瞳孔明显散大,光反射消失,对侧瞳孔仍可正常,或开始散大,但光反射减弱。对侧眼球水平性摆动,提示对侧动眼神经开始受到牵拉或压迫,但动眼神经副交感纤维已受损害。

(2)意识障碍:由于上行网状激活系统受压而中断,使得意识障碍进行性加重,乃至昏迷。

(3)锥体束征:由于患侧大脑脚受压而出现对侧肢体瘫痪,肌张力高和病理反射阳性。

(4)生命体征:此时已出现明显的生命体征改变,表现为呼吸深慢,血压升高,脉搏慢而有力。

此期,病损已延至中脑及桥脑上部,若得到及时救治,部分病人尚可获得恢复。

3. 晚期　此期又称中枢衰竭期。脑干持续受压,乃至缺血、缺氧、水肿、出血等病理变化。脑脊液循环受阻、颅内压进一步增高,加速病情恶化。病人深昏迷、双瞳散大固定,光反射消失,去脑僵直,潮式呼吸、血压下降、心率频而微弱。

此时,病损已累及下位脑干,虽经积极救治,预后仍不乐观。

总之,小脑幕裂孔疝是神经外科急诊之一,及早明确诊断,解除病因,是救治成功的关键。

二、枕骨大孔疝(tonsillar herniation)

又称"小脑扁桃体疝"。系颅内压增高时,小脑扁桃体及延髓经枕骨大孔而疝入到颈椎椎管内所致。多发生于后颅窝占位性病变。也见于小脑幕裂孔疝晚期。

(一)解剖与病理

枕骨大孔与椎管相通,前后径 35 mm,宽度 30 mm,其下缘相当于延、颈交界水平。枕大孔前部正中为延髓,后部为小脑延髓池。该池与四脑室,两侧桥小脑池及脊髓蛛网膜下腔相连。正常时,进入小脑延髓池的脑脊液向上可经小脑幕切迹流向颅顶部的蛛网膜下腔,向下流入椎管的蛛网膜下腔。颅内压力持续增高时,颅腔内脑脊液经枕大孔向椎管蛛网膜下腔移动,蛛网膜下腔及小脑延髓池的体积逐渐缩小。两侧小脑扁桃体,邻近的小脑组织、乃至延髓等结构随着脑脊液的移动方向逐渐下移经枕骨大孔而疝入椎管。此一过程可急性发生也可缓慢发生,前者由于延髓等重要结构的急性缺血、缺氧等病人可很快呼吸循环衰竭而死亡;后者由于颅内压缓慢增高,扁桃体具有一定程度的可塑性,乃随着疝入椎管的局部空间而变形,遂在一段时间内不致堵塞枕大孔和小脑延髓池,故此时病人可以没有典型的临床表现。但在此基础上,任何一个可使颅内压突然增加的诱因如剧烈咳嗽,用力排便,反复呕吐,腰穿放液等均可使病情加重变为急性脑疝。

(二)临床表现

1. 下枕部疼痛 系上颈部脊神经根受疝出的脑组织压迫所致。也可为枕大孔区脑膜或血管壁上的神经末梢受牵拉引起。

2. 颈强直 由于疝出的脑组织压迫延髓,机体产生保护性颈肌痉挛,以防止因头位的变动而引起延髓的受压加重。

3. 后组颅神经受累 表现为轻度吞咽障碍,饮食呛咳,听力下降等。

4. 小脑体征 部分病人可出现眼球震颤,共济失调,肌张力减低等小脑体征。

其他尚可因颅压增高而头痛剧烈,呕吐频繁,巴氏征阳性。发展较快的病例,病人常可突然发生呼吸停止,昏迷而死亡。

它与小脑幕切迹的不同之处为:呼吸循环障碍出现较早,而瞳孔变化和意识障碍出现在晚期。

CT或MRI是确诊本病的最佳检查项目。

急性脑疝而致呼吸骤停时,紧急的床旁脑室穿刺,缓慢放出脑脊液,降低颅内压,是最为积极有效的抢救措施。而急、慢性脑疝一经明确病因及定位,必须尽早手术,去除病因、解除压迫,手术在切除病变的同时还常需切除枕骨大孔及环椎后缘,以便充分减压。疝出的小脑扁桃可不做切除。

三、小脑幕裂孔上疝(upward cerebellar herniation)

又称"小脑蚓部疝"。由于后颅窝病变时,小脑蚓部上端和前叶的一部分,经小脑幕裂孔向上逆行疝入四迭体池所致。此一过程常可因侧脑室穿刺时快速放出脑脊液而诱发或加重,也可与枕骨大孔疝同时并发。

此疝发生时,可压迫中脑后部的四迭体和被盖部及大脑大静脉,导致中脑及大脑深部发生水肿、出血、软化。临床上可表现为四迭体受压的体征如:双侧上睑下垂、上视不能、瞳孔散大,光反射消失,听力障碍等。晚期可因中脑被盖部上行网状激活系统受压而出现意识障碍,去大脑强直等。

诊断上多根据临床表现并结合 **CT**、**MRI** 等资料综合分析作出判断。

治疗关键在于手术切除后颅窝原发病灶及枕下减压。

四、大脑镰下疝(cingulate herniation)

又称扣带回疝。多由一侧额、顶叶占位病变引起。患侧半球内侧面的扣带回和额回经大脑镰的下缘向对侧疝出,又以大脑镰前 2/3 段容易发生。当额叶内侧面疝至胼胝体池后,大脑前动脉及其分支胼周、胼缘动脉可因受大脑镰的压迫而部分阻塞,导致同侧额叶内侧面或旁中央小叶等的软化、坏死,而出现对侧下肢轻瘫,感觉障碍,排尿障碍等。

治疗以手术去除患侧半球内的占位病变为主。

(王君宇)

第八章 颅脑损伤

第一节 概述

【流行病学】

头部外伤最为常见。欧美国家颅脑损伤的发病率为 200~300/10 万人口。美国每年颅脑损伤 50 万人左右,其中 30%~40% 属中度至重度脑外伤,且死、残各达 5 万左右。我国 1983 年 6 城市居民抽样调查:颅脑损伤的患病率为 783.3/10 万人口,发病率为 55.4/10 万人口,死亡率为 6.3/10 万人口;1989 年报告农村及少数民族地区颅脑损伤患病率为 442.44/10 万人口,发病率为 64.02/10 万人口,死亡率为 9.72/10 万人口;虽发病率远比欧美为低,但如按我国实际人口计算,其数据亦相当惊人。而随着近年来交通等方面的快速发展,颅脑外伤的发病率还可能有明显的增长。

【颅脑损伤分类】

主要以伤后头皮、颅骨、硬脑膜和脑是否完整或向外界开放,分为闭合性颅脑损伤和开放性颅脑损伤两类。

一、闭合性颅脑损伤

包括头皮损伤、颅骨骨折、颅内局灶性损伤和弥漫性脑损伤四个基本类型(表8-1)。头皮损伤的重要性在于为分析颅脑损伤机理,判断颅内损伤的部位和性质提供重要线索;颅骨骨折,约占颅脑损伤的15%～20%,而住院病人中半数以上有颅骨骨折,但颅骨骨折并不一定伴随脑损伤,也常常不是神经功能障碍的直接原因;颅内局灶性损伤,具有肉眼可见,部位相对局限、境界清楚等特征,常为需要手术治疗的直接原因,约占严重颅脑损伤的半数左右,却占脑外伤死亡的2/3;弥漫性脑损伤,以广泛性脑功能障碍为特征,其中脑震荡一般无大体结构的改变,而弥漫性轴索损伤,临床上表现为迁延性昏迷,这种情况占严重颅脑损伤的40%左右,占脑外伤死亡的1/3,是一种非常严重的情况。

表8-1 闭合性颅脑损伤分类

头皮损伤	颅骨损伤	颅内局灶性损伤	弥漫性脑损伤
头皮擦伤	线型骨折	脑冲击点伤	脑震荡
头皮挫伤	凹陷骨折	脑对冲伤	弥漫性轴索损伤
头皮裂伤	粉碎骨折	脑中间冲击伤	
头皮血肿	颅底骨折	颅内血肿	

闭合型颅脑损伤的分型或分级 为便于伤情评估和疗效比较,我国神经外科学者于1960年将急性闭合型颅脑损伤分为轻、中、重三型。1965年又补充修改如下:

(一) 轻型

(1) 昏迷时间不超过半小时。

(2) 有轻度头痛、头昏等自觉症状。

(3) 神经系统和脑脊液检查均正常。

此型主要指单纯脑震荡,无或有颅骨骨折。

(二)中型

(1)昏迷12小时以内。

(2)轻度神经系统体征。

(3)体温、呼吸、脉搏、血压轻度改变。

此型主要指轻度脑挫裂伤,有或无颅骨骨折及蛛网膜下腔出血,无脑受压者。

(三)重型

(1)深昏迷,昏迷12小时以上,意识障碍逐渐加重或出现再昏迷。

(2)明显的神经系统体征。

(3)体温、呼吸、脉搏、血压有显著改变。

此型主要指有广泛颅骨骨折,广泛脑挫裂伤、脑干损伤或颅内血肿者。但病情轻重差别较大,治疗效果亦不同,故于1978年进一步从此型中分出了特重型。

(四)特重型

(1)脑原发伤重,伤后深昏迷,有去大脑强直或伴其他脏器损伤、休克等。

(2)脑疝晚期,双瞳散大,生命体征严重紊乱或呼吸已近停止。

1974年英国Teasdale和Jennett根据患者睁眼、语言、运动反应制订出格拉斯哥昏迷记分法(Glasgow Coma Scale,GCS)(表8-2),以判断脑外伤的轻重。睁眼反应有4个等级,计1~4分;语言反应有5个等级,计1~5分;运动反应有6个等级,计分1~6分;正常或最高得分15分,最低得分3分。计分愈低,伤情愈严重。具体计分与伤情轻重的关系如下:

表8-2 格拉斯哥昏迷计分

睁眼反应	计分	语言反应	计分	运动反应	计分
自动睁眼	4	回答正确	5	按吩咐动作	6
呼唤睁眼	3	回答错误	4	刺痛定位	5
刺痛睁眼	2	语无伦次	3	刺痛躲避	4
无	1	只能发音	2	刺痛肢体屈曲	3
		无	1	刺痛肢体过伸	2
				无	1

轻型:13~15分,伤后昏迷在20分钟以内;

中型:9~12分,伤后昏迷20分钟~6小时;

重型:3~8分,伤后昏迷6小时以上,或伤后24小时内意识障碍加重,再度昏迷6小时以上。

判断昏迷的标准为:①不能睁眼;②不能说出可理解的语言(发音或喊叫不属可理解的语言);③不能按吩咐动作。如患者能做出此三项之一者,即不属于昏迷。但在记分时应排除因:①醉酒;②镇静药;③癫痫持续状态等所致之意识障碍。

GCS虽简单实用,并被广大神经外科医生所接受,但它仍有一定的局限性,其中忽视了许多重要的神经系统体征。比利时莱吉(Liege)大学Born等在格拉斯哥昏迷记分的基础上,增加5项脑干反射检查,称为格拉斯哥-莱吉昏迷记分(Glasgow-Liege coma scale,GLCS)法,这5项脑干反射检查分别为:①额眶反射(fronto-orbital Reflex),叩击病人眉间引起眼轮匝肌收缩(闭眼),记5分;②垂直性眼前庭反射(vertical oculovestibular reflex),让病人做颈部快速反复伸屈运动(如合并颈椎损伤,改用冰水注入外耳道法),出现垂直性眼球震颤或眼球偏斜,记4分;③瞳孔对光反射,引起瞳孔收缩,记3分;④水平性眼前庭反射(horizontal vestibular reflex),颈部快速反复左右运动,出现水平性眼球震颤或眼向一侧偏斜,记2分;⑤眼心反射(oculo-cardiac reflex),压迫眼球出现心率减慢,计1分;⑥脑干反射消失,记0分。此5项脑干反射内的解剖通路是由头端到尾端按秩序排列,随病情加重,脑干反射也从头端向尾端按秩序消失。本联合记分法共计3~20分,3~12分为重型伤。

二、开放性颅脑损伤

包括火器性颅脑损伤和非火器性颅脑损伤两类(见本章第四节)。

【颅脑损伤治疗结果分级】

1975年,Jennett和Bond将其分为5级:

1级:死亡;

2级:植物生存,长期昏迷,呈去皮质或去脑强直状态;

3级:重残,需他人照顾;

4 级:中残,生活自理;

5 级:良好,恢复工作或学习。

评定时间,以伤后 1/2～1 年为标准。此治疗结果分级已得到普遍使用。

第二节 颅脑损伤机理

了解颅脑损伤机理,对于准确判断颅脑损伤的部位和性质,正确实施手术或有关治疗方案具有十分重要的意义。本节分别按闭合性颅脑损伤和开放性颅脑损伤叙述。

【闭合性颅脑损伤】

一、受伤方式

各种外伤原因导致颅脑损伤的方式概括起来有二:一为暴力直接作用于头部而造成损伤,称直接损伤;另为暴力作用于身体其他部位后传导至头部而造成损伤,称间接损伤。

(一)直接损伤

常见三种情况:

1. 加速性损伤　头部于静止状态被运动物体撞击,头部沿外力方向呈加速运动而造成的损伤。钝器撞击伤即属此类。

2. 减速性损伤　头部由运动状态撞击于静止物体,脑损伤不仅发生在着力部位,也常发生在着力点对侧,形成对冲伤。坠落或跌倒时头部着地即属此类损伤。

3. 挤压伤　两个不同方向的外力同时作用于头部、颅骨因此严重变形而致伤。见于头部在两物体之间受挤压，或被车轮压轧致伤，新生儿产伤亦属此类。

(二) 间接损伤

常见以下情况：

1. 传递伤　坠落时两足或臀部着地，外力经脊柱传导至颅底引起颅底骨折和脑损伤。

2. 挥鞭样损伤　外力作用于躯体，引起躯体的突然加速运动，头颅因惯性作用，其运动落后于躯体，于是发生头颈之间的强烈过伸或过屈，或先伸又回跳性过屈，有如挥鞭动作，可造成颈髓、脑干、甚至脑其他部位损伤。

3. 创伤性窒息　暴力作用于胸部，可引起胸腔压力突然升高，压力借血管传到颅内致脑毛细血管破裂而致伤。头面与颈肩部亦可见弥散性出血点。

二、颅脑损伤中的几个力学因素

头部外伤时所承受的力负荷错综复杂，一般可将其分为静态与动态两种：

(一) 静态负荷(static loading)

发生缓慢，暴力逐渐作用于头部，时间常超过 200 毫秒。多见于头部遭受挤压伤时，并常发生多发性粉碎性颅骨骨折，可引起严重或致死性脑损伤。

(二) 动态负荷(dynamic loading)

最常见，暴力作用时间少于 200 毫秒，甚至少于 20 毫秒。可分为冲击性负荷(impulsive loading)与碰撞性负荷(impact loading)二种。前者因头部进入运动状态或运动着的头部被中止时发生，暴力对头颅的直接作用并非必要条件，因对胸部或面部的打击也可引起头颅剧烈运动，产生的脑损伤仅由惯性力所致。后者为动态负荷中较常见的类型，可产生接触性暴力和惯性力，若头部遭受直接打击后未发生头部运动，所产生的惯性力极小，碰撞力多以接触性暴力作用于头部而产生一系列影响，这些影响既可位于碰撞部位或附近，也可远离碰撞部位，统称接触现象(contact phenomena)。其强度与重要性因作用于接触部位之暴力强度而异，而暴力强度又取决于碰撞物的质量、表面积和速度,这些因素决定了暴力转换于头部的方式。例如,表面积大于2平方英寸之物体打击头部,着力点下方颅骨可立即内弯(in-bending),着力点周围颅骨则外凸(out-bending),这种变形如超过一定强度则发生颅骨骨折;表面积不足2平方英寸之物体打击头部则可发生穿入性或局部凹陷性骨折。此外,所产生的冲击波(shock waves)则以声波速度从着力点传遍头颅,并直接经过脑组织,引起局部性组织压改变,从而使脑组织扭曲,导致脑实质损伤。

(三)组织应力

分为挤压、牵张与剪力三种,可理解为暴力作用于组织后,组织变形的程度。例如,牵张力便为组织受牵拉时所延长的程度。无论静态负荷或动态负荷,最终皆通过产生组织应力形成损伤。但在某一特定条件下所形成的损伤则取决于组织应力类型与位置及组织对抗这种应力的能力。

三、颅脑损伤的基本机理

绝大多数颅脑损伤皆由二种最基本的机制——接触性损伤或和惯性损伤引起。

(一)接触性损伤(contact injuries)

由接触暴力产生的接触现象引起,与头部运动无关。但多数情况下头部均有不同程度的运动,故单纯接触性损伤较少,更多见的是接触性损伤与加速性损伤重叠,而以接触性损伤为主。接触性暴力可产生二种效应:作用于着力点或附近的局部接触效应与作用于远离着力点的远处接触效应,这二种效应皆引起颅脑局灶性损伤,不产生弥漫性损伤。

1. 局部接触效应(local contact effects) 所产生的损伤包括颅骨骨折、硬脑膜外血肿、脑冲击点伤(coup contusions)等。

颅骨骨折发生与否取决于颅骨的特性、接触暴力的强度和方向以及接触面积大小等因素。物体打击头颅时,在着力点外板产生压缩性应力、在内板产生牵张性应力、结果局部颅骨内弯。因颅骨对牵张性应力的耐受较压缩性应力差,颅骨内弯达一定程度时,便首先在颅骨内板发生骨折,并可向远处进一步扩展。如颅骨骨折线跨过硬脑膜血管,甚至只要颅骨弯曲或变形达一定程度,即使未发生骨折,同样可损伤硬脑膜血管,形成硬脑膜外血肿。另一方面,颅骨变形尚可使局部脑组织及脑表面血管受挤压,而且颅骨变形后又可突然复位,在相应部位产生负压、导致脑组织牵拉伤,这些皆为冲击点伤的形成机理。

2. 远处接触效应(remote contact effects) 包括远离打击部位之颅盖骨骨折、颅底骨折、脑对冲伤(contra-coup contusions)与中间冲击伤(intermediate coup contusion)。

着力部颅骨较厚或打击物面宽,局部颅骨内弯不明显,而周边部却外凸,外板承受牵张性应力、内板承受压缩性应力,恰好与局部接触效应相反。若颅骨外凸发生于较薄区域,骨折便从离着力部一定距离的外板开始,向颅底等阻力低的方向发展,可发生各种类型的颅底骨折。头颅遭受接触性暴力打击后,还可引起颅骨普遍变形,使颅内容积增加或减少,又因颅骨的弹性作用,若未发生骨折,头颅可迅速恢复其正常形状,但在颅骨迅速回弹的瞬间,可在相应部产生足够的负压,导致脑组织损伤。此外,接触性暴力所产生的冲击波从着力部开始,以极快的速度三维地向各方向扩散;经颅骨扩散的冲击波,也可使颅骨变形扭曲,导致颅底或颅盖骨骨折;在数毫秒内经脑扩散的冲击波还可在头颅对侧反射,并在脑内回荡,使冲击波强度扩大,在脑组织内形成压力差,产生应力,如其强度超过脑组织的耐受力,在应力中心便会引起脑与血管的损伤。理论上,冲击波回荡产生的应力中心位于脑组织深部,因而这可能是脑中间性冲击伤、脑组织深部弥漫性点状出血及外伤性脑内血肿的形成机理。

(二)惯性损伤(inertial injuries)

乃碰撞性或冲击性负荷下头部急速运动所形成的损伤,也称为加速-减速性损伤。基于力学观点,加速与减速是相同的物理现象,只是方向不同而已。在矢状面上,由后到前的头部加速效应恰好与由前到后的头部减速效应相同。头部运动通过两种机制产生应力而导致组织损伤:首先为颅骨与脑组织的分离运动。脑在颅内有一定的活动度,因惯性在加速运动开始后的瞬间,脑的运动落后于颅骨,使脑相对于颅骨和硬脑膜运动、在脑表面,尤其脑底部和桥静脉处产生应力,导致脑损伤,并可形成硬膜下血肿。其次为加速运动在脑组织内产生的应力,引起弥漫性脑损伤(脑震荡与弥漫性轴索损伤)、脑组织撕裂出血(tissue tear hemorrhages)和多数的中间冲击伤。

脑损伤的类型与加速运动的类型有关。

1. 直线型 脑重心(大致相当于松果体区)成直线运动。但纯直线加速运动少见,可能只在头部运动时短时发生或在其他运动开始前即已中止。这种运动不产生弥漫性脑损伤,但可产生各种局限性损伤,包括对冲伤、脑内或硬脑膜下血肿等。

2. 旋转型　是一种极有害的损伤机制,可在脑表面和深部产生很强的应力而形成损伤,但临床上纯旋转运动也少见,常常只与成角型加速运动合并出现。

3. 成角型　临床上最常见,由直线加速运动和旋转加速运动二者相结合产生,是最具损伤性之外伤机制,除颅骨骨折和硬膜外血肿外,几乎各种已知的脑损伤皆可由其产生。

由于生物组织的黏弹性特征,组织加速损伤的反应与加速运动的强度和速度有关。如时间为常数,形成组织损伤的应力则与加速运动的强度成正比;而与加速运动速度的关系,临床上则可遇到三种情况:①加速运动持续时间短,因脑组织的有关特征,许多惯性效应被消耗,脑组织实际承受的应力小,需较强的加速运动方可产生损伤;②加速运动持续时间稍长,惯性效应消耗少,毋须太强的加速运动便可在颅内产生损伤性应力,但这种应力多限于表面,且出现时间短,不能向深部穿透,所产生的损伤多位于脑表面,并主要损伤血管成份(如产生硬脑膜下血肿等);③随加速运动持续时间进一步延长,惯性效应消耗甚少,所产生的应力足以扩展至深部结构,而对血管成分的损伤却较脑组织损伤为轻,可引起脑震荡和弥漫性轴索损伤;若加速运动强度增加,也可导致血管成分损伤,结果为弥漫性轴索损伤与组织撕裂性出血或硬脑膜下血肿合并出现。

四、着力部位与脑损伤的关系

(一)枕部着力

最常见,且对冲伤常较冲击点伤更严重。其特点为:①常发生枕骨鳞部骨折或颅缝分离,冲击点伤多见于小脑半球及枕叶,还可损伤横窦,合并后颅窝硬脑膜外或硬脑膜下血肿,有时可见骑跨横窦之硬脑膜外血肿。②着力点偏一侧时,对冲伤多发生于对侧额、颞叶底面与额极及颞极,而同侧额、颞叶底面对冲伤较少见。若着力点近中线,则可发生双侧额、颞叶底面和双侧额极、颞极对冲伤。嗅神经与垂体柄亦可因应力而受损,垂体柄受损后可产生尿崩症。

(二)前额部着力

脑损伤大多发生在着力部,主要表现为:①同侧额极常因接触效应而形成损伤,因头颅运动所形成的各种应力可使同侧大脑外侧裂部、颞极、额叶与颞叶底部受损,并可发生硬脑膜下、脑内或硬脑膜外血肿。②对侧额叶和颞叶亦可产生与同侧类似的损伤,但较少见。③对冲部位之枕叶和小脑极少发生损伤,与枕叶下面为柔软光滑的小脑幕有关,在这种情况下,不太容易因脑与小脑幕的相对运动而致伤。

(三)头侧部着力

既可发生冲击点伤,也可发生对冲伤。主要表现为:①着力部颅骨变形或骨折及由此产生的硬脑膜与脑组织损伤,常合并硬脑膜外或和硬脑膜下与脑内血肿。②对侧额叶、颞叶底面或颞极亦可与颅底摩擦而发生挫裂伤,并发生硬脑膜下血肿,对侧 Labbe's 静脉或注入蝶顶窦之桥静脉可被撕裂而形成硬脑膜下血肿。

(四)顶部着力

可分为顶部侧方着力和顶部正中着力两种类型。顶部侧方着力所致脑损伤与头侧方着力相似,即在着力部位可产生接触性损伤,还可在对侧额叶与颞叶底部产生对冲伤。顶部中线着力时,对冲部位是枕骨大孔及其与颈椎连接处。暴力作用的瞬间,全脑在顶中线与颅底之间遭受挤压,此时,着力部与对冲部都处于正压状态,在脑中线部位可产生冲击点伤,临床上可出现双下肢无力或截瘫,有时可见上矢状窦撕裂,产生一侧或骑跨矢状窦之双侧顶部硬脑膜外血肿;对冲部位可产生原发性脑干和上颈髓损伤,严重时可致命。

(五)面部着力

由上到下可分为:①从发际到眶上缘之上面部;②从眶上缘到上颌的中面部;③下颌水平的下面部三个不同的着力部位。着力部愈近颅腔,颅内结构损伤愈重。上面部着力常造成严重的脑损伤,与前额部着力的脑损伤一致;中面部着力脑损伤多较轻;下面部着力时脑损伤更轻。

Gurdjian 等在152例颅脑损伤的尸检中观察到:不管头部着力部位和方式如何,脑表面损伤的分布以额叶底面,颞叶底面和外侧为最多,其次为额叶和顶叶的上面,及小脑下面,其他部位少见。认为,脑表面的挫裂伤是头部着力后,脑在颅内运动,与颅骨粗糙不平的内面相摩擦的结果。

五、继发性损伤

脑外伤后早期即可出现一系列的继发性损伤过程。血管的变化明显,如脑血流量不足,能引起一系列脑损伤。细胞损伤过程导致细胞水肿,甚至细胞死亡。最后引起炎症反应而导致后期的血管和细胞损伤。这些继发性损伤在临床上表现为颅内高压和脑缺血。

【开放性颅脑损伤】

按致伤物不同可分为火器性与非火器性二类:

一、火器性颅脑损伤

又可分为枪弹伤和弹片伤两种。

(一)枪弹伤

与枪弹产生的能量有关。其能量又与枪弹的重量和速度的平方成正比,尤其速度比重量更重要。

枪弹速度一般以每秒钟 500 米为界限,初速度每秒 500 米以内为低速,杀伤力较低;初速度每秒 500 米以上为高速,尤其自动步枪和机枪射出的子弹,初速均在 800 米以上,杀伤力大。枪弹经过脑组织的瞬间,在脑伤道内产生膨胀性空腔(cavition),并对周围脑组织产生压力波(pressure waves),以致脑功能一时性丧失。低速的手枪子弹所产生的脑伤道膨胀性空腔一般为枪弹直径的 3 倍左右,对周围脑组织的损伤范围较小;而自动步枪和机枪等高速子弹造成的脑伤道膨胀性空腔则为枪弹直径的 10 倍左右,对周围组织结构的损伤范围大,常可波及脑干等结构而令伤者立即死亡。高速枪弹存留颅内之盲管伤少见,除非射程远,速度衰减后击中头部方有可能滞留于颅内。

(二)弹片伤

弹片的形状不规则,穿透头皮、颅骨和硬脑膜后,能量衰减,虽可造成脑组织挫裂伤,但多不至于造成脑膨胀性空腔,对周围脑组织的损伤小,进入颅腔后常停留于脑组织内,且多停留于一侧大脑半球,穿过中线或通过反跳停留于对侧大脑半球者约为 1/4。但距爆炸点较近的巨大弹片(长径 3 cm 以上)的杀伤力大,可造成脑弥散性损伤,伤者多迅速死亡。

二、非火器性颅脑损伤

(一)锐器伤

迅速透过头颅进入脑组织,脑损伤主要限于脑伤道局部,对周围脑组织的影响很小,其严重性主要取决于脑和脑血管等结构的重要性,还可形成颅内血肿。

(二)钝器伤

致伤物穿入颅腔内,脑损伤可类似于锐器伤,但若钝器与头部接触面积较大,虽可造成脑开放性损伤,其他损伤机理则与闭合性颅脑损伤相同。

第三节 头皮与颅骨损伤

一、头皮损伤

【概述】

颅脑损伤伤员,多有头皮损伤,在其处理中须予以高度重视,是因为:①头皮损伤部位常是着力部位,可为推测受伤机理,分析伤情提供重要依据;②头皮血运丰富,极易失血,甚至导致失血性休克;③头皮损伤如处理不当,可成为感染向颅内蔓延的门户。

头皮损伤皆由直接暴力造成,致伤物的种类与头皮损伤的类型密切相关。钝器常造成头皮擦伤、挫伤或不规则裂伤。锐器多造成整齐的头皮裂伤。头皮遭到强有力的牵拉,可引起撕脱伤。头皮血肿多由头皮血管破裂引起,亦可因板障静脉或硬脑膜血管破裂,血液沿骨折线到达骨膜下形成,后一种情况还要警惕硬脑膜外血肿的可能。

【入院评估】

(一)病史询问要点

(1)受伤时间、地点、致伤原因、损伤性质、着力部位。

(2)有无恶心呕吐、意识障碍、昏迷。

(3)有无其他部位复合伤,有无休克表现。

(二)体格检查要点

(1)头皮损伤类型、范围,有无头皮缺损等。

(2)体检中要注意全身情况:神志、血压、呼吸、脉搏、瞳孔变化,胸、腹、脊柱、四肢伤情等。

(三)辅助检查

1. 血常规 检测血红蛋白、红细胞、白细胞计数,有助于动态观察损伤的病情变化。

2. X线 X线平片有助于了解有无颅骨骨折及头皮下异物情况。

3. CT平扫 头颅CT可显示颅骨骨折及明确颅脑损伤情况。

【病情分析】

(一)诊断

根据明确的外伤史及体查可明确诊断。

(二)临床类型

1. 头皮擦伤 损伤仅累及头皮表层,有不同深度的表层脱落,伤面不规则,有少量出血或渗出。

2. 头皮挫伤 损伤累及头皮全层,头皮表面可有局限性擦伤,擦伤处及其周围组织肿胀、压痛。皮下可有瘀血。

3. 头皮血肿 按血肿部位不同,可分三种:①皮下血肿;②帽状腱膜下血肿;③骨膜下血肿。三者的特点可参照表8-3。

皮下血肿较局限,周边较中心区硬,易误认为凹陷骨折,必要时可行有关影像学检查区别。帽状腱膜下及骨膜下血肿常常较大,前者可波及全头颅,后者则受颅缝限制,位于有关颅缝之间。

表 8-3　头皮血肿鉴别要点

血肿类型	血肿位置	软硬度	血肿范围
皮下血肿	皮下组织层	中心较软,周边较硬	位头皮损伤中心部
帽状腱膜下血肿	帽状腱膜与骨膜之间	较软,有明显波动	可波及全头部,不受颅缝限制
骨膜下血肿	骨膜与颅骨之间		不超越颅缝

4. 头皮裂伤　系头皮开放性损伤,伤口有时可很不规则,血运均可能受到影响。

5. 头皮撕脱伤　头皮成大片自帽状腱膜下撕脱,有时整个头皮甚至连额肌、颞肌或骨膜一起撕脱。伤后失血多,易发生休克。

【治疗计划】

治疗原则及方案:

1. 头皮擦伤　将局部与邻近头发剪去,用肥皂水及生理盐水冲洗,并予消毒,一般毋须包扎。

2. 头皮挫伤　局部消毒包扎,也可用暴露疗法,如范围较广,还可用中药外敷等。

3. 头皮血肿　皮下血肿一般毋须特殊处理,数日后即可自行吸收。帽状腱膜下血肿与骨膜下血肿如不很大,在急性期间可先行加压包扎,三天后如有缩小,则继续加压包扎即可自愈;若血肿未见缩小,则应穿刺吸引后加压包扎,穿刺时必须严格无菌操作,以防感染。如反复穿刺仍未见血肿缩小时,应注意有否凝血机制障碍,予以相应处理。对已有感染的血肿,需切开引流,防止感染向颅内蔓延。

4. 头皮裂伤　原则上头皮伤口应在 24 h 内处理,清创时应特别注意清除一切异物,以生理盐水甚至抗生素溶液冲洗干净,创缘切除不可过多,以免缝合困难,对裂口不规则的伤口,要特别注意保护其血运,以免愈合不良。缝合时应将帽状腱膜同时缝合,以利止血。另外,由于头皮血运较丰富,愈合能力较强,对于一些未及时行清创术的伤口,在明确伤口无感染的情况下,一期缝合的时限可适当延长至伤后 2～3 天。对已有感染的伤口,清创后伤口可不缝合,放置引流,适时换药。

5. 头皮撕脱伤 ①头皮未全撕脱且有血管供应时,可在清洁消毒后,细致清创,剪除失活挫碎组织,将撕脱头皮放回原处,分层缝合,皮下放置引流,加以包扎。②头皮完全撕脱,但挫伤不严重,可分别将撕脱头皮和头部创面清洁消毒,最好先检查头皮上的小血管断端,予以吻合,再分层缝合撕脱头皮。③如头皮撕脱并严重碎裂,无法按上述方法缝合时,可将撕脱的头皮切薄成中厚皮片,植于颅骨骨膜上,缝合后加压包扎。④撕脱的头皮挫伤和严重污染,骨膜未撕脱,但挫伤的头皮已不能再用,转移皮瓣又不可能时,可于病人大腿取中厚皮片作游离植皮。⑤撕脱头皮处骨膜已破坏,颅骨外露,撕脱的头皮已污染失活,此时可先作帽状腱膜转移,覆盖颅骨外露处,然后植皮。⑥以上方法失败,受伤时间过久,可作颅外板钻孔,孔间距为1 cm左右,待长出肉芽,再行植皮。

近年来,由于显微外科技术的开展,血管吻合成功率高,注意在清洁创面或检查伤口时不钳夹血管,以免妨碍血管吻合。还要注意抗生素等的使用。如须将病人转到有关治疗中心行头皮再植,应先将创面清洁消毒,无菌生理盐水湿敷,撕脱的头皮应在清洁消毒后放于不进水的消毒瓶内,并置于冰箱,但不要使之结冰,也不要浸泡在甲醛内。已行皮瓣移植及动脉吻合的病人,应有充分的回流静脉,以使头部循环通畅。头皮撕脱并有颅骨骨膜撕脱者,宜行颅骨密集钻孔或去外骨板,以使肉芽迅速覆盖骨面,然后植皮。

二、颅骨骨折

【概述】

颅骨骨折的重要性,常常不在于骨折本身,而在于骨折引起的脑膜、脑、颅内血管及脑神经的损伤。特别是骨折线越过脑膜中动脉或静脉窦可引起颅内血肿,还可引起脑脊液漏或并发颅内感染等,如未及时处理,可产生严重后果。

颅骨骨折的分类:
(一)按创伤性质分类
借骨折是否与外界相通,分为闭合性骨折和开放性骨折。
(二)按骨折形态分类

①线形骨折;②凹陷骨折;③粉碎骨折;④洞形(穿入)骨折。粉碎骨折多呈凹陷性,多列入凹陷骨折内。洞形骨折多在火器伤发生。

(三)按骨折部位分类

即颅盖骨折与颅底骨折,后者还包括颅盖及颅底的联合骨折。

【入院评估】

(一)病史询问要点

(1)受伤时间、地点、致伤原因、损伤性质、着力部位。

(2)有无恶心、呕吐、口、鼻、外耳道流血情况。

(3)有无抽搐、意识障碍、昏迷。

(4)有无其他部位复合伤,有无休克表现。

(二)体格检查要点

(1)头皮软组织损伤部位常为颅盖骨折所在处。

(2)颅底骨折应检查有无眼眶、眼睑、耳后乳突部瘀斑,有无颅神经损伤表现,脑脊液鼻漏、耳漏、眼漏等。

(3)神经系统检查,应着重检查患者意识情况、语言功能变化、瞳孔变化、肢体活动障碍等。

(4)体检中要注意全身情况:神志、血压、脉搏、呼吸、胸、腹、脊柱、四肢伤情等。

(三)辅助检查

1. X线 颅骨X线平片可显示线性骨折线走行、长度。凹陷性骨折片的边缘呈环形、锥形或放射形的内陷,伤部切线位能清晰显示其凹陷深度。颅底骨折应拍摄与受伤机制相应的颅底像(眼眶位、颅底位、汤氏位),应注意鼻窦内有无透光区或液平面,有无颅内积气。

2. CT 头颅CT骨窗可显示凹陷骨折的范围和深度,三维重建能完整显示凹陷骨折的立体形状,为手术提供可靠依据。CT扫描发现颅底骨折的机会有限,但可清晰的显示颅内积气,而颅底CT三维重建技术可清楚显示颅底骨折缺损部位。(图8-1)

3. 放射性核素脑池显像 通过腰穿或枕大池注入放射性核素,从连续摄片中可看清骨折及硬脑膜裂口的位置,有助于脑脊液漏口及漏道的定位。

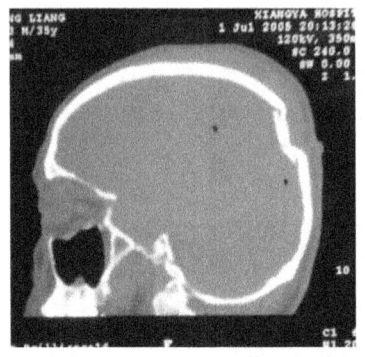

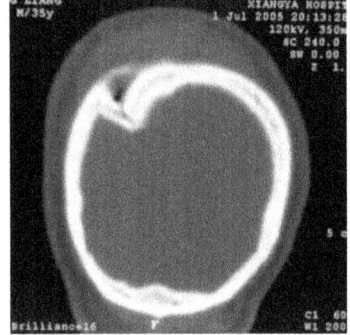
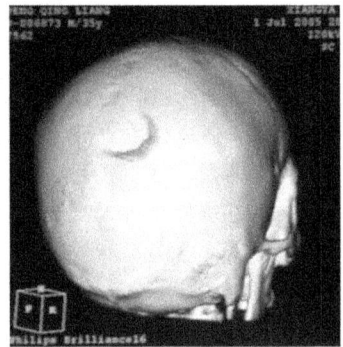

图 8-1　左顶骨凹陷性骨折

【病情分析】

(一)诊断及鉴别诊断

大的帽状腱膜下血肿、骨膜下血肿或颞肌肿胀,常提示局部线形骨折的可能,但单靠体格检查大多难以识别,而须 X 线摄片确诊,但纤细的骨折线有时仍难以发现或被忽视,而且 X 线所见骨折长度,常较实际骨折线为短。儿童生长性骨折表现为骨折线逐渐增宽,头皮隆起。软组织出血或肿胀不明显时,头部触诊可确立诊断,但小的凹陷骨折易与边缘硬的头皮下血肿混淆,需经 X 线等检查方可鉴别。凹陷性骨折常因骨片内陷,使局部脑组织遭受损伤,可出现定位症状或局灶性癫痫等,如并发颅内血肿,可出现脑受压症状。凹陷性骨折刺破静脉窦可引起致命的大出血,如静脉窦受压影响血液回流,则可引起颅内压增高。

颅底部凹凸不平,故颅底骨折的X线诊断价值较小,主要靠临床表现确立诊断。由于骨折部位不同,临床表现亦各有其特征:

1. 前颅窝底骨折 多累及额骨水平部及筛骨。骨折部位的出血可经鼻腔流出,或进入眶内在眼睑和球结膜下形成瘀斑,出现"熊猫眼"征。极少数可在球后形成血肿引起眼球突出及运动受限。常伴嗅神经损伤,少数可见视神经损伤。当脑膜被撕裂时,脑脊液可沿额窦或筛窦再经鼻腔流出形成脑脊液鼻漏。个别情况下,脑脊液经眼眶流出形成脑脊液眼漏。也有气体经额窦或筛窦进入颅腔内形成颅内积气。

2. 中颅窝底骨折 可累及蝶骨和颞骨。血液和脑脊液可经蝶窦流入上鼻道再经鼻孔流出形成脑脊液鼻漏。骨折线累及颞骨岩部,脑脊液可经中耳和破损的鼓膜再经外耳道流出,形成脑脊液耳漏;如鼓膜未破,脑脊液可沿耳咽管入鼻腔形成脑脊液鼻漏。颞骨岩部骨折,常发生面神经和听神经损伤。如骨折线居内侧,亦可累及视神经、动眼神经、滑车神经、三叉神经和外展神经,产生相应的症状和体征;靠外侧的骨折线,可形成颞肌和骨膜下出血。

3. 后颅窝底骨折 可累及岩骨和枕骨基底部。在乳突和枕下部可见到皮下瘀血,前者又称Battle氏征,多在伤后数小时才出现。有时亦可在咽后壁出现黏膜下瘀血。骨折线居于内侧时,可出现舌咽神经、迷走神经、副神经和舌下神经以及延髓损伤的表现。有时,破裂孔周围的骨刺可刺破颈内动脉,血液可大量从鼻孔喷射状流出,伤员常很快死亡。海绵窦段颈内动脉破损时,则形成颈内动脉-海绵窦瘘。

(二)临床类型

1. 颅盖骨折 按骨折形态不同,又可分为线形骨折和凹陷骨折两种;前者较多见,颅缝分离也含其内;后者则包含粉碎性骨折。

(1)线形骨折:几乎均累及颅骨全层,但个别情况下可单独发生内板断裂,骨折线多为单发,也可多发。线形骨折多呈线条状,也有的呈放射状。骨折线宽度一般为数毫米,极少达1 cm以上。多发性线形骨折所通过的硬脑膜与血管结构,常可同时遭受损伤。如骨折线通过硬脑膜血管沟或静脉窦时,应警惕发生硬脑膜外血肿的可能,尤其枕骨的线形骨折应予以特别重视,因可损伤横窦并发后颅窝或和枕部的硬脑膜外血肿。婴幼儿线性骨折以后可发展为儿童生长性骨折。

(2)凹陷骨折:绝大多数为颅骨全层凹陷,个别情况下亦可只有颅骨内板单独陷入。有的整片陷入,但较多的是成碎片陷入,多有骨片移位。内外板可分离,刺破硬脑膜的机会较多。婴幼儿颅骨质软,着力部可产生看不到骨折线的乒乓球样凹陷。

2. 颅底骨折　大多数为颅底与颅盖的联合骨折,单纯性颅底骨折很少。可因:①颅盖骨折延伸而来;②着力部在颅底水平;③头部外伤时的远处接触效应;④头部着力或坠落时臀部着地亦可引起颅底骨折。

颅底骨折大多为线形骨折,只有极少数可在枕骨基底或蝶骨大翼处发生凹陷骨折。由于颅骨结构上的特点,如骨折线横行,在前颅窝可由眶顶达筛板甚至对侧;在颅中窝常沿岩骨前缘走行,甚至可将蝶鞍横断。如骨折线纵行,则近中线的纵行骨折线常在筛板、视神经孔、破裂孔、岩骨内侧和岩枕裂直达枕骨大孔;靠外侧的纵行骨折常在眶顶、圆孔和卵圆孔线上,甚至可将岩骨横断。高处坠落两足着地时,外力借脊柱上传达枕骨基底,可造成枕大孔区的环形骨折,但较少见。习惯上,将颅底骨折按其解剖部位分为前颅窝骨折,中颅窝骨折和后颅窝骨折。

【治疗计划】

治疗原则及方案

1. 线形骨折　单纯线形骨折毋须特殊处理,但应特别注意是否合并硬脑膜或静脉窦的损伤而形成颅内血肿的可能,板障出血亦可形成硬脑膜外血肿。对于儿童生长性线形骨折则可于增宽的骨折线旁钻孔,咬去局部骨质,检查该处有无硬脑膜破裂,并于裂口处剪开硬脑膜,观察局部有无囊肿或其他病变组织,并仔细清除之。然后用骨膜或颞肌腱膜等修补硬脑膜缺损,硬脑膜外放置引流,缝合头皮。

2. 凹陷性或粉碎性骨折　多数需采用手术治疗,以解除脑受压,修补硬脑膜,减少癫痫发病率,还可减轻患者的精神负担。手术适应证为:①骨折位于运动区;②骨折凹陷深达1 cm以上;③骨折片刺入脑内;④骨折引起了神经系统体征或癫痫。对下列情况,应权衡手术利弊,慎重考虑手术与否,以免产生不良后果:①位于静脉窦之凹陷骨折,无脑受压者;②非功能区之轻度凹陷骨折。单纯凹陷骨折也不必急于手术,可在病情稳定后施行。

手术方法有二:①骨折片复位;②碎骨片摘除及颅骨成形。术中如见脑脊液或脑组织溢出,表明硬脑膜已破,应予探查,并清除硬脑膜下碎片与坏死脑组织或血肿。如硬脑膜未破,但颜色变紫,张力增加,表明有硬脑膜下血肿的可能,则应切开硬脑膜探查,将血肿清除。复位的骨折片如不稳定,须予固定。如摘除的骨折片较大,可同时行颅骨成形术,或视具体情况于3～6月后进行。

3. 颅底骨折　如为闭合性,骨折本身毋须特殊处理。如同时损伤脑膜、血管或颅神经而产生脑脊液漏、出血、动静脉漏或有关颅神经损害表现等,则根据具体情况予以处理。

(1)非手术治疗:①预防和控制感染:颅底骨折所致脑脊液漏大多在2周内停止,因此抗感染治疗至少2周;②对出现脑脊液漏者,一般应抬高头位,避免耳鼻填塞或冲洗,一般不宜腰椎穿刺,以免发生颅内逆行性感染。

(2)手术适应证:①伤后对症治疗2周至1个月以上仍经久不愈合者,可行手术治疗,严重创伤后既有大量脑脊液外流时,应及时手术;②并发脑膜炎者,应在临床及生物学检查均已证实痊愈时方可施行手术;③漏口较大或漏液中混有脑组织、碎骨片、异物等,有并发感染可能者,应尽早手术。

(3)手术方法:①手术入路的选择应根据骨折的部位和脑脊液漏瘘口的位置而定。②严密修补硬脑膜,适当修补或不一定修补骨质缺损。③经鼻内镜修补脑脊液漏,避免了开颅术的缺点和并发症,被认为是治疗筛窦和蝶窦脑脊液漏的最佳手术方法;瘘口修补材料包括肌肉片、筋膜、骨片、明胶海绵、生物胶水和人工硬脑膜等。④海绵窦动静脉漏常用介入治疗。

第四节 脑损伤

一、闭合性脑损伤

【概述】

按伤后脑组织与外界相通与否,将脑损伤(traumatic brain injury)分为开放性和闭合性两类。前者同时伴有头皮裂伤、颅骨骨折和硬脑膜破裂,使脑组织与外界相通,并出现脑脊液漏;后者虽可有头皮、颅骨损伤,但硬脑膜完整,脑组织不与外界相通,无脑脊液漏。

闭合性脑损伤是由于接触性暴力或惯性力在脑组织内产生的各种应力所形成的损伤。这种损伤可分为弥漫性或局灶性。脑震荡与弥漫性轴索损伤(diffuse axonal injury,DAI)属弥漫性脑损伤,而脑挫裂伤则属局灶性脑损伤。

【入院评估】

(一)病史询问要点
(1)受伤时间、地点、致伤原因、受伤方式、损伤性质、着力部位等。
(2)有无恶心呕吐,口、鼻、外耳道流血情况。
(3)有无抽搐、意识障碍,有无昏迷及昏迷时间。
(4)有无其他部位复合伤,有无休克表现。
(二)体格检查要点
1. 一般情况　精神、神志、血压、脉搏、呼吸、瞳孔。

2. 局部检查 头面部外伤情况,如头面皮肤裂伤,软组织挫伤的部位,常为外力的直接作用点;眼眶、眼睑瘀斑,口、鼻、外耳道有否流血或血性液体,可提示有无颅底骨折等;有无异物留存等。

3. 神经系统检查 应着重检查患者意识障碍程度,语言功能变化,瞳孔变化,浅、深反射改变,有无病理反射、肌张力状况,锥体束征等。

4. 体检中要注意全身情况

(1)有无脊椎损伤,损伤的部位、类型,特别注意颈椎的情况。

(2)有无胸部的损伤,如肺挫伤、血气胸的情况,气道是否通畅。

(3)有无腹部脏器损伤及骨盆骨折的情况,有无失血性休克。

(4)有无四肢长骨骨折等。

(三)门诊资料分析

1. 血液检查 周围血象白细胞显著增高,白细胞分类左移,嗜酸粒细胞减少,红细胞容积降低,血浆白蛋白下降,血糖、乳酸增高,血含氧量下降和二氧化碳含量上升,电解质紊乱,肝肾功能受损等。

2. X线平片 颅脑损伤合并颅骨骨折的发生率较高,通过头颅X线平片,可了解有无颅骨骨折或骨缝分离,根据骨折的部位、类型及轻重可了解脑损伤的部位和程度,对分析病情有一定的帮助。

(四)继续检查项目

1. 腰椎穿刺脑脊液检查 DAI及脑挫裂伤后部分病人可因脑水肿和颅内出血而引起不同程度的颅内压增高,颅内压增高的程度与脑损伤的程度和范围成正比。脑脊液中红细胞增多或呈血性脑脊液,脑脊液中乳酸、蛋白和乙酰胆碱增高等。但对于病情危重,有明显颅内压增高,尤其是脑疝早期表现及高颈段损伤的病人,应禁行腰穿检查。

2. CT 脑震荡CT扫描常无阳性发现。脑挫裂伤CT表现为不规则的片状低密度水肿区内有斑点状高密度出血灶。出血量多或相融合则可形成脑内血肿。脑挫裂伤常可伴有蛛网膜下腔出血,表现为脑基底池或纵裂池内为高密度影充填。病变广泛时可出现明显的占位效应。几天后出血灶开始吸收,高密度影逐渐为低密度影代替。脑挫裂伤后期可留下疤痕,软化灶、脑萎缩等改变。DAI的CT表现为大脑半球实质内、胼胝体、脑干及小脑等处有多发性小出血灶或伴有脑组织弥漫性肿胀,脑室受压缩小、环池消失,但中线无明显移位。

3. MRI 在诊断脑挫裂伤及 DAI 方面,其敏感性明显优于 CT,但在显示急性出血方面则较 CT 略差。

【病情分析】

(一)诊断

典型临床表现:

1. 脑震荡 外力作用于头部后,立即发生意识障碍,表现为神志不清或完全昏迷,可持续数秒、数分钟、十余分钟或更久,但一般不超过半小时。清醒后不能回忆受伤时乃至伤前一段时间内的情况。这种记忆力障碍称为逆行性健忘。在意识障碍期间,可有皮肤苍白、出汗、血压下降、心动徐缓、呼吸浅慢、肌张力降低、各生理反射迟钝或消失等表现,但很快随意识恢复而趋于正常。此后可有头痛、头昏、恶心、呕吐等症状,通常在短期内自行好转。但也有的患者长期出现头痛、头昏、记忆力减退与睡眠障碍等表现。神经系统检查无阳性体征可见。脑脊液中一般无红细胞。

2. 弥漫性轴索损伤 轻症类似脑震荡,可望完全恢复。但病人的伤情一般均较严重,大多数表现为伤后迁延性昏迷,而无占位性病变表现。早期还可出现去脑强直和各种形式的脑干症状。

3. 脑挫裂伤 脑挫裂伤的临床表现远较脑震荡复杂,但可根据下述症状及其发展规律作出诊断。

(1)脑损伤的一般性症状通常较重,表现为:①意识障碍多较严重,且持续时间较长,常超过半小时,甚至伤后持续昏迷;②意识恢复后多有头痛、脑激惹及功能障碍;③常有较明显的植物神经功能紊乱,并持续较长时间,主要有呼吸、脉搏、血压和体温的波动,严重者可因呼吸循环障碍及高热致死。

(2)伤后立即出现下列部位的神经系统症状。按部位不同大体可分为:①额叶损伤;②颞叶损伤;③顶叶损伤;④枕叶损伤;⑤胼胝体损伤;⑥基底节损伤;⑦丘脑下部损伤;⑧垂体与垂体柄损伤;⑨脑干各部损伤;⑩小脑损伤等。这些部位的损伤大多合并出现,各部损伤的程度和范围常不相同,故临床表现不一。

(3)因继发性脑水肿和/或出血使伤后早期症状加剧。脑水肿轻者,常表现为头痛、头昏或意识障碍加深等;较重者,可使原发性脑损伤症状加重;更重者可出现颅内压急剧增高和脑疝征象。因蛛网膜下腔出血,还可出现脑膜刺激征等表现。

（二）临床类型

1. 脑震荡（concussion）是一种最常见，且损伤程度较轻的类型。通常是一种非致命性损伤，故影像学上大都不能观察到脑组织所产生的病理改变。但有关动物实验表明，脑干网状结构的神经元可出现染色体溶解和轴索断裂与变性。只是动物实验产生的所谓脑震荡与人类脑震荡并不一定完全相符，不过相似的病理变化也曾在有过脑震荡病史的死者尸检中发现。另一方面，在脑震荡患者的脑脊液中尚可见乙酰胆碱的含量大增，而胆碱脂酶的活性降低，并可见钾离子浓度上升。乙酰胆碱浓度增加可使神经元突触传导阻滞，导致意识障碍。临床上可见到脑脊液中乙酰胆碱含量愈高，患者的昏迷程度也愈深；临床症状好转时，脑脊液内乙酰胆碱含量也相应降低。

2. 弥漫性轴索损伤（diffuse axonal injury，DAI）是一种比较严重的损伤，多由旋转运动所致。既可与严重脑挫裂伤等同时发生，亦可单独存在。大体观察可见胼胝体、中脑及脑桥后外象限局灶性出血。镜下可见大脑、脑干与小脑白质内轴索肿胀或断裂，轴索断端可呈球形（Cajal 收缩球）；严重者，常波及整束纤维，但可保留邻近走向不同的纤维。数周后，在轴索断端周围可出现神经胶质细胞丛集，进一步发展则出现神经纤维沃勒变性（Wallerian degeneration）。实验表明，这些改变并非在外伤后立即发生。早期只有在电镜下可见轴索损伤。6～12 小时后，通过嗜银染色，方可在光镜下见到轴索迂曲，这可能为轴浆流受阻的部位。接着才发生典型的收缩球，并在一周后见数目增加。弥漫性轴索损伤并非一定与胼胝体及脑干的局灶性损伤同时出现。根据是否合并胼胝体或/和脑干的局灶性损伤，可将其分为三级：Ⅰ级，仅有弥漫性轴索损伤的表现；Ⅱ级，弥漫性轴索损伤加上胼胝体的局灶性损伤；Ⅲ级，弥漫性轴索损伤加上胼胝体与中脑的局灶性损伤。后者是一种非常严重的损伤。轻度脑外伤后是否发生弥漫性轴索损伤并未得到充分研究，有些资料表明，脑震荡也可发生轻度（弥漫）轴索损伤。

3. 脑挫裂伤（contusions）主要病理变化为脑组织出血、水肿与坏死。并具肉眼可见、部位相对局限、境界清楚等特征。脑挫裂伤有数种不同类型。位于冲击点下方者称冲击点伤；位于冲击点对侧者称对冲伤；脑中间冲击伤则位于两半球内侧面的上缘，且呈对称性分布，并主要累及皮质附近的白质，也称为滑动性脑挫裂伤（gliding contusions）。另外，某些头部外伤后迅速死亡者(常为交通事故后),可在脑组织内,尤其脑干头端、额颞叶前部和丘脑出现多发性点状出血,这种损伤尚未经动物实验复制,受伤机理仍不清楚,很可能为弥漫性剪力伤的结果。

丘脑下部与垂体的损伤不少见。丘脑下部损伤可表现为视上核与室旁核点状出血、漏斗梗塞、第三脑室壁室管膜下出血。垂体损伤也可表现为出血、垂体柄内出现收缩球及垂体前叶梗塞,还常合并视交叉损伤。

(三)鉴别诊断

1. 原发性脑干损伤　伤后昏迷较深,持续时间长,血压正常或偏低,可见病理性呼吸,瞳孔多变(双侧缩小或散大不等),Ⅲ、Ⅳ、Ⅶ、Ⅸ、Ⅹ、Ⅺ及Ⅻ脑神经损害多见,可出现单侧或双侧锥体束征,多位交叉性瘫痪,早期可出现去大脑强直,腰穿压力多不增高。

2. 颅内血肿　颅内血肿属继发性脑损害,症状和体征在伤后一段时间逐渐出现,并进行性加重。颅内血肿多有中间清醒期,以后随血肿进展而意识障碍进行性加重。CT扫描血肿呈高密度团块影,较易鉴别。

【治疗计划】

1. 一般处理　在事故发生的现场或急诊时,往往需要针对最紧急的情况进行急救,如解除呼吸道梗阻、制止头部伤口出血,以及处理休克并注意有无其他器官的损伤等。对呼吸、循环不稳定者,不宜远道转送。此外,重型病例宜取头高15°~30°卧位,定时翻身以防褥疮。保持呼吸道通畅,必要时行气管切开。对躁动不安者,排除尿潴留、体位不适或颅内压增高后,可考虑应用镇静剂。癫痫发作者,应予以抗癫痫治疗,并查明其原因。高热可用物理降温,解热剂或冬眠低温疗法。对昏迷病人气管切开术后,应尽早使用抗生素以防感染。对呼吸循环障碍者应查明其原因,作出相应的处理。

2. 特殊监测

(1)CT检查:①伤后早期CT检查如为阴性结果,不能排除发生颅内血肿的可能。根据病情多次CT检查有利于早期发现颅内血肿;②早期CT检查已发现脑挫裂伤或颅内较小血肿,多次CT复查可及时了解脑水肿范围或血肿体积的改变、脑室与脑池形态变化及中线结构移位程度等情况,以便及时处理;③有助于判定非手术或手术治疗的效果,及时调整治疗方案。

(2)颅内压监测:用于重度脑外伤。常用脑室法,用此法可达双重目的:

了解颅内压和颅内顺应性变化,为选择有关治疗方法提供依据,还可通过脑脊液引流而降低颅内压,有利于脑水肿的消散。该法颅内压监测的主要并发症为颅内出血和颅内感染,应特别予以警惕。

(3)脑诱发电位:可反映脑干、皮层下和皮层的功能情况,有助于确定受伤部位,判断伤情程度和预后。

3. 代谢平衡与营养支持疗法　对已遭受不可逆损害的神经细胞尚无特殊治疗方法,但必须保持体内正常的内环境,促使那些尚未遭受严重损伤的神经细胞尽早恢复功能。此中要特别保持血气、水与电解质、蛋白质和能量代谢等方面的平衡。近来的研究表明,在严重脑外伤急性期,其代谢率平均增加40%。这是一种应激反应。与糖皮质激素、高血糖素、儿茶酚胺等神经内分泌物质的大量分泌有关。在这种情况下,因分解代谢亢进,如缺少充足的营养支持,可引起内源性蛋白消耗。如此不仅发生骨骼肌蛋白水解,还会产生内脏和血液循环中的蛋白消耗,最终导致多器官功能障碍和免疫功能损害。关于供给营养的途径,目前对多数病人主张早期经肠道供给。这样既可改善肠系膜血流、减少肠缺血的发生、减少因肠萎缩和肠黏膜损伤而促发的细菌转移和败血症,又可供给肠道外营养所缺少的营养成分。经肠道营养以直接进入空肠的方法为佳。因中度或重度脑外伤后可发生肠蠕动障碍,从而可限制胃的排空,并可持续4~5天。在这种情况下经胃管喂食不仅不能达到全部营养供给,尚存在胃内容物倒流而误吸的危险。中度或重度脑外伤患者肠道营养起始时间以伤后24~48小时内为宜,从每小时50 ml开始,24~36小时后可逐渐适当递增。多数危重病人,每日消耗热量为25~35 kcal/kg,蛋白需要量为1.5~2.0 g/(kg·d)。与此同时,尚应补充适量胰岛素,使血糖维持在150~200 mg/dl以下。对于腹部损伤不能耐受肠道内营养者,则应经肠道外补充。

4. 颅内高压和脑水肿的处理　可参考第十章第六节。但切不可滥用利尿、脱水药和糖皮质激素。在使用利尿、脱水药时要注意其副作用。糖皮质激素对脑外伤的作用未能得到充分的临床证实,而其干扰免疫功能、引起胃肠道出血、影响伤口愈合、使血糖增高等副作用对脑外伤的治疗不利,一般不推荐使用。

5. 手术治疗　脑挫裂伤合并脑水肿的手术指征为:①意识障碍进行性加重,甚至出现脑疝的表现;②CT检查发现中线结构移位>1 cm,脑室明显受压;③降颅内压治疗过程中病情恶化者。选择大骨瓣开颅术,尽可能清除无生机的脑组织和血肿,并充分止血。如脑水肿较明显或估计术后脑组织有可能肿胀者,最好将骨瓣部位之骨膜切下修补硬脑膜,扩大硬脑膜囊的容量以减压,同时又能阻止硬脑膜外的血性物质进入蛛网膜下腔,减轻术后反应,并防止皮瓣与脑表面粘连,形成疤痕,以致日后成为癫痫灶的可能。如局部张力较高,则应同时去骨瓣减压。

6. 蛛网膜下腔出血的治疗　脑挫裂伤往往合并蛛网膜下腔出血。这不仅是伤后高热和其他一系列症候的重要原因,尚可引起脑血管痉挛,产生缺血性脑损害,并可导致脑脊液吸收障碍,甚至形成脑积水。在处理中值得特别重视。病情稳定后,腰椎穿刺是清除蛛网膜下腔出血的有效方法。可每日或隔日进行一次,每次放出适量脑脊液,直至脑脊液外观正常为止。如有必要,可适当使用脑血管解痉剂如尼莫地平、罂粟碱等。还可使用低分子右旋糖酐,降低血液黏稠度,以改善脑组织的灌流。

7. 对症和其他治疗　有些患者尽管客观检查并无阳性发现,但头痛与睡眠障碍异常明显,对其康复的影响很大,如此则又使上述症状明显加重而形成"恶性循环"。因而要重视对症处理。适当使用止痛剂和镇静剂,向其解释病情,打消顾虑,消除一切不良刺激,对患者的康复有重要作用。

8. 并发症的治疗　肺部感染和消化道出血是重度脑外伤的常见并发症,可成为其致死的原因。应予以积极处理。控制肺部感染的关键在于预防。强有力的支持疗法,并保持呼吸道通畅,必要时辅以免疫调节剂和预防性使用抗生素,可增强患者的抗病能力,减少肺部感染的发生。一旦肺部感染发生则选择敏感而毒性小的抗生素予以积极治疗。应用抗酸剂奥美拉唑,结合局部应用凝血酶,对控制消化道出血的疗效较好。

9. 高压氧治疗　恢复期患者应用高压氧治疗有助于康复。

【住院小结】

(一)疗效及预后评估

脑震荡的预后良好,病人的功能紊乱常能完全消失,并恢复健康。脑挫裂伤病人 GCS 评分在 7 分以上者,90% 预后良好,而 GCS 评分在 5 分以下的病人预后不良。弥漫性轴索损伤治疗效果差,部分病人遗留严重的神经功能障碍甚至长期植物生存。

(二)出院医嘱
(1)加强神经功能锻炼。
(2)伤后有癫痫发作史者,需抗癫痫治疗。
(3)定期随访,有颅骨缺损患者,伤后3～6个月行颅骨修补。

二、开放性脑损伤

【概述】

开放性脑损伤是指由锐器或严重钝器打击或火器穿透造成头皮、颅骨、硬脑膜和脑组织直接或间接与外界相通的创伤。按致伤物的不同分为:非火器伤和火器伤。两者均易引起颅内感染和出血。

【入院评估】

(一)病史询问要点
(1)受伤时间、地点、致伤原因、受伤方式、部位等。
(2)有无恶心呕吐,口、鼻、外耳道流血情况。
(3)有无抽搐、意识障碍,有无昏迷及昏迷时间。
(二)体格检查要点
1. 一般情况　精神、神志、血压、脉搏、呼吸、瞳孔。
2. 局部检查　头面部外伤情况,如头面皮肤裂伤的形状、边缘是否整齐,有无软组织缺损,伤口有无脑组织溢出或血性脑脊液流出;眼眶、眼睑瘀斑,口、鼻、外耳道有否流血或血性液体,可提示有无颅底骨折等;有无异物留存等。
3. 神经系统检查　应着重检查患者意识障碍程度、语言功能变化、瞳孔变化、浅深放射改变、有无病理放射、肌张力状况、肢体活动障碍等。
4. 体检中要注意全身情况
(1)有无脊椎损伤,损伤的部位、类型,特别注意颈椎的情况。
(2)有无胸部的损伤,如肺挫伤、血气胸的情况,气道是否通畅。
(3)有无腹部脏器损伤及骨盆骨折的情况,有无失血性休克。
(4)有无四肢长骨骨折等。
(三)辅助检查

1. X线平片　通过头颅X线平片,可了解有无颅骨骨折,可清楚显示有无颅内异物及异物形状、大小、数目等,对分析病情有一定的帮助。

2. CT　对明确颅脑伤道、颅内血肿或脑脓肿的部位和范围有重要价值。但对于明确颅内异物或碎骨片的数目、形状及其相互关系则不如颅骨平片。另外,颅内存留的木质异物在CT上常显示为低密度改变,可误诊为脑水肿带或脑内气体。

【病情分析】

(一)诊断

根据外伤史及体查,结合X线及CT检查,可明确诊断。

(二)临床类型

1. 非火器伤　由刀、斧、钉、锥等锐器所致伤者创缘整齐,无或少有头皮、头发和颅骨碎片带入脑内,创伤感染的发生率较低。由铁或木棒、砖头、石块、锄头、竹筷等钝器致伤者创缘不整齐,损伤处发生颅骨骨折,脑损伤范围大,还可将头皮、头发、颅骨碎片或其他异物推向脑组织内,因而感染发生率较高。

2. 火器伤　枪弹或弹片可在脑内形成长短和形状各异的伤道。如前所述,高速枪弹的动能很大,穿过颅板后衰减少,在伤道周围引起广泛的损伤,可使伤者立即死亡。弹片的表面粗糙且形状不规则,穿过颅板后动能大量消耗,形成的脑伤道不整齐,但压力波较小,对伤道周围脑组织损伤较轻,伤后立即死亡者少。这些损伤还常造成脑血管调节功能障碍,可迅速发生脑肿胀。由于血脑屏障损害,可产生血管源性脑水肿。又由于脑和脑膜血管损伤可形成硬脑膜外、硬脑膜下和脑内血肿及脑室内出血,其中尤以脑伤道内的血肿多见。患者出现相应的神经系统定位征及颅内高压征。随后伤道常可发生感染。晚期则因伤道内胶质细胞和纤维细胞增生等原因可产生癫痫等并发症。

【治疗计划】

(1)对开放性脑损伤应尽早行清创缝合术,使之成为闭合性脑损伤。清创缝合应争取在伤后6小时内进行;在应用抗生素的情况下,72小时内尚可行清创缝合。清创由浅入深,逐层进行,彻底清除碎骨片、头发等异物,吸除脑内或伤道内的凝血块及无生机的脑组织，彻底止血。对位置较深，体积较小，或分散的金属异物，视具体情况，可用立体定向法摘除，但应权衡利弊，如实属困难可暂不取出，以免增加脑损伤。术前术后须应用大量抗生素预防感染。

(2) 火器伤病人癫痫发生率高，应在损伤后常规预防癫痫治疗。

(3) 其他治疗原则同闭合性脑损伤。

（袁贤瑞）

第五节 脑干损伤

【概述】

脑干损伤根据受伤机理分为原发性和继发性两种。原发性脑干损伤为外伤时外力直接损伤所致。其发生率约占颅脑损伤的 2%～7%，单纯脑干损伤极少见，多伴有颅底骨折，广泛脑挫裂伤或弥漫性轴突损伤及颅内血肿。继发性脑干损伤通常指的是颅脑损伤后由于颅内出血、脑水肿、脑挫裂伤等引起脑疝形成而致脑干损伤。由于脑干内有重要的颅神经核团（Ⅲ～Ⅻ），且有全身的感觉、运动纤维通过，网状结构、呼吸、循环生命中枢位于其内，组织结构致密，损伤后立即出现机体功能障碍或危及生命。原发性脑干损伤死残率极高，且长期预后不佳，但继发性脑干损伤，只要能及时诊疗，其疗效比原发性脑干损伤好。本章主要讨论原发性脑干损伤。

原发性脑干损伤受伤机理可分直接损伤和间接损伤。直接损伤为头颅外伤后脑干在颅内的牵拉、旋转，脑干与斜坡和（或）小脑幕游离缘的碰撞及脑内液体波的冲击等所致。间接损伤为头颈挥鞭样损伤及双足或臀部着地暴力通过椎管传递而致延髓损伤。

【入院评估】

(一)病史询问要点

(1)外伤时有否目击人。

(2)外伤时间、地点,外伤的方式。

(3)伤后神志变化的情况及有否肢体功能障碍和呼吸变化。

(4)伤后有否口、鼻、耳的流血及呕吐情况。

(二)体格检查要点

1. 一般情况　神志、精神、呼吸、血压、脉搏、瞳孔。

2. 局部检查　头面部外伤情况,如头面皮肤裂伤,软组织挫伤的部位,口、鼻、外耳道有否流血或血性液体等。

3. 全身检查　对于重度颅脑损伤的患者且不可忽视全身体格检查,特别应注意:

(1)有否脊椎损伤,损伤的部位、类型,特别注意颈椎的情况。

(2)有否胸部的损伤,肺挫伤,血气胸的情况,气管是否通畅。

(3)有否腹部脏器损伤及骨盆骨折的情况,有否失血性休克。

(4)有否四肢长骨骨折。

4. 神经系统检查　判定患者意识障碍程度、瞳孔的变化、呼吸及循环系统的改变,肢体活动障碍的状况等。

(三)门诊资料分析

1. X线检查　现较少应用,脑干损伤患者多伴有颅骨骨折,尤其是颅底骨折。

2. CT扫描　能很好的了解颅内损伤情况,伤后尽早行CT扫描,能区别原发性脑干损伤与继续性脑干损伤。CT扫描可显示脑干内有点片状高密度出血灶、脑干肿胀、环池、桥池、脚间池、四叠体池、第四脑室受压或闭塞,其间有高密度出血影像。

(四)继续检查项目

1. 腰椎穿刺　少数病人CT扫描未见明显脑损伤征像,待病情稳定可行腰椎穿刺检查,可见血性脑脊液,测压多为正常或稍升高。

2. 脑干诱发电位　可以确定有否脑干损伤和损伤的部位。
3. MRI 检查　急诊 CT 未见明显脑损伤而患者意识障碍较深的，在病情稳定时可行 MRI 检查，通常可以发现脑干小的挫裂出血灶或水肿灶。

【病情分析】

(一) 诊断

原发性脑干损伤后即刻出现意识障碍及神经系统体征改变，主要临床表现有：

(1) 意识障碍：伤后昏迷持续时间长，多有昏迷程度逐渐加深。

(2) 瞳孔的改变：中脑、桥脑损害瞳孔变化不定，可时大时小，可双瞳孔散大，光反射消失，亦可双瞳孔不等大。亦可出现针尖样瞳孔。

(3) 眼球运动改变：中脑损伤时会出现眼球分离，桥脑损伤时出现两侧眼球内斜、同向偏斜或两侧眼球分离等征象。

(4) 去大脑强直：为中脑损伤的典型表现，损伤位于红核和前庭核之间，红核为抑制伸肌收缩的中枢，前庭核平面有伸肌收缩中枢，此区损害后显示伸肌收缩中枢失去了控制，临床表现为四肢过度伸直，颈后仰呈角弓反张状态，可出现自发或刺激后强直性抽搐发作。

(5) 肢体功能障碍：重度脑干损伤可出现四肢功能障碍，但一侧脑干损伤时可出现交叉性瘫痪，如中脑一侧损害时出现同侧动眼神经麻痹和对侧上下肢体瘫痪。桥脑一侧损伤时出现同侧眼外展和面神经麻痹，对侧上、下肢瘫痪。

(6) 呼吸功能障碍：中、桥损伤时可出现呼吸节律改变而延髓损伤严重时可出现呼吸停止。

(7) 循环功能障碍：当延髓损伤可出现心律的改变，血压偏低，严重时出现心跳停止。

(8) 体温变化：脑干损伤后多出现高热，这是由于脑干内交感神经功能受损所引起出汗功能障碍所致，当脑干功能衰竭时可出现体温不升。

(9) 其他：常出现消化道出血和顽固性呃逆。

根据外伤病史临床表现以及 CT 扫描等检查，多可以明确诊断。

(二) 鉴别诊断

单纯原发性脑干损伤极少见。多伴有其他部位脑损伤或颅内出血，通常 CT 扫描能明确诊断。

【治疗计划】

(一)治疗原则

原发性脑干损伤通常行非手术治疗,但合并有其他部位脑损伤或颅内血肿引起颅高压者,则需手术治疗,去除引起颅高压的原因防止脑干损伤的进一步加重。继发性脑干损伤多需行手术治疗,解除脑干的压迫。

(二)治疗方案

原发性脑干损伤死残率均较高,临床表现变化较快,病情危重,如积极抢救,部分病人可获得较好的疗效。

(1)一般治疗措施同脑挫裂伤。

(2)维持气道通畅,原发性脑干损伤患者一般昏迷时间较长,且常会亦有颅底骨折,宜及早行气管切开等。

(3)重视多发伤的处理,特别注意低血压休克的防治,保证足够的血容量,以维持脑灌注压。

(4)维持水电解质及酸碱平衡。合理并慎重使用脱水药物。

(5)应用物理方法控制高热并预防消化道出血。

(6)加强营养,提高血液胶体渗透压,如静脉营养和鼻饲等。

(7)加强护理,防治各种并发症。

(8)病情稳定后,可行康复治疗及功能锻炼。

第六节

外伤性颅内血肿

【概述】

头部损伤后引起颅内出血,血液积聚达到一定体积,形成局限性占位病变,称为颅内血肿。外伤性颅内血肿(traumatic intracranial hematoma)在闭合性颅脑损伤中占10%左右,在重型损伤中占40%～50%。当颅内血肿不断增大,常因脑疝形成而危及生命,早期诊断,及时治疗是挽救病人生命的关键。

颅腔内容物含脑组织、血液、脑脊液,三者的体积约1 400 ml与颅腔相适应,并维持正常颅内压。颅内压的调节主要是靠颅腔内脑脊液及血容量的增减来调节。颅腔内的代偿容积约为5%～10%,故在颅内血肿量较少时,可以通过颅内血管反射性收缩,使血容量减少及脑脊液排出颅腔外、脑脊液产生速度减慢与吸收加快等,以代偿颅内血肿的体积。当血肿进一步增大,即可产生颅内压增高,如不及时诊断和治疗,将会引起脑疝,从而危及病人的生命。一般颅内血肿的体积约为颅腔容积的5%(50～70 ml)时,即可出现生命体征变化。

颅内血肿的病理生理变化,主要有以下三个方面:

1. 脑血液循环障碍 除血肿压迫局部脑组织引起局部脑血液循环障碍和脑水肿外,主要是颅内压力增高,脑静脉回流受阻,脑血流郁滞,引起脑缺氧和毛细血管通透性增加,产生脑水肿,致使颅内压力进一步增高而产生恶性循环。

2. 脑脊液循环障碍 随血肿增大,脑室、脑池、蛛网膜下腔缩小或闭塞,以及当脑疝形成时,中脑导水管受压或闭塞,均可使脑脊液循环障碍而致颅内压不断增高。

3. 脑疝形成　当血肿不断增大时,产生脑组织移位,而致小脑幕切迹疝或小脑扁桃体疝时,使脑干受压,生命中枢功能衰竭死亡。

颅脑外伤后如能在脑疝发生前及时发现颅内血肿并开颅将血肿清除及止血解除脑压迫及颅高压,病人预后良好。

【入院评估】

(一)病史询问要点

(1)受伤时间、地点、致伤原因、受伤方式、损伤性质、着力部位等。

(2)有无恶心呕吐,口、鼻、外耳道流血情况。

(3)有无抽搐,意识障碍程度及昏迷时间,有无中间清醒期等。

(4)有无其他部位多发伤,有无休克表现。

(二)体格检查要点

1. 一般情况　精神、神志、血压、脉搏、呼吸、瞳孔。

2. 局部检查　头面部外伤情况,如头面皮肤裂伤、软组织挫伤的部位,常为外力的直接作用点;眼眶、眼睑及耳后瘀斑,口、鼻、外耳道有否流血或血性液体,可提示有无颅底骨折等。

3. 神经系统检查　应着重检查患者意识障碍程度、语言功能变化、瞳孔变化、浅深反射改变、有无病理反射、肌张力状况、锥体束征等。

4. 体检中要注意全身情况

(1)有无脊椎损伤,损伤的部位、类型,特别注意颈椎的情况。

(2)有无胸部的损伤,如肺挫伤、血气胸的情况,气道是否通畅。

(3)有无腹部脏器损伤及骨盆骨折的情况,有无失血性休克。

(4)有无四肢长骨骨折等。

(三)辅助检查

1. X线照片　颅骨正、侧位照片,必要时加照颅骨切线位片及颅底照片,了解有无颅骨骨折,可以帮助判定出血的部位及来源,对于有颅骨骨折且骨折线通过血管沟的病人,应警惕有硬脑膜外血肿的可能。颅骨切线位片可了解有无颅骨凹陷骨折及其凹陷的深度。

2. CT扫描　为目前诊断颅内血肿的最佳检查手段,它可以判定血肿的部位、大小、数目、脑组织受压情况、中线结构移位程度、脑室脑沟形态等,并能与脑挫裂伤及脑肿胀相鉴别。急性颅内血肿在 CT 扫描中,显示为高密度影,亚急性颅内血肿显示为高密度影或等密度影,慢性颅内血肿显示低密度影或混杂密度影,少数病人可以出现等密度影,此时普通 CT 扫描诊断比较困难,必要时可以行对比剂增强扫描,以资鉴别。急性硬脑膜外血肿表现为颅骨下方凸镜样高密度影;急性硬脑膜下血肿表现为颅骨下方新月形高密度影;急性脑内血肿表现为脑内高密度影,血肿周围常伴有低密度水肿区(图 8-2)。

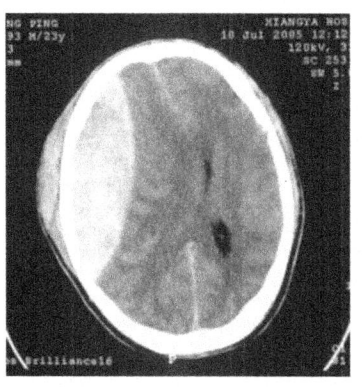

A

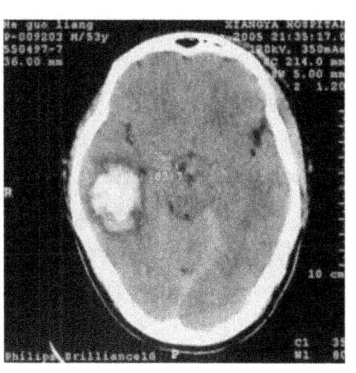

B C

图 8-2 急性颅内血肿

A. 急性硬膜外血肿 B. 急性硬膜下血肿 C. 急性脑内血肿

3. MRI 一般不用于急性颅内血肿的诊断,颅内血肿的不同时期在MRI上的表现不一。急性期:在T_1加权像上为等信号,在T_2加权像上为较低信号。亚急性期:在T_1及T_2加权像上为高信号,血肿中心可显示为低信号。慢性期:在T_1加权像上信号降低,与脑组织等信号,T_2加权像上周边低信号,中心高信号,对于亚急性及慢性硬膜下血肿有明确的诊断价值。

【病情分析】

(一)诊断

典型临床表现:

1. 颅内压增高症状

(1)头痛、恶心、呕吐,为脑外伤后常见的症状,如有颅内血肿,或重度脑挫裂伤,头痛剧烈,呕吐频繁。

(2)生命体征改变:一部分急性颅内血肿的病人可以出现典型的Cushing综合征,即血压升高,脉搏和呼吸减慢。

(3)意识障碍:意识障碍出现的时间对于判断脑损伤的轻重及颅内血肿的类型有很重要的意义。外伤后即刻出现的昏迷称为原发性昏迷,为脑直接损伤所致。如病人意识恢复清醒或意识障碍好转后,再次出现昏迷,说明患者有颅内出血引起颅内压力进一步升高,以致脑疝形成,这种再次出现的昏迷称为继发性昏迷。患者"昏迷→清醒→昏迷"的清醒阶段称为"中间清醒期"。中间清醒期的长短与颅内损伤的血管大小、出血速度有密切关系。如果损伤血管较大,出血速度较快,则中间清醒期短。如果损伤的血管较小,出血速度慢,则中间清醒期长。在中间清醒期后继发性昏迷之前,常出现躁动,嗜睡,然后进入再昏迷。凡有"中间清醒期"者,一般原发脑损伤不太重,多为脑震荡或轻度脑挫裂伤。"中间好转期"则见于较重的脑挫裂伤患者中,由于原发昏迷时间较长,经过一段时间后,病人神智好转,但尚未清醒,此时由于颅内血肿的原因使神智恶化,进入再昏迷,在这两次昏迷之间,其神智变化称为"中间好转期"。某些颅内血肿的患者伴有严重的脑挫裂伤,意识障碍呈进行性加重,而没有"中间清醒期"或"中间好转期"。

(4)瞳孔变化:幕上血肿引起的小脑幕裂孔疝,此疝压迫中脑,同时刺激,随后压迫同侧的动眼神经,因此在意识变化的同时产生下列瞳孔变化:开始,脑疝接触中脑及动眼神经时,病人意识变为烦躁,继之嗜睡,此时患侧瞳孔缩小,随着颅内血肿增大,脑疝形成,压迫了中脑及动眼神经,此时患者处于浅昏迷,患侧瞳孔开始散大,光反射迟钝至消失,当脑疝进一步发展时,患者昏迷,患侧瞳孔明显散大,光反射消失,同时健侧瞳孔开始散大,光反射迟钝,当脑疝进入晚期时,病人深昏迷,双侧瞳孔散大,双侧光反射消失。此种瞳孔变化仅见于小脑幕裂孔疝,不见于枕骨大孔疝。

2. 局灶性症状　表现为偏瘫、失语、局限性癫痫、偏侧感觉障碍、同侧偏盲、失用等。后颅窝血肿可以出现眼球震颤、共济失调、肌张力低下或强迫头位、病理性呼吸等。

幕上血肿造成的小脑幕切迹疝一般表现为血肿侧瞳孔先散大,对光反射消失,和对侧中枢性偏瘫等。少数患者瞳孔散大发生在血肿对侧,而偏瘫发生在血肿同侧,原因为血肿将脑干向健侧推移,使健侧大脑脚与小脑幕游离缘相挤压所致。

3. 其他症状　患者可能出现癫痫大发作;老年人慢性硬膜下血肿常以表情淡漠、智力减退及精神症状为首发症状,婴幼儿颅内血肿,可以出现前囟突出和头颅增大或失血性休克。

根据头部外伤史,伤后出现中间清醒期或中间好转期,或意识障碍进一步加重,头痛剧烈,躁动不安,呕吐频繁,血压升高,呼吸减慢和脉搏变慢,一侧肢体活动障碍,失语,局限性癫痫,即提示有颅内血肿可能,应积极行进一步检查,以明确诊断。

(二)临床类型

1. 按血肿症状出现的时间分类

(1)急性血肿:伤后 3 天内出现症状者,以伤后 24 小时内出现症状为多见。

(2)亚急性血肿:伤后第 4 天到 3 周内出现症状者。

(3)慢性血肿:伤后 3 周以上出现症状者。

(4)特急性血肿:1978 年我国第二次神经精神科会中,确定伤后 3 小时内出现症状的血肿列为特急性血肿。

(5)所谓"迟发性血肿"是指伤后首次 CT 检查无颅内血肿迹象,再次 CT 复查才发现的血肿。

2. 按血肿在颅内不同的层次分类

(1)硬脑膜外血肿:指血肿位于颅骨与硬脑膜之间。出血来源主要为脑膜中动脉和静脉、板障血管、静脉窦及蛛网膜颗粒、脑膜前动脉、筛前、筛后动脉等。

(2) 硬脑膜下血肿：指血肿位于硬脑膜与蛛网膜之间。出血来源大多为脑皮质表面的静脉和小动脉损伤。

(3) 脑内血肿：指血肿位于脑实质内。出血来源为挫裂伤脑组织内血管破裂所致。

(4) 脑室内血肿：指血肿位于脑室系统内。出血来源主要为深部脑内血肿破溃入脑室或脑室壁、脉络丛损伤所致。

3. 按血肿在颅内不同的部位分类　额叶血肿、顶叶血肿、额顶叶血肿、颞叶血肿、枕叶血肿、基底节区血肿、后颅窝血肿、脑干内血肿及多发性血肿等。

(三) 鉴别诊断

1. 脑挫裂伤　伤后昏迷时间长，亦可出现偏瘫，失语等局灶性症状，可伴有生命体征改变及脑膜刺激症明显。行 CT 扫描可资鉴别。

2. 脑肿胀　伤后意识障碍呈进行性加重，病情变化快，很快出现濒死状态。CT 扫描示脑室普遍变小，脑池消失，可以明确诊断。

3. 脑血管意外　脑血管意外病人，常因脑卒中之后倒地，这使之与脑外伤鉴别困难，但脑血管意外病人发病时多突然出现剧烈头痛，然后意识丧失而倒地。高血压性脑出血病人年龄较大，有长期高血压病史。颅内动脉瘤，脑血管畸形患者既往可能有类似出血史，或有头痛，轻偏瘫，局限性癫痫和动眼神经损害等症状。脑血管造影或 CT 扫描可资鉴别。

4. 脑脂肪栓塞　常伴有四肢长骨骨折，伤后病人一般情况良好，数小时后或数日后出现头痛，头昏，躁动不安，癫痫发作和意识障碍等。全身可有散在性小出血点，尿及痰可检出脂肪颗粒。CT 或 MRI 扫描可资鉴别。

5. 颅内肿瘤出血　多见于胶质瘤和转移瘤。发病前既有颅内压增高症状和脑局灶性症状。CT 或 MRI 可资鉴别。

【治疗计划】

(一) 治疗原则

(1) 颅内血肿的患者幕上血肿量在 30 ml 以上，幕下血肿量在 10 ml 以上，病人出现进行性颅内压增高症状时，绝大多数均需手术治疗，以解除脑受压和颅高压症状。少数病人CT扫描示颅内血肿量小,中线结构无移位或移位不明显,临床上神志清楚,无明显脑局灶性症状,在严密观察下,可经保守治疗,血肿一般在2～3周内吸收而治愈。

(2)急性颅内血肿经CT或MRI检查,诊断明确,应及时行开颅血肿清除术,在脑疝发生前解除脑压迫和颅高压,疗效较好。一旦出现脑疝的症状时,应在积极行手术前准备的同时,静脉给予甘露醇、速尿、激素、止血药物等,争取在最短的时间内行开颅血肿清除术。

(3)在没有CT扫描条件或在出现脑疝的情况下,可根据头部外伤着力点,颅骨照片的骨折线经过脑膜血管沟或静脉窦的关系及临床症状,来判断颅内血肿可能发生的部位及类型,设计颅骨钻孔探查的位置和数目及先后秩序,并需要考虑各钻孔处必要时可改为开骨瓣血肿清除术。

(4)减压术:一部分颅内血肿患者在血肿清除术后由于脑挫裂伤严重并伴有严重脑水肿,脑组织膨出,以致硬脑膜无法缝合,骨瓣无法还纳,此时可考虑用骨膜、肌筋膜或硬脑膜替代物将硬脑膜行袋状修补,在骨缘下垫以明胶海绵,丢骨瓣减压缝合头皮或一侧或双侧颞肌下减压术。

(二)治疗计划

1.非手术治疗 少数病人CT扫描示颅内血肿量小,中线结构无移位或移位不明显,临床上神志清楚,无明显脑局灶性症状,在严密观察下,可经保守治疗,血肿一般在2～3周内吸收而治愈。

2.手术治疗 临床上符合手术指征的急性颅内血肿原则上都应行开颅血肿清除术。

(1)急性硬脑膜外血肿:手术治疗一般采用开颅血肿清除术。手术时设计皮瓣及骨瓣需足够大,且基底要宽,以使血肿区即在骨瓣之下,用剥离子或小脑压板将血肿从硬脑膜上轻轻地剥下来,亦可用较大吸引器将血肿吸除,对于硬脑膜小血管上的小血块不必强行清除,以免硬脑膜上出现新的出血点。对于脑膜中动脉主干及其分支出血常用双极电凝止血。对于难以用电凝止血的棘孔内硬脑膜中动脉出血,必要时可用少量棉花丝加骨蜡填塞棘孔以止血。对于硬脑膜上的出血点,可用电凝、明胶海绵压迫、双氧水等止血,硬脑膜上的明显的活动出血点必须彻底止住。静脉窦损伤最好采用明胶海绵覆盖、肌筋膜或肌肉片缝合固定。为防止术后再出血,可于骨窗四周将硬脑膜悬吊于骨膜上或帽状腱膜上,在颅骨与硬脑膜之间加用明胶海绵。对血肿量大,清除血肿后,脑组织不能短时间复位者,可于颅骨瓣上用微型电钻或克氏针钻孔将硬脑膜悬吊于骨瓣上,以防止颅骨骨瓣与硬脑膜之间形成死腔。术毕,放置硬脑膜外橡皮管或较粗硅胶管引流1~2天。如果术中发现硬脑膜呈蓝色且张力较高,则应剪开硬脑膜探查硬脑膜下有否血肿或脑挫裂伤,术毕再行CT复查。少数病人在清除血肿后,受压的脑组织不见复位及波动,多因脑疝未能解除之故,可于术中切开硬脑膜,经颞叶底面轻轻上抬钩回使之复位,或切开小脑幕游离缘,解除沟回的嵌顿。

(2)急性硬脑膜下血肿:急性硬脑膜下血肿病人,病情发展迅速,一旦诊断明确,即应抓紧时间争取在脑疝形成前行手术治疗,清除血肿,必要时行去骨瓣颞肌下或枕下减压术,以降低死亡率和提高生存质量。

手术方式一般采用开颅血肿清除术。术中可用小脑压板轻轻地剥离血肿或用较大吸引器吸除血肿,并用电凝将出血点彻底止血,反复用生理盐水冲洗血肿区。如探查为液态血肿,即可在血肿的最低部再钻一孔,用生理盐水反复冲洗,直至冲出液体清亮为止,放置橡皮管引流1~2天。放置引流管时操作应轻柔,勿损伤脑组织及血管,以免引起颅内新的血肿。

注意,硬脑膜下血肿手术时,皮瓣及骨瓣设计必须足够大,最好能将血肿区包含在骨瓣下,以便彻底清除血肿。

(3)亚急性硬脑膜下血肿:手术指征同急性硬脑膜下血肿。手术方法多采用开骨瓣血肿清除术,部分病人CT扫描示混杂密度影像,钻孔时如为不凝固暗红色血液,可以行血肿腔冲洗引流术,术后血肿腔外引流2~3天。

(4)慢性硬脑膜下血肿:慢性硬脑膜下血肿一般需行手术治疗。

①钻孔冲洗引流术,依据CT扫描或MRI检查定位,在血肿腔前后各钻一孔,"十"字形剪开硬脑膜及切开血肿包膜,于2个钻孔处分别置一引流管于血肿腔内,反复用生理盐水冲洗,直至从血肿后部钻孔处流出清亮液体为止。拔除引流管,于后钻孔处置一引流管于血肿腔最低点行引流。关闭硬脑膜前,应将钻孔处位于最高点,并将血肿腔内注满生理盐水,且夹闭引流管方可关闭切口,以防止术后颅内积气,术中置管操作必须轻柔,以免脑损伤而引起颅内新的血肿。术后引流2~3天。必要时可行负压引流,以防术后血肿腔内积液或血肿残留。

②如果钻孔引流时发现血肿壁很厚,且腔内液体不多,或血肿腔内为血凝块时,可考虑改成开骨瓣血肿清除术,剥除脑凸面之包膜时,注意勿损伤

脑组织及血管,有条件时,可行显微手术。如剥除脑凸面包膜困难时,可残留部分包膜。

③婴幼儿慢性硬脑膜下血肿可在两侧前囟外侧角处反复穿刺并用生理盐水冲洗多可治愈。

④对于双侧慢性硬脑膜下血肿病例,一般应同时行钻孔冲洗引流双侧血肿术,仅去除一侧血肿,有可能造成大脑向血肿清除术侧移位,导致一些不可避免的并发症。

(5)脑内血肿:脑内血肿量大于 30 ml 者,多应手术治疗。手术方法多采用骨瓣开颅血肿清除术,需彻底清除血肿及止血,并清除坏死及失活脑组织。如颅内压高,必要时可行颞肌下减压及去骨瓣减压术。术中如发现脑内血肿破溃于脑室内,应将脑室内血肿彻底清除,反复用生理盐水冲洗,并置脑室内引流管,术后引流 2～3 日。

(6)脑室内血肿:如脑室内出血少,未形成血凝块,可以行非手术保守治疗,一般来讲,血肿在 3 周内可以吸收。深部脑内血肿向脑室内破溃,脑室内血肿较大,可以开颅手术彻底清除血肿及止血,反复冲洗脑室并行脑室外引流 2～3 天。单纯脑室内出血,且出血量大,早期在未形成血凝块前可以行颅骨钻孔脑室冲洗引流术。可向脑室内注入尿激酶 5 000～10 000 U,保留 1～2 小时,每日 1～2 次。如无脑疝,可同时进行腰椎穿刺放出血性脑脊液。

(7)后颅窝血肿:可根据不同部位的血肿及血肿量大小来设计切口,一般采用正中线垂直切口或同侧枕下中线旁垂直切口,开骨窗血肿清除术。清除血肿及止血必须彻底,对于横窦、窦汇、乙状窦撕裂出血必须用明胶海绵、肌筋膜或肌肉片修补缝合固定,不可轻易结扎止血。如清除硬脑膜下血肿或脑内血肿后,脑组织张力高,应尽可能用肌筋膜或脑膜替代物将硬脑膜行袋状修补,以防术后脑脊液漏或脑脊液积聚于皮下。术毕放置硬脑膜内或外引流管,术后引流 1～2 天。对于骑跨性血肿不可遗漏清除幕上血肿。

3. 术后处理

(1)神经外科重症监护:动态观察病人意识、瞳孔、颅内压、生命体征变化、24 h 出入水量、血气变化、电解质、血糖、肝肾功能等。

(2)术后及时复查头颅 CT,以及时发现迟发性颅内血肿及颅内再出血的情况。

(3)代谢平衡与营养支持疗法:根据病人实际情况,保持血气、水与电解质、蛋白质和能量代谢等方面的平衡。

(4)颅内高压和脑水肿的处理:可参考第七章第一节。但切不可滥用利尿、脱水药和糖皮质激素。在使用利尿、脱水药时要注意其副作用。糖皮质激素对脑外伤的作用未能得到充分的临床证实,而其干扰免疫功能、引起胃肠道出血、影响伤口愈合、使血糖增高等副作用对脑外伤的治疗不利,一般不推荐使用。

(5)昏迷病人应注意防治低氧血症,必要时应及早行气管切开,并给予呼吸机辅助通气。

(6)合理选择使用抗生素:应根据细菌学检查及药敏试验选择敏感抗生素,不宜滥用广谱抗生素。(详见第六章第十一节)

(7)对症治疗:适当止痛、镇静、止吐治疗。

(8)防治并发症:注意预防肺部感染、应激性溃疡、泌尿系感染、肠源性感染、癫痫等。

【住院小结】

(一)疗效及预后评估

单纯硬脑膜外血肿是颅内血肿中疗效最好,病残率及死亡率最低者,目前死亡率已降至10%以下。急性硬脑膜下血肿多合并有脑挫裂伤或DAI,病人GCS评分在7分以上者,预后良好,而GCS评分在5分以下的病人常预后不良。

(二)出院医嘱

(1)加强神经功能锻炼。

(2)伤后有癫痫发作史者,需抗癫痫治疗。

(3)定期随访,有颅骨缺损患者,伤后3~6个月内行颅骨修补。

(姜维喜)

第七节

颅脑外伤病人入院前的急诊处理

颅脑外伤是当今社会威胁人类生命的主要疾患之一。其死亡率在各类创伤中居首位,重型颅脑外伤的死亡率甚至可高达 30%～50%。然而近十年来,在各大型综合医院或神经外科中心(尤其在西方)死亡率有了较明显的下降。其主要原因就是得益于采用了一种"加强处理方案",这其中很重要的一项内容即为入院前的"创伤性高级生命支持系统"。

在急性颅脑外伤时,原发性损伤区的脑组织局部坏死灶功能已丧失,多无挽回余地,而病灶周围的半影区(penumbra),则是重点救治的对象。入院前救治的目的就是尽可能减轻半影区及脑的继发性损伤,这一目的是通过诸如保证气道通畅,预防和纠正低氧血症,维持有效的循环以及发现和稳定伴随的其他复合伤等措施来完成。

1. 医务人员现场急救

(1)迅速了解伤情:这包括神经外科情况和全身情况。重点了解病人的受伤时间、受伤机制、受伤过程、伤后病人的意识状态、有无呕吐、创口、出血及肢体活动等情况。

(2)体查:重点检查病人的生命体征、神智、瞳孔、受伤部位、出血状况、眼球运动、肢体功能及病理征等。意识状态用 GCS 计分表示。在重点检查头部伤情的同时,也决不可漏检可能存在的复合伤。

(3)伤口处理:颅脑损伤常伴有头皮的创伤,如头皮裂伤等,可加压包扎,也可用止血钳钳夹止血。若出血较剧时,可立即全层缝合头皮,待送往医院后再行彻底清创。遇有开放性脑外伤时,则应设法用无菌盐水纱布及敷料包扎头部,减少进一步的污染与损伤。对于身体其他部位的合并伤,则采取相应治疗措施。

2. 纠正低氧血症　重症颅脑外伤病人,伤后常发生低氧血症和高碳酸血症,绝大部分病人的脑组织氧含量($PbrO_2$)明显降低,有报道认为伤后早期缺血缺氧发生率高达90%。外伤后脑组织缺氧可因脑血管自动调节功能障碍、颅内压增高、高热、呼吸功能障碍等多种原因造成。$PbrO_2$正常范围约16~40 mmHg,重度脑外伤后$PbrO_2$的高低与预后呈明显的正相关。Robertson报道一组106例重度脑外伤病人,其中54例病人的$PbrO_2 < 8$ mmHg;Holper报道一组73例病人中,$PbrO_2 < 20$ mmHg者第一天为76%,第二天为65%,第三天为59%;Rinlc报道的101例重度脑外伤病人中43例$PbrO_2 < 10$ mmHg。这种状况若不能在短期内纠正,其直接后果是加重脑细胞的继发性损害,影响预后,同时重症颅脑外伤病人常因频繁呕吐、咳嗽和吞咽反射消失等发生误吸,呼吸道内可有大量呕吐物、分泌物和血块,引起呼吸道堵塞,导致病人呼吸困难、发绀、缺氧,甚至窒息。故保持重症脑外伤病人的呼吸道通畅十分必要。此时,必须想方设法清理病人的呼吸道,并使之保持通畅以改善缺氧。可用开口器或压舌板等撬开下颌,放置牙垫(或其他替代物),清理口腔,托起下颌,防止舌根后坠;刺激气管,诱发病人咳嗽,保持侧卧(侧俯)体位。若能放置口咽通气道或将舌牵出口外,效果更好。有作者指出重症脑外伤病人若出现呼吸暂停或紫绀、$PaO_2 < 60$ mmHg,$PaCO_2 > 50$ mmHg,则应及时现场气管插管以纠正缺氧和二氧化碳蓄积。

在急救现场和转运途中,应带有氧气袋,给予适当吸氧;若出现呼吸暂停、潮式呼吸或陈-施式呼吸时,必须迅速采取措施予以纠正,如徒手人工呼吸法,但当有肋骨骨折时不宜施行;口对口人工呼吸法,此法简单有效,操作容易,是国内外学者共同推荐的人工呼吸法;若有条件时,应尽可能采用气管内插管人工呼吸法。

3. 维持有效的体循环和脑灌注压　急性颅脑外伤时,低血压的发生率并不低。国际昏迷数据库(The National Coma Data Bank)的一组数据显示:在重度颅脑外伤时,低血压(收缩压<90 mmHg)的发生率约为35%,同时,除了脑创伤局部的脑组织灶性缺血外,大多还普遍存在全脑的缺血。甚至有研究发现创伤性脑损伤死亡病人的90%有缺血性改变。这种循环功能的障碍势必导致脑的灌注不足,引起脑的缺血缺氧,加重脑的继发性损害。有资料表明入院前低血压是最有害的指标之一,与死亡率明显相关,较无低血

压患者组的死亡率几增加一倍应该特别强调：必须使平均动脉压＞90 mmHg，才有可能维持脑的正常灌注压（CPP＞70 mmHg）。甘露醇不应常规预防性使用，以免造成低血容量和低灌，加重脑缺血。

以上情况概括起来可归纳为 A、B、C、D、E 法：

A：airway control（气道通畅）

B：breathing（呼吸）

C：circulation（循环）

D：dysfunction or disability（功能障碍）

E：external examination（复合伤检查）

4. 颅脑外伤病人的转运　重症颅脑外伤病人的转运目前仍然是一个十分严重的问题。这不单受限于交通的不便利，也与基层医务人员判断病情不准确有关。因此，现场急救的医务人员应该明确：什么样的病人可以转运至路途较远的专科医院治疗，什么样的病人应该送往最近的医疗单位抢救。总原则是：已有或在短时间内将发生呼吸、循环功能障碍的患者；已有或在短时间内将发生脑疝的病人应送往最近的医疗单位抢救。技术力量或设备条件不足时，可要求上级医院紧急出诊支援，或待生命体征平稳后转往专科医院。反之，颅脑外伤较重而生命体征平稳，或经现场急救处理后生命体征转为平稳，估计途中不致出现生命危险时，可以考虑尽快选择快速、平稳的交通工具转往有条件的专科医院救治。

在建立有效的呼吸和循环的同时，对出现的下列情况，也应予以及时处理。如病人躁动不安，可使用镇静剂如：安定、鲁米那等。若癫痫发作，常用安定 10 mg 静注或肌注，或鲁米那钠；对疑有颅高压脑疝的病人，应迅速予以脱水剂、利尿剂以尽快降低颅内压，争取救治时间。应该特别记住：对有颅内压增高而同时伴有低血容量的病人，必须在血容量充分复苏的情况下才能使用甘露醇。

总之，颅脑外伤病人入院前的急诊救治对病人的预后至关重要。其目的在于维持稳定的生命体征和有效的心肺功能，尽量减少脑的继发性损伤，争取时间为后续直接处理由颅脑损伤造成的特殊伤情而创造条件。

（王君宇）

第八章 颅脑损伤

第八节 颅脑外伤的并发症和后遗症

无论是闭合性或开放性颅脑损伤均可出现一些并发症和后遗症,并多与脑实质性损伤、颅神经与颅内血管的损伤、脑的血液循环或脑脊液循环障碍有关。或为早期脑缺血、缺氧引起脑的退行性变的结果;或由于并发感染等因素所致。如延误治疗或处理不当可能因严重的并发症而导致病人重残甚至死亡。颅脑外伤后的并发症较多,其中有一些并发症主要依赖内科治疗,如颅脑外伤后脂肪栓塞、颅神经损伤、脑外伤综合征等,本节主要介绍需要进行神经外科手术治疗的颅脑外伤并发症,包括外伤性海绵窦动静脉瘘、外伤性脑脊液漏、外伤性气颅、外伤性脑膨出、创伤性颅内感染、颅内异物、创伤后癫痫、颅骨缺损等。

一、外伤性颈内动脉海绵窦瘘

颈内动脉由颅底经破裂孔进入颅内,并向前行经海绵窦。颅底的损伤可使该段颈内动脉壁穿破,或伤及颈内动脉海绵窦段的分支,此时动脉血将由动脉壁的破口直接注入海绵窦内形成外伤性颈内动脉海绵窦瘘(traumatic carotid-cavernous fistula)。

【入院评估】

(一)病史询问要点

1. 有无头部外伤史。
2. 突眼发生的时间。
3. 有无视力下降。

4. 有无颅内杂音或耳鸣音。
5. 是否伴有复视情况。
6. 有无发热史。
7. 有无鼻衄病史

(二)体格检查要点

1. 一般情况 神志、瞳孔、血压。
2. 局部情况 特别仔细地进行局部检查,应重点注意以下内容:

(1)搏动性突眼:病侧眼球不仅显著突出,而且伴有与心脏搏动一致的眼球搏动。

(2)颅内杂音:于眼球、额眶、颞部听诊可闻及收缩期吹风性杂音,病人自觉颅内有呼呼作响的血流声,此声在压迫患侧颈总动脉后减轻或消失。

(3)球结合膜血管怒张、水肿或有瘀斑:久之可能因暴露而发生眼球溃疡,额眶部甚至颞部也呈现相应的头皮静脉怒张与皮内毛细血管扩张。

(4)海绵窦与眶上裂综合征:表现为眼球运动神经麻痹,致眼球固定;三叉神经第一支受累出现前额部与眶上感觉减退、角膜反射减退或消失;有时可累及视神经出现视乳头水肿与出血,晚期发生视力下降。

3. 全脑症状 主要表现为头痛、脑的功能障碍和颅内压增高征。

4. 其他 如果颈内动脉破裂与蝶窦相通则可出现大量鼻出血,可能导致休克,甚至死亡,一般出现于伤后早期或几天以后。

(三)辅助检查

全脑血管造影术(DSA)是诊断本病的关键,它可以了解是否有颈动脉海绵窦瘘,瘘口所在位置和大小,静脉引流方向,以及双侧脑血管侧支循环的情况,因此 DSA 检查也是确定治疗方案的关键。

(四)鉴别诊断

根据患者头部外伤史,伤后出现一侧搏动性突眼,眼睑水肿,头部血管杂音,眼球运动障碍等可诊断颈内动脉海绵窦瘘,DSA 检查可做确定性诊断。

【治疗计划】

(一)治疗原则

颈内动脉海绵窦瘘的治疗原则是封闭瘘口,解除动静脉瘘所造成的眼静脉高压,挽救视力。

(二)治疗前准备

1. Matas试验　用手或特制的压迫用具,每日压迫患侧颈总动脉2～3次,从5分钟开始逐渐增加压迫时间,直至病人能耐受30分钟左右的颈总动脉临时阻断,而不出现头昏、眼黑和半身无力的脑供血不足的表现。

2. 球囊试验　在DSA全脑血管造影时,为了确定脑的侧支循环功能,将球囊置于同侧的颈内动脉-后交通动脉的近心端,了解当颈内动脉闭塞后,后交通动脉和前交通动脉代偿情况,以及病人对颈内动脉临时阻断的耐受能力。

(三)治疗方案

治疗上通常分三类,一类是阻断通向海绵窦的主要供血动脉;第二类是海绵窦栓塞术;第三类是血管内介入治疗。第一、第二类效果差,已经少用或不用,第三类效果好。

第一类手术有:

1. 单纯结扎患侧颈总动脉或颈内动脉,由于此法不能阻断其侧支循环,术后仍可有动脉通向瘘口,故效果欠佳,目前一般已少采用。

2. 颈总动脉切开同时向颈内动脉上端填入肌片,或用导管肌栓法,即用一小硅胶管,管端连一小肌片,由颈动脉切口向上送至海绵窦动脉瘘口处进行填塞,然后结扎颈总动脉。

3. 孤立手术,结扎颈总动脉或颈内动脉,并于同侧开颅,结扎床突上段颈内动脉,称为孤立术,此时海绵窦被隔离,颈内动脉海绵窦已无血液来源,得以治愈。

第二类手术主要为在开颅直视下暴露海绵窦,用栓塞物如铜丝、马尾等插入,充填海绵窦使海绵窦血栓形成,达到闭塞瘘口的目的。

第三类手术为血管内介入治疗,应用可脱性带球囊导管堵塞瘘口,借助介入放射学的方法,在X线电视监测下通过股动脉插管,将这种带囊导管送至瘘口,使管端的小囊精确地置于瘘口内,阻断动静脉瘘口,当眼部杂音消失,病人亦感杂音消失时将导管自小囊脱离,抽出导管,手术结束。亦可将弹簧圈等经动脉导管置入海绵窦,使海绵窦血栓形成。此外还可经扩张的眼静脉插入导管,并循此将弹簧圈置入海绵窦。血管内介入治疗是目前治疗颈内动脉海绵窦瘘的主要治疗方法。

【术后处理】

1. 血管内介入治疗球囊完全将瘘口闭塞后患者表现为头部杂音消失,搏动性突眼回复,对此种病人术后无需特殊处理,观察数日后即可出院。

2. 如果球囊或弹簧圈栓塞不完全,病人表现为头部血管杂音减弱,搏动性突眼减轻,此时仍可嘱病人或其家属对其进行 Matas 压颈试验,以减少海绵窦的血流量,促进海绵窦血栓形成。

3. 对于行栓塞治疗后出现肢体功能障碍等脑梗死症状的病人,术后可给予扩血管药和神经营养药,并尽早进行高压氧治疗。

【出院医嘱】

1. 定期(一般为 3 个月)门诊复查。

2. 对于有功能障碍的病人建议出院后继续进行高压氧治疗。

3. 如头部血管杂音和搏动性突眼再发,应考虑海绵窦瘘再通,应来院进行评估,以确定再次手术的方案和时机。

二、外伤性脑脊液漏

颅底骨折时常造成脑膜的撕裂,因此而造成脑脊液鼻漏(traumatic CSF rhinorrhea)和/或耳漏,脑脊液漏一般按闭合性颅脑外伤治疗,但必须注意预防感染,清洁鼻孔和外耳道,勿堵塞或冲洗鼻、耳腔,以防逆行性颅内感染而引起脑膜炎。脑脊液漏经治疗后,1 个月以上仍不愈合者考虑行手术治疗。脑脊液漏经久不愈的原因主要有:①颅底骨折裂隙较宽,有脑膜和/或脑组织嵌入骨折缝中,防碍了骨折的愈合;②伤口位于额眶部或颅底的开放性脑损伤,局部软组织存在感染与颅骨骨髓炎,特别是颅面伤合并副鼻窦广泛炎症者;③伤口部位组织缺损。

【入院评估】

(一)病史询问要点

1. 有无颅脑外伤病史。

2. 颅脑外伤后当时有无耳鼻流血或液体的情况。

3. 发生脑脊液鼻或耳漏的时间以及与体位的关系。

4. 发生脑脊液漏后是否进行过系统的治疗。

5. 发生脑脊液漏后有无发热的情况。

(二)体格检查要点

1. 一般情况　如有无伴发的颅神经损伤征、脑膜刺激征等；

2. 局部情况　嘱病人头低位，收集外漏的脑脊液送检，确认外漏液为脑脊液。

(三)辅助检查

1. 耳鼻喉科检查：确定脑脊液外漏的部位，必要时进行鼻窦内窥镜检查。

2. SPECT核素脑池显像或CT颅底扫描以确定漏口的位置。

(四)鉴别诊断

脑脊液漏常出现于头低位时，平卧时脑脊液漏停止或减轻，脑脊液漏可表现为耳漏或鼻漏。可伴有颅神经损伤的症状；如并发颅内感染则出现发热、头痛、颈强硬、呕吐等。根据上述病史和症状可初步诊断为外伤性脑脊液漏。如从耳或鼻中流出的液体中检测出糖、氯等，则诊断成立。

【治疗计划】

(一)治疗原则

封闭漏口，治疗颅内感染。

(二)术前准备

1. 确定漏口是术前准备的关键，前颅窝底的漏口多在筛板内或附近。

2. 预防性抗感染。

3. 体位性治疗：嘱病人取半坐卧位，禁低头、禁用力等，部分病人可经体位性治疗而治愈。

(三)治疗方案

1. 体位性治疗。

2. 开颅手术修补破裂的硬脑膜：在开颅直视下确定脑脊液漏漏口后，以缝合法或骨膜、帽状腱膜用耳脑胶粘贴法修补破损的硬脑膜或颅底骨破裂口。

3. 经鼻窦内窥镜以肌筋膜填塞脑脊液漏所在的副鼻窦。

【术后处理】

1. 预防性抗感染治疗。
2. 体位性治疗。

【出院医嘱】

1. 建议卧床休息1~2周。
2. 定期门诊复查。

三、外伤性气颅

外伤性气颅又可称为外伤后颅内积气,是由于外伤后气体经过伤口进入颅内所致,当造成张力性气颅时,可引起颅内压增高,加重病情,甚至导致死亡。外伤性气颅常由于脑穿透伤或颅底骨折时空气由活瓣样的脑膜裂口进入颅内所致。气体可积于硬脑膜外,硬脑膜下,蛛网膜下,脑实质内或脑室内。常伴有脑脊液漏,可并发颅内感染。当出现张力性颅内积气时可引起颅内高压,以致误认为是颅内血肿。

【入院评估】

(一)病史询问要点

1. 颅脑外伤病史。
2. 有无脑外伤后耳、鼻流血或液的情况。
3. 脑外伤后病情变化的过程,有无头痛好转后再加重。
4. 有无脑外伤后发热病史。

(二)体格检查要点

1. 一般情况　如有无伴发的颅神经损伤征、脑膜刺激征等。
2. 局部情况　嘱病人头低位,收集外漏的脑脊液送检,确认外漏液为脑脊液。

(三)辅助检查

1. 耳鼻喉科检查:确定脑脊液外漏的部位,必要时进行鼻窦内窥镜检查。
2. CT扫描以确定有无外伤后颅内积气的情况。

(四)鉴别诊断

1. 一般外伤后颅内积气在外伤后 CT 扫描即可确诊。

2. 外伤后张力性气颅症,因可使外伤后好转的病情加重或病情骤然加剧,此时需与颅内血肿鉴别,CT 扫描发现颅内积气增多,且有明显的占位效应时可确诊为张力性气颅。

【治疗计划】

(一)治疗原则

一般脑外伤后颅内积气常伴有颅底骨折,无需特殊治疗,其治疗的原则与颅底骨折和外伤后脑脊液漏相同,经过体位性治疗和常规的脑外伤后保守治疗大部分颅内积气患者可治愈;而对张力性气颅症则需急诊手术,放出气体解除张力性气体对脑组织的压迫。

(二)术前准备

同常规急诊手术术前准备,如检查出、凝血时间,血电解质、交叉配血,术前谈话等。

(三)治疗方案

1. 保守治疗　非张力性气颅者可给予体位性治疗,要求病人绝对卧床休息,同时预防性使用抗感染药物,动态观察 CT 扫描的情况。如并发颅内感染,应积极抗感染治疗。

2. 手术治疗　张力性气颅者需要行急诊手术治疗,以解除颅内高压,手术的方式有:

(1)小锥钻孔引流,放出颅内积气,缓解颅内高压,并置管引流。

(2)开颅手术,根据颅内积气的部位,选择手术入路,解除颅内积气,修补破损的硬脑膜,并置管引流。

【术后处理】

与外伤后脑脊液漏相同。

【出院医嘱】

1. 建议卧床休息 1～2 周。

2. 定期门复查。

四、外伤性脑膨出

脑外伤后由于大块颅骨和硬脑膜缺损,致使脑组织溢出颅腔外,称为脑膨出,是开放性颅脑损伤的并发症之一。脑膨出形成的基本原因,一是存在较大的颅骨缺损和硬脑膜缺损;二是颅内存在有导致颅内压增高的因素。脑膨出可根据其发生的时间分为早期脑膨出和晚期脑膨出二种。早期脑膨出指发生在一周内的脑膨出,其病因多为广泛性脑挫裂伤,急性脑水肿,颅内血肿或早期并发颅内感染等因素所致。这种脑膨出经过对症治疗,解除颅内压增高之后,膨出的脑组织多能回复至颅腔内,脑的功能不致受到严重的影响,亦可称良性脑膨出。晚期脑膨出,指发生在一周以上的脑膨出,常常是由于受伤初期清创不彻底,颅内骨片等异物存留,引起颅内深部感染,脑脓肿形成,或亚急性、慢性血肿形成或各种原因引起的脑积水等因素致使颅内压增高而形成脑膨出。膨出的脑组织如发生嵌顿,并发感染,不仅可使嵌顿的脑组织坏死、出血,而且还将影响邻近的一部分尚未膨出的脑组织,也发生血液循环障碍,形成恶性脑膨出或称顽固性脑膨出。此外,静脉窦损伤或血栓形成,脑的静脉回流受阻,颅内静脉严重淤血,颅内压增高促使发生脑膨出或使其加重。

【入院评估】

(一)病史询问要点

1. 颅脑外伤病史,受伤机理。
2. 致伤物以及致伤物是否颅内残留。
3. 急诊清创或现场急救的情况。
4. 有无伤后发热史。

(二)体格检查要点

1. 一般情况　病人的神志、瞳孔、血压,以及肢体功能情况。
2. 伤口局部情况　如果病人病情较重时应选择在手术室进行有脑膨出的伤口检查,以便在发生意外情况时能及时处理,在检查时要重点了解并记录如下情况:

(1)脑膨出发生的部位,以及脑膨出的程度。
(2)膨出的脑组织的颜色、血运、脑搏动、污染程度等。

(3)在脑膨出的伤口部位有无致伤物或其他异物如砂粒、头发、碎骨等。
(4)头皮缺损的范围。

(三)辅助检查

急诊 CT 扫描,了解脑组织受损程度,颅内有无血肿、异物等,如颅内有异物残留时必须进行 DSA、CTA 或 MR 等特殊检查以了解异物与颅内重要结构的关系。

(四)鉴别诊断

外伤性脑膨出经临床检查即可诊断。

【治疗计划】

(一)治疗原则

外伤性脑膨出的治疗原则是治疗原发性脑损伤,解除引起脑膨出的因素,手术修补破损的硬脑膜,变开放性颅脑外伤为闭合性。

(二)术前准备

(1)常规急诊术前准备,见上一节。

(2)急救处理:对于脑外伤后有脑膨出者必须立即剃发,清洁与消毒皮肤后,用敷料围绕膨出的脑组织并垫好,在外面盖凡士林纱布以保护脑组织。有的采用软塑料盖或碗,罩于膨出脑组织,再行包扎。

(3)在转运过程中必须注意保持敷料勿滑脱,避免因此造成脑组织二次损伤和二次污染。

(4)如果损伤的部位在大静脉窦附近时要备足血液。

【治疗方案】

(一)药物治疗

1. 降低颅内压的药物,可联合使用 20% 甘露醇、人血白蛋白、速尿、甘油果糖等。

2. 抗感染药物,可先根据临床经验选用抗生素,待伤灶内物或脑脊液培养结果出来后再根据药敏结果调整抗生素的使用。

3. 加强营养支持治疗,提高血浆胶体渗透压,静脉补充蛋白质,增强抵抗力。

(二)手术治疗

1. 重点是早期彻底清创,以防止发生恶性脑膨出的发生,关键是彻底清创、修补硬脑膜和强调解除颅内高压的各种因素。

2. 解除内在因素,如清除血肿、碎骨片,引流或切除脑脓肿等,切不可不顾病因,只单纯地切除膨出的脑组织。清创术中,只限于清除失活的脑组织,以减少脑功能的缺损。

3. 在清除了失活的脑组织、血肿、碎骨片、异物、脓肿等后脑组织多能回复于颅内,此时除须在手术区放置引流管外,还需完整、严密地修复硬脑膜。

4. 经上述处理后,大部分病人的伤口能得到愈合。应该提出,手术清理挫碎脑组织时,务必保留一切可以保留的脑动脉和静脉,尤其是中央沟静脉,否则,必然影响这些血管供血区脑组织的血液供应。

5. 万一在手术中清除血肿、异物等之后脑膨出仍很严重而不能回纳时,不可勉强缝合头皮,必须用帽状腱膜或/和颞浅筋膜进行硬脑膜扩大缝合,达到变开放性脑外伤为闭合性脑外伤的目的。

6. 迟发性脑膨出常见的原因是脑外伤后脑积水,此时可根据病人的情况选择脑室-腹腔分流术、脑室镜下三脑室底造瘘术或脉络丛烧灼术。

【术后处理】

1. 降低颅内压。
2. 使用抗生素。
3. 预防性抗癫痫治疗。
4. CT或MR扫描动态观察颅内情况。
5. 早期进行康复治疗。
6. 当脑膨出消失、体温正常、血常规正常、脑脊液检查结果正常后可考虑出院。

【出院医嘱】

1. 预防性抗癫痫治疗3~6个月。
2. 继续使用抗生素1~2周。
3. 继续进行功能康复治疗。
4. 3个月后门诊复查。
5. 3~6个月后进行颅骨缺损修补术。

五、开放性脑外伤后颅内感染

开放性颅脑损伤,特别是火器伤并发颅内感染,是加重颅脑外伤病人病情或导致其死亡的重要原因之一。开放性脑外伤时,创伤所造成的是污染伤口,细菌可随致伤物与异物直接侵入,由浅入深向颅内蔓延,出现头皮感染、颅骨骨髓炎、脑组织伤道感染、积脓以及脑膜炎、脑炎、脑脓肿等。若创伤未得到早期清创,或清创不彻底,伤道内留有积血、坏死的脑组织、碎骨片等异物均是导致上述颅内感染的重要原因。

【入院评估】

(一)病史询问要点

1. 有无脑外伤史、是否开放性脑外伤(脑组织是否与外界相通)。
2. 脑内是否有污染的异物残留。
3. 伤后有无发热史?体温曲线?最高体温?
4. 伤口区是否进行了较为彻底的清创?
5. 是否已注射 TAT?抗生素?
6. 有无癫痫发作病史?

(二)体格检查

1. 神志、瞳孔及生命体征。
2. 检查伤口:是否已清创缝合?有否脑组织或脑脊液外溢?局部软组织是否成炎性改变?
3. 颈抗感、格、布氏征。
4. 有否神系统定位体征?
5. 有否脑脊液鼻漏、耳漏?

(三)辅助检查

1. 血常规。
2. 脑脊液常规+生化+培养+药敏。
3. 如有可能,取伤口处渗出物行培养+药敏。
4. 头部 CT(应加照骨窗位):明确颅内有无异物残留;头部 MRI(平扫+增强,注意若疑为金属异物则不可行 MRI 检查);了解脑实质受扣情况及有无脑脓肿形成。

5. 有癫痫发作史者应行脑电图检查。

(四)鉴别诊断

1. 闭合性脑外伤后的颅内感染　受伤当时头部无脑组织与外界相沟通的伤口;无脑脊液鼻漏、耳漏等颅底骨折的临床表现。此类感染多因伤后身体其他部位的感染如肺部感染上行至颅内所致,也有部分为医源性所致,如:腰穿所致的医源性感染。

2. 非中枢神经系统的感染　伤后身体其他部位的感染至体温高、血象高等临床炎症表现,通过相应的辅助检查多可找到感染源,同时患者脑脊液各项检查指标正常,无颈项强直,格、布氏征阴性等可资鉴别。

3. 头皮感染　因为头皮静脉与颅内静脉可通过导血管相互交通,当伤口小时,如引流不畅,不仅可引起头皮下积脓,而且可引起颅骨骨髓炎,少数病人可因此而导致脑脓肿,甚至引发全身性败血症。经过清除异物,通畅引流,换药和全身使用抗生素,大部分头皮感染能够治愈。

4. 颅骨骨髓炎　急性期表现为头皮软组织的急性炎症和全身感染症状。慢性期则表现为伤口流脓,经久不愈,或时好时发,形成窦道,有时经伤口有异物或坏死的碎骨片流出。晚期颅骨 X 片检查可显示出颅骨侵蚀、破坏、骨质增生或死骨征象。颅骨骨髓炎的手术治疗多在急性炎症控制之后进行,手术治疗的要点在于:切除窦道,扩大头皮伤口,吸除脓液,刮尽感染性肉芽组织,摘除死骨,彻底咬除颅骨边缘的炎性骨质,直达正常颅骨。炎性骨质咬除时声音低沉,质软,正常骨质咬除时声音清脆,骨质坚硬。术中反复用含抗生素的生理盐水冲洗伤口,皮下放置引流。

【治疗计划】

(一)治疗原则

变开放为闭合;长时间(2~3周)、联合使用抗生素;必要时清除颅内异物,有脑脓肿形成时应外科处理。

(二)术前准备

除常规术前准备外,应准备细菌培养管包括厌氧菌培养管,以便对术中取得的脓汁进行相应的细菌培养+药敏实验。

第八章 颅脑损伤

【治疗方案】

(一)药物治疗

1. 降低颅内压的药物　可联合使用20%甘露醇、人血白蛋白、速尿、甘油果糖等。

2. 抗感染药物　可先根据临床经验选用抗生素,待伤灶内感染物或脑脊液培养结果出来后再根据药敏结果调整抗生素的使用。

3. 加强营养支持治疗　提高血浆胶体渗透压,静脉补充蛋白质,增强抵抗力。

(二)手术治疗

1. 早期治疗　彻底清创、应尽可能清除颅内异物,同时变开放性脑外伤为闭合性脑外伤,术中应以抗生素盐水反复冲洗术野。术后全身联合应用大量抗生素,加强支持疗法以控制感染,避免感染进一步扩散,必要时鞘内注射抗生素。

2. 晚期治疗　此期是指局部伤口已愈合,但患者有中枢神经系统的感染如:脑脓肿、脑膜炎、脑室炎等。对已形成的脑脓肿,应手术切除或局部穿刺引流;对脑室炎甚至脑室积脓的患者,应及时行脑室穿刺外引流+腰穿鞘内注入敏感的抗生素;全身联合应用大量抗生素,加强营养支持疗法。有明确的癫痫灶时,术中应在皮层脑电图监测下行癫痫灶切除。

【术后处理】

1. 降低颅内压。
2. 联合、大剂量、多疗程使用抗生素。
3. 必要时腰穿鞘内注入抗生素。
4. 预防性抗癫痫治疗。
5. CT或MR扫描动态观察颅内情况。
6. 胃肠+静脉营养支持。
7. 早期进行康复治疗。

【出院医嘱】

1. 预防性抗癫痫治疗3~6个月。

2. 继续使用抗生素 1~2 周。
3. 继续进行功能康复治疗。
4. 3 个月后门诊复查。

六、颅内异物存留

开放性颅脑外伤,尤其是火器伤,常有碎骨片、头发、泥沙、布屑、竹签、树枝以及金属等物存留于颅内。它们不但可作为感染源导致颅内感染,而且可促使局部脑组织退行性变。因此,早期清创术时原则上应将异物全部摘除。开放性颅脑外伤后,当有较多的碎骨片存留于颅内时,并发脑脓肿的机会较多,应进行手术清除碎骨片。单个、较小的骨片存留时,经过一至二个月观察无症状者,可暂不行手术处理。但一经发现有新的脑部症状出现时,仍需及时手术摘除碎骨片。

【入院评估】

(一)病史询问要点

1. 受伤时情况,是否火器伤?
2. 当时清创情况,颅内异物是否清除?
3. 伤后有无长期发热病史?
4. 伤后有无癫痫发作病史?发作时的详细情形。

(二)体格检查

1. 头部伤口愈合情况。
2. 有无神经系统定位体征。

(三)辅助检查

1. 头部 CT(平扫+骨窗位)。
2. 头部 X 线:正位+侧位+切线位。
3. 脑电图。
4. 若须行 MRI 检查,应明确颅内不是金属异物,否则不可行 MRI 检查。
5. 须手术治疗者,应行常规术前辅助检查。
6. 估计异物与脑内大血管关系密切者,应常规行 DSA 检查。

(四)鉴别诊断

本症通过头部CT、X线检查即可明确有无异物残留。

【治疗计划】

(一)治疗原则

对于有症状和体征、有占位效应、部位相对表浅、已形成感染灶或癫痫灶者均应考虑手术治疗;对于异物散在、部位较深、位于重要功能区附近而手术有可能加重症状者且无明显感染迹象者,可保守治疗、暂不行手术。

(二)术前准备

拟开骨瓣清除颅内异物者,应按择期手术进行常规术前准备;拟行立体定向颅内异物取出术者,应按相关要求行术前准备;拟同时行癫痫灶切除者,应准备皮层脑电图等设备;已有感染灶形成者,应准备相关细菌培养管以便术中取得的组织进行相应的细菌培养+药敏试验。

【治疗方案】

(一)药物治疗

1. 有颅高压者应给予降低颅内压的药物,可联合使用20％甘露醇、人血白蛋白、速尿、甘油果糖等。

2. 有颅内感染者应给予抗感染药物,可先根据临床经验选用抗生素,待伤灶内异物或脑脊液培养结果出来后再根据药敏结果调整抗生素的使用。

3. 加强营养支持治疗,提高血浆胶体渗透压,静脉补充蛋白质,增强抵抗力。

4. 抗癫痫药物。

(二)手术治疗

1. 手术指征　颅内异物定位定性(碎骨片、金属、砂石等)明确,有症状和体征、有占位效应、部位相对表浅、已形成感染灶或癫痫灶者。

2. 手术时机　全身情况平稳、感染得到有效控制。

3. 手术方法

(1)经原伤道摘除法:适应于早期摘除异物,可同时清除伤道内坏死的脑组织等。当异物位置过深时,可从异物靠近颅骨的部位开颅摘除。

(2)立体定向磁性导针金属异物摘除法:此法多用于晚期病例,利用立体定向装置,在X线透视、电视屏监测或照片调整方位,并经过计算,使立体定向仪准确对准异物后,将磁性导针沿立体定向仪指示的方向和测算的深度插入脑内可顺利地摘除金属异物。这种方法通常一次可完成,且很少并发颅内出血,是目前采用较多的方法。

【术后处理】

1. 降低颅内压。
2. 有感染者,联合、大剂量、多疗程使用抗生素,必要时腰穿鞘内注入抗生素。
3. 预防性抗癫痫治疗。
4. CT 或 MR 扫描动态观察颅内情况。
5. 胃肠+静脉营养支持。
6. 早期进行康复治疗。

【出院医嘱】

1. 预防性抗癫痫治疗 3~6 个月。
2. 继续使用抗生素 1~2 周。
3. 继续进行功能康复治疗。
4. 3 个月后门诊复查。

七、颅脑外伤性癫痫

外伤后一周内发生的癫痫定义为早期癫痫(EPTS),7 天后发生者定义为晚期癫痫(LPTS)。在一项大样本的研究中发现头部外伤 EPTS 的发生率为 2.1%,LPTS 的发生率为 1.9%。重症脑外伤后的 LPTS 可达 11.6%;而轻型脑外伤的 LPTS 则仅为 0.6%。与外伤后 PTS 相关的高危因素包括:GCS<10 分、脑穿通伤、多脑叶损伤、凹陷性颅骨骨折、临近中央沟区的损伤、颅内血肿、伤后 24 小时发生抽搐以及颅内继发感染等。对于脑外伤后癫痫的预防,长期以来认为至少应服用抗癫痫药一年以上,然而晚近的研究显示预防性使用抗癫痫药物仅对 EPTS 有效,但并未能减少 LPTS 发生,对改善此类患者的预后也没有明显的帮助。最近更有作者提出伤后使用为期一周的抗癫痫药已能达到预期的效果。

早期癫痫常因脑挫裂伤、急性脑水肿、蛛网膜下腔出血,骨折片压迫和颅内血肿等因素在脑内形成刺激性病灶,引起大脑皮层异常放电而导致肢体抽搐。早期癫痫以全身性发作多见,少数患者表现为局限性发作。晚期癫痫常因脑皮层损伤后,脑膜脑疤痕形成,脑穿通憩室,以及慢性颅内血肿或晚期脑脓肿形成所致。

【入院评估】

(一)病史询问要点

1. 有无头部外伤史。

2. 有无癫痫发作史,特别注意:应明确是头部外伤以后的癫痫发作,还是癫痫发作导致了头部外伤。

3. 癫痫发作的频率、时间、顺序、有无先兆,癫痫发作的类型。

4. 癫痫发作后有无肢体偏瘫等神经系统定位体征。

5. 服用抗癫痫药物的情况:剂量、时程,服用后癫痫发作情况。

(二)体格检查

1. 全身情况、生命体征。

2. 神经系统检查:意识状况、情感、智商、定向力、计算力、记忆力,局部定位体征。

(三)辅助检查

1. 脑电图,必要时行 24 小时脑电图检查。

2. 头部 CT、MRI,必要时行功能、弥散 MRI 检查,以确定癫痫灶的确切解剖部位、范围和功能区。

3. 血常规、肝功能、肾功能检查。

4. 目前正在服用的抗癫痫药物的血药浓度。

5. 考虑手术治疗者应行常规术检查。

(四)鉴别诊断

癔症:又称歇斯底里,是一类由精神因素,如:重大生活事件、情绪激动、暗示或自我暗示等作用于易病个体而引起精神障碍,临床表现多种多样的躯体症状、意识范围缩小、选择性遗忘或情感爆发等精神症状,各种辅助检查找不到相应的病理学基础,神经系统检查也缺乏确切的定位体征。

(五)高危因素

1. 早期癫痫发作的高危因素:①穿通性脑外伤;②脑挫裂伤;③脑内血

肿;④凹陷性骨折;⑤昏迷持续≥24小时;⑥神经系统定位体征;⑦年龄≤5岁。

2. 晚期癫痫发作的高危因素:除上述各点外,伤后有过早期发作是其另一危险因素。

【治疗计划】

(一)治疗原则

脑外伤后癫痫以药物控制为主,少数经正规系统药物抗癫痫治疗无效者可考虑手术切除癫痫灶。

(二)术前准备

1. 术前12小时停用抗癫痫药,以利术中行皮层脑电图检查定位。

2. 其余常规择期手术术前准备。

【治疗方案】

(一)药物治疗

对外伤后晚期癫痫的药物治疗尚无统一意见,以下各点具有指导意义:

1. 外伤后早期立即给予抗癫痫药物治疗1~2周以预防早期癫痫发作。

2. 对非穿通性脑外伤、无癫痫发作史者,可不使用抗癫痫药物以预防晚期癫痫发作。

3. 对穿通性脑外伤患者,不建议长期使用抗癫痫药物以阻止晚期癫痫发作。

(二)手术治疗

早期癫痫除使用抗癫痫药物以外,还必须针对病因给予清除颅内血肿或脓肿、解除颅骨凹陷性骨折对脑组织的压迫、减轻脑水肿、降低颅内压;

1. 手术指征(晚期癫痫) ①颅内有较明确的癫痫灶如:软化灶、异物等;②系统用药,并在血清浓度监测下治疗2年仍不能控制发作者;③每月癫痫发作在4次以上;④病程在3年以上。

2. 手术方法 ①切除癫痫灶或癫痫源区;②阻断癫痫放电的扩散路径、毁损癫痫的兴奋结构、提高癫痫发作的阈值;③刺激癫痫的抑制结构。

【术后处理】

按常规择期手术术后处理各项措施执行。

【出院医嘱】

1. 预防性抗癫痫治疗 3～6 个月。
2. 定期复查血常规、肝功能。
3. 定期复查正在使用的抗癫痫药物血药浓度。
4. 功能康复治疗。
5. 3 个月后门诊复查。

八、颅骨缺损

颅脑损伤后常因颅骨粉碎性骨折术后,开颅去骨瓣减压术后及颅骨骨髓炎病骨切除术后而遗留下颅骨缺损(absence of cranial bone)。

【入院评估】

(一)病史询问

1. 外伤史及当时治疗的详细情况。
2. 有无功能障碍。
3. 有无癫痫发作史。

(二)体格检查

1. 全身情况。
2. 神经系统检查。
3. 颅骨缺损的部位及范围,局部头皮瘢愈情况及局部的张力。

(三)辅助检查

1. 头部 CT(骨窗位)、X 线(正、侧位)。
2. 头部 MRI:了解有无脑积水、脑软化灶。
3. 脑电图。
4. 其他术前常规检查。

【治疗计划】

(一)治疗原则

凡缺损在 3 厘米以上者,原则上均应行颅骨修补术。

(二)术前准备

按常规择期手术行各项术前准备。

【治疗方案】

手术一般在损伤完全愈合 3 个月以上,感染严重者需在半年以上进行。

(一)手术指征

1. 颅骨缺损直径大于 3 厘米。

2. 有明显的颅骨缺损综合征表现,且在头位改变时症状加重者。

3. 患者有不安全感、恐惧感并影响工作和生活者。

4. 影响美观者。

(二)手术禁忌征

1. 伤口有感染者。

2. 有颅内高压者。

3. 颅骨缺损处的头皮疤痕广泛或血运不良者。

4. 有严重神经功能障碍,严重精神失常或常期卧床者。

(三)修补材料

1. 自体骨,主要是指手术当时去骨瓣减压保留的自体颅骨,必须强调的是部分病人的自体颅骨在修补数年后可能被机体吸收,而不得不再次手术用其他材料修补。

2. 金属代用品,如钽、不锈钢板或网,其缺点是金属具有导热性和不透 X 线,不宜作 MR 检查。目前临床使用较多的钛合金板则不影响 MRI 的检查。

3. 非金属代用品,如丙烯酸酯聚合体,有机玻璃等,目前已较少使用。

【术后处理】

1. 常规术后各项处理措施。

2. 术后早期复查 CT(加骨窗位),了解修补情况及颅内情况。

3. 伤口折线时间适当延长。

【出院医嘱】

1. 功能康复治疗。
2. 3个月后门诊复查。

(姜 冰)

第九章 颅内肿瘤

第一节 概述

颅内肿瘤有起源于颅内各种组织的原发性肿瘤和由身体其他处转移到颅内的继发性肿瘤两大类。从它的生物学特征来看可分为良性肿瘤和恶性肿瘤两类。

【病因】

目前认为,诱发肿瘤的因素有:遗传因素、物理因素、化学因素和致瘤病毒等。神经纤维瘤病、血管网状细胞瘤和视网膜母细胞瘤等有明显家族发病倾向,这些肿瘤常在一个家族中的几代人中出现。

目前,已经比较肯定的能增加颅内肿瘤发病率的物理因素之一是电离辐射,颅内肿瘤手术后行放射治疗,若干年后可能在照射区发生纤维肉瘤和脑膜瘤。至于外伤与颅内肿瘤发生的关系还难以确定。

常见的化学致瘤物有:多环芳香烃类化合物和亚硝胺类化合物等。

第九章 颅内肿瘤

常见的致瘤病毒包括 DNA 病毒和 RNA 病毒两大类。DNA 病毒主要有腺病毒。RNA 致肿瘤病毒的颗粒内含有逆转录酶,故也称之为逆转录病毒。常见的 RNA 致肿瘤病毒有:鸡 Rous 病毒(RSV)、肉瘤病毒(MUSV)和人类免疫缺陷病毒(HIV)等。

【发病率】

颅内肿瘤并不少见,约 3.8~15/10 万,占全身肿瘤 2%,任何年龄均可发病,以 20~40 岁最多见。儿童发生率较高,约占其全身肿瘤的 7%,占全部颅内肿瘤的 20%~25%。男性略多于女性。

根据国内相关数据统计显示,在颅内肿瘤中,以神经胶质瘤(即神经上皮组织肿瘤)最常见,占颅内肿瘤的 35.2%~60.96%(平均 44.69%);其次为三大良性肿瘤:脑膜瘤占 9.17%~22.64%(平均 15.83%),垂体腺瘤占 5.00%~16.09%(平均 9.60%),神经纤维瘤占 5.03%~15.11%(平均 9.43%);先天性肿瘤占 1.01%~10.30%(平均 6.93%),血管源性肿瘤占 0.33%~6.00%(平均 3.05%),转移瘤占 4.69%~12.02%(平均 6.71%)。

【分类】

2007 年 5 月世界卫生组织在法国里昂发布了第四版中枢神经系统肿瘤的分类,与 2000 年第三版比较新增 8 种新的肿瘤实体类型,3 种新的变异型。见表 9-1。

表 9-1 中枢神经系统肿瘤的 WHO 分类(2007)

WHO 中枢神经系统肿瘤分类(2007)	ICD-O 编码	WHO 分级
Ⅰ. 神经上皮组织肿瘤 TUMOURS OF NEUROEPITHELIAL TISSUE		
一、星形细胞性肿瘤 astrocytic tumours		
1. 毛细胞性星形细胞瘤 pilocytic astrocytoma	9421/1	Ⅰ
毛细胞黏液性星形细胞瘤 pilomyxoid astrocytoma	9425/3*	Ⅱ
2. 室管膜下巨细胞星形细胞瘤 subependymal giant cell astrocytoma	9384/1	Ⅰ

续表

WHO 中枢神经系统肿瘤分类(2007)	ICD-O 编码	WHO 分级
3. 多形性黄色性星形细胞瘤 pleomorphic xanthoastrocytoma	9424/3	II
4. 弥漫性星形细胞瘤 diffuse astrocytoma	9400/3	II
纤维型星形细胞瘤 fibrillary astrocytoma	9420/3	II
原浆型星形细胞瘤 protoplasmic astrocytoma	9410/3	II
肥胖细胞型星形细胞瘤 gemistocytic astrocytoma	9411/3	II
5. 间变性星形细胞瘤 anaplastic astrocytoma	9401/3	III
6. 胶质母细胞瘤 glioblastoma	9440/3	IV
巨细胞胶质母细胞瘤 giant cell glioblastoma	9441/3	IV
胶质肉瘤 gliosarcoma	9442/3	IV
7. 大脑神经胶质瘤病 gliomatosis cerebri	9381/3	III
二、少突胶质肿瘤 oligodendroglial tumours		
1. 少突胶质瘤 oligodendroglioma	9450/3	II
2. 间变性少突胶质瘤 anaplastic oligodendroglioma	9451/3	III
三、少突星形细胞肿瘤 oligoastrocytic tumours		
1. 少突星形细胞瘤 oligoastrocytoma	9382/3	II
2. 间变性少突星形细胞瘤 anaplastic oligoastrocytoma	9382/3	III
四、室管膜肿瘤 ependymal tumours		
1. 室管膜下室管膜瘤 subependymoma	9383/1	I
2. 黏液乳突型室管膜瘤 myxopapillary ependymoma	9394/1	I
3. 室管膜瘤 ependymoma	9391/3	II
细胞型 cellular	9391/3	II
乳突型 papillary	9393/3	II
透明细胞型 clear cell	9391/3	II
伸展细胞型 tanycytic	9391/3	II

续表

WHO中枢神经系统肿瘤分类(2007)	ICD-O 编码	WHO 分级
4. 间变性室管膜瘤 anaplastic ependymoma	9392/3	Ⅲ
五、脉络丛肿瘤 choroid plexus tumours		
1. 脉络丛乳头状瘤 choroid plexus papilloma	9390/0	Ⅰ
2. 非典型脉络丛乳头状瘤 atypical choroid plexus papilloma	9390/1*	Ⅱ
3. 脉络丛癌 choroid plexus carcinoma	9390/3	Ⅲ
六、其他神经上皮肿瘤 other neuroepithelial tumours		
1. 星形母细胞瘤 astroblastoma	9430/3	Ⅱ-Ⅲ
2. 第三脑室的脊索样胶质瘤 chordoid glioma of the third ventricle	9441/1	Ⅱ
3. 血管中心性胶质瘤 angiocentric glioma	9431/1*	Ⅰ
七、神经元和混合性神经元胶质肿瘤 neuronal and mixed neuronal-glial tumours		
1. 小脑发育不良性神经节细胞瘤 dysplastic gangliocytoma of cerebellum(Lhermitte-Duclos)	9493/0	Ⅰ
2. 婴儿多纤维性星形细胞瘤/节细胞胶质瘤 desmoplastic infantile astrocytoma/ganglioglioma	9412/1	Ⅰ
3. 胚胎发育不良性神经上皮瘤 dysembryoplastic neuroepithelial tumour	9413/0	Ⅰ
4. 神经节细胞瘤 gangliocytoma	9492/0	Ⅰ
5. 节细胞胶质瘤 ganglioglioma	9505/1	Ⅰ-Ⅱ
6. 间变型节细胞胶质瘤 anaplastic ganglioglioma	9505/3	Ⅲ
7. 中枢神经细胞瘤 central neurocytoma	9506/1	Ⅱ
8. 脑室外神经细胞瘤 extraventricular neurocytoma	9506/1*	Ⅱ
9. 小脑脂肪神经细胞瘤 cerebellar liponeurocytoma	9506/1	Ⅱ

WHO中枢神经系统肿瘤分类(2007)	ICD-O 编码	WHO 分级
10. 乳头状胶质神经元肿瘤 papillary glioneuronal tumour	9509/1*	I
11. 第四脑室玫瑰花结形成的胶质神经元肿瘤 rosette-forming glioneuronal tumour of the fourth ventricle	9509/1*	I
12. 副神经节瘤 paraganglioma	8680/1	I
八、松果体区肿瘤 tumours of the pineal region		
1. 松果体细胞瘤 pineocytoma	9361/1	II
2. 松果体母细胞瘤 pineoblastoma	9362/3	IV
3. 中间分化的松果体实质肿瘤 pineal parenchymal tumour of intermediate differentiation	9362/3	II-III
4. 松果体区乳头状肿瘤 papillary tumour of the pineal region	9395/3*	II-III
九、胚胎性肿瘤 embryonal tumours		
1. 髓母细胞瘤 medulloblastoma	9470/3	IV
促纤维增生型/结节型髓母细胞瘤 desmoplastic/nodular medulloblastoma	9471/3	IV
广泛结节型髓母细胞瘤 medulloblastoma with extensive nodularity	9471/3*	IV
间变型髓母细胞瘤 anaplastic medulloblastoma	9474/3*	IV
大细胞型髓母细胞瘤 large cell medulloblastoma	9474/3	IV
2. 中枢神经系统原始神经外胚层肿瘤 CNS primitive neuroectodermal tumour(PNET)	9473/3	IV
中枢神经系统神经母细胞瘤 CNS neuroblastoma	9500/3	IV
中枢神经系统节细胞神经母细胞瘤 CNS ganglioneuroblastoma	9490/3	IV
髓上皮瘤 medulloepithelioma	9501/3	IV

续表

WHO中枢神经系统肿瘤分类(2007)	ICD-O 编码	WHO 分级
室管膜母细胞瘤 ependymoblastoma	9392/3	Ⅳ
3. 非典型畸胎样/横纹肌样瘤 atypical teratoid/rhabdoid tumour	9508/3	Ⅳ
Ⅱ. 颅神经和周围神经的肿瘤 TUMOURS OF CRANIAL AND PARASPINAL NERVES		
一、雪旺细胞瘤(神经鞘膜瘤、神经膜瘤) Schwannoma (neurilemoma, neurinoma)	9560/0	Ⅰ
细胞型 cellular	9560/0	Ⅰ
丛状型 plexiform	9560/0	Ⅰ
黑色素型 melanotic	9560/0	Ⅰ
二、神经纤维瘤 neurofibroma	9540/0	Ⅰ
丛状型 plexiform	9550/0	Ⅰ
三、神经束膜瘤 perineurioma	9571/0	Ⅰ
1. 非特异性神经束膜瘤 perineurioma, NOS	9571/0	Ⅰ
2. 恶性神经束膜瘤 malignant perineurioma	9571/3	Ⅱ-Ⅲ
四、恶性周围神经鞘膜瘤 malignant peripheral nerve sheath tumour (MPNST)	9540/3	Ⅲ-Ⅳ
上皮样型 epithelioid MPNST	9540/3	Ⅲ
伴间叶分化型 MPNST with mesenchymal differentiation	9540/3	Ⅳ
黑色素型 melanotic MPNST	9540/3	Ⅳ
伴腺体分化型 MPNST with glandular differentiation	9540/3	Ⅳ
Ⅲ. 脑膜的肿瘤 TUMOURS OF THE MENINGES		
一、脑膜上皮细胞的肿瘤 tumours of meningothelial cells		
脑膜瘤 meningioma	9530/0	Ⅰ

续表

WHO中枢神经系统肿瘤分类(2007)	ICD-O 编码	WHO 分级
脑膜上皮型 meningothelial	9531/0	I
纤维(纤维母细胞)型 fibrous(fibroblastic)	9532/0	I
过渡(混合)型 transitional(mixed)	9537/0	I
砂粒型 psammomatous	9533/0	I
血管瘤型 angiomatous	9534/0	I
微囊型 microcystic	9530/0	I
分泌型 secretory	9530/0	I
淋巴浆细胞丰富型 lymphoplasmacyte-rich	9530/0	I
化生型 metaplastic	9530/0	I
透明细胞型 clear cell	9538/1	II
脊索样型 chordoid	9538/1	II
不典型型 atypical	9539/1	II
乳突型 papillary	9538/3	III
横纹肌样型 rhabdoid	9538/3	III
间变型(恶性)anaplastic(malignant)	9530/3	III
二、间质肿瘤 mesenchymal tumours		
1. 脂肪瘤 lipoma	8850/0	I
2. 血管脂肪瘤 angiolipoma	8861/0	I
3. 冬眠瘤 hibernoma	8880/0	I
4. 脂肪肉瘤 liposarcoma	8850/3	I
5. 孤立性纤维性肿瘤 solitary fibrous tumour	8815/0	I
6. 纤维肉瘤 fibrosarcoma	8810/3	IV
7. 恶性纤维组织细胞瘤 malignant fibrous histiocytoma	8830/3	IV
8. 平滑肌瘤 leiomyoma	8890/0	I

续表

WHO中枢神经系统肿瘤分类(2007)	ICD-O编码	WHO分级
9. 平滑肌肉瘤 leiomyosarcoma	8890/3	Ⅳ
10. 横纹肌瘤 rhabdomyoma	8900/0	Ⅰ
11. 横纹肌肉瘤 rhabdomyosarcoma	8900/3	Ⅳ
12. 软骨瘤 chondroma	9220/0	Ⅰ
13. 软骨肉瘤 chondrosarcoma	9220/3	Ⅳ
14. 骨瘤 osteoma	9180/0	Ⅰ
15. 骨肉瘤 osteosarcoma	9180/3	Ⅳ
16. 骨软骨瘤 osteochondroma	9210/0	Ⅰ
17. 血管瘤 haemangioma	9120/0	Ⅰ
18. 上皮样血管内皮瘤 epithelioid haemangioendothelioma	9133/1	Ⅱ
19. 血管外皮瘤 haemangiopericytoma	9150/1	Ⅱ
20. 间变性血管外皮瘤 anaplastic haemangiopericytoma	9150/3	Ⅲ
21. 血管肉瘤 angiosarcoma	9120/3	Ⅳ
22. Kaposi肉瘤 kaposi sarcoma	9140/3	Ⅳ
23. Ewing肉瘤 ewing sarcoma -PNET	9364/3	Ⅳ
三、原发性黑色素细胞病变 primary melanocytic lesions		
1. 弥漫性黑色素细胞增生 diffuse melanocytosis	8728/0	Ⅰ
2. 黑色素细胞瘤 melanocytoma	8728/1	Ⅱ
3. 恶性黑色素瘤 malignant melanoma	8720/3	Ⅳ
4. 脑膜黑色素瘤病 meningeal melanomatosis	8728/3	Ⅳ
四、与脑膜相关的其他肿瘤 other neoplasms related to the meninges		
血管母细胞瘤 haemangioblastoma	9161/1	Ⅰ
Ⅳ. 淋巴瘤和造血组织肿瘤 LYMPHOMAS AND HAEMATOPOIETIC NEOPLASMS		

续表

WHO中枢神经系统肿瘤分类(2007)	ICD-O 编码	WHO 分级
1. 恶性淋巴瘤 malignant lymphomas	9590/3	IV
2. 浆细胞瘤 plasmacytoma	9731/3	IV
3. 粒细胞肉瘤 granulocytic sarcoma	9930/3	IV
V. 胚生殖细胞肿瘤 GERM CELL TUMOURS		
1. 生殖细胞瘤 germinoma	9064/3	IV
2. 胚胎性癌 embryonal carcinoma	9070/3	IV
3. 卵黄囊瘤 yolk sac tumour	9071/3	IV
4. 绒癌 choriocarcinoma	9100/3	IV
5. 畸胎瘤 teratoma	9080/1	II
成熟型 mature	9080/0	I
未成熟型 immature	9080/3	IV
伴有恶变的畸胎瘤 teratoma with malignant transformation	9084/3	IV
6. 混合性胚生殖细胞肿瘤 mixed germ cell tumour	9085/3	IV
VI. 鞍区的肿瘤 TUMOURS OF THE SELLAR REGION		
1. 颅咽管瘤 craniopharyngioma	9350/1	I
造釉细胞瘤型 adamantinomatous	9351/1	I
乳突型 papillary	9352/1	I
2. 颗粒细胞瘤 granular cell tumour	9582/0	I
3. 垂体(后叶)细胞瘤 pituicytoma	9432/1*	I
4. 腺垂体梭形细胞嗜酸细胞瘤 spindle cell oncocytoma of the adenohypophysis	8291/0*	I
VII. 转移性肿瘤 METASTATIC TUMOURS		IV

肿瘤疾病国际分类的形态学编码(ICD-O)和医学系统化命名(SNOMED),生物行为编码是:/0为良性肿瘤,/1为低度或未定恶性或临界恶性,/2为原位恶性肿瘤,/3为恶性肿瘤。

* 为新增肿瘤分类及变异型类型,其编码为第四版暂时使用,在编入下一版ICD-O编码前仍有可能发生变更。

第九章 颅内肿瘤

【临床表现】

颅内肿瘤的症状往往因肿瘤类型、发生年龄、生长的部位及速度不同而不同，归纳起来可分为颅内压增高及定位症状两大类。

一、颅内压增高症状

1. 头痛 约80%的病人头痛是唯一的早期症状，程度各有不同，多为钝痛或胀痛。开始往往为阵发性，以后呈持续性加重，以早晨及晚间明显，咳嗽、打喷嚏、用力、低头、大便等均可使头痛加重，呕吐后头痛往往减轻。头痛部位无定位意义，但一般以额部及两侧颞部为主，幕下肿瘤头痛常位于枕部，并放射至眼眶部。垂体瘤头痛多在眉间或两侧颞部。脑膜瘤可出现局部扣击痛。脑室内肿瘤以出现周期性发作性头痛为其特点。小儿因颅缝未闭，颅内压增高可使颅缝裂开，头痛多不明显。

2. 呕吐 亦是主要症状之一。一般先有恶心，常于头痛剧烈时出现呕吐，呈典型的喷射性呕吐（即无恶心先兆，突然出现呕吐，呕吐物射出很远）者并不常见，呕吐后头痛常常减轻。成人幕上肿瘤往往至后期才出现呕吐。儿童及后颅窝肿瘤常在早期出现，而且频繁，亦可能是唯一的症状，易误诊为胃肠道疾病，应予警惕。

3. 视乳头水肿 是颅内压增高的重要客观征象，中线区（如三脑室内及其周围）及小脑幕下（即后颅窝）的肿瘤视乳头水肿出现较早且严重。幕上良性肿瘤出现较晚。绝大多数病人两侧视乳头水肿程度一致。幕上肿瘤病灶侧往往较重，一侧额叶底部肿瘤，特别是脑膜瘤，因肿瘤直接压迫视神经，出现同侧原发性视神经萎缩，而对侧出现视神经水肿，称为Foster-Kennedy综合征。鞍区肿瘤因直接压迫两侧视神经，表现为两侧视神经原发性萎缩及视野缺损。视乳头水肿早期无视力障碍，当持续数周，数月以上，视盘逐渐苍白，视力逐渐下降，生理盲点扩大和视野向心性缩小，视神经呈继发性萎缩。一旦出现阵发性黑蒙，视力明显下降，即使手术解除压迫，但视力障碍并不一定好转，有的甚至继续恶化以至完全失明。

以上三种表现为颅内压增高典型征象，称为颅内压增高"三大主征"，是诊断颅内肿瘤的重要依据。但并非所有病人均具备，有的仅在晚期才出现，有的仅出现一二个症状，亦有三个主征均不出现者。此外颅内压增高还可引起其他一些征象。如：

4. 精神及智力障碍　因颅内压进行性增高，大脑皮层功能减退，致使患者出现呆滞，情感淡漠，反应迟钝，语言及活动减少，注意力不集中，对周围事物漠不关心，记忆力、定向力和理解力减退，性格和行为改变等。额叶、颞叶、胼胝体、第三脑室附近肿瘤常出现精神症状，但各个不同部位其精神症状亦不同。

5. 癫痫　颅内压增高，可以引起癫痫大发作，一般无定位意义。

6. 复视和眼球外展运动障碍　颅内压增高可累及一侧或双侧外展神经，导致眼球外展功能障碍，轻微时无显性斜视，仅有视物成双的异常知觉，严重者一侧眼球呈内收状态或双眼球内聚（假定位征）。

7. 头昏眩晕　亦较多见，常与体位及头位改变有关，有时伴有恶心呕吐；其症状出现可能与颅内压增高使大脑皮质缺氧，功能失调，以及颅内压增高刺激前庭神经，导致血运障碍，产生内耳充血水肿有关。

8. 库欣（Cushing）反应　急性颅内压增高或脑疝早期表现为血压升高，脉搏慢而有力，脉压增大，呼吸次数减少但深度加大，亦称 Cushing 反应；脑疝晚期，当颅内压增高至接近动脉舒张压时，血压逐渐下降，脉搏细速或节律不齐，呼吸节律不齐、减慢、逐渐停止，即进入脑死亡状态，最后心跳停止。

二、定位症状

即病灶症状，由肿瘤直接刺激、压迫或损害所在部位脑组织或颅神经引起的症状。最早出现的定位症状最有诊断价值。晚期由于颅内压增高，脑组织移位致使其他部位脑组织及颅神经受压牵拉或脑血液循环障碍导致功能障碍，这时可能出现假定位症状，如外展神经功能障碍，致双侧眼球外展不能，不能作为定位诊断的依据。

在临床实践中，有些部位为脑的静区或称哑区，如额极、颞极、枕极，这些部位的瘤体虽然很大，也不一定出现典型的定位症状。有的良性肿瘤虽然发生在运动区或感觉区，由于生长缓慢，大脑有较强的代偿机能，也可无明显的运动或感觉障碍。

临床上，定位体征大体分为以下几方面：

1. 颅神经功能障碍　如视力减退、视野缺损、眼球内收不能、吞咽困难等。

2. 长束征 如偏瘫、偏身感觉障碍等。
3. 小脑征 如 Romberg 征、指鼻试验、跟膝胫试验阳性等。
4. 内分泌障碍 如肢端肥大、性早熟(第二性征早发育)。
5. 局灶性癫痫 如运动性局灶性癫痫(Jackson 癫痫)等。

三、不同部位肿瘤的定位症状及其特点

1. 额叶肿瘤 多见于成年人,以 30~50 岁居多。主要表现为精神障碍,对周围事物漠不关心,注意力不集中,记忆力和理解力减退,不知整洁,性格改变等。一般额叶前部病变先有精神症状,后出现颅内压增高症状。位于额叶后部肿瘤,则先有对侧面瘫、对侧局灶性癫痫或单瘫,优势半球病变者,可出现运动性失语,后出现精神症状及颅内压增高症状。位于额叶中部的肿瘤,出现对侧轻度中枢性面瘫,腹壁反射减退或消失。额叶底部肿瘤表现患侧嗅觉丧失,同侧视神经原发性萎缩及对侧视乳头水肿(Foster-Kennedy 综合征),这对定位诊断意义较大。

2. 顶叶肿瘤 主要表现对侧深感觉及皮质感觉减退或消失,闭目时,病人虽然能触知物体的大小,软硬,但不能凭触觉分辨物体。也可出现局限性感觉性癫痫发作,即最早由某一手指发麻之后发展至→手→前臂→一侧上肢→一侧上下肢麻木,由于不出现抽搐,他人无法见到,只有患者能够体会。右利手者(即善于用右手握筷子,用刀、剪者)可因肿瘤侵及左侧半球的角回和缘上回而产生感觉性失语(即听不懂他人及自己讲的话)及运用不能。

3. 颞叶癫痫 位于颞叶前内侧的肿瘤,有钩回发作。病人先感到一种奇异的怪味,继而出现神志不清,双目瞪视,常有啜唇舐舌动作及记忆不清,出现一些无目的举动。也有部分颞叶肿瘤仅有颅内压增高症状,缺乏局灶症状。颞叶肿瘤较其他部位肿瘤容易产生颞叶钩回疝,应予注意。

4. 枕叶肿瘤 单纯发生枕叶肿瘤较少见,其主要表现为肿瘤刺激视觉中枢可产生幻觉,如眼前出现各种闪光及颜色等,其定位症状主要表现为对侧同向性偏盲,但中心视野保存。

5. 鞍区肿瘤 主要表现为视神经压迫症状及内分泌症状,由于肿瘤的压迫,表现为视力减退,两颞侧偏盲,视神经原发性萎缩。内分泌功能障碍如性功能低下(男性阳痿、女性闭经)、阴、腋毛脱落,皮肤细腻,脂肪堆积等;晚期由于肿瘤堵塞了室间孔,导致颅内压增高,出现头痛、呕吐等症状。

6. 松果体区肿瘤　由于四叠体受累,表现为双眼上视不能,瞳孔对光反射迟钝或不等大,侵犯小脑上极可有眼球震颤和共济失调,侵犯内侧膝状体可使听觉减退,累及丘脑底部可引起尿崩,此外病人还可能表现性早熟或性功能亢进。

7. 小脑半球肿瘤　除有颅内压增高症状外,出现眼球水平震颤,同侧上下肢共济失调,以上肢为主,站立行走不稳,易向患侧倾倒,以及小脑爆破性言语等,并有强迫性头位,枕下有压痛。

8. 小脑蚓部肿瘤　双下肢共济失调最明显,以行走站立不稳为著,常常向后倾倒,Romberg征阳性并早期出现颅内压增高症状。

9. 第四脑室肿瘤　颅内压增高症状明显,有时缺乏定位症状,患者常有强迫性头位,当头位变动时可引起呕吐、眩晕发作,即Bruns征。

10. 桥小脑角肿瘤　常有患侧耳鸣、耳聋,听力逐步减退,随肿瘤的增大可出现同侧第Ⅴ、Ⅶ、Ⅷ、Ⅸ、Ⅹ颅神经功能障碍及共济失调、眼球水平震颤,同时压迫脑干及导水管,出现对侧锥体束征及颅内压增高症状。

11. 脑干肿瘤　当脑干一侧发生病变时,出现病变同侧脑神经麻痹,对侧偏瘫(交叉性瘫痪)。如病变位于中脑大脑脚脚底,临床出现同侧动眼神经麻痹,对侧出现中枢性面瘫、舌下神经瘫及中枢性偏瘫(Weber综合征)。

【诊断及鉴别诊断】

一、诊断

颅内肿瘤的早期诊断非常重要,在确立诊断时要求明确3个问题:有无肿瘤、肿瘤的部位及性质。以上三点对肿瘤的治疗和预后的估计有重要意义。

为了得到正确的诊断,必须详细询问病史,进行全身体格检查及神经系统检查,和相关的辅助检查如头颅摄片、电子计算机断层扫描(CT)、磁共振成像(MRI)等。

(一)病史

着重注意:

(1)发病年龄、病情缓急和病程长短。颅内肿瘤的病程一般以周、月、年计算。其症状或体征呈进行性或波浪式加剧。

第九章 颅内肿瘤

(2)首发定位症状往往与疾病的定位、定性诊断有关,因此应高度重视。同时注意其他各定位症状出现的先后顺序、发生的日期、次数、持续时间、有无缓解或诱因,及各种症状之间的关系。

(3)儿童时期出现反复发作性头痛、头昏、呕吐,应考虑颅内占位性病变的可能。

(4)成人出现原因不明的进行性头痛,视力减退者,均应考虑颅内肿瘤的可能。若体检时发现视乳头水肿,则颅内肿瘤的可能很大,应作进一步检查确定或排除。

(5)须明确有无颅脑损伤史、感染史、寄生虫病史、其他原发肿瘤以及有关内科疾病,如高血压动脉硬化、代谢性疾病、血液病等病史,以利定性及鉴别诊断。

(二)临床检查

(1)应注意病人的发育、营养状况、体型、步态等。注意精神有无异常,智力、记忆力有无下降等。

(2)神经系统检查包括颅神经、运动、感觉和反射的改变,重视每一阳性体征及重要的阴性体征。

(3)不同部位的颅内肿瘤,应重视相关区域的神经、精神系统检查,如:鞍区肿瘤应重视视力、视野及眼底的检查等。

(三)辅助检查

1. 脑脊液(CSF)检查   对有颅内压增高的病人作腰椎穿刺检查应予慎重,因有诱发脑疝的危险。检查内容包括 CSF 压力、细胞计数及生化测定。CSF 内白细胞数增加明显,而蛋白质增加相对不多(细胞蛋白分离),以炎症性病变可能性大;红细胞增多以出血性病变可能性大。腰椎穿刺损伤出血,常于开始流出的脑脊液中红细胞多,之后逐渐减少。如果脑脊液一直为均匀一致的红色,有大量皱缩红细胞时表示有陈旧性出血;细胞数正常而蛋白含量增高(蛋白细胞分离)则较符合脑室内或脑表面肿瘤。CSF 作离心沉淀细胞检查有助于发现肿瘤的脱落细胞,在髓母细胞瘤、室管膜瘤、脉络丛乳头状瘤及脑膜转移癌等病例中,可能得到阳性结果。

2. 头颅超声波检查   A 型超声只有定侧,不能定位,对幕下肿瘤及中线的肿瘤帮助不大,已淘汰。B 型实时超声图在成人中由于颅骨的阻挡作用,诊断价值不大,但在婴幼儿中,可能得到较清晰图像,有一定的诊断价值。

CT广泛应用于临床以后,亦极少使用。

3. 脑电图及脑地形图检查　对大脑半球凸面的肿瘤具有较高的定位价值,但对于中线、半球深部和幕下肿瘤较难诊断。见脑电图节。

4. 脑诱发电位　在被检查者作特定刺激的同时记录其脑相应区的电信号。单次刺激所诱发的脑皮质反应性信号十分微弱。如按一定频率重复刺激 100~1 000 次,并用电脑将所得的记录叠加,则诱发的信号不断增加,得到一个较清晰的诱发电位活动。在脑肿瘤诊断方面常用的诱发电位记录有①视觉诱发电位,用以诊断视觉通路上的肿瘤;②听觉诱发电位,又称脑干听觉诱发电位(BAEP),用以诊断桥小脑角区肿瘤等。

5. 神经系统的 X 线检查

(1)头颅 X 线平片:一般常规应摄正、侧位片,结合临床需要,有时应加摄汤氏位、颅底位、视神经孔位等特殊部位照片。头颅平片由于其简便、经济、无损伤,可能显示有无颅内压增高征象,如指压纹增多、鞍背脱钙、消失、蝶鞍有无扩大等,颅内有无异常钙化,有无颅骨增生、破坏等,对不少颅内肿瘤可能提供定位、定性方面的价值,是 CT 扫描广泛应用前最基本的检查项目。

(2)脑血管造影:尤其是数字减影脑血管造影(DSA),能显示病变区血供情况,对血管性病变或富于血管的病变诊断价值极大,故为一重要诊断性检查。

6. 放射性同位素检查　目前以 99m 锝(^{99m}Tc)用得最多,对大脑半球表面血管丰富的肿瘤,尤其脑膜瘤诊断价值较大。在肿瘤部位同位素浓集,可用扫描法或计数器对肿瘤进行定位。

7. CT 扫描　为目前应用最广的脑成像技术。它能清晰地显示肿瘤的大小、形状、数目,能显示肿瘤周围的脑水肿、脑室系统受压、变形、移位等情况。对颅内肿瘤的定位诊断具有重大价值。用造影剂静脉滴注后再行扫描可使颅内结构的密度反差更为突出,从而增强它的分辨能力,称为增强 CT (CECT),已普遍使用。CT 平扫(即普通 CT 扫描)定位诊断率达 93%,增强扫描后,可提高到 98%。如结合病史、神经系统检查,则很可能作出较正确的定性诊断。它对颅骨、钙化、早期血肿等显示较 MRI 清楚、明确,但对颅骨周围的病变,尤其是后颅窝肿瘤,常因颅骨的部分容积效应,有时被淹灭,显示不清,不如 MRI 的效果。

8. **磁共振成像(MRI)** 是比CT扫描更少损伤的新检查技术。最适宜于固定不动的部位,因此对脑及脊髓的检查最为理想。它能提供比CT更清晰的解剖图像。且可取得组织不同切面(冠状、矢状、横切面及斜位等)的图像,使病变的空间定位诊断比CT更为正确。MRI对脑肿瘤、脑水肿及脑局限性炎症等可以作出比CT更准确的定性诊断,用顺磁性药物如钆化合物(Gd-DTPA)静脉注射增强成像,对提高其分辨力及诊断率有明显帮助。但对骨性病变或钙化的显示不如CT清楚(见第五章第一节神放射学)。

9. **生物化学测定** 在肿瘤的发生过程中,各种新生细胞都会发生一些生化上的改变,在颅内肿瘤中常见的生化改变有:①脑组织内DNA含量增加。②脑内细胞色素氧化酶含量减少,其他与能量代谢有关的化合物如磷肌酸、三磷酸腺苷、单磷酸腺苷等均有减少。③溶菌体酸活力增加。④β葡萄糖醛酸酶的活力增高。⑤磷酸二酯酶活力增高。⑥脂类包括糖脂、磷脂、胆固醇等在胶质瘤中减少。⑦脑脊液中24-脱氢胆固醇的浓度增高。⑧CSF中其他酶的测定如谷草转氨酶(SGOT)、乳酸脱氢酶(LDH)在恶性胶质瘤及转移癌中增高。⑨有的神经系统肿瘤如神经母细胞瘤、神经节瘤等能促使丙氨酸(多巴)合成肾上腺素、去甲肾上腺素等。因此采取组织化学及生物化学中的新技术有助于诊断及指导治疗。对诊断上述颅内肿瘤,目前开展尚少。

二、鉴别诊断

1. **脑脓肿** ①大多数病人有感染病灶史,如慢性中耳炎、肺脓肿、败血症、颅骨骨髓炎、头皮感染等史。小儿常有先天性心脏病史。②起病急,常有急性颅内感染史,起病时常有发热,并有明显脑膜刺激征;周围血象有白细胞增多,CSF内有炎性细胞。③经抗感染治疗后,炎症有所控制,症状、体征有好转。④但因治疗不彻底,局限化的炎症逐渐形成脓肿,出现颅内压增高的症状及体征。⑤CT、MRI呈典型的环状增强,病灶周围明显水肿,占位效应明显,均有助于鉴别诊断。

2. **脑血管意外及高血压脑病** 某些恶性胶质瘤、转移癌,可因颅内出血、坏死或囊变突然昏迷,类似卒中。然而这类病人发病前均有不同程度的颅内压增高症状,病情逐渐加重,且多数均有视乳头水肿。严重的高血压脑病亦可发生急性脑水肿,出现头痛、呕吐、视乳头水肿及视力减退等,但发病急,血压异常增高,同时伴有心血管、肾脏疾病。测量血压(可高达220/130 mmHg以上),化验尿常规(蛋白明显增高),有利于鉴别诊断。

3. 脑寄生虫病　临床常见的有脑囊虫病、包虫病、血吸虫病、肺吸虫病等均可引起颅内压增高症状和病灶症状,类似颅内肿瘤,但其特点:①多有明显寄生虫接触史及流行区生活史。②病程较长,癫痫为其主要症状。③血化验嗜酸性细胞增多,皮内试验及血和脑脊液补体结合试验等寄生虫免疫学化验多呈阳性。④CT及MRI颅内可见多个病灶。

4. 视神经乳头炎　常误诊为视乳头水肿而拟诊颅内肿瘤,但视乳头炎的充血要比视乳头水肿明显,乳头隆起不超过2个屈光度。颅内肿瘤,除鞍区肿瘤外,其视乳头水肿常明显,而视力下降相对轻而出现迟。鞍区肿瘤早期表现视力视野障碍及神经原性萎缩,应与球后视神经炎鉴别,但球后视神经炎多无头痛,视神经改变不典型,头颅影像学检查蝶鞍无变化。

5. 慢性硬脑膜下血肿　如有颅内压增高症状,可引起意识障碍及偏瘫,症状与颅内肿瘤相似,常易被误诊为大脑半球肿瘤。病史中常有头部外伤史。有的因外伤轻微而被病人忽略或遗忘。因慢性血肿常呈等密度或略低密度或混杂密度,在CT扫描中可被忽略,仅见中线结构移位,如血肿为双侧者甚至中线结构不移位而只见脑组织肿胀。但仔细读片,尤其在增强扫描后,一般CT可以作出诊断。对这类病例脑血管造影可以鉴别。见硬膜下出现新月形无血管区。MRI可清晰、明确地显示慢性硬膜下血肿,鉴别诊断毫无困难。

6. 粘连性脑蛛网膜炎　因常有颅内压增高,视力减退或局灶症状,易与肿瘤相混淆,一般病程较长,进展慢或多年不变,脑脊液检查常有细胞数轻度增高。若有感染及中毒病史者则诊断不难。

7. 良性颅内压增高　病人只有颅内压增高而没有其他局灶性症状。CSF检查正常,病人常只有头痛及视乳头水肿。病程发展缓慢,一般在半年至1年后常自行缓解,腰穿放液后常有好转,但可复发。本病可见于静脉窦血栓形成,炎症或外伤后蛛网膜粘连。但与"静区"脑肿瘤不易鉴别,有赖CT、MRI才能作出诊断。

【处理】

颅内肿瘤的治疗与其他部位肿瘤一样,包括手术、放射、化疗、激素、免疫和中医药治疗等。对于合并严重颅内压增高者,往往需要先行降低颅内压,然后或同时进行上述治疗(有关降低颅内压措施见颅内压增高治疗节)。

一、手术治疗

为目前治疗肿瘤的首选方法。其目的为:①病因治疗,切除肿瘤;②降低颅内压,解除肿瘤对脑组织的压迫;③明确病理诊断。

手术切除的程度分为全(100%)切除、次全($\geqslant$90%)切除、大部分($\geqslant$60%)切除、部分切除及活检术。

良性肿瘤多为膨胀性生长,边界清楚,应予全切,达到根除、避免复发、恶变的目的。如肿瘤深在、部位要害、与周围重要结构粘连紧密者,在行肿瘤次全或部位切除后,再作放射治疗或药物治疗。恶性肿瘤,尤其位于重要功能区者,虽然手术根治不可能,但也应通过显微手术,尽可能多地切除肿瘤,达到"镜下全切"的目的,然后进行综合治疗。但术中必须尽可能保留正常血管、神经及脑组织,减少脑功能缺失。

对于肿瘤未能进行手术全切或次全切除,或肿瘤切除后未能达到解除颅内压增高目的患者,往往还需进行下列姑息性手术:①内减压术,即切除肿周围"非功能区",如额极、颞极、枕极(外侧)或小脑外侧1/3的脑组织。②外减压术,即去骨瓣、剪开硬脑膜,行硬脑膜修补减张缝合,让脑组织有向颅腔外膨出的余地。③分流手术,如脑室腹腔分流术等。上述姑息性手术是在无法进行肿瘤全切或次全切,颅内压增高无法解除的前提下,迫不得已而进行的手术,应尽可能避免。

二、放射治疗

为综合治疗的第二阶段。颅内肿瘤放射治疗方法可分为三大类:①立体定向放射外科,对颅内实质性肿瘤,直径在3 cm以内者可提供γ-刀或X-刀治疗,明显脑积水者,常需先行脑室腹腔分流后,再行γ-刀治疗,详细内容见(第六章第一节)。②体外照射法,采用高能辐射,如^{60}Co的γ射线、高能电子束、快中子等,在手术后20~30天,对颅内肿瘤进行照射,一般6周为一疗程,总剂量为5 000~6 000 rad。③体内照射法,即将放射性同位素,如^{198}Au、^{90}Y、^{32}P等,植入肿瘤内,或肿瘤(如颅咽管瘤)囊腔内,进行照射。

各种类型的神经胶质瘤对放射治疗的敏感性有所不同。一般认为分化差的肿瘤较分化好的肿瘤对放射治疗的敏感性要高。生殖细胞、髓母细胞瘤高度敏感,多形性胶质母细胞瘤中度敏感,星形细胞瘤Ⅰ～Ⅱ、少枝胶质细胞瘤相对较差。对于易随脑脊液播散的肿瘤,如松果体细胞瘤、室管膜瘤,放射治疗除头部放疗外,还应包括全椎管照射。

三、化学治疗

在颅内恶性肿瘤的综合治疗中,化疗已成为重要手段之一。脑胶质瘤选择化疗药物的原则是:①选择脂溶性高、分子量小、非离子化、对正常脑组织毒性小的药物;②不能通过血脑屏障的药物应选择适用于局部、鞘内或动脉内持续应用的抗癌药,上述给药途径可以提高肿瘤局部药物浓度,延长作用时间;③联合用药,根据肿瘤细胞动力学和药物对细胞周期的特异性选用两种以上药物提高疗效。给药的顺序应符合细胞增殖动力学规律,先选用对增殖周期和非增殖周期均有作用的非特异性药物行大剂量短期突击化疗,然后改用细胞周期特异性药物,以巩固疗效。此外,还可以经颈动脉注射高渗药物,如20%甘露醇或罂粟碱开放血脑屏障,随后动脉内注入化疗药物,可提高肿瘤局部药浓度,但其疗效有待总结。

脑瘤常用的化疗药物为亚硝基脲类,其特征是具有高度脂溶性,能通过血脑屏障进入脑组织及脑脊液中,主要对增殖期的肿瘤细胞有杀伤作用,直接破坏肿瘤细胞的DNA,并阻止其复制,其毒副作用是对骨髓功能有明显延迟性抑制作用,往往在服药后10天左右发生,持续达4～6周。因此当白血球在3×10^9/L以下,血小板在50×10^9/L以下,应禁用此类药。此外,用药后有明显的胃肠道反应,需对症治疗。常用的药物为:

(1)卡氮芥(双氯己基亚硝脲,BCNU)对脑胶质瘤及转移瘤有效。剂量为每日 80～120 mg/m² 或 2.5～3.0 mg/kg,每日剂量不超过 250 mg,静脉滴注,连续 3 天为一疗程,每6～8周重复一次。肾上腺皮质激素可以加强其抗瘤效果,同时减轻其毒副作用。此药如漏出血管外,会对组织产生较强的腐蚀作用,故禁止肌肉注射。

(2)洛莫司汀(环己亚硝脲,CCNU),作用、副作用及用药间隔时间与 BCNU 相同,此药为一胶囊状粉剂,供口服用,剂量为 120～140 mg/m²,一般成人剂量为 140～200 mg/次。

(3)甲基环己亚硝脲(MeCCNU)系一种新的亚硝脲类口服药,作用与

CCNU 类似,但毒性更低,剂量可略为增加。成人常用剂量:200 mg/次,口服;手术后第 1 年每 2 个月一次;第 2 年每 3 个月一次;第 3 年每 4 个月一次;第 4 年半年一次;第 5 年每年一次。每次用药前半小时可用安定(5 mg 口服)等镇静、止吐药一次。

此外,抗胶质瘤的药物还有:威猛(VM_{26}),成人剂量每日 120~200 mg/m^2,连用 2~6 天;甲氨蝶呤,为抗代谢类药物,用于鞘内注射,每次 0.2~0.5 mg/kg,每周 1~2 次,共 5~7 次;长春新碱(VCR)是一种植物类抗肿瘤药,可静脉注射也可动脉注射,剂量每周 40~80 μg/kg,1~2 mg/次。

抗肿瘤药物多数对骨髓造血功能有抑制作用,因此在疗程中及治疗后一段时期,应密切监视血象变化,必要时停止继续用药(表 9-2)。

表 9-2 血象变化时的用药原则

血象	住院病人	门诊病人
白细胞 $4×10^9$/L,血小板 $100×10^9$/L	继续化疗	继续化疗,加强升血治疗
白细胞 $3×10^9$/L,血小板 $70×10^9$/L 或白细胞 $2×10^9$/L,血小板 $100×10^9$/L	继续化疗	停止化疗
白细胞<$2×10^9$/L,血小板<$50×10^9$/L	停止化疗	入院观察
白细胞<$1×10^9$/L,血小板<$20×10^9$/L	预防感染,必要时输新鲜血	预防感染,必要时输新鲜血

四、免疫治疗

包括主动免疫和被动免疫疗法,目前对颅内肿瘤的治疗均未达到令人满意的效果。通过免疫方法,调动机体的防御能力,以达到遏制肿瘤生长的目的。主要有主动免疫治疗和过继免疫治疗两类,目前在试用阶段,疗效尚不肯定。胶质瘤患者 T 淋巴细胞、白细胞介素 2(Interleukin-2,IL-2)产生和表达有缺陷,利用 IL-2 促 T 淋巴细胞增殖作用而获得淋巴因子激活杀伤细胞(LAK),从而达到治疗的目的。

五、降低颅内压及对症治疗

颅内压增高是危及病人生命的直接原因之一,降低颅内压在颅内肿瘤的整个治疗过程中始终是个中心问题。降低颅内压最根本的办法是彻底摘除肿瘤。在上述各种方法应用之前或治疗过程中,为了缓解颅内压增高的症状,赢得治疗时机,必须采取一些降低颅内压的措施并进行对症处理。

六、其他治疗方法

1. **局部微波加热治疗** 加热43℃持续20分钟后肿瘤细胞变性、坏死,供瘤血管栓塞,抑制肿瘤细胞DNA的复制、合成等,从而抑制或对肿瘤细胞有一定的杀伤效应;光动力学疗法(PDT)是基于肿瘤组织选择性摄取潴留光敏剂(常用的有Photofrin-Ⅱ),然后用一定波长的光照射选择性地杀伤肿瘤组织。

2. **超选择性供瘤动脉内持续滴注化疗药物** 超选择性供瘤动脉内持续滴注化疗药物,可使肿瘤周围化疗药物达到较高浓度,由于局部血流慢,肿瘤内药物在相当长的时间内保持有效浓度。灌注方法可采用颈动脉、股动脉插管,将微导管及利用球囊导管送至供瘤血管内,插入导管至少超过眼动脉。选择脂溶性高、分子量小、非离子化、容易透过BBB、半衰期短、血中代谢较快的药物,稀释后持续微导管内滴注。常用药物有:顺铂($60\ mg/m^2$,浓度为$1\ mg/ml$)用微量恒速自动输液泵,经微导管以$2\sim4\ ml/min$连续输注。顺铂系无机重金属化合物,为细胞周期非特异性药物,主要干涉DNA、RNA和蛋白质的合成,可溶于水,血浆中半衰期为1小时,并继续保持$2\sim3$天。其他常用的有BCNU(每次$100\ mg/m^2$)、ACNU(每次$2\sim3\ mg/kg$)、三尖杉酯碱($0.1\sim0.5\ mg/kg$)等。动脉内持续滴注化疗药物时,为提高局部浓度,减少副作用,可辅用下述药物:①高渗性脱水,化疗前1小时给予大剂量20%甘露醇,使BBB暂时性开放,增加抗癌药物进入肿瘤细胞的量;同时减轻肿瘤周围水肿。②类固醇激素,化疗前$2\sim3$天给予激素治疗,可加强抗癌药的作用和减轻脑水肿。③巴比妥类药物,化疗前2天使用可延长肿瘤周围高浓度药物的存留时间,降低周身循环中化疗药物的浓度。

3. **胶质瘤的基因治疗** 基因诊断的目的是探索肿瘤发生的病因及发生

机制,从而进行基因治疗。基因治疗是向肿瘤细胞引入外源基因,以纠正或补偿其基因缺陷,或通过增强宿主细胞对肿瘤杀伤能力和机体防御机制,从而达到治疗的目的。对抗癌基因缺失、点突变进行修复和通过抗癌基因植入,使肿瘤发生逆转,恶性肿瘤生物学行为良性化。恶性肿瘤的基因治疗,在深入研究中,尚未广泛应用于临床。

七、中药治疗

迄今为止对颅内肿瘤仍属辅助性治疗措施之一,值得继续进行探索。

对于颅内肿瘤治疗最重要的手段是手术,未能全切的肿瘤,以及恶性肿瘤,均应进行化疗、放疗。是先进行化疗再放疗,还是先放疗再化疗?目前意见尚未统一。可以在手术伤口愈合,病人一般情况好转,术后1～2周开始化疗,继之放疗。由于γ-刀、X-刀对人体正常结构损伤小,也可以先行γ-刀、X-刀治疗,必要时再行化疗。

(刘运生)

第二节 神经胶质瘤

神经胶质瘤是指发生于神经外胚叶组织的肿瘤,也称胶质细胞瘤,简称胶质瘤(Gliomas)。胶质瘤属脑内肿瘤,约占脑肿瘤的36.0%～52.4%,平均44%。其中星形细胞瘤和胶质母细胞瘤占66%,其次是髓母细胞瘤、少突胶质细胞瘤等。胶质瘤的部位和类别与病人的年龄有一定的关系,小脑及脑干胶质瘤多见于儿童,大脑半球星形细胞瘤和多形性胶质母细胞瘤则多见于成人;成人的脑干肿瘤常为星形细胞瘤,儿童的脑干肿瘤常为极性成胶质细胞瘤。

胶质瘤包括二类,一类由神经间质细胞形成的肿瘤,包括星形细胞瘤、星形母细胞瘤、间变型星形细胞瘤、少突胶质细胞瘤(少枝胶质细胞瘤)、松果体细胞瘤、室管膜瘤、脉络膜乳头状瘤、多形性胶质母细胞瘤、极性成胶质细胞瘤、髓母细胞瘤等;另一类是由神经元形成的肿瘤,包括神经节细胞瘤、神经节胶质瘤、神经节母细胞瘤。

胶质瘤的分类见本章第一节。

至今,临床上仍沿用 Bailey、Cushing 与 Kernohan 分类法,见表 9-3。

表 9-3 Kernohan 与 Bailey 和 Cushing 分类对照表

	Kernohan 分类法	Bailey 和 Cushing 分类法
星形细胞瘤	Ⅰ级	星形细胞瘤
	Ⅱ级	星形母细胞瘤
	Ⅲ～Ⅳ级	多形性胶质母细胞瘤
室管膜瘤	Ⅰ级	室管膜瘤
	Ⅱ～Ⅳ级	室管膜母细胞瘤
少突胶质细胞瘤	Ⅰ级	少突胶质细胞瘤
	Ⅱ～Ⅳ级	少突胶质母细胞瘤
神经星形细胞瘤	Ⅰ级	神经节细胞瘤
		神经胶质细胞瘤
	Ⅱ～Ⅳ级	神经母细胞瘤
髓母细胞瘤		髓母细胞瘤

一、星形细胞瘤

【概述】

星形细胞瘤(astrocytoma)是胶质瘤中最常见的类型,占其 30%～39%,好发于 21～50 岁年龄,男性稍多于女性。成人多见于幕上,儿童多见于幕下。小脑星形细胞瘤病程进展缓慢，预后良好；脑干部位的星形细胞瘤，80%发生在儿童，占儿童神经系统肿瘤的3%。

星形细胞瘤是最常见的脑胶质瘤，在成人多见于额、顶、颞叶，儿童常见于小脑半球。肿瘤没有明显的包膜，在脑白质内侵袭性生长是其特点。小脑星形细胞瘤常呈囊性，囊内有瘤结节，其中Ⅰ～Ⅱ级占90%。肿瘤由成熟的星形细胞构成，根据星形细胞瘤病理形态，分为原浆型、纤维型和肥胖细胞型。①原浆型星形细胞瘤，主要见于颞叶，部位表浅，肿瘤柔软，呈灰红色，如鱼肉样外观，切面半透明呈均匀胶冻样，侵入白质，边界不清，周围脑回增宽、变平。镜下肿瘤由原浆型星形细胞构成，细胞形态和分布都很均匀，无神经胶质纤维。②纤维型星形细胞瘤是最常见的一种类型。肿瘤中有神经胶质纤维，这是与原浆型的主要区别，并使肿瘤质地坚韧，肿瘤切面呈白色，与白质的分界模糊，邻近的皮质被肿瘤浸润后变成深灰色。镜下瘤细胞为纤维型星形细胞，形状、大小和分布都不均匀，间质中有交叉分布的神经胶质纤维。③肥胖细胞型。较少见，这类肿瘤生长较快，仅发生在大脑半球。肿瘤呈灰红色，切面均匀，质软，呈浸润性生长，肿瘤边界相对清楚。镜下见典型的肥胖细胞，胞浆均匀透明，胞核小且偏于一侧，神经胶质纤维局限于细胞体周围。肿瘤细胞致密，有时排列在血管周围形成假菊花状。

间变型星形细胞瘤：星形细胞发生恶变，细胞与核呈多形性，可见核分裂相，有出血与坏死灶，血管内皮增生，即称为间变型星形细胞瘤，相当于Kernoham Ⅲ～Ⅳ级星形细胞瘤，与胶质母细胞瘤不同之处在于部分肿瘤仍保持星形细胞瘤的形态。

星形母细胞瘤：其恶性程度介于星形细胞瘤与多形性胶质母细胞瘤之间，相当于Kernoham分类的Ⅱ～Ⅲ。主要见于青少年的大脑半球，也可发生于小脑和视神经。肿瘤柔软易碎，浸润性生长，肉眼可见肿瘤的假边界，呈红色或灰红色。组织形态类似于胶质母细胞瘤，但多形性不显著。主要成分为星形母细胞，它具有一长而粗的突起附着于邻近的血管上，瘤细胞围绕血管放射状或假菊花样排列。

【入院评估】

(一)病史询问要点

(1)是否有头痛、恶心呕吐等颅内压增高症状，以及起病缓急。

(2)是否有癫痫发作、精神症状、智力、记忆力下降、嗜睡等。
(3)是否有失语、肢体活动及感觉障碍及其他神经系统局灶症状。
(二)体格检查要点
(1)有无头颅扩大(婴儿)。有无视力、视野改变、视乳头水肿。
(2)神经系统体查依肿瘤部位不同而出现相应的体征(详见本章第一节)。
(3)有无病理征。
(三)门诊资料分析

1. 腰椎穿刺 很少采用。一般星形细胞瘤多数白细胞正常而蛋白含量增高,肿瘤接近脑室或蛛网膜下腔时尤为明显,但脑脊液蛋白含量正常也不能排除肿瘤的存在。腰椎穿刺对已有明显颅内压增高患者应视为禁忌。

2. X线检查 较少采用。多数病人头颅平片表现颅内压增高。部分可见到点状或圆弧形钙化,视神经肿瘤可见视神经孔的扩大并可导致前床突及鞍结节变形而形成"梨形蝶鞍"。

3. 头部CT扫描 经常采用。幕上星形细胞瘤的CT表现与其分级有密切的关系。Ⅰ级,CT常表现为均匀一致的低密度病灶,肿瘤边界相对清楚,周围无水肿或轻微水肿,绝大多数无增强效应。Ⅱ级,CT平扫多数肿瘤表现为混合密度病灶,少数为均匀低密度病灶。多数病人出现形态不一、程度不同的增强效应。Ⅲ~Ⅳ级星形细胞瘤CT平扫表现为低、等混合密度病灶,并夹杂有高密度成分,病灶边界不清,形态不规则,周围有中~重度脑水肿。多数病灶出现边界较清楚的不均匀增强,部分病灶呈规则环状强化。发生于胼胝体及其附近白质的肿瘤,常侵及两侧大脑半球,呈蝴蝶状,颇具特征性。

幕下星形细胞瘤最多见于小脑半球,与幕上星形细胞瘤不同,约半数为囊性病灶。囊性者多偏良性,CT显示均匀一致的低密度病灶,边界清楚,囊内CT值界于脑脊液与脑组织之间;囊壁可见瘤结节,有环形增强。实质性肿瘤CT平扫为混合性密度,有明显增强效应,边缘不规则。无论是囊性还是实质性肿瘤,均伴有不同程度的脑水肿,增强后更明显。绝大多数肿瘤占位征明显,其严重程度与肿瘤大小、水肿范围和肿瘤部位有关。常见的占位征象有四脑室受压、变形、闭塞,并可继发脑积水;肿瘤较大时可见脑干移位、两侧桥小脑角池和环池不对称。

(四)继续检查项目

1. 神经电生理检查 脑电图对以癫痫为首发症状者有一定帮助,主要表现为局灶性低幅慢波,部分表现为广泛的中度或重度异常。视觉诱发电位(VEP)对视神经胶质瘤、颞枕叶肿瘤有帮助,脑干听觉诱发电位(BAEP)则有助于脑干、小脑等部位肿瘤的诊断。

2. MRI扫描 经常采用。星形细胞瘤的MRI的特点与CT相似,与其级别有关。Ⅰ~Ⅱ级T_1加权像上呈略低信号,T_2加权像呈明显高信号,信号强度均匀一致;肿瘤边界清楚,周围脑水肿轻微,注射Gd-DTPA后可见轻微增强或无强化(图9-1)。Ⅲ~Ⅳ级星形细胞瘤边缘不规则,周围脑水肿明显,肿瘤信号强弱不一,增强效应明显,瘤内可见坏死、囊变、出血和肿瘤血管。

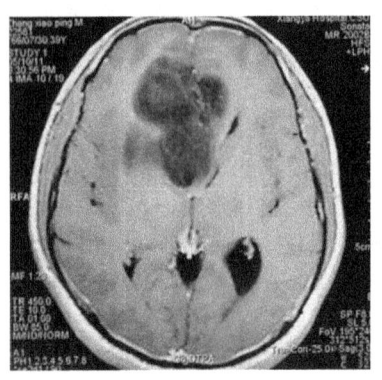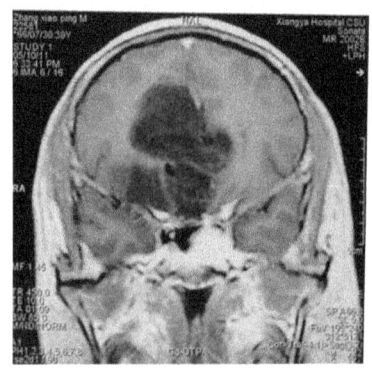

图9-1 额叶星形细胞瘤Ⅰ~Ⅱ级 MRI
肿瘤边界欠清,增强后肿瘤强化不明显

小脑星形细胞瘤MRI边界相对清楚,T_1加权像上呈低信号,T_2加权像上呈高信号,其信号强度高于脑脊液和一般实质性肿瘤。

脑干星形细胞瘤MRI明显优于CT,矢状位上MRI清楚显示脑干不规则增粗及异常信号,注射Gd-DTPA后明显强化。

【病情分析】

(一) 诊断

临床表现：星形细胞瘤的主要临床特征是：起病缓慢，病程可达数月或数年；症状取决于病变部位、肿瘤的病理性质和生物学特性。肿瘤邻近皮质、生长慢者可出现癫痫发作，颞叶的肿瘤可以出现精神运动性发作。额叶被肿瘤广泛侵犯或累及胼胝体及双侧额叶，常出现精神症状。颅内压增高症状逐渐出现，如恶性程度较高，或合并肿瘤内出血，则呕吐、视力下降等颅内压增高症状迅速加重。神经系统局灶性症状依肿瘤部位不同而出现相应的局灶症状。

根据患者进行性头痛等颅内压增高症状、癫痫发作病史、偏瘫、失语及具有定位意义的症状和阳性体征，应考虑颅内占位性病变。通过 CT 及 MRI 检查，一般可明确诊断。

(二) 鉴别诊断

1. 脑脓肿　①大多数病人有感染病灶史，如慢性中耳炎、肺脓肿、败血症、颅骨骨髓炎、头部感染等史。小儿常有先天性心脏病史。②起病急，常出现急性颅内感染史，起病时常有发热，并有明显脑膜刺激征；周围血象有白细胞增多，CSF 内有炎性细胞。③经抗感染治疗后，炎症有所控制，症状、体征有好转。④CT、MRI 呈典型的环状增强，病灶周围水肿产生，占位效应明显，均有助于鉴别诊断。

2. 脑膜瘤　易与脑表面的星形细胞瘤相混淆，但脑膜瘤边界清楚，CT 平扫为稍高密度肿瘤，MR 检查注射 Gd-DTPA 后呈均匀一致性增强，与硬脑膜及颅内人静脉窦关系密切，常出现"鼠尾征"且常伴有颅骨增生性改变。

3. 脑寄生虫病　临床常见的有脑囊虫病、包虫病、血吸虫病、肺吸虫病等均可引起颅内压增高症状和病灶定位症状，类似颅内肿瘤，但其特点：①多有明显寄生虫接触史及疫区生活史。②病程较长，癫痫为其主要症状。③血化验嗜酸性细胞增多，皮内试验及血和脑脊液补体结合试验等寄生虫免疫学化验多呈阳性。④CT 及 MRI 在颅内尤其是在大脑中动脉分布区的额、顶和颞叶可见多个病灶。

【治疗计划】

(一)治疗原则

以手术为主,难以达到根治性切除,术后给予放、化疗等综合治疗。

(二)治疗方案

1. 术前准备要点

(1)术前颅内压增高症状明显者,应采取有力的措施降低颅内压,预防脑危象发生。必要时可行脑室外引流或肿瘤囊腔外引流,以便争取时间进行其他必要的手术前准备。

(2)纠正水、电解质的紊乱,改善全身一般状况;使用皮质激素和脱水药物减轻肿瘤周围脑水肿。

(3)有癫痫发作的患者,术前应有效地控制癫痫发作。

2. 手术治疗　手术切除范围要适度,以不产生偏瘫、失语、昏迷而又能最大限度地切除肿瘤为目的。对于额叶及颞叶前部的星形细胞瘤可将肿瘤连同脑叶一并切除;对于小脑囊性肿瘤,如有一巨大囊腔和偏于一侧的瘤结节,只需将瘤结节切除,囊壁不必切除。

3. 立体定向放射外科治疗　采用 γ-刀或 X-刀,对肿瘤体积较小、位于中线和深部的肿瘤或术后残留者有较好的疗效。

4. 术后处理

(1)一般处理:预防感染,加强营养,维持水、电解质平衡,防治脑水肿等。

(2)抗癫痫治疗:苯巴比妥钠 0.1 g,肌注,每 8 小时一次。一般 3 天。

(3)术后二日内复查 CT 或 MRI,了解肿瘤切除程度、脑水肿及颅内出血情况,如有颅内血肿,严重者需行开颅手术清除血肿;有严重的脑水肿且颅内压增高明显者则需行去骨瓣减压术。

(4)放射治疗:对手术未能全切患者,术后应行放射治疗,有助于延长生存期。

(5)化学治疗:通常于手术后辅以化学疗法,局部或超选择性颅内动脉内治疗,可减轻化疗后的副作用。化疗药物中效果最显著的为亚硝脲类。(详见本章第一节)

【住院小结】

(一)疗效及预后评估

星形细胞瘤Ⅰ~Ⅱ级经手术和(或)放疗后,预后尚佳。肿瘤的病理类型、手术切除程度、发病年龄、病程及临床表现均可反应患者的预后。肥胖细胞型星形细胞瘤患者预后较差,而病程长、年龄轻、肿瘤位于小脑,以癫痫为主要表现及肿瘤全切者,预后较好。肿瘤复发预后不佳,约半数肿瘤复发后恶性程度增加,近1/3肿瘤复发后可演变为胶质母细胞瘤。

(二)出院医嘱

(1)术前及术后有癫痫发作者,应抗癫痫治疗3~6个月,如仍有发作,则按继发性癫痫处理。术前、术后无癫痫发作者,出院时可不予抗癫痫治疗。

(2)术后有神经功能障碍者,需加强功能锻炼。定期复查CT或MRI。

(3)复发性肿瘤可依患者全身情况及肿瘤良恶性程度,适当选择再次手术,或放疗与化疗,以控制肿瘤发展。

二、胶质母细胞瘤

【概述】

胶质母细胞瘤(glioblastoma)又称多形性胶质母细胞瘤,发生率较高,约占胶质瘤的25%,仅次于星形细胞瘤而居第二位。好发年龄为35~55岁(占85%)。

胶质母细胞瘤按Kernoham法分类,属于胶质细胞瘤Ⅲ~Ⅳ级,是最恶性的一种,预后也最差。肿瘤呈浸润性生长,生长迅速。组织亚型可分为血管坏死型、多细胞型、巨细胞型。胶质母细胞瘤起源于白质,好发于大脑半球,常侵犯几个脑叶,形状多不规则,切面上有酱红色区、灰黄色的坏死区、暗红色的出血区。肿瘤组织柔软,血运丰富。胶质母细胞瘤的形态特点:瘤内血管改变主要影响微小血管,血管增多扭曲,内膜显著增生突入管腔。这种病态血管易于形成血栓,阻塞血管,造成肿瘤的部分坏死。生长特性:①胶质母细胞瘤有沿白质中的神经束生长到远处的倾向,如沿额顶束自额叶生长到同侧的顶叶,沿胼胝体生长到对侧大脑半球,沿钩束自额叶生长到颞叶等。②肿瘤侵入脑室后,可经脑脊液转移种植于远处脑室壁和蛛网膜下腔。③多中心性生长,有5%～20%的多形性胶质母细胞瘤由几个独立的瘤中心组成,有些在肿瘤邻近有卫星灶形成。

【入院评估】

(一)病史询问及体格检查要点

(1)病程短,发展快。头痛、呕吐、视力减退及视乳头水肿等颅内压增高症状较早出现,这是因为肿瘤迅速增殖引起严重脑水肿所致。

(2)成人的大脑半球胶质母细胞瘤症状依肿瘤部位不同而异,儿童脑干的多形性胶质母细胞瘤早期症状为颅神经麻痹和长束症状。约25%的病人可表现为局限性或全身性癫痫发作。

(二)辅助检查

MRI 和 CT　MRI 与 CT 一样可显示病变的广泛性及病灶的囊变和坏死;多形性胶质母细胞瘤在 MRI 与 CT 上表现为病灶边缘不规则,占位征象明显;注射 Gd-DTPA 后显示广泛的病灶中有少许不规则的高强度信号增强影(图9-2)。

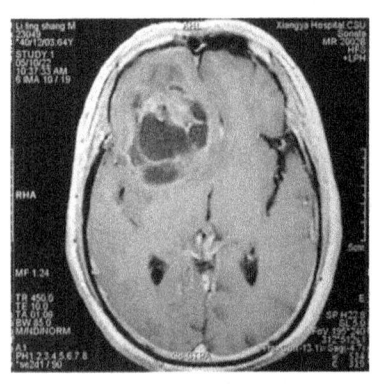
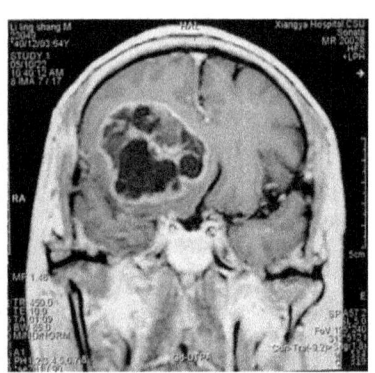

图9-2　右额叶多形性胶质母细胞瘤

肿瘤明显囊变,实质部分不均匀强化,占位效应明显

【病情分析】

(一)诊断

胶质母细胞瘤生长速度快、病程短,约半数患者病程在3~6个月,病程超过一年者仅10%。根据快速发展的进行性头痛等颅内压增高症状,癫痫发作病史,偏瘫、失语及具有定位意义的症状和阳性体征,结合CT及MRI检查,需考虑此诊断。

(二)鉴别诊断

1. 脑脓肿 ①大多数病人有感染病灶史,如慢性中耳炎、肺脓肿、败血症、颅骨骨髓炎、头皮感染等史。小儿常有先天性心脏病史。②起病急,常出现急性颅内感染史,起病时常有发热,并有明显脑膜刺激征;周围血象有白细胞增多,CSF内有炎性细胞。③经抗感染治疗后,炎症有所控制,症状、体征有好转。④CT、MRI呈典型的环状增强,病灶周围水肿明显,占位效应明显,均有助于鉴别诊断。

2. 脑转移瘤 大部分患者年龄>40岁,有系统肿瘤病史。大部分脑转移瘤为多发病灶,单个病灶少见,病灶多位于灰白质交界处。CT及MRI检查可见病灶周围水肿明显。若系统肿瘤患者发现脑多发病灶,则脑转移瘤诊断多能成立。

【治疗计划】

(一)治疗原则

胶质母细胞瘤以手术、放疗、化疗及其他综合治疗为主。

(二)治疗方案

1. 手术治疗 与星形细胞瘤相似。肿瘤恶性程度高,呈浸润性生长,很难获得全切。

2. 术后处理

(1)一般处理:预防感染,加强营养,维持水、电解质平衡,防治脑水肿等。

(2)抗癫痫治疗:苯巴比妥钠 0.1 g,肌注,每8小时一次(参看 P403 星形细胞瘤)。

(3)术后3日内复查CT或MRI,了解肿瘤切除程度、脑水肿及颅内出血情况,如有颅内血肿,严重者需行开颅手术清除血肿;有严重的脑水肿且颅内压增高明显者则需加大激素、脱水剂、利尿剂用量,必要时行去骨瓣减压术。

(4)放射治疗:术后应常规辅以放射治疗,有助于延长生存期。

(5)化学治疗:通常于手术后辅以化学疗法,局部或超选择性颅内动脉内治疗,可减轻化疗后的副作用。复发性肿瘤可依患者全身情况,慎重选择再次手术、放疗与化疗,以控制肿瘤发展。化疗药物中效果最显著的为亚硝脲类。(详见本章第一节)

【住院小结】

(一)疗效及预后评估

胶质母细胞瘤患者预后差,95%未经治疗的患者生存期不超过3个月。胶质母细胞瘤患者经肿瘤肉眼全切、放疗、化疗等综合治疗后,生存时间平均为1年,2年生存率不足10%。

(二)出院医嘱

(1)术前及术后有癫痫发作者,应抗癫痫治疗。

(2)出院后每3个月复查一次MRI,肿瘤复发后如一般情况允许可再次手术。

三、少突胶质细胞瘤

【概述】

少突胶质细胞瘤(oligodendroglioma)是一种少见的胶质瘤,占胶质细胞瘤的6%~8%。多见于成人30~50岁。肿瘤大多数发生于大脑半球,好发于额叶白质,其次是顶叶、颞极等处。肿瘤常与星形细胞瘤共存,称混合性胶质细胞瘤。

少突胶质细胞瘤,由少突胶质细胞形成,90%位于幕上,其中半数位于额叶。肿瘤大多为实质性,在白质内生长,与正常脑组织有分界,但大多无包膜,质地柔软,切面呈灰红色,70%可见肿瘤钙化,钙盐多沉积在肿瘤的周边部分,比较均匀,这是少突胶质细胞瘤的形态特点之一,对定位定性诊断有一定的价值。肿瘤周围水肿轻,瘤内可发生出血性坏死。镜下见细胞极丰富,形态、大小相似,排列均匀一致;胞核圆,染色深,胞浆少而透亮,细胞呈条索状或片状排列。有的瘤细胞分化不良,可发生核分裂破坏,称间变性少突胶质细胞瘤,或少突胶质母细胞瘤。

【入院评估】

(一)病史询问及体格检查要点

(1)肿瘤生长缓慢,病程长,从出现症状到颅内压增高一般为3~5年。

(2)患者常以长时间的局灶性癫痫为首发症状,而其他症状及体征与星形细胞瘤一样,并无特殊。

(二)辅助检查

1. 颅骨平片 可显示肿瘤钙化斑,呈条状或点、片状,肿瘤钙化率高达70%。

2. CT 少突胶质细胞瘤CT多表现为等或稍低密度病灶,边缘不清楚,周围水肿甚轻或无脑水肿,轻度不均一强化或无增强效应,表浅的肿瘤可有局部颅骨受侵蚀变薄征象。特征性表现为病灶内出现明显钙化,其发生率为90%以上,这是重要的定性诊断依据。恶性少突胶质细胞瘤内钙化不明显,常表现为稍低密度病灶伴少量钙化或不伴钙化,病灶多呈明显强化,瘤周水肿严重,占位征象明显。

3. MRI 瘤体边界十分清楚,脑水肿不明显,注射Gd-DTPA明显增强。MRI不能可靠地显示钙化灶,小的斑点状钙化灶不能显示,大的钙化灶在T_2加权像呈圆点状黑影。

【病情分析】

(一)诊断

(1)常见症状和体征与星形细胞瘤基本相同,但颅内压增高出现较晚。

(2)结合典型的影像学如出现病灶周边钙化等改变,诊断并不困难。

(二)鉴别诊断

典型的少突胶质细胞瘤诊断不难,但需与颅内易出现钙化的病灶相鉴别。

1. 星形细胞瘤 亦常出现肿瘤内钙化,但钙化多为斑点状,远不如少突胶质细胞瘤的钙化明显,且易出现肿瘤内囊变和环形增强,这与少突胶质细胞瘤不同。

2. 脑膜瘤 易与脑表面少突胶质细胞瘤相混淆,但脑膜瘤钙化多呈斑点状均匀散布,肿瘤边界清楚,CT平扫为稍高密度肿瘤,MRI检查注射Gd-DTPA后呈均匀一致性增强,与硬脑膜及颅内大静脉窦关系密切,且常伴有颅骨增生性改变。

3. 脑动静脉畸形 也常出现条状明显钙化,与少突胶质细胞瘤相似,但前者无占位征象,增强扫描可见血管增强影,脑血管造影可资鉴别。

【治疗计划】

1. 手术治疗 手术切除方式与星形细胞瘤相似,应尽可能全切肿瘤。
2. 术后处理

(1)一般处理:预防感染,加强营养支持,维持水、电解质平衡,防治脑水肿等。

(2)抗癫痫治疗:苯巴比妥钠0.1 g,肌注,每8小时一次。

(3)术后2日内复查CT或MRI,了解肿瘤切除程度、脑水肿及颅内出血情况,如有颅内血肿,严重者需行开颅手术清除血肿;有严重的脑水肿且颅内压增高明显者则需行去骨瓣减压术。

(4)放射治疗:术后应常规辅以放射治疗,有助于延长生存期。

(5)化学治疗:通常于手术后辅以化学疗法,局部或超选择性颅内动脉内治疗,可减轻化疗后的副作用。化疗药物中效果最显著的为亚硝脲类。(详见本章第一节)

【住院小结】

(一)疗效及预后评估

少突胶质细胞瘤患者预后较星形细胞瘤患者佳,手术全切即使未行放疗、化疗亦可获得长期生存可能。对于肿瘤全切并行术后放疗的患者,5年生存率可达85%,10年生存率为55%,平均生存期8年。

手术并不能有效控制癫痫,术后仍有80%患者有癫痫发作。少突胶质细胞瘤术后复发可发生恶性变,复发肿瘤的预后较差。

(二)出院医嘱

(1)定期复查CT或MRI。

(2)术前及术后有癫痫发作者,应抗癫痫正规治疗,如仍有发作,则按继发性癫痫处理。

(3)复发性肿瘤可依患者全身情况及肿瘤良恶性程度,适当选择再次手术,或放疗与化疗,以控制肿瘤发展。

四、髓母细胞瘤

【概述】

髓母细胞瘤(medullo blastoma)是儿童最常见的原发性肿瘤,多见于5~15岁,第二次发病高峰年龄为20~25岁。约占全部颅内肿瘤的1.8%,占儿童颅内肿瘤的10%。

髓母细胞瘤起源于小脑蚓部或后髓帆的原始胚细胞残余,大多数起源于下蚓部的绒球小结区。肿瘤界限比较清楚,富于血管和细胞而呈紫红色或灰红色,质地较脆,实质性肿瘤,呈浸润性生长,一般无出血坏死或囊肿形成。肿瘤恶性程度高,生长快,常侵入脑膜并在蛛网膜下腔播散,质软碎造成瘤细胞脱落,又因肿瘤处于脑脊液循环主要部位,故易造成脑脊液播散。镜下见瘤细胞很丰富,细胞核多而胞浆较少,细胞大小不一,分布也不均匀,无一定的方向。典型者可表现为所谓的纤维心菊形团。瘤体使第四脑室向前上移位,常伴有不同程度的脑积水。

【入院评估】

(一)病史询问要点

(1)有无头痛、恶心、呕吐等颅内压增高症状,及病情的发展速度。

(2)有无行走站立不稳、视力下降、复视、斜视等症状。

(二)体格检查要点

(1)有无视乳头水肿、眼球震颤、眼球活动障碍。

(2)有无肌张力、肌力改变,有无共济失调、平衡障碍、闭目难立、走一字步不稳等小脑征。

(3)有无锥体束征等其他神经系统体征。

(三)辅助检查

1. CT扫描 小脑蚓部可见一边界相对较清楚的略高密度灶,密度常较均匀,少数呈等密度,周围脑水肿轻。肿瘤常突入、压迫或闭塞第四脑室,引起阻塞性脑积水。有时肿瘤可通过正中孔长入小脑延髓池,或通过侧孔长入小脑桥脑角池。增强后肿瘤呈明显均匀性强化,CT 值多数上升 10～20 Hu,少数为片状不均匀增强。

2. MRI 扫描　呈长 T_1 长 T_2,T_1 加权图像上肿瘤呈低信号区,T_2 相上为等或高信号区。T_2 相上呈等信号,可能与肿瘤细胞中细胞核所占比例大、细胞核含水比细胞浆少有关。MRI 还可以显示髓母细胞瘤转移情况(图 9-3)。

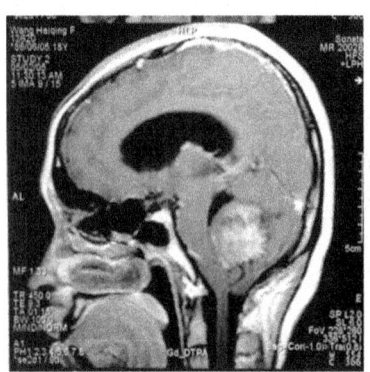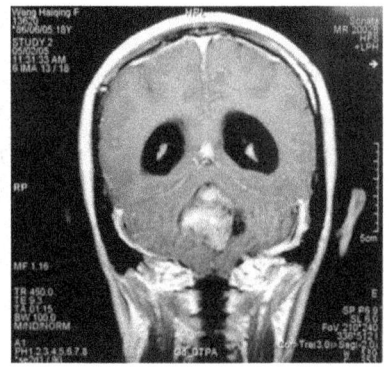

图 9-3　髓母细胞瘤

小脑蚓部肿瘤边界较清楚,呈结节状强化,第四脑室及脑干受压,幕上脑积水

【病情分析】

(一)诊断

临床表现:髓母细胞瘤高度恶性,生长快,病程短,平均病程 4 个月左右。主要症状有颅内压增高和小脑症状。肿瘤易阻塞第四脑室产生脑积水及颅内压增高症状,如头痛、恶心、呕吐、视乳头水肿,晚期可出现强直性发作及慢性枕骨大孔疝。恶心、呕吐多较严重,这可由两方面原因引起:其一是肿瘤所致的脑脊液循环通路梗阻,引起颅内压增高;其次是肿瘤突入第四脑室,刺激第四脑室底部的迷走神经核;或慢性枕骨大孔疝,压迫和刺激了颈神经引起的一种保护性反射。

肿瘤主要破坏小脑蚓部,损害小脑、小脑蚓部与前庭脊髓之间的联系,表现为躯干性共济失调,身体平衡障碍,行走不稳,步履蹒跚,行走时双足间距加大;闭目站立试验(Romberg氏征)向前倾倒为上蚓部受损所致,向后倾倒则为下蚓部受损的表现。

学龄期儿童,出现头痛、恶心、呕吐等颅内压增高症状,并有行走不稳、眼球震颤、强迫头位,应想到髓母细胞瘤可能。如CT、MRI发现后颅窝中线部位、第四脑室后份的略高密度影或异常信号影,多数呈均匀性强化,则多为髓母细胞瘤。

(二)鉴别诊断

髓母细胞瘤须与以下疾病相鉴别

1. 第四脑室室管膜瘤　①第四脑室室管膜瘤病程相对较长,生长于四脑室底部者迷走神经核刺激症状明显,而小脑体征轻或无。②室管膜瘤常发生于第四脑室底部,因此常将第四脑室压向后部成横线影;而发生于小脑中线的髓母细胞瘤常起源于小脑下蚓部的绒球小结区,故将第四脑室压向前部,矢状位上MRI可良好地显示这一特点。③髓母细胞瘤T_2相信号较室管膜瘤高,T_1相及T_2相的信号都较室管膜瘤均匀。④髓母细胞瘤周围有一圈很典型的水肿区。

2. 小脑星形细胞瘤　多发生于小脑半球,病程相对较长,小脑症状主要表现为运动性共济失调,肢体共济运动失调,精细动作不能,有时出现构音障碍。

【治疗计划】

1. 术前准备要点

(1)术前颅内压增高症状明显者,应采取有力的措施降低颅内压,预防脑危象发生。必要时可行脑室外引流,以便争取时间进行其他必要的手术前准备。外引流时间一般为3～5 d。

(2)纠正水、电解质的紊乱,改善全身一般状况;使用皮质激素和脱水药物,减轻肿瘤周围脑水肿。

2. 手术治疗　术中尽量切除肿瘤,并注意打通导水管,疏通脑脊液循环通路,否则须行脑脊液分流术。

3. 术后处理

(1)一般处理:预防感染,加强营养支持,维持水、电解质平衡,防治脑水肿等。

(2)抗癫痫治疗:苯巴比妥钠 0.1 g,肌注,每 8 小时一次。

(3)术后 2 日内复查 CT 或 MRI,了解肿瘤切除程度、脑水肿及颅内出血情况,如有颅内血肿,严重者需行开颅手术清除血肿。

(4)放射治疗:肿瘤对放疗敏感,术后应常规辅以放疗,有利于延长术后生存期。放疗一般应于术后 4 周内进行。

(5)化学治疗:疗效不确定。(详见本章第一节)

【住院小结】

(一)疗效及预后评估

髓母细胞瘤预后欠佳。患者的发病年龄、肿瘤的侵犯程度、肿瘤切除程度及术后辅助治疗措施与患者的预后有关。年龄越小,预后越差。儿童患者的 5 年生存率明显低于成年患者,分别为 34% 与 79%,而 10 年生存率则较为接近,为 25%~28%。

髓母细胞瘤的复发多见于术后第 2~4 年。对于复发髓母细胞瘤手术及放疗效果均不及首发肿瘤。复发后患者术后生存期一般不超过 2 年。

(二)出院医嘱

(1)定期复查 CT 或 MRI,了解脑积水改善及肿瘤复发情况。

(2)复发性肿瘤可依患者全身情况及肿瘤对周围结构侵犯程度,适当选择再次手术,或放疗与化疗,以控制肿瘤发展。

五、脉络丛乳头状瘤

【概述】

脉络丛乳头状瘤(choroid plexus papilloma)起源于脉络膜上皮细胞,占胶质瘤的 2.2%,约占颅内肿瘤的 0.5%。男性发生率高,以 20~40 岁年龄最多见。肿瘤常发生于第四脑室和侧脑室三角部,第三脑室次之,少数见于桥延池或大脑表面。

肿瘤为球形,灰白色或紫红色实质性肿瘤,与周围脑组织之间有明显的分界,表面高低不平,呈颗粒或结节状,形如菜花,瘤内可有钙化。质地坚实而脆,易碎及出血,可有钙化。瘤体与脉络丛相连或黏附于脑室壁。镜下瘤细胞呈乳头状结构,由单层或复层柱状脉络丛上皮细胞构成,细胞内含有黏液,没有纤毛体。其内为血管及纤维结缔组织。少数瘤细胞分化程度低、胞核大、染色深,有核分裂现象,肿瘤呈浸润生长,称脉络丛乳头状癌。

【入院评估】

(一)病史询问及体格检查要点

1. 颅内压增高症状较早出现,系瘤细胞分泌脑脊液增多并产生脑脊液循环通路梗阻所致。

2. 脑局灶性症状　肿瘤位于侧脑室内,一般局灶症状不明显,当体积较大时,因压迫内囊区可有偏瘫及视野缺损。位于第四脑者多有小脑和脑干症状,或出现强迫头位。

(二)辅助检查

1. CT扫描　脉络丛乳头状瘤 CT 示脑室内等密度病灶,边界较清楚,多呈分叶状,病灶内有时可见点片状钙化;肿瘤较大时可发生大小不等的低密度囊变坏死区。注射碘造影剂后,除囊变坏死区外,多数肿瘤发生较均匀的明显强化,边缘在增强后常甚清晰。肿瘤位于脑室内,形成脑室内充盈缺损。

2. MRI 表现为第四脑室区或侧脑室三角部有一圆形或类圆形长 T_1 及长 T_2 异常信号影,信号欠均匀,与周围脑组织边界较清楚,周围脑组织无水肿,注射 Gd-DTPA 后明显增强,可伴有明显的脑积水。

【病情分析】

(一)诊断

脉络丛乳头状瘤主要表现为颅内压增高症状。儿童患者常有头围增大,半数以上患者有视乳头水肿。结合影像学检查,应考虑脉络丛乳头状瘤的诊断。

(二)鉴别诊断

脉络丛乳头状瘤需与脑室内的肿瘤相鉴别:

1. 侧脑室脑膜瘤　好发于成年女性,肿瘤多呈圆形或椭圆形,不伴有交通性脑积水或阻塞远端的脑积水。

2. 室管膜瘤　位于侧脑室者常发生囊变,位于第四脑室者钙化明显。

【治疗计划】

1. 术前准备要点

(1)术前颅内压增高症状明显者,应采取有力的措施降低颅内压,预防脑危象发生。必要时可行脑室外引流,以便争取时间进行其他必要的手术前准备。

(2)纠正水、电解质的紊乱,改善全身一般状况;使用皮质激素和脱水药物减轻肿瘤周围脑水肿。

2. 手术切除 全切肿瘤是治愈脉络丛乳头状瘤的惟一疗法,开颅前可行脑脊液外引流,以降低颅内压和减少对脑组织的牵拉。术中细心剥离肿瘤,找出与脉络丛相连的血管蒂部电凝切断,肿瘤常可完整摘除。对未能全切肿瘤、脑积水不能解除者,应行脑脊液分流术。

3. 术后处理

(1)一般处理:预防感染,加强营养支持,维持水、电解质平衡,防治脑水肿等。

(2)抗癫痫治疗:苯巴比妥钠 0.1 g,肌注,每 8 小时一次。

(3)术后 2 日内复查 CT 或 MRI,了解肿瘤切除程度、脑水肿及颅内出血情况,如有颅内血肿,严重者需行开颅手术清除血肿;有严重的脑水肿且颅内压增高明显者则需行去骨瓣减压术。

(4)放射治疗:术后应常规辅以放射治疗,有助于延长生存期。

(5)化学治疗:通常于手术后辅以化学疗法,局部或超选择性颅内动脉内治疗,可减轻化疗后的副作用。化疗药物中效果最显著的为亚硝脲类。(详见本章第一节)

【住院小结】

(一)疗效及预后评估

肿瘤全切者可治愈,手术死亡率不到 1%。手术最常见并发症为脑室穿透引起的硬膜下积液。

(二)出院医嘱

(1)定期复查 CT 或 MRI,了解脑积水是否改善及肿瘤复发情况。

(2)复发性肿瘤可依患者全身情况及肿瘤对周围结构侵犯程度,适当选择再次手术,或放疗与化疗,以控制肿瘤发展。

六、室管膜瘤

【概述】

室管膜瘤(ependymoma)占胶质细胞瘤的19%,好发于5~10岁和20~30岁,前者多见于幕下,后者多见于幕上。

肿瘤由脑室室管膜上皮长出。瘤体多位于脑室内,也可长入白质中,突入脑室腔者质地柔软,表面呈颗粒状,长入脑白质内者边界清晰,质地均匀,呈灰白结节状。大脑半球内者体积巨大,可有大囊腔,第四脑室内者,除引起阻塞性脑积水外,还可经正中孔长入小脑延髓池,质地较硬,常有钙化。

镜下,室管膜瘤结构变化很大,大多数肿瘤可见瘤细胞在血管周围呈放射状排列成假菊花样,有些则由密集成堆的多角细胞组成,细胞边界清楚,有纤毛体。

【入院评估】

(一)病史询问及体格检查要点

1. 颅内压增高征 第四脑室室管膜瘤出现颅内压增高症状较早,可能出现 Bruns 征,即当头位改变时,肿瘤压迫或刺激四脑室底,尤其是迷走神经及前庭神经核时,突然出现严重的头痛、头晕、呕吐、视物成双、眼球震颤,甚至意识丧失。

2. 侧脑室肿瘤侵及邻近脑组织时,可产生相应症状,如三偏征、肢体的运动、感觉障碍和同向偏盲。第三脑室室管膜瘤多有视神经压迫和丘脑下部症状。肿瘤累及小脑与脑干者,则有平衡失调、眼球震颤及多组颅神经障碍。

(二)辅助检查

1. CT CT 平扫肿瘤为等或略高密度病灶,其内可有低密度的坏死或囊肿和斑点状钙化;增强后肿瘤实质呈非均匀增强,或环形强化,肿瘤形态不规则,边界清楚。脑室内肿瘤无脑水肿,如肿瘤位于脑实质内则常伴有脑水肿。

2. MRI 肿瘤的实质部分在 T_1 加权图像为低或等信号区,T_2 加权像为高信号区;注射 Gd-DTPA 后,常出现增强。肿瘤的囊性部分在 T_1 加权图像上信号与脑脊液相似，T_2加权图像上为等或高信号，囊性肿瘤边界较清楚，多不伴周围脑组织水肿(图9-4)。

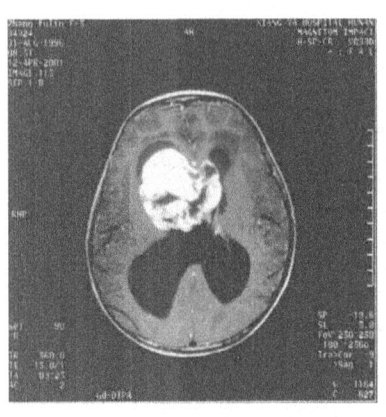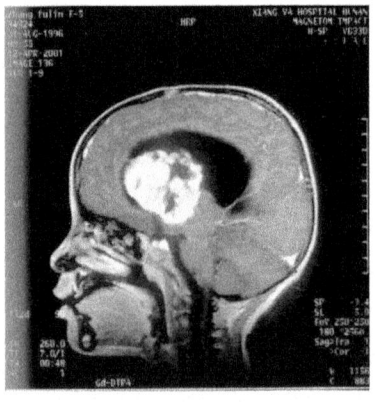

图 9-4　室管膜瘤(MRI)

右侧侧脑室室管膜瘤，长入对侧脑室，肿瘤强化明显，堵塞室间孔致双侧脑室扩大

【病情分析】

(一)诊断

根据颅内压增高症状，相应局灶神经体征及影像学检查结果，对脑室内占位病变应考虑室管膜瘤诊断的可能。

(二)鉴别诊断

室管膜瘤需与脑室内的肿瘤相鉴别：

1. 侧脑室脑膜瘤　好发于成年女性，肿瘤多呈圆形或椭圆形，不伴有交通性脑积水或阻塞远端的脑积水。

2. 脉络丛乳头状瘤　好发于男性，易引起脑积水而较早产生颅内压增高症状。

【治疗计划】

1. 术前准备要点

(1)术前颅内压增高症状明显者，应采取有力的措施降低颅内压，预防脑危象发生。必要时可行脑室外引流,以便争取时间进行其他必要的手术前准备。

(2)纠正水、电解质的紊乱,改善全身一般状况;使用皮质激素和脱水药物减轻肿瘤周围脑水肿。

2. 手术治疗 依肿瘤部位选择不同的尽量接近肿瘤而又能避开功能区的手术入路。应尽量将肿瘤全切除。

3. 脑脊液分流手术 对肿瘤部分或次全切除者,应行脑脊液分流术,以建立新的脑脊液循环通路。术后辅以放疗及化疗。

4. 立体定向放射外科治疗 对体积不大,最大直径在 3 cm 以内者,或手术后残留的肿瘤应选 γ-刀或 X-刀治疗,可获得较彻底的治疗效果。

5. 术后处理

(1)一般处理:预防感染,加强营养支持,维持水、电解质平衡,防治脑水肿等。

(2)抗癫痫治疗:苯巴比妥钠 0.1 g,肌注,每 8 小时一次。

(3)术后 2 日内复查 CT 或 MRI,了解肿瘤切除程度、脑水肿及颅内出血情况,如有颅内血肿,严重者需行开颅手术清除血肿;有严重的脑水肿且颅内压增高明显者则需行去骨瓣减压术。

(4)放射治疗:术后应常规辅以放射治疗,有助于延长生存期。

(5)化学治疗:通常于手术后辅以化学疗法,局部或超选择性颅内动脉内治疗,可减轻化疗后的副作用。化疗药物中效果最显著的为亚硝脲类。(详见本章第一节)

【住院小结】

(一)疗效及预后评估

室管膜瘤患者预后与肿瘤切除程度、术后放疗剂量、肿瘤生长部位及患者发病年龄有关。50%~60%的肿瘤全切患者 5 年内未见肿瘤复发,而次全切者仅 21%。肿瘤复发可出现恶性变,预后较差。

(二)出院医嘱

(1)定期复查 CT 或 MRI,了解脑积水是否改善及肿瘤复发情况。

(2)复发性肿瘤可依患者全身情况及肿瘤对周围结构侵犯程度,适当选择再次手术,或放疗与化疗,以控制肿瘤发展。

七、生殖细胞瘤

【概述】

过去称为松果体细胞瘤,占颅内肿瘤的 2.5%,以青少年多见,男多于女。

肿瘤呈灰红色,质软,有包膜,生长缓慢。镜下肿瘤细胞界限清楚,胞浆较丰富,胞核大而圆,核仁大,核分裂多见。少数瘤细胞分化差,可扩散至蛛网下腔。多数肿瘤位于松果体区,亦可位于鞍上,累及第三脑室前部、下丘脑及视交叉等处,过去称为异位松果体瘤。

【入院评估】

(一)病史询问及体格检查要点

1. 颅内压增高症状 由于肿瘤位于中脑导水管开口附近,早期即可引起脑脊液循环梗阻,故颅内压增高常为首发症状,病程早期可出现头痛、呕吐及视乳头水肿等。

2. 脑局灶症状 系肿瘤向周围扩张压迫四叠体、小脑、中脑结构以及下丘脑所引起的功能障碍。

(1)四叠体受压迫症状集中表现在三个方面,即:①上视障碍,合并下视障碍;②瞳孔光反射和调节反射障碍。表现为瞳孔对光反射迟钝或消失,调节辐辏反射障碍及阿罗氏瞳孔(即瞳孔对光反射消失,辐辏调节反射存在);③肿瘤压迫四叠体下丘脑和内侧膝状体可以发生耳鸣、耳聋。

(2)小脑体征:由肿瘤压迫小脑上蚓部或通过中脑的皮质桥脑束受压所致。临床表现为持物不准、步态不稳及水平眼球震颤。

(3)中脑结构受压表现:肿瘤累及脑干基底部皮质脊髓束时可以出现肢体不全麻痹、两侧锥体束征,中脑网状结构受侵犯时还能影响到病人的意识状态。

(4)下丘脑损害表现:如尿崩症、嗜睡等。

3. 脊髓马尾体征 当肿瘤播散至椎管内时可出现脊髓压迫的表现、如马尾神经根痛、肢体的感觉和运动障碍、大小便障碍等。

4. 内分泌障碍 松果体区病变可出现性早熟、骨骼生长异常及肥胖等。由于Ⅲ脑室扩大,其前部压迫垂体及视丘下区,容易出现闭经、尿崩等症状。

(二)辅助检查

1. 脑脊液检查 生殖细胞瘤有沿脑脊液通路远处播散的特性,脑脊液细胞学检查,可寻找到肿瘤细胞。

2. CT CT平扫于第三脑室后份可见高或等密度肿块,边缘清楚,可有斑点状钙化影,有中度强化。第三脑室后份受压移位,第三脑室前部和侧脑室扩张积水。

3. MRI T_1加权图像上呈等或略低信号,T_2加权图像呈等信号或低信号,信号强度均匀或略不均匀。在增强MRI上生殖细胞瘤强化均匀。MRI能发现生殖细胞瘤的远处播散病灶。

4. 肿瘤标记物 血清、脑脊液和肿瘤囊液中β-促绒毛膜性腺激素(β-HCG)含量增高。

【病情分析】

(一)诊断

根据典型的临床表现和影像学检查,结合脑脊液、血清肿瘤标记物检测,可基本作出诊断。

(二)鉴别诊断

1. 畸胎瘤 松果体区畸胎瘤几乎均为男性,血浆和脑脊液肿瘤标记物甲胎蛋白(AFP)和人β-促绒毛膜性腺激素(β-hCG)检测为阴性,CT表现为边界清楚、多房、密度不均肿块,病灶可见囊变,可显示来自三个胚层的结构,如钙化、骨骼、牙齿和脂肪等。

2. 松果体实质细胞瘤 血浆和脑脊液肿瘤标记物甲胎蛋白(AFP)和人β-促绒毛膜性腺激素(β-hCG)检测为阴性,但采用免疫组化方法检测血清、脑脊液褪黑激素和羟基吲哚-氧-甲基转移酶(HIOMT)的含量有助于松果体实质细胞瘤的诊断。松果体细胞瘤T_1加权图像上呈低信号,T_2加权图像呈高信号,强化不均匀。

【治疗计划】

1. 普通放射治疗 生殖细胞瘤对放射治疗特别敏感,可通过放疗治愈。如通过脑脊液找脱落细胞、立体定向脑组织穿刺活检,病理确诊为生殖细胞瘤,放射治疗可作为首先治疗方案。

2. **γ-刀治疗** 由于安全有效,目前越来越多的临床医生提倡 γ-刀治疗。但这种方案没有组织学的证实,使治疗后的病例无法作最后的疗效评定,因此有人主张先作肿瘤切除术或活检,明确病理诊断后再进行治疗。

3. **手术治疗** 目前大多数学者主张直接行开颅肿瘤切除,除非病灶已有远处播散,病人不能耐受手术。如手术能够将肿瘤全切,解除肿瘤的压迫症状,可以达到良好的效果。如不能全切肿瘤,也可在明确病理诊断的同时行脑脊液分流术,术后再行普通放疗或 γ-刀治疗。手术的入路可根据肿瘤的大小和位置关系,选择经枕下小脑幕上入路(Poppen 入路)、幕下小脑上入路(Krause 入路)、经顶枕部经胼胝体入路(Dandy 入路)、经侧脑室三角区入路(Van Wagenen 入路)或额部经侧脑室入路(Egolow 入路)等。以前二种入路常用。

4. **脑脊液分流手术** 肿瘤不能全切时,可行脑室—腹腔(或心房)分流术,并加以放射治疗。

5. **术后处理**

(1)一般处理:预防感染,加强营养支持,维持水、电解质平衡,防治脑水肿等。

(2)抗癫痫治疗:苯巴比妥钠 0.1 g,肌注,每 8 小时一次。

(3)术后 2 日内复查 CT 或 MRI,了解肿瘤切除程度、脑积水缓解程度、脑水肿及颅内出血情况,如有颅内血肿,严重者需行开颅手术清除血肿。

(4)化学治疗:通常于手术后辅以化学疗法,局部或超选择性颅内动脉内治疗,可减轻化疗后的副作用。化疗药物中效果最显著的为亚硝脲类。(详见本章第一节)

【住院小结】

(一)疗效及预后评估

经放射治疗,生殖细胞瘤的 5 年生存率为 $75\% \sim 100\%$,治疗后复发率为 $10\% \sim 17\%$,沿脑脊液或分流通路播散发生率为 $3\% \sim 13\%$。

(二)出院医嘱

(1)定期复查 CT 或 MRI,了解肿瘤复发及脑积水是否改善。

(2)复发性肿瘤可选择放疗与化疗,以控制肿瘤发展。

(刘志雄)

第三节

脑 膜 瘤

【概述】

脑膜瘤(Meningioma)是颅内常见的良性肿瘤之一,其发病率约占全部颅内肿瘤的15%左右,仅次于颅内胶质瘤而居第二位。发病年龄以成人为多见,老年人与儿童少见,女性患者多于男性。该肿瘤好发于颅内蛛网膜绒毛丰富之处,其中幕上占85%~89%,矢状窦旁及大脑镰旁23%~28%,大脑凸面18%~27%,依次为蝶骨嵴、嗅沟、鞍结节,幕下11%~15%,脑室内亦可发生,但较少见。肿瘤一般为单发,多发性约占1%~2%。

病因目前仍不清楚,遗传学上基因的变异在脑膜瘤的形成中可能起重要作用,具有遗传倾向的神经纤维瘤病患者及其子女的脑膜瘤发病率较高。另外有人认为脑膜瘤的发生与某些致瘤病毒的感染、放射治疗及性激素水平的紊乱等因素有关。

脑膜瘤起源于蛛网膜内皮细胞,绝大多数呈膨胀性生长,其肿瘤外形与生长部位有关。大脑或小脑凸面的肿瘤多呈球形或半球形、分叶或结节状,多有包膜,与周围脑组织边界清楚,大脑镰旁或天幕脑膜瘤可向大脑镰两侧或天幕上、下方生长而形成"哑铃"状,扁平型脑膜瘤多数位于颅底,基底较宽。脑膜瘤的血液供应多来源于颈外与颈内动脉(或基底动脉)系统,常为双重供血。

病理学上脑膜瘤常分为:纤维型、内皮型(合体型)、砂粒型(过渡型)、血管型及恶性脑膜瘤等。由于病理类型的不同,肿瘤的颜色和质地也不一样,纤维型与砂粒型脑膜瘤由于纤维成分较多而多呈白色,质地较韧;内皮型肿瘤多呈粉红色,细胞成分多,质较软而脆;血管型脑膜瘤由于血运丰富往往为紫红色,质地亦较软,易出血。显微结构:纤维型脑膜瘤的纤维成分多,由梭形狭长的成纤维细胞构成,细胞间有大量的胶原纤维成分,结构上形成典型的或不典型的旋涡状。内皮型脑膜瘤由蛛网膜上皮构成,胞浆均匀,细胞核结构清晰,有时出现异形性,大小不一,无核分裂相,纤维成分少。砂粒型脑膜瘤就是在纤维型或内皮型脑膜瘤的旋涡状或同心圆结构中发生玻璃样变或钙化,形成砂粒体。血管型脑膜瘤以血管或血窦为基础,这些血管或血窦由极薄的血管内皮细胞构成,和蛛网膜细胞一起形成索状结构。本型肿瘤易液化囊变或发生瘤内出血。脑膜肉瘤为恶性脑膜瘤,呈浸润性生长,组织学上可见大量的细胞核分裂相,甚至失去典型的组织学结构。

【入院评估】

(一)病史询问及体查要点

脑膜瘤生长缓慢,其临床表现取决于肿瘤起源部位、肿瘤的大小及其对邻近脑组织、颅神经以及脑脊液循环通路的影响程度。

1. 颅内压增高症状　头痛、呕吐、视力进行性减退。脑膜瘤导致颅内压增高与下列因素有关:

(1)肿瘤生长本身的占位作用:由于肿瘤生长缓慢,颅内压增高一般发生较晚,在大脑次要功能区或哑区的脑膜瘤,由于神经系统定位征出现迟,往往在肿瘤较大时以颅内压增高为首发症状来就诊。

(2)影响脑脊液的循环通路:生长在脑室系统内、后颅凹、枕骨大孔区、鞍上区的肿瘤容易引起脑脊液循环通路梗阻,产生梗阻性脑积水,从而使颅内压增高症状较早出现。

(3)瘤周水肿:脑膜瘤常可伴发瘤周水肿,一般以血管内皮型脑膜瘤多见。恶性脑膜瘤生长活跃,瘤周水肿更加明显。瘤周水肿的产生还与肿瘤的部位、大小、是否影响颅内静脉系统的回流、肿瘤的分泌状态和性激素受体的情况等因素有关。

(4)肿瘤卒中:血管型脑膜瘤易发生囊性变、液化和瘤内出血,瘤内出血量较大时,可使肿瘤的体积突然增大而出现严重的颅内压增高症状。

2. 癫痫　成年人幕上脑膜瘤的癫痫发生率较高,尤以位于中央沟区域及其附近者更为常见。癫痫常为单纯性部分性发作,常伴有对侧肢体的不全瘫痪。嗅沟脑膜瘤、额叶前份脑膜瘤可出现癫痫大发作。

3. 定位症状与体征　由于肿瘤生长部位的不同，产生与受累部位神经功能有关的临床表现：

(1) 大脑镰旁及矢状窦旁脑膜瘤，因肿瘤生长的位置不同症状差别大：①肿瘤位于前 1/3：可因肿瘤压迫额叶而出现精神障碍，表现为：欣快感、不拘礼节、表情淡漠、性格改变等。②位于中 1/3：早期中央前、后回运动、感觉区受刺激，可能出现 Jackson 癫痫，发作后对侧上、下肢出现暂时性瘫痪，称为一过性瘫痪(Todd 瘫痪)。晚期出现对称性上、下肢瘫痪。③位于后 1/3：一般只引起视野改变，晚期出现颅内压增高症状，同向偏盲等。

(2) 嗅沟及前颅凹底脑膜瘤可出现额叶精神症状，因压迫视路而出现一侧或双侧不对称性视力障碍，一侧或双侧视野缺损，最后导致失明。眼底检查可见双侧视神经乳头原发性萎缩或一侧视神经乳头萎缩，另一侧视乳头水肿或继发性萎缩，后者称之为"Forster-Kennedy 综合征"。

(3) 鞍结节、鞍隔脑膜瘤：出现一侧或双侧视神经及视交叉压迫症状，有垂体功能不足的表现：如多饮、多尿、闭经、阳痿等；压迫丘脑下部，可出现嗜睡等。

(4) 蝶骨嵴内 1/3、岩尖脑膜瘤可向海绵窦内生长而出现海绵窦综合征。

(5) 生长在桥脑小脑角区的肿瘤可使第 V、VI、VII、VIII 对颅神经和后组颅神经受累，压迫小脑与脑干而出现共济失调与锥体束征。

(二) 辅助检查

1. 颅骨平片　脑膜瘤患者由于颅内压增高间接引起的征象有：脑回压迹，蝶鞍扩大，松果体钙化斑移位，少数情况下可见颅缝分离。由肿瘤直接引起的征象有：肿瘤局部的骨质增生与破坏，脑膜的动脉沟变宽与增多，肿瘤钙化(砂粒体型)，局部骨质变薄等。

2. CT 扫描　CT 扫描能对肿瘤的位置、大小和性质做出正确诊断，能够显示 1 cm 大小的肿瘤，表现为颅内局限性圆形或类圆形的均匀一致等密度或稍高密度，边缘清晰，瘤内可有钙化的肿块影。肿瘤生长迅速，血运丰富者，肿瘤周围水肿明显。使用对比剂后病灶均匀一致的增强。脑膜瘤有一宽基底附着于硬脑膜上，增强扫描可显示更清晰。囊性脑膜瘤者，瘤内存在囊变。

3. 核磁共振(MRI)扫描　MRI 影像上大多数脑膜瘤的 T_1 加权像与 T_2

加权像呈等信号,与正常脑灰质相似。少数瘤内信号不均匀,为囊变、坏死、出血、钙化或纤维分隔所致。静脉注射 Gd-DTPA 后可以明显改善 MRI 对脑膜瘤的可辨性。可能发现小的、无症状的、不合并脑水肿的、往往被 CT 或 MRI 平扫时忽视了的脑膜瘤,其强化程度高于 CT 的强化程度,往往均匀一致强化。肿瘤附着的硬脑膜可明显强化,呈"脑膜尾征"改变。由于脑膜瘤在脑实质外生长,向内挤压脑皮质,即形成 CT 和 MRI 影像上的"脑皮质扣压征",是诊断脑膜瘤的明确依据。约 2/3 的脑膜瘤周围可见一低信号的水肿带;在瘤体外可见线状的无信号影,系血管丰富的表现;瘤体内的血管床在 T_1 像上为低信号,T_2 像为高信号;恶性脑膜瘤边界不清,周围有明显水肿,增强 MRI 扫描可区分瘤体与周围脑组织。(图 9-5~图 9-7)

4. 脑血管造影 利用数字减影技术(DSA)的脑血管影像,可以显示肿瘤血液循环不同时相的血管影像,对于了解肿瘤对静脉窦的影响有非常重要的意义。脑血管造影除见颅内肿瘤一般改变外,还可见下列特点:①颈内外动脉系统同时供血。即肿瘤血运不仅有颈内动脉、大脑前动脉、大脑中动脉等供血,还有脑膜中动脉、颞浅动脉、枕动脉等的供血。②瘤周血管包围肿瘤,呈"手抱球"状。③晚期动脉相、毛细血管相或静脉相可见肿瘤染色。④静脉相可了解肿瘤邻近的静脉窦是否闭塞,以决定术中是否可以连同受肿瘤侵犯的静脉窦壁一并切除而不影响静脉回流。

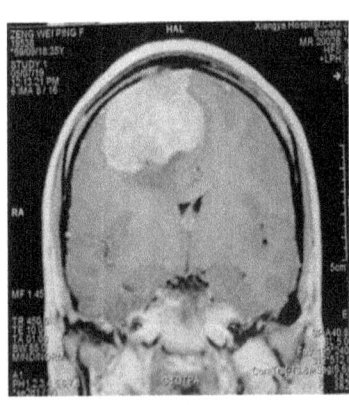 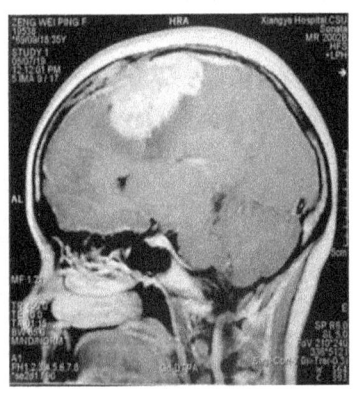

图 9-5 上矢状窦旁脑膜瘤

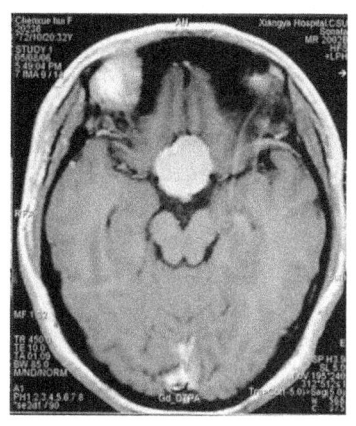 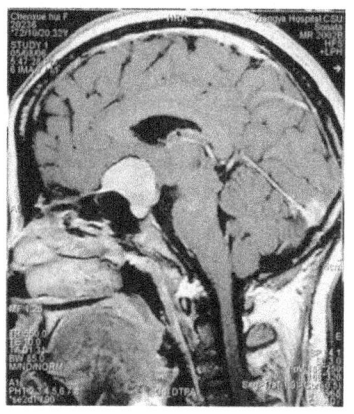

图 9-6 鞍结节脑膜瘤

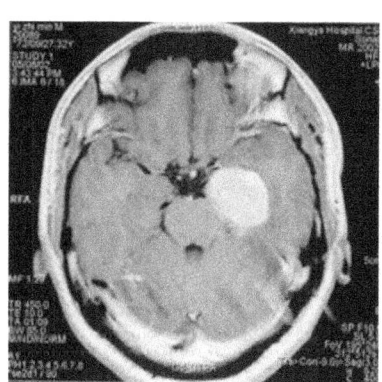 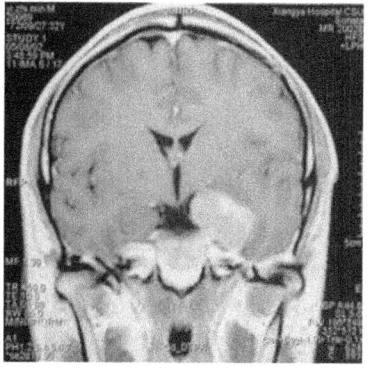

图 9-7 左侧海绵窦区脑膜瘤

【病情分析】

(一)诊断

根据进行性头痛等颅内压增高症状,局灶性及全身性大发作癫痫病史,偏瘫、失语及上述具有定位意义的症状和阳性体征,应考虑颅内占位性病变。通过头颅平片、CT及MRI检查,一般可明确诊断。

(二)鉴别诊断

(1)胶质瘤:生长在大脑凸面、小脑凸面、矢状窦旁、大脑镰旁的脑膜瘤需与相应部位的结节型胶质瘤鉴别;胶质类肿瘤起源于脑内,根据肿瘤的分类和级别不同,影像学上有不同的表现(参见神经胶质类肿瘤章节)。

(2)脑转移瘤:发病年龄较大,病程较短,颅内压增高症状明显,全身情况较差,多数可有原发病灶的病史及症状。CT及MRI扫描多发病灶常见,瘤周水肿面积较大,增强扫描呈均一性、结节性或环状强化。胸片可发现肺部原发灶或转移灶。

(3)鞍区脑膜瘤:应与垂体腺瘤、颅咽管瘤相区别。垂体腺瘤多有相应的内分泌功能改变,视野缺损以双颞侧偏盲多见,影像学上可见蝶鞍扩大或双鞍底,肿瘤向上生长可突入第三脑室,侵袭性垂体腺瘤可向海绵窦或鞍旁生长;颅咽管瘤多起源于垂体结节部,下丘脑功能障碍症状明显,表现为生长发育障碍、性功能障碍、尿崩症等,影像学上肿瘤钙化多见,囊性变多见。

(4)桥小脑角、岩尖斜坡区的脑膜瘤:应分别与听神经瘤、三叉神经鞘瘤、胆脂瘤等相区别。根据各种病变相应的临床表现和典型的影像学改变,做出上述鉴别诊断并不困难(参见有关章节)。

【治疗计划】

(一)治疗原则

脑膜瘤属于脑实质外呈膨胀性生长的肿瘤,大多数属于良性,在治疗上以手术切除为主,原则上应将肿瘤和受累的硬脑膜及颅骨全部切除,以期根治。但如果手术有可能引起严重的神经系统功能障碍甚至危及生命时,则不必强求根治或全切,遗留的部分可再次手术或γ-刀治疗。

(二)手术治疗

1. 术前准备要点

(1)使用皮质激素和脱水药物减轻肿瘤周围脑水肿。

(2)术前行脑血管造影,了解肿瘤与大血管的关系,肿瘤旁静脉窦是否闭塞,以决定术中肿瘤的切除程度。

(3)有癫痫发作的患者,术前应有效地控制癫痫发作。

2. 术中注意事项

(1)手术入路的选择:根据影像学资料显示的肿瘤部位选择合适的入路。深部肿瘤一般根据术者的喜好或熟悉程度选择入路,如鞍区肿瘤可选择经额下入路或经翼点入路;岩斜区肿瘤可选择枕下入路或经颞下入路;浅部肿瘤的切口可根据影像资料较精确地定位,使肿瘤位于骨窗的中心部位,周边包绕肿瘤即可,过大的显露不利于瘤周正常脑组织的保护。

(2)在手术显微镜下操作,能更清晰地辨认肿瘤周围的重要结构,分离肿瘤更精细准确,止血更彻底。

(3)对于体积较大的肿瘤,不能追求整块切除,应先在瘤内行分块切除,或应用超声吸引器(CUSA)在瘤内碎吸,然后在瘤周分离,有利于减少对周围脑组织的牵拉损伤。

(4)对于位于颅底、窦旁、天幕等部位的脑膜瘤,在能到达的情况下,优先处理肿瘤基底部,有利于术中出血的控制。

(5)应仔细辨认和区分供瘤动脉和受肿瘤挤压移位的过路动脉,前者可以电凝结扎,而后者必须分离保留。

(6)切除静脉窦内肿瘤时,在切开静脉窦后应边冲盐水,边切肿瘤,以防大量空气进入窦内,导致空气栓塞。

(7)受肿瘤侵犯的硬膜和骨质应一并去除,以减少复发的机会。影像学显示或术中证实已经闭塞的静脉窦亦可切除,用筋膜或人工硬膜修复缺损的硬膜。受累的颅骨瓣可经过高温灭活后置入或用人工颅骨材料修复。对于不能切除的肿瘤基底硬膜和骨质,可用单极电凝或双极电凝反复烧灼,以达到灭活肿瘤组织的目的。

(8)对于颅底骨质破坏明显,硬脑膜不完整者,应行颅底重建,严密修复硬膜,以防术后发生脑脊液漏。

(9)对于特殊部位如矢状窦后部、蝶骨嵴内侧、海绵窦内及斜坡区的脑膜瘤,全切有一定困难时,不必强求全切,剩余肿瘤可行放射外科治疗。

3. 术后处理

(1)对于术中出血较多的病人,术后应给予足量止血剂。

(2)应用甘露醇和激素脱水降颅压,消除脑水肿。

(3)抗癫痫治疗:术后癫痫发作会增加颅内出血的机会和加重脑水肿,故对于术前有癫痫发作者,术后应立即给予抗癫痫治疗。

(4)有人工颅骨或人工硬膜植入者,应注意抗感染。

【住院小结】

(一)疗效及预后评估

脑膜瘤组织学上属于良性肿瘤,手术全切率较高,疗效确切,其术后复发与否与手术切除程度有关,术后影像学复查未见肿瘤残留者其复发率很低;即使仍有少许肿瘤残留,术后给予γ-刀治疗仍可获得满意的疗效。复发时间长,约5~10年。复发后可再次行手术切除,仍可获得较满意的疗效。

(二)出院医嘱

(1)术后影像学检查可疑有肿瘤残留者,出院3个月后应再次行影像学复查,确有肿瘤残留者可建议行放射外科治疗。

(2)颅底脑膜瘤术后发生脑脊液漏,需抬高头位卧床,一个月内不能自行停止者,应行二期硬脑膜修复手术。

(3)术前及术后有癫痫发作者,应抗癫痫治疗3个月,如仍有发作,则按继发性癫痫处理。

第四节 颅内神经鞘瘤与神经纤维瘤

颅内神经鞘瘤与神经纤维瘤都是起源于神经鞘膜细胞(雪旺氏细胞)的良性肿瘤,占颅内肿瘤的10%左右。最多见的是听神经瘤,其次是三叉神经鞘瘤,其他尚可见于面神经、迷走神经、舌下神经、副神经等,但少见。本节重点介绍听神经瘤和三叉神经鞘瘤。

第九章 颅内肿瘤

一、听神经瘤

【概述】

听神经瘤(acoustic neuroma)是起源于第Ⅷ对颅神经的颅内、脑外肿瘤；约占颅内肿瘤总数的 8%～13%，占桥小脑角肿瘤的 75%～95%；是颅内常见的四大良性肿瘤之一(其他分别为脑膜瘤、垂体腺瘤、颅咽管瘤)。男女发病无明显差异，发病年龄 8～80 岁，平均 40 岁；以 30～50 岁之间最多见。病程一般较长，平均 4 年左右，最长可达 18 年，亦有临床表现症状时间仅 14 天的报道。

听神经瘤在组织学上起源于外胚层，一般由雪旺(Schwann)氏细胞发展而来，大多数肿瘤是从内听道内长出，几乎都是来自内听道内或内耳孔区具有神经鞘膜的前庭神经，来自耳蜗神经者非常罕见。听神经瘤呈膨胀性生长，形态较规则，表面光滑，亦可呈结节状，质地常不均匀；瘤组织一般呈灰红、灰黄、棕褐色，血供有的丰富，有的不丰富；大型肿瘤囊性变很常见，囊液呈草黄色，抽出后很快凝成胶冻状。肿瘤本身一般不包绕其他颅神经，而是将神经挤压、移位而使其拉长变细。手术时通常可以在肿瘤的包膜中找到被压扁的神经和被拉长的血管而加以保留。大型肿瘤向脑干腹侧生长，使脑干向对侧移位；向上生长可以突过天幕裂孔进入中颅凹，向下生长可以达枕骨大孔以下。第Ⅳ脑室的受压、扭曲变形导致颅内压升高，脑积水。受挤压的脑组织常发生软化灶或缺血性改变。在部分病人，肿瘤表面还可形成蛛网膜囊肿。

双侧听神经瘤较少见，多为神经纤维瘤病的组成部分。

【入院评估】

病史询问及体格检查要点。

1. 听力障碍　首发症状为单侧听力障碍者约为 70%～80%，患者常于打电话或使用单耳时偶然发现，患耳能够听见声音，但听不清谈话内容。在确诊为听神经瘤的患者中，95% 以上有听力障碍。首发症状为耳鸣者约占听神经瘤患者的 10%～20%，在确诊为听神经瘤的病人中，80% 有耳鸣，其特点是：持续存在，进行性发展，有如笛声、哨声、蝉鸣声或火车轰鸣声。典型者音叉试验为神经性耳聋,气导＞骨导,韦氏(Weber)试验偏健侧。

2. 三叉神经受压症状　肿瘤向上生长,将三叉神经挤在肿瘤的上极与脑桥和中脑之间,产生三叉神经的症状和体征,大多数表现为患侧面部麻木,少数表现为三叉神经痛。由于部分病人忽略了听力障碍的病史,自觉的首发症状往往是三叉神经损害的表现。因此,当患者有三叉神经损害的表现时应注意以下几点:①一侧角膜反射减退或消失,同时存在听神经的症状和体征,可为早期听神经瘤的表现。②如果一侧听力和前庭功能异常合并三叉神经症状亦可确定听神经瘤的诊断。③双侧角膜反射受损与颅内压增高有关,但听神经瘤患者往往病侧表现更明显。三叉神经运动支损害发生较少并且较晚,可能由于运动纤维不容易受到压力影响和局部缺血影响之故。

3. 面神经的症状及体征　一般较晚出现。大部分病人即使术中发现面神经受压使之菲薄如纸,但术前的面瘫仍不明显。有的仅表现为病侧闭眼无力,眨眼较慢和病侧舌前 2/3 味觉丧失。

4. 小脑症状和体征　肿瘤逐渐增大,使小脑半球受压变形,尤其是在影响结合臂及小脑核团时,导致小脑功能障碍。表现为蹒跚步态,向病侧倾倒,上肢持物不准。检查可发现昂伯氏征阳性,走"一"字路不稳,跟膝胫试验阳性,眼球震颤等。听神经瘤患者常有双侧性注视性眼球震颤,为不对称性,有时眼球震颤向肿瘤侧的振幅大而速度慢,向另侧的振幅小而速度快,称 Brun 氏眼球震颤。

5. 脑干受压的症状和体征　轻者表现为一侧肢体轻瘫及感觉减退,严重者可出现强直。锥体束征可发生在肿瘤的对侧,也可发生于同侧,严重者双侧均可阳性。颅内压增高症状及锥体束征一般表示肿瘤巨大,内侧型肿瘤例外。

6. 后组颅神经症状和体征　肿瘤向下生长可压迫后组颅神经,但由于这些神经可以向后下方移位,有一定的代偿作用,故临床症状和体征在很晚才出现,程度也较轻。表现为吞咽返呛,声音嘶哑。检查可发现患侧咽反射减弱或消失,软腭麻痹。

7. 颅内压增高症状　出现头痛、呕吐、视乳头水肿。长期颅内压增高可引视神经乳头继发性萎缩,视力下降甚至失明。听神经瘤造成颅内压增高有以下几种原因:①肿瘤向内生长造成桥脑、延髓移位,压迫导水管下段及第Ⅳ脑室。②肿瘤向上生长伸入小脑幕裂孔内,压迫中脑导水管。③肿瘤本身及周围的蛛网膜囊肿影响了患侧后颅凹侧池及环池的脑脊液循环。④肿瘤所致的枕骨大孔疝使颅内压急剧增高造成危象。颅内压增高大多在肿瘤较大时才出现,但在某些患者早期即可出现颅内压增高,此种现象仅发生于内侧型的听神经瘤,肿瘤虽然不大,但可以直接压迫脑干造成脑脊液的循环障碍。

【病情分析】

(一)诊断

1. 临床表现

(1)早期以听神经损害症状为主,表现为患侧耳鸣、听力下降、眩晕。

(2)中期以三叉神经损害症状为主,表现为患侧面部麻木、面肌抽搐、面部闪电样疼痛;检查可发现患侧面部痛、触觉减退、角膜反射减退。

(3)晚期出现小脑体征、锥体束征、后组颅神经损害及颅内压增高症状等。表现为:步态不稳,指鼻不准;声音嘶哑,吞咽困难;对侧上下肢甚至双侧肌张力增高,反射亢进,Hoffmann 及 Babinski 征阳性;头痛、呕吐、视力下降或视乳头水肿等。

2. 辅助检查项目

(1)听力学检查:门诊常用秒表及音叉试验确定是传音性还是感音性耳聋,之后进行下列检查:①纯音测定:用电测听计测试气骨导曲线,听神经瘤患者为感音神经性耳聋,空气传导高音损失较低音为甚,骨传导减退和空气传导减退程度相同。②脑干电反应听力测定(BERA):各波总潜伏期延长,达 6.2~9.3 ms。如两耳Ⅴ波潜伏期在 6.2~9.3 ms(正常值为 5~5.8 ms,>6 ms 为异常)、两耳Ⅴ波潜伏期差值>0.3 ms、Ⅴ波与Ⅰ波潜伏期间隔延长>4.4 ms 和Ⅴ波消失,均是诊断听神经瘤的依据。

(2)前庭功能试验:①冷、热水试验:早期多有前庭功能减退及自发性眼球震颤,约 10%听神经瘤患者对侧前庭功能亦减退。这是由于脑干受压变形/移位而累及对侧前庭核及其传导径路所致。②前庭神经直流电刺激试验:直流电刺激时,可出现平衡失调与眼球震颤,快相朝阴极一侧。前庭病变者此反应消失。

(3)腰穿:仅适应于颅内压增高症状不明显者。晚期患者或严重颅内压增高及合并小脑扁桃体疝者应禁止腰穿。90%以上的患者脑脊液蛋白含量升高,一般在500～2 000 mg/L之间,亦可达到8 000 mg/L,较其他颅内肿瘤的脑脊液蛋白升高明显。脑脊液的细胞数及生化检验一般无特殊改变。

(4)内听道平片:约80%患者平片可见下列内听道改变之一:①内听道平行扩大,较健侧扩大1.5～14 mm;②内听道外口呈漏斗形扩大,而内听道正常;③内听道上缘破坏。

(5)X线电子计算机断层扫描(CT):直径大于10 mm的听神经瘤CT扫描有以下改变:①肿瘤密度:平扫肿瘤半数以上为等密度,可为低密度,少数为高密度改变,绝大多数有均一或不均一性及环形强化,后二者表示瘤内坏死或囊性变。肿瘤在强化前大多边界不清,这是由于肿瘤多数为等密度和瘤周水肿轻或缺乏之故。强化后肿瘤边缘光滑,呈圆形或椭圆形。②脑池:肿瘤邻近的脑池增宽,是脑外肿瘤定位诊断的重要依据,代表肿瘤从脑外压迫脑组织,使其与颅骨的距离增大。听神经瘤主要是桥池和环池起始部增宽,而桥小脑角池因肿瘤占据而不显示。③内听道扩大。④与周围组织的关系:由于肿瘤多起源于内听道内,故病变几乎都与岩骨相连,且中心多位于内听道口。由于肿瘤大多呈圆形,以致它与岩骨的夹角为锐角,即所谓"锐角征阳性"。约5%肿瘤周围并发蛛网膜囊肿,系局部脑脊液循环受阻所致。巨大的听神经瘤可继发导水管以上脑室系统扩大,四室受压移位。

此外,应用空气或非离子型造影剂(如amipaque)行脑池造影CT扫描,可以大大提高小型听神经瘤的阳性发现率,其准确率可高达98%。

(6)核磁共振扫描(MRI):MRI对诊断听神经瘤优于增强CT扫描。它能更清晰地显示肿瘤轮廓、肿瘤与周围组织的关系。使用顺磁性对比剂后更为敏感及特异。一般听神经瘤在T_1加权像上呈略低信号(稍长T_1)或等信号(等T_1),其信号强度与正常脑组织类似,在T_2加权像上(SE200/28)呈高信号。小的内听道内的听神经瘤在SE1500/50序列中显示最清楚,此序列不会象T_2加权像一样将脑脊液转换成白色,但可使内听道内的瘤体变白(图9-8)。

(7)数字减影脑血管造影(DSA):基底动脉向后移位,与鞍背距离增宽,病侧大脑后动脉及小脑上动脉向上移位,有的可见小脑后下动脉侧支向下移位到枕骨大孔以下,说明已有枕骨大孔疝存在。而较小的肿瘤其椎动脉造影可无明显改变。

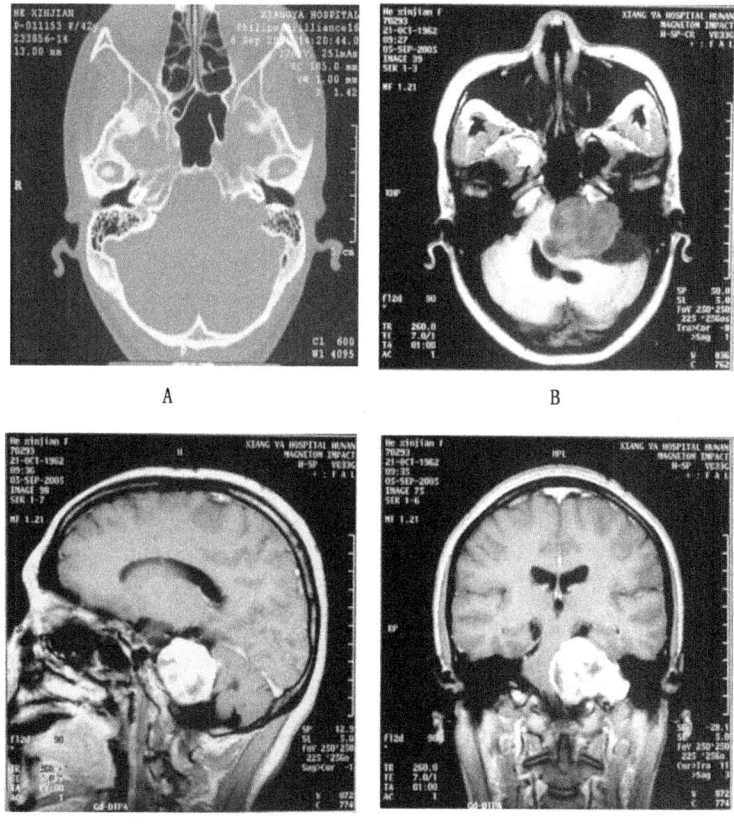

图 9-8 左侧听神经瘤

A. CT 内听道平扫示左侧内听道较右侧明显扩大　B. MRI 轴位 T_1 加权图像左侧桥小脑角略低信号病灶,边界清楚,肿瘤后外下侧伴有蛛网膜囊肿　C、D. 显示肿瘤明显强化

(二)鉴别诊断

除听神经瘤外,桥小脑角最常见的病变为脑膜瘤和上皮样囊肿,鉴别如下表 9-4。

表 9-4　桥小脑角常见肿瘤鉴别要点

	听神经瘤	脑膜瘤	上皮样囊肿
首发症状	耳聋、耳鸣多见	头痛多见，次为听力障碍	三叉神经痛、面肌抽搐
颅内压增高	多在晚期出现，少数可为首发症状	出现相对较早	出现晚
脑脊液	99%蛋白含量高，450～8 000 mg/L	35%蛋白含量升高，450～4 000 mg/L	蛋白含量大致正常
平片	80%内听道扩大，部分有骨质破坏	内听道不扩大，部分有岩骨骨质破坏	内听道不扩大
CT扫描	90%呈低或等密度改变，多数为圆形，大多数强化明显。40%呈非均一性强化，锐角征阳性，钙化少见	75%为高密度改变，约半数为半月形，均匀强化，其中8.3%呈非均一性强化，锐角征阴性，肿瘤基底广泛附着于岩骨上，约25%有钙化	表现为边界清楚的低密度、无强化病灶，内听道不扩大
MRI	在T_1加权像上呈略低信号（稍长T_1）或等信号（等T_1），其信号强度与正常脑组织类似，在T_2加权像上（SE200/28）呈高信号	大多数呈长T_1长T_2信号，T_2加权像随着重复时间与回波时间的延长，约20%呈低信号。Gd-DTPA增强扫描增强明显，并有周围脑膜强化。内听道内无肿瘤信号	T_1加权图像，多数表现为低信号，T_2加权图像多数为高信号，肿瘤囊壁T_1加权和T_2加权图像上均为高信号。Gd-DTPA无增强

【治疗计划】

(一)治疗原则

大型听神经瘤治疗以手术为主,小于 3 cm 者或手术未能全切者可考虑进行 γ-刀治疗。

(二)治疗方案

手术治疗:

1. 术前准备要点

(1)术前颅内压增高症状明显者,应采取有力的措施降低颅内压,预防脑危象发生。必要时可行脑室外引流,以便争取时间进行其他必要的手术前准备。

(2)纠正水、电解质的紊乱,改善全身一般状况。

(3)使用皮质激素和脱水药物减轻肿瘤周围脑水肿。

2. 手术原则及注意事项　听神经瘤在组织学上属于良性肿瘤,因此,手术治疗的原则应该是:安全而彻底地全切肿瘤,尽可能减少肿瘤周围组织的损伤。听神经瘤生长在脑干的前外侧,大型肿瘤对脑干影响较大,使脑干移位、扭曲、变形,术中必须保护好脑干及其血液供应;尽可能保留面神经和听神经功能。术中采用电生理监测有利于面神经的完整保留。

听神经瘤的手术入路有:枕下入路、经中颅凹入路、经迷路入路或迷路后入路以及各种联合入路。一般而论,对于肿瘤较小、患侧听力损失严重而对侧听力正常的病例可选用经迷路入路手术。枕下入路是目前使用最多的入路,可应用于大、中、小各型肿瘤切除。对于大型听神经瘤选用各种联合入路(如幕上幕下联合、经迷路枕下联合、经迷路中颅凹联合等)能使病变显露更充分,对于安全全切肿瘤、保护重要结构以及充分减压等较为有利,但由于其操作较复杂,随着显微外科技术的普及,目前已很少采用。

在经枕下入路切除肿瘤时,骨窗应尽量显露至横窦及乙状窦边缘,以利桥小脑角区的显露。如乳突气房被打开,则用骨蜡严密封闭,以免术后发生脑脊液耳漏;剪开硬脑膜后,先在显微镜下打开枕大池放出脑脊液以增加显露空间;切除肿瘤前先分离肿瘤与小脑间的蛛网膜则有利于神经血管的辨认与保护;对于大型肿瘤则先行囊内分块切除,但不能越过肿瘤囊壁,以免损伤周围重要结构。小脑前下动脉从基底动脉或椎动脉发出,多位于肿瘤前内方,术中应予以高度注意,其近端损伤会导致脑干供血障碍。内听道内的肿瘤应在磨除内听道后壁后摘除,避免盲目在内听道内掏刮,以免损伤面神经。

3. 手术后处理

(1)保持呼吸道通畅:听神经瘤手术有可能损伤后组颅神经,咽反射及咳嗽反射减弱或消失,容易因误吸而窒息,故术后应有效地保持呼吸道通畅,必要时行气管切开。

(2)适当应用止血剂、脱水利尿剂及激素。

(3)术后面神经功能障碍明显、患侧眼睑不能闭合、同时角膜反射消失者,应注意保护角膜,必要时将眼睑缝合,以免发生角膜溃疡,导致失明。

【住院小结】

(一)疗效及预后评估

听神经瘤组织学上属于良性肿瘤,手术治疗疗效确切,其术后复发与否与手术切除程度有关,术后影像学复查未见肿瘤残留者其复发率很低;即使仍有少许肿瘤残留,术后给予 γ-刀治疗仍可获得满意的疗效。

(二)出院医嘱

(1)术后影像学检查疑有肿瘤残留者,出院 3 个月后应再次行影像学复查,确有肿瘤残留者可建议行放射外科治疗。

(2)术后面神经功能障碍明显者,应注意患侧眼睛的保护,出现结膜和角膜炎症时,应及时治疗。

二、三叉神经鞘瘤

【概述】

三叉神经鞘瘤(trigeminal neurinoma)又称三叉神经纤维瘤,多属良性。以 40 岁左右的中青年人多见,女性患病率略高于男性。根据肿瘤生长的不同部位,分为中颅凹型、后颅凹型和哑铃型。

肿瘤多起源于三叉神经根或半月神经节,典型的病理改变是由神经鞘膜或束膜的梭形细胞组成。肿瘤的主要成分为雪旺氏细胞及神经胶质,瘤细胞较密集,胞浆丰富,细胞核排列成栅栏状。

【入院评估】

(一)病史询问及体格检查要点

(1)患者常以一侧面部阵发性疼痛或麻木为首发症状,以后逐渐出现咀嚼肌无力及萎缩。

(2)中颅窝型者,肿瘤起源于三叉神经半月节,主要位于中颅窝,可出现复视、眼球运动障碍、视力及视野改变或颞叶癫痫等;外展神经和动眼神经麻痹较常见。

(3)晚期因中脑导水管受压出现头痛、呕吐、视物模糊等颅内压增高的表现。

(4)后颅窝型者,肿瘤起源于三叉神经根鞘膜,主要占据后颅窝,运动根受累症状较突出,如颞肌、咀嚼肌无力及肌萎缩。

(5)压迫Ⅶ、Ⅷ颅神经和小脑,则有听力下降、耳鸣、面肌痉挛或面瘫,并有小脑共济失调。

(6)压迫Ⅸ、Ⅹ、Ⅺ颅神经,可表现出吞咽障碍、声嘶、进食反呛、同侧咽反射消失及胸锁乳突肌无力等。若脑干受累,常有交叉性偏瘫及感觉障碍和长束体征;压迫第四脑室可有颅内压增高征。

(7)哑铃型者,肿瘤跨居中颅窝与后颅窝之间,其症状学表现较复杂,兼有上述两型特征。

(二)辅助检查

1. 颅骨X线平片 对诊断有重要帮助。常见岩骨尖骨质吸收或破坏,边缘清晰、整齐;颅底片可见圆孔和卵圆孔扩大。肿瘤向眶部发展时,多有蝶骨翼板及眶上裂等部位的骨质吸收。

2. 脑血管造影 中颅窝正位片上颈内动脉虹吸段向内移位,侧位片虹吸段张开,大脑中动脉水平段弧形抬高,脉络膜前动脉亦上抬。后颅窝型见小脑上动脉近侧段向内上移位,基底动脉远段向对侧移位。侧位片上见小脑上动脉和大脑后动脉近侧段向上抬高。哑铃型肿瘤颈动脉和椎动脉造影可同时表现中颅窝和后颅窝型的影像学特点。多有肿瘤染色。

3. CT扫描 表现为中颅窝或后颅窝的卵圆形或哑铃型肿块,等密度或低密度,囊形变者密度更低,一般无瘤周水肿。呈均一性增强效应,囊性变者呈环形强化,岩尖有骨质吸收或破坏。

4. MRI 扫描　在 T_1 加权像上呈低信号或等信号,在 T_2 加权像上呈高信号,囊性变者 T_1 与 T_2 值更长。注射 Gd-DTPA 后多数呈明显均一性强化,少数囊变者呈环状强化,瘤周水肿不明显。

【病情分析】

(一)诊断要点

1. 病程长,病情进展慢,常以三叉神经感觉支的分布区感觉障碍和三叉神经痛为首发及主要症状,之后陆续出现第Ⅲ～Ⅵ、Ⅷ～Ⅺ颅神经损害症状及体征。

2. X 线平片见岩尖骨质破坏,卵圆孔扩大等。

3. CT 见中颅窝或后颅窝有等密度或低密度圆形肿块,增强后呈均一的、边缘清楚的环形强化灶。MRI 见中颅窝或后颅窝病灶,T_1 加权像呈低信号或等信号、T_2 加权像呈高信号、囊变呈长 T_1、长 T_2 改变。

(二)鉴别诊断

1. 岩斜区脑膜瘤　首发症状以头痛多见,次为听力障碍;出现颅内压增高症状相对较早,平片部分病人有岩骨骨质破坏;CT 扫描 75% 为高密度改变,约半数为半月形,均匀强化,其中 8.3% 呈非均一性强化,锐角征阴性,肿瘤基底广泛附着于岩骨上,约 25% 有钙化;MRI 大多数呈长 T_1 长 T_2 信号,T_2 加权像随着重复时间与回波时间的延长,约 20% 呈低信号。Gd-DTPA 增强扫描增强明显,并有周围脑膜强化。

2. 上皮样囊肿　首发症状可为三叉神经痛、面肌抽搐;颅内压增高症状出现较晚;平片多无明显改变;CT 扫描表现为边界清楚的低密度、无强化病灶;MRI T_1 加权图像,多数表现为低信号,T_2 加权图像多数为高信号,肿瘤囊壁 T_1 加权像和 T_2 加权像上均为高信号。Gd-DTPA 无增强。

【治疗计划】

(一)治疗原则

治疗应尽量全部切除肿瘤,如肿瘤太大或进入海绵窦内全切困难较大者,亦可只行大部分切除,因肿瘤生长缓慢,复发后可再次或多次手术切除。

(二)手术治疗

1. 术前准备要点

(1)术前颅内压增高症状明显者,应采取有力的措施降低颅内压,预防脑疝发生。必要时可行脑室外引流,以便争取时间进行其他必要的手术前准备。

(2)纠正水、电解质的紊乱,改善全身一般状况。

(3)使用皮质激素和脱水药物减轻肿瘤周围脑水肿。

2. 手术原则及注意事项

三叉神经鞘瘤在组织学上属于良性肿瘤,因此,手术治疗的原则应该是:安全而彻底地全切肿瘤,尽可能减少肿瘤周围组织的损伤。

三叉神经鞘瘤手术切除根据肿瘤类型不同而采用不同的入路:后颅窝型者,手术入路与方法与听神经瘤相同;中颅窝型者采用颞下入路,骨窗应尽量达中颅窝底,抬起颞叶后在显微镜下缓慢放出部分 CSF 或术前预行腰穿置管放出 CSF,以利术区显露。哑铃型(跨中、后颅窝)者采用颞下经天幕入路或幕上幕下联合入路,在切开天幕时应注意勿损伤Ⅴ、Ⅶ、Ⅷ颅神经,切开的天幕不必缝合。

3. 手术后处理

(1)术后因病人角膜反射消失,应注意眼部的保护与处理,避免发生角膜炎而影响视力。

(2)手术不能全切者,术后可给予放射外科治疗。

【住院小结】

(一)疗效

在显微外科条件下,多数肿瘤能得到全切,复发率较低。即使大部分切除,因肿瘤生长缓慢,通过放射外科治疗后,其复发间期亦较长,且可再次或多次手术切除。

(二)出院医嘱

(1)术后影像学检查疑有肿瘤残留者,出院 3 个月后应再次行影像学复查,确有肿瘤残留者建议行放射外科治疗。

(2)注意眼部保护,出现结膜和角膜炎症时,应及时治疗。

第五节 神经纤维瘤病

【概述】

神经纤维瘤病(neurofibromatosis,NFT)是一种常染色体显性遗传性疾病。该病有四种类型,其中最常见的有两种,即Ⅰ型神经纤维瘤病和Ⅱ型神经纤维瘤病。

Ⅰ型神经纤维瘤病(von recklinghausen's neurofibromatosis,NFT Ⅰ)占神经纤维瘤病的90%以上,呈单纯的常染色体优势遗传,几乎100%为显性遗传,其基因位于第17对染色体上。自发突变率高,约50%的病例表现出新的染色体突变。

Ⅱ型神经纤维瘤病(双侧听神经瘤)为常染色体优势遗传,基因可能在第22对染色体上。

【入院评估】

病史询问及体格检查要点:

(1)在皮肤损害中,有6处或6处以上的"咖啡牛奶斑",其最大径青春期前病人≥5 mm,青春期后的病人≥15 mm者。

(2)有2处或2处以上任何类型的神经纤维瘤,或1处丛状神经纤维瘤,可能伴有疼痛。

(3)在腋部或腹股沟区有过度的色素沉着。

(4)视神经胶质瘤。

(5)2处或2处以上Lisch's结节(即色素沉着的虹膜错构瘤,呈半透明黄色或棕色的隆起)。

(6)特殊的骨质异常,如蝶骨发育异常或长骨(胫骨或桡骨)皮质变薄,或有或无假关节形成。

(7)直系亲属(父母、同胞兄弟姐妹、子孙)有上述2点或2点以上表现者。

(8)伴随情况:①任何神经的雪旺氏细胞瘤(但无双侧听神经瘤)。②脊神经、周围神经的神经纤维瘤;皮肤多发性神经纤维瘤。③巨头;颅内肿瘤,半球星形细胞瘤、单个或多发脑膜瘤最常见(常在成人)。④神经功能或认知能力的损害;脊柱后侧凸畸形(发生率2%~10%,通常呈进行性发展,需要手术治疗)。⑤由于器官内植物神经或神经节受累而出现的内脏表现。⑥脊髓空洞症。⑦神经纤维瘤病患者的恶性肿瘤发生率增加;如神经母细胞瘤、神经节细胞瘤、肉瘤、淋巴瘤和胚性癌肉瘤;嗜铬细胞瘤(少见,儿童不发生)。

【病情分析】

一、诊断标准

(一)具有以上两点或两点以上者可诊断为Ⅰ型神经纤维瘤病

(二)Ⅱ型神经纤维瘤病的诊断标准

1. MRI或CT显示双侧第Ⅷ颅神经肿块(图9-9)。

2. 有直系亲属(父母、同胞兄弟姐妹、子孙)患双侧听神经瘤,自己患单侧听神经瘤或有下述2点表现者。

(1)神经纤维瘤。

(2)脑膜瘤。

(3)胶质瘤:包括星形细胞瘤和室管膜瘤。

(4)雪旺氏细胞瘤:含脊神经根雪旺细胞瘤。

(5)青少年晶状体后部的囊下白内障或混浊。

3. 其他的临床特点还有

(1)抽搐或其他局限性功能障碍。

(2)皮肤结节、皮肤神经纤维瘤、咖啡牛奶斑(比Ⅰ型神经纤维瘤病少见)。

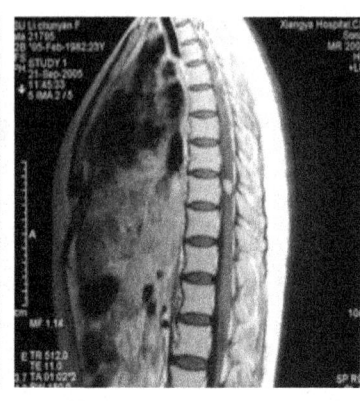

图 9-9 神经纤维瘤病Ⅱ型
MRI 示双侧听神经瘤伴椎管内神经鞘瘤

(3) 多发性硬脊膜内的肿瘤常见(在Ⅰ型神经纤维瘤病少见),含髓内(特别是室管膜瘤)和髓外(雪旺细胞瘤,脑膜瘤等)肿瘤。

(4) 抗原性的神经生长因子增加(Ⅰ型神经纤维瘤病不会出现)。

二、鉴别诊断

Ⅰ型神经纤维瘤病的伴随病变需与单发的孤立病变鉴别。

【治疗计划】

治疗原则:

1. 对Ⅰ型神经纤维瘤病伴随的视神经胶质瘤的处理

(1) 不像神经纤维瘤病以外的视神经胶质瘤,它常只累及视神经,影响视交叉者罕见,常为多发性,预后良好。

(2) 大多数不呈进行性发展,故应进行眼科学的和影像学(MRI、CT)的追踪。

(3) 外科手术对视力损害的恢复可能无帮助,因此只有在特殊情况下才进行手术治疗(如肿瘤大,损害和压迫周围结构等)。

2. 对Ⅰ型神经纤维瘤病患者的其他神经肿瘤应该像普通人群患神经肿

瘤一样处理：

(1)当局部可以切除的肿瘤引起临床症状时,应该手术切除。

(2)Ⅰ型神经纤维瘤病患者的颅内肿瘤常常是不可能全切的,这些患者可以给予化疗和/或放疗,颅内压增高的患者应手术治疗。

(3)疑为恶性病变时(罕见,但肉瘤和淋巴瘤的发生率有增加),可进行活检或肿瘤内减压术。

3. 对Ⅱ型神经纤维瘤病的处理

(1)肿瘤小的时候,保留听力的可能最大,故应在肿瘤很小时就予以手术切除；如果一侧手术后,听力得到保留,再考虑切除另一侧的肿瘤。否则,另一侧肿瘤应尽可能长时间追踪,和行次全切除以防发生全聋。

(2)术前应作颈椎MRI确定有无椎管内肿瘤,以免在其他手术时,引起脊髓损伤。

(3)建议在术中使用听神经和面神经功能监测。

(4)可选择立体定向放射(γ-刀)治疗。

(5)注意:妊娠可以加速第Ⅷ颅神经肿瘤的生长。

【出院小结】

(一)疗效

神经纤维瘤病不能彻底治愈,需长期追踪观察。

(二)出院医嘱

出现新的症状或原有症状加重时,及时进行影像学检查。

(马建荣)

第六节 垂体腺瘤

【概述】

(一) 垂体腺的解剖及生理学

脑垂体是体内最复杂最重要的内分泌腺体,它产生的激素不但与身体骨骼和软组织的生长、发育有关,而且影响甲状腺、肾上腺及性腺等内分泌腺体的功能。

脑垂体位于蝶鞍内,卵圆形,宽约 12～14 mm,长约 10～11 mm,高约 5～7 mm 大小,平均重量约为 750 mg。青少年及女性妊娠时呈现生理性肥大。

垂体分为腺垂体(前叶)和神经垂体(后叶)。

腺垂体由外胚层的拉克(Rathke)囊分化而来。神经垂体则由第三脑室底向下突出形成。

垂体前叶分成结节部,包围着垂体柄(位于鞍上)、和远侧部(位于鞍内);垂体后叶包括漏斗部和神经部。

下丘脑中的神经细胞除接受中枢神经系统的传入冲动及神经递质的反应外,并参与合成及释放神经激素。垂体前叶接受下丘脑产生的多种激素,这些激素或因子首先随其神经细胞轴突终止于正中隆起,再通过垂体门脉系统作用于垂体前叶。

腺垂体是垂体前叶的主要部分,它分泌 6 种具有明显生理活性的激素,即生长激素(GH)、催乳素(PRL)、促肾上腺皮质激素(ACTH)、促甲状腺素(TSH)、卵泡刺激素(FSH)、黄体生成素(LH)。

神经垂体由神经胶质细胞及神经纤维组成,其本身没有分泌功能,由下丘脑视上核和室旁核神经细胞分泌的抗利尿激素(ADH),内含加压素(vasopresin)和催产素(oxytocin),沿下丘脑垂体束,输送并储存于垂体后叶,需要时再由此处释放进入血液中。在精神刺激、创伤应激状态,或糖皮质激素、甲状腺素及胰岛素缺少时均可使 ADH 释放增加。

脑垂体血液供应:主要来自颈于内动脉海绵窦段发出的垂体上动脉和垂体下动脉(图 9-10)。

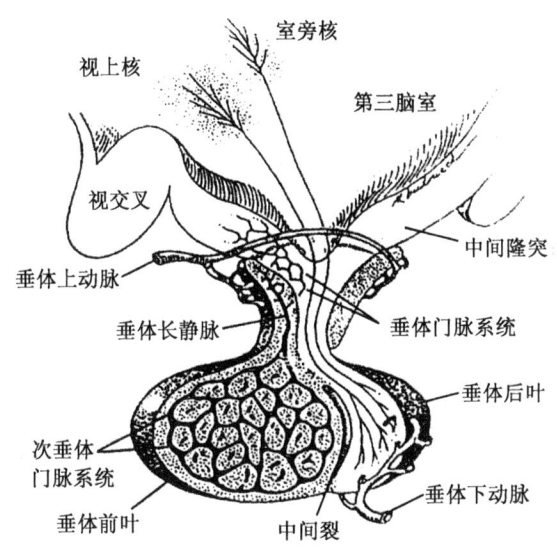

图 9-10 脑垂体血液供应

垂体上动脉:至垂体柄处分出许多毛细血管前动脉,围绕垂体柄根部形成动脉环丛,进入下丘脑的正中隆突和垂体柄上部,垂体柄短动脉或漏斗动脉在其内形成第一血管丛,然后汇集成多枝长门静脉,向下进入垂体前叶,形成第二血管丛,供应垂体前叶。

垂体下动脉:左右各一,主要分布于垂体后叶并形成微血管丛,使下丘脑垂体神经末梢分泌的内分泌激素进入血液内,部分血管再汇集成多枝短门静脉,进入垂体前叶的微血管丛参与构成垂体门脉系统。

第九章 颅内肿瘤

一般认为,自正中隆起、漏斗和垂体柄的第一血管丛至垂体前叶细胞间的第二血管丛构成垂体门脉系统。

静脉:垂体前叶、后叶的血管丛汇集数支输出静脉,再汇合形成垂体侧静脉和漏斗静脉流至海绵窦,垂体分泌的各种激素亦随血液进入体循环中。

垂体两侧为海绵窦,两侧海绵窦之间的硬脑膜中,有3支静脉窦相连,即前、中、后海绵间窦,分别位于鞍结节后、鞍底及鞍背前方。海绵间窦与两侧海绵窦相连,汇至两侧岩上窦和岩下窦,然后引流到乙状窦。

(二)垂体腺瘤的分类与分级

以往,根据光学显微镜下检查,将垂体腺瘤分为嗜酸性细胞腺瘤、嗜碱性细胞腺瘤、嫌色性细胞腺瘤和性细胞瘤。这种分类法不能把形态和功能结合起来,不能反映肿瘤的性质,现已基本不用。

现在,采用形态(包括组织化学、电镜)与功能(临床表现)相结合的分类方法,将垂体腺瘤分为下列七类:
①泌乳素细胞腺瘤;②生长激素细胞腺瘤;③促肾上腺皮质激素腺瘤;④促甲状腺素细胞腺瘤;⑤促性腺激素细胞腺瘤;⑥混合型(多功能性)细胞腺瘤;⑦无内分泌功能细胞腺瘤。

垂体腺瘤的分级目前尚未统一,根据肿瘤的大小及侵袭情况,垂体腺瘤一般分为五级,见表9-5。

表 9-5 垂体腺瘤的分级(按肿瘤大小及侵袭性)

分级	肿瘤大小
Ⅰ级	微腺瘤 直径≤10 mm
Ⅰa	肿瘤直径≤5 mm。蝶鞍大小正常,鞍底正常。CT难以查出
Ⅰb	肿瘤直径6~10 mm。蝶鞍大小正常,鞍结节角减小,鞍底有局限性骨质变薄、下凹,双鞍底,病侧鞍底倾斜。CT可见肿瘤
Ⅱ级	肿瘤直径11~19 mm。位于鞍内或轻度向鞍上生长;蝶鞍扩大且不对称;鞍结节呈锐角,鞍底局部有骨质变薄、侵蚀等改变。CT可见鞍内有肿瘤阴影或长到鞍上池前部。临床表现有内分泌症状,常无视力视野改变
Ⅲ级	肿瘤直径20~39 mm。向鞍上生长,蝶鞍扩大明显,鞍底有局部侵蚀、破坏。CT可见肿瘤长至视交叉池,第三脑室前部轻度抬高。临床上常有视力视野改变

续表

分级	肿瘤大小
Ⅳ级	肿瘤直径40~49 mm,向鞍上或蝶窦内生长,蝶鞍显著扩大,鞍壁广泛破坏,蝶鞍形态不规则,可以呈双鞍底改变;第三脑室前下部明显抬高。视力视野改变明显
Ⅴ级	肿瘤直径≥50 mm,除向鞍上或蝶窦生长外,还可向前、中、后颅窝以及海绵窦等处生长,除第Ⅳ级的临床表现以外,还有第三脑室室间孔阻塞,有脑积水、颅内压增高的临床表现

在大体形态上,垂体腺瘤可分为微腺瘤(直径≤1.0 cm)和大腺瘤(直径>1.0 cm)和巨大腺瘤(直径≥4.0 cm)。术中看到的正常垂体为橘红色、质韧,而腺瘤常为乳白色或紫红色、质软。伴有瘤组织坏死、出血或囊性变者,其质地可呈烂泥状。

结合尸检材料,光镜下发现垂体腺瘤有边界,但无包膜。大型、巨型垂体腺瘤的肿瘤周围的硬膜可以视为肿瘤包膜。

【入院评估】

(一)病史询问要点

(1)女性有无停经、泌乳、不孕、性欲下降,男性有无性功能减退、阳痿、不育、乳房发育及溢乳等。

(2)有无食欲改变、肥胖或消瘦、多饮多尿、嗜睡,有无脱发或毛发增多、皮肤色素沉着、肢端肥大、儿童有无生长发育异常等。

(3)有无头痛,头痛的程度及部位。

(4)有无视力、视野改变及程度,有无眼睑下垂、眼球活动障碍等其他颅神经症状。

(二)体格检查要点

(1)一般检查:精神、营养发育状况,皮肤、毛发情况,血压、脉搏、体温等。

(2)视力、视野检查,眼底视乳头检查。

(3)乳房检查,有否泌乳及程度。

(4)有无肢端肥大、皮下紫纹、向心性肥胖等。
(5)有无其他颅神经麻痹表现。

(三)门诊资料分析

1. 头颅 X 线平片 典型的垂体腺瘤蝶鞍呈球型扩大,鞍底呈双边,后床突及鞍背骨质吸收、变薄及向后竖起。采用断层摄片更能发现垂体微腺瘤所引起的蝶鞍改变。

2. 蝶鞍区 CT CT 可以显示肿瘤的大小、形态、密度和发展方向,但难以发现直径<5 mm的微腺瘤。垂体大腺瘤常常占据整个鞍内,向鞍上发展的肿瘤边界尚清楚,肿瘤内低密度区常常代表肿瘤内软化、坏死或囊性变,高密度区可能为垂体卒中,即瘤内出血。

(四)继续检查项目

1. MRI 薄层扫描 核磁共振能显示正常垂体及垂体腺瘤,成像清晰。但对鞍底骨质改变、瘤内出血等情况,不如 CT 显示清楚。

MRI(1.5 T)增强薄层扫描,对直径为 3~5 mm 微腺瘤发现率为50%~60%。微腺瘤在 T_1 加权像呈低信号,T_2 加权像为高信号,质子密度加权像为等信号。注入 Gd-DTPA 后进行动态增强扫描,此时正常垂体组织先增强显影,之后肿瘤增强,有利于微腺瘤的诊断。MRI 对大腺瘤可显示肿瘤囊变及其向鞍上、海绵窦及鞍外等区域的生长情况,对手术入路的选择有较大的帮助。

2. 内分泌学检查 静脉抽血查 PRL、GH、ACTH、TSH、T_3、T_4、FSH、LH 等,有助于功能性与非功能性垂体腺瘤的诊断。

3. 脑血管造影 一般脑血管造影对微腺瘤多无异常发现,对大型、巨型垂体腺瘤的诊断有一定帮助,并可以排除动脉瘤及了解肿瘤与周围血管的关系。

【病情分析】

(一)诊断

1. 临床类型及典型临床表现 脑垂体中的各种内分泌细胞均可以产生相应腺瘤,引起相应的内分泌功能紊乱症状。当腺瘤长大到一定程度,挤压周围重要结构时则出现压迫症状。

(1)内分泌功能紊乱表现

①泌乳素腺瘤：以闭经、溢乳、不育为临床特征，又称 Forbis-Albright 综合征。

②生长激素腺瘤：由生长激素分泌过多，引起骨骼、软组织和内脏过度生长等一系列临床表现。在青春期前骨骺尚未融合表现为巨人症，成人骨骺融合后表现为肢端肥大症。

③促肾上腺皮质激素腺瘤：主要由垂体腺瘤分泌过多 ACTH，引起皮质醇增多症（Cushing's syndrome）。

④促甲状腺素细胞腺瘤：罕见。因 TSH 分泌过多，T_3、T_4 增高。临床表现为甲亢及继发性甲低等症状。

⑤促性腺激素细胞腺瘤：罕见。因 FSH、LH 分泌过多所至。早期症状不明显，晚期表现为性功能减退、闭经、不育、阳痿、睾丸萎缩、精子数目减少等。

⑥混合型（多功能性）细胞腺瘤：为上述 2 种及 2 种以上的分泌激素腺瘤的综合表现。

⑦无内分泌功能细胞腺瘤：以中年男性和绝经后女性多见。一般因激素水平亢进方面的临床症状不显著，早期不容易发现，但当腺瘤长大，压迫视交叉和正常垂体组织时，则出现头痛、视神经功能障碍等症状。

(2) 头痛：早期约 70% 的病人有头痛，主要位于眉间、眶后和双颞部，为轻度间歇性发作，多系肿瘤压迫鞍膈所致。当肿瘤突破鞍膈，鞍内压降低时，疼痛则可减轻或甚至消失。

晚期头痛可因肿瘤侵及颅底硬膜、压迫血管或三叉神经所致。巨型肿瘤突入第三脑室堵塞室间孔，出现脑积水，引起颅内压增高时，则头痛剧烈、呕吐频繁、视力下降迅速而明显。

(3) 视力视野障碍：随着肿瘤长大，当肿瘤向鞍上生长，突出 5～8 mm 以上时，往往接触或压迫视神经、视交叉而出现视力视野障碍。随着肿瘤增大，依次出现颞上、颞下、鼻下、鼻上象限受累的视野缺损。如肿瘤偏向一侧，先出现单眼偏盲或全盲，继之累及对侧视力视野，最后双眼失明。

(4) 其他症状：如肿瘤向前方伸展达到额叶底面，可引起精神症状、癫痫、智力障碍等。向侧方侵入海绵窦，可发生Ⅲ、Ⅳ、V_1、Ⅵ颅神经麻痹。生长至海绵窦并向外挤压颞叶，可能引起颞叶癫痫。向后越过鞍背，长入脚间池、斜坡压迫脑干，可出现交叉性麻痹等。向后上发展压迫垂体柄和下丘脑可出现尿崩症和下丘脑功能障碍。累及室间孔、导水管,可出现脑积水导致颅内压增高。向下突入蝶窦出现脑脊液漏,并发颅内感染等。

2. 内分泌学检查

(1)PRL 腺瘤:PRL 正常最大值:女性为 30 μg/L,男性 20 μg/L。如 PRL 值为 31~50 μg/L 为轻度升高;51~100 μg/L 为中度升高;>100 μg/L 为高度升高,此时垂体腺瘤的可能性大;如果 PRL>200 μg/L,则 PRL 垂体腺瘤较为肯定。

垂体泌乳素细胞分泌泌乳素(PRL)受下丘脑调节,并受多种因素影响。如:下丘脑、垂体柄的损害,包括创伤、肿瘤、炎症、出血等;鞍区其他肿瘤,如脑膜瘤、胶质瘤等;甲状腺功能低下、肝、肾功能衰竭等;药物,如某些抗高血压药物、鸦片及氯丙嗪等;某些生理性因素:如妊娠、吮乳、睡眠、运动等;均可引起泌乳素增高。在垂体腺瘤中除泌乳素腺瘤外,GH 腺瘤、ACTH 腺瘤和混合性垂体腺瘤均可能引起泌乳素增高。因此,当泌乳素升高时,还需与上述情况鉴别。

(2)GH 腺瘤:凡怀疑垂体生长激素细胞(GH)腺瘤时,应测 GH 基础值和口服葡萄糖抑制试验(OGTT)。禁食 12 h 后,休息状态下 GH 正常值 2~4 μg/L。此值易受情绪、低血糖、睡眠、体力活动和应激状态等影响,采血时应予避免。

空腹或随机 GH 水平或一日多次血清 GH 水平≤4.0 μg/L 时,可判断为 GH 水平在正常范围。5~10 μg/L 应怀疑是 GH 腺瘤,应做葡萄糖抑制试验来明确诊断。正常人口服葡萄糖 100 g,2 h 后,GH 低于正常值,3~4 h 后回升至正常值。GH 腺瘤病人则不出现此抑制现象。GH 高于 10 μg/L 基本上考虑为 GH 腺瘤。

GH 的作用主要经胰岛素样生长因子(IGF-1)介导,在反映肢端肥大症病情活动性方面,血清 IGF-1 水平比 GH 水平更敏感,因此应进行 IGF-1 水平检测。TRH(促甲状腺素释放激素)兴奋试验,主要用于肢端肥大症病人治疗后的随访,在已治愈后的病人,若试验后血 GH 的反应性升高,提示肿瘤复发的可能。

(3)ACTH 腺瘤:内分泌学检查对库欣综合征及其病因的诊断和鉴别诊断有重要意义。因为 ACTH 垂体腺瘤中绝大多数为微腺瘤(约 80%),其中直径<5 mm 的微腺瘤占 60%~70%。增强 CT 蝶鞍区薄层扫描,微腺瘤发

现率仅 30%。用 1.5T 的 MRI 增强薄层扫描,微腺瘤的发现率为 50%~60%。故 CT 或 MRI 检查阴性,并不能排除垂体微腺瘤的存在,必须进行内分泌学检查。

ACTH 腺瘤病人 ACTH 值很不稳定(正常人上午 8~10 时平均值为 22 ng/L,晚 10~11 时为 9.6 ng/L)。临床常测量血浆皮质醇(正常值为 20~30 μg/L)、尿游离皮质醇(UFC)(正常值为 20~80 μg/24 h),>100 μg 有诊断意义。检查需分二步进行:第一步要查清明确是否为库欣氏综合征,第二步要确定是否为垂体源性库欣病(垂体 ACTH 腺瘤体和 ACTH 细胞增生)。大多数病人血浆 ACTH 中度增高或正常,血浆皮质醇升高,且昼夜节律消失,24 小时尿游离皮质醇(UFC/24 h)升高,小剂量地塞米松抑制试验不能抑制,大剂量地塞米松抑制试验能抑制(皮质醇比照值降低 50%以上)。如血浆 ACTH 不高,而皮质醇明显增高,节律消失,大、小剂量地塞米松抑制试验均不能抑制者,则符合肾上腺源性(肾上腺腺瘤或肾上腺癌)。如血浆 ACTH 明显增加,节律消失,大、小剂量地塞米松抑制试验均不能抑制者,多支持异位源性库欣综合征(如肺癌、支气管类癌等)。

3. 放射学检查

(1)蝶鞍区 CT 扫描:CT 检查是目前诊断垂体腺瘤主要方法之一。在蝶鞍区采用高分辨力 CT 平扫、增强、薄层(1.5 mm)断面扫描;采用冠状位、轴位及矢状位重建检查,可以提高垂体微腺瘤的发现率。

CT 发现:①直观征象:多数为垂体内出现>3 mm 的低密度区,似有边界;少数呈高密度、等密度区,需结合占位效应及间接征象等进行诊断。②间接征象:垂体高度超过 7 mm;鞍膈饱满或向上隆起,冠状位上垂体显示可以对称,亦可以不对称,一般膨隆侧为肿瘤侧。此时,垂体柄偏向健侧,如偏移 2 mm 以上,更支持垂体腺瘤的诊断。鞍底向一侧下陷,伴有骨质吸收、变薄或破坏,此处应为肿瘤。

CT 可以显示肿瘤的大小、形态、密度和发展方向,但难以发现直径<5 mm 的微腺瘤。垂体大腺瘤常常占据整个鞍内,向鞍上发展的肿瘤边界尚清楚,肿瘤内低密度区常常代表肿瘤内软化、坏死或囊性变,高密度区可能为垂体卒中,即瘤内出血。

(2)核磁共振影像(MRI)薄层扫描:核磁共振能显示正常垂体及垂体腺瘤,成像清晰。但对鞍底骨质改变、瘤内出血等情况,不如 CT 显示清楚。

MRI(1.5 T)增强薄层扫描,对直径为 3~5 mm 微腺瘤发现率为 50%~60%。微腺瘤在 T_1 加权像呈低信号,T_2 加权像为高信号,质子密度加权像为等信号。注入 Gd-DTPA 后进行动态增强扫描,此时正常垂体组织先增强显影,之后肿瘤增强,有利于微腺瘤的诊断。间接征象:大腺瘤鞍膈向上隆起,左右两侧可以对称,亦可以不对称,此时垂体柄偏移,常伴有鞍底明显倾斜下陷。肿瘤向鞍上发展的早期,占据视交叉池下部,之后完全充填视交叉池,肿瘤上缘边界清晰。当肿瘤向鞍上生长达 15 mm 以上时,肿瘤完全充满鞍上池,第Ⅲ脑室下部受压。肿瘤继续生长可呈分叶状,长入海绵窦、筛窦、蝶窦,进入额叶、颞叶内。MRI 对大腺瘤可显示肿瘤囊变及其向鞍上、海绵窦及鞍外等区域的生长情况,对手术入路的选择有较大的帮助(图 9-11)。

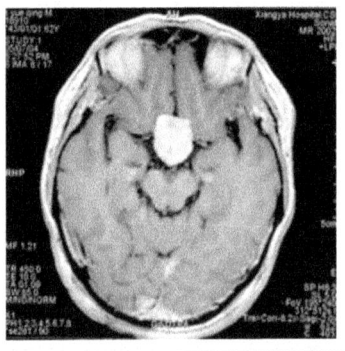

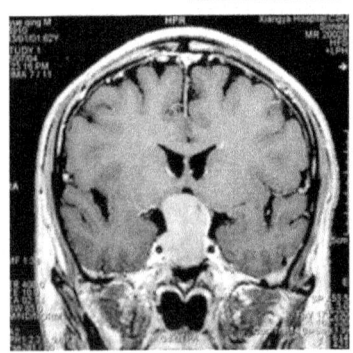
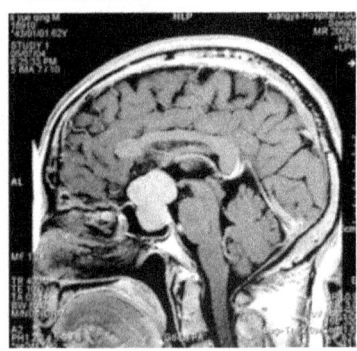

图 9-11　垂体腺瘤
MRI 显示肿瘤向鞍内鞍上生长,强化均匀

4. 诊断依据:垂体腺瘤的诊断主要依据不同类型腺瘤的临床表现、内分泌检查和放射学检查三大方面。尽管典型的垂体大腺瘤诊断并不困难,但对早期的微腺瘤、临床症状及内分泌学检查不典型,又无影像学阳性发现的病例则诊断不易,尤其对青少年、孕妇更应谨慎。

(二)鉴别诊断

许多鞍区占位性病变患者,都可能出现一些内分泌异常、视力视野改变的临床表现,蝶鞍扩大变形等情况,必须与垂体腺瘤相鉴别。

1. 与蝶鞍区其他肿瘤的鉴别

(1)颅咽管瘤:以儿童或青春前期患者多见,表现为垂体内分泌功能低下,半数患者发育迟缓,呈侏儒型或矮小症。约1/3病人患有尿崩症,此为颅咽管瘤的发病特点。因为垂体腺瘤或其他鞍区肿瘤很少在疾病早期出现尿崩症者。蝶鞍大小一般正常,少数扩大,肿瘤多呈囊性,2/3的病人鞍上或/和鞍内有钙化斑块。CT扫描为鞍上低密度囊性病变,边界清楚,圆形、卵圆形或分叶状;囊壁呈蛋壳形钙化是颅咽管瘤的特征,有助于诊断和鉴别诊断。肿瘤实体部分CT呈均匀密度增高。注射造影剂,肿瘤实体呈均匀增强;肿瘤囊壁呈环形增强。MRI表现为囊内可为长T_1、长T_2信号。余同CT检查。

(2)脑膜瘤:发生在鞍结节、鞍膈的脑膜瘤常有视力、视野改变。蝶鞍大小一般正常,肿瘤多呈匍匐状、球状生长。鞍结节部位可出现骨质增生。内分泌症状多不明显。CT扫描多为实性呈均匀高密度影像,很少有囊性变或钙化。MRI显示T_1加权像呈均匀信号,增强均匀,肿瘤周边硬脑膜可能出现"鼠尾症"。

(3)视神经或视交叉胶质瘤:少见。多发于儿童,其主要症状为患侧视力障碍及视野缩小。来自视交叉的主要症状为双侧对称或不对称的视力减退、偏盲、视乳头水肿或原发性视神经萎缩,伴有头痛、内分泌障碍等症状。蝶鞍形态、垂体及内分泌测定多为正常。极少出现肿瘤钙化。

(4)上皮样囊肿:多生长在颅底或鞍旁,可有不同程度的第Ⅲ、第Ⅳ、第Ⅵ颅神经或第Ⅴ颅神经受侵犯的症状。垂体内分泌测定多为正常。CT显示肿瘤边缘锐利的低密度影像学改变,形状不规则。MRI T_2加权像呈高信号,MRI压脂序列扫描有助于诊断。

2. 与蝶鞍区其他非肿瘤性疾病的鉴别

(1) 垂体脓肿:有蝶窦炎的病人易出现。可在 50% 的病人中找到感染源。大部分病人临床表现、影像学检查与垂体腺瘤类似,不少病人并无发热、炎症史,术前有时难以与垂体腺瘤区别。

(2) 颅内动脉瘤:一般位于在鞍旁或鞍上,亦可以位于鞍内。症状多突然出现头痛,一侧动眼神经麻痹。鞍内动脉瘤,MRI 可显示鞍内球形样占位性病变,边界清楚,瘤体内可能出现同心圆样改变。如疑动脉瘤应做 DSA、CTA、MRA 等检查,以便确诊。

(3) 拉克囊肿:正常人的垂体前后叶之间,约有 15% 存在直径 1~5 mm 的小囊肿,又名 Rathke 裂的残留组织,来自颅咽管。当囊肿增大可引起鞍内型颅咽管瘤或无功能性垂体腺瘤的临床表现。临床、影像学检查与垂体腺瘤类似,很难区别,有时只能通过手术才能确诊。

【治疗计划】

一、治疗原则

垂体腺瘤的治疗,应根据肿瘤的内分泌学类型、大小、形状、生长方式、向鞍外扩展的程度,以及病人的状况等,合理选择治疗措施,包括临床观察、药物治疗、手术治疗及放射治疗。

二、治疗方案

(一) 临床观察

对于偶然发现的垂体腺瘤,如头部受伤 CT 扫描发现的微腺瘤,受伤前,乃至受伤后,病人毫无垂体腺瘤方面的症状,尤其是年长、体弱者,可以定期复查 CT 及内分泌功能检查,即持续观察,不一定要进行治疗。因为在 20%~30% 的正常人群中存在垂体腺瘤,无需治疗。只有出现症状时,才进一步检查、治疗。对于青少年、年轻妇女,其垂体膨隆,内分泌检查正常者,应持慎重态度,密切观察临床症状、定期进行内分泌功能检查及影像学检查。

(二) 药物治疗

1. PRL 腺瘤:治疗泌乳素腺瘤目前最有效的是多巴胺激动剂溴隐停类药物。有资料认为溴隐停的作用机制主要是使肿瘤细胞发生凋亡和继发性坏死。它的出现使高 PRL 血症和 PRL 腺瘤（以及部分 GH 瘤）的治疗，取得了良好效果，开创了药物治疗垂体腺瘤的先河。

就垂体泌乳素细胞腺瘤的治疗而言，目前不少人，尤其是内分泌科医师以多巴胺激动剂药物-溴隐停（bromocriptine）治疗为首选。无论是微腺瘤、大腺瘤及巨腺瘤，均可以首选溴隐停治疗，它可能减少泌乳，缩小肿瘤体积，恢复月经周期和生育能力。

大型 PRL 腺瘤，术前可服溴隐停，待瘤体缩小，有利于手术切除。如在服溴隐停期间发生肿瘤出血（垂体卒中），应停止服药立即手术，挽救视力。对患有 PRL 腺瘤有生育要求而又不愿手术的青年妇女，可以服用溴隐停治疗，有相当一部分病人可以月经来潮、妊娠、生育。

有研究报道，溴隐停是一种相对安全的药物，妊娠期前后服用溴隐停不会增加流产、异位妊娠、绒癌、胎儿先天性畸形等（正常妇女胎儿畸形率约为 12%）。服用溴隐停产下儿辈的儿辈，即孙辈，尚未发现胎儿畸形率增加的情况。

妊娠期，脑垂体常常增大，如患者垂体腺瘤明显增大且压迫视神经、视交叉，使视力、视野症状逐渐加重，此时如果立即手术，可能导致流产，如果等到足月生产则病人有全盲的可能。此时应服用溴隐停，可能使肿瘤缩小，视力视野明显好转，并可达到胎儿足月分娩的目的。但在产后或 PRL 腺瘤长大时，仍需手术切除肿瘤。如果重新使用溴隐停治疗仍不能控制肿瘤发展，接近足月的胎儿则应提前分娩。如果上述方法无效，则考虑进行经蝶窦入路手术治疗。凡术后有肿瘤残留者，产后再考虑辅以溴隐停或/和放疗。

应用溴隐停治疗虽可有效降低 PRL 水平，并使肿瘤体积缩小，但治疗 6 周后开始出现瘤周血管纤维化，使肿瘤质地变韧，不利于手术操作有增加手术难度及并发症，降低全切率的可能。

嗅隐亭治疗耐药以及不耐药 PRL 腺瘤的概念：

原发性耐药定义：服用嗅隐停 15 mg/d（剂量供参考）3 个月，PRL 值仍未恢复正常，肿瘤体积缩小<50%，为原发性耐药。

继发性耐药定义：使用嗅隐停治疗开始有效，即常规剂量下肿瘤体积缩小和泌乳素水平下降，甚至恢复正常，但持续使用嗅隐停，泌乳素再次升高或/和肿瘤体积增大，即使加大剂量亦无效者。

在多巴胺激动剂治疗垂体腺瘤过程中，溴隐停剂量最大化，仍有 10%～

20%的患者的 PRL 不能降至正常,肿瘤体积亦不缩小,即处于嗅隐停治疗耐药状态。

对溴隐停治疗效果不满意或不能耐受以及严重压迫视交叉、视神经的患者可以改用高效、长效的新型多巴胺激动剂或选择手术治疗,术后仍不满意给予补充放疗,如伽玛刀等。

Quinagolide 和 Cabergoline 是多巴胺激动剂溴隐停的新型换代药物,具有明显高效、长效及副反应相对小的特点。在溴隐停治疗效果不满意的病例中仍有 50% 的病例有效。

2. GH 腺瘤:肢端肥大症的药物治疗包括生长抑素类似物(SRL)即生长抑素类似物(SSA)、多巴胺激动剂、GH 受体拮抗剂等,其中,生长抑素类似物为首选。

奥曲肽:奥曲肽长效缓释剂 LAR,兰瑞肽等药物具有人类生长抑素(SST)的生理功能并抑制 GH 过度分泌。其中奥曲肽 LAR 每 28 天肌肉注射一次(10~30 mg),与每天三次皮下注射奥曲肽的效果相当(剂量供参考)。

GH 受体拮抗剂如已上市的培维索孟(pegvisomant)是相对较新的一类药物,可与天然 GH 竞争性结合 GH 受体,直接阻断 GH 的作用,导致 IGF-1 的生成减少。此药在改善 GH 分泌过多引起的症状和降低血清 IGF-1 水平的作用上有效率高、起效快的特点,缺点是不降低血清 GH 水平,并有升高,部分患者垂体腺瘤增大及肝酶增高,其临床长期使用的安全性尚未得到全面评估。

多巴胺受体激动剂可以使部分肢端肥大症患者的血清 GH 水平降低和症状改善。常用的多巴胺受体激动剂包括麦角衍生物溴隐停、cabergoline 等和非麦角衍生物如喹高利特等。这类药物在 GH 水平轻中度升高的患者中,仅 10%~20% 的患者 GH 和 IGF-1 水平可降至满意水平,其剂量是治疗 PRL 瘤的 2.4 倍,治疗效果不理想。

3. ACTH 腺瘤:其治疗效果尚不理想,某些病人可能暂时缓解症状,不能根治,还有一定副作用,多不能长期使用,且一旦停约,肿瘤迅速复发。

药物可分作用于肾上腺和中枢两大类。作用于肾上腺的药物有氨基导眠能、甲吡酮、酮康唑等。作用于中枢下丘脑的药物有 5-羟色胺拮抗剂赛庚啶、溴隐停、麦角腈等。

(三)手术治疗

垂体腺瘤的手术治疗方法有经颅及经蝶入路二大类。经颅包括额下入路,翼点入路。最常用的是经蝶手术显微外科切除垂体肿瘤。经蝶内镜手术切除垂体肿瘤,正在开展、推广当中。

Horsley 于 1889 年采用经额入路,做了第一例垂体腺瘤手术。经蝶入路最早由 Secoffer(1907 年)采用,随后 Cushing(1912 年)经过上百次手术,确立了经唇下、鼻中隔、蝶窦切除垂体腺瘤的手术方法。但由于当时手术器械、深部照明等设备落后,尚无有效抗生素,手术切除不彻底、复发率高。对向鞍上发展的肿瘤,经蝶手术无法切除,对视神经、视交叉减压不满意,且常常发生脑脊液漏、颅内感染、手术死亡率高。20 世纪 20 年代以来,经蝶入路手术逐渐被经颅手术所取代。但经颅手术与经蝶手术比较,前者损伤较大,垂体功能障碍发生率高,手术并发症较多,死亡率较高。

Hardy(1967 年)应用手术显微镜,在 X 线电视监护下采用经蝶入路,不仅成功地切除了垂体腺瘤,而且还保留了垂体功能,使经蝶入路切除垂体腺瘤的手术又获新生。现在,对早期只有几毫米大小,视力、视野尚未受到影响的垂体微腺瘤,在手术显微镜下,不仅能做到全切肿瘤,并且能保留垂体功能。即使是向鞍上生长的大腺瘤,甚至巨大垂体腺瘤,亦可以采用经蝶入路安全切除。

然而对那些向鞍旁生长,或累及中颅窝、后颅窝的垂体腺瘤依然采用经颅手术。

【手术方式】

一.经单鼻孔-蝶窦入路

这是目前正在广泛推广的手术,故予重点介绍。

(一)适应证

垂体微腺瘤(直径≤1 cm)、大腺瘤(直径 2~4 cm),其肿瘤大部分位于鞍内并向蝶窦内生长者。

(二)相对禁忌证

活动性鼻窦炎患者;蝶窦气化不良者;肿瘤向鞍上呈哑铃状明显扩展,术中不易向鞍内塌陷者;肿瘤明显向前颅窝、海绵窦内、鞍旁、鞍后生长者。

(三) 术前准备

1. 了解鼻咽腔、口腔、鼻窦等有无急性炎症、有无手术禁忌证；属于禁忌证者应停止手术或治疗后手术。

2. 术前1天剪去鼻毛,鼻腔内冲洗、滴抗生素。

3. 一般检查：血常规、出凝血时间，心、肺、肝、肾等脏器功能检查，了解能否耐受手术与麻醉等情况。

4. 了解是否处于月经期,是否服用阿司匹林等病史。否则应适当推迟手术。

5. 视力、视野检查。

6. 影像学检查,包括 MRI 了解肿瘤与周围重要神经、血管的关系；CT 了解肿瘤内有无出血。CT 骨窗位薄层冠状扫描,了解蝶窦内骨性结构,以便术中打开蝶窦时,确定蝶鞍底中线的部位等。

7. 有明显垂体功能低下时,应给予强地松 5 mg Bid～Tid；甲状腺素 30 mg Bid～Tid。一般情况下术前不需补充激素。

麻醉与体位：气管插管,全麻。病人仰卧,头后仰 15°～20°,使口角与外耳孔的连线与地面垂直。气管插管固定在病人的口角,以利手术时鼻腔中置入鼻撑开器。

(四) 手术步骤

1. 扩大鼻腔：首先将含有肾上腺素盐水的湿棉片送入双侧鼻道内,使黏膜血管收缩,减少出血,增加鼻腔操作空间,数分钟后取出。

2. 经前鼻道前部入路：将鼻小柱牵向左侧(术者为右利手)显露出鼻中隔软骨黏膜,作一 1.5 cm 长的半贯穿切口。用刀片将黏膜从软骨上分离开,直达软骨性鼻中隔与骨性鼻中隔交界处,将二者从交界处离断,并向鼻翼下方和外侧扩张,同时将软骨性鼻中隔与上颌骨腭突离断,将软骨性鼻中隔推向对侧,使软骨性鼻中隔游离,以减少插入牵开器时的张力。将骨性鼻中隔两侧的黏膜分离,形成双侧鼻中隔黏膜下的后下通道,这时将鼻牵开器插入并跨过骨性鼻中隔,轻轻打开牵开器,进一步分离两侧骨性鼻中隔上的黏膜,此时软骨性鼻中隔在鼻牵开器的外侧。咬除筛骨垂直板及犁骨的后部,显露好犁骨隆突及蝶窦前壁,于中线两侧 2～5 mm 看见裂隙状蝶窦开口。

3. 打开蝶窦(以下步骤在显微镜下操作)：用骨凿或微型磨钻打开蝶窦

前壁,进入蝶窦。蝶窦内黏膜的术野部分可电灼后剪除,或推向一侧,予以保留。不要过分牵拉、撕裂黏膜,避免不必要的出血。进入蝶窦后,用枪状咬骨钳扩大蝶窦前壁骨窗至 $1.5\sim2\ cm^2$ 大小,骨窗上缘不得超过蝶窦开口上缘。

4. 打开鞍底骨质:多数微腺瘤未侵入鞍底者,骨质较硬,厚度约 $1\sim 2\ mm$,需用骨凿。当肿瘤侵入鞍底骨质时,鞍底的骨质菲薄,触之则下凹有波动感。有时鞍底骨质被肿瘤侵袭消融破坏,很容易用枪状咬骨钳咬除,鞍底骨窗大小约 $1.5\ cm^2$。打开蝶窦前壁、鞍底前下壁时,要严格对准鞍底正中方向。中鼻甲下极是通往鞍区手术的恒定标志。鼻中隔最后部的上方 $5\sim10\ mm$ 即为蝶窦开口处。蝶窦开口是蝶窦的前界,如超过此水平可能进入后组筛窦或达颅前窝的蝶骨平板导致脑脊液漏。蝶窦前壁的犁骨隆突(蝶嵴)恒定位于中线,把握这一方向一般不会偏离中线。

5. 进入蝶窦时,判断是否真正进入蝶窦的方法如下:

(1)手术时如果进入了蝶窦,应观察蝶窦的大小,与术前 MRI、CT 显示的情况进行比较。一般情况下蝶窦内空间较大,上下径及左右径均在 $1.0\ cm\times1.0\ cm$ 以上。从蝶窦底部至鞍底的前后径距离,与术前 MRI 显示的距离一致。肿瘤突入蝶窦内越多,距离越小,反之突入越少,距离越大。

(2)如果误入了筛窦,一般筛窦气房容积往往在 $0.5\ cm\times0.5\ cm$ 以下,没有蝶窦的容积大。

(3)如果误入了斜坡,一般骨质表面不光滑较粗糙,其内没有气房(但有些病人例外,CT 显示十分清楚),而且骨质相对坚硬,松质骨较多,容易出血,且厚度往往在 5 mm 以上。

(4)突入蝶窦内的肿瘤,MRI 矢状位上显示:在蝶骨平板与突入蝶窦内的鞍底前壁形成一个前隐窝,在突入蝶窦内的后壁与斜坡之间形成一个后隐窝。术中常常可以见到后隐窝;在突入蝶窦内的鞍底前方常有手术操作时残留的血凝块吸出,同时可用小圆头探针于蝶骨平板与突入蝶窦内的鞍底之间进行探测,从而证实前隐窝的存在。前后隐窝之间的隆突即为突入蝶窦内的鞍底。

(5)有了上述资料,加上鞍底的骨质菲薄,厚度不超过 1 mm,触之下凹有乒乓球样波动感等情况,一般可以确定进入了蝶窦,而且能够确定突出的骨质部分即为鞍底。无需 X 线 C 型臂机来验证。笔者的经验只有极个别情况,不到1%的病人,术中需要使用X线C型臂机来确定鞍底的位置。

6. 穿刺鞍底排除动脉瘤:打开鞍底骨质后,显示出硬脑膜,触之软,常规用1 ml细长注射器套上腰穿针头进行穿刺,进针深度不超过5 mm。抽吸无动脉血,拔针后无动脉性出血,可以排除动脉瘤。

7. 切开鞍底硬脑膜:用尖刀从鞍底前壁中心向四周"十"字型切开硬脑膜,不要超过骨窗。如在鞍底下部遇到海绵间窦下窦,在骨窗前方遇到海绵间窦前窦。先用双极电凝止血,无效则用明胶海绵堵住,外加小棉片压迫,再用双极电凝电灼海绵或棉片止血。止血后,用盐水冲洗,小心取出棉片。

8. 切除肿瘤:5 mm以内的微腺瘤,常生长于垂体前叶内,切开鞍底硬膜后,不易发现,需在垂体表面作"十"字型或"十"型切开寻找肿瘤。不同功能的垂体微腺瘤有不同的好发部位。如促甲状腺素细胞腺瘤好发于垂体前叶的正前方,生长激素细胞瘤好发于垂体前叶前部的两侧,泌乳素细胞腺瘤位于垂体前叶后面的两侧而促肾上腺皮质激素腺瘤常常位于垂体前叶的正中央。这与垂体内各种不同功能的细胞分布情况密切相关。根据术前判断肿瘤的性质,在相应的部位寻找相关的肿瘤。垂体微腺瘤与正常垂体之间无明确分界,切除瘤周少许垂体组织(往往已有肿瘤细胞浸润)不仅可以防止复发而且对垂体正常功能影响不大。

大腺瘤(2~4 cm)、巨大腺瘤(≥4 cm)往往已突破垂体的固有纤维膜。切开鞍底硬膜后,肿瘤会自行涌出,一般肿瘤质地软,易于吸除、切除。取标本作快速病理检查后可用刮匙、活检钳、吸引器等切除肿瘤。待鞍内肿瘤中心部位基本切除后,侵入鞍上的肿瘤会陷入鞍内,此时应按下列次序刮除肿瘤:先鞍后,即接近斜坡部分;再两侧,即接近海绵窦部分;最后前方,即接近蝶骨平板、视神经的部位。如果先刮除鞍内前方的肿瘤,前方的鞍膈容易过早陷入鞍底,遮挡两侧及后方肿瘤的切除。此外切除鞍内前方蝶骨平板两侧的肿瘤时,容易损伤此处的鞍膈出现脑脊液漏,因此应特别慎重。如果出现脑脊液漏,应用明胶海绵、生物胶,甚至自体脂肪、肌肉组织进行填塞、修补。

9. 关闭切口:肿瘤切除后,可于鞍内垫入1~2层明胶海绵,鞍底骨窗可放置鼻中隔骨质(软骨或硬质骨)生物胶固定,也可以不放骨片,笔者大多数病例不用骨片修补颅底,让明胶海绵暴露于鼻腔。创面内妥善止血后,退出鼻牵开器,术侧鼻腔内填塞膨胀海绵或油纱条,手术结束。

(五)并发症

手术并发症主要有垂体功能低下,尿崩症(绝大多数为一过性),水、电解质平衡紊乱,脑脊液鼻漏,颅内感染,术后鞍内及颅内血肿,鼻衄(假性动脉瘤破裂出血)等。

(六)术后处理

1. 抗生素:一般全麻后手术开始前用一次广谱抗生素,术中每3 h,术后每6~8 h用一次抗生素,72 h停药。

2. 激素:术后7~10 d,口服:强的松5 mg,每日3次,甲状腺素片40 mg每日3次或优甲乐50~100 μg/d。如有一过性尿崩,用长效尿崩停0.3 ml(18 μg)肌注一次。如果尿崩次数多,每3~5 d肌注一次。少数病人停激素药后,出现激素水平低下症状,如:精神萎靡,食欲减退,血清内分泌激素水平下降,则仍需补充激素。血糖增高者,用胰岛素控制。具体补充激素的时间及剂量,应根据患者激素水平来定。

3. 密切注意水、电解质平衡:术后3~7 d,出现嗜睡、食欲下降、恶心、呕吐、尿量明显增多或减少时,则需立即查血钠、血钾、血糖,并及时纠正达正常水平。但是,过低的血钠应于2~3 d内逐渐纠正,否则有导致脱髓鞘疾病的可能。

4. 警惕下丘脑损伤:术后出现昏迷、高烧、持续尿崩等情况时,应立即做CT检查,了解下丘脑有无出血、水肿、损伤等情况,并给予相应处理。

5. 对症处理:如患者出现头痛、头晕等症状,予镇静、止痛等处理;如出现脑脊液鼻漏,则取头高位,以减少鼻漏,加强营养、预防感染等治疗。

二、经额下外侧入路

(一)适应证

①大型、巨型垂体腺瘤向鞍上发展,而蝶鞍扩大不明显者;②鞍膈上下肿块呈哑铃状生长,尤其是鞍膈孔小,鞍上肿瘤体积明显大于鞍内者;③肿瘤向额叶、颞叶、鞍背后方及后颅窝生长者;④不适宜经蝶入路手术者。

(二)相对禁忌证

肿瘤主要位于鞍内,向鞍上生长不足5 mm者(否则不仅肿瘤不易切除干净,而且容易损伤视神经、视交叉等重要结构)。

(三)术前准备

术前备头皮。余同经单鼻孔-蝶窦入路③~⑦条。

(四)麻醉与体位

气管插管、全麻手术。仰卧位,上身抬高 15°,头部稍后仰偏对侧 15°。以利额叶自然下垂,离开眶底显露鞍区。

(五)手术注意事项

1. 保护面神经颞支:翻开皮瓣时需紧贴颞浅筋膜下层,皮瓣内应含皮下深浅两层脂肪,尤其是包含颞浅筋膜深层的脂肪,因为支配额肌的面神经颞支位于其中,一旦损伤,常常造成术侧额纹消失。

2. 额窦处理:取下骨瓣后,如果发现额窦腔打开,小心推开窦内黏膜并予保护。如黏膜破裂可切除大部分,残留的黏膜推向额窦开口(此开口位于中线旁,额窦中线的内后下方,通向鼻部),电灼后用明胶海绵、骨蜡或生物胶封闭。

3. 显露鞍膈:两视神经的内侧为视神经间隙(第一间隙),此间隙的底部为鞍膈,此时的鞍膈实际上已成为大型、巨型垂体腺瘤的肿瘤壁。鞍膈上有一层蛛网膜,切开蛛网膜后,清楚可见鞍膈(肿瘤壁)上有许多肿瘤新生血管,一一予以电灼。

4. 穿刺肿瘤:常规于鞍膈中点旁 5 mm 处穿刺肿瘤,深约 5~10 mm。如瘤内有陈旧性血液、囊液,应尽量抽吸干净,使肿瘤内压力尽量降低。如未抽到动脉血,穿刺孔无动脉性喷血,结合术前影像学资料则可以排除动脉瘤的可能,穿刺达到了目的。

5. 识别和保护垂体柄:当把下丘脑顶部的肿瘤壁显示出来后,其后上方可见一束橘红色的圆柱状质地柔软的纵型带状物,其表面附有许多红色与垂体柄纵轴平行的稍微弯曲的纤细血管,此为垂体柄。其肿瘤端与肿瘤壁紧密相连并融于肿瘤壁中。垂体柄可因垂体腺瘤的大小、生长方向不同而变化:(ⅰ)垂体柄的长度、色彩及形状:肿瘤越大,垂体柄越长。作者在鞍上肿瘤直径大于 6 cm 的垂体腺瘤中,见到垂体柄的长度达 2~3 cm,已被压扁,颜色也不如正常时红润。当解除肿瘤压迫后,垂体柄缩短,恢复圆柱状,颜色也随之变红。(ⅱ)垂体柄的位置:如果肿瘤位于正中,均匀对称生长,垂体柄往往也位于正中,处在肿瘤后方视交叉与鞍背之间。如果肿瘤偏左,垂体柄被挤向右侧;如果肿瘤偏右,垂体柄则被挤向左侧。

当发现垂体柄时,不要损伤、随意牵拉它,即使对接近垂体柄肿瘤壁的牵拉、操作也要轻柔,以免垂体柄受到较重的牵拉或轻度损伤,否则会立即出现尿崩,尿量每 10 分钟可达 100~200 毫升。因此,当在下丘脑部操作或看见了垂体柄时,应术中每 10 分钟计一次尿量,以便了解操作的安全性。一旦发生尿崩,立即肌注长效尿崩停 0.3 ml(18 μ),或静脉滴注垂体后叶素,一般能及时控制。

注意操作中不要损伤垂体柄,有时无论在 MRI 上或是在手术中可能发现正常垂体附着于接近垂体柄的肿瘤壁上,应将含有正常垂体组织的肿瘤壁保留在垂体柄附近,不能切除,应予保留。附着于接近垂体柄肿瘤壁上的正常垂体组织,因长期肿瘤压迫的缘故,常呈扁平状、橘红色或橘黄色,与周围呈乳白色的肿瘤组织易于区别。

术后处理:同经单鼻孔-蝶窦入路。

【放射治疗】

一、放射治疗的适应证及疗效

γ-刀治疗具有创伤小并发症少和治疗快捷等优点。对于微腺瘤、与视神经、视交叉距离在 3~5 mm 以上的小型大腺瘤,患者不愿意或病情不允许手术、不适合首选药物治疗而又要求 γ-刀治疗的患者,可以考虑首选 γ-刀治疗。γ-刀治疗可以改善垂体腺瘤患者的性功能。

垂体腺瘤术后肿瘤残留、病情缓解不全、手术后仍处于 PRL、GH 高分泌状态的患者可进行辅助性放射治疗。对泌乳素瘤、生长激素瘤放射治疗后仍然需要继续药物治疗,直至内分泌检查正常。

二、放射治疗的方法

如符合 γ-刀治疗条件的病人,首选 γ-刀治疗。否则选用传统分次的放射治疗。普通放疗通常需要 6 个月~2 年才开始显效,部分需要 5 年~15 年才能达到最大疗效,用于控制肿瘤生长和达到生化缓解的目的。

三、放射治疗的并发症

放疗最常见的并发症为垂体前叶功能受损,垂体功能低下的发生率约 30%,通常需要激素替代治疗。较少见的并发症有视觉受损、放射性脑坏死和放射野继发恶性肿瘤。

【住院小结】

一、疗效及预后评估

(一)经蝶手术疗效

微腺瘤手术效果好,90%以上的患者其症状改善。血清内分泌激素水平恢复正常,视力好转或恢复,影像学检查示肿瘤消失。5年后复发率约10%左右。恢复生育能力20%~70%不等。死亡率≤1%。

大型、巨型垂体腺瘤效果欠理想,全切率0%~50%。对侵袭性大腺瘤、肿瘤侵入海绵窦内者手术难以全切,只能改善症状,难以根治。激素水平术后恢复到正常者≤50%;视力改善率约40%~70%。术后尿崩症发生率高,一过性尿崩(7天内)可达70%;长期尿崩者(≥6月)5%~15%,术前有尿崩史者,术后尿崩症发生率约2倍于无尿崩史者。死亡率0.2%~5%。

垂体腺瘤经蝶手术效果良好率在60%~90%,但复发率较高,达7%~35%,单纯肿瘤切除者复发率可达50%。PRL腺瘤复发率可达40%。ACTH腺瘤复发率为10%。平均复发时间约为3年,亦有最长复发时间为术后15年者,复发者如能及时诊断和手术或放疗,其有效率仍可在80%以上。

(二)经颅手术疗效

向海绵窦内浸润性生长的肿瘤全切率低,与向海绵窦内侵袭的程度相关,全切率为0~40%,多数术后要放射治疗。

术后视力改善情况、尿崩症发生率、与经蝶入路雷同,死亡率约0.3%~5%左右。

作者认为,全切应达到下列三项要求:①全切肿瘤壁内的所有肿瘤,包括肿瘤实体、囊液及血块等;②切除鞍上肿瘤壁(但保留含有正常垂体组织的瘤壁);③电灼鞍内肿瘤壁。也就是达到了目前显微手术全切肿瘤的效果,全切率约81%左右。术后一般不行放射治疗,复发率约8%左右。如果不切除肿瘤壁,术后需要放疗,但此类病人的肿瘤复发率在22%~45%之间。

二、出院医嘱

1. 定期随诊,观察临床症状,定时行内分泌学及放射学检查。
2. 若有垂体功能低下,需进行激素替代治疗。

(刘志雄)

第七节 颅内先天性肿瘤

一、颅咽管瘤

【概述】

颅咽管瘤(craniopharyngioma)是常见的颅内先天性肿瘤,发生于原始口腔外胚叶所形成的颅咽管残余上皮细胞。发病率约为脑瘤总数的5%~6%。本病可见于任何年龄,但以儿童多见,男性发病较女性多见。

颅咽管瘤多数起源于鞍上垂体结节部上端的残余上皮细胞,少数起源于鞍内垂体前、后叶之间的残余颅颊裂。Bailey(1947)将颅咽管瘤分为鞍内型和鞍上型。鞍内型易压迫垂体而首先出现内分泌症状,向上发展压迫视交叉,可经视交叉突向鞍上,或从视交叉后向鞍上发展侵入第三脑室。少数呈巨大囊肿者可突入额叶或颞叶。肿瘤的边界清楚,其体积大小、生长范围及形状可有较大的区别。肿瘤较小时多为实质性,生长到一定大小后多发生囊性变,囊性变者占68%~85%,大多数为单囊性,少数可呈多囊性。囊壁厚薄不一,但多数较薄。瘤壁可附有钙化斑点或瘤内有钙化。囊腔内囊液呈黄色或黄褐色、暗绿色,内含有胆固醇结晶。颅咽管瘤根据形态可分为造釉细胞瘤型和鳞状乳头型,以前者为多见。

【入院评估】

(一)病史询问要点

(1)有无头痛、恶心、呕吐、精神萎靡、嗜睡、食欲不振。

(2)有无视力下降、视野改变、多饮、多尿、体温调节异常。

(3)有无生长发育迟缓(儿童)、肥胖、性欲下降、停经(女)、不孕不育、毛发脱落等。

(4)有无癫痫发作、偏瘫等其他神经系统症状。

(二)体格检查要点

(1)一般情况:精神、发育、营养状况、血压、脉搏、体温等。

(2)有无视力、视野改变、视乳头水肿、颅神经麻痹表现。

(3)第二性征是否发育,性器官是否婴儿型等。

(三)门诊资料分析

1. X线 头颅X线摄片,鞍上型可见蝶鞍后床突及鞍背低下,鞍底扁平、蝶鞍前后径相对增大,形如蝶状。鞍内型蝶鞍呈球形扩大,前床突吸收,鞍底破坏。多数可见钙化斑块,儿童较成人多见,钙化呈弧线状或蛋壳样。

2. CT扫描 CT平扫时,约半数可见肿瘤有钙化灶,其中一半出现沿肿瘤边缘长短不一的壳状钙化影,多呈点、片状;肿瘤实质多数为较均匀的低密度影;部分呈均匀的等密度影,此时可为实质性病灶、囊性病灶或二者混合病灶。静脉注射造影剂后,囊性病灶可见整个或部分囊壁呈薄壁环状或壳样增强,少数有分房样增强;实质肿瘤部分可为整个病灶均匀或不均匀增强。病灶一般呈圆形或椭圆形,边缘锐利清楚。如肿瘤使室间孔阻塞,则双侧脑室及三脑室扩大(图9-12)。

(四)继续检查项目

1. MRI MR显示病灶的形态、大小和侵及的范围常优于CT。其表现形式多样。囊性病灶 T_1 加权像和 T_2 加权像均显示为高信号;或在 T_1 加权像显示为较低信号, T_2 加权像为高信号,钙化部分常不能显示(图9-13)。

2. 内分泌检查 血清GH、LH、FSH、ACTH、TSH等水平低下,少数病人PRL可增高。

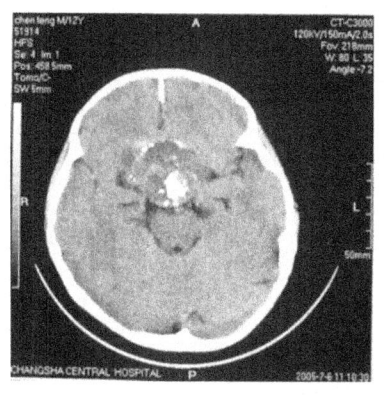
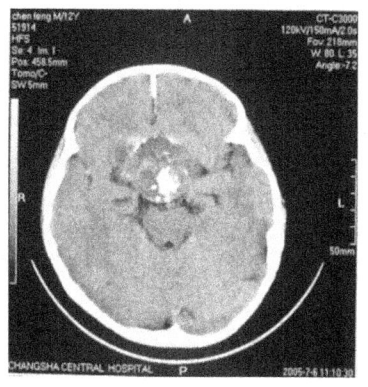

图 9-12　CT 显示鞍区颅咽管瘤,包含钙化、囊腔、和实质部分

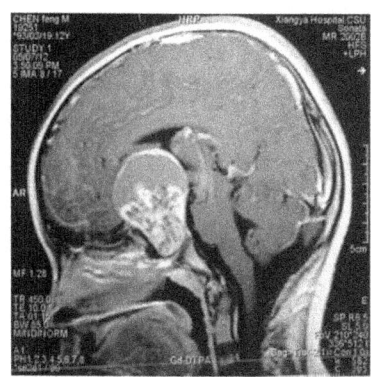
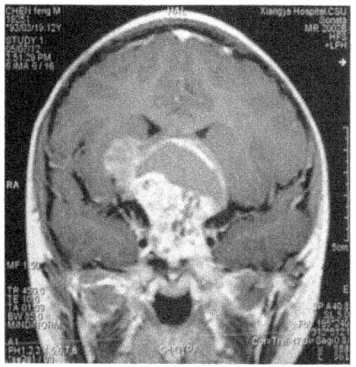

图 9-13　MRI 显示鞍内、鞍上混合型颅咽管瘤,强化不均匀,向三脑室及额叶生长

【病情分析】

(一)诊断

1. 临床表现　颅咽管瘤生长较缓慢,病程较长。主要表现有内分泌症状,视觉症状和颅内压增高症状等。

(1) 内分泌功能障碍：由于肿瘤所在部位易侵犯垂体及下丘脑,可产生内分泌功能障碍症状,多表现为功能低下及代谢障碍。①生长发育障碍：在儿童期发病者出现生长发育障碍,骨骼生长迟缓,患者身材较正常同龄儿童矮小,外生殖器发育迟缓。②性功能障碍：在成年以后发病者常有性欲减退,腋毛阴毛脱落,男性胡须稀少,阳痿,皮肤细腻。女性表现为月经失调。③脂肪代谢障碍：部分患者表现肥胖。④水、盐代谢障碍：约1/4病人可产生多饮、多尿或尿崩症状,日饮水量及尿量均可达5 000~10 000 ml。⑤嗜睡及精神障碍。

(2) 视神经压迫症状：为颅咽管瘤的常见症状之一,约70%~80%病人有视神经、视交叉受压表现。视力逐渐下降,严重者失明。鞍上型肿瘤因其生长方式、方向无一定规律,对视神经、视交叉及视束的压迫亦不一致。故产生的视力障碍及视野缺损变异很大。可出现象限性视野缺损、偏盲。

(3) 颅内压增高症状：肿瘤早期无颅内压增高,至肿瘤到相当大或阻塞室间孔时,则产生颅内压增高症状,如头痛、呕吐、视乳头水肿等。在儿童骨缝未闭前可见骨缝分开、头围增大,头皮静脉怒张等。病程晚期颅内压增高严重者可致昏迷。

(4) 其他神经症状：部分病人可因肿瘤向鞍旁发展压迫第Ⅲ、Ⅳ、Ⅴ、Ⅵ颅神经,而产生眼球运动受损及面部感觉障碍,肿瘤向鞍后发展压迫脑干或向额叶发展产生偏瘫,向后颅窝发展者产生小脑症状。

根据颅咽管瘤的好发年龄、临床表现、蝶鞍改变及CT、MRI等检查,多数病人可确诊。儿童颅咽管瘤可有如下特点：①颅内压增高较多见；②生长发育障碍,多饮多尿等；③视力障碍常较视野缺损更常见；④X线平片显示鞍区钙化斑点；⑤CT及MRI于鞍区可见囊性、钙化的占位性病变。

2. 临床类型 根据肿瘤生长部位及形态可分为以下几型：

(1) 鞍上型：约占颅咽管瘤的80%。肿瘤可位于漏斗部前面向视交叉前方生长,也可位于漏斗部后方向视交叉后生长,少数肿瘤可长入第三脑室。

(2) 鞍内型：较少见,主要见于成年人。肿瘤多局限于鞍内,但亦可向上、向下长入鞍上及蝶窦内。

(3) 非典型部位颅咽管瘤：少数肿瘤可长在蝶窦、咽后、斜坡、后颅窝及松果体区等非典型部位。

(二) 鉴别诊断

1. 垂体腺瘤　本病可出现典型的内分泌障碍及双颞侧偏盲的视野改变。而很少发生如颅咽管瘤时所出现下丘脑损害症状及颅内压增高症状。CT 见垂体腺瘤常无钙化，蝶鞍扩大，其中常有肿瘤；而颅咽管瘤常有钙化，多位于鞍上，蝶鞍常不扩大。

2. 视神经和视交叉胶质瘤　本病多为单侧视力障碍明显，可累及双侧视力，于鞍上有一实质性占位病变。颅骨 X 线或 CT 可见一侧视神经孔扩大。

3. 鞍上生殖细胞瘤　又名异位松果体瘤。本病多在儿童期发生，除有视力视野改变外，尚可产生性早熟，鞍区有钙化者罕见。

4. 在成人颅咽管瘤时，应与鞍结节脑膜瘤、脊索瘤、鞍上蛛网膜囊肿等相鉴别。鞍结节脑膜瘤多无内分泌改变，亦可见鞍结节骨质有增生或破坏。脊索瘤临床伴有多颅神经损害，X 线、CT 可显示蝶鞍及斜坡破坏。蛛网膜囊肿则很少有内分泌功能障碍，X 线片检查鞍区无异常，无钙化斑点。

【治疗计划】

(一)治疗原则

手术治疗仍是目前治疗颅咽管瘤的主要方法，术后辅以放疗或化疗。

(二)治疗方案

1. 术前准备要点

(1)纠正水、电解质的紊乱，加强营养支持，改善全身一般状况；使用皮质激素和甲状腺素纠正激素水平低下。

(2)术前颅内压增高症状明显者，应采取有力的措施降低颅内压，预防脑危象发生。必要时可行脑室外引流，以便争取时间进行其他必要的手术前准备。

2. 手术治疗　通过切除肿瘤达到解除对视神经视交叉的压迫，解除颅内压增高。手术分根治性全切和有意识地局部肿瘤切除。由于颅咽管瘤为良性肿瘤，因此原则上应尽力争取全切除。手术方法的选择取决于肿瘤的大小、生长方向与脑室系统的关系，常用手术入路包括经额下入路、翼点入路、终板入路、经蝶入路、经胼胝体入路等。肿瘤位于鞍内，视神经受压迫症状不明显，无丘脑下部受损症状等，宜进行全切，减少复发。对某些难以达到全切时，可行次全或部分切除，术后辅以放疗等。显微外科技术的应用，为肿瘤的全切创造了有利的条件,在不增加手术损伤与死亡率的基础上,提高了颅咽管瘤的全切除率,可达75%以上。

手术前、中、后应用激素(如地塞米松、甲状腺素等),可增加手术的安全性。

3. 术后处理　术后应密切观察病情,及时了解有无下丘脑损害的症状(如尿崩、体温失调等),以便及时处理。

(1)一般处理:加强监护、预防感染、癫痫,适当应用止血剂、营养支持、控制血糖等常规处理。

(2)并发症处理

①尿崩症:应每天记录24 h出入液体量、尿比重,根据出入液量补充液体。尿崩轻者可先予氢氯噻嗪、卡马西平口服,严重者可应用涨凝长效尿崩停,期间注意监测血压及血清电解质和动脉血气变化。

②中枢性高热:通常予以对症处理,包括物理降温、药物降温等。

③应激性溃疡:见于下丘脑损伤及大量应用皮质激素后。应予以抑酸、止血剂、禁食、胃肠减压,必要时输血及手术治疗。

④无菌性脑膜炎:由于术中肿瘤囊内容物溢出刺激脑膜所致。术中应尽量避免囊内容物外溢及尽可能多地切除肿瘤,并用生理盐水反复冲洗囊腔。术后可多次腰穿放脑脊液。皮质激素的应用对缓解症状有用。

⑤垂体功能低下:可予以甲状腺素等药物替代治疗,但效果不佳。

4. 放射治疗　对不能全切除的肿瘤,术后辅以放射治疗,一般认为可达到提高疗效、延长复发间期的作用。对无明显视神经受压的囊性肿瘤,可通过穿刺抽出囊液后注入适量的同位素如 ^{198}Au、^{32}P 等,予以内放射治疗,也可取得较好的效果。

γ-刀治疗颅咽管瘤已有文献报道,对某些表现为实性肿瘤者,直径在3 cm以内与视神经有一定距离者,适合于γ-刀治疗,对囊性或以囊性变为主的肿瘤,效果不佳。

5. 化学治疗　目前尚无可靠的有效药物。近来有学者应用博莱霉素注入肿瘤囊内,有使囊液分泌减少、肿瘤缩小的作用。对囊性肿瘤效果好,对混合型及实质肿瘤效果差,肿瘤复发率高。

【住院小结】

(一)疗效及预后评估

颅咽管瘤第一次根治术后的死亡率低于2%。Fahlbusch等报道的原发病例的手术死亡率为1.1%,复发病例死亡率为10.5%。早期死亡常由于术中出血、癫痫和电解质紊乱。全切或次全切加放疗其长期生存率大约为80%,在首次根治术后平均有69%的患者生存质量良好。Yasargil等人认为预后与肿瘤大小相关,小于2 cm的肿瘤94%预后良好,而大于6 cm只有12.5%预后良好。肿瘤复发常发生在术后2至5年,平均为33个月。

(二)出院医嘱

(1)术前、术中及术后有癫痫发作者,应预防癫痫发作。

(2)记录入水量及尿量的变化,定期复查血电解质,若有尿崩表现,轻者可先予氢氯噻嗪、卡马西平口服,严重者需就近入院治疗。

(3)有垂体功能低下者,需长期予以甲状腺素片等药物替代治疗。

(4)定期复查CT和MRI,了解脑积水是否改善及肿瘤复发情况。

(刘志雄)

二、上皮样囊肿和皮样囊肿

上皮样囊肿和皮样囊肿(epidermoid and dermoid cyst)起源于残余在颅内的胚胎上皮细胞。上皮样囊肿只含外胚层成分,皮样囊肿含外胚层及中胚层两个胚层成分。

上皮样囊肿

【概述】

上皮样囊肿又称胆脂瘤(cholesteatoma)或珍珠瘤(pearl tumor),约占颅内肿瘤的0.2%~2.6%,以20~40岁者多见。最常发生于桥小脑角区,约占50%以上,其次为鞍区、中颅窝、脑室内、大脑纵裂、四叠体周围和颅骨板障。肿瘤易沿脑池、蛛网膜下腔或沿神经向邻近部位伸展。如发生于桥小脑角者可侵至对侧,或向幕上伸展至中颅窝;位于中颅窝者可经小脑幕裂孔伸展至后颅窝,或伸展至前颅窝,甚至经眶上裂、视神经孔侵入眶内;位于大脑半球者可从大脑镰下侵至对侧;位于第四脑室者可经中孔和侧孔扩展至小脑延髓池和椎管内。

肿瘤常呈不规则结节状,表面光滑带有珍珠样光泽,囊壁薄,边界清楚,缺少血供。囊内容物为白色或灰白色干酪样物质,由脱屑表皮和胆固醇结晶组成。由于囊壁较薄,易于破裂,囊内容物,溢出到蛛网膜下腔常引起肉芽肿样炎症反应。

【入院评估】

(一)病史询问要点

1. 有无三叉神经痛、面肌痉挛,面部感觉麻木、耳鸣及后组颅神经症状。
2. 有无视力、视野改变,有无多饮、多尿等内分泌功能障碍。
3. 有无头痛、恶心、呕吐等颅高压表现。
4. 有无癫痫、偏瘫及其他神经系统症状。

(二)体格检查要点

1. 有无面部感觉障碍、角膜反射障碍、听力改变及后组颅神经麻痹表现。
2. 有无视力视野变化、视乳头水肿及眼球活动障碍等。
3. 锥体束征及小脑体征。

(三)辅助检查

1. 实验室检查　脑脊液压力增高,脑脊液化验大多正常,部分病例蛋白含量可增加,少数有白细胞增多。一般不进行此项检查。

2. 头颅 X 线平片　晚期有颅内压增高征象,位于桥小脑角区和中颅窝者可有岩骨尖或岩骨嵴破坏,累及眶内者可见眶上裂及视神经孔扩大,位于鞍区者可见蝶鞍扩大,鞍背骨质吸收。硬膜外者一般均见颅骨破坏缺损,边缘清楚但不整齐,可有硬化表现,内板破坏常较外板重。

3. CT 扫描　为常用诊断方法。CT 平扫多数为一边界清楚的低密度病灶,其密度低于脑脊液,极少数可为等密度、高密度或混杂密度灶。肿瘤包膜有时可见散在钙化影,注射造影剂后绝大多数肿瘤内容物和囊壁均无强化。

4. MRI　为最常用诊断方法。MRI 扫描在 T_1 加权像上,多数肿瘤表现为低信号,但较脑脊液信号高,在 T_2 加权像上多数肿瘤表现为高信号,其信号明显高于周围脑组织和脑脊液,注射造影剂后肿瘤无强化,肿瘤囊壁在 T_1 加权像和 T_2 加权像上均为高信号(图 9-14)。

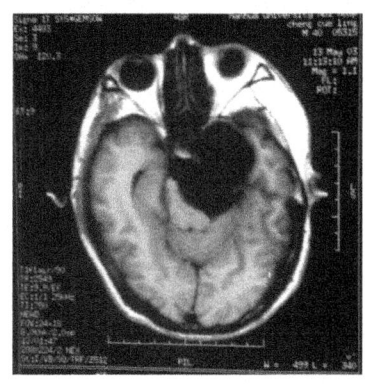
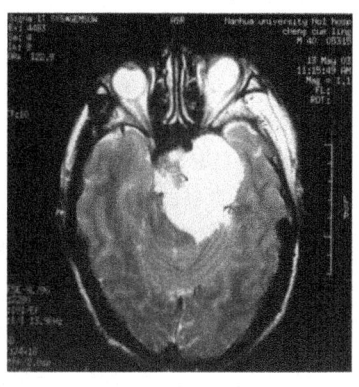

图 9-14 颅内上皮样囊肿 MRI 扫描,呈长 T_1 长 T_2 信号

【病情分析】

(一)诊断

上皮样囊肿生长缓慢,病程较长,平均 5 年左右,临床症状依部位而异。

1. 临床表现

(1)桥小脑角区上皮样囊肿:首发症状主要表现为三叉神经痛,部分病人首发症状为面肌痉挛。患侧面部常有感觉障碍,角膜反射迟钝,耳鸣,听力下降,共济失调,后组颅神经麻痹。内听道多无改变。

(2)鞍区上皮样囊肿:主要表现为缓慢进展的视力减退,可有视野缺损,视神经呈原发性萎缩,少数有多饮、多尿和内分泌功能障碍。向额叶发展者可出现额叶症状,向后突入第三脑室者,因肿瘤阻塞了室间孔可出现颅内压增高症状,累及中脑大脑脚者则出现锥体束征。

(3)中颅窝上皮样囊肿:主要表现为三叉神经痛及三叉神经损害症状,如患者咀嚼肌、颞肌无力及萎缩,伴有该侧三叉神经感觉障碍。亦可压迫视神经、视束及眼运动神经。个别的耳前有皮毛窦。

(4) 脑实质内上皮样囊肿:依肿瘤所在部位产生相应的临床表现。

(5) 脑室内上皮样囊肿:早期多无明显症状,晚期主要表现为颅内压增高,侵及周围脑组织时可出现相应的脑症状。位于侧脑室者可有癫痫发作、轻偏瘫或感觉障碍,位于第三脑室后部时可有眼球上视运动障碍,位于第四脑室者可出现走路不稳。

(6) 硬脑膜外上皮样囊肿:起自颅骨板障,向外生长可见头皮下肿物,肿瘤长大后可致颅内压增高。

2. 实验室检查 脑脊液压力增高,脑脊液化验大多正常,部分病例蛋白含量可增加,少数有白细胞增多。

3. CT 扫描 CT 平扫多数为一边界清楚的低密度病灶,其密度低于脑脊液,极少数可为等密度、高密度或混杂密度灶。肿瘤包膜有时可见散在钙化影,注射造影剂后绝大多数肿瘤内容物和囊壁均无强化。

4. MRI MRI 扫描在 T_1 加权像上,多数肿瘤表现为低信号,但较脑脊液信号高,在 T_2 加权像上多数肿瘤表现为高信号,其信号明显高于周围脑组织和脑脊液,注射造影剂后肿瘤无强化。

【治疗计划】

1. 手术治疗 因肿瘤缺乏血供,组织脆弱,易于切除,故原则上应将肿瘤囊壁完全切除,以防复发。少数囊壁与神经血管及脑干粘连紧密,不必强行分离以免造成损伤。切除肿瘤时,瘤周组织以脑棉片保护,避免瘤组织碎屑随脑脊液扩散,切除后用生理盐水反复冲洗干净,以防术后发生无菌性脑膜炎。

2. 术后并发症的处理 术后主要并发症为无菌性脑膜炎或脑室炎,由于瘤内容物含脂肪酸和胆固醇,对脑组织和脑室壁有刺激作用所致。术后可行脑室引流并反复腰穿放液,给予激素和抗生素对症治疗。

皮样囊肿

【概述】

皮样囊肿(dermoid cyst)占颅内肿瘤的 0.1%～0.7%,好发于儿童。肿瘤好发于中线部位硬膜外、硬膜下或脑内,2/3 位于后颅窝,多见于小脑蚓部及第四脑室,硬膜外者多见于枕部。

肿瘤外观与上皮样囊肿相似,但囊壁稍厚,除有复层鳞状上皮细胞外,其基底层含有较多的纤维组织及真皮层,内含皮脂腺、汗腺及毛囊,瘤内容物为皮脂样物如同豆渣样,并混有毛发或其他皮肤附件。病变表面的皮肤上常有窦道,呈条索状,通过颅骨上小孔与囊肿相通,该窦有时发炎,可致颅内感染,甚至形成脑脓肿。

【诊断】

(1)主要表现为颅内压增高症状,因肿瘤长大易阻塞脑室出口。
(2)部分病人有反复发作的脑膜炎史。
(3)位于后颅窝者可有眼球震颤、走路不稳等小脑症状。
(4)位于鞍区者可有视力、视野障碍。
(5)头皮上发现皮毛窦,有条索状窦道与肿瘤相连,有助于确诊。
(6)CT 扫描于肿瘤区显示略低或混杂密度肿块影,周边可能强化。
(7)MRI 扫描所有皮样囊肿均呈短 T_1。

【治疗原则】

尽可能手术切除,手术注意点与上皮样囊肿相似。有皮毛窦者连同窦道一并切除。硬膜外皮样囊肿并有皮毛窦者,勿切开硬脑膜,以防颅内感染。

(马志明)

三、脊索瘤

【概述】

脊索瘤(chordoma)好发于青、中年,占颅内肿瘤的 0.13%～0.67%。脊索瘤以颅内斜坡及骶骨部多见,鞍底、中颅窝、枕大孔区及桥小脑角也可发生。此处仅介绍颅内肿瘤部分。

脊索瘤起源于胚胎中胚层残留脊索组织,为低度恶性,生长缓慢,具有浸润性生长特点的肿瘤。肿瘤位于硬膜外,呈结节状或分叶状,色灰白或红褐,无明显包膜。有的呈鱼肉状,含有骨性结构、囊肿或钙化。血运一般较丰富。大量的空泡细胞及粘液形成为本病病理特点。

【入院评估】

(一)病史询问要点

(1)有无头痛、恶心、呕吐等颅内压增高症状。

(2)有无眼球活动障碍、复视、吞咽困难等颅神经麻痹表现。

(二)体格检查要点

(1)神经系统体格检查,重点检查颅神经症状。

(2)鼻咽部检查。

(三)辅助检查

1. 头颅X线平片　颅底骨质破坏,肿瘤内多伴有斑点或片状钙化。

2. 脑血管造影　位于鞍区的肿瘤可见在颈内动脉虹吸部向外侧移位,大脑前动脉水平段向上抬高。在鞍旁者见颈内动脉海绵窦段上移,大脑中动脉起始段及水平段亦有上抬。斜坡区肿瘤则见基底动脉向后或向侧方移位。

3. CT扫描　CT片上可见颅底广泛骨质破坏及软组织肿块,其内有钙化、出血、或囊变区,不均匀性强化。鞍上池消失,脑干与第四脑室后移。

4. MRI　病变的MRI信号高低不一,但一般在T_1加权像上为低信号,T_2加权像上呈高信号。瘤内囊变区呈更长T_1与更长T_2信号,出血灶均呈高信号,钙化呈无信号或散在性结节状等信号,强化不均匀。并能清晰地显示肿瘤侵犯周边结构的情况(图9-15)。

【病情分析】

(一)诊断

1. 临床表现

(1)病程长,2～10年,平均3年。

(2)神经系统定位征明显。

①肿瘤位于鞍区者可有视力障碍,视野缺损及垂体功能障碍。

②鞍旁颅中窝脊索瘤:常累及海绵窦和颅中窝底结构,Ⅲ～Ⅵ颅神经障碍多见,故表现为眼球运动障碍,尤以外展受限多见;部分则有海绵窦综

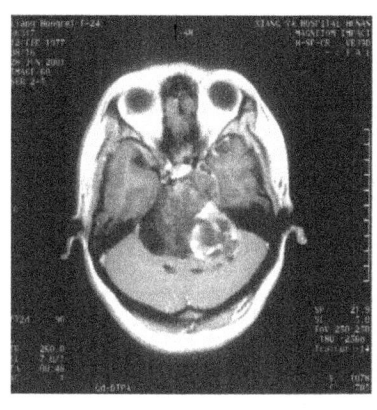 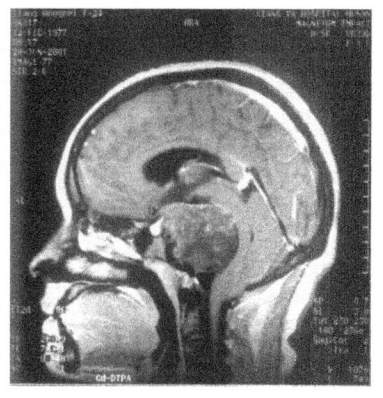

图 9-15 脊索瘤

MRI 显示斜坡脊索瘤,肿瘤不均匀强化,斜坡骨质破坏,脑干与第四脑室受压后移

合征。

③斜坡脊索瘤:表现为多组脑神经损害,如一侧或双侧的Ⅲ、Ⅳ、Ⅴ、Ⅵ、Ⅸ、Ⅹ、Ⅺ、Ⅻ脑神经损害,眼球运动障碍、吞咽困难及发音不清等症。

(3)颅内压增高症状出现较晚且较少见。

(4)肿瘤突入蝶窦与鼻咽腔时,出现通气不良。突入眶内及颞骨鳞部时,多见局部包块和眼球突出、失明及眼肌麻痹。

2. 临床分型

(1)斜坡型:主要表现为一侧的Ⅵ~Ⅻ颅神经损害症状。

(2)鞍旁型:主要表现为以外展神经(Ⅵ)受累为主的Ⅲ~Ⅵ颅神经损害表现。

(3)鞍内型:视力障碍,视野缺损及垂体功能障碍。

(二)鉴别诊断

1. **脑膜瘤** 同部位的脑膜瘤可引起局部骨质受压变薄或骨质增生,而少有溶骨性变化。DSA 常见脑膜供血动脉增粗,有明显肿瘤染色。

2. **鼻咽癌** 向下长入鼻咽部的脊索瘤需与鼻咽癌鉴别,主要依靠鼻咽部的穿刺活检来鉴别。

【治疗计划】

以手术治疗为主。由于肿瘤广泛侵犯颅底,与脑干、颅底动脉及颅神经等粘连,全切除较困难可行大部分或部分切除,以缓解症状,延长生存期,术后辅以放疗,包括γ-刀或X-刀治疗。直线加速器单纯放疗也有一定效果,可控制肿瘤发展,延长患者生存期。

【住院小结】

(一)疗效及预后评估

脊索瘤术后5年复发率高,达到43%,5年死亡率34%。影响生存率及肿瘤复发的因素包括:肿瘤切除程度、病理分型、年龄、术后是否行放疗。

(二)出院医嘱

定期复查CT和MRI,了解肿瘤复发情况。

(刘志雄)

第八节 血管网状细胞瘤

【概述】

血管网状细胞瘤(angioreticuloma)是起源于中胚层残余原始血管胚胎细胞的良性肿瘤,具有遗传倾向。由于肿瘤细胞类似网状内皮细胞而得名,亦称为血管母细胞瘤(hemangioblastoma)。约占颅内肿瘤的1%~2.4%。本病可发生在任何年龄,但以20~40岁的青壮年多见。男性多于女性,男女之比为 2∶1。

本病与遗传因素有关。其起源可能是在胚胎早期来自于中胚层的细胞在形成原始血管的过程发生障碍,这种残余的胚胎细胞形成肿瘤。血管网状细胞瘤 85% 以上位于后颅窝,且大多位于小脑半球,少数可在小脑蚓部或第四脑室内。位于幕上者以额、颞叶多见。

肿瘤有囊性及实质性两种。75% 的肿瘤呈囊性,无明显包膜,但边界清楚,囊腔内含清亮黄色或黄褐色的液体,蛋白含量很高,常为单囊,但有些可为多囊。在囊壁的一侧常有圆形红色结节突入囊腔内,瘤结节大小一般在 2 cm 左右,也可在 1 cm 以下,甚至隐藏在囊壁内。瘤结节附近的血管增多,一枝或多枝粗大的动脉向瘤结节处集中。肿瘤静脉也明显变粗,呈鲜红或紫色,血运极丰富。

镜下肿瘤由毛细血管网及血管间的网状内皮细胞组成,囊壁由纤维性的胶质细胞构成。近年来电子显微镜研究发现肿瘤细胞内有分泌颗粒,可产生红细胞生成素。有人将该肿瘤分为 4 型:①以毛细血管为主的毛细血管型;②以网状细胞为主的网状细胞型;③肿瘤内含有大小不等的血管窦的海绵窦型(手术时出血凶猛);④以上几型的混合型。

少数病人可合并视网膜血管母细胞瘤或肾、胰、肝等内脏囊肿,称之为 Lindau 病。

【入院评估】

(一)病史询问及体格检查要点

1. 颅内压增高的表现　位于后颅窝的肿瘤容易压迫第四脑室,引起脑脊液循环受阻,较早出现颅内压增高的表现,90% 的患者有头痛、呕吐、视乳头水肿、复视。慢性枕骨大孔疝时可有强迫头位,颈强直。

2. 小脑及颅神经损害表现　可出现走路不稳,眼球震颤,听力减退,Ⅸ～Ⅺ颅神经麻痹等。

3. 其他症状　肿瘤位于大脑半球者可出现相应的定位体征和表现,少数病人可有癫痫发作。部分病人可有红细胞增多症。

(二)辅助检查

1. 脑血管造影　经股动脉插管行椎动脉和颈动脉造影,可以清晰地显示肿瘤的病理血管网,应用数字减影(DSA)技术使造影的质量显著提高,可以显示肿瘤血液循环不同时相的影像,展现肿瘤的供血动脉、异常血管团及引流静脉,对手术全切肿瘤有很大的帮助。

2. CT扫描　CT平扫为低密度的囊性病灶,密度略高于脑脊液,囊壁的瘤结节呈等密度,增强扫描有环状强化,瘤结节呈明显的均一强化。实体性肿瘤为均一的等密度或略高度肿块,均一性强化。瘤周无明显水肿,小脑肿瘤可见第四脑室向对侧移位或封闭,其余脑室系统不同程度扩大。

3. MRI扫描　实体型血管网状细胞瘤的MRI影像无特异性,囊性肿瘤在T_1加权像上瘤体呈明显低信号(长T_1),在其壁上可见较高信号的瘤结节。Gd-DTPA增强后,瘤结节和瘤实质显示更清淅(图9-16)。

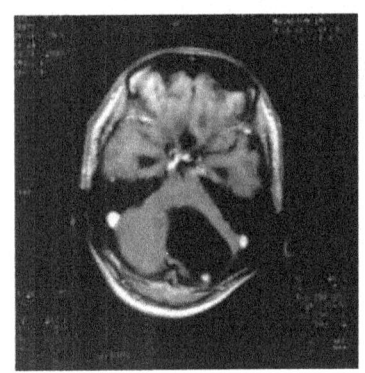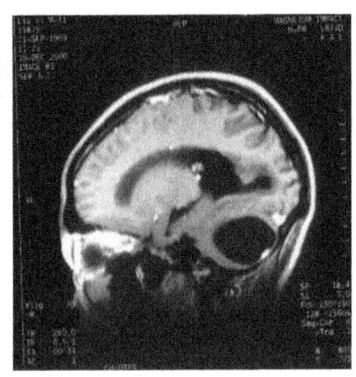

图9-16　左侧小脑血管网状细胞瘤

MRI显示左侧小脑肿瘤呈囊性,增强后可见囊壁强化的瘤结节

【病情分析】

(一)诊断

成年人颅内压增高的症状明显,且合并小脑体征时应考虑本病的可能。如合并视网膜血管母细胞瘤,肾、肝、胰等内脏的囊肿或血管瘤及红细胞增多症者,更支持血管网状细胞瘤的诊断。对于首先发现上述颅外疾病的患者,亦有必要作相应的辅助检查排除颅内血管网状细胞瘤的可能。意义较大的辅助检查有:脑血管造影、CT扫描及MRI扫描。

(二)鉴别诊断

1. 囊状星形细胞瘤　部分星形细胞瘤呈囊性变,影像学上(CT、MRI)肿瘤的实质部分可位于囊外(囊在瘤内)或囊内(瘤在囊内),位于小脑半球的星状细胞瘤常为后者,与囊状血管母细胞瘤易混淆。注射增强剂后扫描星状细胞瘤的囊壁呈环状或弧形增强,而血管母细胞瘤仅有瘤结节明显强化。

2. 上皮样囊肿　CT 扫描表现为边界清楚的低密度、无强化病灶;MRI T_1 加权像多数表现为低信号,T_2 加权像多数为高信号,肿瘤囊壁 T_1 加权像和 T_2 加权像上均为高信号。Gd-DTPA 无增强。

【治疗计划】

(一)治疗原则

颅内血管网状细胞瘤系良性肿瘤,巨大的囊性病灶引起的占位效应明显,手术全切肿瘤可以完全治愈,因此强调应尽量将病灶全部切除。

(二)治疗方案

1. 手术治疗术前准备要点

(1)术前颅内高压症状明显者,应采取有力的措施降低颅内压,预防脑危象发生。必要时可行脑室外引流或肿瘤囊腔外引流,以便争取时间进行其他必要的手术前准备。

(2)纠正水、电解质的紊乱,改善全身一般状况。

(3)使用皮质激素和脱水药物减轻肿瘤周围脑水肿。

2. 手术原则及注意事项　对囊性肿瘤,手术切除比较容易,先穿刺后进入囊腔,找到瘤结节后沿其周围剥离,将瘤结节及囊壁全切除,以免微小肿瘤遗留于囊壁而复发。实质性肿瘤应沿肿瘤周围剥离,遇到大血管时,先处理供血动脉,后结扎引流静脉,如肿瘤与脑干粘连紧密,则不宜免强剥离,以免导致脑干损害。如果肿瘤全部切除,一般不会复发,少数病人术后一段时间再次出现症状可能是由于原来未被发现的小肿瘤长大之故。如出现这种情况,可以再次手术将肿瘤切除。在切除位于脑干周围的实质性肿瘤时,应注意辨认肿瘤的供血动脉,并先予电凝切断,与脑干粘连部分不可免强全切,以免造成脑干损伤而发生危险。

3. 术后处理

(1) 如术中操作影响后组颅神经或脑干,则术后可能发生吞咽困难或返呛,造成窒息,必要时行气管切开以保证呼吸道通畅。

(2) 出现颅内压明显增高时,应及时行影像学检查,有急性脑积水存在时,应立即行脑室外引流减压。

【出院小结】

(一) 疗效及预后评估

血管母细胞瘤术后复发率约为 3%～10%,复发后仍可再次手术切除。囊壁及瘤结节一并切除者,术后很少复发。

(二) 出院医嘱

(1) 因后组颅神经损伤需带胃管出院者,应注意进食安全,避免误吸而导致窒息或肺部感染。

(2) 定期复查 CT 和 MRI。

(马建荣)

第九节 颅内转移瘤

【概述】

全身其他部位的恶性肿瘤向颅内转移,在颅内形成单个或多个病灶,称为颅内转移瘤(intracranial metastatic tumors)。约占颅内肿瘤的 3%～17%。发病年龄以 40～60 岁多见,儿童及青少年发病率较低;男多于女,男女之比为 1.5:1。

恶性肿瘤颅内转移的主要途径是经血流转移。如肺癌、乳腺癌、皮肤癌等经血流转移至脑内,在脑内形成转移灶;少数肿瘤经淋巴系统转移至脑、脊膜。

在原发部位明确的病例中,肺癌颅内转移最为多见,消化道癌、绒癌、黑色素癌、乳腺癌颅内转移亦较常见。其他还可来源于泌尿系统、肌肉、骨骼、内分泌系统及淋巴系统等的恶性肿瘤。部分病人在原发病灶尚未出现临床症状时就已发生广泛颅内转移,产生严重的神经系统受累症状,在确诊为颅内转移瘤后,再回过头来找到原发病灶。还有相当部分病例原发灶很小即发生颅内转移,以致于查不出原发肿瘤的来源。

由于大多数颅内转移瘤系血源性转移,故转移灶的部位与颅内动脉系统的特性及脑组织的供血量有关,大脑中动脉系颈内动脉的自然延续,管径较粗、血流量大,因此,颅内转移瘤70%以上发生在大脑中动脉的供应区。发生在后颅窝者,亦大多见于小脑半球。

颅内转移瘤可以为单发或多发。肿瘤多呈类球形或结节状,质地软硬不等,颜色多为紫红、灰红或灰黄色,血液供应欠丰富,周围脑组织水肿带明显,部分大的肿瘤可因中心坏死液化而呈囊性,少数可出现囊内坏死出血,肿瘤细胞可沿蛛网膜下腔播散,引起"癌性脑膜炎"或蛛网膜下腔出血,少数转移瘤瘤周可无水肿带。

【入院评估】

(一)病史询问要点

(1)有无头痛、恶心、呕吐等颅内压增高症状,及病情的发展速度。

(2)有无癫痫、失语、偏瘫等神经系统局灶症状。

(3)有无其他系统肿瘤病史,如肺癌、乳腺癌、消化道肿瘤等其他部位肿瘤表现。

(二)体格检查要点

(1)一般情况,发育、营养、体重、精神、血压、脉搏、呼吸等,有无恶病质表现。

(2)全身情况,有无呼吸困难、肝肿大、浅表淋巴结肿大、乳房包块等。

(3)神经系统检查,如有无视乳头水肿、颅神经麻痹、肌张力、肌力改变等,以及脑干小脑功能检查。

(三) 门诊资料分析

1. X 线平片　颅内转移瘤有时合并颅骨转移,颅骨平片可发现颅骨骨质破坏性改变。

2. CT 扫描　CT 扫描一般可明确诊断。颅内转移灶在 CT 非增强扫描时呈单发或多发的类圆形等密度或低密度影,也可为略高密度或囊性的块影,位于大脑半球皮质或皮质下区,肿瘤周围水肿带明显。增强扫描呈均一性或环状强化,环内无强化的低密度区代表坏死组织。

3. MRI　MRI 扫描对转移瘤的检出阳性率高于 CT,在转移灶很小时,即可发现,但转移瘤的 MRI 影像无特异性,一般呈多发性的长 T_1 与长 T_2 病灶,如有瘤内出血,可呈短 T_1 与长 T_2 改变,Gd-DTPA 强化扫描可提高对小转移灶的分辨率(图 9-17)。

(四) 继续检查项目

1. 脑脊液检查　颅内压增高症状不明显者可考虑进行腰穿脑脊液细胞学检查,有时能发现脱落的转移瘤细胞。

2. 胸部 X 线片　胸片可发现肺部原发灶或转移性病灶。

3. B 超　腹部及泌尿系 B 超,有助于发现相应脏器的肿瘤,并可在 B 超引导下进行穿刺活检,明确诊断。

4. 胸腹脏器 CT 检查　对胸片及 B 超怀疑有相关脏器肿瘤时,可行 CT 增强扫描,有助于明确诊断。

5. 支纤镜或胃、肠镜　对高度怀疑肺癌及消化道肿瘤病人,可考虑行支纤镜或胃、肠镜,如发现肿块可在直视下取活检,明确诊断。

6. SPECT　SPECT 全身骨骼扫描可发现骨骼原发性肿瘤或转移灶。

7. 立体定向穿刺活检　对经以上检查仍无法明确诊断,可在征得患者及家属同意后行立体定向穿刺活检术。

【病情分析】

(一) 诊断

颅内转移瘤起病较急,病程短,中年以上呈亚急性或急性起病,颅内压增高的症状明显,不能用脑血管病解释,且全身一般情况较差,或神经系统表现不能用单一病灶解释时,应考虑颅内转移瘤的可能。既往有其他部位恶性肿瘤病史又出现颅内压增高表现和局灶性神经系统表现时,更应怀疑

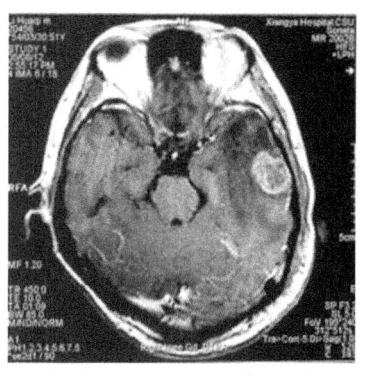
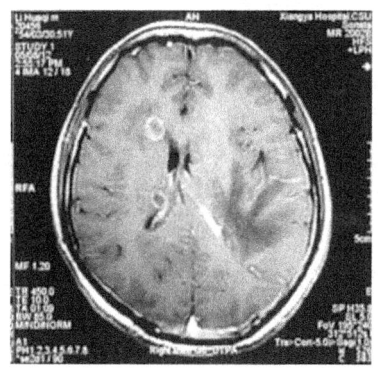
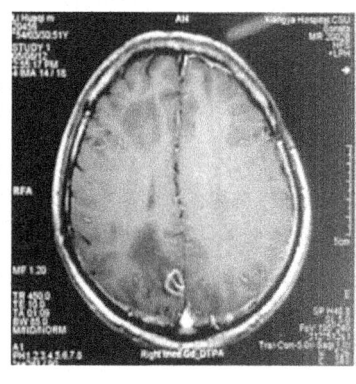

图 9-17 脑转移瘤

肺癌患者 MRI 示左颞、右额、顶、枕多发转移病灶,病理为中低分化腺癌

此病。

1. 临床表现　颅内转移瘤生长迅速,周围脑组织水肿反应严重,因而在较短的时间内就出现严重的颅内压增高的表现和局灶性神经系统功能损害的表现:

(1) 颅内压增高的表现:大多数病人在早期就出现严重的头痛、呕吐和视乳头水肿,少数病人可出现不同程度的意识障碍,容易发生脑疝、脑危象。部分病人可有癫痫部分性或全身性发作。部分病人可因颅内多发性转移灶

或弥漫性脑水肿而出现精神症状,包括表情淡漠、幻觉、性格改变,甚至出现严重的精神失常。

(2)局灶性表现:转移瘤引起的局灶性神经系统功能障碍取决于转移灶的部位和多少;单发转移灶往往局灶性症状明显,有偏瘫、失语、同向偏盲、部分性癫痫等,多发性转移灶可出现多灶性症状。弥漫性浸润或广泛脑水肿者,局灶性症状可被严重的颅内压增高症状所掩盖而不明显。

(3)原发病灶的表现:原发病灶明显的病人,一般情况较差,有明显的消瘦,甚至表现为恶病质。一般原发病灶确诊后发生颅内转移者,原发灶的症状较明显。部分以颅内转移瘤为首发症状者,通过详细的询问病史,可发现原发灶相应系统的临床表现。另有相当一部分病人无原发灶的表现,通过各种检查亦查不出原发灶。

(4)脑膜刺激征:在肿瘤细胞沿蛛网膜下腔播散引起"癌性脑膜炎"和肿瘤引起蛛网膜下腔出血时,可出现明显的脑膜刺激征。

2. 辅助检查

对于疑为颅内转移瘤和已经诊断为颅内转移瘤而原发灶不明显者要积极寻找原发病灶。转移瘤以来自肺部者最多,应常规进行胸透、胸片及CT扫描;肺癌患者,痰中可发现癌细胞;女性患者要进行乳腺和必要的妇科检查;胆、肝、胰B超检查、甲状腺、泌尿生殖系统检查也是必要的;SPECT全身骨骼扫描可发现骨骼原发性肿瘤或转移灶。

(二)鉴别诊断

1. 脑脓肿　颅内多发性病灶,特别是囊性病灶,要注意与血源性脑脓肿鉴别。脑脓肿多有感染病史,囊壁薄而均匀一致,CT扫描可帮助鉴别。

2. 脑血管病　转移瘤在肿瘤卒中或引起蛛网膜下腔出血时应与出血性脑血管病鉴别,脑血管病在发作前多无颅内压增高和神经系统功能障碍的表现,经治疗症状可稳定好转而转移瘤则相反,病情逐日加重。脑血管造影和CT扫描可帮助鉴别。

3. 脑寄生虫病　临床常见的有脑囊虫病、包虫病、血吸虫病、肺吸虫病等均可引起颅内压增高和病灶症状类似颅内肿瘤,但其特点:①多有明显寄生虫接触史及流行区生活史。②病程较长,癫痫为其主要症状。③血化验嗜酸性细胞增多,皮内试验及血和脑脊液补体结合试验等寄生虫学化验多呈阳性。④CT及MRI颅内可见多个病灶。

【治疗计划】

1. 一般治疗　转移瘤瘤周水肿严重,对激素的反应较好,激素、脱水、利尿剂可明显缓解病人颅内压增高的症状。

2. 对于颅内转移瘤,尤其是多发性转移瘤,只要单个病灶最大直径在3 cm 以内应首选 γ-刀治疗,效果良好。不少患者治疗后数天内症状缓解,数周内肿瘤体积缩小甚至消失。γ-刀或 X-刀治疗后,为预防颅内亚临床病灶的发展,需常规进行全颅放射治疗。对于不宜进行 γ-刀治疗的大型转移灶,可行手术切除,然后放疗、化疗。

在进行颅内转移灶治疗的同时,应积极寻找原发病并进行相应的治疗。

【住院小结】

(一)疗效及预后

脑转移瘤预后较差。有研究认为,病人年龄＜60 岁、KPS 评分≥70、原发肿瘤已控制、无颅外其他部位转移及颅内转移灶已完全切除者,预后较好。

(二)出院医嘱

(1)加强原发肿瘤的治疗。

(2)定期复查头颅 CT 或 MRI。

第十节 颅内侵入瘤

【概述】

头颅部及邻近组织的原发性肿瘤直接侵入颅内者,称为颅内侵入瘤(intracranial invasive tumors)。颅内侵入瘤一般是由邻近区域经颅底孔道侵入,部分则系颅骨肿瘤直接侵入。根据原发肿瘤的性质可分为先天性、良性与恶性侵入瘤。先天性肿瘤常见的有脊索瘤、上皮样囊肿、皮样囊肿、畸胎瘤;良性肿瘤有骨瘤、软骨瘤、骨化纤维瘤、化学感受器瘤、眶内脑膜瘤、蝶窦及筛窦的囊肿及肿瘤、巨细胞瘤;恶性肿瘤有视网膜母细胞瘤、基底细胞癌、鼻咽癌、鼻窦癌、中耳及乳突癌、横纹肌肉瘤、头皮及颅骨的癌瘤、眶内恶性黑色素瘤及腺样囊性癌。

【入院评估】

(一)病史询问要点
(1)有无头痛、呕吐等颅内压增高症状。
(2)有无眼球活动障碍、颅神经损害症状。
(3)有无眼、鼻腔肿瘤手术史。
(二)体格检查要点
1. 一般情况　发育、营养、体重、精神、血压、脉搏。
2. 神经系统检查
(1)眼底检查是否有视神经乳头水肿。
(2)颅神经检查。
(3)脑干及小脑功能检查。
(三)门诊资料分析
1. 头颅 X 线平片　可发现局部骨质破坏,有的为洞形缺损,或呈不规则骨质破坏。骨巨细胞瘤或骨瘤,病灶区具有溶骨型或成骨型改变。
2. CT 或 MRI 扫描　侵入瘤由于肿瘤的性质不同而在 CT 及 MRI 影像上表现不同,如眶内脑膜瘤,鼻咽癌等 CT 表现为高密度影,而畸胎瘤或脊索瘤可为高密度或混杂密度影像。
(四)继续检查项目
眼科、耳鼻喉科、口腔科检查:如能发现局部肿块,可行活体组织病理检查。

【病情分析】

(一)诊断

1. 典型临床表现　侵入瘤对颅底结构及颅顶造成侵蚀及破坏,累及脑膜、神经、血管及脑组织,产生相应的临床表现。按侵入瘤所在部位不同,可分四类。

(1)经前颅窝底侵入瘤:上颌窦、筛窦、额窦或眶腔内的肿瘤囊肿,可侵犯筛板、筛骨及眶顶板,进入前颅窝底。恶性肿瘤多见于鼻腔、鼻窦的上皮癌,眶区多为恶性黑色素瘤、视网膜母细胞瘤、腺样囊性癌。早期侵入瘤的症状多不明显,后期常表现为颅内压增高症状,可伴有嗅觉丧失,额叶症状等。

(2)经中颅窝底侵入瘤:通过视神经孔和眶上裂向颅内侵入的肿瘤有眶内脑膜瘤、视网膜母细胞瘤。眶内脑膜瘤侵入颅内形成鞍前占位性病变,患者表现为患侧眼球突出,眼肌麻痹及视力视野障碍。视网膜母细胞瘤多见于儿童,恶性程度高,经视神经孔侵入颅内,在中颅窝及鞍结节处生长,表现为视力视野障碍和眶上裂综合征。经蝶窦、筛窦、斜坡侵入瘤如巨大蝶窦囊肿、胆脂瘤、骨巨细胞瘤、软骨瘤及鼻咽癌等,由颅底向上侵入颅内,出现类似垂体腺瘤的症状。

(3)经后颅窝底侵入瘤:多见于中耳或乳突癌、横纹肌肉瘤、晚期鼻咽癌和化学感受器瘤。中耳及乳突癌沿内耳孔侵入颅内,在桥小脑角及脑内生长,患者表现为Ⅴ、Ⅵ、Ⅶ、Ⅷ颅神经损害。化学感受器瘤起自颈内动脉体,沿颈静脉孔侵入颅内,引起后组颅神经损害和脑干受压。晚期鼻咽癌在颅底浸润生长,通过破裂孔和颈静脉孔侵入颅内,引起Ⅲ、Ⅴ、Ⅵ、Ⅶ、Ⅷ颅神经和后组颅神经障碍。另外,高颈段巨大神经纤维瘤或脊膜瘤,也可向上发展经枕大孔侵入颅内,引起环枕压迫综合征。

(4)经颅顶部侵入瘤:常见的肿瘤有头皮癌或肉瘤。颅骨肿瘤及板障脑膜瘤,可直接侵入颅内引起局部脑和神经症状。

2. 影像学检查　头颅X线平片及CT或MRI扫描的证实。

(二)鉴别诊断

1. 垂体腺瘤　病程较长,内分泌症状明显,头部CT及MRI可有特征表现。

2. 后颅窝肿瘤　如听神经瘤及颈静脉球瘤有其特征性的临床表现和

CT与MRI征象。

【治疗计划】

(一)治疗原则

侵入瘤为良性时应争取手术全切除,侵入瘤为恶性者,视情况而定,通常手术的原则是按先颅内,后颅外,先侵入瘤,后原发灶的处理顺序实施手术。

(二)治疗方案

1. 手术治疗

(1)对位于鼻窦的肿瘤侵入颅内时,应包括受累的上颌骨、筛骨、筛板、眶骨连同脑膜和肿瘤一并切除,以防止瘤细胞存留扩散。

(2)位于颅底的中线区和两侧区的侵入瘤,可采用经颈-下颌骨联合手术切除,此入路可处理蝶窦、鞍区、斜坡、枕大孔前部、颈髓前区、颞底及鼻咽区等多种颅底侵入瘤,具有术野广阔,显露良好,易于控制出血及操作空隙较大等优点。

(3)枕颈区的侵入瘤多采用后入路,切开枕骨大孔后部及枕骨鳞部,打开颈1~3椎弓及椎板,将肿瘤完全切除,对硬膜有粘连或被侵蚀者,应行电灼或切除。

(4)术后组织缺损的修复:由于颅底侵入瘤术后可造成局部组织缺损,造成颅内结构下移或突出,发生脑脊液漏和颅内感染,因此,术后需行组织缺损的修复术,可采用组织瓣移植,骨及脑膜代用材料修复缺损区,亦可使用医用粘合剂进行颅底修复与重建。

2. 非手术治疗

(1)放疗或化疗:如鼻咽癌对放射线及化疗药物较敏感,单纯行放疗与化疗,效果均较好。

(2)立体定向放射外科:对于边界清楚,病灶直径≤3 cm的侵入瘤,采用γ-刀治疗,可达到类似手术切除的效果而使周边结构的损伤降至最低。

【术后处理】

(一)一般处理

(1)抗感染治疗。

(2)预防肺部并发症。

(二)并发症的处理

1. 颅内感染　加强抗感染治疗,感染明显者可行腰穿鞘内注射敏感抗生素。

2. 脑脊液漏　采取半坐卧位,绝对卧床,一般可自行停止。严重者可行腰穿置管引流脑脊液,局部加压包扎,利于漏口愈合。

【住院小结】

(一)疗效

恶性肿瘤术后易复发,良性肿瘤全切后不易复发。

(二)出院医嘱

定期复查:一般术后3个月复查CT或MRI,良性肿瘤者6个月复查一次。

第十一节　颅内原发性肉瘤

颅内原发性肉瘤(intracranial primary sarcomas)是起源于中胚层组织的恶性肿瘤。硬脑膜、蛛网膜、软脑膜、脑血管、脉络膜及其他结缔组织多的结构均可发生肉瘤,占颅内肿瘤的0.4%~3%。其特点是生长迅速,可沿蛛网膜下腔或血管周围间隙广泛蔓延,无包膜,常侵犯神经和脑实质。

【入院评估】

(一)病史询问要点

(1)有无头痛、呕吐等颅内压增高症状。

(2)有无眼球活动障碍、颅神经损害症状。

(3)病程长短。

(二)体格检查要点

1. 一般情况 发育、营养、体重、精神、血压、脉搏。

2. 神经系统检查

(1)眼底检查是否有视神经乳头水肿。

(2)颅神经检查。

(3)脑功能检查。

(三)门诊资料分析

CT 或 MRI 扫描:由于肿瘤的性质不同而在 CT 及 MRI 影像上表现不同,网状细胞肉瘤在 CT 扫描呈高密度或等密度病灶,注射对比剂后呈均一强化,周边水肿相对较轻,占位效应不明显。MRI 可见大脑半球或小脑有单个或多个大小不一的肿块,肿块呈长 T_1、长 T_2 异常信号,信号不均,边界不清,占位效应不明显,注入 Gd-DTPA 后可见增强。脑膜肉瘤 CT 或 MRI 扫描可见瘤灶边界欠清,瘤体密度或信号不均匀,有明显占位效应及瘤周水肿。淋巴肉瘤 CT 平扫多表现为高密度或等密度病灶,多为实体的圆形或卵圆形,其周围常有水肿带,强化后明显均匀一致增强是本病的特点。有时病变为多发,也可在室管膜下播散。

(四)继续检查项目

1. 周围血象检查 淋巴肉瘤病人末梢血白细胞分类中淋巴细胞可增高。

2. 脑脊液细胞学检查 淋巴肉瘤病人 CSF 的蛋白含量增高。

【病情分析】

(一)诊断

1. 典型临床表现

(1)网状细胞肉瘤(reticulum cell sarcoma):起源于淋巴组织,又称恶性淋巴瘤(malignant lymphoma)。可发生在任何年龄,多见于 40~60 岁,男多于女,病程短。肿瘤多发于大脑半球,以额叶多见,亦见于小脑、脑干及桥小脑角区,可多发。肿瘤为实质性,边界欠清,血运中等,此瘤的特征是高度恶性,病程短,病期为 2~6 个月。病人出现头痛,视力模糊等颅内压增高症状,同时因肿瘤部位不同,出现不同的定位体征。可发生蛛网膜下腔种植转移或颅外播散转移。

(2)脑膜肉瘤(meningeal sarcoma):起源于脑膜。大多发生于40岁以前,病程在半年以内,肿瘤常沿软脑膜弥漫性生长,可侵入脑皮质在脑组织内浸润生长,边界不清。肿瘤质地较软,瘤内可有坏死、出血及囊性变,瘤细胞按其分化程度可分为纤维型、梭形细胞型及多形细胞型,以后者恶性程度最高。大多数病人有颅内压增高症状。可有癫痫发作,并出现相应部位的局灶神经系统症状。

(3)淋巴肉瘤(lymphosarcoma):起源于脑膜或颅骨板障。多侵犯颅骨和硬脑膜,在邻近组织内浸润生长,约10%发生脊椎转移。肿瘤质地稍硬,边界不清,常累及脑干及颅神经,并易阻塞脑脊液循环通路致颅内压增高。

2. 影像学检查　头颅X线平片及CT或MRI扫描的证实。

(二)鉴别诊断

根据病史、临床表现和影像学的检查常与胶质母细胞瘤、脑膜瘤、转移瘤、脑脓肿、和脑炎等相混淆。

【治疗计划】

(一)治疗原则

应争取手术全切除,术后辅以放疗和化疗。

(二)治疗方案

1. 手术治疗　尽量切除病灶及周围受侵蚀的脑膜、颅骨等结构,达到减压的目的。由于淋巴肉瘤对放疗非常敏感,手术目的旨在诊断。

2. 非手术治疗

(1)放射治疗:淋巴肉瘤对放射线十分敏感,可戏剧性地改善临床症状,通常在明确病理后作为首选方法。网状细胞肉瘤及脑膜肉瘤术后应常规辅以放疗。

(2)化学治疗:化疗对脑膜肉瘤的效果不能肯定。而化疗用于淋巴肉瘤放疗后的复发或与放射治疗联合使用。

(3)立体定向放射外科:对于边界清楚,病灶直径≤3 cm的肿瘤,可采用γ-刀治疗。

3. 术后处理

(1)一般处理:抗感染治疗和预防肺部并发症。
(2)并发症的处理。

【住院小结】

(一)疗效

脑膜肉瘤预后不好,主要是因为多次复发。其 5 年复发率高达 78%。淋巴肉瘤病人手术加放疗和化疗后,其最长生存期可达 38 个月。

(二)出院医嘱

定期复查:一般术后 3 个月复查 CT 或 MRI,以后 6 个月复查一次。

第十二节 颅内黑色素瘤

颅内黑色素瘤(intracranial melanoma)是少见的恶性肿瘤,恶性程度高,生长速度快,病程大多在 3 个月至半年,很少超过 1 年。多见于青少年,平均年龄 30 岁左右,男性多于女性。肿瘤可分为原发性和继发性两类。原发性黑色素瘤起源于软脑膜的成黑色素细胞,多见于脑底部的视交叉部、小脑、脑干底部及大脑各叶沟裂处,肿瘤沿软脑膜向周围扩散,侵入脑组织和颅骨,瘤细胞脱落可沿蛛网膜下腔播散,在软脑膜上形成瘤结节,肿瘤可侵蚀血管致破裂出血。体内黑色素瘤病人大约半数发生脑转移。转移性黑色素瘤多来自皮肤的恶性黑色素瘤以及眼脉络膜、肠道及肺部的肿瘤,多经血行转移,以大脑额叶多见,可单发亦可多发。肉眼见脑组织、脑膜及颅骨被黑色肿瘤组织浸润,有的大片脑组织被肿瘤包绕,全呈黑色,肿瘤血管供应较丰富,常有瘤内出血灶,瘤周边界不清。

【入院评估】

(一)病史询问要点

(1)有无头痛、呕吐等颅内压增高症状。

(2)有无反复的蛛网膜下腔出血史。

(3)有无黑色素尿。

(二)体格检查要点

(1)一般情况:发育、营养、体重、精神、血压、脉搏。

(2)皮肤上有无黑色素瘤。

(3)神经系统检查:①眼底检查是否有视神经乳头水肿。②颅神经检查。③脑功能检查。

(三)门诊资料分析

CT或MRI扫描:CT扫描表现为单个或多发结节状边界不清的高密度影,常伴出血,病灶明显增强,周围脑组织水肿明显。MRI扫描为T_1加权像上高信号,T_2加权像上低信号,部分肿瘤病灶中信号不均一,表现为高、低等混合信号。

【病情分析】

(一)诊断

1. 典型临床表现　原发性黑色素瘤大多需经手术或尸检确诊。如发现皮肤等处有黑色素瘤,以后出现颅内症状者,应考虑为转移性黑色素瘤。

由于肿瘤生长迅速,累及范围广泛,并可因肿瘤弥漫于蛛网膜下腔或阻塞第四脑室,影响脑脊液循环,患者多在短期内出现颅内压增高征象,并依肿瘤所在部位不同而表现不同的神经系统症状与体征。同时肿瘤易发生出血,可表现为瘤内、脑实质内或蛛网膜下腔出血,少数病例由于肿瘤急性坏死,瘤细胞中的黑色素经脑脊液吸收进入血液,由肾脏排出,使尿液呈酱油色,称为黑色素尿。颅内转移瘤患者同时具有原发灶及其他脏器转移症状,如眼球突出、原皮肤上带有长毛黑痣出现溃烂,以及肝、肾、肺等处的转移症状。

2. 实验室检查　脑脊液细胞学检查可见黑色素瘤细胞,特别是瘤卒中或蛛网膜下腔出血者。抗S100蛋白抗体免疫组化研究,显示阳性染色。

3. 影像学检查　CT 或 MRI 扫描的证实。

【治疗计划】

(一)治疗原则

以手术为主的综合治疗。

(二)治疗方案

1. 手术治疗　比较局限的肿瘤宜尽量切除,因肿瘤生长快、侵及范围广,手术切除困难,突入脑叶内的肿瘤,可连脑叶一并切除,也可行去骨瓣、颞肌下或后颅窝减压术,以缓解颅内压增高症状。

2. 非手术治疗　黑色素瘤对放疗、化疗均不敏感,疗效不满意。于术后配合放疗及化疗进行综合治疗,可略延长生存时间。对于边界清楚,病灶直径≤3 cm 的黑色素瘤,可采用 γ-刀治疗。

3. 术后处理　神经外科常规处理。

【住院小结】

(一)疗效

疗效很差,生存期多不超过 1 年。

(二)出院医嘱

定期复查:一般术后 3 个月复查 CT 或 MRI。

第十三节

颅内蛛网膜囊肿

颅内蛛网膜囊肿(intracranial arachnoid cysts)是指脑脊液被包裹在蛛网膜所形成的袋状结构内而构成的囊肿。多发生在原来脑裂和脑池所在处,囊液为脑脊液或类似脑脊液，有的蛋白含量较高，囊壁为蛛网膜。

根据病因可分为先天性和继发性两类。先天性蛛网膜囊肿可能是由胚胎发育过程中脱落入蛛网膜下腔的蛛网膜小块发展而成。囊壁的顶和底均由蛛网膜构成，囊腔与周围蛛网膜下腔不相通，又称蛛网膜内囊肿。多见于青少年，好发于大脑外侧裂池、视交叉池、枕大池及大脑或小脑的表面。

继发性蛛网膜囊肿多由于创伤、炎症或手术后等引起的蛛网膜下腔广泛粘连所致。由于蛛网膜周围与软脑膜粘连，形成蛛网膜下腔的局部扩张，囊壁的底为软脑膜，常有小的孔道与蛛网膜下腔相通，脑脊液流入囊腔内，逐渐长大，又称蛛网膜下囊肿或蛛网膜下憩室。可见于任何年龄，病人有头部外伤或颅内炎症史，好发于视交叉池、脑底池、环池和小脑延髓池。

【入院评估】

(一)病史询问要点

(1)有无头痛、呕吐等颅内压增高症状。

(2)有无头部外伤史。

(3)有无癫痫发作。

(二)体格检查要点

1. 一般情况　发育、营养、体重、精神、血压、脉搏。

2. 神经系统检查

(1)眼底检查是否有视神经乳头水肿。

(2)颅神经检查。

(3)脑功能检查。

(三)门诊资料分析

1. 头颅X线平片　除可见指压纹增多，鞍背骨质吸收与颅缝增宽等颅内压增高征像外，还可见颅骨局灶性改变，如局灶性颅骨隆起、变薄与破坏等。

2. 脑血管造影　呈局部无血管性占位病变征像。

3. CT扫描　CT平扫为一局部脑裂或脑池的扩大，其内充满液体，与脑脊液密度一致，增强后无强化现象，囊壁显示不清，囊肿较大时可见局部颅骨变薄、膨隆。CT扫描对中线深部和后颅窝囊肿有时显示不清。为了区分囊肿是否与蛛网膜下腔相通可采用脑池造影CT扫描。

4. MRI　MRI扫描可见蛛网膜囊肿在 T_1 加权像上表现为低信号,在 T_2 加权像上为高信号,与脑脊液信号完全一致,含蛋白高者在 T_1 加权像和 T_2 加权像上其信号稍高于脑脊液。MRI 对中线和后颅窝囊肿显示较好,并在一定程度上可取代脑池造影 CT 扫描(图 9-18)。

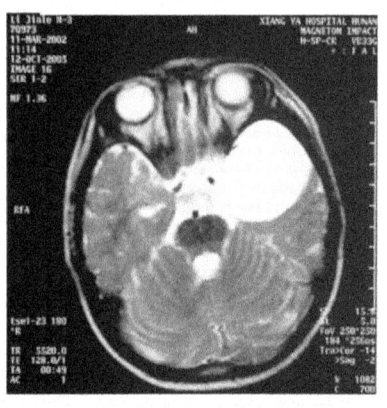

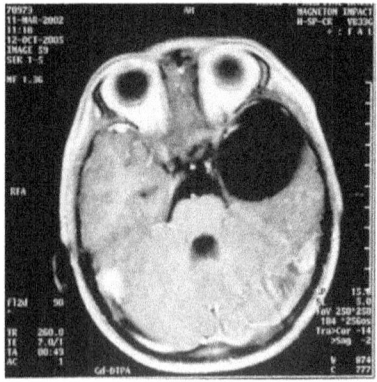
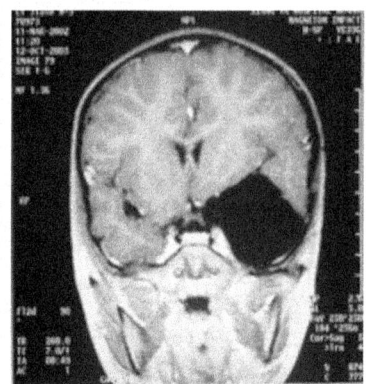

图 9-18　左中颅窝蛛网膜囊肿,囊肿无强化

【病情分析】

诊断:

(1)缓慢进展的颅内压增高症状:囊肿引起脑脊液通路阻塞及其占位效

应,使颅内压缓慢增高。

(2)癫痫发作。

(3)局灶性神经症状:囊肿较大时可压迫邻近脑结构而出现相应的临床症状。

(4)相当部分病人有头部外伤或颅内感染史。

【治疗计划】

(一)治疗原则

蛛网膜囊肿的治疗包括手术治疗及非手术治疗。囊肿已引起临床症状者,考虑手术治疗。囊肿的存在并没引起明显的神经症状与颅内压增高者,可观察病情变化,暂不考虑手术。

(二)治疗方案

1. 手术治疗

(1)囊肿切除术:依囊肿所在部位决定手术入路与切口。探查时避免过早撕裂蛛网膜,明确囊肿和周围脑组织、神经、血管的毗邻关系,切除囊肿时,可将壁层蛛网膜切除,里层蛛网膜依黏附情况而定,不必强行分离,但应使囊腔与脑池及蛛网膜下腔相通。术中注意防止囊液外溢,避免术后发生无菌性脑膜炎。

(2)囊肿分流术:位于脑深部及重要结构的巨大型蛛网膜囊肿,手术全切除有困难,可行囊肿-腹腔分流术。

2. 非手术治疗　对症处理。

3. 术后处理　部分病人由于囊肿缩小减压过快导致颅内血肿需行手术清除血肿,其他按神经外科常规处理。

【住院小结】

(一)疗效

有部分病人囊肿可复发。

(二)出院医嘱

定期复查:一般术后 6 个月复查 CT 或 MRI。

(马志明)

第十四节 松果体区肿瘤

【概述】

松果体区肿瘤是指松果体实质细胞及此区其他组织的肿瘤。松果体本身的肿瘤约占胶质瘤3%,位于第三脑室后部,多见于青少年。一般习惯于把松果体区的生殖细胞瘤归并于松果体瘤,而把不在松果体区的生殖细胞瘤称之为异位松果体瘤,后者常位于鞍区,亦可位于第三脑室、基底节、丘脑区、侧脑室及第四脑室等颅内中线区。松果体区肿瘤主要通过三种途径进行扩散和转移:①直接向邻近组织浸润;②通过脑脊液经脑室及蛛网膜下腔转移,手术可增加这种转移的机会,如转移至脊髓及马尾区;③经血运转移至神经系统以外,但不多见。此外,肿瘤亦可通过脑室腹腔分流管转移至腹腔或盆腔。

【入院评估】

(一)病史询问要点

1. 颅内压增高表现　此区肿瘤位于第三脑室后部,易早期压迫中脑导水管,导致梗阻性脑积水,引起颅内压增高,故询问中应注意了解有无头痛、呕吐、视力下降、幼儿头围增大及不明原因的烦躁不安等表现。

2. 肿瘤局灶症状

(1)性早熟:松果体能分泌一种名为降黑色素的物质,通过它对下丘脑的垂体激素释放因子的作用及对垂体的直接作用,能使垂体催乳素(PRL)、黄体生成素(LH)及促卵泡成熟素(FSH)等激素的分泌发生变化,从而产生一系列神经及内分泌系统的症状。主要表现为生殖器发育过早,男性喉结发育过早,声音低沉及性早熟,女性月经来潮过早等。

(2)垂体功能不足:表现为发育迟缓、衰弱、乏力、毛发稀疏、性征发育不良等,在女性可有月经不调或停经。

(3)下丘脑症状:是因肿瘤侵入第三脑室或第三脑室扩大,下丘脑前半部的视上核受损的结果,也可能是因肿瘤破坏了下丘脑与垂体后叶之间的纤维联系之故,主要表现有尿崩症、肥胖性生殖无能综合征(Froehlich's syndrome)、嗜睡等。

(二)体格检查要点

1. 四叠体受压体征　主要表现在三个方面,即:①上视障碍,合并下视障碍;②瞳孔对光反射和调节反射障碍,表现为瞳孔对光反射迟钝或消失,调节辐辏反应障碍或阿罗氏瞳孔(即瞳孔对光反射消失,辐辏调节反射存在);③肿瘤压迫四叠体下丘和内侧膝状体可以发生耳鸣、耳聋。

2. 小脑体征　因肿瘤压迫小脑蚓部和中脑的皮质桥脑束,主要表现为肢体共济失调,步态蹒跚,Romberg征阳性(病人闭目、立正、双手向前平举时站立不稳,前倾),眼球水平震颤等。

3. 中脑体征　因网状结构受压,可导致病人出现嗜睡,可出现双侧锥体束征,如Babinski征阳性等。

4. 脊髓马尾体征　当肿瘤转移至椎管内时可出现脊髓压迫的表现、如马尾神经根痛、肢体的感觉和运动障碍、大小便障碍等。

(三)实验室检查

松果体区肿瘤患者都要检查血清和脑脊液中与生殖细胞瘤相关的标记物,与临床相关的标记物有甲胎蛋白(AFP)和人β-促绒毛膜性腺激素(β-hCG)。生殖细胞瘤的标记物增高可以诊断为恶性生殖细胞瘤。如果发现生殖细胞瘤标记物升高,为获取组织学诊断的活检手术可能不再需要,可以直接进行放、化疗。

【诊断】

凭四叠体上丘综合征,瞳孔反射消失而调节反射存在,内分泌系统症状,特别是性发育障碍或性早熟,病情后期出现进行性加重的颅内压增高症状,可以得到病灶定位诊断的启示。

头颅X线平片的异常表现及松果体区异常大而浓的钙化,也是有力的诊断依据之一。

CT扫描可得到定位、定性诊断。平扫时见第三脑室后方松果体区出现边界清楚、周围无明显水肿带的均匀等密度和稍高密度区,呈圆形或类圆形肿块影。增强扫描时,肿块呈均匀一致性轻至中度强化。由于导水管受阻,双侧脑室呈对称性扩大,第三脑室前方扩大。

MRI不仅能显示肿瘤的部位,而且可显示侵犯的范围。松果体细胞瘤在T_1加权像上呈等或略低信号,T_2加权像呈高或等信号,信号强度基本均匀,钙化灶为无信号。松果体母细胞瘤的坏死、囊变区在T_1加权像上信号更低而在T_2加权像上信号更高(图9-19)。

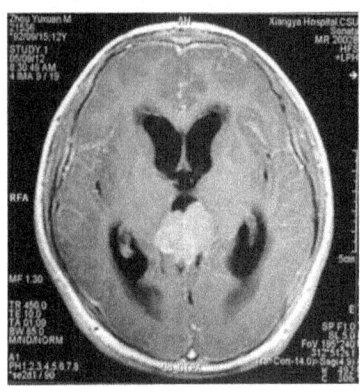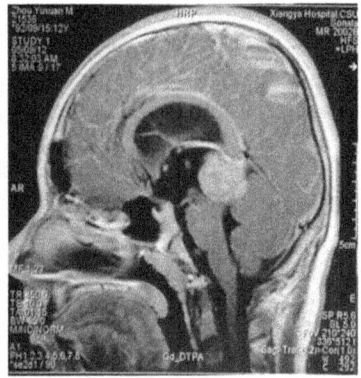

图9-19 松果体母细胞瘤

松果体区肿瘤,边界欠清,肿瘤轻度强化

【鉴别诊断】

1. **松果体区囊肿** 为良性病变。多数体积较小,只有在MRI检查时偶然发现,注药后可有轻度环形强化。多无临床症状。绝大多数不需手术治疗。

2. **蛛网膜囊肿** 囊内密度或信号在CT及MRI为相似于CSF,囊壁薄,注药后可轻度强化。

【治疗计划】

(一)治疗原则

松果体区肿瘤的治疗包括手术和非手术治疗。松果体区肿瘤由于部位深,手术切除难度较大,治疗的方法取决于肿瘤的大小、临床表现和肿瘤的病理性质。

(二)治疗方案

1. 普通放射治疗 颅内原发性生殖细胞瘤中除成熟的畸胎瘤外,大多数属恶性肿瘤,而且多数对放射治疗敏感,如采用脑脊液分流后再进行放射治疗,60%～80%的患者可获得5年治愈率。对于高度恶性肿瘤,除了对其本身放射治疗外,还应加作辅助性全脑照射及辅助脊髓照射。

2. γ-刀治疗 由于治疗的安全有效,因此目前越来越多的临床医生提倡γ-刀治疗。但这种方案没有组织学的证实,使治疗后的病例无法作最后的疗效评定,因此有人主张先作肿瘤切除术或活检,明确病理诊断后再进行治疗。

3. 手术治疗 如手术能够将肿瘤全切,解除肿瘤的压迫症状,可以达到良好的效果。如不能全切肿瘤,也可在明确病理诊断的同时行脑脊液分流术,术后再行普通放疗或γ-刀治疗。手术的入路可根据肿瘤的大小和位置关系,选择经枕部小脑幕上入路(Poppen入路)、幕下小脑上入路(Krause入路)、经顶枕部经胼胝体入路(Dandy入路)、经侧脑室三角区入路(van Wagenen入路)或额部经侧脑室入路(Egolow入路)等。近期的几个大组报道,手术病残率为0～12%,死亡率0～8%。

4. 化学治疗 其化疗方法与一般胶质瘤基本相同。

(侯永宏)

第十五节 颈静脉孔区肿瘤

颈静脉孔位于外耳道后方,内有颈静脉球,舌咽神经、迷走神经,及副神经。颈静脉孔区肿瘤(jugular foramen region tumours)以颈静脉球瘤多见,其他尚有神经鞘瘤、脑膜瘤、表皮样囊肿、脊索瘤等。本节主要介绍颈静脉球瘤。

【概述】

颈静脉球瘤(glomus jugulare tumors)为原发于化学感觉器的血管源性肿瘤,起源于鼓室及颈静脉球外膜的颈静脉球体。又称为化学感受器瘤,类颈动脉体瘤,非嗜铬性副交感神经节瘤。好发于成年人,女性多见,男女之比可达1:6。

颈静脉球体由丰富的血管、毛细血管或前毛细血管所组成,其内有许多神经纤维,主要来自舌咽神经感觉神经,其血供来自咽升动脉的下鼓室支。通过电镜及组织化学研究证明,颈静脉球体细胞实际上是一种变异神经细胞,它有释放单胺的作用,在光镜和电镜下可见细胞内有产生儿茶酚胺及吲哚胺的分泌颗粒。它和颈动脉体及主动脉体都属于化学感受器,对血氧及二氧化碳分压改变很敏感。

颈静脉球瘤是富血管性肿瘤,呈球形或结节性生长,似肉芽组织,外观呈暗黑色或紫色。显微镜下肿瘤细胞呈多形性内皮样细胞,核分裂少见。电镜下的特征为瘤细胞内有致密核心颗粒,用蔗糖钾磷酸盐-乙醛酸试验呈强烈的荧光。该肿瘤生长缓慢,浸润性生长,常表现为邻近组织侵犯和骨质破坏,向上侵及下鼓室及骨性外耳道底壁或中耳乳突,向后内侧侵入颈静脉孔,破裂孔等处,一般不发生转移。

【入院评估】

(一)病史询问要点

(1)有无声音嘶哑、吞咽困难、呛咳、行走不稳等表现。
(2)有无耳鸣、眩晕、听力下降及面瘫表现。
(3)有无头痛、颈痛、恶心、呕吐等颅内压增高表现。

(二)体格检查要点

(1)视力、听力检查,有无视乳头水肿。
(2)颅神经体征,重点检查Ⅶ、Ⅷ、Ⅸ、Ⅹ、Ⅺ颅神经体征。
(3)小脑体征,有无共济失调、走一字步不稳等。
(4)脑干体征,有无感觉障碍、肌力下降、偏瘫、病理征等。

(三)辅助检查

1. 头颅X线平片 颈静脉孔像可见骨孔呈不规则扩大,骨质边缘模糊不清;当肿瘤大时,内听道、岩尖、枕骨大孔等处有改变。

2. 头颅CT 可见病变侧颈静脉孔区不均匀高密度影,边界不清,肿块强化明显,可了解肿瘤与颈内动脉的关系。骨窗亦可了解骨质缺损情况并优于X片。

3. 头颅MRI 能清楚了解肿块大小、范围及肿块与颈内动脉的关系,并优于CT。

4. 数字减影脑血管造影(DSA) 不仅可以了解肿块的大小,还可了解肿块的供血动脉,可为手术切除肿块作术前供血动脉栓塞的准备。

【病情分析】

(一)诊断

1. 临床表现

(1)耳部症状:首发症状常为耳部症状,包括耳鸣、耳痛、听力丧失等。早期常出现搏动性耳鸣,运动后加重,压迫颈静脉后可消失。鼓室被肿瘤充满时,可出现病侧传导性耳聋,鼓气耳镜加压,可见搏动性跳动,加压后跳动停止,累及迷路时,则产生感音性耳聋,可能并发迷路症状。病变穿耳膜,在外耳道内可见有易出血之肉芽状息肉样肿物。

(2) 颅神经受损:临床上常以后组颅神经(Ⅸ、Ⅹ、Ⅺ)损害为特点,表现为声音嘶哑,吞咽困难,呛咳,咽反射消失,一侧声带麻痹。病侧胸锁乳突肌及斜方肌肌力弱等。

(3) 小脑征:当累及小脑可出现指鼻不准,步态不稳等共济失调体征。

(4) 颅内压增高:当四脑室受压时,可出现头痛、呕吐及视力减退等颅内压增高的症状与体征。

(5) 枕颈区疼痛及强迫性体位,头痛部位固定,为放射性刺痛,强迫体征是因为肿瘤压迫颈神经根或者患者处于某种头位使脑脊液循环通畅。

2. 诊断依据 根据患者耳鸣、耳聋、外耳道流血,外耳道新生物以及后组颅神经损害为主的症状和体征,结合头颅CT、MRI所示颈静脉孔区骨质破坏和肿块征象,加上DSA所见,一般能明确颈静脉球体瘤的诊断。

(二) 鉴别诊断

颈静脉球瘤需与颈静脉孔区的其他常见肿瘤如:神经鞘瘤、脑膜瘤、上皮样囊肿等肿块相鉴别。

1. 神经鞘瘤 颈静脉孔区神经鞘瘤起源行走于颈静脉孔区的Ⅸ、Ⅹ、Ⅺ对颅神经纤维膜,肿块将颅神经挤压移位,出现以Ⅸ、Ⅹ、Ⅺ对颅神经受累的首发症状,表现为声嘶,吞咽困难,呛咳等,肿瘤长大时,可出现小脑症,锥体束征和颅内压增高症状。CT和MRI检查可发现以颈静脉孔区为中心的生长的肿块影,部分强化有时有囊变,颈静脉孔扩大。

2. 脑膜瘤 颈静脉孔区脑膜瘤起源于颈静脉球体周围的蛛网膜绒毛,肿瘤挤压周围颅神经,其临床表现与颈静脉孔区的神经鞘瘤所表现的类似。CT和MRI检查可发现颈静脉孔区的肿块与脑膜关系密切,肿瘤有明显均匀一致的强化,脑膜增厚有"脑膜尾征"。

3. 上皮样囊肿 原发于颈静脉孔区的表皮样囊肿极少见,临床表现类似于颈静脉孔区的其他良性肿瘤。CT表现为低密度,不规则的肿块。MRI表现与脑脊液相似的信号。

DSA和CTA、MRA可见颈静脉球瘤血运最丰富,脑膜瘤次之,听神经瘤较少,上皮样囊肿血运最少。几乎无明显血管显影。

【治疗计划】

1. 术前准备要点

(1) 术前颅内压增高症状明显者,应采取有力的措施降低颅内压,预防脑危象发生。必要时可行脑室外引流,以便争取时间进行其他必要的手术前准备。

(2) 纠正水、电解质的紊乱,改善全身一般状况。

(3) 使用皮质激素和脱水药物减轻肿瘤周围脑水肿。

2. **手术治疗** 由于肿瘤血运丰富,周围有许多重要结构,手术切除相当困难。术前应作好充分准备。可采用颞下窝入路,A 型切除乳突、外耳道后壁,暴露乙状窦面神经及颈内动脉垂直段和膝部,显露颈静脉球体瘤。颞下窝 B 型、C 型入路可显露中颅窝底直到海绵窦的肿瘤。还可以行岩骨下入路,耳蜗入路切除累及中下斜坡的肿瘤。迷路入路切除累及迷路及内听道周围的肿瘤。术中脑干诱发电位和电生理监测的应用有助于颅神经的保护。

术后的主要并发症:

(1) **颅神经损伤**:主要为Ⅶ、Ⅷ、Ⅸ、Ⅹ、Ⅺ颅神经损伤,致面瘫、听力丧失、吞咽困难、声嘶等。

(2) **重要血管痉挛**:包括椎动脉、颈内动脉等,可导致脑干或大脑半球缺血,引起严重不良后果。

(3) **脑脊液漏**:包括脑脊液耳漏和伤口脑脊液漏,易并发颅内感染,致不良后果。

3. **手术后处理**

(1) 保持呼吸道通畅:颈静脉孔区肿瘤手术有可能损伤后组颅神经,咽反射及咳嗽反射减弱或消失,容易因误吸而窒息,故术后应有效地保持呼吸道通畅,必要时行气管切开。

(2) 适当应用止血剂、脱水利尿剂及激素。

(3) 预防脑血管痉挛,如有脑脊液漏需加强抗感染治疗。

4. **放射治疗** 对于老年患者,有严重其他脏器疾病不能耐受手术的病人,可进行单纯的放射治疗。对于肿瘤术后残留者,可术后放疗,如 γ-刀治疗。残留肿瘤直径大于 3 cm,可分次 γ-刀治疗,预防复发。也可以术前 4~6 周小剂量放疗,再手术切除,这样可减少术中肿瘤出血,但术后伤口的愈合较困难。

5. **栓塞治疗** 一般作为手术治疗的辅助方式,在术前栓塞肿块的供血动脉以减少肿瘤术中出血。对于不能耐受手术的病人,通过栓塞肿瘤供血动脉,以缓解肿瘤生长,但疗效不佳。

【住院小结】

(一)疗效及预后评估

颈静脉孔区肿瘤多为良性肿瘤,如能手术全切则复发率低,预后良好。术后后组颅神经损伤、椎动脉缺血及脑脊液漏并发颅内感染是导致严重致残甚至致死的主要原因。

(二)出院医嘱

(1)术后若遗留后组颅神经损伤症状,需加强护理,避免误吸。

(2)术后3个月需复查CT和MRI,如确有肿瘤残留可行γ-刀治疗或普通放疗。

(刘志雄)

第十章

脑血管疾病

脑血管疾病是由各种病因引起的脑部血管性疾病的总称,是目前危害人类健康的主要疾病之一。据统计资料显示,在我国每年死于脑血管疾病的人占死亡人口的第一位,其年发病率为182/10万人口,年死亡率为89/10万人口。通常根据自发性颅内出血或脑组织血液供应严重障碍的存在与否,将脑血管疾病分为出血性脑血管病(如颅内动脉瘤、血管畸形、脑出血等)和闭塞性脑血管病(如脑梗死、脑栓塞等)。根据起病的形式和病理过程进展快慢可分为急性脑血管病和慢性脑血管病(如脑动脉硬化,血管性痴呆等)。

随着影像技术的发展(如CT、CTA、MRI、MRA、DSA等)和对疾病认识的深入,使得脑血管疾病的早期诊断准确率大大提高,也使得一些出血性脑血管疾病在未出血前得到诊断。早期诊治和预防,大大降低了脑血管疾病的病残率和病死率。本章主要讨论出血性脑血管病:颅内动脉瘤,脑血管畸形,脑出血等。

第十章 脑血管疾病

第一节 自发性蛛网膜下腔出血

【概述】

蛛网膜下腔出血是指脑血管破裂出血,血液流入蛛网膜下腔。蛛网膜下腔出血不是单一的疾病,而是出血性脑血管疾病的临床表现之一。根据出血的原因将蛛网膜下腔出血分为自发性和外伤性。本章主要讨论自发性蛛网膜下腔出血,其常见的出血病因为颅内动脉瘤和脑血管畸形,约占70%;其他原因有高血压、血液病、颅内肿瘤、烟雾病(moyamoya病)、动脉炎等。其发病年龄以青年和中年人常见,患病率为31/10万,年发病率为4/10万。

【入院评估】

(一)病史询问要点

(1)发病时间、地点、有否目击证人,有否诱因。
(2)发病时有否意识障碍,时间的长短,有否头部外伤,有否抽搐发作。
(3)发病时头痛的程度、头痛的部位,有否呕吐。
(4)发病后有否局灶性神经功能障碍。
(5)既往有否类似发作病史。

(二)体格检查要点

(1)一般情况:神志、精神状况、呼吸、血压、脉搏、瞳孔。
(2)局部检查:对有意识障碍的患者,要注意有否头部外伤或身体其他部位的损伤,重点检查有否局灶性神经功能障碍及蛛网膜下腔出血的特征性体征,颈项强直。

(三)门诊资料

1. CT 检查 约 90% 的病人通过 CT 扫描可发现蛛网膜下腔出血,表现为蛛网膜下腔的高密度出血影像,部分为脑实质内出血破溃进入脑室内或脑池内。根据出血部位,大部分患者可以推测出血原因,进一步行 CTA 检查以明确病因。前交通动脉瘤常见鞍区及纵裂积血,部分有额叶内血肿,或破溃后血液进入侧脑室额角;大脑中动脉瘤出血常见侧裂内积血或额颞叶内血肿;后交通动脉瘤常见颈动脉池、侧裂池内积血。但少量蛛网膜下腔出血,CT 扫描不能发现。

2. 腰椎穿刺 对于临床上疑为蛛网膜下腔出血而 CT 扫描阴性的患者,可以行腰椎穿刺明确诊断。急性期脑脊液外观呈均匀血性,测压可正常或升高。依据具体病情腰椎穿刺亦可释放血性脑脊液做为治疗蛛网膜下腔出血的方法。

(四)继续检查项目

1. 脑血管造影 数字减影血管造影法(DSA)全脑血管造影检查仍然是目前明确蛛网膜下腔出血的最有价值的检查。通常情况下,在有条件的单位,宜尽早行脑血管造影以明确诊断,早期治疗,避免再出血的发生。但如病情危重,处于垂危状况,可待病情稳定后再行脑血管造影检查。

2. MRI 及 MRA 检查 急性期检查不如 CT 扫描敏感。通常可以明确脑动静脉血管畸形的诊断,亦可以明确部分肿瘤引起的蛛网膜下腔出血。

3. 其他 对于通过 CT、MRI、DSA 检查未能发现出血原因的,应进行血液系统及有关感染性疾病等的检查。

【病情分析】

(一)诊断

1. 典型的临床表现

(1)头痛:多为突起头痛,部分为剧烈头痛后意识丧失,意识丧失的时间与出血部位及出血量的大小有关,常伴有烦躁不安、恶心、呕吐、癫痫发作。

(2)局灶性神经功能障碍:部分病人可以脑神经麻痹为首发症状,但常为头痛后出现。常见的颅神经损害为动眼神经,占 6%~20%,其次为三叉神经第一支受累,占 4%~13%。根据出血部位的不同,可以出现偏瘫、失语、偏盲等症状。

(3)脑膜刺激症状:头枕及颈部疼痛,伴颈项强直。

2. 根据上述典型的临床表现,结合 CT、CTA、腰穿、MRI、MRA 及 DSA 等检查,基本可以明确诊断,并区分不同病因引起的蛛网膜下腔出血。

【治疗计划】

(一)治疗原则

对症处理,预防再出血的发生,脑血管痉挛的防治及针对病因的治疗。

1. 一般处理　急性期患者一般处理如下:
(1)严格卧床休息。
(2)给予止痛、镇静及抗焦虑处理。
(3)维持血压稳定。
(4)保持排便通畅,防治便秘。
(5)对于有明确颅高压的患者,适当应用脱水剂降颅压。
(6)维持水电解质平衡及营养支持治疗。
(7)应用止血药物,如 EACA、PAMBA、止血敏、立止血等。

2. 脑血管痉挛的防治　脑血管痉挛为蛛网膜下腔出血后除再出血外引起致死致残的一个重要因素。脑血管痉挛常发生于出血 3 天以后,6~8 天为高峰期,之后逐渐缓解。临床上常根据除再出血等因素以外出现临床症状加重并结合 CT 扫描及 TCD 来诊断脑血管痉挛,而脑血管造影是明确脑血管痉挛最有价值的检查,约 30%~70%病人在出血后 4~12 天行脑血管造影可发现不同程度和范围的脑血管痉挛。

蛛网膜下腔出血后引起脑血管痉挛的原因尚不十分清楚,目前认为引起血管痉挛的因素有①机械性因素,血管破裂出血对位于邻近蛛网膜下腔血管的急性刺激;②神经因素,血液对脑血管壁上的交感神经的刺激;③血液溶解后的生化因素的影响,如 5-羟色胺、血管紧张素、儿茶酚胺和前列腺素等;④平滑肌细胞的钙超载。目前临床上应用于治疗脑血管痉挛尚无特效的手段和药物。

因此,蛛网膜下腔出血后预防脑血管痉挛显得尤为重要:①尽早清除蛛网膜下腔积血,在有条件的医疗单位,应尽早行脑血管造影,明确出血原因。有手术指征者,应及早手术去除出血原因,亦可清除一些蛛网膜下腔积血,术后行腰穿或腰穿置管引流出血性脑脊液,减少脑血管痉挛的发生;②3H

治疗,所谓的3H治疗指的是高血容量(hypervolemia)、高血压(hypertension)和血液稀释(hemodilution)治疗,其有助于提高脑灌注压,降低血液黏稠度,改善脑的供氧;③钙拮抗剂,目前较为常用的为尼莫地平,认为早期、足量、足程可防治脑血管痉挛的发生,降低脑血管痉挛所致的死残率;④血管内治疗,有条件的医疗单位,在处理完出血原因后,如有发生临床上有症状性血管痉挛的患者,可行脑血管造影,有选择性地行球囊导管扩张痉挛的动脉,同时可行血管内灌注罂粟碱或尼莫地平等治疗脑血管痉挛。

3. 去除病因　尽快完善各项检查,明确出血原因,及早进行针对病因的治疗。

【住院小结】

(一)疗效及预后评估

不同病因所致蛛网膜下腔出血疗效不同。但反复出血及出血后出现脑血管痉挛的患者预后差,因此,临床上发现蛛网膜下腔出血的患者,应积极防治再次出血和脑血管痉挛的发生,以减少病残率和病死率。

(二)出院医嘱

(1)对于有神经功能障碍的患者,应进行康复治疗。

(2)对于DSA检查未发现有明确出血原因的患者,应定期复查,以期明确出血原因,防治再出血的发生。

第二节

颅内动脉瘤

【概述】

颅内动脉瘤是指颅内动脉壁上的异常膨出,是引起蛛网膜下腔出血的主要原因之一。较小的颅内动脉瘤通常没有症状,只有在破裂出血后引起临床症状。据欧美国家对破裂动脉瘤年发病率的统计为10.3~10.5/10万人口。但国外大宗尸检报告颅内动脉瘤的发现率为0.2%~7.9%。颅内动脉瘤根据发病因素分为:①先天性动脉瘤;②动脉硬化性动脉瘤;③剥离性动脉瘤;④外伤性动脉瘤;⑤感染性动脉瘤。其发病率的高峰年龄为40~60岁。

【入院评估】

(一)病史询问要点
(1)发病时间、地点、头痛部位、有否目击者。
(2)发病时有否意识障碍,有否倒地外伤史。
(3)发病后有否呕吐。
(4)既往有否高血压病史。
(二)体检检查要点
1. 一般情况　神志、精神状况、血压、脉搏和呼吸。
2. 神经系统检查
(1)意识状况:多数病人出现短暂意识障碍,少数病人可出现昏迷。
(2)神经功能:不同部位的动脉瘤破裂可出现不同的神经功能障碍,后交通动脉瘤常出现动眼神经麻痹;大脑中动脉瘤可出现偏瘫、失语;眼动脉瘤可出现视力严重下降或失明;基底动脉瘤可出现脑干功能障碍等。
(3)有否脑膜刺激征。
(三)门诊资料分析

1. CT及CTA检查　对疑有蛛网膜下腔出血的患者应常规行CT检查,CT扫描发现蛛网膜下腔出血者,可行CTA检查,大部分患者可以明确诊断。蛛网膜下腔出血急性期CT扫描可显示蛛网膜下腔高密度影,分布于脑底诸池和脑沟内,有的沿大脑镰和天幕扩散。根据血液在脑池及蛛网膜下腔的分布,可以初步判定动脉瘤的部位。床突旁动脉瘤、眼动脉瘤、脉络膜前动脉瘤、后交通动脉瘤破裂出血后,血液常积聚于同侧颈动脉池、外侧裂、脚间池,部分可破裂入额叶或颞叶内侧,少部分颞叶血肿破入脑室内。前交通动脉瘤破裂出血,血液常聚积在终板池、视交叉池及纵裂内,少部分可进入额叶内形成血肿或血肿破溃进入侧脑室内。大脑中动脉动脉瘤破裂出血,血液常聚积在外侧裂中,有的破裂入颞叶或额叶内形成血肿。小脑后下动脉瘤破裂出血,血液常聚积于小脑延髓池或进入第四脑室,基底动脉顶端动脉瘤破裂出血,血液常聚积在脚间池、环池、第三脑室内等。

急性期90%以上的病人CT可以明确蛛网膜下腔出血。CT明确蛛网膜下腔出血后应行增强薄层扫描,可以发现超过5 mm的动脉瘤。特别是巨大动脉瘤有其特征性改变,平扫时为高密度环形影,有时可见钙化灶,中心为低密度区,增强时中心为高密度影。同时行脑血管CT三维重建(CT angiography,CTA),可以清楚地显示动脉瘤的大小、部位、瘤颈的直径以及与载瘤动脉的关系。CT扫描尚可发现有无急性脑积水、脑水肿及脑血管痉挛后的脑梗死情况,亦可依此来确定手术的时机及手术方式的选择。(图10-1)

2. 腰椎穿刺　可以确诊有否蛛网膜下腔出血和颅高压,目前常在临床疑有蛛网膜下腔出血,而CT扫描未发现有出血征象的情况下行腰椎穿刺以明确诊断。

3. MRI和MRA检查　蛛网膜下腔出血急性期MRI和MRA检查不及CT敏感,通常在急性出血1周后进行。

(四)继续检查项目

1. 脑血管造影　全脑血管造影是目前诊断颅内动脉瘤最有价值的检查方法,特别是目前DSA及3D-DSA技术的发展,可以清楚地显示动脉瘤的数目、大小、部位及与载瘤动脉关系。但DSA检查仍有少部分为阴性,有些需行第2次DSA检查以删除颅内动脉瘤存在的可能,时间常在此次出血后3～4周进行。造成DSA检查阴性常见原因有:①动脉瘤太小,破裂后未能在造影中显影;②载瘤动脉严重痉挛,导致动脉瘤不能显影;③动脉瘤内血栓形成,造影剂不能进入瘤内显影;④造影时投照位置影响对动脉瘤的观测,因此有时需行多条血管三维成像及结合CTA或MRA来判断有否动脉瘤的存在;⑤造影技术限制及阅片经验不足亦可能导致漏诊。

对于一些复杂性动脉瘤,如椎基底动脉瘤,颈动脉海绵窦段动脉瘤,床突旁动脉瘤,眼动脉动脉瘤等在有条件的单位最好行颈动脉或椎动脉球囊闭塞试验以了解前后循环交叉代偿情况,有助于手术时机及手术方式的选择。亦可在神经外科医师指导下行颈动脉压迫试验造影以简单检测前后循环交叉代偿情况。

脑血管造影时机的选择,目前认为早期行脑血管造影以明确诊断和及时治疗可减少动脉瘤再次破裂出血带来的风险及减轻出血后引起的继发性脑血管痉挛及脑的损害,从而减少动脉瘤术后的残废率和死亡率。Hunt-Hess 分级为Ⅰ~Ⅲ级的患者应较积极地行 DSA 检查以明确诊断,而对于 Hunt-Hess 分级为Ⅳ~Ⅴ级的患者可以先行 CTA 检查,如未能明确诊断或不能达到神外手术要求的目的,亦可待病情稳定后行 DSA 检查。(图 10-1)

2. TCD 检查　可以了解脑血管痉挛情况和观察脑血液动力学变化情况。

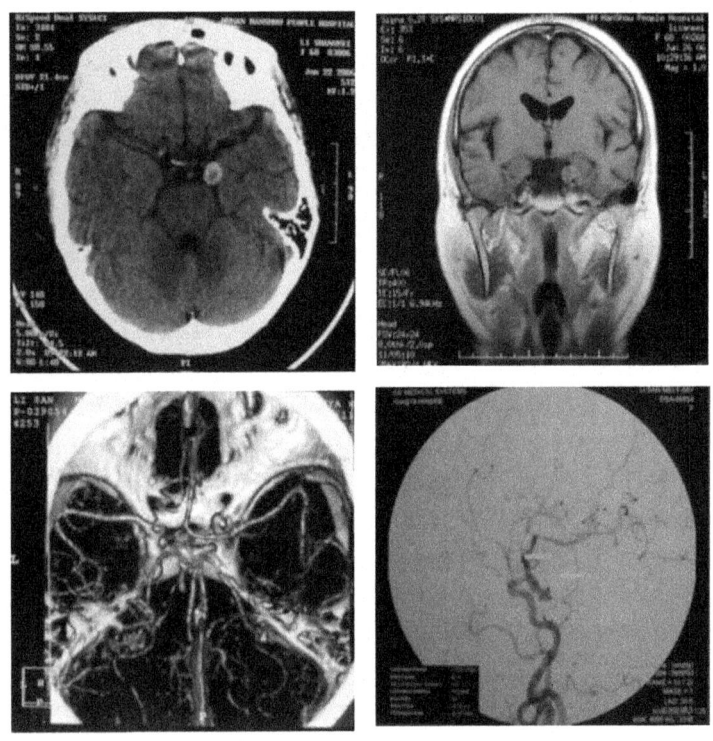

图 10-1　左后交通动脉瘤

CT 及 MRI 显示左侧鞍上池圆形病灶,CTA 及 DSA 显示左后交通动脉瘤(↑所示)

【病情分析】

(一)诊断

1. 典型临床表现　未破裂动脉瘤大多数没有临床症状,少数巨大动脉瘤表现出占位性病变的症状,如头痛、视力下降或瘤内血栓脱落引起载瘤动脉远端栓塞而产生临床症状。颅内动脉瘤破裂后引起蛛网膜下腔出血的典型症状有:

(1)头痛:突发剧烈头痛,同时伴有呕吐、颈项强直、畏光等,如出血量少者头痛亦可较轻。头痛的部位常为全头痛及颈枕部疼痛。头痛的原因可能为急性颅内压增高,脑血管痉挛,血液对脑膜的刺激等。

(2)意识障碍:约半数的病人出现短暂性昏迷,未经任何治疗可逐渐清醒,少数严重者可持续昏迷或死亡。其原因可能为动脉瘤破裂出血后引起急性全脑血流动力学的改变及颅内血肿所致。

(3)神经功能障碍:因动脉瘤部位不同而出现不同的局灶性神经功能障碍,如后交通动脉瘤常出现病侧动眼神经麻痹,大脑中动脉瘤可见偏瘫、失语等,眼动脉瘤常出现视力障碍加重或失明,椎基底动脉瘤可出现脑干功能障碍等。

(4)全身症状:反复蛛网膜下腔出血者常有发热。严重的蛛网膜下腔出血尤其脑内血肿破溃进入脑室内者可出现丘脑下部损害引起中枢性高热、尿崩症、急性肺水肿等症状。

2. 明确诊断　根据上述典型的临床表现结合 CT、CTA 或 MRI、MRA 及行 DSA 检查可以明确诊断。

(二)临床类型

根据动脉瘤与载瘤动脉的关系通常分为前循环动脉瘤和后循环动脉瘤。前循环常见的动脉瘤有颈动脉海绵窦段动脉瘤、床突旁动脉瘤、眼动脉瘤、后交通动脉瘤、脉络膜前动脉瘤、大脑中动脉瘤、大脑前动脉瘤、前交通动脉瘤等;后循环动脉瘤常见的有小脑后下动脉瘤、椎动脉瘤、基底动脉瘤、大脑后动脉瘤等。

(三)鉴别诊断

通过 CT、CTA 或 MRI、MRA 及 DSA 检查,即可排除引起蛛网膜下腔出血的其他常见疾病如脑血管畸形、脑肿瘤、海绵状血管瘤、高血压脑出血等。

【治疗计划】

(一)治疗原则

对于破裂出血的颅内动脉瘤,应争取早期诊断,早期治疗。而对于未破裂动脉瘤,应根据动脉瘤的部位、大小、数目以及与载瘤动脉的关系,来判定及比较手术治疗的风险以及动脉瘤自然病程的风险的大小,择期手术治疗或临床观察。

(二)治疗方案

1. 非手术治疗 通常为手术前期的准备过程,或是无论手术治疗还是神经放射介入治疗都无法处理的复杂性颅内巨大动脉瘤的治疗。

(1)卧床休息,适当应用镇静止痛药物,保持排便通畅。

(2)控制血压,根据患者出血前的血压,使血压维持在一定的范围内,避免血压有较大的波动,适当应用β-受体阻滞剂。

(3)维持营养、水、电解质平衡,以保证内环境的稳定。

(4)防止抽搐,应用抗惊厥药物。

(5)防治胃肠道出血,应用抗酸制剂。

(6)加强护理,防治肺部及泌尿系感染。

(7)防止再出血,抗纤溶疗法有减少动脉瘤早期再出血的作用。

(8)防治脑血管痉挛,应用钙拮抗剂及3H治疗。

2. 手术治疗 对于动脉瘤的手术时机是选择早期手术(0～3天)还是延期手术(10天以后),目前仍存在争论,但早期手术能防止再次出血的发生。是采用传统开颅手术夹闭动脉瘤还是行神经放射介入血管内栓塞治疗,不同的神经外科中心亦有不同的观点,但神经放射介入血管内治疗对一些传统手术困难的颅内动脉瘤能获得较好的治疗效果。对于偶然发现的未破裂的动脉瘤是积极治疗,还是继续观察,干预结果是否优于自然病程,亦是值得讨论的课题。总之,对于神经外科医生来说,动脉瘤治疗方法的选择有时处于两难的处境,将不同治疗方法的优缺点向患者和家属说明,由患方来选择治疗方案也可能是一种比较好的办法。

(1)动脉瘤颈夹闭术:此术式目前仍为处理动脉瘤的主要方法,其目的是直视下用动脉瘤夹夹闭瘤颈,将动脉瘤排除于血液循环之外,防止再出血的发生,并保持载瘤动脉通畅。不同部位的动脉瘤选择不同的手术入路,但最常用的手术入路为翼点入路,可以处理床突旁动脉瘤、眼动脉动脉瘤、后交通动脉动脉瘤、脉络膜前动脉动脉瘤、大脑中动脉动脉瘤、大脑前动脉水平段及前交通动脉瘤、基底动脉顶端动脉瘤。

(2)动脉瘤孤立术及载瘤动脉近端闭塞术:适用于无法直接手术夹闭或血管内治疗亦无法处理的巨大或复杂的颈动脉海绵窦段动脉瘤或椎动脉动脉瘤,但术前必须确定侧支循环代偿良好,病人能耐受载瘤动脉闭塞的方可施行。

(3)神经放射血管内介入治疗:目前在一些神经外科中心,血管内栓塞动脉瘤成为主要的治疗方法,亦有报道其疗效优于传统的手术治疗。主要的方法有微弹簧圈栓塞术,应用支架或球囊、辅助弹簧圈栓塞术,带膜支架载瘤动脉成形术,亦有应用生物胶等直接填塞动脉瘤腔。

3. 术后处理

(1)一般处理:①重症监护:术后1～3天一般应放ICU严密观察病情变化。②维持水、电解质平衡:保证足够的血容量,以维持脑灌注压的稳定。③营养支持:早期应用静脉营养。④加强护理及防治感染等并发症。

(2)并发症的处理:①颅高压:适当应用脱水剂和利尿剂,提高血浆渗透压。②脑血管痉挛:应用3H治疗,即高血容量、高血压和血液稀释治疗,目前认为是比较有效的方法。钙拮抗剂亦是目前临床上常用的治疗药物。动脉瘤夹闭术后应尽早地行腰穿或置管释放血性脑脊液,减轻血性液体对脑血管的刺激。

【住院小结】

(一)疗效及预后评估

不同部位及不同大小的动脉瘤的治疗和其疗效明显不同,疗效的统计,不同的神经外科中心亦不同。目前死亡率已降至5%以下,残废率约为6%～8%。

(二)出院医嘱

对于有神经功能障碍者,应行康复治疗。定期复查是必要的。

(三)临床经验

1. 诊断方面　在影像技术高度发达的今天,对复杂性的动脉瘤应结合CTA或MRA、DSA技术,多方面了解动脉瘤与载瘤动脉的关系。

2. 治疗方面　根据病情及影像学特点,合理选择手术方式。

第三节 脑血管畸形

【概述】

脑血管畸形是指脑血管先天性发育异常,表现为局部脑血管结构异常及数量增多,影响正常的脑血流动力学,脑血管畸形可以发生于任何年龄,男性多于女性,其发生率因临床是否表现出症状而很难统计,但尸检脑血管畸形发生率为0.1%~4.3%。根据1977年世界卫生组织的中枢神经系统病变组织学分类,脑血管畸形分为:①毛细血管扩张症;②动静脉畸形;③静脉畸形;④海绵状血管瘤;⑤脑面血管瘤病(Sturge-Weber综合征)。本节主要讨论脑动静脉畸形(AVM)。

【入院评估】

(一)病史询问要点

(1)发病时间、地点、是否有目击证人。
(2)发病时头痛程度、部位、是否有癫痫发作及意识障碍。
(3)发病后有否偏瘫、失语等局灶性神经功能障碍。
(4)既往有否类似发作病史。

(二)体格检查要点

1. 一般情况 意识状况、瞳孔、呼吸、血压和脉搏。
2. 神经系统检查 有否局灶性神经功能障碍,脑膜刺激征。

(三)门诊资料分析

1. CT扫描 AVM出血后CT扫描表现为高密度或高低混杂密度之血

肿影像，其密度高低与出血时间有关，部分有钙化征像。增强扫描可见血肿周边有迂曲畸形的血管强化影，亦可为环形或片状强化灶，血肿周围常现水肿带，有条件可行 CTA 检查，可见明显异常的血管畸形团。

2. 腰穿检查　如 AVM 出血流入蛛网膜下腔，脑脊液呈均一血性。

(四) 继续检查项目

1. MRI 及 MRA　出血急性期不如 CT 敏感，MRI 及 MRA 能清楚的显示畸形血管团的部位，供血动脉的来源及数目，引流静脉的方向，血肿与畸形血管的关系及水肿情况，畸形血管团在 MRI 影像中有特殊的"流空效应"。MRI 及 MRA 基本上可以明确 AVM 的诊断(图 10-2)。

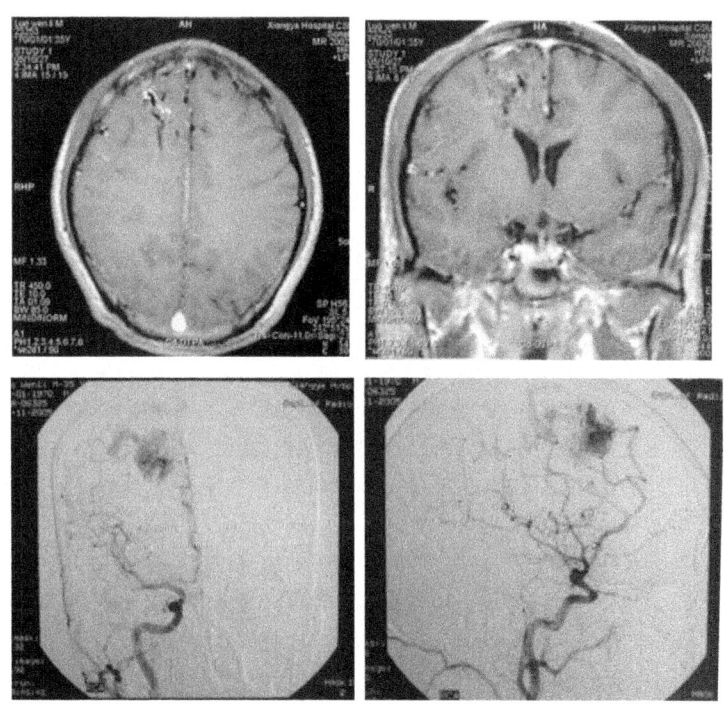

图 10-2　脑动静脉畸形

MRI　显示右额叶畸形血管团，伴流空效应；DSA 清晰显示 AVM 供血动脉和引流静脉

2. 脑血管造影　全脑血管造影目前依然是诊断 AVM 最主要的,亦是最有价值的检查方法,其特征性影像为动脉早期像即可见迂曲不规则的畸形血管团,动脉期见异常扩张的引流静脉。全脑血管造影可清楚地显示畸形血管团的部位、结构、大小,供血动脉的来源及数目,引流静脉的数目及回流方向。(图 10-2)

3. TCD 检查　可以检测出畸形血管团部异常血流状况及对周边正常脑组织盗血现象。

4. 脑电图　大部分的病人可检测出异常脑电图,主要为慢波,部分病人有癫痫波。

【病情分析】

(一)诊断

典型临床表现　有否典型的临床表现主要是依据 AVM 的大小、部位、盗血的情况,特别是有否出血。主要表现为头痛、癫痫发作、出血和神经功能障碍。

(1)头痛:为 AVM 常见症状,大部分病人有长期头痛的病史,可表现局部性头痛或全头痛、偏头痛。

(2)癫痫:部分病人为 AVM 首发症状,可发生于出血前或出血后,亦可在出血时发生。癫痫发生率与 AVM 的大小和部位有关,顶叶癫痫发生率最高,其为次为额叶、颞叶、枕叶,脑深部及后颅窝 AVM 较少发生癫痫。

(3)出血:临床上大部位 AVM 以出血为首诊症状,青少年常见,突起发病。主要表现为剧烈头痛、呕吐,有时意识障碍,癫痫发作,局灶性神经功能障碍,如偏瘫、失语等。

(4)神经功能障碍:通常为 AVM 出血后的表现。少部分病人可以为首发症状,表现为一过性或进行性神经功能障碍,如肢体麻木、无力、偏瘫、共济运动失调、三叉神经痛等。

(二)临床类型

临床上常根据 AVM 的部位与 AVM 的大小来分类:①小型,AVM 最大径<2 cm;②中型,AVM 最大径为 2～4 cm;③大型,AVM 最大径为 4～6 cm;④巨大型,AVM 最大径>6 cm;⑤隐匿型,临床表现为出血,CT 或 MRI 检查表现为出血性病灶,血管造影见不到血管畸形团,但将术中清除之血肿病灶送病检,大部分病人可得到组织学证实。

(三)鉴别诊断

临床上依据上述典型的临床表现,结合CT、MRI、脑血管造影即可明确诊断。

1. 海绵状血管瘤　常以癫痫为首发症状,CT表现为混杂密度的出血性病灶,常有钙化灶,增强扫描可见部分病灶有强化表现。MRI的表现混杂信号之病灶,周围有一圈含铁血黄素沉积之低信号区。脑血管造影常为阴性。

2. 恶性胶质瘤　恶性胶质瘤出血有时需与AVM相鉴别。恶性胶质瘤脑血管造影可见异常畸形血管,但染色较AMV淡,没有粗大的供血动脉及迂曲增粗的引流静脉,有明显的占位效应,CT及MRI表现病灶周围水肿明显,临床常有颅内压增高表现,症状逐渐加重。

3. 血管母细胞瘤　好发于后颅窝,病灶多有囊变,并有结节样改变,瘤结节出血后需与AVM相鉴别。CT或MRI表现出血性病灶较AVM规则,增强扫描有结节灶改变。脑血管造影可见包绕病灶之扩张供血动脉及引流静脉,但没有典型的AVM之畸形血管团。血管母细胞瘤有时可表现血红蛋白异常增高及血红细胞增多症的特征性改变。

【治疗计划】

(一)治疗原则

防止出血,改善盗血症状,清除血肿,处理畸形血管团,控制癫痫的发生。

(二)治疗方案

1. 非手术治疗　对于一些偶发的没有临床症状的AVM,及一些巨大的多条供血动脉,且位于深部重要功能区的AVM,在权衡其自然病程与手术干预后果之好坏的情况下,部分病人可选择对症处理。

2. 手术治疗　根据AVM的部位和大小来选择治疗的方法,目前通常运用手术切除,血管内栓塞治疗,立体定向放射治疗三种方法,亦可根据病情采用联合应用的方法。

(1)手术切除:仍然是目前首选的治疗方法。手术可以清除血肿,解除颅高压,切除畸形血管团,防止再出血,改善盗血区的血供,亦可在电生理监测下切除致癫痫灶控制癫痫,是根治AVM的最佳方法。

(2) 血管内栓塞治疗：随着导管技术及栓塞材料的发展，血管内栓塞已成为 AVM 治疗的主要方法。对于供血并不复杂的 AVM，血管内治疗能达到解剖治疗，而对于一些巨大的、供血复杂的 AVM，血管内治疗可以联合手术切除和立体定向放射治疗达到根治 AVM 的目的。

(3) 立体定向放射治疗：目前常用 γ-刀或 x-刀治疗，适应于 AVM 小于 3 cm，病灶位于深部重要功能区，手术切除术后 AVM 的残留，血管内栓塞治疗剩余之不能栓塞的 AVM。对于大型 AVM，亦可分次立体定向放射治疗。

3. 术后处理

(1) 一般处理：严密观察病情变化，控制血压平稳，维持水电解质平衡，防治癫痫，加强营养及护理。

(2) 并发症的处理：常见的并发症为再出血，多为畸形血管团处理不完全或出现正常脑灌注压突破所致。术毕需镇静、止痛、维持血压平稳，严密观察病情变化，必要时动态 CT 观察颅内情况的变化。

【住院小结】

(一) 疗效及预后评估

AVM 部位、大小，供血动脉的多少决定其疗效及预后。

(二) 出院医嘱

对于有神经功能障碍者应进行康复治疗，行血管内栓塞治疗或立体定向放射治疗者应定期复查。

(姜维喜)

第四节

颅内海绵状血管瘤

【概述】

颅内海绵状血管瘤(cavernous hemangiomas,CHAs)为先天性脑血管畸形之一,是一种不完全外显性的常染色体显性遗传性疾病。其基因位于第7条染色体上,具有家族遗传倾向,可发生在颅内任何部位,可分为脑内型和脑外型两种类型。CHAs是由众多扩张的薄壁血管组成的海绵状异常血管团,其血管壁由单层内皮细胞组成,管腔内充满血液,异常血管间为疏松纤维结缔组织,其间无脑组织。显微镜下CHAs呈分叶状,如同紫色的桑葚。CHAs是低血流量病变,由于瘤体内部血栓形成及出血而使其体积逐渐增大。CHAs出血时很少对人造成明显损害,血液也不进入蛛网膜下腔,瘤体周围脑组织形成完整的含铁血黄素沉积的胶质包膜。由于缺乏平滑肌及弹力膜,因此CHAs不是真正意义上的动脉或静脉,偶尔其内部可有脑组织(蔓状血管畸形),15%的CHAs可与静脉畸形并发。

【入院评估】

(一)病史询问要点

(1)脑内型海绵状血管瘤主要表现为局灶症状和颅高压症状,局灶症状主要由病灶所处的部位压迫周围正常脑组织引起,可有神经功能的缺失和癫痫的表现;而颅高压症状主要与急性出血相关。

(2)脑外型海绵状血管瘤主要发生在中颅窝底海绵窦内,它起病隐蔽和缓慢,早期只引起单侧视力减退、复视、面部麻木、头痛和眼球运动障碍,后期可出现双侧视力减退、视野缺损和眼球固定。

(二)体格检查要点

(1)脑内型海绵状血管瘤依病灶部位重点对局部受累脑皮层或脑干的功能进行检查,描述重要的阴性和阳性体征。

(2)脑外型海绵状血管瘤主要检查海绵窦内走行颅神经的功能,如突破海绵窦,累及鞍上、鞍内或鞍旁组织,并应对垂体功能、视力、视野等进行重点检查。

(三)门诊资料分析

1. CT扫描 脑内型海绵状血管瘤多为界限清楚的圆形或卵圆形的等密度或稍高密度影,常合并斑点状钙化。除急性出血或较大的病灶,病灶周围一般无水肿及占位效应,急性出血可表现为较均匀的高密度。增强后,病灶无或轻度强化,其强化程度主要取决于病灶内血栓形成和钙化的程度。

2. MRI 脑内型海绵状血管瘤内反复慢性出血和新鲜血栓内含有稀释、游离的正铁血红蛋白,使其在所有的序列中均呈高信号。陈旧性血栓及反应性胶质增生呈长T_1长T_2信号。病灶内胶质间隔和沉积的含铁血黄素表现为网格状的长T_1短T_2信号。病灶内钙化在T_1WI和T_2WI上均为低信号,周边可见含铁血黄素沉积呈环状低信号,T_2WI最明显。病灶周围常无脑组织水肿,占位效应不明显。增强后,病灶无或轻度强化。因此,典型的脑内型海绵状血管瘤表现为桑椹状或网格状混杂信号团,周围以低信号带环绕(图10-3)。

3. 海绵窦内海绵状血管瘤的影像学表现 ①在CT表现为边界清楚等或略高密度肿块,均匀增强或不增强。周边骨质正常或有吸收现象,但无增生。②在MRI T_1加权像为低或等信号,T_2加权像为高信号,增强后信号可均匀或不均匀增高。③在DSA可显示颈内动脉虹吸部张大,C_{3-4}段向前内侧移位,半数病例静脉期可见肿瘤染色。

(四)继续检查项目

(1)如果MRI高度怀疑海绵状血管瘤患者,一般不做DSA检查,因为:①病灶内的小血管血流速度慢;②病变的血管腔内常发生血栓形成;③没有扩张的供血动脉或早期显影的引流静脉。故DSA常不能发现异常。如果因急性出血不能与动静脉畸形或其他血管病鉴别时可行DSA检查。

(2)发生于脑内的海绵状血管瘤可行脑电图检查,发生于脑干者需行脑

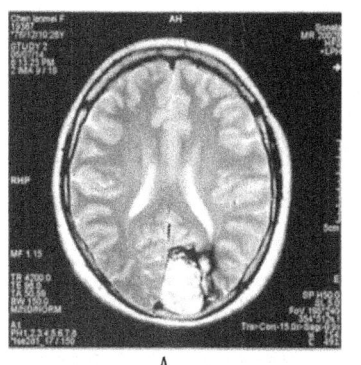

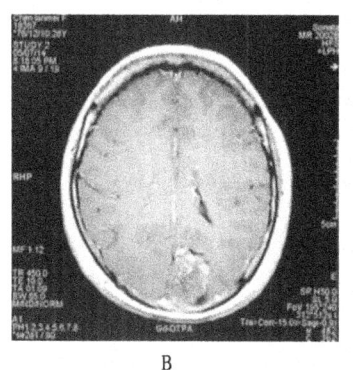
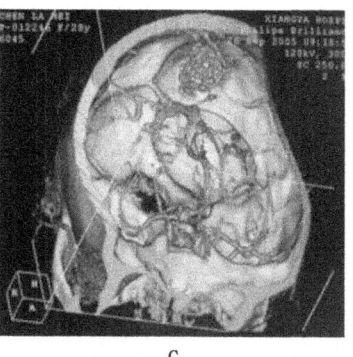

图 10-3 左枕海绵状血管瘤

A、B. MRI 显示左枕叶海绵状血管瘤,病灶呈桑椹状,强化不明显

C. CTA 三维重建显示海绵状血管瘤全貌(↑)

干诱发电位检查。

(3)发生于脑外海绵窦区的海绵状血管瘤需行视力、视野、内分泌检查。

【病情分析】

(一)诊断

脑内型海绵状血管瘤据病史以反复局灶渗血引起局部脑功能障碍为主的临床表现,以及典型的 CT 及 MRI 表现不难作出诊断。但急性大量出血及脑外型海绵状血管瘤误诊率仍然很高。

(二)鉴别诊断

1. 脑内型海绵状血管瘤主要与脑内肿瘤出血、高血压脑出血、脑膜瘤相鉴别。肿瘤出血,常有肿瘤周围水肿及明显的占位效应,出血肿瘤周围多无含铁血黄素沉着所形成的低信号环,增强后,可见肿瘤组织呈不规则团块状或环状强化,可资鉴别。高血压脑出血与海绵状血管瘤急性出血CT上表现相似,但在MRI T_2WI上,海绵状血管瘤急性出血灶周边见含铁血黄素沉着所形成的低信号环,此特征表现可资鉴别。脑膜瘤CT平扫密度一般高于海绵状血管瘤,常有明显占位效应和肿瘤周围水肿。

2. 脑外型海绵状血管瘤需要与脑膜瘤、神经鞘瘤、垂体瘤等鉴别。大多数脑膜瘤MRI T_1加权像为等或低信号,T_2加权像为等或略高信号,增强扫描示邻近脑膜多有强化;CT显示病灶周围骨质增生,可出现钙化斑点,脑血管造影动脉期染色早,可见供血动脉,不难与海绵窦内海绵状血管瘤相鉴别。神经鞘瘤在 T_1WI像上呈不均匀低信号,在 T_2WI 像上呈不均匀高信号,囊变、坏死明显,增强扫描表现为明显不均匀强化,若出现卵圆孔扩大,则倾向于神经鞘瘤的诊断。

【治疗计划】

(一)治疗原则

明确诊断后首选手术治疗,在保留脑及神经功能前提下尽量全切病灶,海绵窦内海绵状血管瘤如不能全切,术后可配合放疗。

(二)治疗方案

手术切除是CHAs最根本的治疗方法。对于脑外鞍旁海绵状血管瘤的切除一般采用颞底入路,对累及鞍区、压迫视神经者可用额颞入路,骨窗开至颅中窝底,以便抬起颞叶,充分暴露病灶,在准备好充足血源后,切开肿瘤分块将肿瘤切除,术中特别注意对颈内动脉的保护。如有出血,应在加快输血的同时,尽快切除肿瘤,出血才能完全停止;如难以全切除且出血不止,可用明胶海绵或肌肉等压迫填塞止血结束手术。对于脑内病灶的切除方法,首先应准确到达病灶部位,沿含铁血黄素沉着区分离,遇到进入病灶的血管即切断或电凝,较容易完整切除病变。对于术后残余、较深的小病灶或位于功能区的病灶,可行放射治疗,包括伽玛刀或X刀治疗。但以治疗AVM的相同的剂量照射,常常会出现并发症,可适当降低周边剂量(12~16 Gy),既可达到治疗目的,又减少了放射性损害。

(彭泽峰)

第五节 颈动脉海绵窦瘘

【概述】

颈动脉海绵窦瘘是指颈动脉海绵窦段动脉壁或其分支破裂,或者海绵窦壁破裂所导致的动静脉异常沟通。常分为颈内动脉海绵窦瘘和颈外动脉海绵窦瘘。根据其发生原因亦可分为自发性和外伤性颈动脉海绵窦瘘,临床上后者多见。自发性颈动脉海绵窦瘘常见的原因有①颈动脉海绵窦段或其分支的动脉瘤破裂;②动脉炎;③动脉粥样硬化。外伤性颈动脉海绵窦瘘常见为颅脑损伤所致,医源性损伤亦可引起,如经鼻蝶垂体腺瘤切除术等。本节主要讨论外伤性颈动脉海绵窦瘘。

【入院评估】

(一)病史询问要点

(1)有否头部外伤史,外伤发生时的情况,有否鼻腔、口腔及外耳道的流血或流液。

(2)眼球突出的时间,有否颅内杂音,视力下降的状况,有否复视。

(3)外伤后住院及检查情况。

(二)体格检查要点

1. 一般情况　神志、精神状况、呼吸、血压、脉搏、瞳孔。
2. 神经系统检查
(1)可发现搏动性突眼及球结膜充血水肿。
(2)视力下降或失明。
(3)检查动眼神经、滑车神经及外展神经有否麻痹。
(4)听诊眼眶部、额颞部及耳后有否血管杂音,压迫颈总动脉后杂音是否消失。
(三)门诊资料分析
1. X线检查　常有颅骨及颅底骨折。
2. CT检查　CT扫描表现为①眼球突出;②眼睑肿胀,球结膜水肿;③眼上静脉迂曲增粗;④扩大的海绵窦区高密度影;⑤眼肌弥散性增厚;⑥骨窗位可显示颅底骨折。
3. MRI　可清楚地显示眼球突出,眼上静脉迂曲增粗,弥散性增厚的眼肌及有否脑水肿,行 MRA 和 MRV 检查可以显示瘘的大概情况。
4. 眼球彩色 B 超　可显示迂曲增粗的眼上静脉。
(四)继续检查项目
全脑血管造影可以清楚地显示瘘口的来源、大小、部位,有否"盗血"现象,引流静脉的方向,通过压颈试验,可以初步判定前后循环代偿情况,根据脑血管造影,可以选择治疗的方法。

【病情分析】

(一)诊断
1. 典型临床表现
(1)搏动性突眼:与瘘口的大小及回流静脉的方向明显相关,如以眼静脉回流为主,则搏动性突眼明显,如海绵间窦或环窦发达,可出现双侧搏动性突眼。
(2)视力障碍:眼静脉扩张及眼内压力增加,可引起视力急剧下降甚至失明。
(3)眼球活动障碍:由于眶内压力增高及眼肌弥散性肿胀,可引起外展、动眼及滑车神经损害,出现眼球活动障碍和复视。
(4)球结膜充血和水肿。

(5)血管杂音:几乎所有的病人都会出现颅内连续性隆隆样杂音。压迫颈总动脉时,杂音可减轻或消失。

2. **诊断依据**　根据头部外伤病史及上述典型的临床表现基本可以明确诊断。听诊压迫颈总动脉时杂音减弱或消失可以证实有瘘口的存在,全脑血管造影可以确定瘘口的来源、大小和部位及引流静脉的方向。

(二)鉴别诊断

1. **眶内血管性肿瘤**　亦可有搏动性突眼,但通常无外伤史,脑血管造影可以区别。

2. **眶内肿瘤、突眼性甲状腺肿**　多无搏动性突眼及球结膜充血和水肿,没有颅内杂音。脑血管造影可证实。

【治疗计划】

(一)治疗原则

闭塞瘘口,消除或减轻临床症状。理想的治疗方法是既闭塞瘘口,又保持颈动脉通畅。

(二)治疗方案

1. **血管内栓塞治疗**　是目前治疗颈动脉海绵窦瘘最佳的治疗方法。常依据脑血管造影显示瘘口的来源、大小和部位,引流静脉的方向,可以选择经动脉途径或经静脉途径行瘘口栓塞治疗。

(1)经动脉途径可脱球囊栓塞术　选择性股动脉插管,应用可脱球囊栓塞术是目前治疗颈动脉海绵窦瘘最经济、简单、有效的治疗方法。根据血管造影显示瘘口的部位、大小,可以选择不同型号和数量的球囊来填塞瘘口,术中造影即可显示瘘口是否闭塞,颈动脉是否通畅。对于部分复杂性颈动脉海绵窦瘘,如侧支循环代偿良好,亦可行瘘口和颈动脉一起闭塞,以达到治疗目的。

(2)经动脉途径弹簧圈栓塞术　对于一些瘘口小,球囊不能进入瘘口且需保持颈动脉通畅者,或应用球囊栓塞后仍有部分瘘口但球囊不能进入者,都可以应用弹簧圈来填塞瘘口。

(3)经动脉途径带膜支架栓塞术　为目前新的栓塞材料,起到立即修复血管的作用,但因带膜支架硬度较大,较适合于颈动脉升段的瘘口。

(4)经静脉途径瘘口栓塞术　对于经动脉途径难以栓塞的瘘口,可以通经股静脉或眼静脉途径插管行瘘口弹簧圈栓塞术。

2. 术后处理

(1)一般处理:①严密观察病情变化,平卧24小时。②观察穿刺部位有否出血及同侧下肢血液循环是否良好。③适当应用止痛及镇静药物。④维持血压平稳。⑤应用抗生素预防感染。⑥应用眼膏保护患眼角膜。

(2)并发症及处理:①穿刺部位血肿:应用可脱球囊栓塞时,多应用8号鞘管,且术中应用肝素化,术毕压迫止血不正确时,可以出现穿刺部位血肿。因此,术后应严密观察,及时处理。②颅神经瘫痪:多因海绵窦内球囊填塞过度或血栓形成而引起外展神经和动眼神经麻痹,但多可逐渐自然恢复。③球囊内造影剂过早溢出,海绵窦内血栓形成不完全时,可出现瘘口复发或假性动脉瘤,瘘口复发需再次血管内治疗。

【住院小结】

(一)疗效及预后评估

98%的颈动脉海绵窦瘘的病人可以通过血管内栓塞治疗,80%的患者可以既闭塞瘘口,又保持颈动脉通畅。

(二)出院医嘱

极少数患者有可能出现瘘口复发或假性动脉瘤形成,因此,定期复查是必须的。

(姜维喜)

第六节 脑出血

【概述】

原发于脑实质内的非创伤性出血称为脑出血(cerebral hemorrhage)。出血可来源于脑内动脉、静脉或毛细血管的坏死、破裂,但以动脉出血最为多见而且重要。高血压和动脉粥样硬化是自发性脑内出血的最常见原因,约有1/3的高血压患者可发生脑内出血。其他脑出血的原因包括颅内动脉瘤、脑内动静脉畸形、颅内肿瘤、脑动脉炎及血液病,抗凝治疗、溶栓治疗可并发脑出血。

高血压性脑出血在大脑基底节处最常发生,约占脑出血的70%~80%。

【入院评估】

(一)病史询问要点

(1)起病时患者是否有情绪激动、劳累,或患者是否活动时起病。

(2)起病后有无意识障碍、头痛、恶心呕吐、肢体瘫痪,以及症状发展加重的速度。

(3)既往有无高血压、糖尿病病史,有无脑血管意外病史,有无短暂性肢体活动障碍或意识障碍发作。

(4)既往有无癫痫发作、偏瘫等其他神经系统症状。

(5)有无进行抗凝治疗、溶栓治疗或服用阿司匹林等有抗凝作用药物的病史。

(二)体格检查要点

(1)一般情况:血压、脉搏、意识状态等。

(2)有无肢体瘫痪、感觉障碍、眼球活动障碍、视力视野改变及视乳头水肿。

(3)有无脑膜刺激征、病理征等。

(三)门诊资料分析

(1)脑脊液多为均匀血性,压力一般均增高。

(2)CT可早期发现脑出血的部位、范围和数量,并可检出同时存在的脑水肿、脑移位。

(3)血常规及凝血功能的检查有助于鉴别凝血功能障碍所致的脑出血。

(四)继续检查项目

1. MRI 对脑出血合并脑梗死诊断明确,可与脑梗死及脑肿瘤出血鉴别。但是在出血的急性期CT检查优于MRI。

2. DSA 对于怀疑颅内动脉瘤或血管畸形的患者,需要通过DSA检查进行鉴别。

【病情分析】

(一)诊断

1. 临床表现 脑出血于50岁左右高血压病人发病最常见,男性略多于女性。目前高血压发病有年轻化趋势,甚至在30岁左右高血压病人也可发生脑出血。高血压脑出血发生前常无预感,少数有头晕、头痛、肢体麻木和口齿不清等前驱症状。多在白天情绪激动、脑力紧张活动时发病。起病急骤,往往在数分钟至数小时内病情发展到高峰。急性期常见的主要表现为:头痛、呕吐、意识障碍、肢体瘫痪、失语等。局灶性神经体征不易确定,按不同部位分述如下:

(1)内囊-基底节区出血:内囊出血的病人除了脑出血的一般症状外,其典型的临床特征为"三偏"症状(偏瘫、偏麻和偏盲)及头、眼转向出血病灶侧(凝视病灶)。患肢多可引出病理反射,亦可出现感觉减退;优势半球出血,可伴有失语;严重者两侧瞳孔不等大,出血侧瞳孔散大,或先缩小后散大,是小脑幕裂孔疝的表现。

按其出血与内囊的关系可分为:①外侧型(壳核型):出血位于外囊、壳核和带状核者。②内侧型(丘脑型):出血位于丘脑附近者。③混合型(内囊出血):出血扩延到内囊的内外两侧。

(2)脑叶出血:①发病率仅次于基底节出血。②患者意识障碍相对较轻,偏瘫或凝视障碍少见或相对较轻。③好发于顶叶、颞叶与枕叶,即大脑后半部,因出血的部位不同而呈现不同的临床特点。④脑膜刺激征多见。

(3)小脑出血:多数小脑出血发生在一侧小脑半球,常始为一侧后枕部头痛。①小脑出血的病人其典型的临床特征为突发的头痛、眩晕、呕吐,病侧肢体共济失调。②无明显瘫痪。③如意识清楚,可发现眼球震颤及小脑体征。④病情往往发展较快,病人很快昏迷,呼吸不规则或突然停止,甚至死亡。

(4)脑桥出血:常突然起病,剧烈头痛、头晕、眼花、复视、呕吐,一侧面部发麻等症状。①一侧少量的桥脑出血,表现为交叉性瘫痪,头和眼转向非出血侧,呈"凝视瘫肢"状。②"针尖样"瞳孔为桥脑出血特征性症状,系由桥脑内交感神经纤维受损所致。③病情严重者呈现四肢瘫痪,不规则呼吸和中枢性高热。④出血累及桥脑双侧,患者迅速陷入深昏迷,甚至在短时间内死亡。

(5)脑室出血:原发性脑室出血是指脑室侧壁脉络丛或室管膜血管破裂出血流入脑室。①原发性脑室出血十分罕见。②发病急骤,头痛,立即昏迷,无明显偏瘫体征。③迅速出现丘脑下部及脑干症状,如昏迷、高热、瞳孔极度缩小、去大脑强直。④继发性脑室出血,常早期出现偏瘫,而下丘脑和脑干症状则比原发性脑室出血为晚。

(二)鉴别诊断

仔细询问现病史、既往史,认真细致体检和必要的辅助检查,多可以明确诊断。CT和MRI检查可早期确诊。

以局灶症状为主者应与脑血栓形成、脑栓塞、脑血管畸形出血、颅内动脉瘤出血、慢性硬膜下血肿、脑脓肿、脑转移癌和脑瘤卒中相鉴别。

以昏迷为主者应与颅脑外伤、脑炎、肝昏迷、一氧化碳中毒、糖尿病、低血糖、药物中毒和尿毒症等相鉴别。

(三)高血压性脑出血临床分级

根据脑出血后的意识状态,临床上可分为五级,以便于记录、比较,以及作为是否选择手术的参考(表10-1)。

表 10-1 脑出血后意识状态的分级

分级	意识状态	主要体征
Ⅰ级	清醒或嗜睡	瞳孔等大、轻偏瘫及/或失语
Ⅱ级	嗜睡或朦胧	瞳孔等大、不同程度偏瘫及/或失语
Ⅲ级	浅昏迷	瞳孔等大、偏瘫
Ⅳ级	中度昏迷	瞳孔等大或不等大、明显偏瘫
Ⅴ级	深昏迷	单或双侧瞳孔散大、去脑强直或四肢软瘫

【治疗计划】

(一)治疗原则

治疗高血压脑出血的传统观念是采用内科治疗,但是疗效不满意。自 20 世纪以来,神经外科医师努力探索外科疗法。但是对于高血压脑出血的到底采用哪一种疗法是有争议的,争议的焦点在于死亡率是否降低,神经功能恢复的可能性及其程度的比较。随着现代影像学的发展,通过 CT 了解出血情况并判断预后,结合患者临床表现,即可确定采用的治疗对策。

手术的目的在于清除血肿、制止出血、降低颅内压、避免脑疝发生及减轻后遗症。

(二)治疗方案

1. 手术适应证

(1)位于壳核、大脑半球皮层下、小脑半球等浅部血肿。

(2)幕上血肿量≥30 ml,幕下血肿≥10 ml。

(3)病情逐渐恶化,有可能出现脑疝者。

脑干内或丘脑出血,通常不是手术的适应证,若存在脑室内出血或脑积水,可行脑室外引流或分流术。

Ⅰ级患者出血量不多(<30 ml),一般不需手术。但是血肿较大时(>30 ml)也可考虑手术清除血肿。Ⅴ级患者病情危重,手术很难奏效,一般不宜手术。Ⅲ级患者最适宜手术,Ⅱ、Ⅳ级患者绝大多数也适于手术治疗。其中Ⅱ级如出血量不多可先采用内科治疗。

对于高龄、严重脏器功能不全者,以及出血量大一开始就危及脑干生命中枢、深昏迷、生命体征不稳定者暂不考虑手术治疗。

2. 手术时机

(1)经非手术治疗无效，病情恶化，有可能出现或已经出现脑疝者，立即手术。

(2)有人主张超早期(发病后6小时内)手术。

(3)有人主张延期(出血24小时后)手术治疗。延期手术虽然可降低外科治疗的死亡率，但是由于血肿周围脑组织已出现变性、坏死、凋亡，术后神经功能恢复较差，而难以降低治疗的总死亡率。

3. 手术方式

(1)开颅血肿清除术：基底节区血肿手术入路主要包括经颞部入路、经额颞部入路和经外侧裂入路等几种方法。小脑血肿选择后颅窝正中或旁正中切口。皮层下血肿根据血肿部位不同选择手术入路。

开颅血肿清除术的优点是可以在直视下清除深部血肿及脑室内积血，彻底减压，必要时可去骨瓣减压，是目前临床开展最多的手术方式。缺点在于手术时间长，创伤较大，手术后损伤反应重。但是随着显微神经外科技术的应用，使得手术的创伤明显降低，弥补了这一治疗方式的不足之处。

(2)小骨窗血肿清除术：根据CT或MRI定位，骨窗直径约3 cm，显微镜下清除血肿，实际上是常规开颅手术的"微创化"。其缺点在于术野过于狭窄和术中止血困难等，减压效果较差。

(3)立体定向血肿清除术：对于常规开颅手术难以清除的脑内血肿，如血肿的理化特性适用抽吸术、纤溶剂和排空器等方法治疗，可采用立体定向精确定位，易于达到深部出血部位。其优点在于损伤轻微，操作简便，降低了手术并发症的发生率。但是存在血肿清除不彻底、减压不充分的缺点。

(4)CT导向血肿抽吸术、锥颅血肿碎吸术：在CT引导下，将穿刺针置于血肿中心，在单纯抽吸血肿的同时，也可粉碎血凝块再吸除。手术可在局麻下进行，简单、方便，并可应用纤溶药物溶化引流脑内残留血肿。缺点在于不能一次清除大部分血肿，减压效果不满意；手术在非直视下操作，盲目吸引可导致周围组织损伤，出现难以控制的再出血。该手术适应于患有其他严重疾患不能耐受全麻者。

(5)内窥镜手术：在立体定向引导下，将内镜导入血肿腔，反复冲洗抽吸清除血肿。优点在于能在直视下完成手术，能有效止血，避免手术操作的盲目性和不必要的损伤。但是由于手术空间小、视野狭窄,血凝块易使视野模糊而影响操作,难以观察到血肿全貌而致血肿清除不彻底。

(6)神经导航辅助微创手术:与传统的立体定向技术相比,神经导航技术不需要安置头架,将不可视靶点变为可视靶点,操作简便,血肿定位准确,可最大限度地降低医源性损伤。

目前对于高血压脑出血患者手术治疗的适应证、手术时机以及手术方式的选择仍在研究之中,需要大宗病例随机对照临床研究予以证明。目前世界上正通过两项样本量最大的 HICH 外科治疗临床研究:英国 Newcastle 大学的多中心前瞻性随机对照研究和国内多个临床实验中心合作的"脑卒中的规范化外科治疗"已启动,将对 HICH 的治疗提供循证医学的理论依据。

4. 术后处理　如同神经外科重症术后处理,治疗重点在下述几点:

(1)控制脑水肿,降低颅内压。研究表明除了手术清除血肿本身以外,通过术中、术后的冲洗,清除出血所致的炎性细胞因子(如 TNF-α、IL-1、IL-6 等),应用特异性细胞因子抗体,有助于减轻炎症反应,从而减轻脑水肿的发生。

(2)保持血压的稳定,防止血压过高导致的再次出血或过低所致的供血不足。研究表明钙离子拮抗剂(如尼莫地平)可以改善微循环对脑水肿有预防和治疗作用,并且有缓和的降压作用,能有效的维持血压稳定。

(3)适当给予改善脑循环及代谢的药物。

(4)加强防治并发症是相当重要的。脑出血患者由于昏迷时间较长,部分病人死于并发的肺部、泌尿系统感染或多器官功能衰竭。

【住院小结】

(一)疗效及预后评估

以往的研究表明脑出血发病 1 个月后的死亡率为 20%～41%,致残率为 40%～50%,但若将在急诊科抢救死亡病例计算在内,脑出血急性期病死率仍可能高达 50%左右,24 小时死亡占 50%～60%。脑出血预后的相关因素分析研究表明,年龄、性别、Glasgow 昏迷指数、舒张压、平均动脉压、出血量、有无破入脑室、有无占位效应、有无破入蛛网膜下腔、有无脑积水以及发病时随机血糖水平与患者预后显著相关。

(二)出院医嘱

(1)高血压是脑出血的病因和主要危险因素。控制血压是防止再次出现脑血管意外的重要措施。

(2)解除或控制导致血压骤升的因素,要注意生活规律、劳逸结合,避免紧张情绪,戒烟酒等。

(3)对于恢复期患者肢体进行被动与主动运动锻炼,以促进功能恢复,对失语者应积极进行言语训练。

(刘劲芳)

第七节 脑梗死

【概述】

脑梗死(cerebral infarction)是指局部脑组织包括神经细胞、胶质细胞和血管由于血液供应缺乏而发生的坏死所致的脑软化。引起脑梗死的根本原因是,供应脑部血液的颅外或颅内动脉中发生闭塞性病变而未能获得及时、充分的侧支循环,使局部脑组织的代谢需要与可能得到的血液供应之间发生超过一定限度的供不应求现象所致。临床上最常见的类型有脑血栓形成和脑栓塞。

脑血栓形成(cerebral thrombosis)为脑血管疾病中最常见的一种。颅内外供应脑部的动脉血管壁发生病理改变,使血管腔变狭窄,最终完全闭塞,引起某一血管供血范围内的脑梗死性坏死,称为脑血栓形成。脑血栓形成最常见的病因为脑动脉粥样硬化,它常与主动脉弓、冠状动脉、肾动脉及其

第十章 脑血管疾病

他外周动脉粥样硬化同时发生;但脑动脉硬化的严重程度并不与其他部位血管硬化完全一致。脑动脉硬化常伴有高血压,二者互相影响,使病变加重。高脂血症、糖尿病等则往往加速脑动脉硬化的发展。其次的病因为脑动脉炎,如钩端螺旋体感染引起颅内动脉炎。少见的病因有胶原系统疾病、先天性血管畸形、巨细胞动脉炎、肿瘤、真性红细胞增多症、血高凝状态等。

脑栓塞(cerebral embolism)是由于异常物体(固体、液体、气体)沿血液循环进入脑动脉或供应脑的颈部动脉,造成血流阻塞而引起相应供血区的脑功能障碍。脑栓塞的栓子来源可分为心源性、非心源性、来源不明三大类。心源性系脑栓塞最常见的原因。在发生脑栓塞的病人中约一半以上为风湿性心脏病伴二尖瓣狭窄,在风湿性心脏病病人中发生脑栓塞约占14%~48%。亚急性细菌性心内膜炎一般均在风湿性心脏瓣膜病或先天性心脏病的基础上发生,引发脑栓塞者占10%~50%。心肌梗塞、心脏黏液瘤、二尖瓣脱垂等也可引起脑栓塞。非心源性栓塞中常见的为主动脉弓以及其发出的大血管的动脉粥样硬化斑块和附着物脱落,引起血栓栓塞。还有败血症,尤以肺部感染性脓栓,癌性栓子,寄生虫虫卵栓子,长骨骨折的脂肪栓子,胸腔手术、人工气胸、气腹以及潜水员或高空飞行员所发生的减压病时的气体栓子,异物栓子等。而有些脑栓塞虽经仔细检查也未能找到栓子来源。

【入院评估】

(一)病史询问要点

(1)症状(头痛、言语视力障碍、感觉异常、瘫痪等)起始时间及诱因、发病方式(急性、亚急性或慢性、发作性等)。

(2)症状的性质、部位、范围和严重程度;症状的发展和演变过程。

(3)是否合并存在心、肺、肝、肾、内分泌等重要器官疾病,以及与本病发生、发展和变化的关系。

(4)既往诊治情况。

(二)体格检查要点

1. 一般检查　生命体征、意识状态、精神状态、脑膜刺激征。

2. 神经系统检查　脑神经、运动功能、感觉、反射、特殊体征和自主神经功能检查。

(三)门诊资料分析

(1)血、尿常规、血沉、凝血功能、血脂、血糖、尿素氮、肝、肾功能和心电图等。

(2)必要时可作血液黏度和血小板聚集性测定以及钩端螺旋体凝溶试验等。

(3)影像学检查:头颅CT平扫是最常用的检查,多数脑梗死病例CT扫描在发病后24～48小时后逐渐显示与闭塞血管供血区一致的低密度改变,起病24小时内CT检查无改变。CT检查对超早期缺血性病变和皮质或皮质下小的梗死灶不敏感,特别是后颅窝的脑干和小脑梗死更难检出。

(四)继续检查项目

(1)腰椎穿刺检查脑脊液大多正常,这对与脑出血的鉴别很重要。而出血性梗死者可出现红细胞,通常在发病的24小时以后出现。

(2)磁共振(MRI):标准的MRI序列(T_1、T_2和质子相)对发病几个小时内的脑梗死不敏感,只有50%以下的患者出现的异常长T_1长T_2信号;弥散加权成像(DWI)可以早期显示缺血组织的大小、部位,甚至在皮层下、脑干和小脑的小梗死灶。早期梗死的诊断敏感性达到88%～100%,特异性达到95%～100%。灌注加权成像(PWI)是静脉注射顺磁性造影剂后显示脑组织相对血液动力学改变的成像。灌注加权改变的区域较弥散加权改变范围大,目前认为弥散-灌注不匹配区域为半暗带。

(3)经颅多普勒超声(TCD):其优点是无创,检查费用低,可以到床边检查,对判断颅内外血管狭窄或闭塞、血管痉挛、侧支循环建立程度有帮助。应用于溶栓治疗监测,对预后判断有参考意义。

(4)血管成像:血管造影数字减影(DSA)检查对于脑梗死的诊断没有必要常规进行。在开展血管内治疗、动脉内溶栓、判断治疗效果等方面DSA很有帮助,但仍有一定的风险。磁共振血管成像(MRA)、CT血管成像(CTA)等是无创的检查,对判断受累血管、治疗效果有一定的帮助。

(5)正电子发射断层扫描(PET):PET最先证实了卒中患者的半暗带区域。氧-15-PET可以定量检查局部脑灌注和氧消耗,显示局部组织脑血流(rCBF)下降,氧吸收分数(OEF)增加,氧代谢相对保留。PET显示的半暗带改变有临床应用价值,但PET的费用和操作问题限制了其临床的应用。

(6)单光子发射计算机断层扫描(SPECT):是一种微创检测相对脑血流

量的方法。有助于区分可逆缺血的组织,预测预后和监测治疗反应,但影响因素较多,有时同位素稀疏区不一定是责任病灶。

【病情分析】

(一)诊断

1. 脑血栓形成典型临床表现 本病好发于中年以后,多见于50～60岁以上患有动脉硬化者,多伴有高血压、冠心病或糖尿病。男性稍多于女性。通常患者可有某些未加注意的前驱症状,如头昏、头痛等;有1/4～1/2的患者病前曾有短暂性脑缺血发作病史。多数患者在安静休息时发病,不少病例在睡眠中发病,次晨被发现不能说话,一侧肢体瘫痪。典型病例在1～3天内达到高峰。患者通常意识清楚,少数患者可有不同程度的意识障碍,持续时间较短,生命体征一般无明显改变。神经系统体征视脑血管闭塞的部位及梗死的范围而定,常见为各种类型的失语、偏瘫。

2. 脑栓塞典型临床表现 脑栓塞的起病年龄不一,因多数与心脏病尤其是风湿性心脏病有关,所以发病年龄以中青年居多。脑栓塞的临床表现常因栓塞部位而不同。起病极急骤是其主要特征,在数秒钟或很短的时间内症状发展到高峰。个别病人可在数天内呈阶梯式进行性恶化,系由反复栓塞所致。常见的脑局部症状为局限性抽搐、偏盲、偏瘫、失语等,如有意识障碍亦轻而很快恢复。严重者可突然昏迷、全身抽搐、因脑水肿或颅内出血发生脑疝而死亡。

3. 实验室检查。

(二)临床类型

由于脑梗死的部位及大小、侧支循环代偿能力、继发脑水肿等的差异,可有不同的临床病理类型,其治疗有很大区别。这就要求在急性期,尤其是超早期(3～6 h内)迅速准确分型。

1. 依据症状、体征演进过程分型

(1)完全型:发病后神经功能缺失症状较完全,起病6小时内病情即达高峰者,常为完全性偏瘫,病情一般较严重,甚至昏迷。

(2)进展型:局限性脑缺血症状逐渐进展,呈阶梯式加重,可持续6小时以上至数天。

(3)缓慢进展型:起病2周后症状仍进展,常与全身或局部因素所致的脑灌流减少,侧支循环代偿不良,血栓向近心端逐渐扩展等有关。此型应与颅内占位性病变如肿瘤或硬膜下血肿等相鉴别。

(4)可逆性缺血性神经功能缺损(reversible ischemic neurologic deficit,RIND):曾被称作完全恢复性脑卒中,因其临床特征为缺血所致神经症状、体征一般超过 24 小时以上,最长者可持续存在 3 周,而后恢复正常,不留后遗症。实际上是一种供血较好部位的梗死,随着侧支循环的代偿而使功能得以恢复所致。

2. OCSP 分型　英国牛津郡社区脑卒中项目(Oxfordshire Community Stoke Project,OCSP)的 Bamford 分型不依赖影像学结果,常规 CT、MRI 尚未能发现病灶时就可根据临床表现迅速分型,并提示闭塞血管和梗死的大小和部位,临床上简单易行,对指导治疗、评估预后有重要价值。

(1)完全前循环梗死(TACI):表现为三联征,即完全大脑中动脉(McA)综合征的表现:大脑较高级神经活动障碍(意识障碍、失语、失算、空间定向力障碍等);同向偏盲;对侧三个部位(面、上肢与下肢)较严重的运动和(或)感觉障碍。多为 McA 近段主干,少数为颈内动脉虹吸段闭塞引起的大片脑梗死。

(2)部分前循环梗死(PACI):有以上三联征中的两个,或只有高级神经活动障碍,或感觉运动缺损较 TACI 局限。提示是 McA 远段主干、各级分支或 AcA 及分支闭塞引起的中、小梗死。

(3)后循环梗死(POCI):表现为各种不同程度的椎基底动脉综合征。为椎-基底动脉及分支闭塞引起的大小不等的脑干、小脑梗死。

(4)腔隙性梗死(LACI):表现为腔隙综合征,如纯运动性轻偏瘫、纯感觉性脑卒中、共济失调性轻偏瘫、手笨拙-构音不良综合征等。大多是基底节或脑桥小穿通支病变引起的小腔隙灶。

3. CT 分型　按解剖部位分为大脑梗死、小脑梗死和脑干梗死。其中大脑梗死又可分为:

(1)大梗死:超过一个脑叶,50 mm 以上。

(2)中梗死:小于一个脑叶,31～50 mm。

(3)小梗死:16～30 mm。

(4)腔隙性梗死:15 mm 以下。

(三)鉴别诊断

脑血栓形成的诊断要点为：①安静休息时发病者多，常在晨间睡醒后发现症状；②发病年龄较高；③突然发病，其症状逐渐加重，1～3天达到高峰；④意识常清晰，而偏瘫、失语等局限性神经功能缺失比较明显；⑤常有脑动脉硬化及其他部位动脉硬化的证据，伴有高血压、糖尿病等；⑥可有短暂性脑缺血发作史；⑦脑脊液检查正常。

本病应与以下疾病相鉴别：

1. 脑出血 约有10%左右的脑出血病人发病时意识清晰而脑脊液不含血。因此，脑血栓形成与小量脑出血的临床鉴别诊断有时颇为困难。头部CT有助区别。

2. 颅脑外伤 脑血栓形成发病时病人常有摔倒在地，致头面部外伤。因此常有是外伤引起神经功能障碍还是脑中风导致跌伤的问题。若病人有意识障碍或失语时，不能自述病史，应特别注意鉴别。

3. 颅内占位性病变 有些脑肿瘤、慢性硬膜下血肿和脑脓肿的病人也可以急起，表现为局限性神经功能缺失，易与脑血栓形成相混淆。对于以上情况的鉴别诊断，主要是根据临床表现和一般检查，全面地进行分析。颅骨照片、头部CT或MRI检查对鉴别诊断有重要的意义。

脑栓塞的诊断要点为：①多为急骤发病；②多数无前驱症状；③一般意识清楚或有短暂性意识障碍；④有颈动脉系统和（或）椎-基底动脉系统的症状和体征；⑤腰穿脑脊液一般不含血；⑥同时伴有其他脏器、皮肤、黏膜等栓塞症状。

通过询问有关心脏病、骨折、气胸等栓子来源的病史和急骤起病、局限性神经系统体征，可诊断脑栓塞。CT和MRI检查对明确脑梗死的部位、范围、数目和是否伴有出血有决定性意义。心电图的异常有诊断参考价值，脑脊液检查一般无异常。脑脊液含血时应与脑出血鉴别，病情发展稍慢时须与脑血栓形成鉴别。

【治疗计划】

(一) 治疗原则

脑梗死的治疗不能一概而论，应根据不同的病因、发病机制、临床类型、发病时间来选择针对性强的治疗方案，实施以分型、分期为核心的个体化治疗。在一般内科支持治疗的基础上，可酌情选用改善脑循环、脑保护、抗脑水肿及降颅压等措施。通常按病程可分为急性期(1个月)、恢复期(2～6个月)和后遗症期(6个月以后)。重点是急性期的分型治疗:腔隙性脑梗死不宜脱水,主要是改善循环;大、中梗死还应积极抗脑水肿、降颅压,防止脑疝形成。在3～6小时的时间窗内有适应证者可溶栓治疗。

1. 急性期治疗

(1) 早期溶栓 近年来,根据临床和实验研究证明,正常体温下脑组织完全缺血4～8分钟将产生不可逆的结构改变,即中心坏死区,难以救治。周围的缺血半暗带或半影区是治疗的焦点。可以肯定缺血时间窗(time-window)对急性脑血栓形成的治疗具有重要指导意义。脑血栓形成发生后要像对待急性心肌梗塞一样早期溶栓,尽快恢复血供是谓"超早期"的主要处理原则。

目前国内外常见的溶栓药有:①尿激酶,是国内目前应用最多的溶栓药,可渗入血栓内,同时激活血栓内和循环中的纤溶酶泵,故可起到局部溶栓作用,并使全身处于溶栓状态,其半衰期为10～16分钟。②链激酶,它先与纤溶酶原结合成复合体,再将纤溶酶原转变成纤溶酶,半衰期为10～18分钟。③组织型纤溶酶原激活剂(t-PA),可与血栓中纤维蛋白结合成复合体,后者与纤溶酶原有高度亲和力,使之转变为纤溶酶,以溶解新鲜的纤维蛋白,故 t-PA 只引起局部溶栓,而不产生全身溶栓状态。其半衰期为3～5分钟。④乙酰化纤溶酶激合剂复合物(APSAC),它激活纤溶酶原的作用要在体内去乙酰化后出现,可提高链激酶对纤维蛋白亲合力,作用时间长,注射后去乙酰化半衰期为40分钟,溶栓作用能维持数小时。上述4种溶栓药均可经静脉滴注或颈动脉注药或放射介入溶栓。溶栓治疗必须在发病后6小时内超早期给予,若能在发病后3小时内用药更为理想。因介入治疗受到设备和技术的限制,且费用较高,通常宜采用静脉给药,尽快使用溶栓药是治疗成功的关键。东菱克栓酶和蝮蛇清栓酶等蛇毒制剂在急性期也在临床上使用。

(2) 控制血压 使血压维持在比患者病前平日所有的稍高水平,除非血压过高,一般急性期不使用降压药,以免血压过低而导致脑血流量不足,使脑梗死加重。血压低者可加强补液或给予适量药物以升高血压。

(3) 抗脑水肿、降低颅内压 梗死范围大或发病急骤时可产生脑水肿。脑水肿进一步影响脑梗死后缺血半暗带的血供,加剧脑组织的缺血、缺氧,导致脑组织坏死,应尽早防治。如病人意识障碍加重、出现颅内压增高症状,应行降低颅内压治疗。常用的药物为甘露醇、甘油等。近来提出应用胶体渗透性脱水剂即高渗白蛋白,具有脱水和血液稀释联合效果,且无晶体渗透脱水剂的反跳,更适用于糖尿病合并脑梗死时。20%甘露醇 100～200 ml 快速静滴,一日 1～2 次,通常用 3～4 日,广泛梗塞时治疗时间需更长,并可使用激素如地塞米松 10～20 mg 加入葡萄糖盐水中静滴。使用甘露醇时要警惕肾功能的改变和注意水及电解质平衡。

(4)改善微循环　低分子右旋糖酐可降低血液黏度和抗血小板聚集,从而改善微循环。用药前应作皮肤过敏试验,一般剂量为 500 ml 静脉滴注,每 12 小时一次,共 3 天,再改为每日一次,约 1 周为一疗程。必要时 1 周后重复使用。对有出血倾向或左心衰的病人,使用该药可能引起出血或急性肺水肿,应慎用、减量并缓滴。

(5)抗凝治疗　对临床表现为进展型的脑梗死病人,可选择应用抗凝治疗。但有引起出血的副作用。必须严格掌握适应证、禁忌证,对出血性梗塞或有高血压者均禁用抗凝治疗。

(6)血管扩张药　脑血管的舒缩主要是靠脑部血流压力和体液调节。一般的血管扩张药不一定能扩张脑血管。如果能及时而适当地扩张脑血管可能促进侧支循环,改善脑部血液供应。目前多数学者认为应用血管扩张药不适当时,可加重脑水肿或使非病变区和颅外的血管扩张,反而降低了脑病灶区的血流量,故不主张对脑血栓形成的病人常规使用血管扩张剂。一般主张在发病 24 小时以内应用血管扩张剂。若病情较轻,无明显脑水肿时,可适当延长应用时间;或在脑血栓形成发病 3 周后,脑水肿已基本消退,可适当应用血管扩张药。常用的血管扩张剂有:静滴 4%碳酸氢钠溶液 200 ml,一日 1～2 次;吸入含 5%～7%的二氧化碳和氧的混合气体;口服罂粟碱、烟酸、维脑路通、脑脉宁等。近年来多采用钙拮抗剂,临床上常用的药物有:①尼莫地平:能选择性阻断病理状态下钙离子通道,降低钙离子向细胞内转移,减轻脑血管痉挛。常用量为 20～40 mg,每日 3 次。②尼卡地平:为较强钙离子拮抗剂,抑制钙离子内流,并能选择性地抑制脑和冠状血管的环磷腺苷酸二酯酶,使细胞内环磷腺苷水平上升,松弛血管平滑肌,产生明显的血管扩张作用,使脑血流量增加。常用量 20～40 mg,每日 3 次。③盐酸氟桂嗪(西比灵):能选择性抑制钙离子流入细胞内,解除血管痉挛,增加血流量,改善脑部氧供应;能抑制钙离子进入红细胞,防止红细胞锯齿状过程的发生,降低血黏稠度,维持红细胞变形能力,改善末梢血管的流通,增加脑组织的氧供应。常用量5～10 mg,每晚1次。

(7)并发症的防治　昏迷患者应注意保持呼吸道通畅,经常清洁口腔,小心抽吸口腔及咽部分泌物。若分泌物不易抽出或呼吸道已有梗阻表现者,可考虑气管切开,吸氧。要注意肺部感染、心脏病、尿路感染及褥疮等的防治。不能进食的昏迷病人应尽早鼻饲流汁。

(8)高压氧治疗　高压氧治疗是指在超过1个大气压(101.33kPa)环境下给氧治疗,以提高血氧含量,增加血氧弥散和组织内的氧含量,迅速改善或纠正组织缺氧,防止或减轻缺氧性损害的发生和发展,从而达到治疗或抢救的目的。高压氧治疗的特殊设备称为高压氧舱。

高压氧治疗脑血栓形成的作用是:①提高血氧供应,增加有效弥散距离,促进侧支循环的形成;②在高压氧下正常脑血管收缩,从而出现了"反盗血"现象,增加了病变部位脑血流灌注;③脑组织有氧代谢增强,无氧代谢减少,能量产生增多,加速酸性代谢产物的清除,为神经组织的再生和神经功能的恢复,提供良好的物质基础。脑血栓形成病人若呼吸道没有明显分泌物,呼吸正常,无抽搐及血压正常,应尽早配合高压氧治疗。

(9)其他治疗　①脑代谢赋活剂:胞二磷胆碱、脑复康、γ氨酪酸、都可喜、心脑通、脑通、素高捷疗、脑活素。②中药治疗:一般采用活血化瘀、通经活络的治则,可用丹参、川芎、红花等。有不少的中成药治疗脑血栓形成有效,如华宝通(银杏叶胶囊)、太极通天液等。③体外反搏:对早期轻型脑血栓形成有较好的疗效。④近来光量子血液疗法和He/Ne激光血管内治疗应用较多,其疗效须进一步观察,作用机理须进一步研究。

(10)手术治疗　脑血栓形成发生在小脑时,急性小脑梗死产生脑肿胀和脑积水者,可急行脑室引流术或手术切除坏死组织,以挽救生命;对大面积梗死所致颅高压脑危象者,可行开颅切除坏死组织和去颅骨减压。

2.恢复期治疗

脑血栓形成的恢复期是指病人的神经系统的症状和体征不再加重,并发症控制,生命体征稳定。恢复期治疗的主要目的是促进神经功能的恢复。随着康复医学的进展,康复治疗应从起病到恢复期,贯穿于医疗护理各个环节和全过程中,要求病人、医护人员、家属均应积极而系统地进行患肢运动和语言功能的训练和康复治疗。

(二)治疗方案

常用溶栓药物及方案如下：

1. 溶栓治疗的指征

(1)确诊的缺血性卒中,神经系统缺失体征持续存在(超过 1 h)、且比较严重(NIHSS>22)。

(2)开始治疗应该在症状出现 3~6 h 之内。

(3)体检没有发现活动出血或者外伤(如骨折)的证据。

(4)既往 3 个月内没有头颅外伤、脑卒中、心肌梗死,3 周内无胃肠或泌尿系统出血,2 周内没有大的外科手术,1 周内在无法压迫的部位没有动脉穿刺。

(5)血压不能太高(收缩压小于 185 mmHg,舒张压小于 110 mmHg)。

(6)没有口服抗凝,或者抗凝者应该 INR≤1.5;48 h 内接受过肝素治疗者 APTT 必须在正常范围内;血小板计数≥100 000/mm^3。

(7)血糖浓度≥50 mg/dl(2.7 mmol/L)。

(8)没有抽搐后遗留神经系统功能障碍。

(9)CT 没有明显梗死征象。

(10)患者或家属能够理解溶栓治疗的好处和风险,需有患者家属或患者代表签知情同意书。

2. 静脉溶栓

(1)尿激酶 我国有一个随机双盲研究显示使用尿激酶对发病 6 h 以内的急性缺血性脑血管病有肯定的效果。使用方法为发病 6 h 内,150 万单位,30 分钟内静脉点滴。

适应证:年龄小于 75 岁;发病 6 小时内;CT 排除颅内出血和与神经功能缺失相应的低密度责任病灶;神志清楚或轻度嗜睡、无昏睡、昏迷等严重意识障碍;血压控制在 180/100 mmHg 以下;排除 TIA。

禁忌证:颅内出血、蛛网膜下腔出血、出血性脑梗死及既往有上述病史者;体温 39 ℃以上,有意识障碍;有纤溶禁忌者;全身状况欠佳。

(2)重组组织纤溶酶原激活物(rtPA)溶栓治疗方案

①静脉点滴剂量为 0.9 mg/kg(最大剂量为 90 mg),总量 10% 推注,1 分钟以上推完,余量 60 分钟点滴完。

②患者收到加强病房或者卒中单元监测。

③静脉点滴 rtPA 过程中每 15 分钟进行一次神经功能评分,6 h 内每 30 分钟检查一次,此后每小时检查一次,直至 24 h。

④如患者出现严重的头痛、急性血压增高、恶心呕吐,应该立即停止输入 rtPA,急诊复查头颅 CT。

⑤前 2 个 h 内应该每 15 分钟测血压,6 h 内每 30 分钟测血压,此后每小时测血压,直至 24 h。

⑥如曾经有收缩压≥185 mmHg 或者舒张压≥105 mmHg,检查血压应该更密切。使用降压药物以维持血压在这个范围内,或者低于这个范围。

⑦如收缩压在 180~230 mmHg,1~2 分钟内静脉推注 10 mg 拉贝洛尔,必要时,每 10~20 分钟可以重复使用一次,最大总剂量为 300 mg。另一种方法为开始剂量推注,此后连续点滴或泵入,剂量为 2~8 mg/min。如果血压仍然不能控制,可以选择硝普钠点滴。

⑧舒张压大于 140 mmHg,开始使用硝普钠,0.5 mg/(kg·min)。

⑨不要太早放置鼻饲管、导尿管或者动脉插管。

3. 溶栓治疗最容易出现的并发症

导致出血危险性增高的因素主要有:

(1)第一次头颅 CT 已经显示有水肿或占位效应。

(2)就诊时卒中症状严重,NIHSS>22 分。

(3)年龄大于 75 岁。

(4)治疗时血压大于 185/110 mmHg。

(5)早期合并使用抗凝药。

【住院小结】

(一)预后

脑血栓形成急性期病死率为 5%~15%。昏迷、脑水肿、出血性梗死,合并严重肺部感染等并发症者预后差。存活者中的 1/3 可部分或完全恢复工作。脑栓塞急性期病死率为 5%~15%,大多数因脑疝、伴发出血及感染等并发症死亡。存活者有一半以上的栓塞复发率,再发时病死率更高。2/3 左右患者留有不同程度的神经功能缺损,主要是偏瘫、失语,癫痫发作亦多见。

(二)出院医嘱

主要是加强对动脉硬化、高脂血症、高血压、糖尿病等疾病的防治,对短暂性脑缺血发作者应积极治疗,以减少脑血栓形成的发病率。防治心脏病等各种原发病是预防脑栓塞发生的一个重要环节。

(万 新)

第八节 大脑大静脉瘤

【概述】

大脑大静脉瘤主要为大脑大静脉的瘤样扩张而非真正意义上的动脉瘤,故也称大脑大静脉动脉瘤样血管畸形。本病是比较少见的脑血管畸形。人群中确切的发病率不详,约占所有脑血管畸形的 1%,但在儿童血管畸形发生中约占 30%。估计在妊娠 26 周后活的胎儿中约为 10~20/10 万,早年起病,大多见于新生儿或婴儿。

大脑大静脉是位于中线部位的静脉结构,由大脑内静脉和基底静脉汇流而成,向后与下矢状窦汇合,形成直窦,主要引流丘脑、颞叶内侧面、枕叶和小脑上蚓部。大脑大静脉起源于脉络丛中间结构的静脉回流系统,称为 Markowski 中位前脑静脉。该静脉初始不与大脑内静脉交通,在胚胎发育 11 周左右,静脉后部与大脑内静脉沟通形成大脑大静脉,静脉前部最终退化消失。在胚胎发育 6~11 周期间,任何原因引起胚胎发育异常,Markowski 中位前脑静脉前部未正常退化闭塞,就形成动静脉瘘。由此可以解释原发性大脑大静脉的动静脉交通直接开口于静脉囊壁,并大多位于囊壁前下方。大脑大静脉瘤的供血动脉可来自中脑旁脉络丛血管、后脉络丛动脉、大脑中动脉、小脑上动脉的分支以及脑膜血管,丘脑穿通支也可以参与供血。

过去认为大脑大静脉瘤的诊断治疗均较困难,预后不良。近来由于神经影像学、显微外科和血管内治疗技术的进展,是本病的诊治水平有显著的提高,预后也有所好转。可是本病的病残率和死亡率仍然较高,仍是神经外科面临的难题之一。

【入院评估】

(一)病史询问要点

(1)对于新生儿是否有出生后不久的高输出量、前负荷性的心力衰竭。

(2)对于婴儿则需询问有无新生儿期的心功能失代偿病史或虽无心脏失代偿病史但仅有头围增大或癫痫发作。

(3)对于2岁以上儿童询问有无头围增大,有无突发头痛等。

(4)对于年长儿童、青少年或青年则需询问有无头围增大、头痛、呕吐、视物模糊、走路不稳、癫痫发作等病史。

(二)体格检查要点

(1)一般情况:精神、发育、营养状况、血压、脉搏、体温等。

(2)对于新生儿、婴儿、儿童有无心脏扩大。

(3)颅骨听诊有无持续颅内杂音。有无头围增大、头皮静脉怒张、颈项强直、视乳头水肿、颅神经麻痹、偏瘫等。

(三)门诊资料分析

CT扫描:三脑室后部中线四叠体池内出现类圆形高密度块影,可有壁的弧线状钙化。强化呈均一腔内强化,病变与扩张的直窦和窦汇相连或见基底节、丘脑区弧线状强化血管影指向肿块。可伴有脑积水改变(图10-4)。

(四)继续检查项目

1. MRI MRI显示脑缺血、大脑大静脉瘤的三维解剖关系及供血动脉、回流静脉等方面优于CT。T_1相上在中脑后上方见高信号占位灶,T_2相上可见明显流空,呈低信号。可见内有血栓形成(图10-5)。

2. DSA 是本病确诊的标准方法。可以显示畸形血管的类型和部位,有助于制定血管内治疗或外科治疗方案。大脑大静脉瘤的供血动脉可以单根或多根。一般可以分为以下两组:①前脑来源组,有大脑前动脉、胼周后动脉、脉络膜后外侧动脉。②中脑来源组,包括脉络膜后内侧动脉、丘脑穿

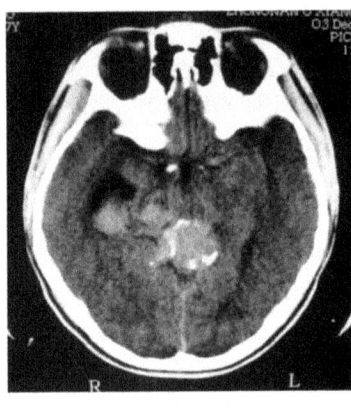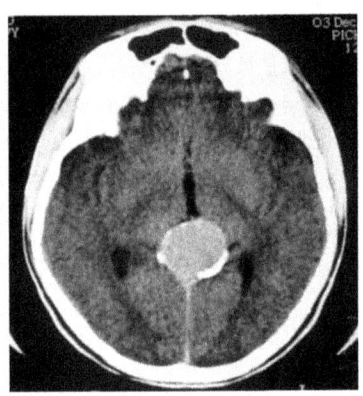

图 10-4 CT 显示扩张的大脑大静脉及周边弧形钙化,呈均一强化,右颞叶和桥脑旁可见小静脉瘤

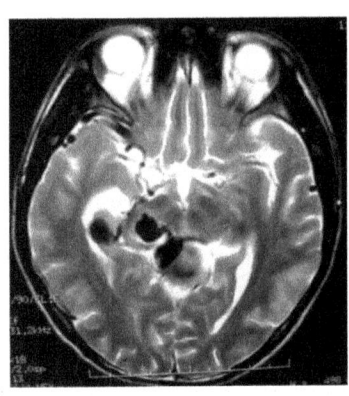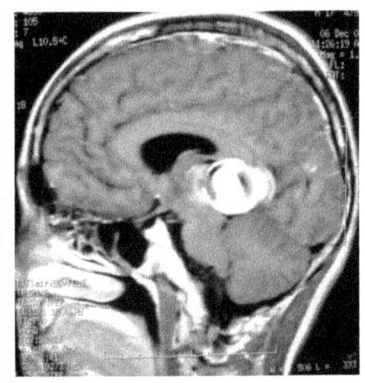

图 10-5 MRI 显示有明显流空效应、扩张的大脑大静脉,内有血栓形成,右颞叶和桥脑旁可见小静脉瘤

通动脉和小脑上动脉等。另外,大脑中动脉的分支如豆纹动脉也可参与供血。静脉回流一般为直窦、横窦和乙状窦,最后达颈静脉球(图 10-6)。

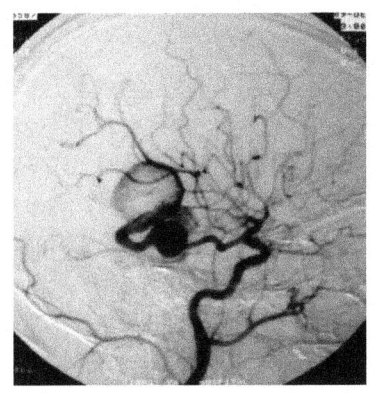 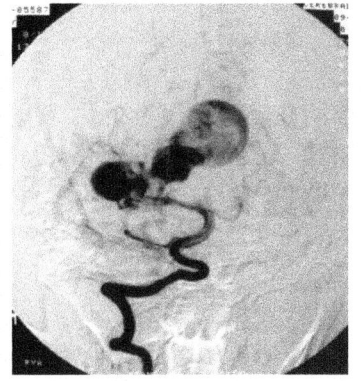

图 10-6　DSA 显示右侧颈内动脉通过后交通动脉和椎动脉参与右颞叶和桥脑旁小静脉瘤、大脑大静脉瘤的供血

3. 其他检查　MR 血管造影和多普勒超声检查对大脑大静脉瘤的诊断是有意义的辅助手段。特别对于囟门未闭的患儿,多普勒超声能判断病变的血流动力学改变,为筛选病变提供了无创手段。对伴随的全身情况、心肺功能和脑功能评价则可进行动脉血气分析、胸片、心电图等检查。

【病情分析】

(一) 诊断

1. 临床表现　根据原发性大脑大静脉瘤发病年龄可将其临床表现分为四个年龄组:

(1) 新生儿组:典型表现为出生后不久的高输出量、前负荷性的心力衰竭,几乎出现于所有患儿。因为颅内动静脉瘘形成,外周血管阻力降低,回心血量增加,使得心排出量升高,导致心室肥大,肺动脉高压,引起心力衰竭。心力衰竭的程度与瘘口大小和有无静脉栓塞有关。颅骨听诊能闻及持续颅内杂音。颈静脉血氧饱和度显著升高。头颅 CT 和 MRI 能发现动脉瘤样病灶。DSA 上病灶前缘和下缘可见众多细小的供血动脉。超声检查可发现颈内静脉持续性血流,不同于正常的波动性血流。在病灶处可探及无回声阴影,血流也为持续性。患儿多死于心力衰竭。

(2)婴儿组:又可以分为两个亚组:①新生儿期曾出现心脏失代偿,但经治疗后缓解或自行缓解。随后常于生后1～12个月逐渐出现头围增大而就诊。于头后外侧听诊可闻及颅内杂音。②没有心脏功能失代偿病史。患儿因头围增大就医,出现脑积水。胸片可发现心脏肥大。患儿脑积水的原因以前认为是扩张的大脑大静脉压迫中脑导水管引起的,现在病理生理研究和影像学资料证实患儿导水管常保持通畅且CT或MRI上无脑室周边水肿,目前认为静脉系统压力升高影响脑脊液的吸收是脑室扩大的主要因素。该组患儿可以出现癫痫,认为长时间盗血致脑缺血,脑梗死和退行性变可能是其病理基础。

(3)儿童组:2岁以上患儿多以头围增大起病,部分患儿可以有蛛网膜下腔出血,心脏也可有轻度扩大。颅骨听诊可闻及杂音,一般以顶结节和中线后部明显,收缩期和舒张期都能闻及,可为连续性。

(4)成人组:包括年长儿童、青少年或青年。临床表现可有:蛛网膜下腔出血、松果体区占位、颅高压和脑积水等。头部CT或MRI可鉴别。在病理上一般患者动静脉瘘口小,流速相对低,或属于继发大脑大静脉瘤。

2. 临床类型 根据发生机制来分为原发性和继发性两类。

(1)原发性大脑大静脉瘤:粗大供血动脉,直接汇入大脑大静脉,静脉扩大呈囊状(图10-7)。在出生时即有症状的患儿,囊壁前下方可见无数细小

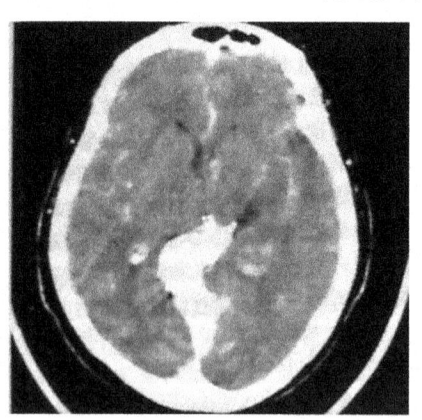

图10-7 显示大脑大静脉瘤增强CT,病灶明显强化

供应动脉。

(2)继发性大脑大静脉瘤:由于邻近部位血管畸形的引流静脉回流,血流大量进入大脑大静脉系统,导致大脑大静脉代偿性扩大。(图10-4~图10-6)

1988年Yasargil根据病变结构将大脑大静脉瘤分为四型:①完全是脑池内的动脉与大脑大静脉的瘘,供血动脉源于大脑后动脉、脉络膜后动脉、胼周动脉。②中脑、间脑穿动脉与大脑大静脉形成的瘘。③前两型的组合。④丛状动静脉畸形(AVM)。

(二)鉴别诊断

1. 大脑大静脉曲张 属于正常解剖变异,不伴动静脉短路。

2. 松果体区肿瘤 可以出现脑积水的症状,婴儿头围改变和癫痫,但听诊无杂音,CT/MRI上可见均一实质性病变,无明显流空效应。血管造影无动静脉瘘表现。

【治疗计划】

(一)治疗原则

根据患者的年龄和临床表现选择治疗的适当时机和最佳治疗方案。新生儿多以心力衰竭起病并威胁生命,应先稳定全身情况,若对症治疗有效,可以定期随访影像学的变化来判断颅内病变变化情况。若患儿病情稳定,可在生后6个月后再处理原发疾病。对于6月以上患儿,应尽量减少颅内缺血引起的长期损害。年龄较大时发现病变,如无症状可以仔细检查,排除其他疾患,结合影像学检查进行随访。个别低流量的大脑大静脉瘤,有自行闭合和血栓形成的可能。对于有症状者,应以去除静脉高压和脑缺血为主要治疗目的。Lasjaunias等(2006)认为在患儿5月左右是治疗的理想时机。

常用治疗方案有血管内介入治疗、显微外科手术治疗和综合治疗。

(二)治疗方案

1. 术前准备要点

(1)手术前应请心脏专科医师会诊,准确估计全身血容量和心脏功能。

(2)若患者合并有脑积水,可以先行分流手术,改善脑积水。

2. 血管内介入治疗 绝大部分大脑大静脉瘤可以由血管内介入治疗。介入治疗相对简便、有效。又分为经动脉栓塞和经静脉栓塞。

(1)经动脉栓塞治疗:对于供血动脉较少者,经动脉栓塞供血动脉,可以暂时降低畸形血管内压力,降低回心血量,控制心功能不全,但疗效不持久。如供血动脉众多,则疗效不佳。治疗一般经皮股动脉穿刺,置入导引管至椎动脉或颈内动脉,再置入微导管,头端尽量靠近大脑大静脉瘤。常用的栓塞剂是胶体、球囊和弹簧圈等,阻断供血动脉,使血栓形成。栓塞前静脉注射激素(地塞米松 10 mg),以减少栓塞剂引起的炎症反应,栓塞后激素治疗持续数天。动脉栓塞优点是手术后出血少见。缺点是:难以栓塞全部供血动脉,致病灶残留;目前导管难以到达婴儿细小的供应动脉;栓塞脑内正常血管可能;栓塞血管再通可能。

(2)经静脉栓塞治疗:是目前大脑大静脉瘤的主要治疗手段。需要注意以下原则:①分期在瘤体内置入栓塞剂,以逐步降低瘤体内血流速度,缓慢形成血栓,避免骤然阻断静脉回流;②如新生儿出现心力衰竭,应先予以处理心血管问题;③根据临床症状,分期多次进行栓塞治疗;④有时需要包括手术、经动脉栓塞和放射神经外科等综合治疗以彻底闭塞畸形血管。

方法有经窦汇和经股静脉两种途径,以前者多用。

经窦汇栓塞是在麻醉后直视下穿刺窦汇,在透视下确认进入扩张的大脑大静脉后,经导管注入弹簧圈、铜丝或丝线。栓塞期间,监测瘤内静脉压和血氧饱和度,每次治疗以静脉瘤内静脉压较初始下降一半为宜。有心力衰竭的患者,以临床症状改善为治疗标准。通常瘤内部分栓塞后,患儿全身血流动力学迅速改善,但症状改善维持时间短暂,需要在数小时到数天内再次栓塞治疗。单次栓塞治疗极少能彻底闭塞畸形血管或改善临床症状。分期治疗可以避免血栓过快形成,引起凝血障碍,也可减少静脉回流突然关闭引起的梗死或出血。该方法优点是:无须选择性插管至细小供应血管,减少了栓塞正常动脉的机会,不需考虑供血血管的数目和大小。缺点是:颅内出血常见,常由静脉回流骤然中断或术中静脉瘤破裂有关;栓塞材料放置不当,迁移至其他部位,引起正常血管栓塞。

经股静脉方法类同经动脉栓塞。经皮穿刺股静脉将微导管经乙状窦横窦达直窦,进入静脉瘤内进行栓塞操作。该方法无须开颅,操作较方便,但是在新生儿静脉细小,操作困难。

3. 显微外科手术治疗　患者年龄越小,手术风险越大。手术入路可采用天幕上经大脑纵裂后方入路,病灶靠前,可经胼胝体入路。处理供血动脉应仔细辨别各方向的供应动脉,一一电凝切断,确保止血满意。当大部分供血血管被处理后,瘤体表面张力降低、塌陷,瘤内血流颜色变深。除非有明显的占位效应,不主张切除瘤体,即便切除也只切除部分瘤壁。另外处理供血动脉时需要密切注意患者的心脏功能,一旦有心功能不全征象,积极用药物控制,并及时终止手术,待心功能稳定后再考虑二期手术。

术后处理:应严格心脏监护,控制补液量和血容量;预防发生术后癫痫;及时处理因颅压下降引起的硬膜下积液和脑积水。术后常规复查血管造影了解供血动脉处理情况。若残留细小供血动脉,可予以观察,不必立即处理。

4. 综合治疗 根据患者的具体情况,综合手术治疗、血管内介入治疗、药物治疗、放射神经外科治疗,疗效要优于单独治疗。如分期血管内栓塞治疗加分期手术治疗的综合治疗已被作为大脑大静脉瘤的治疗常用手段。

【住院小结】

(一)疗效及预后评估

大脑大静脉瘤未经治疗,预后差。统计文献92例未经治疗的患者中,77.2%的患者死亡,3.3%的患者残废,12%的病人维持原状,另有7.5%的患者失访。死亡原因主要是心脑缺血性损害。未经治疗的新生儿死亡率更高,达96%。有高排出量心力衰竭的新生儿和出现蛛网膜下腔出血的儿童和青少年,预后都不佳,且与治疗方法无关。因脑积水出现头围增大或只有颅内杂音而无其他临床症状的病人,采用手术治疗可比其他治疗的预后佳,但手术风险大,死亡率仍较高(文献统计39.4%)。Lasjaunias等(2006)报告经动脉栓塞大脑大静脉瘤216例,23例(10.6%)死于栓塞,193例存活者中20例(10.4%)严重发育迟缓,30例(15.6%)中度发育迟缓,143例(74%)神经系统正常发育。

(二)出院医嘱

(1)术前、术中及术后有癫痫发作者,应预防癫痫发作。

(2)应定期复查心脏功能并接受心脏专科医师的检查、治疗。

(3)定期复查CT、MRI、血管造影和头围测定,观察病变的变化情况以及颅内如脑积水等变化。

(奚 健)

第十一章

颅内脓肿

【概述】

病原体如细菌、真菌或原虫侵入颅内,引起局限性化脓性炎症,继而形成脓腔与包膜者称为颅内脓肿(intracranial abscess)。颅内脓肿为一组颅内炎性占位性病变,属于常见的疾病之一,尤其好发于儿童与青壮年。颅内脓肿的细菌可来自邻近结构的感染灶、远隔部位的感染灶或通过开放性颅脑外伤直接种入颅内。临床按脓肿所处的部位分别称为脑脓肿、硬脑膜外脓肿、硬脑膜下脓肿等,其中以脑脓肿最多见。

【入院评估】

(一)病史询问要点

1. 全身感染表现　颅内脓肿起病之初,一般都有全身感染表现。例如病人有发热、头痛、全身乏力、肌肉酸痛、脉搏快、食欲不振、嗜睡倦怠等表现。抗生素的应用,可使这些症状很快消失。一般不超过 1~2 周。

2. 颅内压增高表现　全身感染症状经抗炎治疗好转 1~2 周后,逐渐出现颅内高压症状,如头痛、呕吐、视神经乳头水肿等。

3. 化脓性感染病史　如开放性颅脑外伤、中耳炎、乳突炎、副鼻窦炎、败血症、疖和痈、先天性心脏病等病史。

4. 病程中是否有脑的局灶性症状和癫痫

(二)体格检查要点

1. 一般情况 发育、营养、精神状态、体温和脉搏。

2. 体格检查 仔细检查可能的原发感染灶,应注意以下方面:

(1)邻近器官感染直接蔓延引起的脓肿常伴有慢性化脓性中耳炎或乳突炎、副鼻窦炎等表现。

(2)血源性脓肿常伴有皮肤、胸、腹腔等处原发感染灶及先天性心脏病等。

(3)损伤性脓肿头部有伤口,颅骨骨髓炎的表现,局部头皮浮肿并有叩痛。

3. 神经系统检查 应进行全面的神经系统检查,特别注意是否有颅高压和脑的局灶性体征。

(三)门诊资料分析

1. 血常规 脓肿的急性期白细胞计数增多或核左移,血沉加快。

2. X线片 颅骨正侧位片显示颅骨骨折或缺损、颅骨骨髓炎、颅骨碎片与异物残留。慢性脓肿可能发现颅内压增高征象。偶可见脓肿包膜钙化影,幕上脓肿可见钙化的松果体向对侧移位。乳突、岩骨、鼻窦骨质有炎性破坏。

3. CT扫描对本病的诊断价值很大,能做出早期诊断、精确定位,对病灶的大小、数目、形态及性质等均可提供可靠的诊断。脑脓肿的CT表现:脓肿壁为环形高密度改变,尤其在增强扫描时此点更为明确。周围水肿区及脓液为低密度改变。硬膜下脓肿的CT表现:平扫为颅骨内板内侧、脑外新月形低密度或等密度,甚至较高密度区,伴邻近脑组织水肿。增强扫描可见上述病灶与脑表面之间,有边界清楚、厚度均匀的细带状强化。硬膜外脓肿的CT表现:平扫表现为颅骨内板下梭形低密度区,境界可模糊或清楚。增强扫描可见硬脑膜明显强化。

(四)继续检查项目

根据入院后的初步临床印象,有针对性地做以下方面的检查:

1. MRI平扫及增强 MRI对软组织的分辨能力比CT强,CT不能发现的小脓肿,MRI也能发现。有定位及定性意义,可以更清楚地显示脓肿的大小、位置及性质,有利于选择治疗方案。脑脓肿的MRI表现:在T_1加权像,脓肿壁为稍低信号,增强后为高信号,其内的脓液为低信号改变,无增强表现。在 T_2 加权像,脓肿壁为低信号,其内脓液为高信号。MRI 有利于显示硬膜外和硬膜下脓肿,并根据形态准确区分两者。硬膜外脓肿多呈梭形,而硬膜下脓肿为月牙形。此外 MRI 能准确区分脓液与积水(图 11-1,图 11-2)。

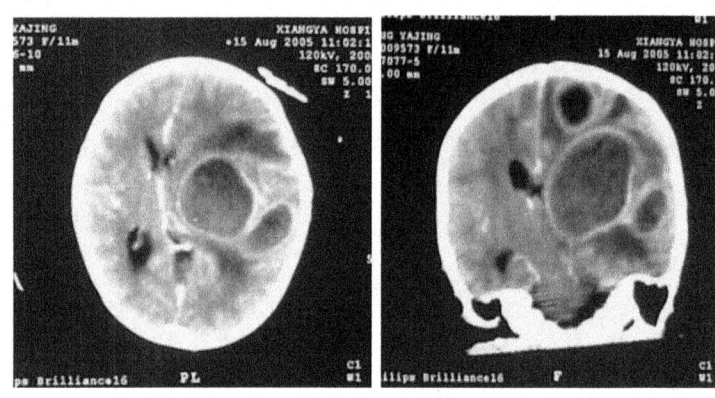

图 11-1　血源性脑脓肿 CT 扫描显示脑内多个脓腔,脓肿壁呈环形增强

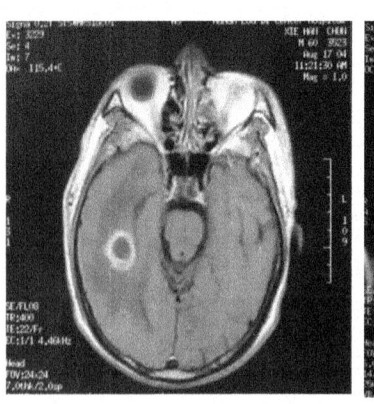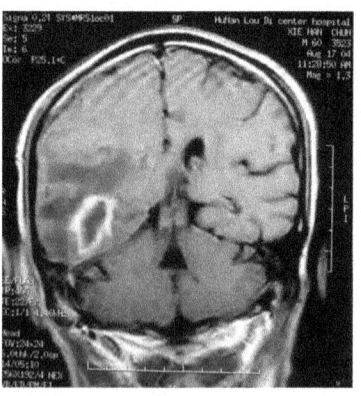

图 11-2　MRI 示左颞叶耳源性脑脓肿,周边水肿明显

2. 脑电图　脑电图检查对幕上脓肿,特别是位于邻近皮层的脓肿有定侧和定位意义。一般在患侧大脑半球出现局灶性慢波。

3. 脑脊液检查　本病脑脊液压力多数增高。在急性炎症时期脑脊液细胞明显增加,糖和氯化物正常。当脓肿形成时细胞数减少,蛋白质含量多数增高。硬膜外脓肿腰椎穿刺脑脊液压力稍高,但常规及生化检查多无改变。因腰穿可能诱发脑疝形成、脑脓肿破溃等并发症,故应慎重。

4. 诊断性穿刺　有诊断及治疗的双重作用。但必须定位准确,防止脓肿扩散。

【病情分析】

(一)基本诊断

颅内脓肿的诊断主要依据病史及临床表现,特别对具有下列三项者应首先考虑。

(1)有化脓性感染病灶,如中耳炎、副鼻窦炎,并有近期的急性或亚急性发作者。

(2)颅内占位性病变表现者。

(3)在病程中曾有全身感染的表现。

(二)临床类型

1. 根据脓肿所处的部位分类

(1)脑脓肿:脓肿位于脑组织内,其特殊类型为脑干脓肿、垂体脓肿。

(2)硬脑膜外脓肿:脓肿位于硬膜外,多由邻近感染灶的直接蔓延所致。

(3)硬脑膜下脓肿:脓肿位于硬膜下,亦多为邻近感染病灶的扩散所致。

2. 根据感染来源分类

(1)邻近器官感染直接蔓延:由中耳炎、乳突炎、副鼻窦炎、颅内静脉窦炎及颅骨骨髓炎等感染病灶的炎症直接波及邻近的脑组织所引起,故脓肿多位于感染原发病灶的附近,且多为单房性脑脓肿。如耳源性脑脓肿多位于同侧的颞叶或小脑,而副鼻窦炎引起的脑脓肿多位于额叶底面。

(2)血源性脓肿:由远隔部位的感染,如肺部的各种化脓性感染、细菌性心内膜炎、盆腔炎等,细菌经血行播散于颅内引起。此类脑脓肿可散布于脑的任何部位,但多位于大脑中动脉的分布区内,且常为多发性、多房性脑脓肿。

(3) 损伤性脓肿：由开放性颅脑外伤或外科手术后，化脓性病原菌直接从外界进入脑内引起，特别是当开放性颅脑损伤有异物或碎骨片残留脑内时。此类脓肿的部位多位于伤道或异物所在处。

(4) 隐源性脓肿：指临床上部分颅内脓肿的感染来源不明确。原因可能是原发感染的症状轻或感染病灶隐蔽未被发现。

3. 脑脓肿根据不同的病理形态分类

(1) 单房性脑脓肿：仅有一个脓肿腔。

(2) 多房性脑脓肿：一个较大的脓肿腔与一个以上的小脓肿互相沟通或一个大的脓肿腔分隔成数个互相沟通的小脓肿腔。

(3) 多发性脑脓肿：不同的部位存在二个以上互不相联的脓肿。

(三) 鉴别诊断

1. 脑脓肿

(1) 脑脓肿与化脓性脑膜炎在脓肿的早期很难鉴别，但脓肿一旦形成，将出现明显的颅高压及局灶体征。CT 与 MRI 均有助于诊断。

(2) 脑脓肿与脑肿瘤有时鉴别困难，或仅在手术时确诊。仔细分析病史，结合各种化验检查，特别是 CT 及 MRI 常可鉴别。

2. 硬膜下脓肿 与颅内其他感染性疾病相鉴别，还应与硬膜外脓肿相鉴别。结合临床与 CT 或 MRI 鉴别硬膜下脓肿与硬膜外脓肿并不困难，但当硬膜外脓肿位于一侧大脑半球表面而硬脑膜下积脓较局限时，鉴别有困难。

3. 硬膜外脓肿 本病除应与其他颅内化脓性感染疾病进行鉴别外，还应与硬膜外血肿和硬膜外积液鉴别。

(四) 病原体

引起脑脓肿的病原体分为三类，即①化脓性细菌；②真菌；③原虫。

1. 化脓性细菌 包括需氧菌与厌氧菌。需氧菌中常见的有葡萄球菌、链球菌、肺炎双球菌、变形杆菌、大肠杆菌等。厌氧菌中常见的有脆弱类杆菌、梭杆菌、消化球菌、消化链球菌等。脑脓肿大多为需氧菌与厌氧菌的混合感染或厌氧菌的革兰阳性球菌和阴性杆菌的混合感染。脓液有粪臭味为厌氧菌感染的特点，单纯大肠杆菌感染并没有粪臭味。

2. 真菌 以隐球菌及放线菌感染较为常见，毛霉菌感染少见。

3. 原虫 有溶组织阿米巴及弓形体感染引起的脑脓肿报道。

【治疗计划】

(一)治疗原则

包括药物治疗和手术治疗。应根据病人的不同情况和不同病期采用不同的方法。

(二)治疗方案

1. 原发病灶的治疗　原则上应该先治疗原发病灶,特别当原发病灶是可以根治的。但常常由于颅内脓肿的病情比较危重,宜先处理颅内脓肿,待颅内高压改善之后,再处理原发病灶较妥当。心源性脑脓肿,常常是心脏情况与颅内高压均可危及病人生命,治疗上可同时进行。

2. 抗菌药物的应用　原则上应针对脓肿的致病菌种类选择敏感的抗生素。选用易透过血脑屏障、抗菌谱广的抗生素,并常联合使用2～3种抗菌素。剂量要充足,用药时间宜长。近年多选用第三代头孢菌素加灭滴灵或用碳青霉烯类(美洛培南)、多肽类(万古霉素、去甲万古)等。

3. 手术治疗

(1)手术指征:临床确诊颅内脓肿者,当脓肿尚未局限时一般采用药物治疗,估计已有包膜形成便可考虑手术治疗。个别脑脓肿的直径小于3 cm,且无占位效应者,可用抗菌药物治愈,但需严密观察。

(2)手术时机:由于颅内脓肿,特别是脑脓肿的病情变化莫测,除可引起脑疝外,常可自行破溃,故一旦诊断明确,宜尽早手术治疗。急性脑炎期,颅内压增高严重或发生脑疝的病人和脓肿破入脑室或蛛网膜下腔的情况必须急症手术。

(3)手术方法主要有三类。

①穿刺法:该方法简单、安全,特别适合于脓肿部位深或位于重要功能区,或病人年老体弱不能耐受较大手术者。穿刺成功后抽尽脓液,注入抗生素。该手术的主要缺点是排脓不够彻底,常需反复多次穿刺,治疗过程较长,对多房性或多发性脓肿及脓肿腔内有异物者不适用。且脓肿壁残留颅内,可能成为复发及术后癫痫的根源。随医学科学的进步,CT或MRI引导下的脑立体定向穿刺方法,使定位更精确,效果更好,且可用于其他方法治疗极为困难的深部或多发脓肿。

②引流法:指采用穿刺抽脓后在脓肿腔留置引流管的方法,可免去反复

穿刺的不便。适用范围与穿刺法基本类似。通常用于脓肿壁厚,估计通过一次抽脓无法解决的病例。

③脓肿切除法:通过开颅的方法将脓肿切除。适用于病人一般状况好,脓肿位于脑的非重要功能区及位置浅表者。临床上对多房性脑脓肿及脓肿腔内有异物或碎骨片者都主张开颅手术切除。手术一般在脓肿的包膜完全形成后进行,但对于脓肿破入脑室或脑疝危象经脱水及穿刺抽脓后症状无好转者亦应急诊行脓肿切除术。

上述手术方法各有优缺点,应根据每个病例具体的病程及 CT 表现,对不同时期、不同部位的颅内脓肿选用不同的手术方法,方可取得满意疗效。临床上常先采用穿刺或引流术,然后根据需要施行脓肿切除术。

【术后处理】

(一)一般处理
(1)严密观察病情变化,及时复查 CT。
(2)采用引流术者可每天或隔天从引流管用抗生素稀释液冲洗。
(3)术后腰穿脑脊液化验有感染者可每日或隔日行鞘内注射。
(4)继续应用抗生素。
(5)注意水、电解质的平衡。

(二)主要并发症
(1)化脓性脑膜炎、脑室炎。
(2)败血症或脓肿复发。
(3)局灶性神经系统症状。
(4)血栓性静脉炎或静脉窦炎。

【治愈标准】

(1)颅内压增高的症状与体征消失或明显好转;
(2)体温、脉搏正常一周以上;
(3)血常规连续三次正常;
(4)血沉正常;
(5)头部 CT 或 MRI 检查提示脓肿消失,占位效应消失;
(6)脑脊液常规、生化及细菌学检查正常;

(7) 脓腔液转为黄色、清亮,而且数量少(1~2 ml),细菌学检查正常。

【预后】

颅内脓肿的预后与许多因素有关,如患者的年龄、机体抵抗力、脓肿的部位及性质、并发症的有无及是否接受到合理的治疗。有报道称脑脓肿的手术治愈率约为90%,其中70%的病人可以重返工作岗位,30%的病人留有神经和精神症状。癫痫发生率为13.6%~40%。残废率为10%左右。复发率为4.5%~19%。死亡率已由20世纪80年代的20%~40%降到6%~8%。

(黄　军)

第十二章 脑寄生虫病

脑寄生虫病是全身寄生虫病的一部分,由于病原体侵犯中枢神经系统后,引起颅内压增高或形成占位性病变,需要通过外科手段进行干预治疗。神经外科遇到的脑寄生虫病主要有脑血吸虫病、脑型肺吸虫病、脑猪囊虫病及脑包虫病。

第一节 脑型血吸虫病

脑型血吸虫病(cerebral schistosomiasis)是由于血吸虫虫卵沉积于脑组织所致,亦可由毒素代谢产物引起脑过敏反应。在我国流行的是日本血吸虫病,主要在长江以南13个省市,尤其是湖区更为多见。脑型血吸虫病仅占血吸虫病的1.74%~4.29%。

【入院评估】

(一)病史询问要点

(1)是否有疫水接触史,包括是否到疫区水源地旅游。

(2)急性型是否有神经系统中毒反应,如高热、谵妄、嗜睡、昏迷、瘫痪和锥体束征等。

(3)慢性型又分为癫痫型、脑瘤型及脑卒中型。

癫痫型:注意癫痫发作形式是局灶性发作还是全身性发作。

脑瘤型:注意是否有颅高压症状(头痛、呕吐)及定位征(局灶型癫痫、偏瘫或单瘫、言语障碍、共济失调、锥体束征及脑神经受损等)。

脑卒中型:注意是否为卒中样发作,如突然神志障碍、偏瘫、偏麻、言语不清等。

(二)体格检查要点

1. 一般情况 注意精神状态、神志、瞳孔、血压和脉搏。

2. 神经系统体查 注意有无局灶体征(偏瘫或单瘫、偏身感觉障碍、失语、共济失调、锥体束征及脑神经受损征等)、脑膜刺激征及病理征。

3. 眼底检查 有无视乳头水肿。

(三)实验室检查

1. 虫卵检查 大便孵化或乙状结肠镜检查,大多数病人可找到虫卵。慢性病例需多次用不同方法检查虫卵,才可能找到虫卵。

2. 血常规检查 脑型血吸虫病的嗜酸性粒细胞常有不同程度增多,其中,急性型增高数比慢性型显著。

3. 脑脊液检查 一般无明显改变,在脑瘤型病例中,可发现颅内压增高,蛋白质和细胞数均可有轻至中度增多。脑脊液细胞数的增多对诊断急性型病例有一定的价值。

4. 血吸虫免疫试验 脑脊液及血的血吸虫免疫试验阳性,其中,脑脊液的血吸虫免疫试验阳性,诊断的价值更大。

(四)辅助检查

1. CT检查 平扫显示病灶位置表浅,位于皮层或皮层下区。病灶周围有明显的水肿,呈"指套状"。增强后病灶明显强化,由多个小结节融合而成较大的一个或几个团块状病灶,呈"簇状"。此强化形式表明病灶呈多中心强化。

2. MRI 检查 病变多位于大脑半球的皮层或皮层下区,以顶、枕叶多见。T_1WI 表现为等、稍长及长 T_1 信号,其内可有部分正常灰质信号,急性期因脑组织水肿明显,多呈长 T_1 信号;慢性期因肉芽肿形成而多表现为等、稍长 T_1 信号。T_2WI 表现为形态不一的长 T_2 信号,呈片状、"指套状"、"佛手状"。注入增强剂后病灶出现不同大小、不同形态的强化,表现为散在的砂粒状、小结节状强化、环形或团块状强化,其中团块状强化由密集的结节状强化融合而成。

【病情分析】

(一)诊断

(1)有疫水接触史及血吸虫病感染史,或疫水接触后,有发热、荨麻疹、肝脾肿大,且有局限性癫痫发作史。

(2)大便孵化和直肠镜检见到毛蚴和虫卵,血嗜酸性粒细胞增高,血及脑脊液的血吸虫免疫试验阳性。

(3)结合 CT 及 MRI 表现。

(二)鉴别诊断

各型脑型血吸虫病要与原发性癫痫、脑肿瘤、脑脓肿、脑血管病、各种脑炎等疾病相鉴别。急性期则应与疟疾、肺炎、胃肠炎等原因所致的中毒性脑病相鉴别。因此,凡有早期血吸虫感染者出现脑膜炎症状或急性精神症状者,应考虑本病的可能性。

【治疗计划】

(一)治疗原则

脑型血吸虫病的治疗包括药物治疗和手术治疗,治愈的方法是药物治疗。手术治疗的目的是缓解颅内压增高,防止脑危象的发生。

(二)治疗方案

1. 药物治疗

(1)抗血吸虫治疗:吡喹酮(praziquantel)口服,急性血吸虫病治疗其总剂量为成人 120 mg/kg,儿童 140 mg/kg,分成 4 天,每日 3 次服完。早期血吸虫病无合并症者其总剂量为 40 mg/kg,顿服。晚期血吸虫病有合并症者其总剂量为 40 mg/kg,分两次服,一日服完。

(2)抗癫痫治疗:卡马西平 0.1 g,口服,一日三次。或苯妥英钠 0.1 g,口服,一日三次。

(3)降颅压治疗:50％甘油 50 ml,口服,一日三次。或 20％甘露醇 125 ml,静滴,每 12 小时一次或每 8 小时一次。

2. 手术治疗　手术指征:

(1)血吸虫病肉芽肿较大,有明显的占位效应,或病灶周围水肿明显,有明显的颅内压增高症状,而用药降颅压无效者。手术切除病灶。

(2)因为明显的脑水肿,使脑脊液循环受阻及脑疝形成者,应手术切除肉芽肿,必要时行去骨瓣减压术。

(3)癫痫频繁发作,抗癫痫药物治疗不能控制,也应考虑手术切除病灶。

3. 术后处理

(1)抗癫痫治疗:苯巴比妥钠 0.1 g,肌注,每 8 小时一次。

(2)降颅压治疗:20％甘露醇 125 ml,静滴,每 8 小时一次或每 12 小时一次。

(3)抗血吸虫治疗:术前已经完成吡喹酮治疗的患者,服药后 7～10 天后复查 CT,了解病灶变化情况,必要时再予一疗程吡喹酮治疗。术前未予吡喹酮治疗的患者,术后第一天即予吡喹酮治疗。

【住院小结】

(一)疗效

大部分脑型血吸虫病预后良好,经吡喹酮治疗后症状减轻或消除,癫痫发作减少或停止,患者可恢复正常工作,但也有少数病人遗留后遗症。

(二)出院医嘱

(1)继续抗癫痫及降颅压治疗,对于瘫痪肢体,加强功能锻练、理疗、按摩等康复治疗。

(2)定期复查头部 CT 或 MRI,了解病灶变化情况。

(3)疫区活动时加强自我保护,避免疫水接触。

第二节 脑型肺吸虫病

脑型肺吸虫病(cerebral paragonimiasis)是肺吸虫成虫由纵隔经颈动脉管壁移行进入颅内,在脑部寄生而形成。在我国有22个省、市、自治区散发及地方流行。发病率约为肺吸虫病的20%~26%。

【入院评估】

(一)病史询问要点

1. 是否在肺吸虫病流行区有食用生的或半熟的淡水蟹或蝲蛄史。
2. 是否有腹泻、咳嗽、咳铁锈样痰等脑外症状。
3. 脑部症状出现较晚,且症状多样,病灶单发或多发,变化较大,根据症状不同,临床上分为五型:

(1)脑瘤型:头痛、呕吐、视力下降、偏麻、进行性肢体瘫痪、局灶性或全身性癫痫发作。

(2)脑膜脑炎型:急起的发热、头痛、呕吐及颈项强直。

(3)脑卒中型:急起的头痛、呕吐及颈项强直。

(4)脑萎缩型:进行性智能下降,精神症状,反复发作的局限性或全身性癫痫及不同程度的瘫痪。

(5)脊髓型:表现为脊髓的横贯性损害。

(二)体格检查要点

1. 一般情况 注意精神状态、神志、瞳孔、血压和脉搏。
2. 神经系统体查 注意有无局灶体征(偏瘫、单瘫、双瘫或四瘫、偏身感觉障碍、失语、共济失调、锥体束征等)、脑膜刺激征及病理征。

3. 眼底检查 有无视乳头水肿。

(三)实验室检查

1. 虫卵检查 在痰、大便、胃液及其他体液中可发现虫卵。

2. 成虫检查 在游走的皮下包块或成虫移行遂道,通过组织活检,可找到成虫。

3. 血常规检查 白细胞增多,嗜酸性粒细胞百分比绝对值增高。

4. 免疫学检查 肺吸虫皮试呈阳性,血及脑脊液补体结合试验或对流免疫试验阳性和琼脂扩散微量法检查阳性。

5. 脑脊液检查

脑瘤型 脑脊液压力可增高,细胞数稍增多,蛋白含量稍高。

脑膜脑炎型 脑脊液白细胞数增多,以单核为主,嗜酸性细胞增多,有时可找到虫卵。

脑卒中型 呈血性脑脊液。

脑萎缩型 脑脊液压力及蛋白正常。

(四)辅助检查

1. 胸部平片 可发现肺部有改变,胸膜有增厚。

2. CT检查

(1)脑膜脑炎型:局限性脑膜增厚伴有明显的强化,蛛网膜下腔密度增高或脑沟明显强化,以颅底积聚强化为特征。

(2)脑瘤型:与脑实质等密度或高密度的结节病灶,呈环状强化,病灶周围水肿明显。或呈高、等密度的囊肿,囊肿壁明显强化,可伴有梗阻性脑积水。

3. MRI检查 可有高低密度不匀的相互掺杂的病灶,可有局限性皮质萎缩。囊性病灶多位于大脑皮质、白质交界区,为椭圆囊状长 T_1、长 T_2 信号,囊壁为光滑的短 T_1、短 T_2 信号环,囊肿边界清楚,周围有水肿。若囊内以脓血混合物为主,则囊内信号偏于出血信号。脑型肺吸虫病的另一特征是"隧道征",表现为 1～3 mm 管径的孔洞状改变,呈长 T_1、长 T_2 信号,边缘为环状或半环状短 T_1 略高信号的出血区和炎症反应区。

【病情分析】

(一)诊断

(1)在肺吸虫病流行区有食用生的或半熟的淡水蟹或蝲蛄史。

(2)在痰、大便、胃液及其他体液中发现虫卵,或组织活检找到成虫。

(3)肺吸虫皮试呈阳性,血及脑脊液补体结合试验或对流免疫试验阳性和琼脂扩散微量法检查阳性。

(4)结合 CT 及 MRI 表现。

(二)鉴别诊断

各型脑型肺吸虫病需与蛛网膜下腔出血、脑肿瘤、脑脓肿、脑囊虫病、原发性癫痫以及各种原因所致的脑炎脑膜炎等疾病相鉴别。

【治疗计划】

(一)治疗原则

脑型肺吸虫病的治疗包括药物治疗和手术治疗,治愈的方法是药物治疗。手术治疗的目的是缓解颅内压增高,防止脑危象的发生。

(二)治疗方案

1. 药物治疗

(1)吡喹酮:总剂量 120~150 mg/kg,每日 3 次,2~3 天服完。

(2)硫双二氯酚(别丁,Bitin):成人每日 3 g,儿童 50 mg/kg,分 3 次服,每日或隔日服药,10~15 日为一疗程,需重复 2~3 个疗程。

(3)阿苯达唑(丙硫咪唑,albendazole,Zentel):剂量为每日 8 mg/kg,1~2 次/日,连服 7 天。

(4)抗癫痫治疗:卡马西平 0.1 g,口服,一日 3 次。或苯妥英钠 0.1 g,口服,一日 3 次。

(5)降颅压治疗:50% 甘油 50 ml,口服,一日 3 次。或 20% 甘露醇 125 ml,静滴,每 12 小时一次或每 8 小时一次。

2. 手术治疗 手术指征:

(1)脑肺吸虫已形成包膜完整的脓肿或肉芽肿,药物治疗无效。

(2)病灶局限,定位明确,且颅高压症状明显,手术切除病灶或行去骨瓣减压术。

3. 术后处理

(1)抗癫痫治疗:苯巴比妥钠 0.1 g,肌注,每 8 小时一次。

(2)降颅压治疗:20% 甘露醇 125 ml,静滴,每 8 小时一次或每 12 小时一次。

(3)继续抗肺吸虫病治疗。

【住院小结】

(一)疗效

脑型肺吸虫病如治疗及时,一般预后良好,较少留有后遗症。

(二)出院医嘱

(1)继续抗癫痫及降颅压治疗,对于瘫痪肢体,加强功能锻炼、理疗、按摩等康复治疗。

(2)定期复查头部 CT 或 MRI,了解病灶变化情况。

(3)疫区活动时不饮生水。平时不食用生的或半熟的蟹或蝲蛄。

第三节 脑猪囊虫病

脑猪囊虫病(cerebral cysticercosis)是猪绦虫的幼虫(囊尾蚴)寄生于脑部所引起的疾病,又称脑猪囊尾蚴病。脑猪囊虫病发病率高,占猪囊虫病的 60%~80%。在本病散发于我国的华北、东北、西北及华东的北部等地。

【入院评估】

(一)病史询问要点

(1)是否在猪囊虫病流行区有食用生的或半熟的猪肉史。

(2)是否有肌肉疼痛、乏力、皮下结节及行走困难等全身猪囊虫病症状。

(3)因蚴虫侵犯脑部的部位、范围、程度及蚴虫的数目不同,临床症状复杂多样。临床上分为五型:

①癫痫型:各种形式的癫痫发作均有,有局限性发作、大发作、精神运动性发作等。同一患者可以有两种以上发作形式,且症状多变。

②脑膜炎型:急性期有发热、头痛、颈项强直等脑膜刺激征表现。

③颅高压型:头痛、呕吐、视物模糊、眩晕、眼震及神志障碍等。并伴有偏瘫、单瘫、癫痫发作等。囊虫位于第四脑室内的患者,可有转头时突然出现的眩晕、呕吐及呼吸节律不齐等症状。

④精神障碍型:表现为进行性的记忆力、计算力减退及定向力障碍,并有幻觉、迫害妄想等精神症状。

⑤脑卒中型:突起的头晕、失语、肢体麻木、偏瘫及神志障碍等。

(二)体格检查要点

1. 一般情况 注意精神状态、神志、瞳孔、血压和脉搏及智能状态。

2. 神经系统体查 注意有无局灶体征(偏瘫、单瘫、双瘫或四瘫、偏身感觉障碍、失语、共济失调、锥体束征等)、脑膜刺激征及病理征。

3. 眼底检查 有无视乳头水肿。

(三)实验室检查

1. 大便检查 当病人肠道内有成虫时大便中可找到脱落的成虫节片,镜检可查到绦虫卵。

2. 囊虫检查 触诊有皮下或肌肉内可移动的黄豆大小的结节,通过组织活检,可找到囊虫。

3. 血常规检查 嗜酸性粒细胞明显增多。

4. 脑脊液检查 嗜酸性粒细胞明显增多,蛋白量增高,糖含量降低或正常。

5. 免疫学检查 血及脑脊液的补体结合试验、酶联免疫吸附试验等可出现阳性。

(四)辅助检查

1. CT 检查 脑实质型囊虫病表现为脑实质内多个散在的边缘清楚或欠清楚的囊性低密度灶,增强后呈结节状、斑片状、环状及环点状等多种形式的强化。囊虫死亡后机化成纤维组织并钙化,CT 则表现为脑实质内多发点状钙化影。

2. MRI 检查 活囊虫在 T_1WI 表现为小圆形长 T_1 信号,有偏心附壁的点状影,囊壁及头节均为等 T_1 信号,T_2WI 表现为小圆形长 T_2 信号,囊壁及附壁点状影为稍短 T_2 信号。增强扫描时囊虫结节表现为规则的环状强化,头节可无强化。

【病情分析】

(一)诊断

(1)在猪囊虫病流行区有食用生的或半熟的猪肉史。

(2)在大便中发现脱落的成虫节片,或组织活检找到囊虫。

(3)血及脑脊液的间接血凝试验、补体结合试验、酶联免疫吸附试验等出现阳性。

(4)MRI看到囊虫的头节存在。

(二)鉴别诊断

脑猪囊虫病需与脑肿瘤、脑脓肿、脑包虫病、病毒性脑炎、精神病及各种原因脑膜炎等疾病相鉴别。

【治疗计划】

(一)治疗原则

脑猪囊虫病的治疗包括药物治疗和手术治疗,治愈的方法是药物治疗。手术治疗的目的是缓解颅内压增高,防止脑危象的发生。

(二)治疗方案

1. 药物治疗

(1)吡喹酮:总剂量 120～180 mg/kg,每日 3 次,3～6 日服完。

(2)阿苯达唑:每日 15～18 mg,分两次服用,10 日为一疗程。

(3)抗癫痫治疗:卡马西平 0.1 g,口服,一日 3 次。或苯妥英钠 0.1 g,口服,一日 3 次。

(4)降颅压治疗:50% 甘油 50 ml,口服,一日 3 次。或 20% 甘露醇 125 ml,静滴,每 12 小时一次或每 8 小时一次。

2. 手术治疗　手术指征:

(1)脑室型猪囊虫病,行开颅手术摘除囊尾蚴。

(2)病灶局限,定位明确,且颅高压症状明显,手术摘除囊尾蚴。

(3)病灶散在,脑水肿明显,颅高压症状明显,且药物治疗无效者,行去骨瓣减压术。

(4)脑膜炎型患者,脑底池或脑干两侧有囊虫结节,可手术予以摘除。若颅高压仍不缓解,可行脑室腹腔分流术。

3. 术后处理

(1)抗癫痫治疗:苯巴比妥钠 0.1 g,肌注,每 8 小时一次。
(2)降颅压治疗:20%甘露醇 125 ml,静滴,每 8 小时一次或每 12 小时一次。
(3)继续抗猪囊虫病治疗。

【住院小结】

(一)疗效

脑猪囊虫病如治疗及时,一般预后较好。

(二)出院医嘱

(1)继续抗癫痫及降颅压治疗,对于瘫痪肢体,加强功能锻炼、理疗、按摩等康复治疗。
(2)定期复查头部 CT 或 MRI,了解病灶变化情况。
(3)不食用生的和未煮熟的猪肉。切生熟肉、蔬菜的砧板要分开,避免误吃被污染的瓜果、蔬菜。

第四节 脑包虫病

脑包虫病(cerebral echinococcosis)是细粒棘球绦虫的幼虫侵入脑内所引起的疾病。国内主要分布于宁夏、甘肃、青海、新疆、内蒙古、西藏等畜牧区。脑部病变约占全身包虫病的 1%～2%。

【入院评估】

(一)病史询问要点

(1)是否在畜牧区居住或旅游,且与狗、羊有密切接触史。

(2) 是否有躯体其他部位包虫病史。

(3) 由于包虫原发部位不同分为两型：①原发型：头痛、呕吐、视力下降等颅高压症状，癫痫、偏瘫、失语及偏身感觉障碍等局灶性症状。②继发型：急性虚脱、呼吸急迫、心血管功能障碍以及过敏性反应等症状。

(二) 体格检查要点

1. 一般情况 注意精神状态、神志、瞳孔、血压和脉搏。

2. 神经系统体查 注意有无局灶体征（偏瘫、单瘫、偏身感觉障碍、失语、共济失调、锥体束征等）、脑膜刺激征及病理征。

3. 眼底检查 有无视乳头水肿。

(三) 实验室检查

1. 血常规检查 嗜酸性粒细胞明显增多。

2. 免疫学检查 皮内试验、补体结合试验及间接血凝试验等可出现阳性。

(四) 辅助检查

1. CT 检查 脑实质内大的囊性病灶，呈圆形、类圆形，可有囊壁钙化或强化。大囊中可有更低密度的小囊，此为多囊形包虫囊肿。蜕变、破裂感染的包虫可有环形钙化及囊壁的环状强化。内囊分离型包虫囊肿则表现为内囊膜部分剥离后形成的"双壁征"。

2. MRI 检查 T_1WI 呈边界清楚囊状长 T_1 信号，多囊病灶中子囊信号低于母囊。T_2WI 为长 T_2 信号，多囊病灶中的子囊信号则高于母囊。囊液信号在 T_1WI 及 T_2WI 像上均与脑脊液信号相似或略高。增强扫描可有完全或不完全的环状强化。

(五) 鉴别诊断

脑包虫病需与蛛网膜囊肿、脑穿通畸形、囊性脑肿瘤、脑猪囊虫病及脑脓肿相鉴别。

【治疗计划】

(一) 治疗原则

目前尚无有效杀灭包虫的药物，治疗的唯一方法是手术摘除囊肿。

(二) 手术注意事项

(1) 手术的关键是将囊肿完整摘除而无囊液外溢。囊液外溢可引起患者过敏性休克甚至死亡。并可能导致囊液中的幼虫头节扩散,产生复发。

(2)剥离囊壁时须轻柔小心,手术时可采用加压漂浮法摘除囊肿。

(3)若手术中囊液污染伤口,可用双氧水冲洗术野。

【住院小结】

(一)疗效

脑包虫病的愈后与囊肿数量、部位、大小及手术是否及时有关,如手术能完全摘除则可以根治,愈后良好。

(二)出院医嘱

避免在流行区内与狗、羊密切接触。

(丁锡平)

第十三章

脊髓疾病

第一节

脊髓病变的定位诊断

常见的脊髓疾病有以下几类：①脊髓炎：急性脊髓前角灰质炎、急性化脓性脊髓炎、结核性脊膜脊髓炎等。②脊髓压迫症：脊髓肿瘤、转移癌、硬脊膜外脓肿、椎管内结核瘤等。③脊髓变性疾病：骨髓空洞症、肌萎缩性侧索硬化、进行性脊肌萎缩症等。④脊髓血管性疾病：脊髓血管畸形、脊髓血管瘤、脊髓动脉血栓形成或血管栓塞。⑤其他疾病：先天性脊髓畸形、椎管狭窄症、椎间盘突出症、脊膜脊髓膨出等。

脊髓病变的诊断分为定位和定性诊断，其定位诊断，主要是根据病变的解剖位置，包括脊髓横断面所占据的结构和上下纵行神经传导束累及的相关节段来定位，而脊髓和脊椎节段的对应关系对定位诊断也有重要的意义。

一、脊髓及其与脊椎节段的解剖位置关系

脊髓共 31 节段，为颈 8 节（$C_1 \sim C_8$），胸 12 节（$T_1 \sim T_{12}$），腰 5 节（$L_1 \sim$

第十三章 脊髓疾病

L_5),骶 5 节($S_1\sim S_5$),尾 1 节(C_0)。脊髓是中枢神经的低级部位,上起于枕骨大孔处与脑干的延髓相延续,下端为脊髓圆锥,在成人位于第一腰椎体的下缘;在脊髓圆锥有终丝相连,止于第二尾椎骨水平。脊髓有两个膨大体,颈膨大和腰膨大,分别支配上肢和下肢。颈膨大位于 $C_5\sim T_{1\sim 2}$,腰膨大位于 $L_1\sim S_{1\sim 2}$。

脊髓的横断面呈椭圆形,脊髓前后的正中各有一纵沟,前面较深的前正中裂,后面正中较浅的为后正中沟,前正中裂的两侧各有一个前外侧沟,后正中沟的两侧各有一后外侧沟,前外侧沟有运动纤维前根穿出,后外侧沟有感觉纤维(后根)穿入,前后根在椎间孔处会合成脊神经出椎管。

脊髓全长在成人 42~45 cm,在胚胎 3 个月时,脊髓和脊椎的长度基本相等,随后脊髓比脊椎增长速度慢,导致脊髓节段的位置较同序数的椎体位置高,且相差节段自上而下逐渐增加,颈下部和胸上部脊髓比脊椎高一个相对位置,胸中部两个,胸下部前 3 个,如脊髓在胸 6,其对立的脊椎在胸 8,另外,由于棘突呈叠压式,常向后下斜行,椎骨与棘突常不在同一平面,临床常采用一些体表标志来帮助椎体脊髓平面的定位,如颈部最突出的棘突为颈椎 7,两肩胛冈内端连线的中点为胸椎,两肩胛下角连线中点为胸椎 7 棘突,相当于胸椎 8,两髂嵴最高点连线为腰椎$_{3\sim 4}$的棘突之间相当于腰椎 4,两髂后上棘连线相当于骶 2 椎体水平。

脊髓的表面有 3 层被膜,最外面的为硬脊膜,其上端是硬脑膜在枕骨大孔处的延续,下端止于第二骶椎,并形成硬膜囊,再向尾侧硬膜包绕终丝表面,向下附着于尾骨背面,硬脊膜与椎骨骨质之间的间隙为硬膜外腔,其中充满富于脂肪的疏松结缔组织,椎内静脉丛位于此腔内。腔内常为负压,中层被膜是蛛网膜,蛛网膜与硬脊膜之间为硬膜下腔,内有少量液体,内层被膜为软脊膜,蛛网膜与软脊膜之间的空隙为蛛网膜下腔,该腔向上经枕骨大孔与脑部的蛛网膜下腔相通,向下达第二骶椎高度,腔内有脑脊液、脊髓和脊神经根浸于脑脊液中,在第一腰椎(脊髓的末端)至第二骶椎之间的蛛网膜下腔相对扩大,称为终池,终池内只有腰骶部神经根构成的马尾和终丝,临床上也是腰穿所在的位置。软脊膜紧贴脊髓的表面,为一层富于血管的结缔组织膜,故又称血管膜,在脊神经前后根之间,软脊膜形成齿状韧带,其尖端附着于蛛网膜及硬脊膜起固定脊髓的作用,脊髓的血管行于软膜内,并随软膜进入脊髓的沟裂中。

另外,脊髓节段性感觉分布的部位,在定位诊断上具有重要意义,常可从感觉障碍的节段水平而得到正确的定位(表13-1)。

表13-1 脊髓节段对应的体表平面

皮肤感觉区平面	相对脊髓节段水平
胸骨柄	T_2
乳头	T_4
脐	T_{10}
腹股沟	$T_{12}-L_1$
小腿前面	L_4-L_5
足底及腿后部	S_1-S_2
肛门	S_3-S_5

二、脊髓横断面的定位诊断

脊髓横断面损害分为横贯性损害,半横贯性损害,中央部损害,前角与前根、后索与后角后根损害等,其主要临床表现特征如下:

1. 脊髓横贯性损害 在横贯性损害节段平面以下所有深浅感觉减退或消失,损害平面所支配的肌肉前角受损,呈现下运动神经元瘫痪,损害平面以下肢体因皮质脊髓束受损表现为上运动神经元性瘫痪(在脊髓休克期为弛缓性瘫痪),括约肌功能障碍(大小便失禁)因脊髓损害水平不同而异,骶髓以上急性病变的休克期表现为失张力性膀胱,但休克期过后,如膀胱反射弧的功能恢复,可逐渐转变为反射性膀胱,此外损害平面以下尚有泌汗、皮肤营养及血管舒缩功能障碍。脊髓横贯性损害常见疾病有脊髓挫伤、硬脊膜外脓肿、急性脊髓炎等。

2. 脊髓半横贯性损害(brown-sequard syndrome) 病变水平以下患侧肢体为上运动神经元性瘫痪和深感觉障碍,以及对侧受损平面以下2~3节段起痛温觉减退或缺失,触觉存在,常见于硬脊膜下髓外脊髓肿瘤、脊髓损伤等。

3. 脊髓中央部损害 在脊髓损害节段呈分离性和节段性感觉障碍,由于左右前束相连接的白质前连合(痛温觉纤维交叉的部位)损害导致痛温觉消失,但触觉传导纤维有未交叉的纤维而被保留。由于锥体束不受累,其运动功能常正常,常见于脊髓空洞症等疾病。

4. 前角前根损害 在受损的前角前根(如颈膨大和腰膨大)支配区表现为下运动神经元瘫痪;常用刺激作用出现瘫痪肌的肌束纤维颤动。病变仅限于前角时无感觉障碍。常见疾病有脊髓前角灰质炎、脊前动脉梗塞。

5. 脊髓后索、后角及后根损害 主要表现有:节段性感觉障碍,后索损害时其节段水平以下深感觉最先消失,触觉次之,可表现为共济失调,而痛温觉和运动功能正常,后根损害,其支配区有根痛和束带感,后角受损其支配区表现深浅感觉分离,即痛温觉消失而触觉存在,常见疾病有脊髓神经鞘瘤、脊膜瘤和椎间盘突出症等。

三、脊髓节段损害的定位诊断

1. 高颈段($C_1 \sim C_4$) 颈部根痛,四肢呈上运动神经元瘫痪,病变水平以下感觉和排尿功能障碍,因病变部位高,可表现膈肌和肋间肌的活动障碍,出现呼吸困难,当累及枕骨大孔区可有颈项强直、后组颅神经损害等。

2. 颈膨大($C_5 \sim T_1$) 上肢可有放射性神经根痛,双上肢为下运动神经元瘫痪,而下肢呈上运动神经元瘫痪,病变水平以下感觉障碍和排尿困难,可有霍纳征(Horner's syndrome:病变侧瞳孔缩小、上睑下垂、眼球内陷、面部少汗)。

3. 胸段($T_2 \sim T_{11}$) 双下肢呈上运动神经元瘫痪,病灶水平以下感觉缺失及大小便功能障碍,受损平面的躯干部位常有神经根痛和束带感。

4. 腰膨大($T_{12} \sim S_1$) 腹股沟、大腿内侧及大小腿外侧、会阴和臀部有放射性根痛,大小便功能障碍,损害平面以下感觉障碍,双下肢呈下运动神经元瘫痪。

5. 脊髓圆锥($S_{3\sim5}$)和尾节 表现有下腰部、骶尾部、会阴部根痛或坐骨神经痛,臀部和会阴肛门区出现马鞍型感觉障碍,大小便障碍,可无下肢瘫痪。

6. 马尾 常表现与脊髓圆锥损害相似的临床表现,但马尾受损时,常为单侧或不对称,会阴部、小腿感觉障碍,有大小便障碍,但出现较晚。

四、髓内、髓外、硬脊膜内外的定位诊断

脊髓病变的定位诊断,除脊髓节段定位外,还要求确定病变的上界与下界、决定病变在髓外还是在髓内,如在髓内应确定在髓内何处,在髓外应确定在硬膜下还是在硬膜外,这是定位诊断的基本步骤要求。

(一)脊髓病变上界的确定

主要依据有:①早期根痛与节段性症状。②各种感觉消失的上界。由于相邻的上下两个感觉神经根支配的皮节区有重叠,故节段性感觉障碍常以感觉减退或过敏带之间的界线为病变的上界。③反射消失的最高节段。④棘突叩击压痛部位。

(二)髓内与髓外病变的区别

常以有无根痛及根痛出现的早晚与程度、感觉与运动障碍出现的顺序及向心或离心形式发展和括约肌功能障碍出现的早晚等,作为鉴别要点。

1. 髓内病变 常以感觉分离或感觉异常为首发症状,感觉和运动障碍常从病变节段平面自上向下发展,常为双侧性、对称性,根痛较少见,多出现皮肤营养改变而且显著,括约肌功能障碍出现较早,发展较快,病程较短,一般无椎管梗阻或部分性梗阻,脑脊液蛋白量无明显增高。常见的髓内病变有:星形细胞瘤、室管膜瘤。

2. 髓外硬脊膜内病变 以根痛为首发症状且较常见,有定位意义,感觉和运动障碍多自下向上发展,常有脊髓半切损害综合征,待脊髓完全性横断损害时,才恒定于病变节段。皮肤营养障碍少见,且不严重。括约肌功能障碍出现较晚,椎管阻塞出现较早且多呈完全性,脑脊液蛋白含量明显增高或早黄变征。常见的髓外硬脊膜下病变有神经纤维瘤、脊膜瘤、脊髓蛛网膜炎、脊髓血管畸形、硬脊膜外脓肿等。

(三)硬膜外与硬膜下病变的区分

1. 硬膜外病变 起病较快,病程较短,根痛明显,常伴棘突叩压痛,瘫痪出现较快、两侧体征常对称。脊柱 X 线平片及 CT 扫描多见骨质破坏。常见硬脊膜外病变有椎骨骨折、脱位、椎间盘脱出、椎管狭窄症、脊柱结核、脊椎的原发肿瘤和转移癌等。

2. 硬膜下病变 起病缓慢、病程长,早期根痛较突出且时间较长,从一侧扩展到双侧,截瘫出现较晚且体征常不对称,椎管梗阻早,腰穿后症状可

加重。脊柱X线平片及CT扫描,骨质多属正常,以良性病变多见。

脊髓腔阳性对比剂造影,在硬脊膜外占位性病变中,显示蛛网膜下腔变窄,而在硬脊膜下占位病变中,显示蛛网膜下腔增宽。脊髓腔碘油造影,由于碘油不易吸收,影响CT、MRI复查,现已废弃不用。MRI不仅可清晰显示病变在硬膜内、外,髓内、外,还能将病变的大小形态与上下极、有否囊性变显示清楚,为准确定位提供最可靠的客观依据。

第二节 脊髓压迫症

脊髓压迫症指各种由不同病因引起的具有占位性特征并引起脊髓、脊神经及其供应血管受压的一组病征。

按病因分为以下几类:①肿瘤:起源于脊神经根、脊膜及脊髓的原发性肿瘤,脊柱及邻近脏器的转移瘤。②炎症:脊髓及邻近组织的化脓性病灶直接蔓延,或体内其他部位的炎性病灶,经血行播散发生的椎管内脓肿、结核性肉芽肿等。③外伤:因脊椎骨折脱位、血肿、椎间盘突出,或弹片压迫脊髓。④脊柱变性和先天性疾病:如脊髓血管畸形、脊膜脊髓膨出、环枕畸形、颈椎融合畸形等。⑤其他:各种寄生虫囊肿或肉芽肿。

脊髓受病变压迫后的病理改变,与压迫病变的性质、部位、生长速度、扩张性或浸润性及其质地软硬度的不同有密切关系;在受压过程中与脊髓长传导束、神经根、血管被压迫的程度及其供血障碍和耐受适应代偿能力的差异不同有关;因而可造成各种不同程度可逆和不可逆的功能和病理改变。初期,神经根或传导束受刺激牵拉压迫、继而脊髓移位被压扁变形;重者或晚期,传导束纤维髓鞘及轴索脱髓鞘溃变、神经细胞变性,逐渐产生病变部位的神经功能障碍;同时,因其供血动脉受压引起其支配区供血不足、缺氧和营养代谢障碍,静脉受压扩张瘀血而加重缺氧致血管壁通透性增加,导致脊髓水肿、软化坏死;如为炎性病变,因炎性血栓及血管栓塞,更可加重脊髓的病理变化与不可逆损害。

一、脊髓肿瘤

【概述】

脊髓肿瘤也称椎管内肿瘤(spinal cord tumors)是指生长于椎管内的脊髓、脊膜、脊神经根、血管和脂肪组织等所发生的原发性和转移性肿瘤的统称。按肿瘤发生的来源分类分为起源于脊髓外胚叶的室管膜和胶质细胞的肿瘤如神经胶质细胞瘤、神经纤维瘤。起源于脊髓中胚叶间质的脊膜瘤和起源于胚胎脊索残余或先天性囊肿如脊索瘤、上皮样及皮样囊肿、畸胎瘤及来自身体其他部位的恶性肿瘤通过血型播散转移,或局部直接浸润如肺癌、乳腺癌、前列腺癌、鼻咽癌或淋巴肉瘤等,还有脊髓血管发育异常如脊髓血管畸形、血管瘤等。按脊髓脊柱节段分为颈、胸、腰、圆锥和马尾部肿瘤,以胸段最多,颈和腰骶段次之;按脊髓横切定位分为脊髓髓内、硬膜下髓外和硬膜外肿瘤;而穿过脊膜骑跨于硬膜内外的肿瘤,称之为哑铃型肿瘤,有的可长入椎间孔至椎管外、后纵隔及胸腹腔内,以神经纤维瘤常见。椎管内肿瘤发病率为每10万人每年有0.9~2.8人,以青壮年男性多见;男女比例约为1.6:1。

【入院评估】

(一)病史询问要点

(1)主要临床症状如疼痛、麻木。

(2)病程进展是急性起病还是慢性逐渐加重等。

(3)运动和感觉障碍的起始部位,时间及自上向下或自下向上或在某一定区域。

(4)有无颅神经受累及植物神经受累表现。

(5)有无感染史及同样症状的家族史。

(二)体格检查要点

1. 运动系统　肌肉及皮肤外形、肌力、肌张力、肌肉内部不自主运动。

2. 步态　如偏瘫步态等。
3. 感觉系统　有无深感觉、浅感觉障碍。
4. 颅神经及植物神经系统功能　如霍纳氏综合征等。

(三)门诊资料分析

1. 实验室检查　脑脊液：细胞数正常或稍增多,而蛋白增加明显呈蛋白细胞分离等。

2. 神经放射学检查

(1)X线检查：有的肿瘤可有钙化,当肿瘤压迫椎体时可发生椎管扩大,椎弓根间距离加宽等表现。

(2)CT或MRI：对怀疑有椎管内肿瘤时,常以MRI检查为主要检查手段,但CT能显示肿瘤与椎体及椎弓的关系。MRI是目前最安全和最有价值的影像学检查方法。对椎管内肿瘤来说,通过脑脊液和CT或MRI检查通常就可以诊断。

(3)脊髓造影：可以提供蛛网膜下腔是否有梗阻的直接影像学证据,并能确定梗阻平面和程度。

【病情分析】

(一)诊断

1. 主要临床表现　大多数脊髓肿瘤的病程较长,进展缓慢,良性肿瘤一般进展较慢,转移癌患者病程多在半年以内,如肿瘤发生囊变或瘤内出血,病情可迅速加重,主要表现为脊髓进行性压迫症,常以根性痛或感觉分离为首发症状。其次是运动和反射异常,在肿瘤平面,由于神经根或脊髓前角受压表现为下运动神经元瘫痪(弛缓性瘫痪),在肿瘤压迫平面以下,由于锥体束传导受阻而表现为上运动神经元瘫痪(痉挛性瘫痪)。在感觉障碍方面,当感觉纤维受压而功能尚存时,表现为感觉不良和感觉错误如麻木、束带感及将抚摸误为刺痛等;当感觉纤维的功能完全被破坏时则感觉丧失。对于位于腰骶段的肿瘤可以出现自主神经功能障碍。其他特殊的临床表现有蛛网膜下腔出血和颅高压症状等。当肿瘤出现进行性压迫而损害脊髓和神经根时症状演变常常先由神经根痛期(刺激期)、征状体征自下而上发展,逐渐进展到脊髓半侧损害(压迫期),最后发展到脊髓完全横贯性损害期(瘫痪期),此表现以髓外硬膜下肿瘤为多见。而髓内肿瘤很少有神经根痛。症状体征自下而上发展临床症状出现的早晚、轻重和表现特点,主要取决于肿瘤的病理性质、部位、生长速度、质地软硬度,有否肿瘤出血或囊性改变和脊髓本身的耐受代偿能力等因素有关。脊髓肿瘤的几种少见的临床症状如下:

(1)上颈段肿瘤:可有强迫头位、呼吸困难和后组颅神经损害表现、小脑损害症状和脑膜刺激症状,屈颈时双上肢触电样刺痛沿脊柱而下,称为Lhermitte征。

(2)下颈段肿瘤:可有 Horner 综合征。

(3)腰骶段肿瘤:脑脊液蛋白量显著增高者或呈黄变征者,可引起颅内高压视神经乳头水肿征,当肿瘤摘除后眼底水肿便可逐渐消失。

(4)某些髓内肿瘤、转移瘤和血管瘤及血管畸形:可因出血并发蛛网膜下腔出血、血肿形成,甚至造成急性脊髓压迫症致症状突然加重。

(5)胸段肿瘤:根痛可表现为肋间神经痛、胸背紧束感或腹部束带感;少数患者因根痛向腹部放射而表现为内脏痛,因此有误诊为急腹症、阑尾炎、胃十二指肠溃疡、胆肾结石等病。

(6)圆锥马尾部肿瘤:根痛可表现为坐骨神经痛、骶尾部剧痛;感觉障碍呈马鞍状(臀部两侧)而双下肢感觉常正常;肛门反射消失,肛门松弛最为常见,有性功能减退或丧失。

(7)多发性肿瘤以神经纤维瘤病常见:临床上常可同时或先后出现不同节段平面的根痛、脊髓受压症状,但多伴有神经纤维瘤病的特征,如皮肤上有多个散在分布的牛奶咖啡色素斑、皮下瘤结节等。

(8)先天性肿瘤如表皮样和表皮囊肿、畸胎瘤等:常可在背部见脐样凹陷或小孔、多毛、血管痣以及各种皮肤异常。

2. 体格检查

(1)定位检查:分横向定位和纵向定位,横向定位决定肿瘤位于髓内,髓外硬膜下还是硬膜外;纵向定位是指肿瘤的节段定位和肿瘤的上下界,是将肿瘤定于椎管的颈胸腰骶各段的某区域。

(2)定性检查:髓内多以胶质瘤和室管膜瘤多见,髓外硬脊膜下以神经鞘瘤和脊膜瘤多见,而硬脊膜外以恶性肿瘤为多见。

3. 辅助检查

(1)MRI　MRI 对椎管内肿瘤选择平扫的 T_1 和增强的 T_1 相即可。①在髓内肿瘤可见脊髓局限性增粗,在 T_1 为略低信号,增强后呈不同程度的不规则增强。常见的肿瘤为胶质瘤或室管膜瘤。②对髓外硬膜下肿瘤如神经纤维瘤和脊膜瘤,病灶常较局限,边缘光滑,脊髓受压变形,并向对侧移动,肿瘤侧蛛网膜下隙增宽,对侧则变窄。T_1像显示信号均匀,增强后为均匀强化,但脊膜瘤比神经纤维瘤增强更明显,并有较宽的肿瘤基底强化。③硬脊膜外椎管内肿瘤的 MRI 表现为肿瘤形状常不规则,常伴有椎体及附件的骨质改变,肿瘤有浸润表现,与椎管内外正常组织界限欠清楚。T_1为低信号,增强后呈中等强化。常见的肿瘤为脊索瘤和转移癌(图 13-1)。

(2)CT 检查:增强后某些肿瘤显示更清楚,如血管网状细胞瘤,另外,CT 检查对受累的椎体常有很好的显示。

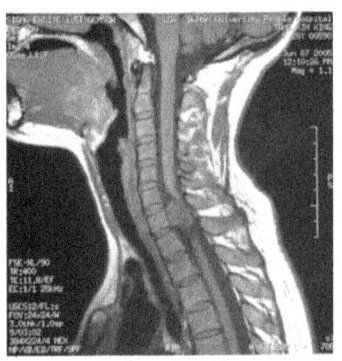
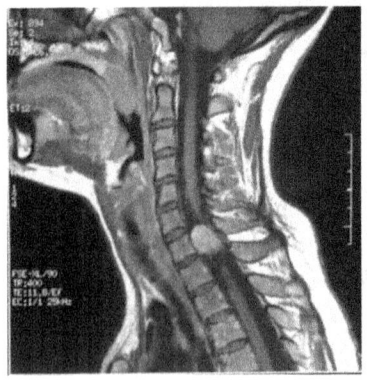
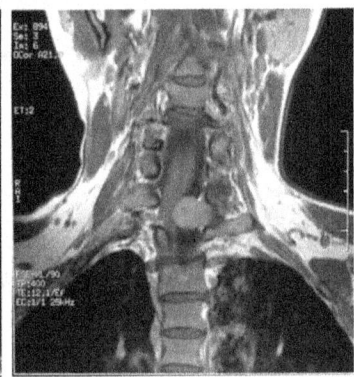

图 13-1　MRI 显示 C_7 水平硬脊膜下髓外神经鞘瘤,肿瘤强化明显,脊髓受压向右向后移位

(3)脊髓血管造影：可显示肿瘤病理性血管及其供血动脉和引流静脉情况，对指导手术有帮助。

(二)临床类型

1. 硬脊膜下髓外肿瘤　脊髓肿瘤以位于硬脊膜下脊髓外占大多数，其中神经纤维瘤和脊膜瘤等良性肿瘤较多见，且好发于胸段。肿瘤生长缓慢，早期症状较轻、波动，常以根痛为首发症状，从一侧开始进展到双侧，棘突叩压痛明显，夜间与平卧加重，咳嗽、用力大便时加剧，逐渐出现脊髓半切损害综合征；感觉和运动障碍常自下而上发展至病变节段，括约肌功能障碍出现较晚。

由于肿瘤在蛛网膜下腔生长，椎管梗阻出现较早，脑脊液蛋白量明显增高，脊柱X线平片在肿瘤部位有椎弓根受压变薄、根距增宽、椎间孔扩大等症。脊髓腔造影可见脊髓向健侧移位、肿瘤的上下界呈杯口状，MRI对确定诊断最有价值。

2. 硬脊膜外肿瘤　以恶性肿瘤为多，起病较急，病程较短病情发展较快。常有剧烈持续性根痛，伴有相应部位的棘突叩击痛。脊髓功能障碍常为双侧性且出现早，并迅速由不完全性截瘫进展到完全性截瘫即脊髓麻痹期；肿瘤平面以下深浅感觉消失，肢体完全瘫痪，并出现大小便障碍，易于产生褥疮及尿路感染。脊柱X线平片可见到椎骨的继发性改变如骨质破坏。脊索瘤好发于骶尾部，其骨质破坏明显甚至向前突入盆腔、向后压迫马尾神经根。脊髓腔造影在肿瘤病变梗阻处呈梳齿状或斜坡状改变。

3. 髓内肿瘤　主要有胶质瘤。多呈浸润性生长、可累及多个节段，在各种弥漫性胶质瘤中心，可因水肿、软化、出血形成含有黄色液体的囊腔。而室管膜瘤自脊髓中央管或终丝长出，半数以上位于胸腰段、圆锥马尾部，质地较硬、常有明显分界(是有可能全切除的脊髓内肿瘤)可有假包膜，肿瘤生长快而易引起脊髓横贯性损害。髓内肿瘤常以感觉分离为首发症状，感觉和运动障碍常为双侧性、自上而下进展。腰骶段肿瘤常为对称或不对称性马鞍形感觉障碍和肛门反射消失，括约肌功能障碍出现较早且较严重、皮肤营养障碍明显。在病程中可先出现节段感觉、运动障碍区，如颈段肿瘤，可有肩带及上肢肌萎缩、肌束震颤；累及后角后根者，可有束性或根性痛或深感觉障碍等。髓内肿瘤虽呈膨大性生长，但椎管梗阻出现较晚，脑脊液蛋白量增多不明显；脊髓腔碘油造影在肿瘤部位呈梭形充填缺损。

(三)鉴别诊断

1. 椎间盘突出　椎间盘突出的发病常与损伤有关,脊椎平片可见病变椎间盘狭窄,正常脊柱曲度消失而呈曲直样,CT、MRI可协助鉴别。

2. 脊髓空洞症　病程缓慢,有感觉分离现象,肢体表现为下运动神经元瘫痪,脑脊液检查蛛网膜下腔是通畅的,MRI可帮助鉴别。

3. 脊髓蛛网膜炎　病程长,范围广,感觉障碍不明显,病程有时有缓解期。腰穿大多有阻塞。脑脊液中蛋白和细胞数都增加。脊髓碘油造影显示脊髓腔有不定型狭窄。

4. 运动神经元疾病　常表现为肌萎缩及受限肌肉的麻痹,可见肌肉震颤,病理症阳性,脑脊液检查蛛网膜下腔通畅,细胞学及生化检查正常。放射学检查没有占位性病变。

【治疗计划】

(一)治疗原则

手术是唯一有效的治疗,手术效果与神经组织受压时间、范围、程度及肿瘤的性质和部位相关。手术目的是彻底摘除肿瘤、解除脊髓压迫、促进脊髓功能的恢复。椎管内肿瘤大多数可以手术全切除,如未能行全切除、髓内肿瘤与转移瘤等,术后应及时辅以放射治疗和化学药物治疗(如 VM-26、MeCCNU、顺铂等)。胸段巨大哑铃型肿瘤突入胸腔者,可与胸外科医生联合手术切除。近年来,应用显微外科手术,提高了髓内肿瘤全切除率。术后给予激素脱水治疗以减轻脊髓水肿反应,选择用神经生长因子、加兰他敏等药,以促进神经功能恢复的治疗,取得了较好疗效。

(二)术前准备要点

(1)检查心、肝和肾功能及血液、肺部情况。

(2)术前需灌肠1～2次,使肠道排空。

(3)术前禁食和备皮。

(4)术前手术区定位:用金属物体如回型针固定在手术区的相应节段的棘突,照 X 线片确认回型针的确切位置,可防止手术时体位改变带来的差异。

(5)体位:常采用坐位、侧卧位或俯卧位。具体体位常因各术者的习惯而做相应的调整。

(三)治疗方案

1. 手术适应证　手术是目前唯一有效的治疗手段,椎管内肿瘤除有明显的手术禁忌指征外,均应尽早手术治疗。

2. 手术禁忌证

(1)严重的心、肺及肾功能障碍,全身情况差及恶病质等不能耐受手术者。

(2)脊髓恶性肿瘤晚期,肿瘤无法切除者。

(3)全身或手术部位有急性炎症者。

(4)合并有广泛转移的椎管内转移瘤者。

3. 手术入路

(1)后方正中入路:适用于肿瘤位于后方或后外侧者。

(2)侧方入路:适用于肿瘤位于一侧或前方者。

(3)经口腔入路:适用于硬脊膜外/或和脊柱骨质受累者。

(4)经颈椎前外侧入路:适用于颈椎前方的肿瘤。

(5)联合入路:适用于各类椎管内肿瘤通过椎间孔生长到相邻的颈部、胸腔、腹腔及盆腔的哑铃型肿瘤。

4. 手术方式

(1)全椎板切除:适用于病变以中线为中心的椎管内肿瘤。

(2)半椎板切除:适用于做一侧椎管内的探查手术。

(3)椎板成形术:适用于肿瘤累及的节段多,手术涉及的范围广影响椎体以至脊柱的稳定性的肿瘤。

(四)术后处理

(1)术后48小时主要观察生命体征及神经系统检查与术前对比。

(2)注意伤口干燥和观察有无脑脊液漏。

(3)体位最好是平卧或侧卧位,以硬板床为佳。

(4)进食要求肠蠕动功能恢复后,导尿管留置要根据膀胱功能如有无尿潴留决定。并注意尿路感染的预防。

(5)防止褥疮。

【出院医嘱】

(1)注意出院后的神经系统症状与康复情况,一个月来院复诊,如有复发或新的表现随时来院就诊。

(2)神经系统康复的功能锻炼。

(3)注意身体其他部位是否有相同的病症如神经纤维瘤病时往往易为多发,转移癌要尽快找出原发病灶并做相应处理。

二、椎管内脓肿

【概述】

椎管内脓肿(intraspinal abscess)可分为脊髓、硬膜下和硬膜外脓肿三种,其感染途径来源、致病菌和病理改变大致相同,但临床表现不易区别,而以硬膜外脓肿最多见。一般认为,术后神经功能的恢复直接与术前神经功能受损的程度有关。因此,早诊断早治疗是处理本病的关键。

【入院评估】

(一)病史询问要点

(1)病程及感染史:常见感染来源途径有血源性感染、直接蔓延侵入和隐源性感染。

(2)疼痛的部位及特点:疼痛最明显的部位往往就是病变所在的位置。

(3)运动和感觉障碍:运动障碍常表现为从上运动神经元瘫痪逐渐转为下运动神经元瘫痪,感觉障碍从刺激征到感觉丧失。

(4)年龄及是否有静脉用药史。

(5)是否有糖尿病、慢性肾病、免疫缺陷、酗酒、恶性肿瘤、脊柱手术和外伤等。

(二)体格检查要点

(1)一般情况:全身情况是否表现疲倦、精神萎靡、头疼、畏寒。

(2)局部情况:脊柱各段是否有固定的棘突压痛或叩击痛,是否有神经根痛和放射痛,局部皮肤是否红肿。

(3)是否有神经压迫征。

(三)门诊资料分析

1.腰椎穿刺　腰穿椎管有梗阻、脑脊液呈蛋白细胞分离现象,在病变部位如做硬膜外穿刺检查常可抽出脓液而确诊,如果病变在腰段一般不主张做腰穿检查,以免脓液带入或扩散到椎管蛛网膜下腔。

2. 神经放射学检查　脊柱 X 线平片常无异常改变,脊髓腔碘油造影可显示硬膜外占位现象,梗阻端呈梳齿状或不规则的斜坡形或锥形影像。CT、MRI 显示硬膜外间隙分界不清,密度增高;肉芽肿表现为软组织增厚;脊髓造影、CT、MRI 显示受累部分蛛网膜下腔变窄。

(四)继续检查项目

1. 血沉　常明显增加。
2. 血常规　外周血白细胞增加。

【病情分析】

(一)诊断

1. 主要临床表现

(1)大多数呈急性经过,病前常有皮肤或全身其他部位化脓性感染病灶史。病初有急性化脓性感染或全身败血症表现,如高烧、寒战、全身倦怠或头痛,血象白细胞数增高,可有脑膜刺激征。

(2)早期在病变节段部位有剧烈的胸腰背痛根痛,椎旁与棘突叩压痛明显,局部皮肤软组织肿胀水肿。凭脊椎痛及椎旁皮肤浮肿可定位。

(3)急性脊髓压迫症状明显而严重,病变进展迅速,很快出现双下肢麻木无力、肌张力及腱反射减弱、病变节段以下感觉减退,在数小时或 1~2 天内变为弛缓性截瘫、感觉和反射完全消失、小便困难或尿潴留。

2. 体格检查　多数患者有局限性腰背痛、棘突压痛或叩击痛;脊柱活动受限,局部皮肤可有水肿,病程数天后出现脊髓压迫征。肢体障碍首先为痉挛性瘫痪,然后发展为弛缓性瘫痪。

3. 辅助检查

(1)MRI 是目前诊断椎管内脓肿最为可靠而准确的方法,椎体骨髓炎表现为 T_1 低信号,T_2 高信号,软组织感染为 T_2 高信号,脓肿的 MRI 表现为 T_1 低信号或等信号。

(2)脊髓碘油造影:曾是诊断硬脊膜外脓肿的主要方法,可明确病变的节段和范围。

(3)CT 扫描:CT 增强后的阳性率为 100%,但明确范围不如 MRI。

(二)临床分类

1. 硬膜外脓肿　硬膜外脓肿(extradural abscess)主要是指发生于椎管内硬膜外间隙的局限性化脓性炎症。硬膜外脓肿多发生于胸段,可涉及4~5个节段,这与其解剖生理结构有关,因胸段硬膜外腔间隙较宽、后方及两侧间隙内充满大量结缔组织,脂肪较多,有丰富的静脉丛,局部静脉回流缓慢,易于感染后形成化脓灶及肉芽组织增厚,压迫脊髓和静脉丛;而颈、腰段硬膜外腔逐渐变狭窄,与椎管骨壁骨膜紧贴,脂肪与结缔组织较少,故形成脓肿较少。

2. 硬脊膜下脓肿　很少见,男女发病比例相当,大多数经血源性感染所致。以腰段发病率最高,临床表现与硬脊膜外脓肿相似,但易有括约肌功能障碍。脊髓压迫征不如硬脊膜外脓肿典型。MRI在T_1像看到椎体与脊髓之间的等信号或增强信号。

3. 脊髓内脓肿　非常少见,脓肿可发生在脊髓任何节段,大多数表现出脊髓功能障碍的进行性加重,发热可不明显,MRI可与上述两种脓肿类型明确鉴别。

(三)鉴别诊断

1. 急性脊髓炎　常无原发感染史,体检无局限性压痛和叩击痛,发病更快,常在发病3天后迅速发展为病变节段以下肢体完全瘫痪。

2. 脊柱转移癌　常可发现原发癌,如肺、乳腺、前列腺或消化道等肿瘤。X线片上呈现"手风琴"样椎体压缩和破裂。

3. 椎管内肿瘤　常无感染史,MRI检查常容易鉴别。

4. 脊柱结核　有肺结核或身体其他部位的结核病史,病程较慢,X线片可见骨质破坏和椎旁冷脓肿阴影等。

【治疗计划】

(一)治疗原则

本病属外科急症,需早期诊断、尽早手术,这是减少残疾提高疗效的关键。手术目的主要是清除脓肿、切除肉芽组织,以解除对脊髓的压迫和控制感染。术中需切除椎板,充分减压,应用稀释的抗生素溶液和双氧水反复冲洗脓腔,刮除肉芽组织,清除脓液坏死组织,并可放置引流管数天。要求手术中避免损伤硬膜和脊髓。

(二)术前准备

(1)同时尽早选用对致病菌敏感的广谱抗生素,其剂量要足够、时间不能太短,可配合灭滴灵抗厌氧菌治疗。临床上多选用广谱第三代头孢菌素如噻吗灵,用药3~5天控制严重感染后再改用其他抗生素。强调术前开始应用大剂量抗生素。

(2)其他同椎管内肿瘤。

(三)手术方案

(1)椎板切除要足够和充分。

(2)脓肿切除尽量完整,脓液清理要彻底。

(3)切口是否缝合要根据手术情况,是否有脓肿破裂等。

(4)围手术期要用敏感和强有效的抗生素,以广谱为首选。

(5)术后加强截瘫护理,全身营养支持疗法和神经营养药物治疗;采取多项促进患肢神经功能恢复的综合治疗措施,预防肺炎、尿路感染和褥疮并发症。

(四)预后

一般认为在未发生完全性弛缓性瘫痪之前,能及时手术者的预后较好,完全性瘫痪1~2天内手术者,仍有不同程度的功能恢复,若完全性软瘫超过48小时后才手术,则恢复希望甚微。不过对那些截瘫时间稍长者,为改善预后与稳定病情,采用手术清除脓液和肉芽组织压迫、或排脓术,仍是必要的,切不可因为其预后较差而放弃手术治疗。

【出院医嘱】

(1)对于明确感染来源的,要密切观察原发病的进展,定期血常规和脑脊液复查,对不能或来不及查找感染来源的病人,最好在医院里能找到感染来源,因经济困难等原因而感染原因不明者,要嘱家属和病人密切观察身体其他部位的变化,如有症状要随时回院检查和治疗。

(2)要交待家属协助病人进行神经系统的有关功能训练。

(3)密切观察病情和症状,有症状复发要及时复诊及MRI等相关检查。

(4)注意颅内情况是否出现新的症状,及时来院检查。

三、椎管内结核性肉芽肿

【概述】

脊椎结核病约有 10%~20%可并发硬脊膜内外结核性肉芽肿或结核瘤,以硬脊膜内髓外、髓内结核瘤最多见,其病灶常呈环状紧贴于硬膜上,或直接侵蚀脊髓组织,而引起脊髓受压与病变损害,以胸段较多见,儿童或青壮年多见。湘雅医院曾报道椎管内结核瘤 10 例分析,由于早期诊断、手术治疗及时,抗痨时间够长,其疗效较好。

【入院评估】

(一)病史询问要点
(1)是否有结核病家族史和接触史。
(2)有无肺部或淋巴结结核病史。
(3)是否来自结核病高发地区。
(二)体格检查要点
(1)一般情况:发育、营养、面色等。
(2)是否有发热及感染症状。
(3)是否有咯血、咳嗽和骨关节结核等。
(4)局部是否有淋巴结肿大。
(5)肺部检查是否有异常改变并需要照片等进一步的检查。
(三)门诊资料分析
1. 血沉　通常会加快。
2. 脑脊液检查　约 1/3 患者脑脊液细胞数会增加,蛋白含量增高,但糖含量一般正常。
3. 结核菌素试验　阳性者有利于诊断。
4. MRI 检查　干酪坏死区为 T_1 低信号,T_2 则为高信号,增强后有强化。
(四)继续检查项目
肺部 X 线片:若发现结核病的表现有利于本病诊断。

【病情分析】

(一)诊断

1. 主要临床表现

(1)多数病人呈慢性病程,一般在半年至一年,既往有结核病接触史,发病初期常有低烧、盗汗、食欲差与全身乏力。

(2)有陈旧性活动性结核病史,或刚治疗不久,逐渐出现轻截瘫和相应节段以下的感觉障碍。

(3)原诊断为结核性脑膜炎,在治疗过程中或痊愈不久很快发生截瘫者。

2. 体格检查 渐进性脊髓压迫症,常以根性痛为首发症状,脊椎及椎旁叩压痛和椎旁肌肉痉挛明显;病变以一侧为重者可先出现脊髓半侧损害综合征,但常为强直性或弛缓性截瘫征,病变节段以下出现深浅感觉障碍及括约肌功能障碍。

3. 辅助检查

(1)血沉增快:椎管内蛛网膜下腔多有梗阻,脑脊液蛋白量增高、白细胞增多主要为淋巴细胞。

(2)脊髓腔碘油造影:显示病变部位有梗阻,阻塞端可呈倒杯形、梳齿状或尖锥、条索状。脊柱 X 线平片可正常,或有病变节段区椎体骨质疏松破坏变形、椎间隙狭窄及脊柱后突。

(3)CT 显示硬膜外间隙密度增高,软组织增厚,相应部位蛛网膜下腔变窄。

(4)MRI:可清楚显示硬脊膜外硬膜下占位病变。

(二)临床分类

1. 硬脊膜外结核瘤 症状表现如同脊髓肿瘤,但一般病程较长。椎体与椎间盘无破坏,常累及数个节段。

2. 髓外硬脊膜下结核瘤 与髓外硬脊膜下肿瘤相似,但往往有结核病感染史,有发热、全身乏力、脑膜刺激征等。

3. 脊髓内结核瘤 极少见,与脑内结核瘤的病理和发病机制相同。常为单个,直径 7～10 mm,青年人多见,好发部位为胸椎。临床表现为上运动神经元瘫痪和相应节段以下的传导性感觉障碍。

(三)鉴别诊断

1. 脊髓肿瘤　病程长，病情为进行性发展，无发热，乏力及脑膜刺激征，MRI 检查容易鉴别。

2. 椎管内脓肿　常有明显的感染史，有高热和脊柱压痛，脑脊液有明显的细胞数增加。

3. 急性脊髓炎　病程进展迅速，无感染史，无占位性改变，MRI 检查易鉴别。

【治疗计划】

(一)治疗原则

(1)扩大椎板切除减压和病灶清除术是本病的重要治疗方法，凡能切除者，应尽量全切。如脊髓病变粘连紧不易剥离切除者，不应勉强分离切除。

(2)术前即开始抗痨治疗，术后辅以足够剂量的抗痨药物治疗，用药时间不应短于 6 个月，可防止结核性病灶扩散与复发。

(3)加强全身营养支持疗法，对截瘫者除辅助多项功能锻炼，促进康复的药物治疗外，还要加强患者的心理护理治疗，预防各种并发症的发生。

(二)术前准备

(1)治疗原发病如肺结核等。

(2)肺功能检查。

(3)其他同脊髓肿瘤。

(三)手术方案

术式基本与脊髓肿瘤的手术治疗相同，特别强调累及椎板的扩大切除和抗痨治疗。

(四)预后

大多数病人术后恢复的过程较长。

【出院医嘱】

(1)告诉家属有关脊髓结核瘤及结核病的长期治疗和随访的必要性。

(2)继续抗痨治疗至少 3～6 个月。

(3)神经系统症状的康复治疗。

(黄月明)

第三节

脊髓空洞症与延髓空洞症

【概述】

脊髓空洞症(syringomyelia)是一种缓慢进行的脊髓内空洞形成。临床主要表现为受损节段分离性感觉障碍、下运动神经元性瘫痪及神经营养障碍,至后期空洞扩大时,也可出现受损节段以下传导束型感觉障碍及锥体束受损征象。

形成空洞的原因多种多样,枕大孔区畸形、脊柱疾患、脊髓外伤、脊髓肿瘤、炎症等均可导致本病的形成,目前为止还没有一种理论能完全解释本病的所有特征,其中对神经外科医生影响较大的当推 Gardner 的流体动力学理论和 Williams 的颅内与椎骨内压力分解理论。

Gardner 等认为,Arnold-Chiari 畸形病人由于小脑扁桃体下疝所致四脑室的脑脊液流出不畅,脑室内脉络区搏动形成的冲击经过闩部向下传递,使脊髓中央管扩张并不断加重。但临床上有 1/3 的脊髓空洞症无 Arnold-Chiari 畸形,且有的人颈髓无空洞而胸腰髓有空洞,显然 Gardner 学说无法完全解释所有临床现象。Williams 认为一旦损伤的空洞形成,它将不断受到局部脑脊液波动的冲击而不断的扩大。随着脊髓的增粗,脊髓蛛网膜下腔的缩小,脑脊液压力增高,空洞内外压力差增大,使更多液体流入空洞腔内。另外在脊髓损伤有局部粘连时,脊髓的伸屈运动可牵拉空洞,迫使液体进入空洞腔内,亦为脊髓空洞逐渐增大的一个因素,这一学说的提出补充并更新了对脊髓空洞症发病机制的认识。

【入院评估】

(一)病史询问要点

(1)感觉或运动障碍发生的时间、部位。

(2)是否存在声嘶、吞咽困难、行走不稳、大小便功能障碍。

(3)有无外伤史。

(二)体格检查要点

1. 一般情况　有无明显外伤痕迹、有无脊柱畸形等。

2. 神经系经检查

(1)颅神经功能检查：重点检查后组颅神经功能，有无饮水呛咳、软腭无力、悬雍垂偏斜、咽反射减弱或消失、转头、提肩是否有力等。

(2)感觉及运动功能检查：是否存在单侧或双侧节段性痛、温觉消失，而轻触觉、振动觉和位置觉存在的分离性感觉障碍，是否有肌肉萎缩、无力、肌束颤动和腱反射消失。

(三)门诊资料分析

1. X线检查　①头颅的侧位片：观察有无颅底凹陷。②颈椎的正侧位与张口位：观察是否有寰枢椎脱位、齿状突后突畸形等先天或后天畸形。

2. 脊椎CT扫描　三维重建技术可清楚的显示寰枕畸形及颅底凹陷情况，有时可替代X线的检查。

3. 脊髓MRI检查　是目前诊断本病最理想的方法，可在纵、横断面上清楚显示空洞的位置及大小。行MRI时要申请检查空洞的全段，尤其是注意颈延交界部及腰段，以免漏诊脊髓内肿瘤、小脑扁桃体下疝畸形及脊髓栓系综合征。

【病情分析】

(一)诊断

1. 典型临床表现　本病多在20～30岁起病，儿童或中年后起病者甚少。男多于女，起病隐袭，缓慢进展。由于空洞所在部位及范围不同，临床症状差异甚大。后角或前连合受损时，出现单侧或双侧节段性痛、温觉消失，而轻触觉、振动觉和位置觉存在，此即为本病特征性的分离性感觉障碍。前角受损时，则出现相应节段肌肉萎缩、无力、肌束颤动和腱反射消失。至晚期空洞扩大,累及脊髓白质时,脊髓丘脑束和后索受损,出现病变平面以下传导束型的痛、温觉、深感觉和触觉消失;锥体束受损时,出现病变平面以下肢体痉挛性瘫痪。

2. X线及CT表现 部分病人有颅底凹陷、齿状突后突、寰枢椎半脱位等畸形存在。

3. MRI表现 在 T_2 加权像上可清楚显示颈、胸、腰或脊髓全段中央管扩大,脊髓变粗。约 2/3 的病人同时存在小脑扁桃体下疝畸形。

(二)鉴别诊断

1. 脊髓髓内肿瘤 初期可有节段性分离性感觉障碍,病情进展较快,较早出现横贯性脊髓损害症状。MRI平扫及增强检查可以确诊。

2. 肌萎缩侧索硬化 发病多在中年后期,只侵犯运动神经元,无感觉障碍。

3. 脊髓出血 常有外伤史,起病急骤,脑脊液呈血性,脊髓 MRI 检查可以鉴别。

【治疗计划】

本病进展缓慢,有时可迁延数十年之久,如空洞较小,临床症状较轻,可暂行观察。如空洞较大,症状进行性发展可行手术治疗,手术治疗有以下两种方式。

1. 后颅窝减压术 主要适用于存在小脑扁桃体下疝畸形患者。术中打开枕骨大孔,根据小脑扁桃体下疝节段,咬除颈$_1$或更低节段棘突和椎板,打开硬膜,切除或不切除小脑扁桃体,硬膜扩大缝合,病人如存在寰枕畸形,则进行相应矫正。

2. 空洞引流术 主要适用于不存在小脑扁桃体下疝畸形患者。手术选择脊髓最薄和空洞最宽的地方造口,行空洞-蛛网膜下腔或空洞-腹腔分流术。

【住院小结】

(一)疗效及预后

多数病人在手术后可出现神经功能的改善,少数病人症状可能有加重或波动。术前应让病人了解手术常能阻止神经功能障碍的进一步加重,但是不能使他们恢复正常。

(二)出院医嘱

应对病人定期随访,而 MRI 是随访的好办法。

第四节 脊髓损伤

脊髓损伤(injuries of spinal cord)是一种严重损伤,占全身损伤的 0.3%,在脊柱骨折中约占 20%。其年发病率发达国家为 28.3~45 人/100 万人,我国为 6.7 人/100 万人,其高峰年龄为 15~40 岁。脊髓损伤常造成严重残废,给社会家庭带来沉重负担。近年来的报告死亡率在 5% 以下。

(一)损伤分类

按照蛛网膜下腔与外界的沟通情况,脊髓损伤可分为开放性与闭合性损伤两种。开放性多见于战时火器伤或刀戳伤,闭合性多见于和平时期,脊柱受到直接或间接暴力所引起,但大多是间接暴力所致,因此常可见有脊柱的骨折和脱位。

按照损伤程度,脊髓损伤可分为完全性与不完全性两种。

(二)脊髓损伤病理改变

1. 脊髓震荡　与脑震荡相似,是脊髓受损之后短暂、可逆性的传导及反射功能受到抑制,无组织形态学上的病理改变,症状在数分钟或数小时内即可完全恢复。

2. 脊髓挫裂伤与出血　其损伤程度可有所不同。轻者有挫伤改变,但软膜保存完好,叫脊髓挫伤;重者脊髓软膜和脊髓都有不同程度的破裂、出血及坏死,称脊髓裂伤,甚至有脊髓断裂。

3. 脊髓断裂　脊髓的连续性中断,可为完全性或不完全性。脊髓断裂后恢复无望,预后恶劣。

4. 脊髓受压　骨折移位、碎骨片、破碎的椎间盘、皱缩的黄韧带和血肿等可以压迫脊髓,压迫时间过久,脊髓因血液循环障碍而发生软化、萎缩或瘢痕形成。

5. 脊髓中央灰质出血性坏死　是一种特殊而有严重的继发性脊髓损伤,可在伤后立即发生,并成为发展的脊髓自体溶解过程。在伤后数小时和数天,受力点附近的脊髓中央管周围和前角区域出现许多点状出血,并逐渐向上下节段及断面周围扩展,有时可遍及整个脊髓,但脊髓表面的白质区较少出现这种出血。脊髓坏死、水肿,各种神经组织成分被破坏。整个病理过程在2~3天达到高峰,2周后逐渐出现神经组织损伤的修复征象。

【入院评估】

(一)病史询问要点

了解损伤原因,分析致伤方式,脊柱骨折可能发生部位,有无休克、胸腹脏器损伤及急救搬运过程。

(二)体格检查要点

(1)应做好全身检查,及时判断有无休克及胸腹脏器损伤。有颅脑损伤伴有意识不清者更应针对颅脑进行详细检查,以免遗漏。

(2)创伤局部检查,局部有无肿胀、压痛、软组织损伤,有无脊柱后突畸形等。

(3)神经系统检查:①感觉检查,以手接触损伤平面以下皮肤,如病人有感觉,即表示为不全性脊髓损伤,然后分别检查触觉、痛觉、温冷觉和深部感觉,划出感觉障碍上缘,并定期测试上缘变化。②运动检查,肢体有无随意运动,肌力的等级,并重复追踪检查肌力变化情况。③反射检查,深浅反射和病理反射。④肌张力和肌营养。⑤括约肌功能检查,有无尿潴留或尿失禁,必要时作膀胱测压;肛门反射有无消失,肛门指检,了解括约肌收缩功能。

(三)继续检查项目

1. 脊柱X线检查　摄脊柱正侧位和两侧斜位片,必要时摄断层片。第1、2颈椎应加摄张口位片。如病人已完全截瘫,X摄片无脊柱骨折脱位(小儿多见),则往往是脊柱脱位后又自行复位的原因。

2. CT 扫描 在显示脊柱骨折(尤其是脊柱后部结构的骨折)及软组织损伤方面优于 X 线平片,在显示椎管横断面有特殊的优势。如应用 Amipapaue 行脊髓造影,能了解脊髓损伤情况及骨与软组织对脊髓压迫情况。

3. MRI 对脊柱脊髓损伤的病人能够在无创伤情况下,直接显示韧带的撕裂,外伤性椎间盘突出,脊髓受压和脊髓挫伤等情况,并能作出准确诊断。椎体骨折或脱位在矢状位上显示得更为清楚,在临床治疗上应用价值极高,但在横断面上不如 CT。因 MRI 检查时间长,故在病人无生命危险,并要求病人自始至终安静配合下,才能进行。必要时用镇静剂。

4. 体感诱发电位(somatosensory evoked potential, SEP) 测定脊髓功能的新的重要方法。指用电刺激周围神经(上肢为正中神经或尺神经,下肢为胫神经或腓总神经),其冲动经脊髓后柱上行,在大脑皮质感觉区产生突触后电位变化。故此项检查对判断脊髓损伤的程度和预后有一定价值。

【病情分析】

(一)诊断

1. 确定脊髓损伤的节段 各种较重的脊髓损伤后均可立即在损伤平面以下出现肢体弛缓性瘫痪,称之为脊髓休克,是脊髓失去高位中枢控制的一种病理现象,表现为损伤平面以下运动、反射及括约肌功能丧失,有过久平面及大小便不能控制。2~4 周后这一现象可根据脊髓实质性损害程度的不同而发生损伤平面以下不同程度的痉挛性瘫痪,表现为肌张力增高,腱反射亢进,并出现病理征。

2. 根据脊髓损伤节段不同,其临床特点亦不同

颈段脊髓损伤表现为四肢瘫:上颈椎损伤的四肢瘫均为痉挛性瘫痪,下颈椎损伤的四肢瘫由于脊髓颈膨大部位和神经根的毁损,上肢表现为弛缓性瘫痪,下肢仍为痉挛性瘫痪。

胸段脊髓损伤表现为截瘫。

腰膨大损伤表现为下肢弛缓性瘫痪。

脊髓圆锥损伤表现为会阴部皮肤鞍状感觉缺失,括约肌功能丧失至大小便不能控制和性功能障碍,两下肢的感觉和运动仍保留正常。

马尾神经损伤很少为完全性的,表现为损伤平面以下弛缓性瘫痪,有感觉及运动功能障碍及括约肌功能丧失,肌张力降低,腱反射消失,没有病理

性锥体束征。

典型的综合征有:脊髓半切综合征、脊髓前综合征、脊髓中央管周围综合征等。

(二)临床类型

1. 闭合性脊髓损伤。

2. 开放性脊髓损伤。

(三)ASIA 脊髓损伤分级标准

由美国脊髓损伤协会(american spinal injury association,ASIA)制定。A. 完全性损伤,无运动及感觉功能残留;B. 不完全性损伤,感觉功能保存,无运动功能;C. 不完全性损伤,损伤水平以下的运动功能保存,但主要肌力<3度;D. 不完全性损伤,损伤水平以下的运动功能保存,其主要肌力≥3度;E. 正常,运动及感觉功能正常。ASIA 分级为脊髓损伤神经功能评价提供了一种相对量化的指标。

【治疗计划】

(一)现场急救

包括基本生命的抢救(气道、呼吸及心跳,简称 ABC)和病人的搬运。医务人员在事故现场建立了足够气道、通气及输液后,应小心仔细搬运受伤的病人,即搬运时至少要三人蹲在病人一侧,协调一致平起,防止脊柱扭转屈曲,平放在硬板担架上。颈椎骨折应有专人固定并牵引头部;胸腰段骨折者应在胸腰部垫一软垫。防治休克,勿误胸腹脏器出血处理。

(二)医院内初步处理

(1)在医院外抢救时已对患者完成了 ABC,但来到医院后在急诊室仍必须重新检查,并扩大至 ABCD,D 为 disability(神经功能的评价)。

(2)应注意常合并有多系统的损伤。

①有颈椎损伤的病人暂由颈托固定,防治搬动检查的过程中骨折移位。

②有意识障碍者,应注意保持呼吸道通畅,必要时气管插管。对有颈椎损伤的病人,气管插管应在喉镜介导下作经鼻或口气管插管而不能活动头及颈部。

③应留置导尿管,防止尿潴留。

④插胃管可防止误吸,减轻胃过度扩张会压迫横膈而影响呼吸。

⑤在皮肤与床板间垫软垫,有助于防止压迫性溃疡。
⑥完善基本检查:血常规、凝血功能、血型、脊柱 X 线检查、CT 扫描等。

(三) 外固定

一般先采用颌枕带或颅骨牵引。防止因损伤部位的移位而产生脊髓的再损伤。

(四) 手术治疗

手术的目的是使开放性损伤变为闭合性,整复骨折脱位,解除脊髓压迫,恢复和维持脊柱的生理弧度和稳定性。

1. 脊髓损伤遇有下列情况者,应考虑手术　①开放性脊髓损伤患者;②不全瘫痪症状进行性加重者;③X 线片显示脊柱不稳定骨折者或脱位者,有骨折片突入椎管内者;④椎管内梗阻者;⑤马尾神经损伤者。

2. 不宜手术者　如果病人有休克,瘫痪症状不稳定或已肯定为完全瘫痪者;第二颈椎前脱位,齿状突完整者;有延-颈分离综合征者,均不宜手术。

3. 手术方法及适应证的选择

(1) 清创术:适用于开放性脊髓损伤患者,应争取在 24 小时内完成。注意点:①术前备血要充分;②刃器嵌入体内,术前不能盲目拔出,以防拔出时大出血,而应在手术直视下敞开伤道,沿伤道或刃器追踪到伤口尽头,看清周围损伤的组织和器官,方可将刃器取出;③沿入口,由浅入深进行清洗,清除伤道失活组织、异物、碎骨片、血块及突出的椎间盘;④过深而较小的弹片、异物,取出困难而位置相对不重要者可予以留置。

(2) 脊柱切开复位固定术:适用于不稳定脊柱骨折和脱位,行闭合复位困难,或由于关节交锁,阻碍脊柱复位者。固定方法:颈椎骨折采用钢丝固定上下棘突,胸椎和胸腰段骨折用钢板或金属棒行棘突旁固定。

(3) 椎板切除减压术:适用于椎板和棘突骨折导致脊髓损伤和受压的病人,而不适用于椎板压缩性骨折,粉碎性骨折和脊柱脱位。近年来,采用早期椎板切除术行脊髓后索正中切开术(myelotomy),切口超过损伤区 2～4 节段,用大量生理盐水冲洗,清除去甲肾上腺素,可保留更多脊髓功能。

(4) 脊髓前路减压术:脊柱骨折脱位,大多数来自前方压缩、脱位的椎体后上角的粉碎性骨折,或破裂的椎间盘,造成脊髓的损伤和受压。故从前路直接切除前方的压迫物进行减压是近年来开展的比较合理的彻底的手术方案。一般分为颈髓前路减压术和胸段、胸腰段前路减压术两种:前者手术多在伤后晚期进行,如在早期手术,术前、术中和术后均需进行颅骨牵引。后者早期手术需行骨融合术,晚期由于骨痂形成较好,手术不影响其稳定性,故不需做融合术。

(五)药物减轻脊髓水肿和继发性损伤

1. 脱水疗法　采用甘露醇、速尿、高渗葡萄糖,减轻脊髓损伤性水肿,保护和恢复脊髓功能,持续应用1~2周。

2. 肾上腺皮质激素　可减轻脊髓水肿,抑制损伤脊髓组织内儿茶酚胺的代射和聚积,减少自由基脂质过氧化作用,一般使用地塞米松20~40 mg/d。

3. 外源性神经节苷脂　如单唾液酸神经苷脂能促进轴突生长,增加损伤部位轴突的存活数目,使之达到传导运动所需的阈值数促进神经恢复,有学者报道中枢神经损伤后两三天内使用单唾液酸神经节苷脂能促进神经恢复。

4. 维生素B_{12}(弥可保)　能增强神经细胞内核酸和蛋白质的合成,促进髓鞘主要成分卵磷脂的合成,有利于受损神经纤维的修复。

5. 复方丹参注射液　丹参的主要作用为改善微循环,抗脂质过氧化和高超氧化物歧化酶活性,同时通过对超氧阴离子的清除作用而阻止生物膜的脂质过氧化作用。在脊髓损伤过程中,丹参不能逆转受损的神经细胞,其主要作用是保护尚未受损或轻度受损的神经细胞免受继发性损伤。

6. 其他辅助药物　抗去甲肾上腺素类药物,如利血平、左旋多巴等,以利血平较好,毒性也小。抗纤维蛋白酶制剂,如6-氨基己酸可阻止纤维蛋白溶酶形成。改善微循环药物,如低分子右旋糖酐。此外,还有麦角酰胺(methysergide)、纳洛酮、东莨菪碱等,但其疗效有待进一步探讨。

7. 高压氧治疗　可提高血氧分压,改善脊髓缺氧,可显著改善伤后脊髓功能。

8. 低温疗法　即脊髓损伤局部低温灌洗。冲洗化学递质及代射产物,减少脊髓内去甲肾上腺素含量,减低神经组织中酶的活力,降低神经元的代谢率及氧耗量,从而减轻脊髓的坏死范围,以保留更多的神经功能。这种方法必须在伤后2~4小时内进行才有效,其方法有两种:①在早期椎板切除的同时,用5~8℃冷生理盐水从硬脊膜外蛛网膜下腔反复冲洗冷却脊髓。②在损伤脊髓两端,行硬脊膜外穿刺插入导管,将冷却液从一端注入,另一端流出,进行循环冷却,需4~7小时。

(六)并发症及其防治

1. 呼吸衰竭与呼吸道感染　这是颈脊髓损伤的严重的并发症。人体有胸式呼吸与腹式呼吸两组肌肉。胸式呼吸由肋间神经支配的肋间肌管理,而腹式呼吸则来自膈肌的收缩。膈神经由颈$_3$、颈$_4$、颈$_5$组成,颈$_4$是主要成分。颈脊髓损伤后,肋间肌完全麻痹,因此伤者能否生存很大程度上取决于腹式呼吸是否幸存。颈$_1$、颈$_2$的损伤往往是伤者在现场即已死亡,颈$_{3,4}$的损伤由于影响到膈神经的中枢,也常于早期因呼吸衰竭而死亡,即使颈$_{4,5}$以下的损伤也会因伤后水肿的蔓延波及中枢,而产生呼吸功能障碍,只有下颈椎损伤才能保住腹式呼吸。由于呼吸肌力量不足,呼吸非常费力,使呼吸道阻力相应增加,呼吸道的分泌物不易排出,久卧者又容易产生坠积性肺炎。一般在一周内便可发生呼吸道感染,吸烟者更是提前发生,其结果是因呼吸道感染难以控制或痰液堵塞气管,因窒息而亡。

选用合适的抗生素与定期翻身拍背有助于控制肺部感染。

气管切开可以减少呼吸道死腔,及时吸出呼吸道内分泌物,安装呼吸机进行辅助呼吸,还可以经气管给以药物;然而气管切开后为护理工作带来很大的困难,因此何时作气管切开最为适宜目前尚未作定论,一般认为下列病人应作气管切开:上颈椎损伤、出现呼吸衰竭者、呼吸道感染痰液不易咳出者、已有窒息者。

2. 泌尿生殖道感染　由于括约肌功能的丧失,病人因尿潴留而需长期留置导尿,容易发生泌尿系的感染,男性病人还会发生附睾炎。防治方法:伤后2～3周开始导尿管定期开放,其余时间夹闭,使膀胱充盈,避免膀胱肌挛缩,并教会病人在膀胱区按摩加压,排空尿液,训练成自主膀胱,争取早日拔去导尿管。需长期留置导尿而又无法控制泌尿生殖道感染者,可作永久性耻骨上膀胱造瘘术。有感染者加用抗生素。

3. 消化道出血　颈脊髓损伤后,常合并有神经源性休克,这类病人常表现为交感神经切除样综合征,如胃酸分泌增加,胃肠道相对缺血及无力,很容易引起应激性溃疡。故应静脉给予制酸剂,放置胃管,维持胃分泌物低压引流。

4. 体温失调　颈脊髓损伤后,自主神经系统功能紊乱,受伤平面以下皮肤不能出汗,对气温的变化丧失了调节和适应能力,常易产生高热,可达40℃以上。处理方法是:将病人安置在设有空调的室内;物理降温,如冰敷、灌肠、酒精擦浴；药物疗法；输液和冬眠药物。

5. 褥疮　褥疮最常见的部位为骶部、股骨大粗隆、髂嵴和足跟等处。褥疮是护理不当的后果，是可以避免的。防治方法是：床褥平整柔软，可用气垫床；保持皮肤清洁干燥；每2～3小时翻身1次，日夜坚持；对骨隆起部位每日用50%酒精擦洗，滑石粉按摩；浅表褥疮可以用红外线烘烤；深度褥疮应剪除坏死组织，勤换敷料；炎症控制，肉芽新鲜时，作转移皮瓣缝合。

(七)神经功能的康复

从治疗到康复的转移期，必须要确保病人的神经功能状态、骨骼及生理学的足够稳定，在大多数无并发症的病人最好在伤后1～2周起转入康复。康复中心的病人需要能坐于轮椅上、固定及支架矫正器，如颈托、halo支架或胸腰骶矫正，并能开始执行完整的康复计划。

第五节　脊髓血管病

与神经外科相关的脊髓血管病主要有两类：脊髓血管畸形和动脉瘤。

一、脊髓血管畸形

脊髓血管畸形(spinal vascular malformations)是指脊髓血管先天性发育异常或畸形所形成的一类疾患。可由于病变的发展，而造成脊髓损伤而引起瘫痪，其自然预后较差。在脊髓疾病中，脊髓血管畸形相对少见，其发病率仅为颅内动静脉畸形的1/10，男性多于女性，发病年龄略高于颅内动静脉畸形，好发于胸、腰段脊髓(80%)。随着神经显微外科及血管内栓塞术的发展，本病早期治疗取得较好效果。

第十三章 脊髓疾病

【入院评估】

(一)病史询问要点

(1)了解出现功能障碍的时间、缓急、范围。

(2)首发症状有病变部位根性疼痛、脊髓间歇性跛行,80%以上病人有不同程度的四肢无力或瘫痪。

(3)了解是否有蛛网膜下腔出血症状。

(4)妊娠、外伤及姿势改变,使用激素等诱发本病发作或症状加重。

(二)体格检查要点

神经系统检查 ①感觉检查,分别检查触觉、痛觉、温度觉和深部感觉,划出感觉障碍上缘,并定期测试上缘变化。②运动检查,肢体有无随意运动,肌力的等级,并重复追踪检查肌力变化情况。③反射检查,深浅反射和病理反射。④肌张力和肌营养。⑤括约肌功能检查,有无尿潴留或尿失禁,必要时作膀胱测压;肛门反射有无消失,肛门指检,了解括约肌收缩功能。

(三)辅助检查

1. MRI检查 ①硬膜外动静脉畸形:在硬膜外靠近椎间孔处出现异常增强的粗大静脉影。②硬膜下动静脉畸形:矢状面扫描显示,由于硬膜下血管扩张及脊髓扩大导致脊髓轮廓不清或边界模糊;增强后受累脊髓呈片状或弥散强化。③髓内动静脉畸形:血管团部位的脊髓局部扩张,在血管团位置的蛛网膜下腔出现迂曲的流空信号。脊髓血管畸形在出现急性出血后可在椎管内相应部位发现血肿的占位信号。

2. DSA检查 脊髓血管畸形诊断的准确性依赖于高选择性的脊髓血管造影检查。脊髓血管造影可明确病变范围,指导血管内栓塞治疗。其阳性检出率不到100%。

【病情分析】

(一)诊断

1. 临床表现 ①根痛和牵涉性痛;②进行性神经功能障碍,诸如轻瘫、感觉障碍、括约肌功能障碍和性功能障碍;③由于脊髓出血或栓塞导致的突发性严重神经系统表现;④蛛网膜下腔出血,较为少见表现。

2. MRI检查 可发现椎管内的流空信号以及紊乱的粗大静脉信号。

3. DSA 检查 是明确脊髓血管畸形的金标准,能否阳性发现有时依赖于造影插管技术。

(二) 鉴别诊断

脊髓肿瘤:与脊髓血管畸形相同,多数为缓慢起病,也可出现根痛、感觉和运动功能障碍。但少有急性起病,在 MRI 上表现为团块状的占位性增强,少有血管流空信号。

【治疗计划】

本病的自然预后甚差,大多因进行性加重,陷入弛缓性截瘫,合并肺炎或肾炎而死亡,存活 15 年以上者很少。

脊髓血管畸形若不经处理或仅单纯减压,患者预后较差,只有完全性栓塞或手术切除方可获得满意的疗效。

(一) 外科手术治疗

先处理供血动脉再切除畸形血管。术中须仔细辨认供血动脉和回流静脉,以免引起脊髓缺血以及术中失控的大出血。同时手术在切除硬膜外的血管畸形时应注意有无合并硬膜下及髓内的血管畸形。

(二) 介入栓塞治疗

对于单口性瘘口,可以选用球囊或水解可脱性弹簧圈治疗(GDC);而对于复杂型动静脉畸形,以液态栓塞材料如 Onyx 胶最为适宜。对于高流量型血管畸形,采取分阶段栓塞和动静脉联合栓塞可以治愈。

在外科手术或介入治疗过程中,可利用感觉诱发电位监测感觉传导通路;如术中可能累及运动传导通路,则以使用运动诱发电位监测仪最佳,能较好地反映术后早期的运动功能,而且敏感度良好。

二、脊髓动脉瘤

脊髓动脉瘤(aneurysms of spinal cord)是指脊髓动脉的局限性异常扩张。本病较罕见。与颅内动脉瘤一样,其发病因素多数因动脉管壁结构上的先天异常所致。脊髓动脉瘤多位于脊前动脉上,亦可与颅内动脉瘤、脑血管畸形等共存。

【入院评估】

发病临床上可有脊髓蛛网膜下腔出血或脊髓压迫症的表现，症状轻重缓急亦有不同。在有主动脉狭窄者还可能有间歇性跛行出现。

【病情分析】

临床上表现有脊髓蛛网膜下腔出血或脊髓压迫症。腰椎穿刺脑脊液中可含血、呈黄色、蛋白增高。脊髓碘油造影可见有充盈缺损区。选择性脊髓动脉造影可确诊。

【治疗计划】

动脉瘤夹闭术或切除术。

（陈风华）

第十四章 颅骨疾病

第一节 颅骨骨瘤

颅骨骨瘤(osteoma of skull)为最常见的颅骨良性肿瘤,可见于颅骨任何部位,以额窦和筛窦多见,额、顶、颞骨次之。多为自然生长,有些则可能与外伤有关。

【入院评估】

(一)病史询问要点

(1)多见于中、青年,发病率两性相近。
(2)病程一般较长。
(3)骨瘤体积不大时多无症状,常为偶然发现,以局部肿物就诊,仅有局部不适或胀痛。
(4)常并发副鼻窦感染就诊。
(5)少数骨瘤体积大向颅内生长时,可致颅内压升高。

(二)体格检查要点

(1)常为颅骨表面的突起,大小不一,质硬。

(2)肿物多为圆形,与表面软组织无粘连,头皮色泽正常,与肿物无粘连。

(3)累及眶内时可出现突眼,严重者致头面部变形。

(三)影像学资料

1. 颅骨 X 片　松质型:边缘光滑锐利呈半球状骨密度减低区,内部结构疏松,密度不均,常有钙化斑点,板障常受压而不规则,一般生长较大;致密型:多为表面光滑、边缘锐利、向外隆起于颅骨外板的致密影,内部结构致密均匀,排列整齐。起源于内板者可使内板增厚,突向颅内。起源于副鼻窦者,常为分叶状并可有蒂。

2. CT 检查　骨窗片显示为密度均匀的圆形或半圆形骨化块影,边界光滑,与正常骨表面相连续,局部颅骨未见有骨质增生、破坏或骨膜反应。发生于颅盖骨外板突出于颅骨表面者头皮软组织亦随之向外凸,未见有软组织肿块,无侵袭表现。

(四)鉴别诊断

需与颅内脑膜瘤侵及颅骨引起的骨质增生鉴别,后者 CT 骨窗片显示骨质变化始于内板及板障,而后才累及外板,增强扫描颅内可见显著强化的肿瘤影。

【治疗计划】

(一)治疗原则

以手术全切除为主要治疗方法。

(二)治疗方案

依肿瘤所在部位和生长方式可分为三型:外生型、板障型和内生型。以外生型多见,此型来源于颅骨外板且范围局限,生长慢,可自行停止;板障型来源于板障,呈膨胀性生长,范围广,可累及颅底;内生型生于内板,少见。

1. 非手术治疗　对生长慢、体积小、不影响美容且无症状者可不处理。

2. 手术治疗

(1)对外生型致密性骨瘤未侵及内板者,可切除肿物而保留板障和内板。

(2)对范围较广而肿物较大者,行骨瓣式切除,必要时行一期颅骨修补。
(3)对松质型骨瘤,有人主张行全切除术,以防复发。
(4)对累及副鼻窦等,应与相关科室协作切除之。

【术后处理】

(一)病理检查

骨瘤表面覆有骨膜,切面与骨组织相似。致密型多见,多起源于外板,其内板完整,质坚如象牙;松质型少见。骨瘤生长越快,体积越大。镜下:骨瘤组织学颇似密质骨,但无哈佛系统,骨小梁增粗,可见成骨性结缔组织内含有丰富的新骨组织;松质型常起源于板障,主要由松质骨组成,内含纤维组织,偶见脂肪性骨髓或红骨髓。

(二)并发症的处理

1. 切口感染　术后严密观察切口是否有感染征象,给予抗生素及切口换药治疗。

2. 脑脊液漏　常规对症处理多可治愈,极少数患者须再行脑脊液漏修补术。

【住院小结】

(一)疗效
(1)外生型:生长缓慢,可自行停止,多不需要手术。
(2)手术能够做到全切除,疗效确切。

(二)出院医嘱
要求定期复查。

第二节 颅骨血管瘤

颅骨血管瘤(angioma of skull)比较常见,且多为海绵状血管瘤,而毛细血管瘤较少。本病起源于颅骨板障,逐渐累及内、外板。

【入院评估】

(一)病史询问要点

(1)可发生在任何年龄,以中、青年多见。

(2)局部可触及肿块,病人可有肿胀感。

(3)偶有头痛外,本病一般很少引起其他症状。

(二)体格检查要点

局部检查发现肿物可有压缩性,头低位时,肿物可增大,抬头后又可缩小。

(三)影像学资料

1. 颅骨 X 平片　可见圆形或椭圆形边缘整齐的蜂窝状膨胀性破坏区,周围常有骨硬化带。切线位可见呈放射状排列的骨针。

2. CT 检查　以板障为中心的膨胀性圆形、类圆形状小蜂窝状骨质破坏,密度较高,CT 值约 70~80 Hu,内外板膨隆变薄,可突破内外板,有压迫变薄的骨密质边及呈放射状伸展的骨针。增强后肿瘤显著强化。

【治疗计划】

(一)治疗原则

手术切除为主,切除范围直达正常颅骨,放射治疗有效。

(二) 术前准备

为了减少术中出血,对病变侵犯范围广泛的,术前可结扎供血血管。

(三) 治疗方案

(1) 小的病灶全切后,可行一期颅骨修补术。

(2) 大病灶不能全切除时残留病灶术后再行放射治疗。

【术后处理】

病理检查:肉眼为紫红色血窦,镜下见网状骨小梁间有大小不等的血管窦,有单层内皮细胞覆盖,血窦或结缔组织与骨小梁相连。

【住院小结】

(一) 疗效

偶可发生恶性变,亦需行手术切除,术后再行放射治疗。

(二) 出院医嘱

要求定期复查。

第三节 颅骨胆脂瘤

颅骨胆脂瘤(cholesteatoma of skull)又名表皮样肿瘤、珍珠瘤。此病少见,起源于胚胎发育过程中,异位的外胚叶残留组织。

【入院评估】

(一) 病史询问要点

(1) 多见于青壮年,常见于额骨,其次为顶、枕骨。

(2)局部肿物逐渐增大,生长缓慢,可伴胀痛。

(二)体格检查要点

(1)多无神经系统体征。

(2)若向内侵犯硬膜、脑组织时,可出现癫痫和颅内压增高的症状。

(三)影像学资料

1. 颅骨 X 片　可见密度减低的局部骨质破坏区,圆形或不规则形,边缘锐利,周围有明显的骨质强化带。

2. CT 检查　以向颅外呈囊性膨胀生长为主,密度较均匀,CT 值约 18 左右,边缘增生硬化,清晰锐利,具有特征性。病灶较小时,局限于板障内,可有分隔,内外板分开,受压变薄。病灶较大时,内外板骨质出现缺损,向颅外突入皮下组织,相应缺损区似火山口状,上口大、下口小,向内可累及硬脑膜。

(四)鉴别诊断

有头皮窦道形成时,可发生感染,易误诊为头皮感染、脑脓肿。

【治疗计划】

(一)治疗原则

以手术切除为主。

(二)治疗方案

(1)一经发现,力争全切除,直达正常颅骨,包括受累之硬膜。

(2)全切困难时,则在残留囊壁上涂以 75% 酒精或 10% 的福尔马林,亦可电灼。术中应避免内容物污染蛛网膜下腔,以免术后发生胆固醇化学性脑膜炎。

【术后处理】

(一)病理检查

有完整的包膜,且常与颅骨及硬脑膜粘连,囊壁薄,囊内物呈牙膏样或糜粥状。镜下:囊壁由复层鳞状上皮和一层结缔组织构成,内为上皮碎屑、角化细胞及大量的白色反光的胆固醇结晶。

(二)并发症的处理

术后如发生胆固醇化学性脑膜炎,须多次腰椎穿刺,放出脑脊液,直到患者头痛等症状消失或明显缓解。

【住院小结】

(一)疗效

绝大部分患者手术后一次性治愈,偶有复发者。

(二)出院医嘱

要求定期复查。

第四节 动脉瘤性骨囊肿

动脉瘤性骨囊肿(aneurysmal bone cyst),此病常好发于四肢,病因不明,可能与外伤、内分泌及局部骨质血液动力学改变有关。

【入院评估】

(一)病史询问要点

(1)多见于儿童和青年。

(2)常以颅骨部位出现一个无痛性肿块为特征,缓慢增大,外伤后症状加重。

(二)体格检查要点

(1)肿块突出于头皮软组织,基底较宽,表面光滑,与头皮无粘连。

(2)肿块无波动,听不到血管杂音。

(三)影像学资料

1. 颅骨 X 片　局部为圆形或椭圆形低密度透光区,有较多的骨性间隔,边缘锐利,周围多无骨硬化带。切线位见颅骨内、外板变薄,且外板常向外膨出。

2. CT检查　显示起自板障的膨胀性包块,向颅内外扩展,呈蛋壳样钙化,CT值80Hu以上,包块内有粗细不一的骨嵴形成多房性囊腔,腔内底部密度较高,形成多个液平面,包块呈完整或不完整的薄壁骨壳。增强扫描囊腔内密度增高,包块周边呈明显环形强化。发生于蝶鞍者可见蝶鞍向前向两侧膨胀并突向鞍上池,类似鞍内肿瘤。

3. MRI检查　在T_1WI和T_2WI表现为混杂信号,出血区在T_1WI、T_2WI上均呈高信号,囊变或坏死区于T_1WI呈低信号、T_2WI呈高信号,肿瘤实质部分在T_1WI、T_2WI上均呈等信号。均可见不同程度的液面分隔。

(四)辅助检查

诊断性穿刺多可抽出血性液体。

(五)鉴别诊断

主要与骨巨细胞瘤相鉴别,两者都表现为膨胀性破坏,在病理上有时也难以区分。一般而言动脉瘤样骨囊肿好发于20岁以下,而骨巨细胞瘤好发于20~40岁患者;动脉瘤样骨囊肿伴出血形成液面,特别是不同时期的出血概率要远高于骨巨细胞瘤。

【治疗计划】

(一)治疗原则

一般认为除非肿物膨出过大影响面容等行手术切除外,一般无需特殊处理。

(二)治疗方案

(1)在病变外侧咬除一圈正常颅骨,仔细剥离粘连,有可能还可将粘连的硬脑膜一并切除。

(2)对于因重要结构不能全切除者,应行刮除手术,术后再放射治疗。

【术后处理】

病理检查:肉眼见囊肿内有许多大小不一的血管空腔,大者直径数厘米,小者如蜂窝状,或海绵状,内含血液。显微镜下见部分腔隙有扁平细胞覆盖,囊壁为纤维组织,内含渗出的红细胞、多核巨细胞及巨噬细胞,有新生骨形成。

【住院小结】

(一)疗效

行全切手术后不易再发;行刮除手术或单纯放射治疗,再发率高。

(二)出院医嘱

行刮除手术或单纯放射治疗者,要求定期复查。

第五节 颅骨骨纤维结构不良

颅骨骨纤维结构不良(fibrous dysplasia of cranial bone)又名骨纤维异常增殖症,是一种原因不明的多发性骨纤维增殖代替正常骨质,引起颅骨异常增厚的一种病变。

【入院评估】

(一)病史询问要点

常见于儿童和青少年,由于颅骨的增殖发生畸形,患者多以痛性肿块就诊。

(二)体格检查要点

(1)肿块多向颅外突出,向颅内突出少见,因此,很少有脑受压症状。

(2)若侵及眼眶周围骨质,可使眼球外突;若侵及颌面骨质,面部隆起形成骨性狮面;若侵及视神经孔,可出现视力受损,视神经萎缩。

(三)影像学资料

1. 颅骨平片　大致可分为三型:早期或颅盖部病变多呈囊肿型,板障明显增厚,外板变薄且向外隆起,内板改变少,病变呈圆形或椭圆形,边缘光滑,无硬化带;晚期或颅底病变则多为硬化型,由于病变广泛,骨质增厚,密度增大呈"象牙样"硬化改变,穿窿部病变则多表现为囊肿和硬化型并存的混合形。

2. CT检查　为均匀略高密度病变,病变骨骼呈膨胀性扩大,失去正常形态,其骨硬化区呈毛玻璃样征象。

3. MRI检查　如病变内出现坏死液化,在T_1WI呈低信号和T_2WI表现高信号;如病变内出现坏死出血,在T_1WI和T_2WI上均呈高信号。

【治疗计划】

(一)治疗原则

本病青春期前发展较快,成年后病变常自行停止,因此无明显症状者无需手术。

(二)治疗方案

(1)当肿物增长较快且有疼痛时宜早期手术,本病少数可恶变成肉瘤。
(2)肿物侵及眼眶至眼球外突、视力障碍时,需行眶顶或视神经减压术。
(3)影响面容者,可行手术切除外突骨质。
(4)对疼痛患者可行放射治疗。

【术后处理】

病理检查:好发于额骨及蝶骨,尤其是颅底,可同时侵犯脊椎骨、骨盆及股骨。肿物呈灰红色或灰白色,因纤维组织与骨组织的成分比例不同,故切面上质地不均,可以部分囊性变。由于破骨细胞的作用,骨质被纤维结缔组织代替。镜下:病变由纤维结缔组织及新生骨组织构成,骨小梁形态大小不一,软骨组织较少见。如有大量软骨组织,应警惕软骨肉瘤。

【住院小结】

(一)疗效

在成年后,病变发展速度则转慢或自行停止,一般预后良好。

(二)出院医嘱

要求定期复查至成年后。

第六节 颅骨脑膜瘤

颅骨脑膜瘤(meningiomas of skull)临床上少见,多发生于静脉窦附近,一般认为是由蛛网膜内皮细胞在颅骨内或颅外的异位而引起。好发于青壮年。

【入院评估】

(一)病史询问要点

一般病史较长,多以局部肿块伴有局部胀痛就诊。

(二)体格检查要点

脑膜瘤向颅内生长至一定大小时,引起颅高压症状及相应的神经压迫症状。

(三)影像学资料

1. 颅骨平片　肿瘤为边界清楚的膨胀性骨质破坏区,伴有硬化边。

2. CT检查　颅骨板障呈局限性膨胀性破坏,压迫内、外颅板,呈球型突入颅内,周边骨质增生或呈层状硬化,病灶内CT值高达70~80 Hu,增强扫描显著强化。

(四)鉴别诊断

需与颅骨瘤及异常纤维增殖症等鉴别,脑膜瘤不增强时易与正常脑组织混淆,将反应性增生的骨组织误认为异常纤维增殖症或颅骨骨瘤,增强扫描时肿瘤组织明显强化容易与上述疾病鉴别。

【治疗计划】

(一)治疗原则

应尽可能手术全切除,范围大者可行颅骨修补。

(二)术前准备

必须完善静脉窦方面检查,主要了解是否通畅。

(三)治疗方案

在保护好静脉窦的前提下,全切除肿瘤和附近的病变颅骨。

【术后处理】

病理检查:肿瘤包膜完整,切面多为灰红色,质多中度。镜下所见与颅内脑膜瘤相同。

【住院小结】

(一)疗效

手术全切除者,达到痊愈。

(二)出院医嘱

要求定期复查。

第七节 颅骨畸形性骨髓炎

颅骨畸形性骨髓炎(deforming osteomyelitis of skull)又名 Paget 病,是一种慢性进行性全身性骨病。颅骨为好发部位,可同时侵犯骨盆、股骨、脊柱。临床少见,常有家族史。

【入院评估】

(一)病史询问要点

(1)多见于中、老年人。
(2)早期多无症状。
(3)患者常因头部沉重感或畸形头颅变大,需更换大一码帽子就诊。

(二)体格检查要点

有时因颅神经孔变形、狭窄或闭塞而出现对应的多颅神经功能障碍,如视力、听力下降等。

(三)影像学资料

1. 颅骨 X 片 早期颅骨外板局灶性脱钙、缺损,呈现显著的边缘锐利的透光区。晚期因骨修复,内外板界限逐渐消失,颅骨增厚增大,新生骨与原有骨形成镶嵌状态。

2. CT 检查 可见板障不规则增宽,有大量棉球状密度增高影及囊状骨质疏松区,颅外板有多处局限性骨质疏松区,内外板边缘不规则有增生硬化区,部分颅板有增厚征象。

(四)辅助检查

血液检查,碱性磷酸酶常明显增高,与新骨形成的程度成正比。

【治疗计划】

(一)治疗原则

本病一般不宜手术,早期可行放射治疗。

(二)治疗方案

1. 药物治疗 可给予大剂量钙、维生素 C、维生素 D 及对症治疗;给予小剂量睾丸素、雌激素可防止骨质疏松。

2. 手术治疗 只有当症状严重时,如颅底陷入产生颅内压增高症状,视神经孔变窄引起视力受限,才考虑后颅凹减压术或视神经孔减压术。

【术后处理】

病理检查:主要病理变化是骨质吸收及纤维性变化引起骨质疏松、溶解或破坏,同时出现修复、新骨形成,导致畸形。晚期因有钙质沉着,使骨质硬化。肉眼见颅骨明显增厚且不规则,表面粗糙。镜下与纤维性骨炎相似。其特殊表现为排列不规则的大量骨板,形成镶嵌式结构。

【住院小结】

(一) 疗效

治疗效果往往只能缓解症状。

(二) 出院医嘱

长期服药治疗。

第八节 颅骨软骨瘤

软骨瘤发生于颅骨者较为罕见。颅骨软骨瘤(chondroma of skull)多见于中颅窝底部,中、青年多见,可单发或多发。

【入院评估】

(一) 病史询问要点

(1) 肿瘤生长较缓慢,但可生长得很大。

(2) 偶有恶性变者,生长迅速,引起头痛、呕吐等颅内压增高的症状。

(二) 体格检查要点

症状视其部位而定。如生长于岩尖可有岩尖综合征,鞍旁者可有动眼神经、三叉神经等受累表现。

(三) 影像学资料

1. 颅底X片　主要表现为颅底骨质广泛破坏,钙化明显,肿块致密影中有透明的软骨组织。

2. CT 检查　颅底区的高而不均匀肿块,边界清楚,有钙化,增强有强化。

3. MRI 检查　T_1WI 呈不均匀的低信号,T_2WI 表现中、高信号,钙化呈高信号区内不均匀的低信号。在质子密度加权像上表现为均一或斑片状中、低信号。

【治疗计划】

(一)治疗原则

应尽早实施手术治疗。

(二)治疗方案

病变多位于颅底、硬脑膜外且范围广泛,手术很难做到全切,在不损伤颅底重要结构(如颈内动脉)的情况下,尽量多切除肿瘤,分块磨除骨质,达到减压目的。术后如有残留,可以考虑放射治疗。

【术后处理】

病理检查:肿瘤位于硬膜外,多为透明软骨,有时黏液变性而呈多房性,可有钙化及骨化。通常为三层:表层为血管较少的胶原结缔组织,与骨膜相连。中层为软骨组织。基层为肿瘤主体,内含脂肪组织,并与颅骨相连。镜下见不正常软骨细胞,增殖迹象活跃。

【住院小结】

(一)疗效

肿瘤术后复发率高,但间隔时间长。

(二)出院医嘱

要求定期复查。

第九节 颅骨巨细胞瘤

巨细胞瘤(Giant cell tumor)又名破骨细胞瘤,侵犯颅骨者十分少见。本病病理上为良性,但少数可发生恶性变。

【入院评估】

(一)病史询问要点

(1)本病好发于儿童和中青年,可累及颅骨各部分,以颅底的蝶骨或枕骨多见。

(2)肿物生长较缓慢,但可长得很大,局部常有肿胀和疼痛以及相应症状。

(3)如生长迅速,应疑有恶性变。

(二)体格检查要点

肿瘤在颞骨者,因侵及颞肌而颞部肿胀,在蝶鞍和附近者,则可使视力、视野、动眼神经、外展神经、三叉神经受累。

(三)影像学资料

1. X线检查　主要表现为边缘不规则的骨质破坏区,边缘密度增高,中心有大小不等的空腔,有残存的骨小梁影。

2. CT颅骨　呈多房性泡沫状膨胀性破坏和具有较完整薄壳轮廓,为本病特征。

【治疗计划】

(一)治疗原则

一经发现,应尽量行全切除术,术后放疗。

(二)治疗方案

对部分切除和不能切除者,也应进行放疗,其放射剂量为 2 000~4 000 rad,每 3~4 年重复一次。

【术后处理】

病理检查

肿物位于硬膜外,外观多呈灰红色,质软且脆,可见出血、坏死或囊肿。镜下:肿瘤的主要成分为单核瘤细胞和多核巨细胞。瘤组织内血管丰富为本瘤之特点。

【住院小结】

(一)疗效

由于病变边界清楚,手术多可全切,疗效肯定。

(二)出院医嘱

要求定期复查。

第十节 颅骨嗜酸性肉芽肿

颅骨嗜酸性肉芽肿(eosinophilic granuloma of skull)不属肿瘤,是以骨骼损害为主或局限于骨骼的一种组织细胞增多症,颅骨为其好发部位之一,全身除趾骨和指骨外均可被侵犯。既可单发亦可多发。常见于 5 岁以下的儿童。

【入院评估】

(一)病史询问要点

(1)本病多见于儿童和青年,额、顶骨多见,颞骨次之。

(2)于短期内出现头部一小肿物,缓慢增大,伴有低热、疲劳和体重减轻。

(二)体格检查要点

肿块局部有触痛。

(三)影像学资料

1. 颅骨 X 线片　主要表现为局限性溶骨性破坏,病灶呈圆形或椭圆形,内见钮扣样死骨,称"纽扣征"为其特点。单发或多发,严重者可越过颅缝。

2. CT 检查　显示板障内边缘锐利无硬化的骨质缺损区,缺损区内高密度钮扣样死骨比平片显示更清楚,侵犯骨外板后可形成头皮软组织肿块,增厚软组织局限于缺损区表面,且层次清晰。

(四)辅助检查

偶有白细胞稍增高;血沉加快。

【治疗计划】

(一)治疗原则

本病对放疗敏感,一般只需活检证实后进行放疗,就可获得良好效果。

(二)治疗方案

若能手术将病灶切除,然后放疗,效果更为满意。

【术后处理】

病理检查:其特点是肉芽肿样病变,有大量嗜酸性细胞浸润,细胞的胞质丰富。在晚期肉芽组织可为结缔组织替代,呈纤维化改变,并有新骨生成。

【住院小结】

(一) 疗效

治疗效果肯定,预后好。

(二) 出院医嘱

要求定期复查。

第十一节 颅骨黄色瘤

颅骨黄色瘤(Hand-Schuller-Christain disease),是一种遗传性脂质沉积病,不是肿瘤。确切病因不明,临床上少见。

【入院评估】

(一) 病史询问要点

(1) 常见于儿童,常以尿崩症、矮小、性征发育不良、肥胖及大块颅骨缺损为其特征。

(2) 本病发病隐匿,缓慢。

(3) 其他尚有低热、贫血、肌肉关节酸痛等。

(二) 体格检查要点

(1) 大多数病人头部肿物无压痛。

(2) 眼球有突出、身材矮小、性征发育不良、肥胖及大块颅骨缺损且可见脑波动为其特征。

(三) 影像学资料

颅骨平片:可见单发或多发骨质缺损区,边缘锐利,但不规则,且常无硬化带。

(四)辅助检查

血糖及血脂质可增高。

【治疗计划】

(一)治疗原则

诊断一般不难,如不典型,可行活检,以放射治疗为主。

(二)治疗方案

(1)放射治疗后症状常可减轻,缺损区也有所修复。

(2)手术仅用于病变早期且范围小者,而且术后仍需放射治疗。

(3)雌激素及甲状腺素可改善内分泌情况,有助于骨骼发育。激素及促肾上腺皮质激素可改善内分泌症状。

【术后处理】

病理检查:病理特征为肉芽样病变,病变呈黄色或灰黄色。病灶呈单发或多发,除累及颅骨外,其他如骨盆、肋骨、脊椎及内脏等可被侵犯。镜下:病变主要为含类脂质的组织细胞,体积较大,胞浆呈泡沫样,胞核呈固缩状,组织内可见针状胆固醇结晶及多核巨细胞等,晚期可纤维化。

【住院小结】

(一)疗效

经治疗后,能缓解一部分症状。

(二)出院医嘱

要求定期复查。

第十二节 颅骨网织细胞肉瘤

颅骨网织细胞肉瘤(reticulosarcoma),来源于板障的网织细胞,常破坏外板,侵入骨膜和帽状腱膜,一般多向颅外生长。临床上罕见。

【入院评估】

(一)病史询问及体格检查要点

多见于青壮年,患者局部头皮软组织向外突,局部胀痛,且常伴有头痛。

(二)影像学资料

颅骨 X 片:示骨质破坏,有时可伴有轻度增生,但肿物内多无放射状骨针。

【治疗计划】

(一)治疗原则

以手术全切除为主要方法。

(二)治疗方案

手术切除后,再行放射治疗和/或化学药物治疗。

【术后处理】

病理检查:镜下主要为网织细胞,HE 染色见胞质丰富,呈浅红色。用网织纤维染色,可见细胞间网织纤维增多。

【住院小结】

(一) 疗效
如治疗及时,预后较好。
(二) 出院医嘱
要求定期复查。

第十三节 颅骨纤维肉瘤

颅骨纤维肉瘤(fibrosarcoma of cranial bone)来源于骨膜或板障中的纤维母细胞,常位于颅盖或颅底,临床上很少见。

【入院评估】

(一) 病史询问要点
(1) 多见于青壮年,病情发展迅速。
(2) 早期为局部肿块,伴有疼痛。
(二) 体格检查要点
侵入颅内则引起颅内压增高的症状及其他相应的神经系统症状。
(三) 影像学资料
颅骨 X 片:可见大量的骨质破坏,周围有粗糙的骨密度减低区,局部有较大的软组织影。

【治疗计划】

（一）治疗原则

应以手术切除、化学药物治疗为主。

（二）治疗方案

本病对放射治疗不敏感。易向肺转移，如有转移，则不宜手术，主要进行化学药物治疗。

【术后处理】

病理检查：与身体其他部位的纤维肉瘤大致相同。其主要成分为梭形瘤细胞，瘤细胞比正常纤维细胞要大，且形态不一，胞膜不清，胞浆少，核大且分裂相多。间质中束状胶原纤维较少者恶性度高，胶原纤维较多者恶性度低。

【住院小结】

（一）疗效

此病预后差。

（二）出院医嘱

长期在专业医师指导下服用化疗药物。

第十四节 颅骨骨髓瘤

颅骨骨髓瘤（myeloma of skull）起源于骨髓，细胞以浆细胞为主，是多发性骨髓瘤在颅骨的表现。虽然本病早期可单发，但最终将弥散到其他骨骼。

【入院评估】

(一)病史询问要点

(1)多见于成年人及老年人,病灶常为多发。

(2)病变早期,患者局部常有间歇性局部头痛,以后渐呈持续性。

(3)当病变侵犯硬脑膜产生脑受压时,则可出现癫痫、偏瘫、颅内压增高等症状。

(4)患者常伴有进行性贫血、恶病质、牙龈出血、消化道出血等,而易继发感染。

(二)体格检查要点

肿块软而无波动,但压痛明显。

(三)影像学资料

颅内平片:可见散在的大小不一、形态不整的透光缺损区,边缘清楚,无硬化带,无骨质增生及骨膜反应。同时胸骨、肋骨、脊椎骨也常受累。

(四)辅助检查

1. 尿液检查　　常为 Bence-Jones 蛋白尿。

2. 血液检查　　球蛋白增高,A/G 倒置,蛋白电泳示 β 和 γ 球蛋白升高。

3. 骨髓穿刺　　多表现为增生活跃,可有大量未成熟的浆细胞。

【治疗计划】

(一)治疗原则

手术活检确诊后,以化疗为主,放疗辅助。

(二)治疗方案

除病变早期范围局限外,一般不宜手术治疗,多采用化学药物(如烷化剂)和局部放射治疗。

【术后处理】

病理检查:肿物为实质性,质软且脆,血管丰富,切面呈暗红色或灰红色。镜下:其主要成分为圆形或椭圆形未成熟的浆细胞;电镜下,发育稍成熟能合成丙种球蛋白细胞的胞浆内多数粗面内质网含有大量无定形的细胞丝或柔毛样物质。

【住院小结】

(一)疗效

此病疗效差。

(二)出院医嘱

在专业医师指导下,综合治疗。

第十五节 颅骨成骨肉瘤

颅骨成骨肉瘤(osteoblastic sarcoma of skull),为常见的颅骨高度恶性肿瘤,好发于颅骨穹窿部,亦可见于颅底。此病有些可能是由畸形性骨炎恶变而来。

【入院评估】

(一)病史询问要点

好发于青少年,多以局部迅速增长的痛性肿块就诊。

(二)体格检查要点

(1)肿瘤血运丰富,局部温度增高,头皮紧张发亮,常呈青紫色或潮红。

(2)肿物及周围的静脉曲张,供应动脉搏动明显。

(3)可有血管震颤及杂音。

(三)影像学资料

颅骨X片:主要是成骨性或大片边界不清的溶骨性改变,表面可有垂直排列之骨刺影。

(四)辅助检查

血清碱性磷酸酶检查可增高。

【治疗计划】

(一)治疗原则
(1)如无肺转移,可早期行手术治疗。
(2)本病对放射治疗不敏感。

(二)术前准备
为防止术中大出血,术前可结扎颈外动脉及其分支。

(三)治疗方案
(1)对无肺部转移的穹窿部肿块可早期手术切除,但不行颅骨修补。
(2)化学药物治疗可缓解症状,远期疗效不佳。

【术后处理】

病理检查:因成骨之多少及有无出血坏死而表现不同。成骨多者质地较硬,成骨少者质地较软。镜下:瘤组织呈肉瘤样结构。其骨母细胞分化不良,大小不一,胞浆分布不均,细胞境界不清,胞核大,染色深,丝状分裂多。瘤细胞间有骨样组织或软骨组织,可见出血坏死和毛细血管扩张。肿瘤内血管丰富。

【住院小结】

(一)疗效
可经血循环转移至肺,本病预后极差。
(二)出院医嘱
在专业医师指导下服用化疗药物。

第十六节 颅骨转移瘤

颅骨转移瘤(metastatic tumors of cranial bone),指身体其他部位的恶性肿瘤通过血液循环或淋巴转移至颅骨。虽然肉瘤和癌均可发生转移,但临床上以癌为主,如肺癌、乳腺癌、甲状腺癌、宫颈癌等。

【入院评估】

(一)病史询问及体格检查要点

颅骨转移瘤的症状及体征,因原发病灶的性质和生长速度及转移部位等不同而不同。病变可多发或单发。一般表现为局部肿物,伴有或不伴有疼痛,肿物增长迅速,疼痛随之加重。肿物及周围的头皮血管常表现为迂曲怒张。肿块基底宽,多数触之较硬。少数有坏死、溶化者触之有波动感。颅盖骨的转移瘤,多无神经系统症状。但侵入颅内时则可出现颅内压增高症状和定位体征。

(二)影像学资料

颅骨 X 片:常表现为溶骨性及成骨性两种。以溶骨性多见,表现为多发或单发骨质破坏区,无新骨形成,边缘不规则,成骨性者则可见高密度之斑块影,多为前列腺癌转移。

(三)诊断

如有明确的原发病灶,则颅骨上转移瘤的诊断不难。但常常找不到原发病灶,故临床上有不少都是活检或手术证实的。

【治疗计划】

(一)治疗原则

对原发病灶已被切除或颅骨局部肿物较小者可行手术切除。

(二)治疗方案

术后进行放射治疗和/或化学药物治疗。但多以放射治疗,化学药物治疗为主。

【术后处理】

根据病理检查结果,尽量找到原发病灶。

【住院小结】

(一)疗效

本病疗效不佳。

(二)出院医嘱

在专业医师指导下,综合治疗。

第十七节 颅骨结核

颅骨结核(tuberculosis of skull)临床上较为少见,是继发于身体其他部位的结核病灶。其感染经路几乎都是通过血行传播,少数则是邻近病灶直接蔓延而来。病变先从板障中小的结核开始,逐渐扩大,再累及内、外板。如颅骨内外板全部受到破坏并形成结核性脓肿者,称为穿孔性颅骨结核。多数只破坏内板且在内板和硬膜之间有大面积的结核性肉芽组织增生,称为弥漫性进行性颅骨结核。

【入院评估】

(一)病史询问要点
(1)多见于青年和儿童。
(2)好发于额骨和顶骨。

(二)体格检查要点
(1)局部硬块可有压痛或瘘管形成。
(2)可有低热、贫血、消瘦、颈淋巴结肿大等。

(三)影像学资料
颅骨 X 片:
(1)可见界限清楚且边缘整齐的透光区,常为圆形或椭圆形,其四周有密度增大的骨质增生。
(2)病灶中可见有形态不规则、大小不一的死骨,密度较低,常与正常颅骨分离。
(3)弥漫性病变则为广泛虫蛀样骨质破坏。

(四)辅助检查
PPD 试验阳性,血沉加快。

【治疗计划】

(一)治疗原则
全身性抗结核治疗。

(二)术前准备
感染已局限,有死骨形成,患者已经开始抗结核药物治疗,调整患者全身状况。

(三)治疗方案
(1)对有结核性脓肿形成和/或死骨者,应及早切开排脓,清除死骨,刮除肉芽组织,彻底咬除病骨直至正常颅骨为止。
(2)抗痨治疗:手术前后均需应用全身抗痨药物以控制感染。
(3)改善营养状况,增强体质。

【术后处理】

继续使用抗结核药物和选择恰当的抗生素控制感染。

【住院小结】

(一)疗效

随着结核杆菌的耐药性增强,治愈率有所下降,死亡率有所上升。

(二)出院医嘱

继续抗结核治疗。

第十八节 颅骨骨髓炎

颅骨骨髓炎(osteomyelitis of skull),由于抗生素的广泛应用,因头部软组织感染(如疖肿等)而引起的化脓性骨髓炎已有所减少,但头部外伤引起者仍不少。

【入院评估】

(一)病史询问要点

1. 青壮年和儿童多见。

2. 有炎症反应,如发热、局部红、肿、痛等。

3. 出现颅高压症状,如头痛、呕吐、视乳头水肿等。

(二)体格检查要点

1. 可形成头皮脓肿,慢性者多有瘘管。

2. 硬膜外有广泛肉芽组织形成或并发脑脓肿。

(三)感染途径

1. 外伤开放性颅骨骨折引起者约占 1/3。
2. 继发于头部炎症者约占 1/3。如头皮疖肿或皮样囊肿感染、眶部蜂窝组织炎。
3. 术后感染,如脑脓肿切除及颅骨修补术后。
4. 身体其他部位的化脓性感染灶,其细菌借血液转移至颅骨。
5. 隐源性。

(四)影像学资料

颅骨 X 片:急性期改变不明显,约 3 周后,可见虫蛀样或地图形骨质破坏,界限模糊。慢性者为穿凿样骨质破坏,界限清晰,周边多有硬化带,约半数可见形态不整、大小不一的游离死骨。

(五)辅助检查 周围血白细胞计数增高。

【致病机理】

致病菌常为金黄色葡萄球菌,溶血性链球菌及其他化脓菌也不少见,亦可为混合感染。当细菌进入颅骨内,感染先顺板障血管蔓延,使骨质遭到破坏,并可发生血栓性静脉炎和脓液积存,然后侵及内外板。如内板受损,脓肿扩散而形成硬膜外脓肿;经导血管侵入硬膜下腔和脑组织内或静脉窦内,形成相应部位的肿胀或静脉窦血栓;如外板遭到破坏,可形成骨膜下脓肿;如皮肤破溃,可形成慢性窦道。

【治疗计划】

1. 早期使用足量、广谱抗生素。
2. 头皮软组织有脓肿者切开引流。
3. 感染局限者应清除死骨、肉芽组织及窦道。且术前术后均用抗生素以控制感染。
4. 若需行颅骨修补,应在感染控制、伤口愈合后 1/2 年~1 年后进行。
5. 改善营养状况,增强体质。

【术后处理】

一般处理:局部引流要通畅,细菌培养要全面,全身营养要加强。

【住院小结】

疗效大多疗效肯定。

(霍 雷)

第十五章 颅脑与脊髓先天性疾病

第一节 婴儿脑积水

婴儿由于脑脊液(CSF)的循环发生障碍,而致颅内压增高与脑室系统扩大者称为先天性脑积水,或婴儿脑积水(infantile hydrocephalus),其发病率约为3‰。先天性脑积水的常见病因有先天性畸形或因宫内颅内出血或感染引起蛛网膜粘连导致CSF循环发生障碍而发生。极少数的病例是因脉络丛的增生而使CSF分泌过多。

【入院评估】

(一)病史询问要点

(1)有无生长发育迟缓。

(2)有无肢体感觉及运动障碍。

(3)头颅是否逐渐长大。

(二)体格检查要点

1. 一般情况　发育、营养、体重、精神、血压、脉搏。
2. 神经系统检查
(1)眼底检查是否有视神经乳头水肿。
(2)四肢感觉及运动。
(3)头围。
(三)门诊资料分析
1. 颅骨 X 光照片　颅骨变薄、颅缝分离、脑回压迹增加、前后囟门扩大。
2. 头颅透光试验　整个头颅均透光。
3. CT 或 MRI 检查　见双侧脑室对称性明显扩大，Ⅲ、Ⅳ脑室亦明显扩大，无移位。可明确脑室扩大的程度，MRI 图像更清晰，可发现病变部位，甚至病因。
4. 放射性核素检查　通过腰穿或脑室穿刺注入放射性同位素行脑池或脑室造影可判断交通性或阻塞性脑积水，并可明确阻塞部位与脑室扩张的程度，以及对行 CSF 分流术后疗效的评价。

【病情分析】

(一)诊断
1. 典型临床表现　大部分患儿出生后不久头颅迅速扩大，前囟门增宽、饱满、颅缝分离，头围明显增大，头皮静脉怒张，头部叩诊有"破壶音"(Macewen征)，小儿不能竖头，眼球向下呈"落日眼"，常有智力与躯体发育障碍，四肢肌张力可增高，或有双下肢痉挛性瘫痪，前囟门闭合后则头颅增大不很明显，而以颅内高压征为主要表现。
2. 影像学检查　头颅 X 线平片及 CT 或 MR 扫描的证实。
(二)临床类型
1. 交通性脑积水　乃在出生前后因上述某些病因使 CSF 吸收发生障碍，但 CSF 仍可流至脑和脊髓蛛网膜下腔，称之为交通性脑积水。常见的原因为出血或炎症引起蛛网膜下腔粘连，使蛛网膜下腔或/蛛网膜粒对 CSF 的循环与吸收发生障碍而产生脑积水，先天性脑池发育不良或静脉窦闭塞者很少见。
2. 阻塞性(非交通性)脑积水　上述某些因素使脑室系统完全或部分闭锁，CSF 完全或部分不能流至蛛网膜下腔，而出现梗阻以上脑室系统扩大者。常见的原因有炎症造成第四脑室正中孔和侧孔的粘连闭锁,先天畸形如大脑导水管部分或完全阻塞、先天性小脑蚓部发育不全(Dandy-Walker综合征)、小脑扁桃体下疝畸形(Arnold-Chiari畸形)、颅底凹陷症等。

【治疗计划】

(一)治疗原则

主要为手术治疗。对病因与病变部位明确而且手术较安全者可考虑开颅术以解除病因,如切除中脑导水管的瓣膜、第四脑室正中孔切开或成形术,解除 Arnold-Chiari 畸形或 Dandy-Walker 综合征引起的 CSF 循环障碍等。

(二)治疗方案

1. 非手术治疗　药物治疗可用于暂时性的缓解症状,醋氮酰胺(Diamox)为首选药物,其作用为减少 CSF 分泌与利尿。一般用每日 25～50 mg/kg。对婴儿长期应用时,注意防止引起代谢性酸中毒。

2. 手术治疗　CSF 分流术对交通性与阻塞性脑积水均适用,常用的方法有:

(1)脑室-腹腔分流术:乃较广泛采用的一种方法。其方法是将带有活瓣单向流动与控制液压装置的脑室管插入侧脑室前角,腹腔管则借助于头皮切口经头、颈、胸的皮下隧道达上腹部的皮下,将导管下端置于腹腔的直肠膀胱窝内。

(2)脑室-心房分流术:亦为利用带活瓣的分流管,脑室端插入侧脑室额角,心房端通过皮下隧道插入右心房。

(3)此外腰椎蛛网膜下腔-腹腔分流术、侧脑室脉络丛烧灼术可用于交通性脑积水。第三脑室造瘘术、侧脑室枕大池分流术(Torkilson 手术)可用于导水管阻塞的病例。

3. 术后处理

(1)一般处理:抗感染治疗及预防脑脊液漏。

(2)并发症的处理:颅内压下降过快可导致颅内血肿,严重者需行开颅手术清除血肿。

【住院小结】

(一)疗效

严重者出生后数周可死亡。多数为数月～1年左右死于感染性并发症或营养不良。约40%病情自行缓解或消失。如脑组织因脑室扩大而厚度不足10毫米者,则可遗留智力低下或/和肢体运动障碍。

(二)出院医嘱

定期复查,一般术后3个月复查CT或MRI。

第二节 寰枕区畸形

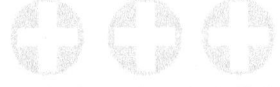

寰枕区畸形(枕骨大孔区畸形,congenital anomalies of atlanto-occipital region)系指枕骨大孔区、上颈椎以及此区脑、脊髓的先天畸形。包括颅底凹陷、扁平颅底、寰椎枕化、寰枢椎脱位、颈椎融合与小脑扁桃体下疝畸形。这些畸形可单独或同时存在。

【入院评估】

(一)病史询问要点

(1)有无肢体感觉及运动障碍。

(2)有无大小便功能障碍。

(二)体格检查要点

1. 一般情况　发育、营养、体重、精神、血压、脉搏。

2. 神经系统检查

(1)眼底检查是否有视神经乳头水肿。

(2)四肢感觉及运动功能。

(三)门诊资料分析

颅骨平片、CT 与 MRI 的检查可发现颅底骨质及邻近脑结构的异常。

【病情分析】

(一)诊断

(1)颅底凹陷(basilar impression):乃本组中最常见者。主要是以枕骨大孔为中心的颅底骨及寰枢椎向上凸入枕骨大孔之上。

枕骨实为胚胎期前 5 个体节形成,故颅颈移行部为特殊区域。当发育异常时,则影响寰枕区而发生畸形。少数可继发于畸形骨炎或严重的佝偻病等,由于骨组织尤其是枢椎的齿状突突入枕骨大孔,使枕骨大孔狭窄,后颅凹容积变小。可压迫延髓和牵拉神经根而产生症状。

发病多在青少年。婴幼儿由于颅底与颈椎骨化未完全,组织较疏松且富有弹性,常不显症状,随着年龄的增大,骨化逐渐完成,头的重量增加,头颈活动范围加大,或因环枕膜增厚与粘连形成导致神经系统受牵拉与压迫,或影响椎动脉的供血而产生症状。症状呈波动性的缓慢地进行性加重。病程可长达数年。患者颈短,后发际低下,颈部活动受限且常固定于一特殊位置,颈椎前凸常消失,外貌特异。可出现后组颅神经症状如声嘶、语言不清、吞咽困难等;颈神经根症状如枕部疼痛、上肢麻木等;延髓与上颈髓症状如四肢无力、锥体束征、感觉障碍等;小脑症状如眼球震颤、小脑性共济失调等。当影响脑脊液循环时则出现颅内压增高的症状。

颅骨平片主要是测量枢椎齿状突的位置上移情况,进一步确诊。常用者有以下三种:

①腭—枕线(chamberlain 线):在颅骨侧位片上,从硬腭后缘至枕骨大孔后上缘的连线。正常齿状突应低于此线,若上移超过 3 毫米则为颅底凹陷症。

②基底线(McGregor 线):从硬腭后缘至枕骨最低一点的连线。如齿状突超过此线 7 毫米则为颅底凹陷症。

③二腹肌沟线(fischgold 线):在颅骨正位片上,两侧二腹肌之间(位于乳突根部内侧)的连线。齿状突尖至此线的距离为 10 毫米。小于 10 毫米则为颅底凹陷症。另一法为测乳突尖的连线。正常齿状突尖可达此线或稍

高,若高出 2 毫米以上则为颅底凹陷症。

CT 与 MRI 的检查可发现伴发的小脑扁桃体下疝、延髓或颈髓空洞症等。MRI 显示更为清楚。

(2)扁平颅底(platybasia):乃指颅底角(侧位片是鼻根向蝶鞍中心的连线与枕骨大孔前缘之连线所成的角——即蝶鞍与斜坡所形成的角)大于 145°者。成人正常值 109°~145°,平均 132°。扁平颅底一般无症状,不需治疗。

(3)寰枢椎脱位(atlantoaxial dislocation):先天性寰枢椎脱位乃因枢椎齿状突发育不全或和寰椎横韧带不健全,以致寰椎向前脱位,在侧位 X 线平片上寰椎前弓与齿状突前面的距离成人不超过 2.5 mm,儿童不超过 4.5 mm,否则为前脱位,在正位张口片上齿状突与寰椎两侧之间的距离可不对称。这种情况使椎管管腔变窄,颈部活动可使脱位加重,严重者突然呼吸停止或四肢瘫痪。平时头部活动受限,颈肌痉挛,颈肩部疼痛。前脱位严重者寰椎可突向咽部而影响吞咽,枢椎棘突后突明显常有压痛,一侧脱位明显者,则头位姿势异常。影响椎动脉供血时,则有供血不足的症状。MRI 检查矢状面可明确上颈髓受压的情况。

(4)寰椎枕化(occipitalization of atlas):乃寰椎与枕骨部分或完全融合,亦称寰枕融合。上颈椎与齿状突上升。如单独存在则不产生症状。

(5)颈椎融合(abnormal fusion of cervical vertebrae):为两个或多个颈椎融合,常为第2、第 3 颈椎。出生即存在,颈项短,后发际低,有时合并斜颈。称为 Klippel-Feil 综合征。常与颅底陷入、颈肋、脊椎裂、脊柱侧突等合并发生。

(6)小脑扁桃体下疝畸形(Arnold-chiari malformation):乃先天畸形,其特点为小脑扁桃体向下经枕骨大孔而达颈椎椎管内。甚至低达枢椎或更低。部分下蚓部也可下疝。这些改变可使后组颅神经、上颈段神经根受到牵拉,出现吞咽困难与枕下疼痛等;延髓与上颈段受压而出现四肢运动、感觉障碍与呼吸困难;累及小脑者可出现眼震与步态不稳等;若扁桃体与下蚓部下疝则可导致脑脊液循环障碍而产生脑积水。延髓与上颈髓受压缺血及脊髓循环障碍可形成继发性脊髓空洞症与颈髓积水。

MRI 检查的矢状面对诊断有很大帮助。

【治疗计划】

(一)治疗原则

上述各种畸形,当神经系统功能,包括小脑、延髓、颅神经及上颈段脊髓等,不断恶化,或颅内高压症状明显,则予手术治疗。

(二)治疗方案

1. 手术治疗

手术治疗要点:①咬除枕骨大孔后缘,扩大枕大孔,行颈 1~3 椎板切开减压术,切除增厚的硬脊膜及其下增厚的蛛网膜、粘连带,之后行硬脊膜修补术。②分离第四脑室正中孔,使之通畅,必要时可切除已经下疝的小脑扁桃体,解除对延髓、颈髓的压迫。③如脑脊液循环梗阻无法解除时,可行脑室腹腔分流术。④对环枢椎脱位,可行枕骨颈椎融合术。

2. 术后处理

(1)一般处理:抗感染治疗及预防切口脑脊液漏。

(2)并发症的处理

切口脑脊液漏:可采取俯卧位或侧卧位,绝对卧床,切口局部加压包扎,一般可自行停止。

【住院小结】

(一)疗效

一部分病人手术后其症状可能有部分改善。

(二)出院医嘱

定期复查:一般术后 3 个月复查 CT 或 MRI。

第三节 颅 裂

颅裂(cranial bifida)是先天性颅骨发育异常,表现为颅缝闭合不全而遗有缺损,形成一个缺口。可分为隐性和显性(囊性)两类。隐性颅裂由于颅骨外观无异常,仅为颅骨X线照片时的偶然发现,亦不必治疗。本节主要讨论显性颅裂,即颅腔内容物由颅裂膨出者。

颅裂可能与胚胎早期的孕妇因外伤、感染、中毒、新陈代谢障碍或遗传因素有关。根据颅腔内容物自颅裂处膨出的内容物不同可分为:①脑膜膨出(meningocele):其内容物仅为脑膜与脑脊液;②脑膜脑膨出(encephalomeningocele):其内容物为脑膜与脑组织;③脑膨出(encephalocele):其内容物仅为脑组织;④积水性脑膨出(hydroencephalocele):其内容物为脑膜与脑组织,脑组织内囊性物与脑室相通;⑤囊性脑脑膜膨出(encephalocyto-meningocele):其内容物与脑膨出相同,但在脑组织与脑膜之间有较多的脑脊液。

【入院评估】

(一)病史询问要点

(1)有无肢体感觉及运动障碍。

(2)有无大小便失禁。

(3)包块是否逐渐长大。

(二)体格检查要点

1. 一般情况 发育、营养、体重、精神、血压、脉搏。

2. 神经系统检查

(1)眼底检查是否有视神经乳头水肿。

(2)四肢感觉及运动。
(3)包块透光试验。
(三)门诊资料分析
(1)颅骨平片可了解颅骨缺损的部位与大小。
(2)CT 扫描或 MRI 检查可显示颅骨缺损及由此向外膨出的脑脊液、脑血管,及硬脑膜组织信号的肿物,可见颅内其他结构的改变及畸形的表现。

【病情分析】

(一)诊断

1. 典型临床表现　膨出物常位于头颅中线,以枕外粗隆附近最常见,少数位于颅底,向下可突入鼻根部、鼻腔、鼻咽腔或眼眶,位于顶部或颞部者非常少见。婴儿出生时即可见膨出肿物,形状大小不一,位于枕部的囊性脑膜膨出有时可大于患儿的头颅。脑膜膨出体积可不很大,肿物有波动并可透光,啼哭时张力增高。位于鼻根部者两眼距增宽,位于鼻腔或鼻咽腔者引起呼吸困难,位于眼眶者可使眼眶扩大,眼球突出。凡有脑组织膨出者可有神经系统障碍。膨出肿物可有蒂与头颅相连,或仅为一广泛基底。肿物的皮肤可以正常,亦有皮肤菲薄、糜烂或溃疡者。可合并身体其他部位的畸形,如脊髓膨出、腭裂等。

2. 影像学检查　头颅 X 线平片及 CT 或 MR 扫描的证实。

(二)鉴别诊断

主要与鼻息肉、鼻咽部肿瘤、筛窦黏液囊肿、眶内肿瘤等进行鉴别,根据上述临床特征及辅助检查,一般易于诊断。

【治疗计划】

(一)治疗原则

主要为手术治疗。

(二)治疗方案

1. 手术治疗　一般出生后半年到一年内进行手术较为安全。如头皮有破溃可能、鼻腔或鼻咽腔堵塞严重者可考虑提前手术。手术目的是封闭颅裂的缺口,切除膨出物及内容物。颅裂在颅底部者则常需通过开颅术进行修补,且须严密修补硬脑膜以防脑脊液漏,尽可能封闭颅骨缺损。单纯脑膜膨出者手术效果较好。

2. 术后处理

(1) 一般处理:抗感染治疗及预防切口脑脊液漏。

(2) 并发症的处理

切口脑脊液漏:切口局部加压包扎,一般可自行停止。

【住院小结】

(一) 疗效

单纯的脑膜脑膨出,经过手术后,一般效果较好,可降低死亡率,降低脑积水的发生率,减少或缓解神经系统的损害症状,而脑膜脑室膨出、脑膜脑膨出,一般均合并有神经功能障碍及智能低下和其他部位畸形,预后差。手术不能解决其他畸形及改善智力。

(二) 出院医嘱

定期复查:一般术后 3 个月复查 CT 或 MRI。

第四节 狭颅症

狭颅症(craniostenosis)系因一条或数条颅缝过早闭合导致的头颅畸形。病因尚不明确。可能与胚胎期发育障碍或与常染色体隐性遗传因素有关。男婴发病较女婴约高一倍。其发病率约为 1/1 000～10 000。

正常颅缝仅额缝于出生后不久即闭合。其他颅缝 12 岁以后方完全闭合,颅骨 X 线照片缝痕到中年以后方消失。正常小儿头颅是沿颅缝不断生长新骨而扩大,婴幼儿脑组织发育较快,颅骨亦相应地增长,若颅缝过早闭合,颅骨仅能向其他方向代偿性生长而形成头部畸形。颅骨不能随年龄生长,颅腔不能扩大,致使脑组织受压,出现颅内高压症与脑功能障碍。

【入院评估】

(一)病史询问要点
(1)有无颅内压增高症状。
(2)有无精神障碍。

(二)体格检查要点
1. 一般情况　发育、营养、体重、精神、血压、脉搏。
2. 神经系统检查
(1)眼底检查是否有视神经乳头水肿。
(2)四肢感觉及运动。

(三)门诊资料分析
颅骨平片可显示骨缝的闭合和邻近骨边缘的硬化,同时可出现颅内压增高的征象,如指压痕等。

【病情分析】

(一)诊断
1. 典型临床表现　根据头颅畸形与颅内压增高的临床表现诊断并不困难。

依据颅缝早闭的部位不同,可导致不同的头部畸形。

(1)舟状头畸形:乃矢状缝过早闭合所致,是临床最常见的一种。颅骨向前后生长,形成长头,头形高而狭,前额与枕部突出,如舟状。沿矢状缝可触到骨嵴。此型颅内高压征可不明显。

(2)扁头畸形:乃冠状缝过早闭合所致。头颅向两侧生长,前后径变短,前额与枕骨变平,前囟前移,头形高而宽,两眼距增宽,眼眶受压变浅,眼球突出。

(3)尖头畸形:乃所有骨缝过早闭合所致。头颅于前囟部仅能向上方发展,形成尖头。脑组织受压,智力减低,突眼,颅内压增高症状明显。

(4)斜头畸形:乃一侧冠状缝过早闭合之故。病侧头颅增长受限,对侧则呈代偿性扩大,而出现头颅不对称的斜头畸形。

2. 影像学检查　头颅X线平片的证实。

(二)鉴别诊断

脑积水患儿的头颅大,并以前囟门增大,张力增高,颅缝分离为特征。小头畸形因大脑发育不全,智力低下,而无颅内压增高,因大脑发育迟缓,骨缝可有早期融合;巨脑症引起的头大畸形,少见,脑体积是对称性增大,有不同程度的智力低下。CT扫描对这些疾病诊断有帮助。

【治疗计划】

(一)治疗原则

主要为手术治疗。

(二)治疗方案

1. 手术治疗 一般以行骨缝再造术(骨缝宽约 1 cm)为主要手段。其目的是使颅腔增大,以保证脑的正常发育。由于新生儿出生第一年内大脑生长速度最快,因此手术在 1 岁以内施行预后较好。不同类型的畸形,可选用不同术式。

为了防止新形成的骨缝重新再骨化闭合,可在暴露的硬脑膜上和切除处的骨缘上涂以不含醋酸 Zenker 液,颅骨边缘再包以聚乙烯薄膜或硅胶膜等。手术可考虑两期进行。

2. 术后处理

(1)一般处理:抗感染治疗。

(2)并发症的处理。

【住院小结】

(一)疗效及预后

1 岁以内手术者,对头颅畸形与神经功能改善较满意。2 岁以后者改善不多。3 岁以上者应结合颅内高压的程度慎重考虑手术。

(二)出院医嘱

定期复查。

第五节 脊椎裂

脊椎裂(spina bifida)主要是在胚胎期的神经管闭合时,中胚叶发育障碍所致,表现为椎管闭合不全。最常见的形式是棘突及椎板缺如,椎管向背侧开放,畸形可涉及一个或多个椎骨。以腰骶部最为常见,颈椎次之,胸椎较少见。向后膨出最为多见,亦可向前或侧方膨出。

【入院评估】

(一)病史询问要点

(1)有无肢体感觉及运动障碍。

(2)有无大小便失禁。

(3)包块是否逐渐长大。

(二)体格检查要点

1. 一般情况　发育、营养、体重、精神、血压、脉搏。

2. 神经系统检查

(1)眼底检查是否有视神经乳头水肿。

(2)四肢感觉及运动。

(3)包块透光试验。

(三)门诊资料分析

(1)脊柱 X 线平片可见病变部位椎板闭合不全及软组织块影。

(2)椎管碘水造影显示脊髓圆椎下移,有条索状粘连带。

(3)CT 横断面扫描可清晰显示椎骨异常和膨出的脊膜,在椎管后方可见边界清楚的圆形或椭圆形结构,密度与脑脊液相同,周围有一薄层高于脑脊液密度的环形影,为硬脊膜。骶椎脊膜膨出可向前突入盆腔,应与椎管内外哑铃型神经纤维瘤、脂肪瘤相鉴别。胸椎脊膜膨出可向前或侧方突入纵隔,应与实质性纵隔肿块相鉴别。

(4)MRI是本病首选的检查方法,矢状面和横断面 T_1 加权图像可清晰显示脊膜膨出的全貌,提供囊腔向两侧膨出的范围及其内容物的详细情况,T_2 加权图像上囊内液信号增高,脊髓组织信号较低,有助于对囊内脊髓及神经根的观察。

【病情分析】

(一)诊断

1. 典型临床表现　根据病变的程度不同,可分为显性或囊性脊椎裂,隐性脊椎裂。

(1)囊性脊椎裂

①脊膜膨出:脊膜从未闭合的椎板处向外膨出,囊内充满脑脊液,而脊髓及其神经根的形态和位置均正常。一般没有或很少有神经症状,表现为出生时背部中线可见囊性肿物,基底较宽,可触及骨缺损,患儿哭闹或用力时肿物可膨胀。包块透光试验阳性。

②脊髓脊膜膨出:脊髓和/或神经根在骨裂处向背部膨出,并与囊壁及其周围组织发生粘连,有时伴脊髓发育异常。除具有脊膜膨出的特点外,按脊神经或脊髓损害的程度不同,还表现为不同程度的双下肢弛缓性瘫痪以及膀胱、直肠功能障碍。局部肿物行透光试验时,常可看出其中有由神经组织构成的条索影。严重者往往合并 Arnold-Chiari 畸形及畸形足。

③脊髓膨出:此型最少见但最严重。除椎管和脊膜均敞开外,还有一段脊髓呈平板状暴露于外界,不形成囊肿,病区表面因富于血管而呈紫红色,酷似肉芽组织,有脑脊液从裂隙或脊髓四周漏出。常伴有严重神经功能障碍,不能存活。

④特殊部位的脊膜膨出

a. 胸腔内脊膜膨出:脊膜膨出经椎间孔突出至胸腔,可伴有脊椎后侧凸畸形,一般无典型症状,也可出现肋间神经痛、背痛和肺功能不全等。

b. 盆腔内脊膜膨出:骶管前脊膜膨出向前突入盆腔,压迫直肠、子宫、膀胱,出现便秘、泌尿系功能障碍等,肛门指检或盆腔检查可触及肿物。

(2)隐性脊椎裂：指脊柱裂在体表无椎管内容物膨出，仅有椎板缺如，是脊柱先天性畸形中最常见的一种，病变部位的硬脊膜内外层可有纤维及脂肪增生、蛛网膜纤维性变及囊肿形成、神经根粘连、脊髓发育异常、终丝增厚等。病变区域局部皮肤凹陷、毛细血管扩张、毛发增多和色素沉着或有窦道形成纤维带与椎管相通。大多数不出现症状，由于脊髓和脊柱的增长不同步，一部分病人在发育成长过程中逐渐随着脊髓和神经根的受压和牵扯，出现下肢无力、肌萎缩、尿失禁、骶神经分布区皮肤感觉障碍。

2. 影像学检查　头颅 X 线平片及 CT 或 MR 扫描的证实。

(二)鉴别诊断

需与脂肪瘤、畸胎瘤、皮样囊肿及骶尾部的恶性肿瘤、脊索瘤鉴别。

【治疗计划】

(一)治疗原则

原则上，囊性脊椎裂均需手术治疗。隐性脊椎裂仅对逐渐出现神经症状并与脊柱裂部位相符者实施手术，手术目的是尽可能恢复硬脊膜下腔的正常解剖关系，防止症状加重，原有的神经症状仅有少部分可能恢复。

(二)治疗方案

1. 手术治疗

(1)囊性脊椎裂

1)手术指征：①囊壁破裂或极薄，须紧急或提早手术。②有蒂型膨出可在任何时期实施修补。③广基型膨出如表面皮肤良好，可延迟到 1 岁至 1 岁半后手术。④有脑积水的患者，应先控制脑积水后再考虑修补。

2)手术要点：①切口：呈梭状，颈胸段手术一般用纵向切口，腰骶段手术用横切口。②游离膨出囊，完全显露囊颈。③探查膨出囊内容物：如果囊内无神经组织，则将囊颈的脊膜层切断，紧密缝合，使脑脊液不能漏出；如果囊内有神经组织，则尽量将之与囊壁分离，置入椎管，如神经组织与囊壁不能分开，可连同少许囊壁一并纳入椎管内。④术后采取俯卧位或侧卧位，以防切口污染及局部受压。

3)注意事项：①手术仅切除体表的囊性肿块，对神经的功能，如双下肢瘫痪或大小便失禁等，无明显改善。②极少数患者，在切除囊性肿块后，可能出现脑积水，其原因有人解释为：囊肿有吸收脑脊液的作用。

以上情况术前应向其亲人解释清楚,并签字。

(2)隐性脊椎裂手术要点:①切口:背部正中切口,范围应包括病变上、下各两个正常脊椎。②在病变上、下方的正常组织中实施操作,逐渐向畸形区汇合。③切除裂开的椎板,将脊膜脊髓与椎外组织游离。④硬脊膜应修补完整。

2. 术后处理

(1)一般处理:抗感染治疗及预防脑脊液漏。

(2)并发症的处理

切口脑脊液漏:采取俯卧位或侧卧位,绝对卧床,切口局部加压包扎,一般可自行停止。

【住院小结】

(一)疗效

手术后不易复发。

(二)出院医嘱

定期复查:一般术后3个月复查CT或MRI。

第六节 脊髓先天畸形

脊髓先天畸形(congenital malformation of the spinal cord)包括:脊髓脊膜膨出、脊髓裂、双干脊髓脊髓裂、双干脊髓、脊髓缺失、脊髓积水。

脊髓裂,又称脊髓纵裂,与脊索发育异常有关。是脊髓先天性中线发育畸形,通常畸形发生于脊髓中线局部增宽,中间有小骨梁或纤维组织、软骨组成的纵隔。此纵隔自椎体背面贯穿椎管中央向后固定于脊髓背侧硬膜部,将脊髓或马尾分割成左右两半。当儿童发育生长过程,由于骨髁的存在对脊髓、马尾起一种牵引作用而产生症状。

脊髓裂发病率低,多发病于儿童期,约80%在5岁以前,女稍多于男。病变多在胸腰段,几乎伴有局部脊柱其他畸形。约70%~80%有局部皮肤异常,如异常毛发、脂肪瘤、毛细血管瘤、皮肤小凹陷。神经系统损害多为下肢运动、感觉、反射异常,伴有直肠、膀胱功能障碍。少数病例伴有小脑扁桃体下疝畸形。

【入院评估】

(一)病史询问要点

(1)有无下肢感觉及运动障碍症状。

(2)有无大小便功能障碍。

(二)体格检查要点

(1)一般情况　发育、营养、体重、精神、血压、脉搏。

(2)神经系统检查。

四肢感觉及运动。

(三)门诊资料分析

(1)脊柱X线平片:病变部椎弓根距离增加,椎弓根无改变,椎体变窄。正位椎管正中有密度增高的骨性纵隔阴影。脊髓腔造影可见脊髓中央有一特殊充盈缺损影。

(2)MRI扫描可较明确显示脊髓分裂。

(3)腰椎穿刺蛛网膜下腔多无梗阻,脑脊液化验大多正常。

【病情分析】

(一)诊断

1. 典型临床表现　可无症状,但部分病人有脊髓栓系综合征类似表现,包括下肢感觉及运动障碍与疼痛,严重者下肢瘫痪,大小便功能障碍。

2. 影像学检查　头颅X线平片及MRI的证实。

【治疗计划】

(一)治疗原则

主要为手术治疗。

(二)治疗方案

1. 手术治疗　主要解除骨性纵隔的牵拉和压迫。即在病变区域行椎板切除。彻底切除脊髓纵裂间的小骨梁、软骨及其他结缔组织,切开周围硬膜使脊髓裂复位于同一硬膜下腔内,缝合背部硬膜。

2. 术后处理

(1)一般处理:抗感染治疗。

(2)并发症的处理。

【住院小结】

(一)疗效及预后

手术常不能改善已经产生的神经损害症状,对术前无神经症状或症状轻微者效果好。

(二)出院医嘱

定期复查。

(马志明)

第十六章

癫痫

第一节

癫痫的分类和诊断

早期的癫痫分类简单,但不全面,目前采用的分类几经完善,但非常复杂。针对外科医生的分类,虽有人提出过,但未得到全面的认可。目前文献中采用的都是国际抗癫痫联盟所提出的癫痫分类方案,为了便于与国际接轨,国内于1985年全国第一届小儿癫痫学术会议提出了国内的分类方案,1995年第7届全国小儿神经病学术会议参考1989年国际癫痫及癫痫综合征分类的建议,结合我国实际情况,提出了国内的癫痫及癫痫综合征分类。

(一)癫痫发作的国内分类

1. 部分性发作　部分发作是指最初的临床和脑电图改变提示开始的神经元激活限于一侧大脑半球的某个部分的发作。无意识改变者称为单纯部分发作,有意识障碍者称为复杂部分发作。意识障碍可能为首发征象,也可能由单纯部分发作之后出现意识障碍而演变成复杂部分发作,有意识障碍者还可以出现行为异常,部分发作可以不终止而进展成全身运动发作,这里的意识障碍是指因为觉醒和(或)反应性改变而对外界刺激无法做出正常反应。

大量证据表明,单纯部分发作通常为单侧大脑半球受累,两侧半球均受影响者罕见,但复杂部分发作常双侧半球受累。

(1)单纯部分发作:无意识障碍。分为运动局限性扩展性(Jacksonian、转动性等)、感觉(躯体及特殊感觉)、自主神经发作。精神症状同复杂部分发作。

(2)复杂部分发作:通常称精神运动发作或颞叶癫痫,伴有意识障碍。包括仅有意识障碍、精神症状(感知、情感、记忆、错觉、幻觉等)、自动症。

(3)部分发作扩展至全身。

2. 全身性发作(普遍性)　全身性发作是指第一个临床变化提示两侧大脑半球从开始即同时受累。意识障碍可以是最早的表现。运动症状及发作时的脑电图变化均为双侧性,表明神经元放电广泛分布于双侧半球。

(1)全身性强直阵挛发作(大发作)。

(2)失神发作(小发作)。

(3)其他,如肌阵挛发作、阵挛发作、强直发作、失张力发作。

3. 不能分类的发作　因资料不足或不能归入上述各类的发作。

4. 附录

(1)癫痫持续状态:①全身强直阵挛发作持续状态。②失神发作持续状态。③复杂部分发作持续状态。④局限性癫痫连续发作。

(2)在某些特定情况下发生的发作:①反射性癫痫。②各种诱发因素引起的发作(如饮酒、疲劳、情绪等)。③周期性发作(如月经、觉醒睡眠周期)。

(二)癫痫与癫痫综合征的国内分类

1. 表现为部分(局限)发作的癫痫

(1)原发性(特发性):①具有中央-颞棘波灶的小儿良性癫痫。②具有枕区发放的小儿癫痫。

(2)继发性(症状性)或隐源性:①儿童慢性进行性局限型连续性癫痫状态(Kojewnikow综合征)。②额、颞、顶或枕叶癫痫。

2. 表现为全身发作的癫痫

(1)原发性(特发性):①良性家族性新生儿惊厥。②良性新生儿惊厥。③良性婴儿肌阵挛型癫痫。④小儿失神癫痫。⑤少年失神癫痫。⑥少年肌阵挛型癫痫。⑦觉醒时强直阵挛大发作性癫痫。

(2) 继发性(症状性)或隐源性：①小婴儿癫痫性脑病伴暴发抑制(大田原综合征)。②婴儿痉挛(West综合征)。③Lennox-Gastaut综合征。④肌阵挛站立不能性癫痫。

3. 尚不能确定是部分或全身发作的癫痫

(1) 婴儿期严重肌阵挛型癫痫。

(2) 发生于慢波睡眠时有持续性棘慢复合波的癫痫。

(3) 获得性失语性癫痫(Landau-Kleffner综合征)。

4. 各种诱发因素促发的癫痫及特殊综合征

(1) 热性惊厥。

(2) 反射性癫痫。

(3) 其他。

(三) 癫痫发作的国际分类

1. 部分性(局灶性、局限性)发作

(1) 单纯部分性发作

1) 运动症状的发作：①仅为局灶性运动发作：身体任何部分都可有局灶性发作。②杰克逊发作(Jackson seizure)：局灶性运动发作可扩展至邻近皮质区所支配的部位，临床上可见发作进展至身体其他部分。意识一般保留，但发放可扩展至某些结构，从而引起意识丧失。③旋转性发作：发作时头转向一侧，通常转向发放的对侧。④姿势性发作：发作时一侧上肢外展，肘部半屈，常伴向该侧头部作注目动作。⑤发音性发作：表现为言语中断，或为偶尔发出声音、癫痫性重复语言。

部分性发作后，可能有受累中枢部位支配的局灶性瘫痪，称为Todd瘫痪，持续数分钟至数小时。如部分发作活动持续，则称为局灶型癫痫持续状态。

2) 躯体感觉或特殊感觉症状的发作：①躯体感觉性发作：一般描述为针刺感或麻木感。偶尔出现本体感觉或空间知觉障碍。②视觉性发作：表现为闪光及结构性视幻现象，包括人物、景色等。③听觉性发作：可以是简单的音响幻觉直到高级的整合功能表现(如音乐)。④嗅觉性发作：往往为难闻或不愉快的气味幻觉。⑤味觉性发作：可以是美味或味觉的幻觉发作，从简单的咸、酸、甜、苦到复杂的味觉；有的描述为"金属味"。⑥眩晕性发作：

包括空间坠落感、漂移感、水平或垂直面的移动感。

3)有自主神经症状的发作包括上腹部不适感、呕吐、苍白、潮红、出汗、竖毛、瞳孔散大、肠鸣或失禁。

4)有精神症状的发作:为高级脑功能障碍。常伴意识障碍,多见于复杂部分发作。①言语障碍发作:已如前述。②记忆障碍发作:是一种记忆失真,例如时间或感觉的失真、梦样状态、倒叙或是以往没有经历过的经验发作时好像经历过,即似曾相识(或熟悉感);或以往经历过的事或物,发作时好像未经历过,即所谓陌生感。③认知障碍性发作:即梦样状态、时间失真感、不真实感、超然感或人格解体感。④情感性发作:发作时可有极度愉快或不愉快的感觉、恐惧、强烈忧郁感伴自卑及抵制感。癫痫性发怒明显地是无缘无故的,且迅速消失。⑤错觉性发作:这是一种知觉的歪曲,表现为物体变形。⑥结构幻觉性发作:幻觉可以是躯体感觉性、视觉性、听觉性、嗅觉性或味觉性。

(2)复杂部分发作

1)单纯部分性发作开始,继而意识障碍。

2)自动症(automatism)。

3)发作开始就有意识障碍。①仅有意识障碍。②意识障碍伴有自动症。

(3)部分发作进展至继发全身发作

1)单纯部分发作进展成全身发作。

2)复杂部分发作进展成全身发作。

3)单纯部分发作进展成复杂部分发作,然后继发全身发作。

2. 全身(全面)发作(惊厥性或非惊厥性)

(1)失神发作与不典型失神发作。

(2)肌阵挛发作(myoclonic seizure)。

(3)阵挛性发作。

(4)强直发作。

(5)强直阵挛发作。

(6)失张力发作(起立不能性)。

3. 不能分类的癫痫发作　包括所有因资料不充足或不完全以及迄今分类标准尚无法归类的发作。包括一些新生儿发作,诸如节律性眼运动、咀嚼动作、游泳动作、颤抖、紧张或恐慌和呼吸暂停等。一直等到脑电录像监测方可以决定归属于哪一种。

4. 附录 有些发作就其类型可归于上述分类,但有其特殊性,故在附录内再加以叙述。

第一种情况:在某些情况下发生的偶然或反复出现的癫痫发作。

(1)没有任何明显诱发因素的,没有预料到的偶然发作。

(2)或多或少有间隔规律的周期性发作(如与月经周期或与睡眠觉醒周期有关的发作)。

(3)由非感觉因素(疲劳、乙醇、情绪等),或感觉因素(如"反射性发作")所诱发的发作。

第二种情况:持久或反复发作(癫痫持续状态)。

"癫痫持续状态"一词是用于当发作持续一段相当长时间,或频繁反复,在两次发作间期意识没有恢复者。癫痫持续状态可以分为部分性和全身性(即失神状态或强直阵挛状态)。

(四)癫痫和癫痫综合征的国际分类

1. 与部位有关的(局部性、局灶性、部分性)癫痫和癫痫综合征

(1)特发性癫痫:①具有中央颞区棘波的良性儿童期癫痫。②具有枕区发病特征的良性儿童期癫痫。③原发性阅读性癫痫。

(2)症状性癫痫:根据解剖部位、临床特征、发作类型及病因(如果已知)有:①儿童慢性进行性局限型癫痫状态(Kojewnikow综合征)有两种类型,其中之一为Rasmussen综合征,另一型代表成人及儿童的中央回局限型癫痫的特殊类型,且与运动皮质的各种病灶有关。②有特殊促发方式的癫痫综合征。③颞叶癫痫。④额叶癫痫。⑤顶叶癫痫。⑥枕叶癫痫。

(3)隐源性癫痫:推测癫痫是症状性的,但病因尚未找到,故与上述无病因者不同。

2. 全身型癫痫和癫痫综合征

(1)特发性、起病与年龄有关的癫痫(按年龄顺序排列)。①良性家族性新生儿惊厥。②良性新生儿惊厥。③良性婴儿肌阵挛癫痫。④儿童失神癫痫(或称密集性癫痫,pyknolepsy)。⑤青少年失神癫痫。⑥青少年肌阵挛型癫痫(或前冲性小发作)。⑦觉醒时全身强直阵挛发作的癫痫。⑧其他未下定义的全身性特发性癫痫;指其他自发性癫痫,如不属于上述综合征之一,可归于本项内。⑨特殊促发方式发作的癫痫:包括反射性癫痫及其他非特

异因素(不眠、戒酒、药物戒断、过度换气)诱发的癫痫。

(2)隐源性或症状性癫痫:按年龄顺序排列有:①West综合征(婴儿痉挛):由特征性三联征所组成:婴儿痉挛、精神运动发育停滞及高度节律失调,有时可三者缺一。预后通常较差。②Lennox-Gastaut综合征:见于1~8岁小儿,主要发生在学龄前儿童。发作形式多种多样,最常见的发作形式为轴性强直(tonic-axial)、失张力及失神发作。发作十分频繁,常见癫痫状态。③具有肌阵挛和起立不能发作的癫痫。④有肌阵挛性失神发作的癫痫。

(3)症状性全身型癫痫及癫痫综合征:分为无特殊病因如早期肌阵挛性脑病、大田原(Ohtahara)等和特异性综合征如畸形、发育不全、结节性硬化、蜡样脂褐质沉积病等两种。

3. 未能判明为局限型或全身型的癫痫综合征

(1)既有全身发作又有部分发作。①新生儿发作。②婴儿期严重肌阵挛癫痫。③发生于慢波睡眠时有持续性棘慢复合波的癫痫。④获得性癫痫性失语(Landau-Kleffner综合征)。⑤未列于上的其他不能确定的癫痫。

(2)没有明确的全身或局灶特征的癫痫。

4. 特殊综合征　热性惊厥:是与年龄有关的疾病,起病多在1岁以后,3岁以内,其特征是在急性热性疾病时发生全身发作,有时也可有局灶性特征。为幼儿相对良性的疾患。

孤立的发作或孤立的癫痫状态。

第二节

难治性癫痫

尽管目前国际上有许多新的抗癫痫药物出现,但仍有20%左右的病人不能达到理想的控制,尤其是颅内有病理性改变者药物治疗效果更差。也有部分患者药物治疗虽然有效,但病人不能耐受药物的副作用,从而使癫痫不能缓解。此时借助于手术可使大部分患者得到治愈或很好地控制。

【入院评估】

(一)病史询问要点

(1)第一次发作的时间、诱因、先兆,发作的形式是全身性发作还是部分性发作,有无神志障碍,发作持续的时间,有无口唇发绀、口吐白沫,发作后有无肢体的瘫痪。

(2)发作的间隔时间,每月发作的次数,包括不同的发作形式。

(3)既往就诊过程,有无服药,服何种药物,药物的剂量,服药的持续时间,药物的增减和剂量的变化过程。

(4)出生时情况,有无脑膜炎脑炎病史,有无热性惊厥史,有无外伤及中毒病史。家族史中有无癫痫发作者。

(二)体格检查要点

(1)一般情况:重点注意发育、智力、精神状况。

(2)癫痫病人在发作间期多数无明显阳性体征,部分病人有神经系统的定位体征,如偏瘫运动障碍、偏身感觉障碍。

(3)记忆力、计算力、定向力的询问。记忆力包括近期记忆力和远期记忆力。近期记忆力指患者能否回忆当天早上或上午及前一至二天发生的事情,如进餐的品种、就诊前的交通路线或乘坐的交通工具等。计算力通过计算 $100-7=?$,余数再减 7,第三次减 7,病人得出答案的正确性及所花费的时间。定向力包括分清就诊时是上午还是下午,当天为哪一天,是几月份及哪　年,病人所处的地方等。

(三)辅助检查

1. 抗癫痫药物的血药浓度检查　将所服用的药物血药浓度与参考的有效治疗浓度范围进行对比,确定有无必要对剂量进行调整。

2. 脑电图　脑电图包括常规脑电图、地形脑电图、动态脑电图、视频(录像)脑电图等,皮层电极和深部电极也归于脑电图的检查,特殊电极如蝶骨电极、鼻咽部电极等能为癫痫的定位检查提供非常有价值的资料,单独或联合应用能提高准确性。常规门诊脑电图对癫痫病人的棘波和棘慢波的检出率大约为 30%,而 24h 动态脑电图的阳性检出率可达 80% 左右。

3. 影像学检查 CT 能够检出的异常有脑萎缩、肿瘤、血管畸形、软化灶,其他还有脑室扩大或畸形、钙化、蛛网膜囊肿、结节性硬化、枕大池扩大、灰质移位、单纯高密度改变等。MRI 检查能够发现引起癫痫发作的一些病理改变,如颞叶的硬化、肿瘤、血管畸形、大脑皮层发育不全等,MRI 对于上述病变的检查阳性率明显高于 CT 检查。

4. 病人的神经心理学检查 神经心理学检查主要包括患者的语言智商(VIQ)、操作智商(PIQ)和总智商(IQ)的水平,可以用量表的方式求得患者的智商值。对于颞叶癫痫,术前需做记忆力测定。

5. 功能性检查 磁共振波谱(MRS) 是根据磁共振成像和化学位移原理来检测化学物并且形成波谱的无创性的扫描方法,常用的核素有^{1}H、^{31}P 等。通过用^{1}HMRS 和^{31}PMRS 来检测中枢神经系统中的神经递质或代谢产物,如 N-乙酰门冬氨酸(NAA)、胆碱(Cho)、肌酸(Cr)等,能够发现局灶性神经元的损害或功能障碍。在癫痫发作的患者中,NAA 含量下降,而 Cho 和 Cr 含量上升,它能用于颞叶海马萎缩和硬化的检查。

功能性磁共振(fMRI):近年来应用于癫痫灶的定位,由于 fMRI 的成像原理是利用血氧水平依赖性测量技术,当局部脑组织活动增强时动脉血流量增加,代谢增强,并且局部脑组织的脱氧血红蛋白减少,而脱氧血红蛋白是一种顺磁性物质,这样就使得局部脑组织的 T_2 时间延长,表现为高信号。在癫痫发作时,如果进行 fMRI 的扫描,可以发现癫痫灶处的 T_2 信号增强;在发作的间歇期进行 fMRI 扫描,有时却表现为正常的图像。

放射性核素计算机断层扫描(ECT):正常脑组织显像时呈放射性空白区,当脑组织发生病变或血-脑脊液屏障受到破坏时,放射性药物进入脑组织内,形成放射性浓缩区。ECT 分为 SPECT 和 PET 两种,PET 的空间分辨率明显高于 SPECT。

6. 脑磁图 脑组织内的神经元兴奋时会产生微弱的电流,该电流又会产生一个微弱的磁场。脑磁图(MEG)是利用超导技术制作的超导磁力计来测量脑内磁场的变化,并且使用偶极子建立模型和求逆原理,通过与 MRI 信息的整合建立脑功能的解剖图像。脑磁图检测致痫灶的优点是具有良好的时间分辨率和空间分辨率,能辨别出致痫灶与镜灶的区别。对于多个致痫灶,MEG 定位的准确率明显高于 EEG、MRI、SPECT、PET 等检查。

7. 不同检查方法的评价 癫痫的检查方法众多,意义各有不同,只有恰当地运用各种检查并合理评价各种检查的结果,才能提高癫痫的定位诊断。V-EEG、DLM 和 SPECT 结果只能提供病灶的定位诊断,因其无生物特异性,故不能提供病因分类。有学者认为对部分性癫痫患者应首选 MRI 检查,阴性者加作 SPECT,二者结合对部分性癫痫的定位诊断有实际的意义,可常规应用于部分性癫痫的鉴别诊断。SPECT 和 PET 均为功能性显像,影响因素较多。研究表明,脑内确实存在 CT、MRI 及肉眼难以分辨的"微小病灶",且以神经胶质增生、胶质细胞变性或神经细胞发育不良多见,在患者合并其他疾患,尤其是血管性病变时多出现阳性结果。在临床应用时应结合病史、发作类型、EEG 结果综合考虑。影像学检查能提供形态学上的异常,脑电图能提供电生理学的异常,而功能磁共振、磁共振波谱、SPECT、PET 能提供功能上异常。将三种结果共同分析,能大大提高致痫灶定位的准确性。

(四)诊断和分级

1. **诊断标准** 用目前的抗癫痫药,在有效治疗期,合理用药且病人配合良好仍不能终止其发作或已被临床证实是难治的癫痫及癫痫综合征。抗癫痫药物的治疗,一般来说都是应用三种药物或以上。有效治疗期,绝大多数学者是指 2 年。

难治性癫痫病人中有部分为医源性"难治",而非真正意义上的难治性癫痫。具体分为①诊断错误;②发作分型不明确;③选药不当;④用药剂量不足;⑤病人依从性差。

2. 难治性癫痫的分级

Schmidt 将难治性癫痫分为 0～6 级:

0 级为使用非一线药物;

1 级为使用一种一线药物,但低于推荐的剂量;

2 级为一线药物的剂量在推荐的范围内,但血浆浓度未达到有效治疗浓度;

3 级为一线药物并血药浓度在有效治疗范围;

4 级为一线药物达到最大耐受剂量;

5 级为使用一种以上一线药物并达到最大耐受剂量;

6 级为一种以上一线药物及数种二线药,达到最大耐受剂量。

其中 0～2 级为不恰当治疗所致,应属于医源性难治性癫痫,3～6 级才是真正意义上的难治性癫痫。

对于有颅内病变者,脑电图或其他检查证实癫痫来源于病灶或病灶周围者,即可结合病史、影像学检查及疾病的发展预测考虑癫痫有难治性倾向,此时药物治疗时间不必是2年,经过短时间的治疗无效或明确诊断后即可手术治疗。

【治疗计划】

(一)癫痫外科的术前评估

癫痫外科的术前评估应包括对患者、手术及家庭三方面的医学、精神和社会心理评估。对患者而言,对致痫灶的定位、有无社会心理和精神智力障碍都应做出相应的评估,同样也对家庭中的社会关系、家庭成员对待疾病的态度、家庭成员协助患者长期服药的措施和心理承受力以及出现副作用时的求助行为作出评估。应该告知患者及其家属手术的可能疗效、局限性以及术后仍需长期服药的可能性,努力调和患者的手术期望值和可能的手术结果之间的矛盾。

1. 术前评估的几个术语

(1)致痫区(epileptogenic region):确定致痫区是术前评估的根本目标。所谓致痫区是指,必要的且足以引起癫痫发作的区域,在切除该区域或切断其放电传播途径之后,就能够完全终止癫痫发作,因而,致痫区也就是指各种术前评估结果共同提示应该切除的区域。致痫区可有一个或一个以上,它可以在致痫病变之内或邻近或远隔部位。

(2)刺激区(irritative zone):所谓刺激区是指产生发作间期癫痫波的脑皮质区。发作间期癫痫波有助于确定需手术切除的脑皮质区,但根据发作间期癫痫波所确定的区域并不总是准确的。发作间期癫痫波对于癫痫的诊断有重要价值,但没有癫痫波并不能排除癫痫的诊断。

(3)发作起始区(ictal onset zone):发作起始区是指脑电图所描记到的癫痫发作起源区域。它是致痫区整体的一部分,一般位于刺激区之内,极少位于刺激区之外。尽管从逻辑上讲,切除癫痫发作起始区将能终止发作,然而,即使彻底切除了准确定位的发作起始区,也不能保证癫痫发作一定会终止。

(4)致痫病变(epileptogenic lesion):所谓致痫病变是指可能引起癫痫发作的大脑结构异常区域。它在MRI上可能清晰可见,也可能只有在手术切除后通过组织病理检查才能发现。

(5)功能缺失区(functional deficit zone):功能缺失区是指通过多种检查手段确定的引起癫痫发作间期非癫痫性功能障碍的脑皮质区域。在大多数情况下,功能缺失区比致痫区大,致痫区是功能缺失区的一部分,但有时功能缺失区不一定有致痫性。

(6)症状产生区(symptomatogenic zone):症状产生区是指产生起始发作症状的脑区。无特殊检查方法,通过观察患者的行为和主诉了解。

2. 对病人及其家庭的评估

(1)癫痫是否为药物难治性:手术治疗的癫痫必须是药物难治性的。经过正规足量长程的药物治疗无效,再继续调整药物,其有效率仅达10%左右,且副作用会明显增加,其受益会小于继续用药的风险,这种风险包括癫痫仍不能控制、出现明显的毒副作用以及长期癫痫发作带来的社会心理和精神智力的障碍。对于婴幼儿和儿童灾难性癫痫,考虑发育及智力问题,也可在短时间正规足量的治疗无效后早期行手术治疗。

(2)致痫灶的定位:明确致痫灶是手术成功的关键,对于致痫不明确的病人,手术效果不容乐观。在考虑致痫灶时就分清是单灶或是多灶,病灶弥散或是局限,是一侧或是两侧,与功能区的关系,与周围脑组织或血管的关系。

(3)病人的神经心理学检查。

(4)病人对手术的期望值:许多癫痫患者对手术的期望除了手术以后癫痫能够得到有效地控制外,还希望手术后能够工作、能驾车、有独立的社会能力、而且要求停用抗癫痫药物。这些要求虽然也属正常,但对于医生而言这种要求是非常之高,很难达到。患者及家庭对手术的期望还包括消除癫痫发作所致潜在的精神障碍、精神社会障碍、神经心理损害、药物中毒和高的死亡率。这些癫痫所带来的潜在影响必须告知患者和家庭,以免术后达不到要求时因绝望而放弃对癫痫的继续治疗,加重病情。

(5)对家庭成员的评估:手术前必须对家庭成员对患者疾病的态度、监督患者服从医嘱的能力及经济情况进行评估。家庭成员的关切、对治疗行为的坚定性使患者术后容易坚持服药,且在出现副作用或其他异常行为时及时就医,寻求对策。反之,如果家庭对待手术有赌博性质的倾向,那么术后的长期服药、出现副作用及并发症时的态度就会影响癫痫结果,有时会出现医源性的难治。

3. 对手术的评估

初期估价(非侵袭性检查)：

(1)临床估价细致反复地听取病人、家属和直接观察有关癫痫发作的症状。分析发作间期和发作期症状,建立诊断和癫痫的分类,询问过去药物史、个人史、围生期史。包括神经系统检查和视野检查。

(2)术前 EEG 评估,神经心理学评价,CT 和 MRI 检查,SPECT、PET、脑磁图(MEG)等检查。

第二期估价(侵袭性监测)：

(1)皮层电极和深部电极。

(2)术中的 ECoG 和深部电极探测。

(二)癫痫手术方式

目前根据手术目的的不同将手术分为：①病灶切除；②致痫区组织切除；③传播通路处理。每个手术可包括其中一个或全部。

1. 单纯病灶切除术　以切除病变为目的,并认为病变是癫痫发作的原因,一般是切除病变及其周围 2.0 cm 的脑组织。

2. 病变和致痫灶切除术　同时切除病变和远隔的致痫灶。原理是根据有继发性致痫灶的形成和双重病理的存在。继发性致痫灶的形成(又称不可逆病变)是病人在长期频繁癫痫发作情况下形成的,此种病变作为一种继发性的、独立的致痫区。也即在原发性癫痫灶之外可有继发性癫痫灶的形成。

3. 传播通路处理　包括软膜下横纤维切断术、棘波皮层电灼术、胼胝体切开术、慢性小脑电刺激术等。这些手术完全消除癫痫效果较差。

(三)癫痫手术的常用方法

1. 新皮层切除术

(1)新皮层切除术主要适应证：①病灶局限的部分性癫痫,抗癫痫治疗无效,切除病灶后,手术效果良好。②发育异常所致的部分性癫痫,病灶比较弥散,癫痫灶的精确定位比较困难,这组病人在抗癫痫治疗确实无效后也可考虑手术。③影像学上没有明显病灶的部分性癫痫发作,这组病人切除新皮质后效果控制不甚满意,临床考虑时需十分慎重。

(2)新皮质切除的原则：目前认为,只有癫痫病灶局限,定位准确,手术时将全部癫痫病灶完全切除后癫痫才能获得满意效果。因此认为手术时要尽量切除致痫灶而不至于引起严重的后果。新皮质切除包括额叶皮质切除术(frontal lobe resections)、额叶切除术(frontal lobectomy)、副运动区切除、眶额切除术、原始运动区和感觉区皮质的切除术、颞叶切除术、顶叶切除术、枕叶切除术。①局灶性癫痫,病灶和致痫灶位于大脑皮层可切除的范围内。②临床表现、脑电图和影像学检查结果相一致,有明确的局限性痫灶者。③致痫皮质切除后不会引起重要的神经功能障碍。

下列情况属于禁忌证:①致痫灶位于重要功能区,切除后会出现严重的神经功能障碍者,此时不宜切除皮质,而应行软膜下横纤维切断术。②局限性癫痫灶客观证据不足,或致痫灶难以确定者。或临床表现、影像学检查和电生理结果不一致者。③有慢性精神障碍或病灶弥散或位于两侧,智商低下或全身情况不佳者,不宜手术。

新皮质癫痫的治疗很大程度上取决于病源的病理类型,病变局限且与脑电图表现相符合,皮质局部切除后癫痫大多能满意控制;如病变弥漫或与脑电活动不匹配,则需做有创电极监测以精确界定切除范围。随着高清晰MRI和代谢影像的进步,致痫皮质的定位将更加精确。

2. 多脑叶切除和大脑半球切除术

(1)多脑叶切除

1)手术对象和目的

手术对象:主要适用于癫痫活动广泛、涉及多个脑叶的药物难治型癫痫患者,病变种类可包括大脑胶质增生、脑萎缩、脑发育不良(脑异位、皮质发育不良、半侧巨脑畸形等)和Sturge-Weber综合征等。术前必须详细评估患者的神经功能状况,以决定患者适合多脑叶切除还是半球切除。对非进展性疾病如脑萎缩、胶质增生、脑发育不良等,如果患者手指的精细动作和足部运动依旧存在,则不应行半球切除,而应考虑多脑叶切除。

目的:多脑叶切除的目的在于完全终止癫痫发作或显著减少发作频率,防止进一步脑损害,因此合理选择病例、精确定位和早期手术就显得非常重要。患者癫痫控制满意,就会有更好的神经心理表现和社会参与能力,从而提高生活质量。

2)手术原则和指征:多脑叶切除手术脑组织切除的范围主要取决于脑病变的性质和程度、致痫区的大小以及重要的功能区边界的限制,确保脑切除后不会引起或加重神经功能障碍。手术前应仔细确定最佳切除范围,使致痫病灶完全切除而又能保留神经功能。

3)手术技术:多脑叶切除常涉及额颞、额顶、顶枕颞或顶枕等脑叶,手术技术为皮质切除或单脑叶切除加脑叶间切断术。皮质切除术可用吸除的方法去除与癫痫有关的皮质;脑叶切除时应切除致痫病灶所在的脑白质和灰质及癫痫有关的结构异常;脑叶间断离术或脑叶孤立术仅切断癫痫的传播而不需切除脑叶,手术中应注意在脑叶切除的同时力求一并切除致痫病灶。术中体感诱发电位能清楚地划出感觉运动皮质的范围,皮质脑电图可进一步确定切除皮质的边界,并与术前所做的定位相参照,以确保致痫病灶的完全切除和功能区的保留。

(2)半球切除术

1)手术目的:在于切除致痫性区域,治愈或改善癫痫,提高社会心理能力和生活质量。尽管它常为多灶性,但又位于一侧半球,约80%以上的患者术后可治愈癫痫,另有12%~15%的患者可获得明显好转,这部分患者往往存在双侧病变,但以一侧为主,在手术前应对病情和预后有充分估计。

2)手术指征:患者有频繁发作的癫痫病史,药物治疗无效,已存在病变半球对侧半身麻痹和手部活动不灵活;头皮脑电图显示半球内弥漫性致痫性电活动,影像学检查发现整个半球广泛性的结构性病变;PET提示病侧半球弥漫性低代谢,而正常半球代谢率正常;体感诱发电位检查中,病变侧皮质波峰缺如或延迟,而对侧正常。

3)手术方式:有三种方式,第1种由Dandy于1928年提出,方法是广泛暴露整个半球,显露颈内动脉、大脑中动脉和大脑前动脉,在豆纹动脉、穿通动脉以后结扎大脑中动脉,在前交通动脉远端结扎大脑前动脉,再断离Labbe引流静脉,最后分离大脑后动脉,并在其分出后交通动脉后结扎大脑后动脉,除丘脑和基底核外整个半球全部切除,同时切除海马和杏仁核。第2种手术方法又称为半侧去皮质术,由Ignelzi和Bucy提出,手术切除半球的灰质皮质,白质和脑室结构仍保持完整,术后无脑浅表含铁血黄素沉积症并发症。第3种是功能性半球切除术,最早由Rasmussen等人于1983年提出并作改良。所谓功能性半球切除,是指在功能上完全但解剖上的次全半球切除。手术切除额叶后部、中央区和顶叶的感觉运动皮质以及颞叶,吸除海马和杏仁核,同时离断剩下的额叶及顶枕叶间的联系。

3. 胼胝体切开术

(1) 胼胝体切开术的理论基础:其实质是通过切断大脑连合,将癫痫放电限制在异常的大脑半球,阻碍两侧细胞同步化放电,使之成为非同步化,从而阻止癫痫全身性发作。同时由于放电的神经元总数减少,可提高全身性和部分性癫痫阈值。只需较小量的抗癫痫药即可控制其癫痫发作,使难治性癫痫变为可治性。

(2) 手术指征:①药物治疗无法控制的难治性癫痫,病程4年或至少2年以上患者。②全身性癫痫发作,常常为运动性或失张力性发作患者。③多病灶癫痫以及以提示额部病灶为主的癫痫患者。④脑电图为弥散性癫痫放电,无局限性病灶改变患者。⑤无严重的精神障碍的癫痫患者。

适应于行胼胝体切开术的综合征如下:①先天性和婴儿偏瘫伴顽固性癫痫。②慢性局灶性脑炎(Rasmussen综合征)。③变异性小发作(Lennox-Gastaut综合征)。④脑面血管畸形(Sturge-Weber综合征)。⑤单侧半巨脑症。⑥脑皮质发育不全。

在选择手术病例时必须认识到,胼胝体切开术与其他癫痫手术不同,它是缓解癫痫的发作,而不是根治癫痫。多数手术患者是混合性癫痫,手术结果往往是患者术后个别癫痫类型的发作频度降低或不再发作。如跌倒发作或继发性全身发作可得到缓解,但患者术后仍然存在缓解程度不同的其他类型局灶性癫痫。即便如此,这样的手术结果对患者的生活质量的改善却是非常有价值。

(3) 手术方法:目前有4种基本术式,包括全胼胝体切开术、胼胝体前部切开术、胼胝体后部切开术和选择性胼胝体切开术。手术切除的范围与术后效果有一定的关系。全胼胝体切开会引起心理问题,故现在一般切开胼胝体的前3/4部分,保留胼胝体压部。

(4) 术后的主要并发症

1) 急性失连接综合征(acute disconnection syndrome):表现为缄默,左侧失用(常误认为偏瘫),左半视野忽视(常误认为偏盲),左侧肢体乏力,局灶性运动性癫痫发作,双侧巴彬斯基征阳性,双侧腹壁反射消失,有强握反射,近端牵引反射(用力拉开患者屈曲的肘和内收的肩关节时,患者不能松开他自己紧握的手)。左上肢肌张力减退,并有失命名现象,以及尿失禁、眩晕等,可持续数天至数月后自行恢复,常并发于全部胼胝体切开后,且症状突然和持久。

2)后部失连接综合征:常在胼胝体后部切开后发生,为感觉性失连接综合征。由于感觉输入为双侧性,故无重要意义。

3)裂脑综合征(spill brain syndrom):两半球的感觉联系及运动功能丧失连接,患者日常生活能力(如穿衣、吃饭、购物等)几乎完全丧失,随着时间推移而逐步好转,极少数患者遗留永久残废,但大多数患者不遗留或不出现此并发症。

4. 多处软膜下横纤维切断术

(1)理论基础:多处软脑膜下横切术的实质是通过切断部分神经元间的水平纤维,以阻断皮质细胞同步放电的扩散能力,同时保留了皮质柱、传入传出轴突,以及供血动脉和引流静脉,保留了皮质的基本功能。

(2)适应证:主要手术对象为癫痫灶位于中央前回、中央后回以及 Broca 和 Wernicke 语言中枢的患者。多处软脑膜下横切术除可用于功能区癫痫外,还可应用于其他多部位的癫痫,多处软脑膜下横切术仍最适合用于以下类型的癫痫。

(3)手术方法:手术需要特制的钩刀,钩刀头厚度为 0.3 mm,与钩刀柄成 105°,长度为 4 mm。要根据术中脑电图所显示皮质癫痫放电的范围,确定横切皮质的范围。一旦确定癫痫样放电的脑回标记后,在脑回尽可能低的位置,用 20 号针在软脑膜上刺一个孔。钩刀从针眼插入,伸向脑回对侧缘,钩刀顶端朝上,在脑回下向前弧形切割。钩刀必须保持与脑回垂直,以免在皮质内部斜行切割,不要刺破软脑膜。横切深度为 4 mm,横切间距为 5 mm,通常小范围痫灶切割 10~15 道,大范围痫灶切割可达 80~100 道以上。横切要包括所有异常放电区,有时会涉及数个脑回。出血本身一般不会造成损害,如切割道上有少量出血时,可用小棉片压迫止血,切忌用电凝止血。

5. 迷走神经刺激术　1985 年 Zabara 首次提出应用迷走神经刺激(vagus nerve stimulation,VNS)治疗癫痫的观点。到 2000 年,全世界已经施行了大约 6 000 例 NCP 植入术。

(1)作用机制

电生理基础:高频、高强度刺激迷走神经,可以引起脑电图的去同步化。

生化基础:VNS 的抗癫痫效应与脑干、大脑皮质的 γ-氨基丁酸(GABA)

和甘氨酸水平的提高有关。其中甘氨酸通路主要调节脑兴奋性的平均水平,而 GABA 通路则是阻止强直-阵挛性震颤活动的扩布。

(2)手术方法:一般选用左侧迷走神经行刺激治疗,手术在全麻下进行。①脉冲发生器的埋藏:于左锁骨中点下方 5 cm 处横切一长约 6 cm 皮肤切口,在胸大肌筋膜浅层下形成一类圆形皮袋以植入刺激器。②电极的缠绕:于左锁骨上一指至一指半处作颈部横切口,显露出迷走神经长 3~4 cm。③导线与刺激器的连接:将导线从颈部切口由外套内送到胸部切口。④刺激:当导线与刺激器连接好后,应用编程棒对准刺激器,检测其工作性能。当计算机屏幕显示"OK"时,表示该装置状态良好。术后至少 2 周才可启动装置进行 VNS。

(3)适应证:VNS 的适应证主要是复杂的部分性发作或部分性发作继发全身性发作(尤其是无法确定癫痫灶或有双侧痫灶者),也可用于治疗其他类型难治性癫痫。

6. 慢性小脑刺激术

(1)作用机制和适应证:慢性小脑刺激的作用机制有两种:①慢性小脑刺激能够通过活化网状结构系统和抑制丘脑,从而产生小脑皮质上行性抑制和脊髓下行性抑制。②慢性小脑刺激对感觉冲动传入神经可产生阻滞作用。

适应证:凡顽固性癫痫发作患者,有肯定的脑电图异常,智商达 70 分以上,已排除颅内占位性病变者,均可选用慢性小脑刺激术。

(2)手术方法:国内大多数采用部分植入的小脑刺激系统。手术在全麻下进行,取坐位,枕下正中直切口,于横窦下方横形切开硬膜,电凝切断小脑前叶至小脑幕的桥静脉,将电极置于单侧或双侧小脑前、后叶表面近中线区或小脑蚓部。电极线固定于硬膜上,严密缝合硬膜切口,于右侧锁骨下胸壁皮肤作一 4 cm 横切口,分离皮下组织直至胸壁肌筋膜层。将接收器置于其中,然后将电极电线经皮下隧道引至锁骨下胸壁皮肤切口中,与接收器相连接。将消毒好的天线置于已植入接收器的胸壁皮肤上,打开刺激器开关。如果脑电图描记到频繁的高频刺激波,说明刺激系统正常,仪器电路通畅,可结束手术。手术后 7~10 天开始刺激治疗。刺激参数因人而异,常用频率是 10 Hz,电压峰值 10 V,脉宽 0.5~1.0 ms。刺激时间不定,从每小时 10 min 到 24 h 内每 8~10 min 刺激 1 次。一般白天刺激,夜间停止。初期可嘱患者白天定时刺激 4～6 次,每次 20～30 min。在有预感时可临时打开刺激开关以增加刺激次数。

【预后评估】

(一) 手术疗效的评价

1. 1987 年 Engel 标准

Ⅰ级　癫痫发作消失。

a. 术后发作完全停止。

b. 术后仅有单纯部分发作。

c. 术后有过一些癫痫发作,但癫痫发作已停止至少 2 年。

d. 仅在抗癫痫药时撒退时有全身发生。

Ⅱ级　癫痫发作极少或几乎消失(每年不超过 2 次)。

a. 初期癫痫发作消失,但现在有极少发作。

b. 术后癫痫发作极少。

c. 术后有多于极少的发作,最近 2 年罕有发作。

Ⅲ级　有价值的改善(发作减少 90%)。

a. 值得的发作减少。

b. 长期癫痫发作消失,间隔期大于随访期的一半,但不少于 2 年。

Ⅳ级　不值得的改善(发作大于 50% 而小于 90%)。

a. 发作明显减少。

b. 无明显变化(减少小于 50%)。

c. 发作恶化。

2. 2001 年国际抗癫痫联盟提出的新方案

(1) 癫痫发作完全消失,无先兆。

(2) 仅有先兆,无其他癫痫发作。

(3) 每年有 1～3 个"癫痫发作日"(指 24 小时内有 1 次或 1 次以上的癫痫发作),有或无先兆。

(4) 每年有 4 个癫痫发作日,或基线癫痫发作日(计手术前 12 个月的"癫痫发作日"的频率)减少 50%,有或无先兆。

(5) "基线癫痫发作日"减少小于 50% 至增加小于 100%,有或无先兆。

(6) "基线癫痫发作日"增加大于 100%,有或无先兆。

3. 南京谭启富的标准

满意:癫痫发作完全消失,除外早期几次的癫痫发作,或每年偶尔有1~2次的发作。

显著改善:癫痫发作减少75%。

良好:癫痫发作减少大于50%。

效差:癫痫发作减少25%~50%。

无改善:癫痫发作无效或更差。

(二)手术疗效

1996年Engel曾统计过全球5千多例的手术的结果(表16-1)。

表16-1 癫痫手术治疗效果

手术方式	病例数	结果%		
		癫痫消失	值得改善	无效
前颞叶切除	3572	67.9	24	8.1
杏仁海马切除	413	68.5	22.3	9.0
新皮质切除	605	45.1	35.2	19.8
病变切除	293	66.6	21.5	11.9
大脑半球切除	190	67.4	21.1	11.6
多叶切除	166	45.2	35.5	19.3
胼胝体切开	563	7.6	60.9	31.4

(三)手术常见并发症

虽然神外手术技术已取得显著进步,但手术并发症仍有一定比例存在,在考虑手术效果的同时,不应忽视并发症,癫痫外科并发症是评价并影响癫痫手术的重要因素。详见表16-2。

表 16-2 癫痫外科手术并发症、发病率及主要原因

术后并发症	发病率	主要原因
感染	深部电极 1%～5%，手术 0.5%	
颅内血肿死亡	颞叶切除 1%，大脑半球切除近期 6%～7%，晚期 20%～30%	感染，术后血肿脑梗死，肺炎
颅神经瘫痪	<1%～3%	
偏瘫	5%	大脑中动脉分支，脉络膜前动脉损伤
永久性偏瘫	<2.5%	
视野缺损	50%	大脑后动脉、内囊损伤
致残偏盲	2%～4%	损伤 Meyer 袢
失语—过性发声困难	20%	损伤语言区
遗忘		颞叶内侧结构受到损害
裂脑综合征	3%～50%	两半球感觉和运动失去联接
精神症状或抑郁	2%～20%	原有精神症状

【术后处理】

(一)一般处理

(1)术后注意生命体征的观察及神志瞳孔变化。癫痫手术一般情况下对神志影响不大，术后如发现神志变差或恢复较慢，应注意有无颅内血肿，及时行影像学复查。

(2)注意引流管的通畅，引流管于术后第二天拔除，第三天后可致感染明显增多。

(二)专科处理

(1)注意有无偏瘫，观察有无语言方面的改变，包括运动性失语、感觉性失语。行优势半球颞叶切除者，特别应注意有无感觉性失语。

(2)术后继续应用抗癫痫药物治疗，于术后第一天可进食后即开始予药

物治疗,药物剂量可按术前原剂量给予,也可以减少药物的剂量或减少药物的种类,如术前三种药物术后可减除相比效果差、副作用大的药物,保留2种,如术中切除致痫灶满意,也可只保留一种药物。

(3)围术期因药物浓度的波动及手术对全身的影响,可诱发癫痫发作,此时可加用短效的镇静及抗惊厥如苯巴比妥钠肌注,待抗癫痫药物的血药浓度达到平稳后停用。

【住院小结】

(一)难治性癫痫的预测因素

有一项研究表明下列因素为预测难治性癫痫的独立因素:①每月至少一次发作并超过2年且对至少3种抗癫痫药物没有反应;②发作年龄早;③症状性癫痫;④初发以婴儿痉挛为特征发作的癫痫;⑤将要演变为持续状态的癫痫。有一项研究对儿童病例的发病率及流行病学进行了30年的随访调查,难治性病例(至少1年1次)与在3年内获得最终缓解的病例做了比较,难治性癫痫下列情况的可能性较大:症状性癫痫(OR=2.9),智力减退(OR=2.6),或者神经系统异常(OR=5.6)及智力的进展低(OR=0.41)。初始发作的高频率(OR=10.3)、持续状态(OR=12.4)及对治疗的初始反应差(OR=5.0)仍是独立的预测因素。

在上述任何一种研究中,家族史及热性惊厥都没有预测性。但发热性抽搐持续时间的延长预示有后续的难治性癫痫。

(二)出院医嘱

(1)出院后继续服用抗癫痫药物,按时按剂量服用,不能因为过年或过节及其他情况停服,漏服者要及时补服,尽量保持药物浓度不要波动太大。

(2)术后1~2个月复查肝功能、血常规,对于服用2种以上药物者,可适当加用护肝药物。如有肝损害,及时调整药物。

(3)术后停药,对于难治性癫痫,必须在停止2年后再逐渐减量直至停药。对于病灶性癫痫,如海绵状血管瘤所致的癫痫,可适当缩短服药时间。

(4)停药前需复查脑电图,动态脑电图的价值更大。脑电图结果正常,根据病情可逐渐停药,脑电图高度异常者,不可轻意减量或停药。

第三节 颞叶癫痫的外科治疗

目前认为颞叶癫痫所行的颞叶切除是所有癫痫手术中最常见,且是最成功的手术,术后效果好,因此将此内容专门作一章节进行讨论。颞叶癫痫的前颞叶切除术一般指:包括颞叶内侧和外侧结构的切除,切除的范围包括颞叶新皮质,杏仁核部分,海马头、体、尾部以及海马钩回、海马旁回,但海马后部和新皮质的切除范围因人而异。

起源于颞叶的简单部分发作或复杂部分发作或继发性发作特征的癫痫称颞叶癫痫。颞叶癫痫是最常见的难治性复杂部分性癫痫,1938年Gibbs和Lennox将颞叶起源的癫痫称为精神运动性癫痫。20世纪40到50年代,传统的癫痫手术,也包括颞叶切除是由Penfield和Jasper在加拿大的Montreal神经病学研究所发展起来的,其经验由Penfield和Jasper多次报道过。Baily和Gibbs(1951)报告仅依靠脑电图就能对精神运动性癫痫进行手术治疗。Morris(1956)在术中用EEG能记录到起源于杏仁核和海马前部的异常放电,提出标准的前颞叶切除应包括外侧新皮质6.5 cm、钩回、杏仁核和海马前端2~4 cm。同时期Falconer等人报告了颞叶整块切除术后详细的病理学结果(神经元萎缩和胶质增生等改变)称为颞叶内侧硬化(海马硬化)。基于病理学上的异常发现,许多学者,其中Crandall采用标准的颞叶整块切除技术,此后该种手术技术在颞叶外侧皮质和内侧结构的切除范围上经过多次改进,其目的是为了减少术后神经功能障碍的发生,由于电生理技术、近代影像学定位能力的提高,更加准确的发现各种各样的病变,包括电生理上的异常灶。这些手术技术改进要归功于Niemever(1958)提出的经皮质脑室海马杏仁核切除术以及Wieser和Yasargil提出的经外侧裂海马杏仁核切除和 Spencer(1984)的前内侧颞叶切除术,目前广泛用于临床实践中。

【入院评估】

(一)病史询问要点

(1)病史中有无热性惊厥史及家族癫痫史,多在 5~10 岁间突然发作,多有先兆和孤独现象,较少发生"继发性全身性癫痫发作",癫痫发作常可缓解数年,常为顽固性癫痫发作,发作间隙有行为紊乱(多为抑郁表现)。

(2)有无自主神经性、精神性症状及某些特殊感觉如嗅觉、听觉现象(包括错觉)的单纯部分发作。最常见的是一种上腹部有一股气往上冲的感觉。

(3)开始常有(但不是总有)运动中断,典型者接着为消化道口部的自动症的复杂部分发作。随后常有其他自动症,典型者持续时间超过 1 min。常出现发作后意识模糊,发作后可有遗忘,逐渐恢复。

(4)常有两种不同形式的癫痫发作,表现为四肢抽搐者即全身性发作者(本质上仍是一种复杂部分性发作)每1~2月发作1次,严重者每月发作1~2次;表现为一过性失神发作者可每月发作数次,严重者每天可发作数十次。

(二)体格检查

神经系统检查一般正常,主要检查有无记忆力的减退和智力的下降。

(三)实验室及特殊检查

1. 脑电图检查　发作间期头皮脑电图表现如下:①无异常;②背景活动轻度或显著不对称;③颞叶棘尖波和(或)慢波,单侧或双侧,同步性。但也有不同步性的,这些表现并不常限于颞区;④除了头皮脑电图发现外,颅内记录可见更确切的发作间期异常的颅内分布现象。

在颞叶癫痫发作中有各种脑电图波型包括:①单侧或双侧背景活动的中断。②颞叶或多叶低幅活动、节律性棘波、或节律性慢波。脑电图的起始和临床起病并无相关,颅内记录可提供有关发放时间进展的资料。

2. 神经影像学检查　MRI 观察海马最有价值的是冠状位的 T_2 像或 FLAIR,因此申请 MRI 检查时须注明检查的要求。在 MRI 图像上可见一侧颞叶和海马变小及一侧颞角扩大。冠状位 T_2 加权像或 FLAIR 系列冠状位可提示内侧颞叶信号增高。

3. 功能性检查　发作间隙期 FDG-PET,表现在颞叶为低代谢,常累及同侧丘脑和基底节;发作间隙期 SPECT 脑血流显像检查表现在颞叶为低灌注,在发作期 SPECT 表现为高灌注。磁共振波谱可见一侧海马的 NAA/Cr 或 NAA/Cho 比另一侧下降,从而提示该侧的海马神经元数量下降,胶质增生,即有海马硬化的存在。

4. 神经心理学试验有记忆障碍　合并或不合并智力下降。

(四)诊断

1. 根据部位分类颞叶癫痫有两种表现,即颞叶内侧癫痫和颞叶外侧癫痫,颞叶内侧癫痫又称为杏仁核海马发作。

(1)杏仁核-海马发作:海马发作为最常见的形式,除了听觉症状外,上述其他症状均可出现,头皮脑电图在发作间期可以是正常的,也可以显示一侧颞叶尖波或慢波,同步或不同步,发作间期颅内电极脑电图可显示近中前颞棘波或尖波,发作的特征为上升的上腹不适感、恶心,显著的自主神经症状及其他症状,包括腹鸣、嗳气、苍白、面发胀、面潮红、呼吸抑制、瞳孔大、恐惧、惊慌及嗅味幻觉。

(2)外侧颞叶发作:单纯性发作的特征为听幻觉或错觉,或梦样状态,视觉错误感知,病灶在言语优势半球者可出现言语紊乱。可进展为复杂部分发作(如果传播至近颞区内侧面或颞叶外结构)。头皮脑电图显示单侧或双侧中颞或后颞棘波。

2. 根据病理改变颞叶癫痫分为三种,如下:

(1)内侧颞叶癫痫:多见为颞叶内侧结构的硬化,常为海马硬化,表现为海马神经元丧失($>50\%$)和胶质增生,齿状颗粒细胞苔藓纤维的发芽,某些神经元的选择性丧失,有错构瘤及异位(双重病理,dual pathology),常有微小畸形(microdysgenesis),癫痫发作可起源于硬化的海马。病人常在 4 岁以前有热性惊厥的历史或围生期间有缺氧的历史。如伴有海马或海马以外病灶(如皮质发育不良)谓双重病理征象。

(2)伴有结构性病变(肿瘤、血管畸形、皮质发育不良等)的颞叶癫痫:约占顽固性颞叶癫痫病人中之 $15\% \sim 30\%$,在颞叶的病变,可以是胶质瘤、节细胞胶质瘤、胚胎发育不良性神经上皮瘤和海绵状血管瘤及 AVM,局灶的或弥散的皮质发育不良及创伤或缺血性病变,均可经 EEG 定位致痫区位于一侧颞叶。这些病人常伴有海马硬化,神经影像学有阳性发现。

(3)隐源性内侧颞叶癫痫:此型癫痫神经影像学检查常为阴性,常需侵袭性 EEG 检查以助痫灶定位。行颞叶切除不如以上两种颞叶癫痫的效果好。

病理检查常无特殊的发现,有时只有小于等于25%的海马神经元丧失及轻度的胶质增生,这一组癫痫不论是痫灶定位和处理都需进一步探讨和研究。

【治疗计划】

(一)手术前评估

1. 病史和体检 重视临床评估,分析临床癫痫发作的频率和类型;了解先兆,首次癫痫发作的表现,癫痫发作特征,癫痫发作后状态。可通过视频脑电长程监护,观察颞叶起源的行为,发作特征及脑电起源的脑叶确切部位,复杂部分性发作的临床特征常可帮助致痫灶定位。追踪围生期的缺氧史及家族史是非常重要的一个因素,无论对治疗,预后判断意义重大。体格检查也相当重要,应该完成视野检查以利术后对比。

2. 脑电图检查 术前脑电图评估,目前仍是最重要的癫痫诊断和痫灶定位方法,由于脑电技术的发展迅速,一些具有高抗干扰能力,对癫痫灶定位精确度高,又能视频监护和数字图像同步、同屏采集及回放,分析系统的无纸脑电图仪已能满足临床上的需要。但常规的脑电图检查和分析仍需脑电图医师重视,如对颞叶癫痫病人需加做蝶骨电极和(或)卵圆孔电极脑电图检查,是极其重要的。对于颞叶癫痫病人来说,术前进行视频脑电(VEEG)监测,确定癫痫灶是必不可少的一项重要检查。另外,在术前评估时,在某些情况下(痫灶不易定位时),需采用有微创的颅内电极植入法记录脑电活动,明确痫灶部位。如植入深部电极(通过立体定向手术方法),或将钉状电极植入于硬膜外,或将条状电极或网状电极植入于硬脑膜下。

对以上检查可选择性采取,以图精确地检测出致痫灶的范围和其致痫性。在术中直接用颅内电极记录脑皮质的电活动(ECoG)和直接用徒手插入深电极于颞叶深部的杏仁、海马结构记录有无致痫活动存在。除了明确致痫的神经元外,还能了解手术切除致痫脑组织的界线。

3. 影像学检查 神经影像学评估包括CT、MRI检查法。它们是当今最常用的方法,能够查出结构性脑病变的存在及其部位,CT能发现明显的结构性病变,如肿瘤、AVM、钙化、萎缩性病变等,而MRI比CT诊断颞叶癫痫更加敏感,不仅能查出肿瘤、错构瘤、海绵状血管瘤,还有皮质发育异常以及颞叶内侧硬化——海马硬化,MRI可查出90%的颞叶内侧硬化。在冠状位像上T_2加权像或FLAIR像可显示内侧颞叶有增高的信号。T_1加权像可清晰地显示颞叶海马萎缩。进行 MRI 海马容积测定,更能定量地查出海马萎缩,而且特异性和敏感性极高,能对 76%～93% 的海马硬化病人准确定位。是诊断颞叶内侧癫痫最直观的方法。中国人海马正常值:右侧海马为 $2.95\ cm^3 \pm 0.3\ cm^3$(下限是 $2.62\ cm^3$);左侧海马为 $2.8\ cm^3 \pm 0.3\ cm^3$(下限为 $2.48\ cm^3$)。

4. 神经功能性检查 包括功能性磁共振成像(fMRI)、磁共振波谱(MRS)、单光子发射计算机断层扫描(SPECT)、正电子发射断层扫描(PET)等,有助于颞叶癫痫的定侧,并能测出致痫灶和其脑重要功能区的部位,有人认为 fMRI 可以代替经典的颈动脉 Amytal 试验,减轻病人的痛苦。SPECT 研究证实癫痫发作间期痫灶呈低灌注血流,发作期痫灶血流灌注明显增加。颞叶癫痫病人在发作期 97% 呈异常脑血流高灌注。PET 常用脑代谢显像 ^{18}F-FDG 测定局部脑葡萄糖代谢率,在颞叶癫痫病人,有 70%～80% 的病人,于发作间期单侧颞叶葡萄糖率降低,发作期呈高代谢状态。这种方法有人认为可以代替深部电极和皮质 ECoG 的应用。并可通过三维重建直观地进行癫痫灶定位,尤其对结构性影像检查阴性的癫痫可作出正确诊断。不过 PET 所见的低代谢范围一般较实际的病变范围要大,应结合电生理检查结果。MRS 是目前唯一无创活体显示组织代谢的影像学方法,常测的波峰有①NAA(N-乙酰天门冬氨酸),几乎只位于神经元之内;②Cho(胆碱);③Cr(肌酸)。后两者在胶质细胞中含量较高,可作为神经胶质增生的标志。临床上常用 NAA 与 Cr 或 Cr+Cho 的比值作为判断正常与否的标准。在正常的灰质,多以>0.6 为正常标准。用 NAA/Cr+Cho 值对颞叶癫痫进行定侧诊断的敏感性达 75%～88%,比 MRI 和 PET 更敏感。

5. 神经心理学和精神病学估价 应全面估价病人的高级皮质功能,检查语言、记忆、判断和推理、注意力和视觉、空间技能。这些方面的缺陷常为颞叶功能紊乱的证据,可帮助定侧。语言记忆的缺失常说明优势颞叶功能紊乱伴癫痫发作灶存在,而视觉、空间知觉和记忆缺失常提示非优势半球功能紊乱。颈内动脉注射巴比妥(Wada 试验)是较常用的一种方法,常能提示高级皮质功能的定位。在国外许多医院对颞叶切除以前的病人都行巴比妥试验。国外(1986 年统计)有 44 个医院,其中 68% 的医院在手术以前进行 Wada 试验检查,30% 的医院有选择地进行该试验,仅 2% 的医院未用。因缺少异戊巴比妥钠,目前国内极少应用。

(二)适应证与禁忌证

1. 适应证

(1)单侧难治颞叶癫痫,表现为复杂部分性(精神运动性)癫痫和继发性全身(大发作类型的癫痫,抗癫痫治疗无效,病程在 2 年以上者。

(2)多次脑电图检查,包括特殊电极(蝶骨、鼻咽等)以及长程脑电和视频(VEEG)脑电监测确认致痫灶位于一侧颞叶者。

(3)CT 或 MRI、fMRI、MRS、SPECT 或 PET、MEG 有局限的阳性发现,并与临床表现和脑电图结果相一致者。

(4)典型的颞叶内侧癫痫综合征最适宜手术治疗,该综合征常在婴儿或儿童期合并有脑损伤史(缺氧或出血),MRI 发现海马硬化和萎缩,MRS 示 NAA/(Cr+Cho)比值异常,PET 示发作间期颞叶呈低代谢区,SPECT 示发作期颞叶高灌注区,发作间期低灌注区,EEG 示颞前内侧致痫区。Wada 氏试验常有记忆缺失。切除的海马经病理证实海马神经元丧失、胶质增生、突触重组、苔藓状纤维发芽和谷氨酸受体表达增加为其特征。还有一部分为隐源性颞叶癫痫,病人术前 MRI 正常,可伴有病变的颞叶癫痫如低级别肿瘤、脑血管畸形、皮质发育不良以及外伤和缺血性损害,可以累及颞叶内侧或可能合并海马硬化(即双重病理),都是恰当的适应证,术后疗效一般满意。

2. 禁忌证　慢性、活动性精神病病人,精神发育延缓,人格紊乱的病人为手术禁忌证。两侧颞叶有独立癫痫起源灶的病人禁忌作两侧颞叶切除。

(三)手术治疗

当前常用的颞叶癫痫的手术方式主要有颞叶切除术和选择性海马杏仁核切除术。

1. 颞叶切除术

(1)颞叶切除术的范围:在左侧颞叶允许切除颞极后 5 cm,右侧颞叶允许切除颞极后 6 cm 的颞叶前范围,一般向后切除不得超过 Labbe 静脉。但也有人主张切除的范围更小,从颞极沿大脑外侧裂向后 4.5 cm,不超过中央前沟。若为非主侧半球可各延长 0.5 cm,以扩大切除范围,避免术后失语和偏盲。

(2)手术步骤:手术时,先打开大脑外侧裂的蛛网膜,显露大脑中动脉及其分支,切断由大脑中动脉发出供应颞叶前部的颞极动脉和颞前动脉;在 Labbe 静脉之前,从颞尖沿颞中回向后 6 cm,优势半球为 4.5 cm 的平面,从颞下外侧缘向上横断切开颞叶皮质至颞叶的上、中、下回,暴露侧脑室下角。此时可见脉络膜丛,并有脑脊液流出。继续切开梭状回直达侧副沟为止。分开颞叶岛盖显露岛叶,切断颞干达脑室壁,直达颞角尖为止,完全暴露侧脑室颞角及位于颞角内下方的海马。颞角尖上方为圆形的杏仁核,经杏仁核中央将其切开分成基底外侧部和与钩回紧邻的皮质内侧部。牵开颞尖,显露脉络膜丛。解剖暴露海马上内方的脉络裂,脉络膜前动脉沿此沟进入颞角脉络膜。此沟内侧是脑干,其内有大脑后动脉走行。沿脉络膜丛外侧从后向前切开海马,暴露出海马旁回上表面,在海马和海马旁回的后部,于冠状位将海马前端之后3.0~3.5cm的海马横行切断,由后向前将海马头端、海马旁回、钩回、杏仁核一起切除,切除时应保护颞叶内侧与环池之间的蛛网膜完整。在切除海马旁回时会遭遇来自大脑后动脉的颞底前、中动脉,应切断。此外,来自大脑后动脉和脉络膜前动脉经脉络裂供应海马表面的海马动脉也应电凝切断。由于认识到颞叶内侧结构在颞叶癫痫发病中的作用,近年来多采用前内侧颞叶切除术,手术时保留颞上回,切除颞极后方3.5cm的皮质,进入侧脑室颞角后切除颞叶内侧结构。

国内谭启富在总结多年的颞叶切除基础上提出以下注意点:①寻找侧脑室颞角:在确定颞叶切除的后切除线后,经颞中回垂直向深处切开皮质及白质3~4cm进入侧脑室颞角,此时有脑脊液流出,可见脑室壁发白的室管膜,或可见到脉络丛。②切除颞叶新皮质:从后向前切开颞上沟,直至颞极为止,保留颞上回;继而在后切口线上向下直至颅底直达侧副沟切除外侧的颞叶皮质。③切除颞叶内侧底部结构:在切除外侧颞叶后,良好的解剖暴露能使杏仁核、海马结构显露,完成其切除。

2. 选择性杏仁核海马切除术 多年来,经验和研究表明,颞叶内侧结构,尤其是海马杏仁核在颞叶癫痫的发生中起着重要的作用,这导致手术概念发生了相应的变化。许多人认为,对于一个发作起源局限在颞叶内侧边缘结构的患者来说,采用经典的前颞叶切除治疗,切除的范围过于广泛了。这种观念的改变,促使选择性海马杏仁核切除术的发展,并形成了多种手术入路。

(1)Niemeyer报道采用经侧脑室入路,术时在颞中回避开皮质血管,作一2cm长切口,打开侧脑室颞角显露海马,将其部分切除,长度约3cm。随后将杏仁核和海马回作软脑膜下吸除,到侧脑室底部的蛛网膜为止,Oliver

采用颞上回前部切开经侧脑室作杏仁核海马切除术,报道30例手术效果良好。经颞叶外侧皮质入路,手术方法较为简便,且安全性高,但造成的颞叶创伤大。

(2)Spencer提出经颞极入路,在非优势侧颞叶从颞尖向后4.5 cm,在优势半球侧颞尖后2 cm,切去颞上回。切除范围向上达外侧裂,下达侧脑室颞角;然后沿额盖和岛叶沿软脑膜下解剖,与颞角的切口会合,继续向下,沿中颅底到达天幕切迹。围绕杏仁核向前、向内延伸,与前方的切口会合,将颞叶前外侧皮质切除。打开侧脑室颞角,再沿梭状回外侧向下切开,经过颞角到达中颅底底部,向后延伸,到达颞角前部,暴露杏仁核到侧脑室前部的颞叶内侧结构,以脉络裂为界,完成杏仁、海马、海马旁回、钩回的第2次整块切除。该术式损伤颞叶范围较小,操作简便,显露清楚,并且可以达到更靠后区域的同时又保留了颞叶外侧皮质的视觉和语言功能。

(3)Yasargil提出的经侧裂入路,目前已成为神经外科的经典手术之一。手术时患者取仰卧位,头转向对侧,采用翼点切口,沿蝶骨嵴弧形切开硬膜,翻向颅底,打开颈动脉池和侧裂池的蛛网膜,放出脑脊液,暴露颈内动脉、大脑前动脉、大脑中动脉、后交通动脉、AchA、颞极动脉和钩回动脉,然后在大脑中动脉外侧的颞极动脉和前颞动脉之间,颞上回内侧底部岛叶水平作一长15~20 mm的切口。沿颞角尖端,将入口向枕极方向切开达2 cm,在颞角内侧认清海马、脉络膜丛和脉络裂,用显微活检钳取杏仁核上、外、前和内侧基底部组织作组织学和组织化学检查,在切除杏仁核时应当心位于其内侧的视束,再将钩回作软脑膜下切除。

此时在前下方见透明的软脑膜和颈动脉池和环池的蛛网膜,打开软脑膜后就可见到钩回动脉和脉络膜前动脉进入脉络膜裂,在血管内侧有视束和Rosenthal静脉,并且可显露位于环池内的大脑脚、动眼神经和大脑后动脉的P_2段及其分支。此时已将颞角的开口扩大至3~4 cm,清楚显露脉络膜裂和海马。

切开脉络膜沟,见到AchA、海马动脉及基底静脉的侧脑室分支,牵开脉络膜丛,保护好AchA及其视束分支;外侧切口沿海马脚,从颞角前底部到达后侧副三角水平作弧形切开。在尽可能远离颞中底面起始处,相当于大脑后动脉P_3段开始处,电凝切断起自颞后动脉供应海马和海马旁回的颞支。最后,在外侧膝状体水平和海马伞伸向压部形成穹窿脚的部位,切断已大部分游离的海马,将其整块切除。局部用罂粟碱浸泡的棉片保护动脉,预防动脉痉挛的发生。据 Wieser 报道,至 1991 年,共实施经外侧裂选择性海马杏仁核切除术 215 例,其中 177 例随访 1 年显示,术后大部分患者癫痫发作消失,有效率达 81%。

该手术具有暴露直接,在切除癫痫病灶的同时又最大限度地保留颞叶皮质的生理功能。由于颞叶皮质至颞叶大部分白质纤维保留完整,因而语言功能、记忆功能以及视觉功能损害极小或不受影响。

(4)经颞底入路:由 Hori 提出,手术取翼点入路,骨窗尽可能接近中颅底,切开硬膜后抬起颞叶,剪开天幕及脚间池的蛛网膜,尽量放出脚间池的脑脊液以使脑组织塌陷,暴露滑车神经、动眼神经、后交通动脉、颈内动脉、脉络膜后动脉和 PCA。以动眼神经为标志,在其穿越天幕游离缘处后方 1~1.5 cm 处切开钩回皮质。切开枕颞沟,切除海马旁回后打开侧脑室颞角,暴露海马。完整切除海马,继续切除钩回和海马旁回,最后切除杏仁核。

(5)经海马旁回-侧裂入路:手术时采用翼点入路皮肤切口,打开颈动脉池放出脑脊液,牵开颞叶暴露脚间池,暴露大脑前动脉 A_1 段、颈内动脉、后交通动脉、脉络膜前动脉、动眼神经。继续打开侧裂暴露大脑中动脉的 M_1 段和 M_2 段的近端,辨认来自大脑中动脉的颞极动脉、颞前动脉和钩回动脉,将这些血管从颞叶皮质分开,分离动眼神经表面的蛛网膜,暴露动眼神经及其大脑后动脉,打开环池,显露大脑后动脉 P_1 段,至此,已可牵引颞叶内侧结构,调整显微镜即可看见海马旁回和齿状回。此时可将海马旁回、齿状回、杏仁核及海马前部整块切除到中脑大脑脚水平。手术中避免对动眼神经的牵拉。

选择性海马杏仁核切除术是一功能性手术,因此,除了应满足一般神经外科手术的要求如良好的手术暴露外,还应最大限度地保护与脑功能有关的颞叶皮质,尤其对癫痫灶位于优势半球的病例。手术时的注意事项:

①考虑到与记忆和语言有关的皮质大多位于颞上回和颞中间,手术时应避开这些参与大脑功能的皮质,采用颞底经枕颞静脉内侧切开,可以避开这些功能性皮质损伤。

②减少手术对颞叶皮质的牵拉:由于中颅底的结构是内高外低,因此在显露钩回等颞叶内侧区域的结构时牵拉颞叶距离较大,对颞叶的过度牵拉容易造成颞叶底面皮质的损伤。

③手术中对脑池蛛网膜完整性的保护:颞叶内侧面有许多重要血管走行。如 PCA、脉络膜前动脉(AchA)。由于这些血管均有分支血管供应脑干等重要结构,损伤这些血管将造成严重的并发症。

④对颞干的保护:颞干是颞叶皮质与额叶、顶叶等其他脑叶皮质的重要联系通道。如果在手术中不注意对颞干加以保护,即便手术中完整地保护了颞叶外侧皮质,颞叶的神经功能仍将受到严重的影响。

(四)主要并发症

颞前叶切除术的死亡率<0.5%。病残率约5%,永久性偏瘫占2.4%,暂时性偏瘫占4.2%,同向偏盲占8.3%。可并发无菌性脑膜炎、硬膜下血肿、记忆力减退和精神症状。在此特别指出的是由于手术操作不当,引起的所谓操作性偏瘫,如损伤操作损伤到大脑中动脉、脉络膜前动脉或使之痉挛、栓塞,和一些穿过血管损伤之故,术中应慎之又慎,避免发生。

【术后处理】

(一)一般处理

(1)术后注意生命体征的观察及神志瞳孔变化。颞叶切除手术一般情况对神志影响不大,术后如发现神志变差或恢复较慢,应注意有无颅内血肿,及时行影像学复查。

(2)注意引流管的通畅,引流管于术后第二天拔除,第三天后可致感染明显增多。

(二)专科处理

颞叶切除或选择性杏仁核海马切除主要的并发症是脉络膜前动脉损伤及视束损伤所致的偏瘫和视野改变,严重者可致死亡。

(1)注意有无偏瘫,观察有无语言方面的改变,包括运动性失语、感觉性失语。行优势半球颞叶切除者,特别应注意有无感觉性失语。

(2)注意有无视野缺损和动眼神经麻痹。注意有无记忆力的下降。

(3)术后继续应用抗癫痫药物治疗,于术后第一天可进食后即开始予药物治疗,药物剂量可按术前原剂量给予,也可以减少药物的剂量或减少药物的种类,如术前三种药物术后可减除相比效果差、副作用大的药物,保留二种,如术中切除致痫灶满意,也可只保留一种药物。

(4)围术期因药物浓度的波动及手术对全身的影响,可诱发癫痫发作,此时可加用短效的镇静及抗惊厥如苯巴比妥钠肌注,待抗癫痫药物的血药浓度达到平稳后停用。

【住院小结】

(一)手术疗效

颞叶癫痫手术后,可使80%~90%的病人获得显著的改善(癫痫发作消失或癫痫发作频率减少90%以上)。在第一届癫痫外科治疗国际会议上,收集了40家医院,2 336例前颞叶切除术的结果,术后癫痫发作消失者达26%~80%,平均癫痫发作消失占55.5%(病人数为1 296),改善者有648例,占27.7%,无改善者有392例,占18.8%。第二届国际会议收集了1986至1990年间3 579例前颞叶切除术的结果,术后癫痫发作消失者2 429例(占67.9%),改善者860例(占24.0%),无改善者290例(占8.1%)。李龄等(2002)报告100例手术结果,随访99例,时间3个月至1年,84例癫痫发作消失,15例仍需服药控制。在手术后半年以上的病人有词汇贫乏,记忆减退,手术后因癫痫持续状态死亡1例。

(二)出院医嘱

(1)出院后继续服用抗癫痫药物,按时按剂量服用,不能因为过年或过节及其他情况停服,漏服者要及时补服,尽量保持药物浓度不要波动太大。

(2)术后1~2个月复查肝功能,血常规,对于服用二种以上药物者,可适当加用护肝药物。如有肝损害,及时调整药物。

(3)术后停药,对于难治性癫痫,必须在停止2年后再逐渐减量直至停药。对于病灶性癫痫,如海绵状血管瘤所致的癫痫,可适当缩短服药时间。

(4)停药前需复查脑电图,动态脑电图的价值更大。脑电图结果正常,根据病情可逐渐停药,脑电图高度异常者,不可轻意减量或停药。

第四节

颅内占位性疾病并发癫痫的手术治疗

颅内的任何病变都可能引起癫痫发作,不同的病变其癫痫发病率不同。随着影像学技术的不断进步,原来不能发现病灶的癫痫病人其微小病变的检出率越来越多,其中许多微小病灶就是致痫灶,完全切除病灶,癫痫效果良好。成年人首次发作的癫痫,应该考虑颅内占位性病变的存在。

【入院评估】

(一)病史询问要点

(1)病人阳性症状发生的时间、进展情况,阳性症状是容易引起病人注意的异常表现,如头痛、麻木、一侧肢体无力。同时也要询问阴性症状的发生时间及进展情况,阴性症状是不容易引起病人注意的症状,如头昏、容易疲劳、记忆力下降等。

(2)第一次癫痫发作的先兆、发生的时间、起始部位,为全身性发作还是部分性发作,发作后有无 Todd 瘫痪。癫痫发作的持续时间。

(3)癫痫发作的频率,发作间期有无头痛及其他神经系统症状如一侧肢体乏力、麻木、感觉异常等。癫痫的就诊及服药情况。

(二)体格检查要点

癫痫本身并无特殊的阳性体征,主要的异常来自颅内病变所造成的局部及全身性体征。

(1)一般情况:重点注意病人的精神、走路的姿态,说话的清晰性,语言的连惯性,对于表现有抑郁或兴奋的病人须询问近期有无性格上的改变。注意记忆力、计算力和定向力的检查,位于盲区的病变往往表现为精神智力方面的改变,颅内压增高的后期多有上述表现。

(2)颅神经检查时在注意检查动眼神经、面神经及三叉神经的同时,不应忽视眼底及视野的检查,一定要配备眼底镜。

(3)肢体的运动、感觉、反射有无异常,以求对病变进行大概的定侧和定位。

(三)检查

1. 影像学检查 主要是 CT 和 MRI,申请时如考虑有颅内病变必须行增强扫描。MRI 的分辨率比 CT 高,尤其是对颅底和后颅窝病变,MRI 能很好地区分病变组织与周围正常组织。但对于骨组织及病变的钙化显示,CT 优于 MRI,必要时两者结合。MRI 的纤维束成像尚能显示病变与神经纤维束的关系,病变对神经纤维的影响是压迫使之移位抑或是侵蚀纤维束,前者切除病变后可保持白质纤维不受损伤,而后者切除病变必定造成白质纤维的损害,且病变全切的难度远高于前者。对于血管性病变,CTA 和 MRA 可显示病变的部位、供血血管等信息,目前技术水平其准确性尚难与 DSA 相比。

2. 脑血管造影 是诊断动脉瘤和 AVM 的金标准,对于动脉瘤可提供载瘤动脉,动脉瘤的大小、生长方向,与周围血管的关系等信息;对于 AVM 可提供供血动脉、引流静脉及畸形血管团的大小、血流量的多少等信息。其中三维重建可多角度观察动脉瘤及其与周围血管的关系,为制定手术方案提供重要参考。

3. fMRI(功能磁共振) 能显示病变与功能区的关系。因为手术治疗时不仅要切除病变,还要对病变周围的致痫组织进行处理。此时明确病变组织周围是否是功能区非常重要,如果是功能区,则在病灶切除后不能进一步扩大切除范围,只能在功能区的皮层上进行软膜下横纤维切断术或皮层电灼术;如果病变周围不是功能区,则可扩大切除范围以清除致痫灶。

4. 脑电图 门诊常规脑电图,动态脑电图,视频脑电图等,可提供异常波的部位是否与病灶的位置一致,以确定癫痫的起源是否来自于病灶周围。

(四)颅内病变的致痫机制

虽然致痫的机制有多种解释,但尚无一种被公认。有研究认为,海绵状血管瘤的致痫机制与脑膜瘤及胶质瘤不同,海绵状血管瘤比脑外伤、星形细胞瘤、脑膜瘤等的比例都高,其原因可能与海绵状血管瘤的特点有关。

Williamson 等采用邻近肿瘤或 CCM 的神经元作细胞内的电生理记录,邻近 CCM 的神经元比邻近肿瘤的神经元出现大(>5 mV)而复杂的自发性突触电位的倾向更大。邻近肿瘤的神经元以低幅的自发性兴奋性电活动为主,而邻近 CCM 的神经元表现对突触刺激的兴奋性更高。对延长的兴奋性突触后电位(EPSPs)出现多发的动作电位,在 CCM 中有 71% 的神经元兴奋而邻近肿瘤的神经元仅有 32% 兴奋($P<0.05$),对邻近 CCM 的海马组织研究中,他们也有同样的结果,故他们得出结认为 CCM 和胶质瘤的致痫性是不同的。

CCM 周边生化环境的异常也是 CCM 癫痫高发的原因。Von Essen C 分析了 13 例海绵状血管瘤,测定栓塞的畸形血管团、周围的胶质带、含铁血黄素带和周围正常脑组织中的谷氨酸、天门冬氨酸、GABA 以及磷酸乙醇胺,结果显示病灶从周围到核心都下降,与正常脑组织相比,CMS 周围区域的丝氨酸水平显著下降(5倍),甘油酸(氨基乙酸)下降 10 倍,氨基乙醇(乙醇胺,胆碱)下降 20 倍,由此认为海绵状血管瘤周边生化环境的异常导致兴奋性神经传递的过度激活,癫痫的发生与 NMDA 受体活化、神经-胶质的相互作用、膜磷酯和血脑屏障功能的损害有关。

Lieu 回顾性分析了连续 222 例经手术治疗的脑膜瘤,发现肿瘤位于幕上、凸面或瘤周水肿是术前癫痫显著相关的因素。术前癫痫,有严重局灶性水肿的肿瘤及手术部位有脑水肿是术后癫痫的好发因素。

显然,颅内病变的致痫原因不外乎病变本身和病变周围脑组织的病理改变,但遗憾的是,众多学者所作的各种研究,目前还没有一种能完全合理地解释癫痫发生的机理。

(五) 诊断

以癫痫为首发症状者,在诊断颅内病变的同时应加上继发性癫痫的诊断。

颅内病变的癫痫发病率及其特点:作者统计了湘雅医院 2004 年经手术治疗有病理诊断或经 DSA 等确诊的颅内病变的癫痫发生率及其特点,结果为:

(1) 组 1 188 例颅内病变总的癫痫发病率(IOS)是 18.8%。

(2) 有癫痫的病人平均年龄是 34.4 岁,较无癫痫的 40.1 岁的小($P<0.001$)且平均病程(32.4 月)较无癫痫 19.9 月长($P<0.001$),男性癫

痫发生率高于女性 $P<0.005$。

(3) 神经上皮性肿瘤的癫痫发病率是 33.6%(103/307),其中混合型胶质瘤最高,为 56.5%(13/23),少枝胶质瘤为 44.4%(8/18),星形细胞瘤为 35.9%(70/195);低级别(≤2级)肿瘤(46.5%,53/114)比高级别(>2级,22.4%,24/107)有显著差异($P<0.005$),级别越低,发病年龄越小,病程越长。

(4) 脑膜瘤的 IOS 是 14.7%(34/232),男性癫痫发生率高于女性($P<0.05$),凸面以部分性发作(PS)为主,而颅底及中线肿瘤以全身性发作(GS)多见,($P=0.031$),凸面各脑叶脑膜瘤之间的 IOS 及发作形式无显著性差异。

(5) AVM 的 IOS 是 36.4%(24/66),顶叶比颞叶额叶枕叶三个脑区的 IOS 更高($P<0.025$),PS 多于 GS。

(6) 海绵状血管瘤(CCM)的 IOS 为 66.7%(20/30),为本组最高,额叶、顶叶、颞叶分别为 75.0%,83.3%,100%,三者无显著性差异($P>0.25$),发作形式也无明显差异,而位于中线和后颅窝的 CCM 无癫痫发作。

(7) 颞叶病变的 IOS 为 32.1%(43/134)。额叶病变为 47.3%(95/201),高于其他部位($P<0.005$),额叶胶质瘤为 53.4%(61/113),也高于其他部位的胶质瘤($P<0.005$);相比颅内其他部位,额叶病变更易出现 PS($P<0.05$),而颞叶病变更易发生 GS($P<0.001$)。

(8) 幕下病变的 IOS 为 3.4%,远低于幕上病变的 20.9%($P<0.005$),幕下病变的发病年龄 34.1 岁,比幕上病变 39.7 岁小($P<0.001$),平均病程 14.6 个月,比幕上病变的 23.3 月短($P<0.002$)。

(9) 蛛网膜囊肿、转移癌、垂体瘤、动脉瘤、颅咽管瘤的 IOS 分别是 47.1%(8/17),8.3%(3/36),1.32%(2/152),6.82%(6/88),0%(0/44)。

根据文献报道,脑肿瘤患者的癫痫发病率为 15%~27%,生长缓慢的神经节胶质瘤达 80%~90%,少枝胶质瘤为 50%~70%,多形胶质母细胞瘤为 20%~30%,脑膜瘤为 20%~50%,海绵状血管瘤的癫痫发生率为 48.1%~79%。

【治疗计划】

(一) 手术适应证

颅内病变所致的癫痫均有成为难治性癫痫的倾向,这种继发性癫痫的药物治疗效果不佳。因此手术适应证包括两个方面:即颅内病变的手术适应证和继发性癫痫的手术适应证。

颅内病变的适应证参见相关章节。

继发性癫痫的适应证:①一般情况能耐受手术者。②致痫灶的定位与病灶位置吻合。③癫痫发作严重影响病人的工作生活或学习者。④对于良性病变且发作次数不多的病人,如病人要求强烈,且手术不会造成明显的副作用者亦可手术治疗。

(二) 治疗方法

1. 手术治疗 对于由颅内占位病灶引起的癫痫,因为病灶往往比较局限,效果也比较满意。对于能够全切的病变,单纯病灶切除和癫痫外科(切除周围癫痫皮质及有棘波的皮质进行软膜下横纤维切断术或皮层电灼术)手术后的癫痫效果相似,对于不能全切的颅内病变,建议行癫痫外科治疗,以尽可能切除致痫灶。如果只考虑切除病灶而不考虑癫痫灶的切除,术后癫痫仍有发作的可能。对于海绵状血管瘤和动静脉畸形,在切除血管性病灶后,应力求将周围的含铁血黄素沉积带和胶质疤痕一并切除。对于癫痫发作病史超过 1 年以上且每月发作在 1 次以上者,在病灶周围的脑组织内有可能形成了稳定的致痫病灶,此时如果只单纯切除病灶,则往往达不到治愈癫痫的目的。对于这种病人,在设计手术方案时应充分考虑病灶周围的脑组织,在情况许可的前提下,在切除病灶后,尽可能将病灶周围的致痫灶切除。一般原则是在切除病灶后,在不影响功能区的情况下,再将病灶周围 2 cm 的正常脑组织切除,对于海马周围的病灶,在切除病灶后,需切除杏仁核和 2 cm 的海马前部组织。

对于多发病灶,术前评估时需分辨哪一个病灶是责任病灶,必要时行颅内电极检查进行定位诊断。手术时尽可能切除主要致痫灶。

2. 伽玛刀治疗 适用于 AVM 所致的癫痫,也适用于病变边界清楚而不愿开颅手术的患者。

(三) 治疗效果

外科治疗的目标是既切除占位病变又治愈癫痫。外科治疗的癫痫缓解率各类报道差异很大,从 36.4% 至 91.7% 不等,而在近 10 年,各种报道的癫痫缓解率在 70% 或大于 70%。

作者对 42 例颅内病变继发性癫痫的病人进行手术治疗,35 例得到 1 年半到3年的随访。发现42例术中皮层脑电图有40例可探测到棘波;癫痫结果为Engel评级:Ⅰ级:24例,Ⅱ级:6例,Ⅲ级:2例,Ⅳ级:3例;癫痫发作形式与术后癫痫结果、与棘波异常程度和棘波幅度无显著相关;海绵状血管瘤术中棘波的平均波幅是205.5μf,比胶质瘤的169.0μf高($P<0.05$);颞叶病变在颞叶出现棘波的几率是38.5%,而在额叶达84.6%。病灶切除后24例仍有棘波,16例进行电灼,术后结果Ⅰ级:13例,8例未电灼者Ⅰ级3例,电灼与未电灼比较$P=0.043$;病程在1年以内(含1年)有23例,其中Ⅰ级18例,Ⅱ级以上5例,病程1年以上12例,其中Ⅰ级6例,Ⅱ级以上6例,两者比较$P=0.075$;发作小于1次/月者18例,其中Ⅰ级15例,Ⅱ级以上3例,多于(含)1次/月者17例,其中Ⅰ级9例,Ⅱ级以上8级,两者比较$P=0.047$;胶质瘤或额叶病变引起的癫痫术后效果(Ⅰ级为83.3%和82.4%),优于其他病变或部位(Ⅰ级:52.9%和55.6%,两者$P<0.005$);病灶全切的癫痫效果(Ⅰ级:73.9%)与次全切(Ⅰ级:58.3%)比较无显著性差异($P=0.192$)。

根据以上资料得出结论:病变切除后棘波皮质电灼、病程的长短及术前癫痫发作频率显著影响癫痫预后,而病变全切与否、癫痫的发作形式对癫痫预后无显著影响。病灶切除前后棘波密度级别、波幅及频率与术后癫痫结果无明显相关;不同发作形式的棘波频率、波幅及棘波级别无显著差异。

Tendon(2001)则认为术前癫痫发作持续时间和发作频率不是术后癫痫状况的重要影响因素,与作者结果相左。Rossi(1999)发现术后癫痫结果与肿瘤是否全切以及术前发作频率显著相关。他所手术的48例中有35例(72.9%)病人术后癫痫完全消失。影响结果的因素有:肿瘤切除的程度($P=0.001$),癫痫发作频次($P=0.005$)。肿瘤全切除后87.9%的病人术后癫痫完全消失(29/33),而肿瘤不完全切除后40%的病人无癫痫发作(6/15);每周或每月发作1次为82%,而每天都发作者为65.4%。小的肿瘤有较好的结果($P=0.09$),肿瘤直径小于或等于3 cm(91.7%),而肿瘤较大者为66.7%。而结果与肿瘤的分级无明显关系。而肿瘤为1级癫痫消失率是90%(10/11),2级是67.6%(25/37)似乎值得注意。而年龄、癫痫种类、发作的长短和肿瘤的定位无明显关系。癫痫外科和单纯病灶切除术:癫痫外科的癫痫率是79.2%(19/24),而单纯病灶切除是66.7%(16/24),统计结果($P=0.330$)无显著差异。对单纯病灶切除而言,全切除和部分切除癫痫缓解率是有差异的,全切除者100%缓解(13/13),不完全切除缓解率为40%(3/11)。而对癫痫外科,全切和部分切除癫痫缓解率无明显差异,分别为80%(16/20)和75%(3/4)。对于肿瘤的大小,大于3 cm或小于等于3 cm在癫痫外科无明显差异(分别为75%和87.5%),而在单纯病灶切除则有明显差异(分别是60%和100%)。

总的来说,对于能够全切的病灶,单纯切除和癫痫外科的结果类似,对不能全切的病例,建议行癫痫外科治疗;对于病史长的病人,病灶周围有可能形成致痫灶,在病灶切除的同时应该切除周围癫痫皮质;累及颞叶内侧杏仁核和海马的病灶,应在切除病灶后将临近2 cm的杏仁核或海马切除;海绵状血管瘤在切除病灶后,应将周围的含铁血黄素沉积带一并切除,以求达到理想结果。

【术后处理】

(一)一般处理

(1)术后注意生命体征的观察及神志瞳孔变化。术后如发现神志变差或恢复较慢,应注意有无颅内血肿,及时行影像学复查。

(2)术后有意识障碍者注意呼吸道的通畅,及时排痰,预防肺部感染。

(3)注意引流管的通畅,引流管于术后第二天拔除,第三天后可致感染明显增多。

(二)专科处理

(1)注意有无偏瘫、偏身感觉障碍,观察有无语言方面的改变,包括运动性失语、感觉性失语。

(2)观察体温及有无颈项强直,必要时行腰穿,放出血性脑脊液至清亮或淡黄色透亮。

(3)术后应用抗癫痫药物治疗,于术后第一天可进食后即开始予药物治疗,药物剂量可按术前原剂量给予。对于不能进食的病人可静脉应用丙戊酸钠或肌注苯巴比妥钠预防围术期因药物浓度的波动及手术对全身的影响所致的即发性癫痫。

【住院小结】

(一)手术疗效

外科治疗的癫痫缓解率各类报道差异很大,从 36.4% 至 91.7% 不等,而在近 10 年,各种报道的癫痫缓解率在 70% 或大于 70%。

(二)出院医嘱

(1)术后应用抗癫痫药物如卡马西平、丙戊酸钠等。一般情况只服用单一药物。

(2)服用时间的长短根据癫痫发作的病程、发作频率及病人工作生活的特点来决定,术前癫痫发作时间长的病人,术后应延长服用抗癫痫药物的时间。对于癫痫病史短,仅发作一次或几次的病人,如病灶切除满意和术后脑水肿不明显者,在围术期应用后 1~3 个月就可停用,而不必拘泥于术后应用 2 年的规定。

(3)停药前行脑电图检查可指导药物的停服或继续应用。

(4)术后 1~2 个月复查肝功能,血常规,对于服用二种以上药物者,可适当加用护肝药物。如有肝损害,及时调整药物。

第五节 外伤性癫痫

【概述】

外伤性癫痫(traumatic epilepsy)是继发于颅脑损伤后的癫痫发作,是颅脑损伤后一种常见的严重并发症。可发生于颅脑外伤后的任何时间,可在外伤后即刻发作,也可于外伤愈痊后数年发作。

由于各种文献的患者来源、入选标准、诊断标准及样本大小等因素的差异,癫痫发生率有很大的不同,从 0.5%~50% 不等。20 世纪世纪的几次大规模的战争中,颅脑受伤患者的癫痫发病率为 30% 左右。第一次世界大战为32%,第二次世界大战为34%,朝鲜战争30%,越南战争为33%,两伊战争为32%,而克罗地亚战争只有9%。总的来说,重度颅脑外伤的癫痫发病率比轻度颅脑外伤高,颅脑火器伤(30%~50%)比一般的闭合性损伤(1%~10%)高。

早期癫痫发生的原因和以下因素有关:颅内血肿、凹陷性骨折、脑挫裂伤、脑水肿以及继发感染等,外伤后早期癫痫可作为脑损伤的证据之一,儿童比青少年及成人都易发生早期癫痫,儿童外伤后的早期癫痫有以下特征:①即使轻微脑损伤也可诱发癫痫发作;②即使脑损伤不重,也容易发生癫痫持续状态,其发生率达22%,比成人高出一倍;③高危因素是GCS评分≤8分、有昏迷史、CT异常。

晚期癫痫是指癫痫发生于脑损伤1周以后,其发病时间长短不一,短者几个月内,长者可延迟到伤后20年,绝大部分是在伤后6个月至3年之间。Jone统计指出伤后第一年内,患者发生癫痫的几率是正常人的12.7倍,随后4年是4.4倍,而5年以后是1.4倍,基本和正常人群相仿。其发生机理与以下因素有关:

(1)脑外伤后的脑挫伤、皮质裂伤和与之引起的红细胞外渗、红细胞溶解和含铁血黄素沉积于神经纤维网内,与癫痫的发生直接有关。这是人类脑外伤后的显著特点,许多学者发现,只要皮质组织内存在血液,就容易引起癫痫发生。这已在动物实验中证实,Moriwaki等(1988)将铁或有血红素成分的产物注射到皮质内,可引起慢性的、反复的癫痫发作。至于铁沉积导致癫痫发作的具体过程,一般认为与自由基介导的脂质过氧化反应有关(willmore)。脑外伤后,铁蛋白、转铁蛋白或出血至脑组织内或蛛网膜下腔的红细胞易释放出铁离子,铁的氧化是自发反应,并可产生超氧离子、过氧化氢等自由基,自由基作用于细胞膜,启动脂质过氧化反应,进一步产生自由基,这种脂质过氧化反应产物在癫痫的产生和传播过程中起重要作用。

(2)脑外伤后出现的瘢痕引起神经元突触机械扭曲,同时胶质增生的刺激和压迫,局部脑微循环和生化环境的改变,血脑屏障的破坏,都可引起神经元电生理过程的紊乱,表现为局部脑组织兴奋性增高。病理学研究发现,脑胶质瘢痕主要由胶原纤维、星形细胞纤维和周围血管组织构成,无神经细胞,底部的白质有胶质细胞增生。瘢痕与正常皮质间的中间区,只有软脑膜、硬膜动脉的吻合,缺乏毛细血管,并可见神经细胞和脑磷脂的破坏及神经元突触的再生,这种细胞再生现象是产生迟发性癫痫的重要原因。中间区的血流量只有正常脑区的1/50,缺血造成的缓慢进行性灰质萎缩,也是产生致痫灶的原因之一。胶质增生和瘢痕形成,将周围组织向瘢痕中心牵拉,加上血管搏动的作用,对中间区的神经元树突形成机械性张力。而树突对这种张力很敏感,促使中间区成为致痫灶。

动物实验也证实了瘢痕在癫痫发作中的重要作用。Hoeppner将铝粉注射到鼠大脑皮质制造了外伤性癫痫模型。在注入铝粉后,一组接受泼尼松龙治疗和维生素缺乏饮食以阻止瘢痕形成,一组接受生理盐水注射和正常饮食作为对照。结果对照组出现了癫痫波,并常有局灶性发作,而治疗组癫痫活动明显减少。但是在癫痫已诱出后,再用泼尼松龙,则癫痫发作频率无明显改变。说明泼尼松龙通过阻止瘢痕形成来防止癫痫,却无抗癫痫作用。

(3)外伤后的代谢变化。脑外伤后血糖和有氧代谢发生变化,脑血流量下降,兴奋性氨基酸、K^+、乳酸等神经生化物质也有改变,造成脑组织的易感状态。继发性缺血、缺氧引起神经细胞膜的改变,致使细胞内外环境失衡,细胞内Ca^{2+}增加,激活Na^+通道,使细胞膜去极化,降低了神经细胞兴奋阈值。同时神经胶质细胞损伤,使其丧失了对神经元和突触前末梢细胞外间隙中K^+和二氧化碳浓度的调节作用,破坏了局部电解质和酸碱平衡,使病灶附近的神经元兴奋性提高,诱发癫痫。另外,在很多动物模型和临床监测中,都观察到兴奋性氨基酸浓度在癫痫发作前后有大幅度升高,故有人认为兴奋性氨基酸是癫痫发作的启动因素。颅脑损伤造成的乙酰胆碱结合力障碍、谷氨酸代谢降低、恢复和维持细胞内K^+浓度能力障碍以及酸类物质代谢紊乱等都是形成致痫灶的因素。

(4)点燃效应。又称癫痫发作的易化作用。颅脑外伤后第一次发作有一个潜伏期,在这一时期内,神经元的兴奋性不断变化,逐步建立起内部关键性联系,形成足够大的致痫网络,导致癫痫发作。对动物大脑进行低强度刺激,可以产生局灶性后发放,脑部出现痫样发放,而不出现运动效应。如重复这种刺激,使每次刺激引起的痫样电活动不断强化,最终每次刺激都能产生阵挛发作。这种点燃效应一旦建立就会持续相当长的时间。目前,已在多种动物中建立了这种点燃模型。杏仁核为点燃效应最敏感区。前梨状区皮质是所谓的"风暴区",是控制前脑及有关通路的各种癫痫发作的中心。

Swartz(2006)在21例外伤性癫痫颞叶切除脑组织进行病理检查时发现所有标本都有胶质细胞增生,8例有含铁血黄素形成,6例有皮质的异位,94%的标本中有海马神经元丢失,其中齿状回门区细胞丢失最明显。严重时CA3区和CA1区也有细胞丢失。"点燃"效应对反复发作形成的癫痫通路有易化作用,是迄今为止对人类癫痫最有说服力的动物模型之一,也是人类外伤性癫痫发生、发展和治疗预防的理论依据之一。

【入院评估】

(一)病史询问要点

(1)外伤发生的时间,受伤的原因及程度,受伤后有无昏迷,昏迷的持续时间,有无脑组织挫裂伤或颅内血肿。

(2)外伤后有无手术史,手术的类型,是单纯血肿清除或是脑挫裂伤清除术或两者兼有。有无气管切开病史。

(3)第一次癫痫发作的时间,与外伤的间隔时间。癫痫发作的先兆、形式,有无意识障碍,癫痫发作的持续时间,发作后有无肢体的瘫痪。发作的频率每月几次或一年几次。

(4)癫痫的治疗情况,有无服用抗癫痫药物,药物的剂量、服用方法,治疗过程中服用药物的变更。

(5)服用抗癫痫药物的效果,有无副作用。

(二)体格检查要点

(1)一般情况包括精神、智力、定向力、计算力及记忆力的检查。

(2)头部伤口愈合情况,有无颅骨缺损、颅骨凹陷。

(3)颅神经损伤的体征,四肢的肌力感觉。

癫痫本身无明显的阳性体征,长期和严重的发作会影响患者的智力、记忆力和计算力等。

(三)辅助检查

1. 脑电图检查　脑电图特征、外伤后癫痫病人脑电图上可出现慢波、棘波、棘慢波等一般癫痫常见的局限性异常,但无特征性改变,有时脑电图也可正常。正常脑电图约占30%,异常EEG约占70%,其中局限性异常占异常脑电图的40%,广泛性异常占60%。半数以上的外伤性癫痫在10年内停止发作,约50%在5年内停止发作,这时脑电图也逐渐恢复正常。一般认为外伤后 EEG 异常有预后意义,EEG 上的棘波、棘慢波、局限性慢波或阵发性慢波长期不消失,预示将可能发生癫痫。但 Jennet 等认为脑电图对预测是否发生晚期癫痫的作用不大,Langendorf 等认为,脑电图对早期外伤性癫痫的判断作用有限。

2. 脑 CT 及 MRI 特征　常表现有局部脑萎缩、软化灶、胶质瘢痕或囊肿形成,表现为脑室、蛛网膜下腔、脑池扩大,并因瘢痕收缩而将脑室牵引向病侧。异常多见于额颞区,而枕顶区少见。MRI 可以发现 CT 不能发现的异常表现,并可清晰地显示解剖结构的异常,MRI 的冠状位 T_2 像及质子像可显示海马萎缩,MRS(磁共振波谱)通过测定海马内 N-天门冬氨酸(NAA)和肌酐及胆碱的比值可发现海马硬化。Messori 利用 MRI 评估外伤后脑的形态学特点发现,需要外科治疗的硬膜下血肿及脑挫伤形成的局灶性胶质瘢痕是外伤性癫痫的高危因素,此种病人发生癫痫的风险比不需要手术治疗或单纯因硬膜外血肿而手术的病人高 4.38 倍,出血性脑挫伤形成的周围包有不完整含铁血黄素的胶质增生灶也是高危因素之一,而含铁血黄素被增生的胶质细胞完整包裹的则不是高危因素,含铁血黄素被不完整包裹的胶质增生灶比完整包裹的胶质增生灶其发生癫痫的风险高 6.61 倍,因此他认为外伤后的早期 MRI 追踪可以区分脑损伤后发生癫痫的高低。

很多病人影像学上可发现多处软化灶,此时需要明确责任病灶,致痫灶是一个还是两个或多个,这需要与临床表现和脑电图特征相结合来判断。

3. 功能性检查　包括 PET、SPECT、fMRI 等,了解软化灶的代谢情况,软化灶与功能区的关系,位于功能的软化灶还可以了解功能区的转移情况。

【病情分析】

(一)诊断

1. 临床特点　外伤性癫痫的特点是局限性发作比全身性发作更多见,不同类型的癫痫发作可以发生在同一病人身上,额极部瘢痕周围起源的癫痫常无先兆,其形式多为全身性发作;中央-顶区病灶常引起对侧肢体运动或感觉性单纯部分性发作;内侧颞叶病灶常出现复杂部分性发作,这种发作常有腹部或听觉方面的先兆,表现为腹部有气流上升、恐惧感或幻听等;枕叶病灶常出现视觉先兆。癫痫发作以颞叶多见,可能原因是杏仁核和海马极易受脑外伤所致的缺血缺氧影响,另一个原因与外伤的特点有关,颞叶脑组织因颅底骨质不平易受挫伤或挫裂伤。枕叶癫痫少见。

2. 诊断要点

(1)有明确的头部外伤史或手术史。

(2)典型的癫痫发作表现对确定癫痫有决定性意义。

(3)脑电图检查有癫痫样放电,包括常规头皮脑电图及长程(动态或视频)脑电图记录等。

(4)脑 CT 或 MRI 扫描。CT 和 MRI 可以发现脑的软化灶、脑萎缩、脑室牵引性畸形等征象,MRI 比 CT 在显示脑结构性异常方面更为优越。MRS 可发现海马硬化。

(5)正电子发射扫描(PET)和单光子断层扫描(SPECT)可帮助确定致痫灶,用于癫痫定位。

(6)脑磁图(MEG)可帮助癫痫灶的定位,是一种无创性检查。

以上第 1 点和第 2 点是必备条件,其余可作参考。

(二)临床类型

分为早期癫痫和晚期癫痫。依据的时间各家报道不一,有以一周为界,也有以二周为界,也有以 1 月为界,也有人将发生于颅脑外伤 24 小时内的癫痫称作即刻癫痫。早期癫痫约 2/3 是在受伤后 1 天内发生,这其中有 1/3 的病人是在伤后 1 小时内发生。文献报道有 57% 的癫痫是在伤后 1 年内发生,而 5 年之后其癫痫发生率和正常人群相似。

【治疗计划】

(一)治疗原则

外伤性癫痫有自愈的倾向,因此首选药物治疗。对于病史超过 4 年,且药物控制不良的病人可手术治疗。对于发作频繁、影响病人生长发育且药物治疗效果差的病人,可早期手术。

(二)内科治疗

与其他种类的癫痫一样,外伤性癫痫的治疗首选药物治疗。

在诊断明确后,要明确以下几个问题:

1. 需不需要应用抗癫痫药物。首先要考虑病人发作的次数,如果发作次数不超过每年 2 次,则服药的意义不大,因为服任何抗癫痫药物都有或多或少的副作用,且每天服药也让很多患者难以坚持。对于单纯感觉性部分性发作或发作范围不广的单纯运动性部分性发作,如果癫痫症状对日常生活和工作影响不大,或发作次数不多,权衡服用药物的利与弊,也可以不服用抗癫痫药物。

2. 如果需要服药,要考虑患者的依从性,能不能遵循医嘱坚持服药,如果患者没有认识到癫痫所带来的危害,或患者对癫痫所带来的身体或心理上的副作用没有深刻的认识,面对药物的不良反应及长期规律地服药,很多病人是很难坚持的。据文献报道,不能规律服药或发作服药、不发作就停药比不服用抗癫痫药物的危害更大,面对这种情况,医生不能随意开出抗癫痫药物。

3. 服用何种药物。这可根据医生的经验或发作的形式来决定。常用的抗癫痫药物有卡马西平、苯妥英钠、丙戊酸、扑米酮、苯巴比妥、乙琥胺、氯硝西泮、地西泮等,新药有氨己烯酸、拉莫三嗪、托比酯等。

4. 服用多久,何时停服。对于一般癫痫而言,在癫痫完全控制后2年可逐渐停药,但根据外伤性癫痫大部分能够自愈的特点,在癫痫完全控制后可以比一般癫痫早些停药,尤其是对于小孩不必拘泥于2年的限制。

(三)外科治疗

外伤性癫痫具有自然痊愈的趋势,大约50%患者于发病5～10年内有希望终止发作,大约有2/3的病人在维持适当的抗癫痫药物浓度下,癫痫发作可得到较为满意的控制,因此对于外伤性癫痫选择手术时间应当慎重。一般认为对于外伤性癫痫经过正规抗癫痫药物治疗2～3年,如果仍控制不良的病人,可考虑外科治疗。对于发作频繁的患者或药物治疗后癫痫发作严重影响工作和日常生活的患者,可以早日手术治疗。虽然Rasmussen认为手术不应在初发后3～4年内进行,但也有研究者认为早日手术可以打断癫痫加重脑外伤损害,而这种损害又能加剧癫痫发作的恶性循环,对改善患者的智能,加快脑外伤的康复有帮助作用。

外伤性癫痫手术治疗主要是致痫灶的切除,手术的关键在于对致痫灶的精确定位,术前要进行CT、MRI以及多次脑电图检查,必要时可进一步行MRS、PET、MEG检查,以帮助定位。术中可在皮层脑电图监测下寻找致痫灶。虽然颅脑损伤所致的脑膜-脑瘢痕是引起癫痫的主要原因,但瘢痕组织本身并不产生异常放电,致痫灶多在脑膜-脑瘢痕附近的皮质,手术时应将这部分组织充分切除。当致痫灶位于运动、语言等重要功能区时,术前需要了解瘢痕组织与功能区的关系,对青春发育前的小孩,功能区的功能是否转移至对侧或其他部位,功能区与瘢痕增生组织是浸润关系或是压迫关系。切除范围以不加重神经功能损伤为原则,对切除瘢痕后仍有大量异常放电者,可行损伤处周围皮层软膜下横纤维切断术或电灼术。

对于有多处软化灶的病人,术前应进行手术评估以明确责任病灶,同时也要对有异常放电的病灶进行处理。

有颅骨缺损的病人在切除致痫灶后应行颅骨修补,以消除体位变化对脑组织的影响。

手术效果取决于手术的时机、病灶切除是否彻底等多种因素,经手术治疗的患者,约有半数可获得优良效果。Penfield报道62例,术后22.5%完全控制,22.5%显著改善。Rasmussen统计625例,病灶切除后平均观察12年,40%发作完全停止,26%明显减少。

影响外伤性癫痫预后的主要因素有:
(1)闭合性颅脑损伤较开放性颅脑损伤引起的癫痫预后好;
(2)脑外伤得以及时彻底治疗者预后较好;
(3)发作频率低者预后较好;
(4)癫痫能迅速控制者预后较好;
(5)全身性发作比部分性发作者预后较好;
(6)有早期癫痫者预后较好;
(7)儿童比成人预后好;
(8)潜伏期很长或很短都不是有利因素;
(9)脑电图严重异常者预后差。

【术后处理】

一般处理同常规开颅手术。围术期及手术后用药同难治性癫痫。

【住院小结】

(一)治疗效果

外伤性癫痫的预后较好,较易用药物控制,在血药浓度的监测下可进一步提高疗效。一半以上的病人即使不用药物,在几年内也可自行逐渐停止发作,脑电图也可恢复正常,75%的早期癫痫经适当处理后不再发作,其余

25%的病人发生晚期癫痫,约有一半的晚期癫痫可获持久缓解。Walker 报道 739 例,60%10 年后不再发作,但也有部分病人发作越来越重,8%成为难治性癫痫,死亡率较无癫痫的外伤患者高,寿命也较短。

(二)预防

1. 病因预防　尽量消除可能导致颅脑外伤后癫痫发作的各种因素。如开放性颅脑外伤创口的早期彻底清创,去除异物和骨折片,切除无生机的脑组织,清除颅内血肿,积极控制脑水肿,整复凹陷性骨折,缝合和修补硬膜,及时腰穿放出血性脑脊液,防止创口感染等。

2. 预防性应用抗癫痫药物　预防性应用抗癫痫药物存在争论。1973 年 Rapport 等曾向 1354 位神经外科医生发出调查表,征求对药物预防治疗的态度,其中有 1064 位作了回答,58%的人主张预防性治疗,42%的人不用任何药物,其中 20%的人认为药物不良反应超过预防的效果,9%的人则认为预防性治疗无效。美国物理医学与康复学院脑外伤小组(1998)对预防用药提出了如下建议:①治疗标准:如无癫痫发作病史,不建议对非穿透性脑外伤预防应用苯妥英钠、卡马西平、丙戊酸、苯巴比妥以阻止晚期癫痫发作。②对高危病人可预防使用苯妥英钠、卡马西平、苯巴比妥来阻止早期癫痫发作。③不建议对穿透性脑外伤预防应用苯妥英钠、卡马西平、丙戊酸、苯巴比妥以阻止晚期癫痫发作。④对于具体的预防用药时间长短的选择应权衡利弊,考虑药物效能/不良反应比,使治疗效果最佳,而不良反应发生风险小。血药浓度监测对实现这一目的是有帮助的。现普遍认为,对于存在高危因素的病人,在外伤后最初一周内预防行抗癫痫治疗效果最佳,不良反应最少。

我们自己的经验是针对不同脑外伤的情况用药,用药持续至病情稳定,主要是颅内情况稳定,包括颅内压基本正常,颅内水肿基本消退,因此重度脑外伤应用抗癫痫的时间则长于一周,有时长达 1 月以上,而轻度脑外伤则几天即可。早期不能口服时应用苯巴比妥肌注(成人 0.1~0.2,im Q8 h,小孩每次 15~30 mg/kg,Q8h),能口服或鼻饲后改用卡马西平(得理多)、苯妥英钠或丙戊酸等。有条件者早期可用德巴金静脉注射。

(三)出院医嘱

(1)出院后继续服用抗癫痫药物 1~2 年,按时按剂量服用,不能因为过年或过节及其他情况停服,漏服者要及时补服,尽量保持药物浓度不要波动太大。

(2)术后每 1~2 个月复查肝功能、血常规,对于服用二种以上药物者,可适当加用护肝药物。如有肝损害,及时调整药物。

(3)术后停药,对于难治性癫痫,必须在停止 2 年后再逐渐减量直至停药。对于病灶性癫痫,如海绵状血管瘤所致的癫痫,可适当缩短服药时间。

(4)停药前需复查脑电图,动态脑电图的价值更大。脑电图结果正常,根据病情可逐渐停药,脑电图高度异常者,不可轻意减量或停药。

(杨治权)

第十七章 锥体外系疾病

锥体外系与锥体系统共同参与对骨骼肌运动的管理,其中锥体系统支配骨骼肌的随意运动,锥体外系参与对骨骼肌肌张力调节及维持躯体姿势、完成习惯的节律性动作和控制不自主运动等,保障运动的精确、协调、稳定。锥体外系疾病(extrapyramidal diseases)主要表现随意运动调节功能障碍,肌力、感觉及小脑功能不受影响。锥体外系疾病源于基底节功能紊乱,一般分为肌张力降低-运动过多和肌张力增高-运动减少两大类,前者主要表现为异常不自主运动,后者则以运动贫乏为特征。

第十七章 锥体外系疾病

第一节 肌张力增高-运动减少综合征

【入院评估】

(一)病史询问要点

(1)震颤的频率,是否呈静止性震颤,有无"搓丸样"震颤或"筛糠状"震颤,紧张是否使症状加剧,睡眠中症状能否消失,震颤是否有刻板,规律性出现的特点。

(2)肌强直是否为肢体近端逐渐波及远端或对侧肢体、全身。有无"面具脸"样表情。肢体肌强直而僵硬,活动时是否无联带共济运动,颈、躯干肌强直躯体是否呈屈曲体态。

(3)运动减少:是否有精细动作不能,如系鞋带困难,书写字体越写越小即"书写过小症",语音低沉、单调或吞咽困难等。

(4)有无肝病、尿毒症的临床表现,有无精神症状,有无阳性家族史可询。

(二)体格检查要点

(1)全身体格检查有无黄疸、肝脾肿大,有无肾区叩痛。

(2)颅神经检查时,裂隙灯下角膜是否有 K-F 环,面部是否有表情障碍,是否有构音障碍,是否有吞咽困难等。

(3)步态是否为"慌张步态",肌张力检查时被动活动病人的肢体是否呈均匀一致地阻力感,即"铅管样"肌张力增高体征,合并震颤时是否呈"齿轮状"肌张力增高(伸屈肌持续增高张力的基础上,出现断续停顿的阻力感。)

(三)门诊资料分析

(1)尿常规检查是否有血尿、蛋白尿及尿糖阳性。

(2) 肾功能检查是否有异常,尿酸有无下降。

(3) 肝脏 B 超可表现为弥漫性实质性高回声变化,回声不均匀增强,肝实质内光点呈片状疏密不匀或地图征,包膜高低不平,肝肿大等改变。

(4) CT 及 MR 检查多提示基底节区、小脑异常改变,同时可合并脑萎缩。

(四) 继续检查项目

(1) 尿液:尿铜检查、高香草酸含量减少。

(2) 血清铜蓝蛋白、血清铜的检查。

(3) 脑脊液:可测到多巴胺代谢物高香草酸含量减少及 5-羟色胺代谢物 5-羟吲哚醋酸含量减少。

(4) 常规 MR 检查是否可见:①脑萎缩:主要是锥体外系萎缩引起第Ⅲ脑室增宽,弥漫性脑皮层萎缩所致的脑沟增宽。②黑质致密带萎缩:在 T_2 加权像/质子密度加权像上,由于正常脑组织黑质网状带和红核中存在高浓度铁,呈低信号;致密带铁浓度较低,引起局部呈等信号。此外还可见患者因黑质细胞变性坏死和铁代谢异常引起的致密带变窄、边缘模糊等表现,通过观察黑质致密带形态及信号变化,测量黑质致密带宽度以及黑质致密带宽度与中脑的比值来判断黑质的改变情况。③由壳核后外侧部铁沉积引起 T_2 加权像上纹状体区呈低信号。④双侧豆状核及背侧丘脑呈对称性稍长 T_1 稍长 T_2 异常信号,边缘清楚,信号不均匀。

(5) 质子磁共振波谱技术(proton magnetic resonance spectroscopy, ^{1}H-MRS)是能够无损伤地检测活体内 N-乙酰天门冬氨酸、胆碱化合物、肌酸等化合物含量的技术,从细胞代谢水平研究神经元的功能状况。

(6) 功能影像学检查:主要有多巴胺(DA)示踪剂和 DA 转运蛋白示踪剂两种方法。SPECT 和 PET 均可用于 DA 受体和蛋白的检测,PET 还能完成神经递质显像。按药理学特性将 DA 受体分为 D_1 和 D_2,前者位于突触前膜,后者位于突触后膜,具有介导多巴胺的生理功能。帕金森病主要损害 D_2,通过特异性 D_2 受体标记物(^{123}I-IBZM)应用 SPECT 可以显示疾病早期特征性的突触后代偿改变。

(7) 对于高度怀疑肝豆状核变性患者又无法确诊时可考虑肝穿刺活检,如干燥肝组织铜含量>250 μg/g 可确诊为肝豆状核变性疾病。

(8) 基因诊断:生物技术的不断发展,基因诊断越来越受到重视,已有不少利用生物基因诊断技术检出肝豆状核变性症状前病人和致病基因携带者的报导。

【病情分析】

(一)诊断

1. 帕金森病(Parkinson diseases，PD)　又名震颤麻痹(Paralysis agitans)诊断要点：PD起病隐匿，进展缓慢，临床诊断主要以静止性震颤、肌强直、运动减少及症状不对称等特征性表现为依据。患者应符合以下条件：①必须存在至少两项以上 PD 主要症状，包括静止型震颤，齿轮样或铅管样肌强直，运动迟缓或减少，姿势性反射障碍，且至少包括静止性震颤和运动迟缓其中一项；②初发或病程中有不对称性临床表现，起病缓慢，呈进行性加重。左旋多巴制剂治疗有效；③上述症状非脑外伤、脑肿瘤、病毒感染、脑血管病或其他神经系统疾病及药物和(或)化学毒物引起，且患者没有眼外肌麻痹、小脑与锥体系损害、肌萎缩及体位性低血压等体征。

2. 肝豆状核变性(hepatolenticular degeneration，HLD)　又称 Wilson 病(WD)，肝豆状核变性系基因缺陷引起铜代谢障碍的常染色体隐性遗传性疾病，由于铜在体内积聚，引起肝脏、神经系统、角膜、血液系统和肾脏等机能障碍以及精神心理障碍，铜代谢异常时铜首先沉积于肝脏，在病变早期超微结构电镜观察可显示肝细胞内线粒体异常。临床上可出现肝肿大和黄疸等肝细胞损害症状，易误诊为肝炎，至晚期肝脏表现为间质纤维化和坏死后肝硬化。随着铜在肝内饱和和释放，血清游离铜明显增加，至使铜沉积于脑、角膜等组织器官。在脑内铜对称性沉积于基底节、丘脑、脑干和齿状核等处的血管周围，引起局部脑组织水肿，神经细胞变性及脱髓鞘改变，胶质细胞增生。随着病情进展，神经细胞可以出现坏死或囊变，呈灶状海绵样空泡变性。当铜沉积于角膜缘时，临床眼底镜检查时在角膜缘可见一黄棕色 Kayer-Fleischer 环(K-F 环)。国内提出本病临床诊断的 4 条标准：①肝病史或肝病征/锥体外系病征；②血清 CP 显著降低和/或肝铜增高；③角膜 K-F 环；④阳性家族史。

(二)鉴别诊断

1. 帕金森综合征　具有帕金森病的三联征外，常有明确的相应病因，例如：CO 中毒和锰中毒后，或服用特殊药物如氯丙嗪、氟哌啶醇及降压药利血平、甲基多巴史等,亦可见于脑动脉硬化、腔隙性脑梗死、脑外伤和脑炎后患者中,常有相应体征及实验室异常改变。

2. 原发性震颤　有运动性震颤的特点,无肌强直,常有"书写过大症",饮酒常暂时缓解症状且经β-受体阻断剂心得安治疗有效可区别。

3. 帕金森叠加综合征　又称多系统变性,系几个神经原系统变性的重叠发生。病中除帕金森病症状外,另有①植物神经系统症状;②小脑症状及锥体束征等;③MRI头部异常,T_2加权象壳核萎缩信号,小脑、脑干萎缩,第四脑室、脑池扩大改变;④对左旋多巴治疗反应及预后不及帕金森病等可区别。

【治疗计划】

一、帕金森病的治疗计划

(一)治疗原则

是使脑内多巴胺-乙酰胆碱系统重获平衡。主要手段有药物治疗、外科手术、细胞移植及基因治疗等。主要目的为控制症状、减轻病情程度。

(二)治疗方案

1. 药物治疗

(1)DA 替代治疗:PD 患者纹状体 DA 显著降低,补充 DA 可起到替代治疗效果。左旋多巴是治疗 PD 的主要药物,复方左旋多巴是左旋多巴加入 DA 脱羧酶抑制剂,可以有效减少左旋多巴的用量,增加疗效,减少不良反应,临床常用美多巴。左旋多巴的不良反应有恶心、呕吐、直立性低血压等,一般持续用药后多可适应。用药 5~10 年后会出现疗效减退、异动症和开关现象等,有时合并手足肌张力障碍,即长期左旋多巴治疗综合征。

(2)DA 受体激动药:直接作用于 DA 受体,单用可治疗初发或轻症患者,也可与左旋多巴联用。老年 PD 患者可作为一线药。临床常用协良行(也称培高利特)、溴隐亭、卡麦角林等,新型非麦角类 DA 受体激动剂有罗匹尼罗(ropinirole)、普拉克索(pramipexole)和他利克索(talipexole)。常见不良反应为恶心、呕吐、白天困乏、易睡、肺和腹膜后纤维化少见。并发痴呆、幻觉时不宜用。

(3)DA 释放促进药:金刚烷胺可促进 DA 释放,阻止 DA 回吸收,提高突触间 DA 浓度,对少动和姿势障碍有效,适用于轻症患者,可与 DA 类制剂合用维持疗效或间断应用。其不良反应有恶心、失眠、幻觉、下肢皮肤网状青斑、足踝水肿、抽搐等。目前,国外还将此药用于治疗 DA 替代所致的异动症,有一定疗效。

(4) 抗胆碱能制剂:主要用于 PD 早期、年轻的轻症患者,对震颤和强直效果较好。常用药物有安坦。其不良反应有口干、无汗、面红、心慌、尿潴留、便秘等,长期服用影响记忆力。青光眼禁用,老龄患者慎用。

(5) 单胺氧化酶抑制剂:思吉宁可阻止左旋多巴和 DA 降解,增加突触间 DA 浓度,并有神经保护作用。PD 早期应用可阻止病程进展。

(6) 儿茶酚-氧位-甲基转移酶抑制剂:常用药物有托卡明、思托卡明。其可使左旋多巴血浓度稳定,抑制症状波动,是较好的辅助治疗用药。

2. 手术治疗 在部分药物疗效不佳或不能耐受的病人可考虑外科治疗。立体定向技术的进步大大提高了"靶区"定位的精确性,立体定向微电极技术在锥体外系疾病的应用,使基底节的手术由核团的毁损发展到只对震颤细胞的毁损,进而又由毁损进步到只埋藏电极刺激而不损伤脑细胞的功能性治疗水平,定位的精确度达到误差在亚毫米水平,疗效提高而副作用较以往明显减少,使许多帕金森患者恢复了自理生活能力。

(1) 神经核毁损术:包括丘脑损毁术及苍白球损毁术。前者对消除震颤效果佳,对肌强直也有效,对少动及姿势平衡障碍无效。后者对缓解震颤、肌强直、少动均有效,对伴有异动症的病人有较好的疗效。

(2) 神经核刺激术:即深部脑电刺激(DBS),将高频微电极刺激装置植入苍白球、丘脑腹侧中间核或丘脑底核靶点,施加高频电刺激抑制神经元异常放电起作用。前两者症状改善效果同损毁术相近,后者能改善震颤、肌强直和少动,并可终止因左旋多巴引起的肌张力障碍。DBS 的并发症少,疗效肯定,但费用昂贵。

(3) 对病变局限、症状单侧而内科治疗无效的年青患者,可考虑丘脑腹后外侧 γ-刀放射治疗,疗效等同于毁损治疗。

3. 细胞移植 神经干细胞移植和胎脑移植:向黑质、纹状体系统植入能合成 DA 的细胞,可以补充纹状体内 DA 递质,达到治疗 PD 的目的。临床研究证明,将人胚胎中脑的 DA 细胞移植至 PD 患者脑内,可使其症状缓解,但供体细胞来源有问题,且由于移植细胞多为终末分化细胞,细胞在宿主体内存活期短,故限制了细胞移植的临床应用。而来源于中脑神经干细胞的细胞系经细胞因子诱导可以得到98%的DA能神经元,为PD移植治疗提供充足的细胞来源。目前,神经干细胞移植治疗PD的实验研究已经取得良好的结果,其应用于临床并取得稳定疗效还有很多问题有待解决。

4. 基因治疗 通过基因重组技术将特定的基因移植到体内进行替代治疗,可以缓解或完全治愈PD。目前,基因治疗尚处于实验阶段,还需在动物模型上进行临床前研究,以确定其有效性和安全性。

二、肝豆状核变性的治疗计划

(一)治疗原则
低铜饮食、驱铜治疗、抑制铜吸收及对症治疗。

(二)治疗方案

1. 药物治疗

(1)驱铜治疗

铜螯合剂:包括青霉胺、曲恩汀、二巯基丁二酸钠、二巯基丁二酸、二巯基丙醇、二巯基丙磺酸和依地酸钙钠等。

1)右旋青霉胺:依24 h尿铜量调整青霉胺用量;调整青霉胺的用量,除了参考患者症状、体征以及实验室检查外,也应参考24 h尿铜量。一般而言,患者使用青霉胺2周后,24 h尿铜量显著增加,可从原来的$100\sim 200~\mu g$升至$1~000\sim 2~000~\mu g$或更高,此时可继续加量,一段时间后,尿铜量会逐渐下降。如连续测定数次(大约1~2周测1次)尿铜量均徘徊在一定水平,可能有两种情况:a)躯体铜已排出差不多了;b)患者对青霉胺已不敏感。此时可再增量,如尿铜量仍无变化,则将青霉胺量逐渐减少至停用。经一段时间后,尿铜又会升高,可再用青酶胺。

2)曲恩汀:是1982年美国FDA推荐对于青霉胺耐药或不能耐受的WD患者使用的金属螯合剂,可作为有神经症状患者的首选药,其螯合铜的作用比青霉胺小,副作用也比青霉胺少(主要是铁缺乏、哮喘、支气管炎、腹痛、皮疹、偶尔发生红斑狼疮),不会引起用药早期的病情加重。

(2)阻止肠道对铜吸收和促进排铜的药物

1)锌剂:主要有硫酸锌、醋酸锌、甘草锌、葡萄糖酸锌等,作用机制:a)促进肠黏膜细胞内金属硫蛋白(MT)的合成,后者结合铜后随细胞脱落而排出体外;b)竞争性抑制铜在肠道的吸收;c)MT 又是一种羟自由基清除剂;d)逆转 WD 患者体内的氧化型和还原型谷胱甘肽的失衡而达到治疗的效果。锌剂具有毒性低、副作用少、起效慢(4～6 个月)等特点,临床常用于症状前患者、儿童、孕妇以及慢性患者的维持治疗。成人推荐量 50 mg/次(以锌元素计),每日 3 次。

2)四硫钼酸胺(tetrathiomolybdate,TTM):本药与食物同服可结合食物中的铜,限制了肠黏膜对铜的吸收,又可在肠黏膜中形成铜与白蛋白的复合物,后者不能被肠黏膜吸收而随粪便排出。它还可以将已经与 MT 结合的铜竞争性结合,很快以溶解的形式排出体外或以不溶的形式排入胆道或血液。

2. 手术治疗　肝功能衰竭的晚期病人可试用肝移植,有不少成功的病人神经损害得到有效改善的报道,不过此项治疗在选择病例时需慎重。

【住院小结】

PD 疗效及预后评估:临床常用以评价病情程度和治疗效果较客观全面的是 Webster 评分法。其详细内容如下:

(1)手部动作和书写:0 分　无异常;1 分　病人自述在拧毛巾、系衣扣、写字时感到困难,检查时手内转外转动作缓慢;2 分　明显或中等程度手的轮替动作缓慢,一侧或双侧肢体有中等程度的功能障碍,书写明显困难;3 分　严重的轮替动作困难,不能书写,不能系衣扣,应用食具明显困难。

(2)僵硬:0 分　未出现;1 分　可出现颈、肩部僵硬,反复运动后僵硬增加。一侧或双侧上肢有轻度休止状态下的僵硬;2 分　颈肩关节中等度僵硬,病人在不吃药情况下有休止性全身性僵硬;3 分　颈肩严重僵硬,全身的休止性僵硬用药后也不能控制。

(3)震颤:0 分　未出现;1 分　休止状态下手、头部震颤,振幅<1 英吋;2 分　振幅<4 英吋,但病人能采取某种姿势控制震颤;3 分　振幅>4 英吋,持续不能控制(小脑性意向性震颤除外),不能自己进食。

(4)面部:0 分　正常,无惊恐、嘴紧闭、及忧郁、焦虑表情;1 分　面部表情障碍,嘴紧闭、忧虑、焦虑;2 分　中等程度的面肌运动障碍,情绪变化引起面部表情变化迟钝,中等程度的焦虑、忧郁,有时出现张口流涎的表情;3 分　面具脸,张口程度仅能张开 1/4 英吋。

(5)姿势:0分 正常,头部前倾,离开中线不超过4英吋;1分 有驼背,头部前倾,离开中线超过5英吋;2分 开始上肢屈曲,头前曲明显,超过6英吋,一侧或双侧上肢曲线形,但腕关节的水平位置低于肘关节的水平位置;3分 猿猴样步态,手呈屈曲样,指间关节伸直,掌指关节屈曲,膝关节屈曲。

(6)上肢摆动:0分 双上肢摆动正常;1分 一侧上肢摆动不如对侧(行走时);2分 一侧上肢在行走时无摆动,另一侧弱;3分 行走时双上肢无摆动。

(7)步态:0分 步幅18~30英吋,转身不费力;1分 步幅12~18英吋,转身缓慢,时间延长,走路有时脚跟碰脚跟;2分 步幅6~12英吋,两脚跟拖地;3分 拖曳步态,步幅<3英吋,有时走路常停步;转弯时非常慢。

(8)皮脂腺分泌:0分 正常;1分 面部出汗多,无黏性分泌物;2分 面部油光样,为黏性分泌物;3分 头面部皮脂腺分泌明显增多,整个头面部为黏性分泌物。

(9)语言:0分 声音清楚、响亮,别人可以理解;1分 声音开始嘶哑,音量、音调、话调变小,但能理解;2分 中等度嘶哑,声音弱,音量小,语调单调,音调变化迟缓,别人理解困难;3分 明显声音嘶哑,无力。

(10)生活自理能力:0分 正常;1分 能自己单独生活,甚至从事原来的工作,但缓慢;2分 生活自理能力减退(尚能缓慢地完成大多数日常工作),在软床上翻身困难,从矮椅上站起来困难等;3分 生活不能自理。

以上各项分为:正常(0分)、轻度障碍(1分)、中度障碍(2分)及严重障碍(3分)。临床病情轻重程度据总分值可分为:轻度(1~10分),中度(11~20分),重度(21~30分)。

治疗效果按下列公式计算:

$$疗效 = \frac{治疗前分数 - 治疗后分数}{治疗前分数}$$

计算结果 100%是痊愈,50%~99%为明显进步,20%~49%为进步,0~19%为改善,0为无效。

第二节 肌张力减低-运动过多综合征

该综合征为新纹状体病变所致,有时伴有苍白球、丘脑和大脑皮质病变。一般认为,运动过多是由于下行至新纹状体的抑制性神经元损害、引起较低级系统神经元过度兴奋所致。该综合征有以下几个主要类型:手足徐动症、舞蹈病、痉挛性斜颈、及扭转痉挛等。

【入院评估】

(一)病史询问要点

(1)运动过多的部位,与情绪及睡眠的关系,累及肌肉的次序,有无强迫性舌外伸或回缩的鬼脸性面容等。

(2)有无精神异常,有无秽语,有无进行性加重,有无智能障碍。

(3)有无家族史可询。

(二)体格检查要点

(1)进行智能检查,定向力、认知力、计算力及记忆力等。

(2)肌力、肌张力是检查的重点,同时注意有无肌肉萎缩或肥大。

(三)继续检查项目

抽血查风湿全套,常规 MR 检查,功能影像学 SPECT 及 PET 检查,基因检测等。

【病情分析】

(一)诊断

亨廷顿舞蹈病(Huntington disease,HD)是基底节和大脑皮质变性的一种常染色体显性遗传性疾病,其临床特征是慢性进行性舞蹈样动作和精神智能减退。本病起病年龄可在 20～50 岁,通常发生于 35～40 岁的成年人。病人早期常诉行动笨拙,行走不稳,上肢出现不规则的屈曲和伸展运动,有时出现躯干和头颈部不自主的扭转,眨眼,咀嚼,以上症状不能控制,情绪紧张时更加明显,安静时可有减轻。根据病人的舞蹈样动作及阳性家族史,可考虑亨廷顿舞蹈病。主要依据:①有遗传性;②中年(35～45 岁)起病;③舞蹈症状进行性加重;④进行性痴呆;⑤头颅(CT 检否因尾状核严重萎缩而显示脑室扩大,侧脑室形态呈特征性的蝴蝶样;⑥用[18]氟脱氧葡萄糖做 PET 检查可发现患者或其后代的尾状核及壳核的葡萄糖代谢降低。

(二)鉴别诊断

1. 风湿性舞蹈病　多见于儿童与青年,常伴发于风湿病。多在 5～15 岁之间发病,女多于男。患儿除舞蹈样动作外,很少见于活动性关节炎的患儿。其他化验亦可无显著异常,常于 1～3 个月后好转,偶有延续年余者。Huntington 舞蹈病病程长,为进行性加重。

2. 电击样舞蹈病(bergeron)　患者肌肉像触电样运动,引起头、肩、前臂、小腿、舌等猛烈动作,每分钟 3～6 次,一般在数天至数周内自愈。

3. 系统性红斑狼疮　有时并发舞蹈病,亦有以舞蹈病为首发症状者,但是系统性红斑狼疮常伴有皮肤损害,并且对称性。80% 伴有关节痛,临床上经历了一个器官受累到多器官受累的表现。

4. Lesch-Nyhan 综合征　是由于核酸代谢障碍所致的疾病。为性连锁隐性遗传,通过女性携带病态基因。神经系统方面的表现有智力减退、痉挛性脑性瘫痪、不自主运动(舞蹈——手足徐动)及特别显著的自伤行为。同时由于体液中尿酸盐含量增高而可发展为泌尿系结石和痛风性关节病。全身也可能有贫血、营养不良及骨骼、消化道的先天畸形,患儿脑中次黄嘌呤—鸟嘌呤磷酸核糖基转移酶活性降低或消失。

5. 其他　脑炎、肝豆状核变性、脑血管病、缺氧和铅、镁、汞等慢性中毒时也会发生症状性舞蹈病,应注意鉴别。此外各种甲状旁腺功能低下时,也可伴有发作性舞蹈-手足徐动的不自主动作。

【治疗计划】

目前主要是对症处理,尚无阻止或推迟 HD 发生、发展的治疗。主要药物是抗 DA 能制剂,合并帕金森综合征时可并用抗 PD 药物,增强 GABA 能传递的药物基本无效,抗氧化剂和兴奋拮抗剂的疗效不确定。细胞移植及基因治疗仍处于动物实验阶段。因此,目前只能应用基因学诊断技术对 HD 患者作出早期诊断,杜绝患儿出生。

(彭泽峰)

第十八章 周围神经痛及损伤

第一节 面神经炎

【概述】

面神经炎(facial neuritis)是指面神经管内急性非化脓性面神经炎,引起周围性面神经麻痹,亦称贝尔(Bell)麻痹。病因尚不确切,可能是面神经急性病毒感染或/和寒冷引起面神经缺血、水肿,从而导致面神经麻痹,也有人认为是自身免疫反应。病理变化主要是面神经水肿、髓鞘及轴突有不同程度变性。

任何年龄均可发病,以 20～40 岁为多见,男性略多。常为单侧发病,双侧同时发病者少见,偶有复发(同侧或对侧)。

【入院评估】

病史询问及体查要点

1. 急性起病 不少病人于早晨洗脸刷牙时发现一侧面部表情肌瘫痪,病前几天及病初可有耳后部疼痛,症状于数小时或 1~2 日内达高峰。

2. 面神经麻痹 表现为病侧额纹消失、眼裂扩大、鼻唇沟变浅或消失,不能作皱额、闭目、露齿、鼓腮及吹口哨等动作。闭目时,病侧眼球转向上方,露出角膜下缘的巩膜,此为贝尔现象。

3. 依面神经受损部位不同还可以出现以下症状 当鼓索支受损时,有舌前 2/3 味觉障碍;若镫骨肌支以上部位损害时,除上述味觉障碍外,还有听觉过敏;若膝状神经节损害,则表现为病侧面部表情肌瘫痪,除上述味、听觉障碍症状外,还可出现平衡障碍、泪液分泌减少、外耳道和鼓膜上出现疱疹,称为亨特(Hunt)综合征,系带状疱疹病毒感染所致。

【病情分析】

根据急性起病的周围性面瘫,排除了以下疾病,即可作出诊断。需鉴别的疾病有:

1. 中耳炎、乳突炎、腮腺炎等并发的周围性面瘫,多有原发病的特殊表现。

2. 后颅窝病变,如听神经瘤、颅底脑膜炎、鼻咽癌颅内转移、多发性硬化等引起的周围性面瘫,大多起病较慢,有其他颅神经损害及原发病的相应表现。

3. 大脑半球病变引起的中枢性面瘫,只有病变对侧下面部表情肌瘫痪,且往往合并偏瘫及偏身感觉障碍。

【治疗计划】

(一)治疗原则

改善局部循环、促使炎症及水肿消退、促进面神经功能恢复为原则。

(二)治疗方案

1. 药物治疗 皮质类固醇可消除水肿,限急性期(2 周内)用。通常口服强的松片,成人量每日 30~60 mg,连服 5~6 天(不完全性瘫痪者)或 10 天(完全瘫痪者)后,经 5 天以上时间渐减量至停用。也可选用地塞米松注射液静脉滴注。神经营养药如维生素 B_1、维生素 B_{12} 及扩血管药烟酸、地巴唑等可自起病一直用到麻痹恢复。无环鸟苷或其他抗病毒药用于治疗

Hunt 综合征。对上呼吸道感染症状尚未消除者,应给予相应抗炎治疗。

2. 理疗 急性期可对茎乳突部位作热敷、红外线照射或超短波透热。恢复期可行碘离子透入。患者自行对镜轻轻按摩瘫痪面肌,每日数次,每次约 10 分钟,当瘫痪开始恢复后,则对镜练习各瘫痪肌的随意运动。

3. 针灸治疗 一般只用于急性期后。

4. 保护好暴露的角膜免受损害及感染,可用眼罩、滴抗炎眼药水及涂眼膏等措施。

【住院小结】

(一)疗效及预后评估

一般预后良好,若能及时治疗,约 70%～90% 的病人 2～3 个月基本恢复。病情重或治疗时间较晚者,恢复时间较长。若瘫痪肌肉肌电图检查示失神经支配现象以及面神经传导速度显著减慢,或超过 6 个月未恢复者,难以完全恢复。

本病若部分恢复或恢复不完全时,可有瘫痪肌的挛缩、面肌痉挛或联带运动,如嘴角运动时眼睑运动,咀嚼食物唾液分泌的同时病侧眼流泪(鳄泪征),这些现象可能是由于病损后再生的神经纤维长入了邻近的、管理其他功能的神经通路中所致。

(二)出院医嘱

1. 加强锻炼,增强体质。

2. 定期复查。

第二节

面肌痉挛

【概述】

面肌痉挛(hemifacial spasm)又称半侧面肌痉挛或面肌抽搐,系一侧面神经支配的面部表情肌发作性、反复、不自主的阵挛性抽动,多无神经系统其他阳性体征。

本病又称为原发性面肌痉挛,发病原因不明。有报道称在行后颅窝探查时发现大部分病人面神经在出脑干处有血管压迫,减压术后可以治愈或缓解痉挛,从而提示本病与三叉神经痛有类似的发病机理。Jannetta(1976)提出其病理生理假说,即血管压迫将面神经纤维挤压在一起,使之髓鞘脱失、轴索裸露,导致出现神经轴突间动作电流短路现象,从而引起痉挛发生。

【入院评估】

(一)病史询问及体查要点

1. 本病多见于中、老年妇女,痉挛为一侧性,双侧罕见。

2. 症状往往呈隐匿、缓慢、进行性发展。常初始于眼轮匝肌,病情进展可逐步扩展至同侧面部的其他表情肌。

3. 发病时睑裂变小,以口角向一侧牵扯多见,每次痉挛持续数秒至数分钟。情绪激动、疲劳以及面部自主运动时症状加剧,通常在睡眠中症状消失。症状严重者发作频繁,影响视物和讲话。

4. 病程中可间歇数天至数月,一般缓慢进展,不会自然好转。如不给予治疗,部分病人在病程晚期患侧面肌麻痹,痉挛停止。

(二) 辅助检查

1. 脑电图检查正常,肌电图检查显示肌纤维震颤和肌束震颤波。

2. CT 和 MRI 检查有助于面肌痉挛的病因诊断,并可能发现面神经根部是否有微血管压迫的表现。

【病情分析】

(一) 诊断

根据该病的发病年龄及典型的一侧面肌痉挛症状,诊断不难。

(二) 鉴别诊断

1. 继发性面肌痉挛　桥小脑角肿瘤或炎症、脑桥肿瘤、脑干脑炎也可出现面肌痉挛,但往往伴有相邻颅神经及长束损害的定位体征。部分性运动性癫痫也可有面部痉挛,但痉挛的幅度较大,往往累及同侧上肢,乃至下肢,脑电上可见痫波发放。仅仅局限于面部的癫痫罕见。

2. Meige 综合征　又称特发性眼睑痉挛-口下颌肌张力异常综合征,多见于老年女性。以双侧眼轮匝肌痉挛为主,伴有口面部肌群对称性、阵挛性、强直性痉挛,每次持续数秒至数分钟,一般连续 10~20 次后突然停止,间隔数秒种至数分钟又重复,重者可长时间持续性痉挛。口服氟哌啶醇合并安坦治疗有效。

3. Tourette 综合征　又称抽搐-秽语综合征,童年起病。表现为头面部、肢体或躯干部多发性肌肉抽动,常见快速眨眼、点头动作及不自主发声(包括秽语),治疗用药同上述 Meige 综合征。

4. 舞蹈病　可有面部不自主抽动,但均为双侧性,且伴有四肢舞蹈样不自主运动。

【治疗计划】

(一) 内科治疗

轻症患者药物治疗有一定疗效,药物治疗无效或病情较重者,可选用其他治疗方法。常有以下几种方法:

1. 药物治疗　抗癫痫药卡马西平、苯妥英钠、安定、苯巴比妥等,对部分病人可缓解痉挛,其中以卡马西平疗效为佳,常需长期服用。药量及服药期间注意事项可参阅本书神经系统疾病常用药。

2. 面神经阻滞 常用50%的酒精1 ml行皮下面神经分支阻滞,或以50%的酒精0.3~0.4 ml于茎乳孔行面神经干阻滞,由于阻滞后面神经传导功能障碍,使面肌痉挛立即解除,同时出现面肌不同程度瘫痪,此种面瘫于数月内恢复,解除痉挛的疗效约维持半年。痉挛复发较重者可再次阻滞。

3. 肉毒杆菌素A注射法 将该药对痉挛肌肉作多点局部注射,干扰神经末梢释放乙酰胆碱,引起注射部位肌肉一过性松弛性麻痹,从而达到缓解痉挛的目的。临床显效率65%~100%,且平均维持4个月左右,重复注射仍有效。

(二)手术治疗

面肌痉挛的后颅窝微血管减压术(MVD):

1. 适应证和禁忌证 面肌痉挛诊断明确,影像学检查未发现颅内占位性病变,MRA提示有血管压迫病因者,曾采用如肉毒杆菌素A局部注射等方法治疗无效者,年龄虽大但身体条件可以耐受手术者均可考虑手术治疗。高龄及身体条件不能耐受手术者不考虑手术治疗。

2. 手术方法 气管插管全麻。患侧向上的侧卧位,头部前屈,耳后乳突部与床面平行,手术头架固定头部。耳后乳突部发际内直切口或拐杖形切口,长约4~5cm;骨窗应靠近乳突后下方,直径3cm左右,外侧缘显露乙状窦,严密封闭乳突气房;切开硬膜并悬吊于邻近组织上。在手术显微镜下抬起小脑半球,缓慢放出脑脊液,显露桥小脑角池,锐性剪开蛛网膜,依次显露面、听神经、三叉神经、岩静脉等结构。非特殊原因如岩静脉及其分支阻挡暴露等,尽可能不要切断岩静脉,以避免术后的小脑肿胀。锐性分离小脑延髓外侧池蛛网膜,在听神经的腹外侧显露面神经REZ区,仔细辨认和确定"压迫血管"的位置和走行方向。"压迫血管"有三个特点:①血管压迫多发生在面神经根部脑干起始侧的2~3mm范围内,与面神经紧贴;②"压迫血管"多屈曲或呈直角,张力较大,局部血管壁硬化明显;③血管游离后可见神经表面明显的血管压迹。因"压迫血管"可为多条血管形成的血管袢,故注意不遗漏所有的"压迫血管"是手术成功的关键。将"压迫血管"用神经钩从神经上分离后,取适当大小的自体肌片或加工后呈蓬松絮状的teflon垫片垫在神经血管之间,长轴与"压迫血管"垂直。若"压迫血管"为静脉,可将其电凝切断或垫开。

仔细止血后关闭硬膜,分层严密缝合头皮切口。

有人主张对保守治疗 1 年以上无效者,可行面-舌下神经或面-副神经吻合术,也可行整容手术。

【住院小结】

(一)疗效

对于 MRA 检查或术中发现"压迫血管"者,手术后的疗效最好,而对于未发现"压迫血管"者,其手术疗效较差,这也提示面肌痉挛血管压迫学说的正确性。有资料统计显示:术后 1 个月的早期疗效完全缓解 86%,部分缓解 5%,无效 9%。10 年后的效果,完全缓解 79%,部分缓解 5%,无效 16%。

(二)出院医嘱

定期复查。

第三节 三叉神经痛

【概述】

三叉神经痛(trigeminal neuralgia)是颅神经疾病或神经痛疾病中较常见的一种,以面部三叉神经分布区内出现反复发作触电样、短暂而剧烈疼痛为特征,多数为单侧的 2、3 支疼痛。好发于 45 岁以上的中老年人,女性略多于男性。

临床上通常将三叉神经痛分为原发性和继发性二型。原发性者指检查无神经系统体征,可有病因或病因未阐明。继发性则指可发现或体检出三叉神经径路或其周围器质性病变,且随病变发展而表现出神经系统体征。

1. 三叉神经及其周围器质性病变

(1)微血管压迫:Dandy(1945)首先提出三叉神经痛是由于该神经在进桥脑段(root entry zone,REZ)受小脑上动脉压迫或扭曲所致。Jannetta (1976)认为三叉神经痛是由于三叉神经感觉根进脑干段受搏动性血管压迫所致,并强调该地带对搏动性或交叉性微血管压迫特别敏感。随着年龄的增长,脑干位置下移,同时动脉粥样硬化使血管移位或相应变长,导致与三叉神经的REZ区接触和压迫。长期的搏动性压迫可使REZ区的神经纤维之间形成伪突触(短路),微小的触觉刺激可通过短路传入中枢,中枢的传出冲动也可通过短路变为传入冲动。长期反复积累后,一旦达到痛觉神经元的阈值即引发三叉神经痛的临床症状。临床发现微血管压迫是三叉神经痛的最常见原因。

(2)桥小脑角区肿瘤:可直接刺激三叉神经后根或三叉神经半月节,或推移血管压迫REZ区导致三叉神经痛。

(3)其他如蛛网膜粘连、岩骨增生致颅底骨孔狭窄、三叉神经半月节退行性变、带状疱疹、多发性硬化和椎基底动脉动脉瘤或AVM等均可引起三叉神经痛。

2. 三叉神经及其中枢功能性改变

低阈值冲动不断上传至各级中枢使三叉神经脊束核、丘脑和皮层感觉区处于过度兴奋状态。这种刺激的不断累及可间歇性地引起三叉神经中枢的兴奋暴发而导致疼痛。如①三叉神经脊束核受刺激引起的阵发性疼性癫痫放电;②同侧丘脑或丘脑皮质径路上的小病灶激惹所致疼痛;③三叉神经中枢的病毒感染引起的疼痛;④三叉神经中枢缺血,老年患者因动脉硬化狭窄所致等。

【入院评估】

(一)病史询问及体查要点

1. 原发性三叉神经痛为慢性病程,多为渐进性加重,可有自发缓解。病程较长,可历时数年或数十年,自愈者少见,晚期有缓解的可能。

①疼痛部位在面部三叉神经分布区,多为一侧性发作,右侧居多。一侧的三支同时疼痛、第一支疼痛或双侧疼痛者少见。

②疼痛剧烈,呈针刺样、刀割样、烧灼样或撕裂样等。疼痛发作如闪电

样,持续数秒至1~2分钟,突发骤停,每次发作的情况相同。

③部分患者伴有面部肌抽搐,称为"痛性抽搐"。常因面部肌肉或口舌运动,如刷牙、洗脸、吃饭、说话、打呵欠等动作刺激上下唇、鼻翼、口角、齿龈、上腭或颊部口腔黏膜处的扳机点诱发,为此病人常畏惧洗脸、吃饭或说话,严重者可能出现蓬头垢面,营养不良。

④半数以上患者或发病时常用手按压或不停地揉搓病侧面部,不停地咀嚼以减轻发病时的剧痛,常可见到该侧面部皮肤擦痕,异常粗糙,增厚,呈暗褐色。

⑤以上为发作时比较典型的临床表现。在患病早期症状常比较轻微,每次发作疼痛一瞬即过,每隔数周、数月一次,多不引起病人重视,随着病情发展则疼痛加剧,持续疼痛时间延长,每月均可发作,甚至一日发作数十次,或持续性疼痛。中间"间歇期"缩短。

⑥发作间歇期如常人,神经系统检查一般无异常发现。

2. 继发性三叉神经痛初期表现同上。但随着病情的进展,可逐渐出现三叉神经分布区的感觉障碍或咀嚼无力、面瘫、听力下降、行走不稳、颅内压增高等症状。

(二)辅助检查

1. 普通的X线、CT或MRI检查对于原发性三叉神经痛无意义,对因占位病变引起的继发性三叉神经痛可提供一定的帮助。

2. 采用MRA技术可以使血管和神经在同一扫描状态下同时显示,其中神经表现为等信号,动脉血流表现为高信号,借此可以判断三叉神经是否存在动脉血管压迫。通过增强扫描可以显示是否有静脉血管的压迫。

【病情分析】

典型的原发性三叉神经痛诊断多无困难,但应与下列各病相鉴别。

1. 牙痛　牙病所致的牙痛,疼痛范围限于牙区,与牙病有关,绝无发急骤,消失突然的"闪电样"疼痛史。不少三叉神经痛患者一直认为是牙痛而要求牙科医生将"痛牙"拔除,甚至接二连三的拔牙,疼痛并无缓解才来神经内、外科就诊。

2. 舌咽神经痛　它是出现于舌咽神经分布区域内的阵发性剧烈疼痛,其病因可能与舌咽迷走神经的脱髓鞘变性引起的神经纤维间的"短路"有关,也可能与椎动脉或小脑后下动脉压迫该神经有关。本病疼痛的性质与三叉神经痛相似,易与三叉神经第三支痛混淆。疼痛范围为软腭扁桃体区、咽部及舌根区,也可放射至迷走神经支配的区域,包括面部到外耳道深部,下颌角下面等处。本病亦具有突发性、阵发性的特点,常因舌咽、口腔的运动,如说话、吞咽、呵欠及喷嚏等引发。发病时疼痛与三叉神经痛类似,多持续十几秒至1~2分钟,还可伴有流涎、面部潮红、出汗、耳鸣、流泪、高血压、眩晕,偶有心律不齐、心动过速、过缓或停搏,昏厥及抽搐等,病情逐日加重。检查舌咽神经的运动和感觉功能均属正常。

3. 蝶腭和翼管神经痛　蝶腭神经节位于翼腭窝内,有副交感、交感和感觉三个神经根,副交感根是来自翼管神经中的岩浅神经的纤维,交感根是来自翼管神经中的岩深神经的纤维,感觉根来自三叉神经第二支的感觉纤维。以上各种纤维分布于鼻腭咽部的黏膜、腺体,扁桃体和泪腺,司感觉和腺体分泌。从解剖和临床而言,翼管神经痛和蝶腭神经痛是混乱的,难于明确分开。临床表现为蝶腭神经节受激惹的症状,为一侧下面部深在的、弥漫性疼痛,包括鼻、后鼻孔、咽、腭和蝶筛窦等处,反复发作,每次疼痛持续几分钟到几小时。

4. 三叉神经炎　多由副鼻窦炎、流感、下颌骨骨髓炎、各种中毒、糖尿病、疟疾及伤寒等病引起。症状表现特点是疼痛为持续性,在三叉神经分布区有感觉过敏或减退以及运动功能障碍,受累的三叉神经或其有关分支分布区有明显的压痛。

【治疗计划】

(一)治疗原则

原发性三叉神经痛的治疗,目前方法较多,疗效不是很理想。可按三步来处理:①首先药物治疗;②酒精封闭或三叉神经半月节射频热凝治疗;③手术或γ刀治疗。

(二)治疗方案

1. 药物治疗

(1)卡马西平:亦称酰胺眯嗪、痛痉宁、得理多,是目前治疗三叉神经痛最有效的药物。其作用机理可能是①抑制三叉神经脊束核对痛觉的传导,使核内神经元间出现节段性抑制;②阻断细胞膜的钠通道,使神经的兴奋性受到抑制。长期不间断服用,其疗效达 70%~80%,但只能维持 1~2 年。该药的半衰期为 12 小时,故用药方法为 0.1~0.2,1~2 次/日,可逐日加量,一般用量 0.4~0.6 g/日,最大剂量为 1.2 g/日。用药后 24 小时内起作用,待疗效稳定后 2 周再逐日减量至一般用剂量时止。副作用有倦怠乏力、头昏、走路不稳,手发抖等,最严重的是白细胞或血小板减少,甚至再生障碍性贫血。用药前和用药后 2 月内应每 2 周查血常规一次,如无异常每 3 个月复查血常规一次,白细胞低于 $4 \times 10^9/L$,应立即停药。

(2)苯妥英钠:亦称大仑丁,是抗癫痫类药物。有效率为 10%~30%。其作用机理除与卡马西平类似外,还可能对感觉纤维的高频激发有抑制作用,需长期不间断的服用,可缓解 1~2 年。用药一般剂量为 0.1 g,3 次/日,疗效不佳时可逐日加量,最大剂量为 0.8 g/日。待症状缓解后一周,逐日减量达到一般剂量,又能维持症状时为止。长期用药或剂量过大,毒副作用有头晕、嗜睡、齿龈增生、共济失调及白细胞下降等,应定期复查血常规,减量或停药后自行恢复。

(3)氯苯氨丁酸:亦称巴氯芬、氯苯氨酪酸,是 γ-氨酪酸(GABA)的衍生物,作为苯妥英钠和卡马西平的替补制剂,能抑制三叉神经脊束核的神经元对痛觉兴奋的传导,主要用来治疗对苯妥英钠或卡马西平有耐药作用的患者,可与苯妥英钠或卡马西平联合使用,疗效大约为 50%。用药一般剂量是 10 mg,3 次/日,可逐日加量到 60~80 mg/日为止。副作用有嗜睡和恶心呕吐等上消化道症状,停药后上述症状逐步消失。

(4)丙戊酸钠:据报道对已用过卡马西平、苯妥英钠耐药后,改用该药亦有效,特别是与卡马西平联合用药,可增加该药的抗癫痫作用。一般用药剂量 600 mg/d,还可根据情况将剂量逐渐增加到 1 200 mg/d。副作用轻微,少数病例有全身不适、厌食和嗜睡,大约 10% 的病例可发现转氨酶增高,停药和减量后迅速消退。有文献报道极少数的儿童用药后出现致命性肝炎。故在用药前后每月查肝功能一次,半年后 3 个月查肝功能一次。

(5)山莨菪碱:为茄科植物山莨菪中提取的生物碱,亦称 654,人工合成者称 654-2。作用与阿托品相类似,对平滑肌有较强的松弛作用,能镇痛和使血管扩张。有效率为 70%~80%,近期疗效满意,成人 5~10 mg/次,3 次/日,疼痛减轻后改为 10 mg,1 次/日。

(6)七叶莲:亦称假荔枝,为木通科野木瓜属,具有松弛平滑肌、镇静、镇痛的作用。止痛有效率达60%,用药剂量0.4 g,4次/日,或针剂4 ml/次,1～2次/日。本药无明显的副作用,也可与其他治疗三叉神经痛的药物联合使用,疗效更显著。

(7)毛冬青:属冬青科植物,药用其根,具有扩张血管解除平滑肌痉挛的作用。止痛有效率达60%。其有效成分为黄酮甙,能使血压下降,故三叉神经痛伴有高血压者更适合用该药。用药剂量2～4片/次,3次/日。副作用轻微,如血压下降,停药或减量后血压即可恢复。

2. 药物神经注射

(1)酒精封闭:常用无水酒精或95%的酒精行三叉神经的分支或半月节内注射,致神经变性,神经传导中断而止痛,待神经纤维再生完毕疼痛又会复发,还可以再作封闭。

(2)有报道称654-2(山莨菪碱)和维生素B_{12}行三叉神经痛点封闭,可取得满意的效果。

3. 射频热凝治疗

1974年Sweet使用射频温控热凝治疗破坏三叉神经半月节及其后根取得较好的疗效,无死亡率,复发率在10%以内。

4. 手术治疗

三叉神经微血管减压术(MVD)

(1)适应证和禁忌证:影像学检查未发现颅内占位性病变,MRA提示有血管压迫病因者,曾采用如药物、封闭和周围支切断等方法治疗无效者,年龄虽大但身体条件可以耐受手术者均可考虑手术治疗。高龄及身体条件不能耐受手术者不考虑手术治疗。

(2)手术方法:气管插管全麻。条件允许时,可采用神经导航系统进行手术过程中的辅助定位。

患侧向上的侧卧位,头部前屈,耳后乳突部与床面平行,手术头架固定头部。

耳后乳突部发际内直切口或拐杖形切口,长约4～5 cm;骨窗直径3 cm左右,上缘及外侧缘显露横窦和乙状窦,严密封闭乳突气房;切开硬膜并悬吊于邻近组织上。

在手术显微镜下抬起小脑半球,放出脑脊液,显露桥小脑角池,锐性剪开蛛网膜,依次显露面、听神经、三叉神经、岩静脉等结构。非特殊原因如岩静脉及其分支阻挡三叉神经的暴露等,尽可能不要切断岩静脉,以避免术后的小脑肿胀。

锐性分离三叉神经及其周围蛛网膜粘连,仔细辨认和确定"压迫血管"的位置和走行方向是手术成功与否的关键。粘连松解后,如果"压迫血管"是位于三叉神经腹侧的小脑上动脉或小脑前下动脉,则可以将其翻向神经的背侧。亦可将"压迫血管"用神经钩从神经上分离后,取适当大小的自体肌片或加工后呈蓬松絮状的teflon垫片垫在神经血管之间。若"压迫血管"为静脉,可将其电凝切断或垫开。

仔细止血后关闭硬膜,分层严密缝合头皮切口。

5. γ刀治疗

经上述方法治疗三叉神经痛无效者,可采用γ刀治疗。

(1)适应证:凡符合上述适应证的三叉神经痛患者均可考虑γ刀治疗,尤其是那些年龄较大,身体条件不能耐受手术治疗者。

(2)治疗方法:病人戴立体定向头架,头架位置应尽量使患侧三叉神经靠近头架中心,行MRI平扫及增强扫描。通过局域网将图像传回计算机工作站,在图像上仔细辨认三叉神经及有无血管压迫迹象。采用γ-Plan计划系统对图像进行头架坐标定位,选择4mm准直器,在三叉神经出脑干处的REZ区用1~2个射点,50%周边剂量曲线包绕,中心剂量70~80Gy进行照射。术后继续服用卡马西平等止痛药物,并根据疼痛缓解情况逐渐减量至停用,也可以达到满意的临床效果。(详见γ刀节)。

【住院小结】

(一)疗效及预后评估

随访报道显示,三叉神经痛微血管减压术,术后1周,疼痛完全缓解82%,部分缓解16%,无效2%。术后1年,疼痛完全缓解75%,部分缓解9%。10年后,疼痛完全缓解64%,部分缓解4%。

(二)出院医嘱

1. 手术治疗效果不佳者,仍需正规服药治疗。

2. 定期复查。

第四节

舌咽神经痛

【概述】

舌咽神经痛(glossopharyngeal neuralgia)为发生在舌咽神经分布区如咽后部、舌根部、扁桃体区和软腭等部位的阵发性剧痛,并可放射至外耳道深部、下颌角区等部位。其发生率为三叉神经痛的1%。药物治疗效果不佳。

原发性舌咽神经痛:主要是由于微血管压迫舌咽和迷走神经近脑干根部,血管的搏动性刺激导致神经局部的脱髓鞘改变,传入冲动发生短路所致。

继发性舌咽神经痛多因炎症、肿瘤或局部解剖变异使舌咽神经受压所致。

其发病机制与三叉神经痛和面肌痉挛基本相似。

【入院评估】

(一)病史询问及体查要点

1. 好发于40~60岁的中老年人,男女发病无明显差异,左侧发病略多见。疼痛的发生多为自发性,也可以由于舌咽和迷走神经分布区的激惹而诱发。

2. 舌咽神经痛可根据其分布特点分为三型。①咽型:疼痛主要位于咽后壁、舌后1/3根部、扁桃体区和软腭;②耳型:疼痛主要局限于耳部、外耳道和乳突部;③混合型:为上述二型的部位混合。

3. 疼痛表现与三叉神经的发作表现基本相同,为阵发性刀割样、电击样或烧灼样剧痛,面部或口舌部的任何动作均可诱发。由于对发作时剧痛的恐惧,病人说话时声音低微,或出现说话过程中突然中断、低头不语,用手压迫颈部或下颌部等动作。发作时间不定,可数秒钟至数分钟,缓解期可以如正常人。有少部分病人可以伴有心动过缓、心率不齐、心律失常等表现,少数病人可由于心律失常所致的低血压或心脏停搏而晕厥。

(二)辅助检查

CT 和 MRI 检查有助于舌咽神经痛的病因诊断,并可能发现舌咽、迷走神经根部是否有微血管压迫的表现。

【病情分析】

(一)诊断

仔细询问病史,根据临床表现和 CT、MRI 检查,舌咽神经痛的诊断不难确定。

(二)鉴别诊断

注意与膝状神经节痛的鉴别,用 10% 可卡因喷雾于咽后壁及扁桃体区可以使疼痛有缓解,此时触及舌咽神经痛的扳机点如咽后壁和扁桃体区也不会诱发疼痛,这是鉴别舌咽神经痛的可靠试验。

【治疗计划】

(一)治疗原则

舌咽神经痛首选治疗是药物治疗,药物治疗无效或伴有严重并发症时,考虑手术治疗。

(二)治疗方案

1. 药物治疗　同前述三叉神经痛的药物治疗。

2. 手术治疗

手术方式为舌咽神经痛的微血管减压术(MVD)。

(1)适应证和禁忌证:基本同上文所述的三叉神经痛。尤其要特别注意患者的心血管功能情况。

(2)手术方法:气管插管全麻。麻醉和手术过程中要随时处理可能会发生的心率、血压的剧烈变化。

患侧向上的侧卧位,头部前屈,耳后乳突部与床面平行,手术头架固定头部。

耳后乳突部发际内直切口或拐杖形切口,长约 4～5cm;骨窗应靠近乳突后下方,直径 3cm 左右,外侧缘显露乙状窦,严密封闭乳突气房;切开硬膜并悬吊于邻近组织上。

在手术显微镜下抬起小脑半球下部,缓慢放出脑脊液,锐性分离小脑延髓外侧池蛛网膜,依次显露颈静脉孔、舌咽、迷走、副神经等结构。舌咽神经感觉根多为单根,较粗大,位于腹侧,运动根 1～2 支,较细小,多位于背侧。出脑干后逐渐合并成单支走行于第四脑室侧孔脉络膜丛的腹侧经颈静脉孔前内侧出颅。迷走神经由多根粗细不等的根丝组成,经颈静脉孔后外侧出颅。术中应仔细辨认。锐性分离小脑与上述神经之间的粘连,并仔细寻找"压迫血管",取 teflon 垫片垫在神经血管之间,或将血管袢提起后用生物胶固定在邻近的硬膜上。若"压迫血管"为静脉,可将其电凝切断或垫开。

关颅前应再次观察脑组织和血管移位的情况,防止血管移位再次对神经构成新的压迫。仔细止血后关闭硬膜,分层严密缝合头皮切口。

【住院小结】

(一)疗效

手术后早期疗效,疼痛完全缓解 79%,部分缓解 10%,无效 10%。绝大多数病人术后疼痛立即消失,少数病例有复发。术后常见的并发症主要是舌咽神经和迷走神经受损,约有 20% 的病例出现吞咽困难和呛咳,其中大部分为暂时性的。

(二)出院医嘱

1. 有呛咳的病人应加强护理,预防肺部感染。
2. 定期复查。

(侯永宏　章　蓓)

第十九章 神经外科病人的护理

神经科病人大多病情危重,复杂多变,且常有意识障碍、抽搐、瘫痪、吞咽困难、大小便失控甚至精神异常等症状和体征,严密、及时地观察病情,可随时发现病情变化,赢得抢救时机;周到细致的各项护理,可减少并发症、病残及死亡,促进神经功能恢复。

第一节 病情观察

1. 意识状态　意识障碍是神经外科病人最常见的临床表现,而意识状态的各种变化直接反应患者颅内情况,是分析病情变化,决定救治措施的最重要临床指标。故临床医护人员应非常熟悉意识变化的各种情形。临床上一般将意识障碍由浅至深分为嗜睡、朦胧、浅昏迷、昏迷等几种状况。

清醒:病人意识清楚。

嗜睡:病人睡眠增多,能被唤醒,唤醒后可正确回答问题,停止刺激又入睡。

朦胧:轻度意识障碍,反应迟钝,不能正确回答问题,检查不合作。

浅昏迷：意识丧失，对周围刺激的反应大部分丧失，呼之不应或偶尔有些反应，对疼痛刺激有痛苦表情或躲避和反抗的防御反射，有角膜和睫毛反射，有咳嗽和吞咽动作。

昏迷：意识完全丧失，对各种刺激均无反应，肢体无自主动作，瞳孔对光反射减弱或消失，多无咳嗽和吞咽动作，角膜和睫毛反射也多丧失。

2. 瞳孔变化　对瞳孔变化观察的最重要的目的是期望能及时发现小脑幕切迹疝的早期临床征兆，使之能得到及时救治。对术后早期和危重病人，一般要求30分钟至1小时观察一次瞳孔变化。

3. 生命体征监测　血压、脉搏、呼吸。

4. 头痛、呕吐及视力变化。

5. 肢体运动及癫痫发作。

第二节　昏迷病人护理

1. 密切观察病情变化　定期观察、记录重要的生命体征改变，意识状态变化（针刺反应，有无吞咽、咳嗽，有无眼球活动，自主运动，压眶、角膜反射，格拉斯哥评分），瞳孔变化（大小、对称、光反应）及脉搏、呼吸、血压等生命体征变化，注意脉搏强弱，快慢、呼吸深浅、频率和节律，体温一般4～6小时测量一次。术后早期和危重患者或病情不稳定者每半小时至一小时观察一次，稳定后可4小时观察一次，特别危重者可专人监护。

2. 保持呼吸道通畅，吸氧　患者头部可偏向一侧，以免呕吐物引起窒息，尽量将痰液等抽吸干净。假牙应取下。舌体后坠时可托起下颌角，头稍后仰，必要时可加通气道。

每2小时翻身拍背一次，使痰液容易排出或吸出。对已有肺部感染或血氧饱和度较低者,应考虑及时气管切开及呼吸机准备。

3. 其他护理

(1)眼部:定时点抗生素眼药水及眼膏并凡士林纱布盖眼以防角膜溃疡及炎症。

(2)口腔:用盐水棉球擦洗,每日2次,张口呼吸者口腔盖盐水纱布,溃疡或疱疹应用相关药物涂擦。

(3)饮食:对预计可能持续昏迷的患者,应争取早期插胃管以给予足够的胃肠营养支持。

(4)皮肤:清洗、按摩、防褥疮。

(5)大小便护理:见第七节。

(6)记录出入水量及尿比重:一般昏迷患者可24小时总结一次,对鞍区病变的患者则应观察记录每小时尿量,若持续数小时尿量多于200毫升,应考虑发生尿崩。

(7)体温:高烧患者除抗感染外就给予物理降温或/和冬眠疗法,必要时也可行亚低温治疗;体温持续不升者应保暖,可用热水袋,但应隔毛巾,以防烫伤。

第三节 呼吸衰竭病人护理

1. 监测血氧饱和度,观察呼吸频率、深浅、节律 区别中枢性及周围性呼吸衰竭。前者可用呼吸兴奋剂,后者则以吸痰、控制感染为主。

2. 保持呼吸道通畅、改善缺氧 患者头部可偏向一侧,以免呕吐物引起窒息,尽量将痰液等抽吸干净。假牙应取下。舌体后坠时可托起下颌角,头微后仰,必要时可加通气道。超声雾化或喷雾器喷抗菌药物,解除呼吸道痉挛。可用导管法或面罩法给氧,必要时气管切开,呼吸机辅助呼吸。

3. 防治呼吸道感染　保暖、翻身、拍背,一般自下而上,使分泌物易咳出,注意口腔护理,气管切开伤口清洁护理。应用抗生素预防感染,早期痰培养+药敏以选择适合的抗生素。

第四节 抽搐病人护理

(一)抽搐的观察

应注意有无发作先兆,抽搐从哪个部位开始、如何扩展,发展的顺序,抽搐发作持续的时间,有无意识丧失、双眼上翻、瞳孔变化、面色青紫、口唇发绀、口吐白沫或血沫、大小便失禁等情况,频繁发作者应记录发作次数。

(二)抽搐时的护理

(1)保护患者免受外伤或坠床,勿用力按压其肢体,以免引起骨折。

(2)以缠有纱布的压舌板或毛巾置于病人一侧上下牙臼齿间,防止舌唇及颊黏膜被咬伤。

(3)保持呼吸道通畅,松开患者衣领、裤带、托起下颌,防舌后坠,有假牙应取出,立即侧卧,使口腔分泌物流出,以免分泌物吸入肺内。

(三)癫痫持续状态的护理

(1)除上述各项抽搐护理外,应按昏迷处理。重点防止分泌物吸入造成肺炎等并发症。

(2)立即给予相应的镇静药物,以静脉用药为主,发作控制后还应维持用药,切勿强行灌喂药物,待醒后能口服时再改用口服药物。

(3)注意观察体温、血压、脉搏、呼吸、神智改变。高烧者可物理降温,同时应适当使用脱水药、吸氧、补液,防止水电解质紊乱,注意营养热量供给。

(四)发作后护理

(1)嘱安静休息,以恢复疲劳,且按医嘱按时督促病人服药。

(2)有的患者发作后可出现一段时间意识朦胧状态,应注意观察防止病人伤人或自伤、出走等意外。

(3)如有大小便失禁,应及时更换衣裤及床褥,保持干燥清洁。

(4)测体温时,勿用口表,以免发作时咬破体温表误吞水银。

(5)患者身旁要有人陪同,以防发作意外。

第五节 瘫痪病人护理

1. 防止褥疮 瘫痪肢体多伴有营养障碍,一旦受压极易发生褥疮,因此应定期帮助翻身、按摩,保持床褥干燥及皮肤清洁,最好用气垫床,小便失禁者可用一次性尿布,皮肤已有压痕或破溃者应及早用药,见褥疮处理一节。

2. 瘫痪肢体的被动活动及按摩 定期按摩瘫痪应防止肌肉萎缩及挛缩畸形,保持肢体功能位置。患者能活动后应鼓励锻炼,如抬头、挺胸、坐立,由床上活动,渐扶行下床及活动,促进功能恢复。

3. 预防烫伤 尤其是有昏迷及感觉障碍者,使用热水袋应隔以厚毛巾,不可直接接触皮肤,以免烫伤。

4. 预防肺炎 除定期翻身拍背外,还要防止误吸、预防感冒、清洁口腔。

5. 预防泌尿系感染、便秘。

6. 高热的处理 高位截瘫或四瘫,瘫痪平面以下常有排汗散热障碍,天气炎热时易高热,应作物理降温,尽量保持房间温度恒定,温水擦浴,并应补充水分及营养。

第六节 褥疮护理

1. 褥疮的预防 （见第五节防止褥疮部分）。
2. 褥疮的治疗

(1) 局部红肿：应增加按摩次数，动作轻柔，避免受压。

(2) 皮肤破溃部位：可擦络合碘，保持该部清洁、干燥、避免受压，促其愈合。皮肤水疱尽量勿弄破，如水疱较大，行将破溃者可在无菌条件下抽出疱内液体，擦络合碘或龙胆紫或敷盖。

(3) 褥疮感染：创面有分泌物时，可清洁换药，用生理盐水或硼酸水等清洗，用抗菌油膏或鱼肝油纱布敷盖，局部红外线照射。

(4) 褥疮坏死、发黑：应将坏死组织剪除，清洗后敷盖创面，用油纱条或鱼肝油纱条、抗生素纱条填塞，久治不愈可用冷光紫外线照射或局部吹氧治疗。

(5) 大型褥疮：创面可丢失大量蛋白质，应加强营养，补充蛋白质尤其维生素C、鱼肝油等，必要时还可输血，局部定期换药，创面向周围扩散或伴全身感染症状者应静脉用抗生素治疗，避免脓毒血症。

(6) 创面大难以痊愈者：可在感染控制后，行植皮或皮瓣转移等整形手术。

第七节 大小便障碍病人护理

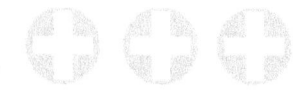

1. 尿潴留的护理

(1)轻度尿潴留,可按摩下腹部,一般由膀胱底部由上向下压,促进排空。但不宜在膀胱极度充盈时加压,压力不能太大,更不宜压迫膀胱中部,以防膀胱破裂。还可让病人听流水声,用温水缓慢冲洗外阴或热敷下部引起排尿。亦可用针灸刺激关元、中极、三阴交、阴陵泉等穴位。

(2)尿潴留:辅助方法无效时,导尿并留置导尿管。一次放尿不宜过多,放 300~500 ml 后,每隔 10 分钟再放 100 ml 左右,以免膀胱内压力骤降引起膀胱内膜出血或虚脱。以后应定期放尿,训练膀胱舒缩自主功能,避免膀胱萎缩,一般每 3~6 小时松夹放尿一次。有尿路感染者或长期保留导尿管者应行膀胱冲洗,一般用 1∶2 000~5 000 呋喃西林 200 ml 冲洗,绿脓杆菌感染可用 1∶1 000 新洁而灭冲洗。冲洗液在膀胱内保留 30 分钟,然后松夹放出冲洗液。导尿管应每周更换一次,一般夜间放空尿液后拔管,次晨再插管。冲洗瓶及闭式装置每周应更换两次。尿道口消毒每日消毒 1~2 次,防止感染。定期检查尿常规,疑有感染时应及时行尿培养及药敏。鼓励患者多饮水以稀释尿液,预防感染及结石。其他可行针灸、按摩治疗。

2. 尿失禁的护理

(1)男性病人:可用阴茎套剪口后接导管至引流袋,也可直接用尿壶接尿。阴茎套应定期取下,局部清洗后再行更换,以防阴茎溃烂。

(2)女性病人:可使用接尿器,或用一次性尿布,会阴部定时用温水清洗,擦滑石粉以防褥疮及尿布疹。

3. 大便秘结的护理

(1)病情允许时,鼓励患者适当活动,养成定期排便习惯。
(2)不宜或不能起床者应定时进行腹部按摩,一般由右向上再向左而下即顺时钟顺肠道走向进行按摩,增加肠蠕动。还可压天枢穴(脐旁2寸)。
(3)嘱患者多吃蔬菜、水果等含纤维素多的食物,多吃香蕉、蜂蜜。
(4)内服药:可用石蜡油或麻油30 ml,或睡前服酚酞等缓泻剂,亦可用番泻叶煎水代茶饮,以通便而不泻为度。
(5)外用药:常用药物为开塞露。
(6)上述方法均无效时,可戴手套将肛门粪块掏出,亦可进行灌肠,但颅高压时严禁灌肠。

4. 大便失禁的护理
(1)饮食应清洁、温度适中、量要适度。
(2)单纯腹泻:可用次碳酸铋或复方樟脑酊止泻,有炎症者应抗炎治疗。
(3)由于肛门括约肌松弛而致失禁者,应经常清洗肛门周围,及时更换被污染的衣被,清洗后应用烧伤粉保持局部干燥。

(王君宇 欧阳珊)

第八节 脑外伤病人护理

1. 急救处理七点注意事项
(A)保持呼吸道通畅(Airway):吸尽痰、血块、呕吐物、异物,及时气管插管。
(B)保证充足通气(Breathing):维持血气在正常范围,必要时行过度通气。

(C)维持循环稳定(Circulatory condition):头损伤本身很少引起低血压,一旦发生要及时检查其他部位,及时纠正。

(D)迅速作出诊断(Diagnosis):根据受伤机制、着力点、临床表现和必要的辅助检查,作出初步诊断。

(E)需要时进行外科干预(Evacuation):有血肿及时清除血肿,有其他手术适应证时迅速干预,脑积水及时引流。

(F)保持水电解质平衡(Fluid):强调需要多少补充多少。

(G)医疗文件的书写和其他必需的辅助检查(Graph):客观的记录和其它检查。

2. 常规护理

(1)交待病情,做好解释:根据手术前、中、后不同情况实施心理护理。

(2)入院后24小时内,每15分钟至2小时测伤员意识水平(格拉斯哥昏迷记分,GCS)、瞳孔、生命体征及病情变化,包括认知力和情绪反应。保持环境安静舒适。

(3)加强各类管道管理,严防感染。作好有关抢救的必备工作。

(4)营养支持:正常成人每日约需1 800千卡能量,脑外伤昏迷患者的能量需求可增高1~2倍。应早期给以肠内营养并配合静脉营养。

(5)控制高热。使用物理降温和解热剂,并查明原因。中枢性高热可遵医嘱采用冬眠亚低温疗法。

(6)警惕应激性溃疡出血。若呕吐咖啡色液体,应抽净胃内容物,用冰水洗胃后注入止血剂。失血量大者应输血。

(7)预防癫痫发作。癫痫发作者,应专人守护,防止坠床或窒息。及时抗癫痫治疗,并查找原因。

(8)躁动者应分析可能的原因如:疼痛、缺氧、排尿障碍、体位不舒适或颅内压增高引起,有精神症状或躁动较剧者,可适当应用镇静剂并加床栏。

(9)保持留置导尿管引流通畅。保证舒适安全,定时钳夹与开放引流管,以恢复膀胱张力,并采用有效的预防感染措施。

(10)严格记录出入水量。脑外伤初期伤员,须保持水、电解质平衡。

(11)脑脊液耳鼻漏者,取半坐位,禁堵漏口。禁止安插胃管或自鼻腔吸痰。应随时更换浸湿的漏口外无菌敷料。嘱伤员尽量避免咳嗽、打喷嚏,防止外伤性气颅或逆行感染。

(12)制定标准的护理措施,如活动范围、翻身、皮肤五官护理,以及穿弹力袜预防制动状态造成的并发症。搞好其他基础和特殊治疗中的护理。

(13)对于轻度脑损伤而决定不住院留观治疗者,应叮嘱伤员及家属,伤后48小时内,若出现神志障碍不能唤醒,或头痛呕吐加剧、癫痫发作,以及异常行为或症状表现者,均应随诊。

第九节 脑部手术病人护理

一、术前准备

术前准备包括:

(一)心理准备

与病员、家属及单位介绍并讨论病情、治疗计划及术中、术后可能出现的问题和预后。消除病人的恐惧心理,使其明白整个治疗计划,树立信心,积极配合治疗。

(二)术前常规准备

(1)术前2天训练病员床上大小便及正确咳痰方法。

(2)交叉配血。

(3)术前禁饮食6~8小时。

(4)术前留置导尿管。

(5)头皮准备:术前数小时剃光头发。

(6)术前用药:①手术前夜,口服或注射催眠剂。②术前半小时肌注苯巴比妥及阿托品(或东莨菪碱)。

(7)体温升高及妇女经期,手术应延迟进行。

(8)抗生素过敏试验。

(9)患者入手术室前应更换衣服,取下假牙、首饰等物品。

(10)患者入手术室前2小时应复查体温、脉搏、呼吸、血压,记录神志、瞳孔情况。

二、术后护理

(1)术后病人应送入麻醉复苏室或重症监护病房(ICU)实施监测。搬运病人时,动作要轻、稳,注意夹闭各种管道,防止脱落。

(2)体位:幕上开颅术后,应抬高床头30°度,避免切口及引流管受压;幕下者,应摇平床头;正中切口者应禁仰卧位;翻身时避免头部扭转;避免脑和脑干的突然移位引起意外。

(3)吸氧,测神志、瞳孔、呼吸、脉搏、血压变化,每15分钟至2小时一次,一般每1~2小时一次;记录24小时出入水量。

(4)术后48小时内为术区后再出血的高峰期,术后3~7天为脑水肿高峰期,若病员出现意识进行性恶化、头痛加剧,与手术区有关的神经功能障碍,或血压升高、脉压增宽、脉搏缓而有力,甚至术侧瞳孔逐渐散大,应立即头部CT或MR检查,明确有无颅内血肿或脑水肿。

(5)术后5天发热不退或消退后又上升,应查清是否为感染所致。切口感染累及骨瓣者,应去除骨瓣;肺部感染明显并呼吸困难、血氧饱和度下降者应考虑行气管切开。参照痰培养使用有效抗生素,加强护理措施。对颅内感染者还应加用鞘内注射。

(6)注意引流管内液面的波动,引流液的量及颜色变化,引流管放置时间一般不超过3天。

(7)使用激素时,应注意可能出现的并发症如:血糖、尿糖变化,及应激性溃疡等。

(8)准确记录出入水量,避免水电解质酸碱平衡失调。尿崩症常与丘脑下部或垂体区手术有关。尿量每日4 000 ml以上,尿比重下降甚至低至1.001,予以抗利尿治疗。

(9)顽固性呃逆:可插胃管抽空胃内容物,然后用生理盐水灌洗。此外,可肌注氯丙嗪25~50 mg。若无效可采用膈神经阻滞。

(10)术后第一天应禁食、禁水,患者全麻清醒后感到口干时可用少量水分湿润唇、舌,不可大量饮水,以防呕吐,待 6~8 小时后,全麻作用完全消失,病人完全清醒而无反呛时,可以考虑进水,然后逐渐进食。

第十节

颅内高压病人护理

侧卧位腰椎穿刺所测正常颅内压:成人为 0.7~2.0 kPa(70~200 mmH$_2$O),儿童为 0.5~1.0 kPa(50~100 mmH$_2$O),超过此值者称颅内压增高。颅内压增高的病人随时可以发生脑危象,即急性脑疝,出现生命危险,需着重对下列各方面进行监护。

(1)密切观察颅内高压三大主征及神经系统阳性体征的变化。在脑疝发生前期,病人往往出现头痛加剧,呕吐频繁,甚至视力急剧下降,用一般的止痛、止吐药效果不明显,同时出现偏瘫或原有的偏瘫加重等阳性体征,此时应立即采取降颅内压措施,并行相关检查以明确引起颅内压增高的原因。

(2)密切观察意识变化:病人在脑疝发生前期,常在头痛、呕吐的同时,出现烦躁不安、乱吵、乱动,规劝无效,不配合医护人员诊断治疗,随即病人进入矇眬状态,继之为浅昏迷、昏迷、深昏迷,最后死亡。这一神智变化过程即是脑疝发生、发展的过程,应密切观察,随时发现,及时抢救。

(3)瞳孔的观察:颅内压增高患者早期瞳孔正常,当发生颞叶沟回疝时,可出现患侧瞳孔散大,脑疝晚期则出现双侧瞳孔散大,光反射消失。当发生枕骨大孔疝时,往往无一侧瞳孔散大至两侧瞳孔散大的过程,而是在患者出现昏迷的同时,很快呼吸停止,双侧瞳孔同时迅速散大,继之心跳停止而死亡。当双侧瞳孔极度散大,光反射消失达 2 小时以上,则病人预后极差。

(4)生命体征的观察:颅内压增高达到严重程度时,往往出现脉搏变慢、血压增高、呼吸变慢,此即库兴反应。当进入脑疝时,呼吸变得不规则,进而呼吸停止,此时可能血压下降,心率增快,心律不齐,继之心跳停止而死亡。因此对生命体征的观察有助于判断患者是否进入了脑疝阶段。一旦自动呼吸完全停止 2 小时以上,病人很难救治,即使生存,多数为植物人或严重残废。因此在自动呼吸停止以前,应尽全力进行抢救。

(5)每日出入水量的控制与分配:颅内压增高的病人,液体入量以能维持生理平衡为度,一般以每日尿量,加上生理排出量(如呼吸道、汗液量)1 000 ml左右为度,较准确的计算应根据血气分析、电解质测定及中心静脉压测量等值为指导,予以补液。入水量在一天中应较均衡,不可在短时间内输入大量液体。

(6)避免引起颅内压进一步增高的各种因素:①保持大便通畅。②床头抬高 30°,避免颈部屈曲,压迫颈静脉。③保持呼吸道通畅,防止呼吸系统感染。④保持血压在正常水平,不致于过低、过高,颅内灌注压不足或过高,均可加重脑水肿,危及生命。⑤及时治疗高热,高热会使颅内压进一步增高,一般采用物理降温,保持体温正常或行亚冬眠低温治疗。⑥完善各项术前检查,做好紧急开颅手术准备。⑦对已有颅内高压的患者,禁作或慎作腰椎穿刺。⑧有条件的单位,可行颅内压监护,以指导治疗。

第十一节 脑室引流病人护理

脑室外引流为神经外科常用的治疗手段。护理过程中应注意以下要点:

(1)严格无菌操作,避免感染发生。

(2)脑室穿刺成功后,应妥为固定脑室端引流管,使之绝对不会在颅内发生移位,其他装置接通后应仔细检查各接头处有无渗漏现象。调节引流袋的高度,使之高于脑室最高点(仰卧时,额骨最前缘后方 5 cm)15~20 cm

以维持颅内压在正常范围。

(3) 保持引流管通畅,观察液面是否有波动,若发现不通,应设法重新疏通。

(4) 使病员保持安静,避免其自行将引流装置拔出。

(5) 避免病员咳嗽、躁动、用力等引起颅内压骤然升降造成脑室塌陷、颅内出血、小脑幕裂孔上疝等危险。连接管上可预先安置调节夹,使后者处于半开放状态,避免脑脊液骤然大量流出。

(6) 记录每日脑脊液引流量及有无出血或混浊。对疑有感染者,应取脑脊液标本送检。包括常规、生化、培养及药敏等。

(7) 有条件的单位可行颅内压监测,观察记录颅压变化情况,以及时发现并处理颅高压。

(8) 定期更换脑室导管以外的闭式引流装置部分。发现有渗漏或污染随时更换。

(9) 引流时间一般不超过7天,引流时间越长颅内感染机会越多。拔管前应先试行夹管24小时,若无颅内压增高即可拔除。

(王君宇 欧阳珊)

第二十章 神经系统综合征

【Adie 综合征】

又称强直性瞳孔,阿迪瞳孔。

病因病理:病因不明,可能与睫状神经节及其神经的病变,上颈髓的病变或动眼神经核或其附近的病变有关。

临床表现:瞳孔散大,直接光反应消失,调节和会聚反应消失,瞳孔可呈椭圆形,伴有膝反射或其他深反射消失。

【Argyll-Robertson 综合征】

又称阿-罗瞳孔。

病因病理:病因不明,可能与梅毒性、中毒性中脑损害有关,病变部位可能在自顶盖前区至动眼神经核之间,或位于虹膜或睫状神经节。

临床特点:患者表现为一侧或双侧瞳孔缩小,光反射消失,但调节和会聚反应存在;瞳孔不能扩大,常不等大和不规则。

【Arnold-Chiari 综合征】

又称基底压迹综合征。

病因病理:未明。枕骨和高位颈椎的先天性畸形,引起脑干和小脑受压及脑疝形成,小脑扁桃体疝入枕骨大孔。常伴有颅底凹陷和高位颈椎融合畸形,小脑和延髓移位、脑积水,常合并有脊柱裂、脊髓空洞症和脑膜脑膨出。

临床特点：患者常在 20～40 岁发病，出现头痛、呕吐、视力障碍、复视、精神迟钝、四肢瘫痪、共济失调。体征有：脑积水、视乳头水肿、眼球震颤、后组颅神经损害及小脑共济失调。X 线照片可见有颅底凹陷和颈椎融合畸形以及脑积水征象，CT 和 MR 扫描可见有脑积水、小脑扁桃体疝形成等征象。

【Babinski-Nageotte 综合征】

又称延髓被盖麻痹。

病因病理：由桥脑、延髓部的血管性或肿瘤性病变，累及绳状体、Deiters 核及交感神经纤维所致。

临床特点：软腭、喉部分性麻痹，同侧小脑性运动失调及对侧偏瘫，感觉丧失，轮替运动不能，辨距不良，患侧出现 Horner 综合征，可有眼球震颤。

【Bailey-Cushing 综合征】

又称小脑中线综合征。

病因病理：由小脑中线处的肿瘤如髓母细胞瘤，或血管性病变，以髓母细胞瘤最常见。

临床特点：常见于儿童。临床上表现为头痛、呕吐、复视、视力减退、视乳头水肿、外展神经麻痹、共济失调。腰穿检查可发现颅内压增高，CT 和 MR 扫描可见有后颅窝占位征象。

【Bartschi-Rochain 综合征】

又称颈性眩晕综合征；椎动脉压迫综合征。

病因病理：椎动脉系统异常，导致椎动脉起始部或椎动脉颈段的间歇性压迫；颈椎缺陷间歇性压迫椎动脉；椎基动脉瘤。

临床特点：在情绪激动、头转动和过伸时突然发作的眩晕、听力减退、耳鸣、头痛；恶心、呕吐、暴发性腹泻；视力障碍、感觉异常、麻木、同侧上肢发冷、桡动脉搏动减弱或消失，以及同侧锁骨上血管杂音等。X 线检查，椎动脉造影可明确诊断。

【Beck 综合征】

又称脊髓前动脉闭塞综合征。

病因病理:最常见的病因为血栓形成,或其他原因引起的血管闭塞,如感染、梅毒、动脉粥样硬化、主动脉狭窄等。由于动脉闭塞,所致脊髓前角、脊髓前半部、锥体束和脊髓丘脑束发生软化,即受累区的脊髓软化和小胶质增生。

临床特点:临床上突然发病,有时有疼痛和感觉异常的先兆。症状随病变部位不同而异。

(1)延髓的脊前动脉闭塞(Davison)综合征:弛缓性四肢瘫,病变水平以下辨别觉丧失。

(2)供应延髓旁正中区的分支闭塞:同侧舌麻痹和对侧臂和腿瘫痪伴触觉改变。

(3)胸腰段水平的脊前动脉闭塞:节段性肌萎缩和双下肢痉挛性瘫,病变水平以下分离性感觉障碍,偶见对侧感觉丧失。

(4)胸腰段以下脊前动脉闭塞:腿弛缓性瘫伴分离性感觉改变。

受累部分反射消失、感觉改变,震动觉和位置觉保存。脑脊液检查正常或轻度黄变,蛋白质升高。

【Benedic 综合征】

又称中脑被盖综合征。

病因病理:由于中脑旁正中动脉闭塞,或中脑被盖部的肿瘤、血管病导致中脑被盖部的损伤。

临床特点:病变同侧的动眼神经麻痹和及对侧肢体不随意运动、肌张力增高。当损害中脑被盖部的网状结构时可出现中脑幻觉,如在黄昏时出现丰富多彩的幻觉或其他感觉性幻觉。CT 扫描和 DSA 检查对诊断血管闭塞和肿瘤是有价值的。

【Bernard 综合征】

又称颈交感神经兴奋综合征。

病因病理:病因为颈交感神经系统的激惹性病变,包括在此系统通路上任何部位如纵隔、颈、延脑和中脑的肿瘤、血管性疾病以及感染或任何机械性压迫均可引致此综合征。

临床特点：瞳孔散大，眨眼减少，上睑收缩，眼球突出，同侧面部血管收缩，局部温度下降，出汗增多。胸、颈、颅 X 线检查，脑血管造影，脑 CT 和 MR 扫描有助于明确诊断。

【Bianchi 综合征】

又称顶叶综合征。

病因病理：常为顶叶病变。

临床特点：失语、失用、失读，病变对侧偏身感觉障碍，伴相应手和足的触觉性失认，暂时性轻偏瘫。

【Bonnier 综合征】

又称 Deiter 核综合征。

病因病理：由前庭束的肿瘤性、血管性病变所致。

临床特点：忧虑，嗜睡，四肢无力，三叉神经痛，眼球运动异常可伴有眩晕和耳聋。听觉诱发电位，CT 和 MR 扫描，脑血管造影可有助于诊断。

【Bristowe 综合征】

又称胼胝体肿瘤综合征。

病因病理：胼胝体的肿瘤。

临床特点：无特殊性，可出现精神改变，性格改变，记忆障碍，违拗症，对要求和命令置之不理，左手失用。CT 和 MR 扫描可以明确诊断。

【Broca 失语综合征】

又称运动性（表达性）失语。

病因病理：由于外伤、肿瘤等引起运动性语言中枢，左额下回后部（又称 Broca 回）损伤。

临床特点：病人发音和构音功能正常，但语言表达困难或不能。病人不能说出想说的话，但能听懂别人的讲话，病人常伴有书写障碍，因此病人既不能说也不能写，难以表达自己的意思。

第二十章 神经系统综合征

【Brown-Sequard 综合征】

又称脊髓半横贯损害综合征。

病变水平以下患侧肢体为上运动神经元性瘫痪和深感觉障碍,以及对侧受损平面以下 2~3 节段起痛温度减退或缺失,触觉存在,常见于硬脊膜下髓外脊髓肿瘤、脊髓损伤等。

【Bruns 综合征】

又称 Bruns 体位改变综合征。

病因病理:第四脑室或邻近结构的器质性病变如肿瘤、胶样囊肿。脑脊液循环受阻和或前庭功能紊乱。

临床特点:头位改变时突然发生眩晕、头痛和呕吐,仰伸比俯屈时更易诱发。伴有黑蒙、闪光、不规则呼吸和偶有晕厥、呼吸暂停、颈肌强硬、强迫头位于中线前屈或健侧屈位。CT 和 MR 可发现第四脑室或其邻近结构的占位性病变。

【Burnier 综合征】

又称多种垂体激素缺乏综合征。

病因病理:通常继发于垂体腺瘤或其他垂体破坏性病变或丘脑下部的病变。其病理依激素缺乏的病因及类型而异。

临床特点:依激素缺乏情况而有不同的临床特征,所有病例均有生长发育迟缓和症状性低血糖;此外可有甲状腺功能低下(52%),性腺功能低下(88%),肾上腺皮质功能低下(56%)。激素测定可见有生长激素、促肾上腺皮质激素、促甲状腺素、促性腺激素水平降低,低血糖等改变,CT、MR 检查可发现垂体病变。

【Cluade 综合征】

又称红核脊髓小脑脚综合征。

病因病理:由于供应红核下部的旁正中动脉末端阻塞所致,多为血管性病变如血栓形成,也可见于外伤或肿瘤。

临床特点:病灶同侧动眼(有时伴有滑车)神经支配的眼肌麻痹,对侧上、下肢共济失调,辨距不良,轮替运动不能。CT、MR 或 DSA 有助于明确诊断。

【Collet-Sicard 综合征】

又称半侧舌咽喉肩瘫综合征。

病因病理:由于该部位的肿瘤、淋巴结肿大、动脉瘤等引起后组颅神经即舌咽、迷走、副、舌下神经的损伤所致。

临床特点:声音嘶哑,咽下困难,舌后 1/3 味觉障碍,同侧软腭麻痹,声带麻痹,同侧舌肌萎缩,同侧胸锁乳突肌和斜方肌麻痹。

【Crocodile Tears 综合征】

又称鳄鱼泪综合征。

病因病理:面神经损伤后再生时轴索迷路与中间神经产生纤维联系;或因面神经髓鞘恢复不良,当面神经兴奋时产生中间神经或其邻近神经纤维的兴奋。

临床特点:在面神经损伤后数周或数月出现进食时流泪的情况。

【Crouzon 综合征】

又称狭颅症。

病因病理:颅骨过早闭合,可能以显性遗传传递。由于颅骨过早闭合导致颅内压增高而产生继发性脑损害。

临床特点:患者出生后发病,表现为头痛,精神发育低于常人,中度听力及进行性视力丧失,突眼甚至出现眼球脱位,双眼间距过宽,睑裂倾斜,外眦向下,眼球震颤,分离性斜视,眼底水肿,钩状鼻,上唇短,下唇突出,前囟区尖头。凭典型的临床症状可以明确诊断。

【Cushing Ⅲ 型综合征】

又称视交叉综合征。

病因病理:常为鞍上脑膜瘤,或视交叉区的其他占位性病变,如颅咽管瘤、垂体腺瘤、巨大动脉瘤、视交叉胶质瘤、鼻咽癌、第三脑室胶样囊肿等。

临床特点:临床上除有早期外周或中心视力减退外还有三大特征:

(1) 双颞侧偏盲常为进行性；
(2) 原发性视神经萎缩，可致完全失明；
(3) 蝶鞍基本正常。

此外还伴有疼痛性多血性肥胖，紫癜性皮疹、多毛、闭经、高血糖、高血压、红细胞增多症及骨质疏松。X片、CT、MRI、脑血管造影或DSA可能明确诊断。

【Dandy-Walker 综合征】

又称第四脑室孔闭锁综合征。

病因病理：病因为第四脑室孔阻塞，后颅窝囊肿形成。病理表现为第四脑室扩大，小脑幕向上移位，后颅窝囊肿压迫小脑，大脑和小脑皮层首先受累，白质因髓鞘破坏而含脂肪，神经胶质增生。

临床特点：呕吐、过度兴奋、惊厥。进行性头颅增大、头皮静脉怒张。前囟膨隆、颅缝分离、视乳头水肿、心动过缓、呼吸缓慢。脑室造影、CT或MR检查可明确诊断，此外脑室造影行脑室交通试验即：用1%酚红注入侧脑室，2～12分钟后在脑脊液中检测染料，可鉴别脑积水交通与否，本病为非交通性脑积水。

【Dejans 综合征】

又称眶底综合征。

病因病理：侵犯眶底的任何病变均可引起眶底综合征，但以感染和肿瘤为多见。

临床特点：上颌区上部剧痛，三叉神经Ⅱ、Ⅲ支区域的感觉减退或感觉异常。突眼、复视、下睑水肿、流泪、视力下降、视乳头水肿。CT和MR扫描，头颅X线检查等可明确诊断。

【Dejerine 锥体舌下神经综合征】

又称延髓前（腹）侧综合征。

病因病理：常为血管性疾病导致锥体和舌下神经纤维病变。

临床特点：病灶对侧偏瘫，无面瘫，病变侧的半边舌瘫痪、萎缩、纤颤，同侧软腭和咽后壁的感觉消失。脑血管造影、磁共振血管造影或DSA检查可能明确病因。

【Dejerine-Klumpke综合征】

又称下部臂丛神经麻痹。

病因病理:累及臂丛(颈$_8$~胸$_1$)内侧索和交感神经纤维的病变。其病因感染和肿瘤占50%,外伤占50%。

临床特点:患者前臂和手部感觉障碍。运动麻痹主要表现为正中神经麻痹与尺神经麻痹。感觉障碍沿正中神经和尺神经分布。此外,伴有Horner征。肌电图检查可了解神经损害的部位。

【Dejerine-Roussy综合征】

又称丘脑综合征。

病因病理:病因多为丘脑膝状体动脉血栓形成,或累及丘脑腹后外侧核的肿瘤性病变。病理上表现为丘脑的水肿、出血和软化(单侧性)。

临床特点:病变对侧半身(除面部外)感觉缺失,深、浅感觉和实体感觉的刺激阈显著升高,但当感觉到刺激时,则会引起强烈的反应,对冷刺激感觉过度并伴有强烈的运动反应,有丘脑性痛觉过敏或中枢性疼痛现象,偶有暂时性对侧偏瘫或轻偏瘫、面部表情运动障碍,对侧共济失调伴有舞蹈、手足徐动样运动和发音困难,情绪过度反应。

【Erb-Duchenne综合征】

又称上颈神经根综合征;上部臂丛神经麻痹。

病因病理:由于非特异性感染、外伤、上臂的牵拉及过度伸展、肿瘤压迫、绳索捆扎上臂等因素所致第五和第六颈神经根的损伤,造成肩胛和臂部的肌肉麻痹。

临床特点:感觉障碍分布于三角肌、前臂桡侧及拇指的外侧半。伴有三角肌、肱二头肌、肱桡肌麻痹,出现上肢外展、前臂屈曲、手外旋的运动障碍、肩及上臂有肌萎缩。肌电图显示多相电位增多,时程延长;X线照片有助于确定有无脱臼、骨折、肿瘤等。

【Foix Ⅱ型综合征】

又称海绵窦综合征。

病因病理:常因海绵窦附近的炎症或肿瘤、海绵窦的动脉瘤、海绵窦血栓性静脉炎、海绵窦动静瘘以及颅外伤所致,导致位于海绵窦外侧壁的动眼神经、滑车神经、三叉神经的眼支以及外展神经的损伤。

临床特点:额部疼痛、三叉神经眼支分布区感觉减退、角膜反射迟钝或消失、轻度眼球突出、眼球固定、瞳孔散大、对光反射及调节反射消失、球结合膜水肿。颅骨X线、脑血管造影、CT、CTA、MR、MRA检查可能明确诊断。

【Foster-Kennedy 综合征】

又称额叶底面综合征。

病因病理:病因为额叶底面的占位性病变,以额叶底面的肿瘤如脑膜瘤、胶质瘤等最为常见。病理上表现为由于肿瘤压迫所致的肿瘤侧视神经萎缩,同时由于肿瘤的占位导致颅内压增高使肿瘤的对侧视乳头水肿。

临床特点:患侧视神经萎缩,对侧视乳头水肿,伴头痛、呕吐、视力下降,精神改变如痴呆、记忆力丧失,偶见同侧嗅觉缺失。CT、MR 检查可确定肿瘤的位置,了解肿瘤的性质。

【Foville 综合征】

又称桥脑下部综合征。

病因病理:由于桥脑下部的肿瘤、血管性疾病以及感染或变性病所致锥体束和内侧纵束等损伤。

临床特点:患侧周围性面神经麻痹,外展神经麻痹和眼球侧视协调麻痹,对侧偏瘫。CT 和 MR、MRA 扫描和血管造影对于明确本综合征的原因是有益的。

【Garcin 综合征】

又称单侧全颅神经损害综合征。

病因病理:由一侧颅底广泛性病变所致,如肿瘤、鼻咽癌晚期、结核性脑膜炎晚期、颅底梅毒性骨膜炎、海绵窦血栓形成、侧窦动脉瘤、多颅神经炎等。

临床特点：单侧性全部颅神经麻痹，以Ⅲ、Ⅳ、Ⅴ、Ⅵ颅神经损害出现较早而其他颅神经麻痹出现较晚。

【Gerstmann 综合征】

又称左（主）侧角回综合征。

病因病理：由于优势半球的顶枕叶与颞叶角回病变所致。多为该部位的肿瘤、血管病等。

临床特点：手指辨别不能，左右定向障碍，书写障碍，计算不能。此外还可有失认症、失读症、遗忘性失语、同侧偏盲、色觉障碍、视动眼球震颤消失、空间定向障碍，还可伴有患侧眼球外展不完全。CT 扫描和 MRI 检查以及 DSA 血管造影可能明确病变的部位和性质。

【Gradenigo 综合征】

又称岩尖综合征。

病因病理：由于颞骨岩部的局限性化脓性炎症、肿瘤如听神经瘤、岩尖脑膜瘤、三叉神经鞘瘤等以及外伤等因素造成第Ⅴ、第Ⅵ对颅神经的损伤，其中以中耳炎继发颞骨岩部骨髓炎最为常见。

临床特点：同侧外展神经麻痹，发生内斜视和复视；三叉神经眼支受累产生的该区域内的疼痛、感觉减退及角膜反射消失；可伴有其他颅神经损害及颅内压增高的表现，如为炎症所致还可出现脑膜刺激症状。乳突 X 线片可发现岩骨尖骨质破坏，CT 和 MR 可进一步了解病变的位置和性质。

【Hand-Schuller-Christian 综合征】

又称黄色瘤病。

病因病理：病因不明，可能与骨内类脂质沉着有关，属代谢性疾病。病理上表现为典型的黄色瘤，累及多个器官。

临床特点：游走性骨质缺损；眼球突出；尿崩症。

【Horner 综合征】

又称颈交感神经麻痹综合征。

病因病理:炎症、创伤、肿瘤、动脉瘤以及手术等因素造成颈交感神经通路任何一部分受损均可导致该综合征。

临床特点:患侧瞳孔缩小轻度眼睑下垂及眼球内陷和眼压低,同侧面部无汗、温度升高,泪液分泌异常。在检查时患侧瞳孔对可卡因反应敏感而对肾上腺素无反应则说明损伤部位在丘脑下部至睫状脊髓中枢;如两者均无反应则提示损伤部位在睫状脊髓中枢至颈上节;如仅对肾上腺素起反应则系颈上节后纤维损伤所致。颈椎 X 线检查以及 CT 扫描、MR 检查、血管造影检查和椎管造影检查可能对本综合征的病因诊断有所帮助。

【Jackson 综合征】

又称舌下迷走副神经综合征。

病因病理:由于延髓下部旁正中动脉闭塞以及该部位的炎症或肿瘤所致,损害延髓一侧的锥体束及舌下神经根。

临床特点:病变同侧舌肌萎缩,伸舌偏向病变侧,对侧偏瘫,可伴有一侧软腭麻痹以及胸锁乳突肌、斜方肌麻痹和心动过速等表现。CT 扫描和血管造影对于明确本综合征的原因是有益的。

【Koerber-Salus-Elshnig 综合征】

又称中脑导水管综合征。

病因病理:由于肿瘤、炎症等病变在中脑导水管,第三、第四脑室或四叠体部引起导水管周围组织的病变。

临床特点:垂直注视障碍,退缩性眼球震颤、会聚性眼球震颤或垂直性眼球震颤。瞳孔大小正常,但对光反应迟钝,视力下降,常伴有眼外肌麻痹和一时性黑矇。CT 扫描和 MR 检查有助于诊断。

【List 综合征】

又称小脑扁桃体疝综合征。

病因病理:该病系先天性畸形,由于枕骨大孔疝而引起一过性的小脑扁桃体下移压迫脑干。

临床特点:发作性头痛、头昏、耳鸣、恶心,用力以及在咳嗽、打喷嚏后颈项强直。神经系统体征缺如或很少。颅骨 X 光照片、CT 和 MR 检查可能确诊。

【Lhermitte 综合征】

又称内侧纵束综合征。

病因病理:由于多发性硬化、桥脑肿瘤、血管性病变、炎症等引起内侧纵束在神经膝水平处损害所致。

临床特点:单眼性眼球震颤合并水平性注视麻痹,单眼或双眼内直肌麻痹,集合反应消失,辐辏功能存在。病变侧眼外直肌运动正常。水平性眼球震颤,向上注视时可见垂直性眼球震颤。

【Lock-in 综合征】

又称闭锁综合征。

病因病理:由于基底动脉闭塞或炎症、肿瘤导致双侧桥脑腹侧损伤,但未累及其网状结构。

临床特点:意识清楚,但因不能运动,不能语言,仅能以瞬目或眼球垂直运动示意,CT 和 MR 扫描、血管造影对于明确本综合征的原因是有益的。

【Lorain-Levi 综合征】

又称垂体性侏儒症。

病因病理:由于颅咽管瘤(为最常见的病变)、蝶鞍上囊肿、垂体纤维性变等因素造成生长激素缺乏或分泌不足。

临床特点:继发性生长发育障碍,青春期延迟,早老,阵发性低血糖发作,皮下脂肪少,个子矮小。血液激素测定可发现生长激素、促性腺激素缺乏,血蛋白结合碘减少,血糖低,静脉注射促肾上腺皮质激素后血浆肾上腺皮质激素水平的升高低于正常水平;X 线检查可见蝶鞍扩大或破坏,CT 扫描、MR 检查可从影像学上明确诊断。

【Marfan 综合征】

又称先天性中胚层营养不良;蜘蛛足样指。

病因病理:病因不明,是一种先天性的结缔组织疾病,为常染色体显性遗传。病理上表现为中胚层营养不良,弹力纤维消失,血管增生及扩张,心瓣膜缺损,椎体融合。

临床特点:身高增加,腭弓高,耻骨联合至足心的距离与头顶至耻骨联合距离的比率小于 0.93,即下肢增长较上肢明显;手指增长呈蜘蛛足样;脊柱侧弯并伴有主动脉瘤或主动脉瓣闭锁不全以及其他先天性心脏病,半数以上伴有眼部畸形。

【Meniere 综合征】

又称内耳眩晕综合征。

病因病理:该症由于植物神经功能失调引起迷路动脉痉挛导致迷路水肿及内淋巴系压力增高所致;其他如炎症、动脉硬化、出血、耳硬化症等疾病影响前庭神经时也可引起。病理上表现为内淋巴腔扩大及内耳末梢器缺氧、变性等。

临床特点:①发作性眩晕;②眼球震颤;③耳鸣和耳聋;④植物神经功能紊乱。

【Milard-Gubler 综合征】

又称交叉性外展-面神经麻痹-偏瘫综合征。

病因病理:由于桥脑腹外侧部血管性病变如桥脑旁正中动脉闭塞、炎症、肿瘤及变性病侵犯了桥脑腹外侧与延髓交界处,病变累及锥体束、外展神经和面神经核所致。

临床特点:复视、患侧内斜视、且外展障碍,额纹消失,眼睑闭合不全,鼻唇沟变浅,口角歪向对侧,对侧肢体功能障碍。CT、MR 扫描和血管造影有益于明确病因。

【Monakow 综合征】

又称脉络膜前动脉综合征。

病因病理:本综合征常由于脉络膜前动脉破裂或血栓形成以及动脉瘤等原因所致,造成内囊后部、苍白球、外侧膝状体和视神经起始部的软化和出血。

临床特点:病变对侧偏瘫,偏身感觉丧失,偏盲的典型的"三偏征"。但实际上临床表现多样化,"三偏征"可为部分性。全脑血管造影或 MRI 检查可为临床诊断提供依据。

【Naffziger 综合征】

又称前斜角肌综合征。

病因病理:病因不明,可能与前斜角肌痉挛性刺激或肥大压迫神经、血管所致。

临床特点:颈部针刺样或烧灼样疼痛,疼痛向腋下、前臂内侧及手掌放射,上肢外展或外旋时症状加剧。患臂无力,感觉异常,血管运动功能障碍而呈现出雷诺现象,前斜角肌处有压痛点。

【Parinaud 综合征】

又称上丘综合征;中脑顶盖综合征;上视麻痹综合征、四叠体上丘综合征。

病因病理:由于松果体、丘脑、桥脑被盖、大脑导水管底板、后连合、四叠体及其邻近部位的肿瘤压迫中脑顶盖部所致或该部位的血管闭塞引起。

临床特点:双眼上视不能,瞳孔光反应障碍而调节反射存在;当累及范围较大时则出现眼球下视障碍、瞳孔散大、调节反射障碍、阿罗瞳孔及眼睑下垂等;由于肿瘤压迫中脑导水管,引起脑脊液循环受阻,而产生梗阻性脑积水和颅内压增高的症状:头痛、呕吐、视力下降或视乳头水肿等。CT、MR扫描和血管造影对于明确本综合征的原因是有益的。

【Raymond-Ceston 综合征】

又称脑桥综合征。

病因病理:由于桥脑旁正中动脉的闭塞或炎症、肿瘤等因素造成桥脑被盖部的损伤所致。

临床特点:同侧面神经和展神经麻痹,小脑性共济失调,对侧本体感觉障碍,双眼凝视对侧。CT、MR 扫描和血管造影对于明确本综合征的原因是有益的。

【Rochon-Duvignaud 综合征】

又称眶上裂综合征。

病因病理:常因额和筛窦附近的炎症或肿瘤、动脉瘤以及外伤所致,导致通过眶上裂而进入眶内的动眼神经、滑车神经、三叉神经的眼支以及外展神经的损伤。

临床特点:额部疼痛、三叉神经眼支分布区感觉减退,角膜反射迟钝或消失,轻度眼球突出,眼球固定,瞳孔散大,对光反射及调节反射消失。颅骨 X 线、脑血管造影、CT、MR 检查可确诊。

【Rollet 综合征】

又称眶尖综合征。

病因病理:由于感染、肿瘤、创伤、动脉瘤等病因引起眶上裂与视神经管部位的组织同时受压。

临床特点:视力减退或丧失,复视,三叉神经眼支分布区疼痛,眼球可有轻度移位,眼球各方向运动障碍。视神经孔 X 光照片、CT、MR 扫描检查有助于疾病的诊断。

【Roth-Berhardt 综合征】

又称股外侧皮神经炎(痛)。

病因病理:由于感染、或注射某些药物后以及腰椎骨关节病引起腰三、四神经根损害。

临床特点:①疼痛:疼痛部位于股外侧,部位较明确,常表现为持续性痛并向下放射至膝部、臀外侧甚至大腿内侧;②感觉异常,股外侧感觉减退或痛觉减退。

【Schmidt 综合征】

又称迷走神经副神经综合征。

病因病理:由于血管性、肿瘤性、感染性病变导致迷走神经和副神经在延髓内或其出颅处受到损害。

临床特点:颈项强直,言语障碍,吞咽困难,单侧性、同侧性软腭、声带、胸锁乳突肌和斜方肌麻痹。椎管造影、血管造影、CT扫描或MRI检查可确诊。

【Simmonds综合征】

又称垂体机能减退综合征。

病因病理:除少数病人为特发性外,大多数是由于垂体的肿瘤、垂体的放射性损害、垂体肿瘤手术后以及鞍内的感染等因素造成垂体病变,垂体机能减退或萎缩。此外还伴有甲状腺、肾上腺和性腺继发性萎缩。

临床特点:患者多见于女性,于青春期后发病。表现为衰弱、消瘦、性欲和性能力丧失,体重减轻,全身各组织萎缩,心动过缓,直立性低血压可达到休克的程度,可伴有精神改变。临床检验可发现血促甲状腺素、促肾上腺皮质激素水平降低,贫血、基础代谢率降低,尿17-羟、17-酮以及促性腺激素水平降低。CT扫描和MR检查对于病因诊断有一定的帮助。

【Tapia综合征】

又称迷走舌下神经综合征。

病因病理:由于创伤、颈动脉瘤或恶性肿瘤引起Ⅹ、Ⅻ颅神经的颅外部全部或部分性损害。

临床特点:不伴有软腭、咽麻痹,但可有喉麻痹及同侧舌肌麻痹和萎缩,声音嘶哑、构音障碍。

【Vernet综合征】

又称颈静脉孔综合征。

病因病理:创伤、动脉瘤、或肿瘤在颈静脉孔区侵犯舌咽神经、迷走神经和副神经。

临床特点:声嘶、味觉改变、吞咽困难、反呛、患侧软腭上提不能、耸肩不能、头偏向健侧、心动过速。颅骨X线、脑血管造影、CT、MR检查可能确诊。

【Wallenberg综合征】

又称延髓背外侧综合征。

病因病理:由于小脑后下动脉或椎动脉闭塞,以及延髓背外侧区的炎症或肿瘤导致疑核、三叉丘系和脊髓丘系、绳状体、前庭神经核的损伤所致。

临床特点:患者出现五组症状:

(1)病变侧软腭麻痹、声带麻痹(声音嘶哑)。出现构音不良,呛咳。

(2)病变同侧面部温度觉与痛觉障碍,触觉正常;对侧偏身痛、温觉障碍。

(3)病变同侧小脑性共济失调。

(4)眩晕、呕吐、眼球震颤。

(5)同侧霍纳综合征。

在上述症状中以交叉性感觉障碍为突出表现,少数病人除上述症状外还可伴有同侧外展麻痹和周围性面瘫的症状。CT扫描、MRI检查和血管造影对于明确本综合征的原因是有益的。

【Weber综合征】

又称大脑脚底综合征。

病因病理:常因中脑区旁正中动脉闭塞所致;亦可因鞍区或鞍旁的肿瘤包括动脉瘤同时压迫大脑脚和动眼神经所致,甚至在小脑幕裂孔疝的早期也可短暂出现Weber综合征的表现。

临床特点:病变侧动眼神经麻痹,出现眼睑下垂,外斜视,眼球向上、下、内运动障碍,瞳孔散大,对光反射消失;对侧颜面下部、舌和肢体痉挛性瘫痪。CT和MR检查可以明确诊断鞍区及鞍旁的肿瘤性病变;DSA全脑血管造影对诊断血管闭塞和动脉瘤是十分重要的。

【脊髓后动脉综合征】

病因病理:大部分患者是由于脊髓后动脉血栓形成所致。造成脊髓后1/3部分缺血变性。

临床特点:由于脊髓后部侧支血液循环十分丰富,当脊髓后动脉血栓形成时很少产生症状。可出现肢体和躯干的深感觉障碍。如果病变累及后角或侧索时则出现痛、温觉障碍或锥体束受损的表现。

【脊髓中央损害综合征】

病因病理：单纯脊髓中央损害的情况较为少见，是由于脊髓挫伤并发脊髓内血肿，或继发于中心性出血性坏死所致。造成脊髓中央管周围的神经组织缺血、出血、坏死。

临床特点：分离性感觉障碍，即痛觉和温度觉消失，触觉和深部感觉保留，多伴有括约肌功能障碍，颈髓损伤时双上肢运动障碍较下肢为重，且更易受损。CT扫描和MR检查以及诱发电位检查有助于诊断本综合征。

【空蝶鞍综合征】

病因病理：空蝶鞍综合征是由于先天性蛛网膜囊肿或继发于垂体肿瘤放射治疗后蛛网膜囊肿压迫垂体所致，少数病人可伴发于垂体微腺瘤而存在，其病理主要表现为垂体功能减退和视神经、视交叉受压。

临床特点：视力、视野障碍，肥胖、闭经、性功能减退等。CT扫描或MR检查可以明确诊断。

【环枕畸形综合征】

病因病理：环枕畸形主要由于先天胚胎发育异常所致；其病理分为颅底凹陷、扁平颅底、环枕融合、颈椎融合、Arnold畸形（小脑扁桃体下疝畸形）、Chiari畸形（延髓下疝畸形）。

临床特点：①头颅颜面部外貌极富特征性，如舟状头、塔头或颜面部不对称、短颈斜颈等；②颅神经麻痹，表现为后组软腭下垂、咽反射减弱或消失、声音嘶哑、吞咽困难、饮水反呛、构音障碍和舌肌麻痹；③小脑症状：眼球震颤和共济失调；④颈神经与颈髓损害征：颈痛、强迫头位、上肢疼痛、感觉障碍、四肢痉挛性瘫痪；⑤颅内压增高征：头痛、呕吐、视乳头水肿。

【锁骨下动脉盗血综合征】

病因病理：锁骨下动脉近端由于动脉硬化或感染、先天性异常、外伤等原因造成狭窄或闭塞，当该侧上肢用力或活动时，健侧椎动脉的血液经患侧椎动脉倒流进入患侧锁骨下动脉远端。

临床特点:患侧上肢麻木、无力、运动时症状加重;患侧桡动脉搏动减弱或消失,双上肢血压不等,相差20 mm汞柱以上;锁骨下窝有血管杂音;伴发作性眩晕、视力障碍和晕厥。

【椎管狭窄综合征】

病因病理:病因不明,常由第三至五腰椎发育异常所致。

临床特点:①椎管前后径狭窄,侧位片测得棘突前缘与椎体后方上下缘联线之间距小于16 mm。椎弓根间距狭窄,小于25 mm。②椎板、关节突、椎弓根均增厚、粗大、椎间孔狭小。椎板垂直,椎板间隙相对较低。③椎管碘油造影显示油柱较细,以前后径为著。④出现马尾神经综合征或脊髓性间歇性跛行。

(姜　冰)

附录一

神经科常用正常值

1. 正常头围数值表(单位:厘米)

年龄	男	女
新生儿	34.0～35.2	33.6～34.8
3个月	40.1～42.2	39.2～41.3
6个月	42.2～45.0	41.9～43.9
9个月	44.5～45.7	43.4～44.7
1岁	45.8～47.2	44.0～46.2
1.5岁	46.9～48.8	45.6～47.5
2岁	47.5～49.5	46.5～48.3
2.5岁	48.3～50.0	47.0～49.0
3岁	48.6～50.3	47.2～49.3
4岁	49.3～51.1	47.9～50.0
5岁	49.6～51.6	48.5～50.8
6岁	49.9～51.8	48.7～51.1
7岁	50.2～52.3	49.1～51.6
8岁	50.6～52.6	49.3－51.8
9岁	50.8～53.1	49.6～51.1
10岁	51.0～53.3	49.8～53.1
11岁	51.3～53.6	50.4～53.1
12岁	51.7～53.9	50.9～53.3
13岁	54.4	53.9
14岁	54.9	54.4
15岁	55.4	54.9

续表

年龄	男	女
16岁	55.9	55.1
17岁	56.4	55.4
18岁	56.9	55.6

2. 不同身高体重按体表面积用药剂量换算系数

体重(kg)	身高(cm)															
	40	50	60	70	80	90	100	110	120	130	140	150	160	170	180	190
5	22	19	17	15	14											
10	28	26	24	23	21	19	18									
15			26	25	24	22	21	19	18							
20				29	28	26	25	24	22	21						
25					30	28	27	26	24	23	22					
30					33	31	30	29	27	26	25					
35						34	32	31	30	28	27	26				
40							35	33	32	31	30	28	27			
45							37	35	34	33	31	30	29	28		
50							38	37	36	35	34	32	31	30		
55								39	38	37	35	34	33	32		
60								41	39	38	37	36	35	34		
65									41	40	39	38	36	35		
70									42	41	40	39	39	37		
75									44	43	41	40	41	38		
80									45	44	43	42	42	40		

3. 小儿药物剂量换算法
(1)计算法

①按月龄计算(用于<1岁)

小儿药物剂量=成人量×小儿月数/150

②按年龄计算

$$小儿药量 = \frac{[小儿年龄(岁) \times 1/2 + 0.5] \times 成人剂量}{10}$$

③按体重计算

小儿剂量=[成人药×小儿体重(kg)]/50

体重计算法按:1岁以内为3+0.5×月龄;1岁以上为7+2×年龄。

④按成人药剂量折算

初生～1月,为成人量1/24;

1～6月,为成人量1/24～1/12;

6月～1岁,为成人量1/12～1/6;

1～2岁,为成人量1/8;

2～4岁,为成人量1/6;

4～6岁,为成人量1/4;

6～8岁,为成人量1/3;

8～12岁,为成人量1/2。

(2)注意事项:①用药目的:同一药物,由于目的的不同,用量也不相同。②用药途径:静注较肌注药量小。③病人情况:根据病儿病情、体重、年龄具体情况而定。病儿体质较弱应减小剂量。

4. 格拉斯哥昏迷评分表(GCS)

睁眼反应		言语反应		运动反应	
正常睁眼	4	回答正确	5	遵命动作	6
呼唤睁眼	3	回答错误	4	定位动作	5
刺痛睁眼	2	含糊不清	3	肢体回缩	4
无反应	1	唯有叹声	2	肢体屈曲	3
		无反应	1	肢体伸直	2
				无反应	1

5. 儿童(<4岁)格拉斯哥昏迷评分表(GCS)

睁眼反应		言语反应		运动反应	
正常睁眼	4	微笑,声音定位,注视物体,互动	5	遵命动作	6
呼唤睁眼	3	哭闹,但可以安慰;不正确的互动	4	定位动作	5
刺痛睁眼	2	对安慰异常反应,呻吟	3	肢体回缩	4
无反应	1	无法安慰	2	肢体屈曲	3
		无反应	1	肢体伸直	2
				无反应	1

6. 格拉斯哥预后评分表(GOS)

评分	含意
5	恢复良好,能正常生活,有轻度神经障碍
4	中度病残,但生活能自理
3	重度病残,意识清楚,生活不能自理
2	植物生存
1	死亡

注:本表常用于脑外伤预后评估(伤后6个月以上)

7. Karnofsky预后评分表(KPS)

评分	含意
100	优:很健康,无不适主诉,无病证据
90	良:健康,有轻度症状,能参加正常社会活动
80	好:有中度症状,需经努力才能参加社会活动
70	中:生活自理,不能参加社会活动
60	次:生活基本自理,有时需他人帮助
50	差:生活不能自理
40	残:需特别护理和照顾

续表

评分	含意
30	重残:需住院,病情重
20	重危:需积极支持和治疗
10	垂死:濒临死亡
0	死亡

注:此表常用于脑瘤预后评估

8. 脑脊液常规及生化

压力(侧卧位)　0.69~1.76 kPa(70~180 mmH$_2$O)

蛋白质定性(Pandy试验)　阴性

葡萄糖　2.5~4.5 mmol/L　(45~80 mg/dl)

氯化物　120~130 mmol/L (120~130 mEq/L,700~760 mg/dl)

蛋白定量　0.20~0.45 g/L

蛋白电泳　白蛋白:55%~69% a_1球蛋白 30%~80%,a_2球蛋白 4%~9% β球蛋白 10%~18%　γ球蛋白 4%~13%

免疫球蛋白定量　IgG 0.01~0.04 g/L　IgA 0.001~0.006 g/L,IgM 0.000 11~0.000 22 g/L

细胞　0~8 个/mm^3,大多为淋巴细胞

9. 小儿体表面积计算公式

体表面积(m^2)=0.006 1×身高(cm)+0.012 8×体重(kg)-0.152 9;或体表面积(m^2)=0.035×体重(kg)+0.1。

10. 血浆渗透压

(血钠+血钾 mmol/L)×2+血糖 mmol/L+尿素氮 mmol/L=280~310 mmol/L。

11. 脑脊液酚红(P.S.P)试验

向脑室内注入酚红 1 ml,在正常情况下。酚红在 12 min 内即会出现在腰椎穿刺放出的脑脊液内(脑脊液滴在以 10%氢氧化钠浸湿的纱布上,颜色变红),借以判断导水管至腰椎蛛网膜下腔有无梗阻。如超过 30 min 脑脊液不出现红色,则表示为梗阻性脑积水。注入酚红后分别收集 2、12 小

时内尿,测定尿内酚红排出量,也有助于鉴别脑室系统内或外梗阻,见下表:

脑室内注入酚红试验

诊断	尿中排出酚红量		腰椎穿刺酚红出现时间
	2小时尿中酚红量%	12小时尿中酚红量%	
正常	25~40	50~70	12 min 内出现
脑室系统外部梗阻(蛛网膜下腔的部分闭塞)	5~10	20~30	同上
脑室系统外严重梗阻(脑底池和脑表蛛网膜下腔广泛闭塞)	1~5	8~15	同上
脑室系统内严重梗阻	1以下	10以下	12 min 内不出现

12. 神经梅毒的脑脊液检验

脑脊液	每立方毫米细胞计数	蛋白		球蛋白	华氏反应
		脑脊液蛋白试验	mg%		
正常脑脊液	0~5	0	20~35	0~5	阴性
含血的脑脊液	无定数	±或+	增加	增加	不定
无症状神经梅毒	0~200	0至+++	10~200	0~75	不定
急性梅毒性脑膜炎	0~2000	++++	75~200	增加	不定
脑膜血管梅毒	5~100	±至+++	中度增加	增加	阴性或阳性
脊髓痨	0~100	0至+++	正常至大增	不定	不定

脑脊液	每立方毫米细胞计数	蛋白		球蛋白	华氏反应
		脑脊液蛋白试验	mg%		
全身性麻痹病	10～200	++++	75～200	大增	强阳性
血管神经梅毒	0～50	0至++	正常或微增	正常或微增	阴性或阳性

13. 内分泌功能测定

(1)下丘脑-垂体

血清生长激素(GH)0.047～0.139 nmol/L(1～3 ng/ml)

血清生长激素释放因子(GRF)10～60 pg/ml

血清泌乳激素(PRL)0.227～1.228 nmol/L(5～27 ng/ml)

血清促甲状腺激素(TSH)2～10 μu/ml

血清促甲状腺素释放激素(TRH)

13.8～165.7 pmol/L(5～60 pg/ml)

血清促肾上腺皮质激素(ACTH)

上午10时5.36 pmlo/L;晚10时2.3 pmol/L

血清促卵泡成熟激素(FSH)(女性)

卵泡期 0.66～2.20 ng/ml

排卵期 1.38～3.80 ng/ml

黄体期 0.41～210 ng/ml

月经期 0.50～2.50 ng/ml

(2)甲状腺

血清蛋白结合碘 0.32～0.63 μmol/L(4～8 μg/dl)

基础代谢率 －0.10～+0.10(－10～+10%)

总甲状腺素(TT_4) 放射免疫法(RIA):65～156 mol/L(5～12 μg/dl),免疫化学发光法(ICMA):58.1～154.8 nmol/L(4.5～11.9 μg/dl)

总三碘甲状腺原氨酸(TT_3)RIA法:1.8～2.9 nmol/l(115～190 ng/dl),ICMA法:0.7～2.1 nmol(44.5～136ng/dl)

血清游离甲状腺素(FT4)RIA法:9~25 nmol/L(0.7~1.9 ng/dl),ICMA法:9.0~23.9 nmol(0.7~1.8 ng/dl)

血清游离三碘甲状腺原氨酸(FT3)RIA法:3~9 nmol/L(0.19~0.58 ng/dl),ICMA法:2.1~5.4 nmol(0.14~0.35 ng/dl)

游离甲状腺素指数(FT4I)7.58±1.94(3.7~11.5,T4单位以 μg/dl 计算)

游离三碘甲状腺原氨酸指数(FT3I)血清放射免疫法:16~50岁 124.22±37.45;>50岁 139.51±21.89;孕妇 140.86±14.66

甲状腺激素结合糖蛋白(TBC) 20 μg/ml

^{125}I-T$_3$摄取率 13.05±4.59%

^{125}I-T$_3$血浆结合比值(与正常比)0.99±0.1

有效甲状腺素比值(ETR) 0.93~1.12

甲状腺^{131}I吸收率 高峰多在24 h出现;3 h平均值为15.1±4.7%(5.7%~24.5%);24h平均值为31.3±8.0(15.1%~47.1%)

14. 控制糖尿病的实验室指标

指标		理想控制	较好控制	一般控制
血糖				
空腹血糖	(mmol/L)	<6.11	<7.22	<8.33
	(mg/dl)	<110	<130	<150
餐后1 h血糖	(mmol/L)	<8.33	<9.99	<11.1
	(mg/dl)	<150	<180	<200
餐后2 h血糖	(mmol/L)	<7.22	<8.33	<9.99
	(mg/dl)	<130	<150	<180
餐后3 h血糖	(mmol/L)	<6.11	<7.22	<8.33
	(mg/dl)	<110	<130	<150
尿糖24 h总	(mmol/L)	<28	<56	<83
	(g)	<5	<10	<15
占每日进糖的比例		<2.5%	<5%	<7.5%

续表

指标	理想控制	较好控制	一般控制
口服葡萄糖耐试验	恢复正常	明显好转	轻度好转
血脂浓度			
胆固醇 (mmol/L)	<5.2	<5.9	<6.5
(mg/dl)	<200	<230	<250
甘油三酯 (mmol/L)	<1.24	<1.47	<1.70
(mg/dl)	<110	<130	<150
游离脂肪酸 (μmol/L)	<600	<800	<1 000

15. 口服葡萄糖耐量试验

口服葡萄糖 75 g(以往用 100 g),于口服糖前及后 1/2、1、2、3 h 抽取静脉血测糖,同时检查尿糖。结果:正常人(年龄 15~50 岁)空腹血糖为 3.9~6.1 mmol/L(5.55±1.11 mmol/L),糖吸收高峰见于 30~60 min 内,一般不超过 9.44 mmol/L(170 mg/dl),2 h 血糖浓度恢复正常范围或 7.22 mmol/L(130 mg/dl)以下,3h 可降至正常以下。有糖尿病症状,任何时候血糖>11.10 mmol/L(200 mg/dl)及空腹空糖>7.77 mmol/L(140 mg/dl)可确诊为糖尿病,如任何时候血糖<7.77 mmol/L(140 mg/dl)及空腹血糖<5.55 mmol/L(100 mg/dl)可排除糖尿病。

静脉葡萄糖耐量试验 用于不能口服葡萄糖或因腹泻吸收困难者。方法:于半小时内缓慢静脉滴注 0.5 g/kg 体重或用 50% 葡萄糖 50 ml 缓慢静脉滴注,于注射前 5 分钟、10 分钟、15 分钟、30 分钟,以后每 1 h 取血查糖共3h(即 0 分钟、5 分钟、10 分钟、15 分钟、30 分钟、1 小时、2 小时、3 小时共八次)同时留尿查糖。结果:正常人血糖高峰见于注射完毕时,一般为 11.1~13.9 mmol/L(200~250 mg/dl),1h 后降至正常范围以下,再 1~2 h 恢复注射前水平,超过上述水平者为糖尿病。

16. 常用抗癫痫药物有效浓度监测

药物	常用剂量(mg/kg/d)		有效药物浓度范围(μg/ml)	中毒药浓度(μg/ml)	监测血药浓度的必要性
	成人	儿童			
苯妥英	5～6	5～10	10～20	>20	非常必要
卡马西平	10～20	15～30	4～12	>12	很必要
苯巴比妥	2～4	2～6	15～40	>50	必要
扑痫酮	10～20	15～30	5～15	>15	必要
丙戊酸	30～60	30～60	50～100	>200	必要,意见不一致
乙琥胺	10～30	10～30	50～110		有时有必要
氯硝安定	1～10 mg/d	0.25～6 mg/d	0.02～0.08		尚不清楚

17. 脑池内的解剖结构

鞍旁脑池群			
脑池	动脉	静脉	神经
颈动脉池	1. 颈内动脉	眶额静脉	无
	2. 眼动脉起点	引流至蝶顶	
	3. 后交通动脉起点	窦或基底静脉	
	4. 硬脑膜动脉(供应前床突部)		
	5. 脉络膜前动脉起点		
	6. 垂体柄和视神经的供养动脉		
视交叉池	1. 垂体动脉	视神经静脉丛	视神经
	2. 视交叉动脉		垂体柄
嗅池	1. 嗅动脉	嗅静脉	嗅球
	2. 眶额内侧动脉	眶静脉	嗅束
终板池	1. 大脑前动脉(A_1-A_2)	大脑前静脉前交通静脉	无

续表

| 鞍旁脑池群 ||||
脑池	动脉	静脉	神经
	2. 前交通动脉	终板静脉丛	
	3. 回返动脉	眶静脉	
	4. 视交叉穿通支		
	5. 眶额内侧动脉起点		
	6. 嗅动脉起点		
胼胝体池（前部）	1. 大脑前动脉 A_2 段	大脑前静脉	无
	2. 额极动脉起点		
	3. 胼缘动脉起点		
侧裂池	大脑中动脉 M_1 段（包括其分支）	大脑中静脉浅支和深支	无
脚池	脉络膜前动脉	基底静脉	无
脚间池	1. 上段基底动脉		
	2. 大脑后动脉起点（包括 P_1 段）	桥中脑静脉	动眼神经
	3. 丘脑穿通支		
	4. 脉络膜后动脉起点		
	5. 四叠体动脉		

18. 脑池内的解剖结构

| 中脑背侧脑池群 ||||
脑池	动脉	静脉	神经
环池	1. 大脑后动脉（P_1-P_3 段）	桥中脑外静脉 基底静脉	滑车神经
	2. 小脑上动脉		

续表

中脑背侧脑池群			
脑池	动脉	静脉	神经
四叠体池	3. 脉络膜后外动脉起点 4. 四叠体动脉 1. 大脑后动脉 （P_4 段） 2. 四叠体动脉	大脑大静脉	滑车神经起点
大脑中帆池	1. 脉络膜后内动脉 2. 胼胝体压部丘脑动脉 3. 胼胝体后动脉	大脑内静脉	无
小脑上池	小脑上动脉远段	小脑前中央静脉	无
胼胝体池（后部）	胼胝体后动脉	上蚓静脉 胼周静脉 枕静脉	无

19. 脑池内的解剖结构

颅后窝脑池群			
脑池	动脉	静脉	神经
小脑延髓池	小脑下后动脉（远段）	下蚓静脉	颈神经（1~2）
延髓前池	脊髓前动脉	延髓中静脉	无
桥脑前池	1. 基底动脉 2. 小脑下前动脉 3. 穿通支	桥脑静脉	外展神经
小脑延髓外侧池	1. 椎动脉	岩上静脉	舌咽神经、迷走神经

续表

颅后窝脑池群			
脑池	动脉	静脉	神经
	2. 小脑下后动脉起点		
小脑桥脑下池	无	无	副神经、舌下神经
小脑桥脑上池	小脑下前动脉（起点及分支）	岩上静脉 侧隐窝静脉	面神经 前庭神经 滑车神经
蚓池和小脑池	小脑上动脉（内侧和外侧支）	汇流至小脑幕和直窦的静脉 汇流至小脑中央前静脉的静脉	三叉神经 无

20. 脑池的解剖结构

脑池	动脉	静脉	神经
鞍旁区交叉池	垂体动脉 视交叉动脉	视静脉丛	视神经 垂体柄
嗅神经池	嗅动脉 额-眶内侧动脉	嗅静脉 眶静脉	嗅神经
终板池	大脑前动脉(A_1-A_2) 前交通动脉 内侧纹体动脉向心部 Heubner氏返支动脉 穿支动脉（至视交叉） 内侧额-眶动脉（起始部）	大脑前静脉 终板静脉丛 眶静脉	无

续表

脑池	动脉	静脉	神经
前部胼胝体池	嗅动脉(起始部) 大脑前动脉远心部(A_2) 额极动脉(起始部) 胼胝体动脉(起始部)	大脑前静脉	无

21. 血气分析

血液酸碱度(pH):动脉血 7.35～7.45;静脉血,较动脉血低 0.05～0.1。

CO_2 总量(TCO_2):血浆,22～32 mmol/L(22～32 mEq/L)。单位换算(mEq/L)×1=(mmol/L)。

CO_2 结合力(CO_2CP):血清(浆),成人 22～32 mmol/L(50～70 Vol%);儿童 20～29 mmol/L(45～65 Vol%)。单位换算(Vol%)×0.449=(mmol/L)。

CO_2 分压($PaCO_2$):动脉血:男 4.5～6.0 kPa(34～45 mmHg);女 4.1～5.6 kPa(31～42 mmHg);静脉血较动脉血高 0.8～0.93 kPa(6～7 mmHg)。单位换算(mmHg)×0.133 3=(kPa)。

实际碳酸氢盐(HCO_3^-):动脉血,22～27 mmol/L(22～27 mEq/L)。标准碳酸氢盐(SB):动脉血,22～27 mmol/L(22～27 mEq/L)。缓冲碱(BB):血浆,41～42 mmol/L(41～42 mEq/L);全血,45～50 mmol/L(40～50 mEq/L)。碱剩余(BE):动脉血±3 mmol/L(±3 mEq/L)。碳酸:动脉血,1.05～1.35 mmol/L(1.05～1.35 mEq/L);全血,1.15～1.5 mmol/L(1.15～1.5 mEq/L)。阴离子隙,血清,17 mmol/L(17 mEq/L)。单位换算(mEq/L)×1=(mmol/L)。

氧含量(CaO_2):动脉血,6.7～10.3 mmol/L(15～23 ml/dl);全血,4.9～8.0 mmol/L(11～18 ml/dl)。单位换算(ml/dl)×0.446=(mmol/L)。

氧饱和度(SaO_2):动脉血,0.92～0.98(92%～98%);全血,0.64～0.88(64%～88%);单位换算(%)×0.01=(小数)。混合静脉血氧饱和度(SVO_2)0.75(75%)。

氧分压(PaO_2):动脉血,9.3～13.3 kPa(70～100 mmHg)。半饱和氧分

压($P_{50}O_2$)动脉血,3.5±0.2 kPa(26.6±1.5 mmHg)。肺泡气-动脉氧分压差(A-aDO_2)1.83±0.67 kPa(10±5 mmHg)。单位换算(mmHg)×0.133 3=(kPa)。混合静脉血氧分压(PVO_2)5.32 kPa(40 mmHg)。

附录二

神经系统疾病常用药物

一、抗癫痫药

药名	剂型、规格	用量、用法	不良反应、注意点
苯妥英钠（大仑丁，phenytoin sodium）	片剂：50 mg，100 mg。注射剂：100 mg，250 mg	口服：50～100 mg/次，2～3次/日。极量：1次300 mg，1日500 mg。用于癫痫持续状态，150～250 mg加入5%葡萄糖注射液20～40 ml中注射，每分钟不超过50 mg	恶心、呕吐、厌食、皮疹较常见。过量引起视力模糊，幻觉，对小脑有毒性损害。久用引起血象下降，齿龈增生。但久服后不可骤停
丙戊酸钠（德巴金，sodium valproate）	片剂：100 mg，200 mg。糖浆剂：200 mg，500 mg	口服：0.2～0.4 g/次，0.4～1.2 g/日	常见不良反应是胃肠道反应。少数引起淋巴细胞增多，血小板减少、肝功能损害等。孕妇禁用。避免饮酒
卡马西平（酰胺咪嗪，得理多，carbamazepine）	片剂：0.1 g，0.2 g。缓释片：0.2 g，0.4 g	口服：1日0.3～1.2 g，分2～4次服用	视力模糊、头昏、共济失调。少见皮疹。罕见粒细胞减少和骨髓抑制。青光眼慎用

续表

药名	剂型、规格	用量、用法	不良反应、注意点
苯巴比妥(鲁米那、phenobarbital、luminal)	片剂:0.01 g,0.03 g,0.1 g。注射剂:0.05 g,0.1 g,0.2 g	口服:0.015～0.03 g/次,0.03～0.2 g/日。极量:0.25 g/次,0.5 g/日。癫痫持续状态:肌注 0.1～0.2 g/次,成人每日极量0.5 g	头昏、嗜睡,对呼吸有抑制作用,肝、肾功能不全者慎用。可产生依赖性
扑米酮(去氧苯比妥、扑癫酮、primidone)	片剂:0.25 g	口服:开始 0.05 g/次,1周后 0.25 g/次,1 日 0.5～0.75 g。极量1日1.5 g	有嗜睡、共济失调、胃肠道反应。肝肾功能不全禁用
乙琥胺(ethosuximide)	胶囊剂:0.25 g。糖浆剂:5 g/100 ml	1次 0.25 g,3～6岁1日1次,6岁以上,1日2次	不良反应较小,常见为胃肠反应及头痛、嗜睡、药疹
硝西泮(硝基安定、nitrazepam)	片剂:5 mg	口服:5 mg/次,3次/日	常见嗜睡、无力、头痛、恶心。重症肌无力、白细胞减少者禁用
地西泮(安定、diazepam)	片剂:2.5 mg,5 mg。注射剂:10 mg(2 ml)	抗焦虑、抗惊厥:口服 2.5～10 mg/次,2～4次/日。控制癫痫持续状态:开始静脉注射10 mg,10～15分钟后可按需增加剂量。静注速度:小于 5 mg/min	大剂量产生共济失调、尿潴留、皮疹等。久用产生耐受性。婴儿、青光眼、重症肌无力者、分娩前妇女、哺乳期妇女慎用

续表

药名	剂型、规格	用量、用法	不良反应、注意点
托吡酯(妥泰、topiramzte)	片剂:25 mg,50 mg,100 mg	口服:初始剂量每晚 25～50 mg,每周增加 1 次,每次增加 25 mg。通常有效剂量为 200～300 mg	常见为头晕、复视、嗜睡、共济失调。对本品过敏者、孕妇、哺乳期妇女慎用。可能增加患肾结石的危险
拉莫三嗪(利必通、lamotrigine)	片剂:25 mg,100 mg,150 mg,200 mg	初始剂量 25 mg,1 次/日。每 2 周增加 25 mg。通常有效维持量为 100～200 mg/日	对本品过敏者、孕妇、哺乳期妇女慎用。不宜突然停药
丙戊酰胺(丙缬草酰胺、癫健安、valpromide)	片剂:0.1 g,0.2 g	口服:0.6～1.2 g/日,分 3 次服用	少数人服用后食欲不振、恶心、头昏、头痛

二、镇静催眠药

药名	剂型、规格	用量、用法	不良反应、注意点
苯巴比妥、硝西泮、地西泮见抗癫痫药			
异戊巴比妥(阿米妥、amobarbital)	片剂:0.1 g。注射剂:0.1 g,0.25 g	口服:0.1～0.2 g,极量,1 次 0.2 g,1 日 0.6 g。肌注:0.1～0.25 g/次,极量 0.25 g/次,0.5 g/d。	不宜在浅表部位注射。有头昏、乏力、嗜睡、久用有耐药性和成瘾性,肝、肾功能不全者慎用

续表

药名	剂型、规格	用量、用法	不良反应、注意点
水合氯醛(chloral hydrate)	溶液:10%	口服或灌肠:0.5~1.5 g/次,极量,1次2 g,1日4 g	头昏、嗜睡、乏力,久用产生耐药性和成瘾性
甲喹酮(安眠酮、海米那、methaqualone)	片剂:0.1 g,0.2 g	口服:镇静 0.1 g/次,3次/日。催眠 0.1~0.2 g/次,睡前服用	偶有头晕、嗜睡及过敏反应,久用成瘾。肝功能不全者慎用
司可巴比妥(速可眠、secobarbital)	胶囊:0.1 g	口服:0.1~0.2 g 睡前服1次,极量1次0.3 g	可致依赖性,严重肝功能不全者禁用
艾司唑仑(舒乐安定、estazolam)	片剂:1 mg,2 mg	口服:镇静 1~2 mg/次,3次/日。催眠 1~2 mg/次,睡前服。抗癫痫 2~4 mg/次,3次/日	不良反应较少,个别患者偶有疲乏、无力、嗜睡等反应。高血压者慎用
阿普唑仑(alprazolam)	片剂:0.25 mg,0.4 mg,0.5 mg,1 mg	口服:镇静、催眠 0.4~0.8 mg/次,睡前顿服	不良反应与地西泮相似

三、镇痛药

药名	剂型、规格	用量、用法	不良反应、注意点
阿司匹林(乙酰水杨酸,aspirin)	片剂:0.3 g,0.5 g。肠溶片:40 mg,0.15 g	口服:0.3~0.6 g/次。直肠给药:0.3~0.6/次,3次/日	有时有恶心、呕吐,皮疹,较大剂量易致出血倾向,慎用于肝肾功能不全
去痛片(复方氨基比林,aminophenazone-co)	片剂:0.5 g	口服:0.5~1.0 g/次,必要时	对氨基比林、非那西丁、苯巴比妥等过敏患者禁用

续表

药名	剂型、规格	用量、用法	不良反应、注意点
颅通定（rotundine）	片剂：30 mg	口服：60～120 mg/次，1～3 次/日	头昏、嗜睡、眩晕，久用产生耐药性
盐酸美散痛（美沙酮，methadone, phenadon）	片剂：5 mg, 10 mg。注射剂：5 mg(1 ml) 10 mg(2ml)	10～15 mg/d，口服分 2～3 次，肌注、皮下注射分 3～4 次	久用成瘾，抑制胎儿呼吸，孕妇禁用，不能静注。不良反应有头痛、眩晕、恶心等
布洛芬（芬必得，ibuprofen）	片剂：0.1 g, 0.2 g, 0.3 g。缓释胶囊：0.3 g	口服：0.2～0.4 g/次，3 次/日，每日限量 2.4 g，饭后服	有轻度消化道反应，过敏反应，慎用于支气管哮喘、心肾功能不全、消化道溃疡
酰胺咪嗪（卡马西平，carbamazepine, tegretol）	片剂：0.1 g, 0.2 g	口服：1 日 300～1 200 mg，分 2～4 次服用	见抗癫痫药
强痛定（布桂嗪，fortanodyn）	片剂：30 mg, 60 mg。注射剂：50 mg(2 ml), 100 mg(2 ml)	口服：30～60 mg/次，3～4 次/日。皮下或肌注：50～100 mg/次	偶有头昏或恶心，久用成瘾
度冷丁（哌替啶，dolantin）	片剂：25 mg, 50 mg。注射剂：50 mg(1 ml), 100 mg(2 ml)	口服：50～100 mg/次，4 次/日。肌注：25～100 mg/次。极量：150 mg/次，600 mg/日	不良反应：头晕、呕吐、便秘、尿潴留。婴儿、孕妇、产妇慎用。久用成瘾，过量抑制呼吸

续表

药名	剂型、规格	用量、用法	不良反应、注意点
麦角胺(ergotamine)	片剂:0.5 mg,1 mg。注射剂:0.25 mg,0.5 mg	口服:1~2 mg/次。限量10 mg/周。皮下注射:0.25~0.5 mg/次	禁用于对本品过敏者、孕妇、心绞痛及肝、肾功能不全者
喷他佐辛(镇痛新,pentazocine)	片剂:25 mg,50 mg。注射剂:15 mg,30 mg	口服:25~50 mg/次。肌注:30 mg/次,必要时每3~4小时1次	本品是非成瘾性镇痛药。不良反应常为恶心、呕吐。慎用于颅内压增高、肝肾功能不全者

四、脱水药及利尿药

药名	剂型、规格	用量、用法	不良反应、注意点
甘露醇(mannitol)	20%注射剂:250 ml	静注:每次1~2g/kg,3次/日	反复大量用注意水电解质平衡和肾功能损害
呋塞米(速尿、furosemide)	片剂:20 mg。注射剂:20 mg	口服:20~40 mg/次,1~2次/日。肌注或静脉注射,每次20~40 mg,2小时后可追加剂量	易致水电解质、酸碱代谢紊乱,肝功能不全者可致肝昏迷
氢氯噻嗪(双氢克尿塞、hydrochlorothiazide)	片剂:10 mg,25 mg,50 mg	口服:一日25~100 mg,分1~3次服用	长期服用易致乏力、眩晕、恶心等,可致低钠、低钾血症,高糖血症
尿素(Urea)	注射剂:30 g,60 g	静脉滴注:一次0.5~1.0 g/kg,1日1~2次	肾功能衰退,氮质血症忌用。有溶血反应

续表

药名	剂型、规格	用量、用法	不良反应、注意点
乙酰唑胺(醋唑磺胺、acetazolamide)	片剂:0.25g	口服:0.25g/次,2~3次/日	久用引起低血K^+和酸中毒。可引起肾脏并发症,如肾绞痛、结石症等
甘油(glycerol)	50%溶液:500 ml	口服:30~50 ml/次,3次/日。必要时200 ml/次,1日1~2次	少数有头痛、口渴、呕吐
甘油果糖(布瑞得、glycerin fructose)	注射液:250 ml、500 ml	静脉滴注:250~500 ml/次,每日1~2次	大量、快速输注可产生乳酸中毒

五、影响脑血管的药物

药名	剂型、规格	用量、用法	不良反应、注意点
血塞通	片剂:50 mg。注射剂:100 mg	口服:50~100 mg/次,3次/日。静滴:200~400 mg/次,每日1次	禁用于脑出血急性期患者
尼莫地平(尼莫通、nimodipine)	片剂:10 mg,20 mg,30 mg。注射剂:10 mg	口服:40~120 mg/d,分2~3次服用	常见不良反应为血压下降。高颅压、孕妇、哺乳期慎用
氟桂利嗪(西比灵、flunarizine)	胶囊剂:5 mg	口服:5~10 mg/d	最常见嗜睡,锥体外系症状。脑出血性疾病急性期禁用

续表

药名	剂型、规格	用量、用法	不良反应、注意点
罂粟碱(papaverine)	片剂:30 mg。注射剂:30 mg	口服:30~60 mg/次,一日3次。肌注:30 mg/次,3次/日。静脉注射:30~120 mg/次,3小时1次,缓慢注射,每次不少于1~2分钟	静脉注射过快、过量可导致房室传导阻滞、心室颤动甚至死亡,应充分稀释后注射。有出血倾向者禁用
丁咯地尔(活脑灵、buflomedil)	片剂:150 mg,300 mg。注射剂:50 mg	口服:每次150~300 mg,每日2~3次。静脉注射:每次200~400 mg	急性脑出血、严重动脉出血患者禁用
尼麦角林(脑通、nicergoline)	片剂:10 mg。胶囊剂:15 mg。注射剂:4 mg	口服:10~20 mg/次,3次/日。肌注:2~4 mg/次,1~2次/日。静滴:2~4 mg溶于100 ml生理盐水缓滴	头昏、昏睡、低血压、轻度胃肠反应
曲克芦丁(维脑路通、troxerutin)	片剂:0.1 g。注射剂:0.1 g,0.2 g	口服:0.2~0.3 g/次,3次/日 静滴:0.4 g/次,每日一次	偶见过敏反应和恶心、头昏
维生素E烟酸酯(威氏克、vitamin E nicotinate)	片剂:100 mg	口服:100~200 mg/次,3次/日	皮肤干燥、瘙痒、胃肠反应。糖尿病、溃疡病和孕妇禁用

续表

药名	剂型、规格	用量、用法	不良反应、注意点
长春西汀(卡兰、vinpocetine)	片剂:5 mg	口服:5～10 mg/次,3次/日	有过敏反应及消化道反应。颅内出血后尚未完全止血者及孕妇忌用
依达拉奉(必存、edaravone)	注射剂:10 mg	静滴:30 mg/次,2次/日,加入适量生理盐水中缓慢滴注	主要表现为肝功能异常、皮疹。严重者可致肾功能障碍、DIC
七叶皂甙钠(麦通纳、sodium aescinate)	注射剂:5 mg,10 mg,25 mg	静脉注射:一日0.1～0.4 mg/kg体重	肾衰竭、肾功能不全患者禁用。禁用于动脉、肌内和皮下注射

六、脑代谢及促智药

药名	剂型、规格	用量、用法	不良反应、注意点
多奈哌齐(安理申、donepezil)	片剂:2.5 mg,5 mg	口服:初始5 mg/次,每日1次。一月后根据需要可增加到10 mg	不良反应较轻。常见为腹泻和肌肉痉挛
吡拉西坦(脑复康、piracetam)	片剂:0.4g。注射剂:2.0g,3.0g	口服:0.8～1.2g/次,3次/日。静脉注射:4～6g,每日2次	食纳减退、口干、睡眠不佳及轻度皮疹等
茴拉西坦(三乐喜、aniracetam)	胶囊剂:0.1g	口服:0.2g/次,2～3次/日	偶有口干、嗜睡、胃肠道反应

续表

药名	剂型、规格	用量、用法	不良反应、注意点
阿米三嗪(都可喜、duxil)	片剂:30 mg	口服:30 mg/次,早、晚各1次,宜餐后服	轻度消化道反应,孕妇慎用
胞二磷胆碱(citicoline)	针剂:0.2 g,0.25 g	肌注:0.1～0.3g/d。静滴:0.25～0.5 g/d。5～10日为一疗程	一过性低血压、头昏、恶心、痉挛、皮疹、失眠等,颅内出血急性期不宜大剂量应用
单唾液酸四己糖神经节苷脂(施捷因、monosialotetra-hex-osylganglioside)	注射剂:20 mg,100 mg	分次肌注或缓慢静脉滴注。急性期每日100 mg。2～3周后改为维持量,每日20～40 mg,一般6周	对本品过敏者、神经节苷脂累积病、肝肾功能严重障碍者禁用
脑蛋白水解物(脑活素、cerebrolysin)	注射剂:2 ml,5 ml,10 ml	静滴:10～30 ml稀释后缓慢静滴,1次/日,2～4周为一疗程。肌注:2～5 ml/次,1次/日	癫痫持续状态及大发作间歇期、肾功能严重障碍及孕妇禁用

七、中枢兴奋药

药名	剂型、规格	用量、用法	不良反应、注意点
氨乙异硫脲(克脑迷、antiradon)	注射剂:1 g	静滴:1 g/日,溶于5%～10%葡萄糖溶液250～500 ml中,滴速:40滴/分	静脉炎、皮疹,孕妇、产妇、冠心病忌用

续表

药名	剂型、规格	用量、用法	不良反应、注意点
甲氯芬酯(氯酯醒、meclofenoxate)	片剂:0.1 g。注射剂:0.1g,0.25 g	口服:0.1~0.3 g/次,3次/日。肌注、静滴:0.25 g/次,1~3次/日	高血压患者及有明显炎症者忌用
氨酪酸(γ-氨基丁酸、aminobutyric acid)	片剂:0.25 g。注射剂:1 g	口服:1.0 g/次,3次/日。静滴:0.75~1 g/次,稀释后静滴	消化道轻度反应,失眠,大剂量导致运动失调,血压下降,呼吸抑制
细胞色素 C(cytochrome C)	注射剂:15 mg	静滴:15~30 mg/次,1~2次/日	可引起过敏性休克,用时需作皮试

八、激素及其有关药物

药名	剂型、规格	用量、用法	不良反应、注意点
氢化可的松(皮质醇、hydrocortisone)	注射剂:10 mg,25 mg,50 mg,100 mg	静滴:每次100~200 mg稀释到500 ml静脉滴注	长期应用可导致伤口愈合不良,感染难以控制,库欣综合征等。停药需逐渐减量
甲泼尼龙(甲基强的松龙,甲强龙,methylprednisolone)	片剂:2 mg,4 mg。甲泼尼龙醋酸酯混悬注射液:20 mg,40 mg。甲泼尼龙琥珀酸钠注射液:40 mg,125 mg,500 mg	口服:开始一日16~24 mg,分2次。维持量1日4~8 mg。静脉注射:30 mg/kg,溶解稀释后至少输注30分钟	同氢化可的松。肝功能不全者不宜应用。

续表

药名	剂型、规格	用量、用法	不良反应、注意点
地塞米松(氟美松、Dexamethasone)	片剂:0.75 mg。注射剂:2 mg,5 mg	口服,每次 0.75~1.5 mg,每日 2~4 次。维持剂量每日 0.5~0.75 mg。静注:每次 5~10 mg	同氢化可的松。较大量服用,易引起尿糖及类库欣综合征
甲状腺粉(Powdered Thyroid)	片剂:10 mg,40 mg,60 mg	口服:一次 10~40 mg,一日 20~160 mg,极量一日 160 mg	长期过量可引起甲状腺功能亢进症状
左甲状腺素(Levothyroxine)	片剂:25 μg,50 μg,100 μg	口服:开始每日 25~50 μg,每周增加 25 μg,直到完全替代剂量,一般为 100~150 μg,维持量为 75~125 μg	同甲状腺粉
溴隐亭(Bromocriptine)	片剂:2.5 mg	对于垂体泌乳素瘤:起始量每日 1.25 mg,每日维持量 5~7.5 mg,每日最大量 15 mg	主要表现为胃肠道反应,连续用药后可减轻,与食物同食也可减轻,约 3%需停药

附表:常用糖皮质激素类药物对比表

药物特点	地塞米松	氢化可的松	甲泼尼龙
药效分类	长效	短效	中效
抗炎效价	25.0	1.0	4.0
钠潴留作用	很小	1.0	0.5
抗炎等效剂量(mg)	0.75	20	4

九、抗利尿药

药名	剂型、规格	用量、用法	不良反应、注意点
垂体后叶素（pituitrin）	注射剂：5 U,10 U	尿崩症的治疗：肌内注射，常用量为每次 5 U,1 日 2 次	高血压、冠心病、心力衰竭者禁用。需监测尿量、渗透压
鞣酸加压素（长效尿崩停、vasopressin tannate）	注射剂：100 mg(5 ml)	深部肌内注射：初次可用 0.1～0.2 ml,逐渐增至有效量。一次注射 0.3 ml 可维持 2～6 日,注射 1 ml 可维持 10 日左右	可见胃肠道反应、过敏反应、水中毒。高血压、冠心病、心功能不全或肾功能不全者慎用。需监测尿量、渗透压
去氨加压素（弥凝、desmopressin）	片剂：100 μg,200 μg。滴鼻剂：100 μg/ml(2.5 ml/支)。注射剂：4 μg	鼻腔给药：一日 20～40 μg,1 次或分 2～3 次。口服：一次 100～200 μg,一日 3 次,每日总量 200～1 200 μg。静注：一日 1～2 次,每次 1～4 μg	同鞣酸加压素。鼻腔给药后,鼻黏膜若出现瘢痕、水肿或其他病变时,应停用鼻腔给药法

敬请注意：

医药科学知识并非永恒不变,作者尽可能将新的和准确的资料收入本书,但是由于各种原因难以做到完全无误。本文所提供的药品使用剂量主要是针对成人用药,儿童用药需参考相关资料。本文列出的是药物常见临床不良反应及主要的注意事项。我们郑重建议读者在应用药物时,对药物的适应证、禁忌证、用法和用量,需遵循有关法规和标准以及药品包装中的说明书。

（刘劲芳）

附录三

综合征目录

阿-罗氏瞳孔(Argyll-Robertson 氏综合征)

Bonnier 氏综合征(Deiter 氏核综合征)

胼胝体肿瘤综合征(Bristowe 氏综合征)

闭锁综合征(Lock-in 综合征)

半侧舌喉肩咽瘫综合征(Collet-Sicard 氏综合征)

垂体功能低下性巨人症(Launois 氏综合征)

垂体机能减退综合征(Simmonds 氏综合征)

垂体性侏儒症(Lorain-Levi 氏综合征)

单侧全颅神经损害综合征(Garcin 氏综合征)

Deiter 氏核综合征(Bonnier 氏综合征)

大脑脚底综合征(Weber 氏综合征)

第四脑室孔闭锁综合征(Dandy-Walker 氏综合征)

顶叶综合征(Bianchi 氏综合征)

多种垂体激素缺乏综合征(Burnier 氏综合征)

恶性肿瘤合并肌无力综合征(Eaton-Lambert 氏综合征)

额叶底面综合征(Foster-Kennedy 氏综合征)

鳄鱼泪综合征(Crocodile Tears 氏综合征)

腹痛型癫痫(Moore 氏综合征)

环枕畸形综合征

橄榄-桥脑-小脑综合征(Dejerine-Thomas 氏综合征)

股外侧皮神经炎[痛](Roth-Berhardt 氏综合征)

红核脊髓小脑脚综合征(Cluade 氏综合征)

续表

海绵窦综合征(Foix Ⅱ型综合征)

黄色瘤病(Hand-Schuller-Christian氏综合征)

交叉性外展-面神经麻痹-偏瘫综合征(Milard-Gubler氏综合征)

基底压迹综合征(Arnold-Chiari氏综合征)

颈交感神经麻痹综合征(Horner氏综合征)

颈交感神经兴奋综合征(Bernard氏综合征)

颈静脉孔综合征(Vernet氏综合征)

结节性硬化综合征(Bourneville氏综合征)

脊髓半横贯损害综合征(Brown-Sequard氏综合征)

脊髓后动脉综合征

脊髓中央损害综合征

进行性脊髓坏死(Foix-Alajouanine氏综合征)

急性感染性多发性神经炎(Guillain-Barré氏综合征)

脊髓前动脉闭塞综合征(Beck氏综合征)

空蝶鞍综合征

眶底综合征(Dejans氏综合征)

眶尖综合征(Rollet氏综合征)

眶上裂综合征(Rochon-Duvignaud氏综合征)

雷诺病(Raynaud氏综合征)

面偏侧萎缩综合征(Romberg氏综合征)

脉络膜前动脉综合征(Monakow氏综合征)

面神经麻痹综合征(Bell氏综合征)

迷走神经副神经综合征(Schmidt氏综合征)

迷走舌下神经综合征(Tapia氏综合征)

内侧纵束综合征(Lhermitte氏综合征)

丛集性头痛综合征(Horton氏综合征)

续表

内耳眩晕综合征(Meniere 氏综合征)

脑桥综合征(Raymond-Ceston 氏综合征)

脑三叉神经血管瘤病(Sturge-Weber 氏综合征)

桥脑下部综合征(Foville 氏综合征)

丘脑综合征(Dejerine-Roussy 氏综合征)

强迫性抓握和摸索综合征(Adie-Critchley 氏综合征)

前斜角肌综合征(Naffziger 氏综合征)

强直性瞳孔(Adie 氏综合征)

上部臂丛神经麻痹(Erb-Duchenne 氏综合征)

四叠体上丘综合征(Parinaud 氏综合征)

锁骨下动脉盗血综合征

视交叉综合征(Cushing 氏Ⅲ型综合征)

神经纤维瘤病(Von Recklinghausen 氏Ⅰ型综合征)

视神经脊髓炎(Devic 氏综合征)

舌样痴呆(Down 氏综合征)

腮腺后间隙综合征(Villaret 氏综合征)

舌下迷走副神经综合征(Jackson 氏综合征)

体位改变综合征(Bruns 氏综合征)

痛性眼肌麻痹综合征(Tolosa-Hunt 氏综合征)

下部臂丛神经麻痹(Dejerine-Klumpke 氏综合征)

狭颅症(Crouzon 氏综合征)

枕骨大孔疝综合征(List 氏综合征)

小脑中线综合征(Bailey-Cushing 氏综合征)

膝状神经痛(Hunt 氏综合征)

运动性失语(Broca 氏失语综合征)

婴儿型痉挛(West 氏综合征)

续表

- 岩尖综合征（Gradenigo 氏综合征）
- 延髓被盖麻痹（Babinski-Nageotte 氏综合征）
- 延髓背外侧综合征（Wallenberg 氏综合征）
- 交叉性舌下神经偏瘫综合征（Dejerine 氏锥体舌下神经综合征）
- 眼色素层-脑炎综合征（Vogt-Koyanagi-Harada 氏综合征）
- 左侧角回综合征（Gerstmann 氏综合征）
- 椎动脉压迫综合征（Bartschi-Rochain 氏综合征）
- 坐骨神经痛（Cotugno 氏综合征）
- 椎管狭窄综合征
- 早老性痴呆综合征（Alzheimer 氏综合征）
- 直立性低血压综合征（Shy-Drager 氏综合征）
- 中脑导水管综合征（Koerber-Salus-Elshnig 氏综合征）
- 中脑被盖综合征（Benedic 氏综合征）
- 中央桥脑髓鞘溶解综合征（Adams-Victor-Macall 氏综合征）
- 震颤麻痹综合征（Parkinson 氏综合征）
- 蜘蛛足样指（Marfan 氏综合征）

（姜 冰）

附录四

神经外科常用分级方法

一、肌力分级

5级　肌力正常
4级　能够对抗重力和一定阻力
3级　能对抗重力完成运动,但无法抵抗阻力
2级　不能对抗重力,可在水平移动肢体
1级　仅有肌肉收缩,可能只能被触及,不能产生动作
0级　完全瘫痪

二、美国脊髓损伤协会(ASIA)脊髓损伤分级

A　完全性损伤,运动、感觉功能完全丧失
B　不完全性损伤,仅保留感觉
C　不完全性损伤,仅保留运动(无功能,主要肌力<3级)
D　不完全性损伤,仅保留运动(有功能,主要肌力≥3级)
E　正常,所有运动、感觉功能正常

三、蛛网膜下腔出血的 HUNT-HESS 分级

0　　动脉瘤未破裂
1　　无症状,或轻度头痛,轻度颈项强直
1a　无急性脑膜/脑反应,但有固定的神经功能缺失
2　　中等至重度头痛,颈项强直,或颅神经瘫痪(如Ⅲ,Ⅳ)
3　　嗜睡或混乱,轻度局灶性神经功能障碍
4　　昏迷,中等至重度偏瘫,去大脑强直早期
5　　深昏迷,去大脑强直,垂死表现

* 对于严重的全身性疾病(例如 HTN、糖尿病、严重动脉硬化、慢性阻塞性肺疾患)或血管造影发现严重血管痉挛者,评分加1分。

四、世界神经外科医师联盟(WFNS)委员会的蛛网膜下腔出血分级

WFNS 分级	GCS 评分	运动功能障碍
I	15	无
II	14～13	无
III	14～13	有
IV	12～7	有或无
V	6～3	有或无

五、SPETZLER-MARTIN 脑动静脉畸形(AVM)分级

体积	评分	邻近脑组织是否重要功能区	评分	静脉回流类型	评分
小（最大径＜3 cm）	1	否	0	仅有脑表面静脉	0
中（最大径3～6 cm）	2	是	1	有深部静脉	1
大（最大径＞6 cm）	3				

* 评分＝上述分数之和，范围1～5；另外有独立的第6级，指无法手术的病变（切除不可避免地造成残疾性损害或死亡）

* 体积指在未放大的血管造影片上病变的最大直径。（和影响 AVM 切除难度的因素相关。如：供血动脉、盗血程度，等）

* 重要功能区指感觉运动、语言和视觉皮层，下丘脑和丘脑，内囊，脑干，小脑脚，小脑深部神经核。

六、PAPILLE 室管膜下出血分级

分级	描述
I	仅有室管膜下出血
II	有脑室内出血，但没有脑室扩大

Ⅲ 有脑室内出血,有脑室扩大
Ⅳ 脑室内出血伴脑实质血肿

七、面神经功能分级(House-Brackmann 分级)标准

在术后 1 年进行评定

Ⅰ级 正常 各区面肌运动正常
Ⅱ级 轻度功能异常 大体:仔细检查时有轻度的面肌无力,可有非常轻的联带运动。静止状态:面部对称,肌张力正常。运动:额部正常,稍用力闭眼完全,口角轻度不对称
Ⅲ级 中度功能异常 大体:明显的面肌无力,但无面部变形,联带运动明显或半面痉挛。静止状态:面部对称,肌张力正常。运动:额部减弱,用力后闭眼完全,口角用最大力后轻度不对称
Ⅳ级 中重度功能异常 大体:明显的面肌无力和/或面部变形。静止状态:面部对称,肌张力正常。运动:额部无,闭眼不完全,口角用最大力后不对称
Ⅴ级 重度功能异常 大体:仅有几乎不能察觉的面部运动。静止状态:面部不对称。运动:额部无,闭眼不完全,口角轻微运动
Ⅵ级 完全麻痹 无运动

八、语言障碍程度分级评估

1 级 正常
2 级 可沟通意志及理解语言,但有时混乱
3 级 有时可沟通意志及理解语言,但多半不可能
4 级 完全不可能沟通意志及理解语言

九、运动功能障碍程度评估

分级	上肢	下肢
1 级	正常	正常
2 级	远端关节能活动（包括腕关节及手指各关节）	远端关节能活动（包括踝关节及脚趾各关节）
3 级	臂可上举,肘可屈伸	腿可上举,膝可屈伸

| 4 级 | 只能在床上屈伸 | 只能在床上屈伸 |
| 5 级 | 完全不能活动 | 完全不能活动 |

十、脑膜瘤切除程度分级（参照 Simpson 切除标准）

Ⅰ级　肿瘤全切除并切除肿瘤累及的硬膜和颅骨

Ⅱ级　肿瘤全切除并用激光或电灼肿瘤附着硬膜

Ⅲ级　肿瘤全切除，肿瘤附着的硬膜没有任何处理

Ⅳ级　部分切除肿瘤

Ⅴ级　单纯肿瘤减压或活检

十一、脑胶质瘤切除程度分级

Ⅰ级　肿瘤扩大切除或瘤床周围术中病理检查无肿瘤细胞（仅限于高分化胶质瘤）

Ⅱ级　肿瘤全切除仅限于显微手术切除，术中没有病理学证实手术区全切肿瘤

Ⅲ级　肿瘤全切除但重要神经功能区疑似或有少许肿瘤残留（不超过瘤体5%）

Ⅳ级　肿瘤大部分切除，切除肿瘤约80%以上

Ⅴ级　肿瘤部分切除或活检

（万　新）

附录五

医学常用国际单位

量的名称	单位名称	单位符号	其他表示式例
长度	米	M	
质量	千克(公斤)	kg	
时间	秒	S	
电流	安[培]	A	
热力学温度	开[尔文]	K	
物质的量	摩[尔]	mol	
发光强度	坎[德拉]	cd	
平面角	弧度	rad	
立体角	球面度	sr	
频率	赫[兹]	Hz	s^{-1}
力	牛[顿]	N	$kg \cdot m/s^2$
能[量],功,热[量]	焦[耳]	J	$N \cdot m, kg \cdot m^2/s^2$
电荷[量]	库[仑]	C	$A \cdot s$
电容	法[拉]	F	$C/V, A^2 \cdot s^4/(kg \cdot m^2)$
电导	西[门子]	S	$A/V, A^2 \cdot s^3/(kg \cdot m^2)$
磁通[量]	韦[伯]	Wb	$V \cdot s, kg \cdot m^2/(A \cdot s^2)$
电感	亨[利]	H	$Wb/A, kg \cdot m^2/(A^2 \cdot s^2)$
光通量	流[明]	lm	$cd \cdot sr$
压力,压强,应力	帕[斯卡]	Pa	$N/m^2, kg/(m \cdot s^2)$
功率,辐[射能]通量	瓦[特]	W	$J/s, kg \cdot m^2/s^3$
[放射性]活度	贝可[勒尔]	Bq	s^{-1}

续表

量的名称	单位名称	单位符号	其他表示式例
吸收剂量,比授[予]能,比释动能	戈[瑞]	Gy	$J/kg, m^2/s^2$
电压,电动势,电位	伏[特]	V	$W/A, kg \cdot m^2/(A \cdot s^3)$
电阻	欧[姆]	Ω	$V/A, kg \cdot m^2/(A^2 \cdot s^3)$
磁通[量]密度,磁感应强度	特[斯拉]	T	$Wb/m^2, kg/(A \cdot s^2)$
摄氏温度	摄氏度	℃	
[光]照度	勒[克斯]	lx	$lm/m^2, cd \cdot sr/m^2$
剂量当量	希[沃特]	Sv	$J/kg, m^2/s^2$

注:[ ]内字在不混淆的情况下可省略。

(刘劲芳)

参 考 文 献

1 张培林. 神经解剖学. 北京:人民卫生出版社,1987,211～365
2 王永贵. 中国医学科百科全书·解剖学. 上海:上海科学技术出版社,1984,176～242
3 刘明铎. 实用颅脑损伤学. 北京:人民军医出版社,1992,1～46
4 王根本,金保纯,等编译. 临床解剖学,北京:人民卫生出版社,1994,361～410
5 王忠诚. 王忠诚神经外科学. 武汉:湖北科学技术出版社,2005
6 Lennart Heimer. The Human Brain and Spinal Cord. Second Edition,1995,482～491
7 黄友岐. 神经病学. 第2版. 北京:人民卫生出版社,1989,4～36,51～57,108～112
8 史玉泉. 实用神经病学. 第2版. 上海:上海科学技术出版社,1994,5～6,21～24,182～185,206～207,1029～1075,1117～1134
9 刘运生,欧阳珊. 神经系统疾病诊断治疗学. 北京:人民军医出版社,2002,29～56
10 Henderson AS. Epidemiology of mental disorders and psychosocial problems. Dementia. Geneva. World Health Organization,1994,2～6
11 Lunsford LD,Flickinger JC,Lindner GJ,et al. Stereotactic radiosurgery of the brain using the first United States 201 cobalt-60 source gamma knife. Neurosurgery,1989,24:151～159
12 Ganz JC. Gamma Knife Surgery. Austria:Spring-Verlag,1993,113
13 侯永宏,仇斌,唐建兵,等. γ刀在松果体区肿瘤治疗中的应用. 中国神经精神疾病杂志,1999,25(1):45～46
14 侯永宏,刘运生,唐建兵,等. 侵袭前中颅窝底恶性肿瘤的γ刀治疗. 中国耳鼻咽喉颅底外科杂志,1997,3(4):214～217
15 侯永宏,马志明,唐建兵,等. 脑胶质细胞瘤的γ刀治疗(附27例分析). 中国现代医学杂志,1997,7(6):11
16 侯永宏,唐建兵,马志明,等. 颅内病变的γ刀治疗. 湖南医科大学学报,1997,22(4):347
17 马志明,侯永宏,仇斌,等. 脑转移瘤的γ刀治疗. 湖南医科大学学报,1997,22

(1):63

18 赵洪洋.垂体腺瘤的药物与伽玛刀治疗.中国现代神经疾病杂志,2005,5(1):19~21

19 Vesagas TS, Aguilar JA, Mercado ER, et al. Gamma knife radiosurgery and brain metastases: local control, survival, and quality of life. J Neurosurg, 2002, 97 (Suppl 5):507~510

20 石祥恩.显微神经外科技术训练教程.北京:北京大学医学出版社,2006

21 徐如祥,赵庆平.显微神经外科技术培训教材.北京:军事医学科学出版社,2005

22 赵继宗.我国微创神经外科学发展现状及存在的问题.中华医学杂志,2004

23 张玉琪.重视和提高显微神经外科解剖学的研究.中华神经外科杂志,2005,21(1):1

24 Messing-Junger AM, et al. Multimodal target point assessment for stereotactic biopsy in children with diffuse bithalamic astrocytomas. Childs Nerv Syst. 2002,18 (8):445~449

25 Russell SM, et al. Role of frame less stereotaxy in the surgical treatment of cerebral arteriovenous malformations: technique and outcomes in a controllde study of 44 consecutive patients. Neurosurgery,2002,51 : 1108

26 Binder DK, Iskandar BJ. Modern neurosurgery for psychiatric disorders. Neurosurgery,2000,47(1):9~21

27 Montoya A, Weiss AP, Price BH, et al. Magnetic resonance imaging-guided stereotactic limbic leukotomy for treatment of intractable psychiatric disease. Neurosurgery,2002,50(5):1043~1049

28 Harat M, Borkowska A, Rudas M, et al. The case of a patient with treatment-refractory obsessive-compulsive disorder operated by stereotactic bilateral cingulotomy. Neurol Neurochir Pol,2004,38(6):519~523

29 Lee K et al. Intracranial pressure, In neurological surgery. Edited by Youmans Julian R. W. B. Saunders company. Philadelphia. USA,1996,491~518

30 韩哲生,曹美鸿,虞佩兰.颅内压与颅内压增高.兰州:甘肃科学技术出版社,1993,85~88,99~120,202~221

31 袁贤瑞,曹美鸿.压力容积指数(PVI)与容积压力反应(VPR)在脑外伤中的比较研究.中华神经外科杂志,1989,5(3):196

32 候永宏,曹美鸿.小脑幕裂孔疝致大脑后动脉梗塞.中华神经外科杂志,1994,10:42~43

33 王君宇,杨治权,刘劲芳,等. 儿童重度脑外伤后缄默症. 中华神经外科杂志, 2006,22(9):555～556

34 王君宇,彭泽峰,姜冰,等. DSA与3D-CTA在颅内动脉瘤诊断及治疗中的临床探讨. 中国现代医学杂志,2006,16(15):2358～2360

35 陈立华,曹美鸿,等. 脑瘤高原波的临床分析. 中华神经外科杂志,1994,19(6):341～342

36 陈立华,刘运生,等. 脑瘤高原波和B波与颅内顺应性的关系. 中国神经精神疾病杂志,1996,22(3):147～149

37 Dings J,Meixensberger J,Amschler J,et al. Brain tissue PO_2 in relation to cerebral perfusion pressure,TCD findings and TCD-CO_2 reactivity after severe head injury. Acta Neurochir(wien),1996,138:425～434

38 Kiening KL,Hartl R,Unterberg AW,et al. Brain tissue PO_2-monitoring in comatose patients:Implications for therapy. J Neurol Res,1997,19:233～240

39 Tentillier E,Ammirati C. Prehospital management of patients with severe head injuries. Ann Fr Anesth Reanim,2000 Apr,19(4):275～281

40 Thomas A,Berlinghof HG,Bock KH,et al. Outcome factors in severe skull-brain trauma. A retrospective analysis of 228 patients. Anasthesiol Intensivmed Notfallmed Schmerzther 2000 Feb,35(2):91～97

41 Sefrin P. Current level of prehospital care in severe head injury-potential for improvement. Acta Neurochir Suppl(Wien),1993,57:141～144

42 Gabrielle FM,Lawrence FM. Recent advances in the management of head injury. Crit Rev Neurosurg,1997,7:156～164

43 Kiening KL,Unterberg AW,Bardt TF,et al. Monitoring of cerebral oxygenation in patients with severe head injuries: brain tissue PO_2 versus jugular vein oxygen saturation. J Neurosurg,1996,85:751～757

44 Dings j,Meixensberger J,Jager A,et al. Clinical experience with 118 brain tissue oxygen partial pressure catheter probes. Neurosurgery,1998,43:1082～1095

45 Jonathan W, Graham M. Management of severe head injury. Contemporary Neurosurgery,1996,18:1～5

46 Mass AIR,Dearden M,Teasdale GM,et al. EBIC-guidelines for management of severe head injury in adults. Acta Neurochir,1997,139:286～294

47 Claudia Robertson. Critical care management of traumatic brain injury. In H. Richard Winn (Eds). Youmans Neurological Surgery 5th Edition, Saunders,

2005:5103~5137

48　The Brain Foundation. The American association of neurological surgeons. The joint section on neurotrauma and critical core. The role of antiseizure prophylaxis following head injury, J Neurotrauma, 2000,17:549

49　Haltiner AM, Newell DW, Temkin NR, et al. Side effects and mortality associated with use of phenytoin for early posttraumatic seizure prophylaxis, J Neurosurg, 1999,91:588

50　Oxbury JM, Poliey CE, Duchowny M. intractable focal epilepsy. London: W. B. Sanders,2000:185~194

51　赵金城. 颅底显微外科学,天津:天津科技翻译出版社,2005

52　高元桂,等. 磁共振成像诊断学,北京:人民军医出版社,2005

53　刘志雄,姜维喜,丁锡平,等. 慢性硬膜下血肿的手术治疗. 湖南医科大学学报,2003

54　S. Pistolesi,G. Fontanini,T. Camacci,et al. Meningioma-associated Brain Oedema: The Role of Angiogenic Factors and Pial Blood Supply Journal of Neuro-Oncology,2002,60(2):159~164

55　D. Zevgaridis, R. J. Medele,A. Müller:Meningiomas of the Sellar Region Presenting with Visual Impairment: Impact of Various Prognostic Factors on Surgical Outcome in 62 Patients; Acta Neurochirurgica,2001,143(5):471~476

56　K. Kakinuma,R. Tanaka,K. Onda, H. Takahashi. Proliferative Potential of Recurrent Intracranial Meningiomas as Evaluated by Labelling Indices of BUdR and Ki-67, and Tumour Doubling Time ;Acta Neurochirurgica,1998,140(1):26~31

57　Masaki Kokubo, Yuta Shibamoto,Jun A Takahashi. Efficacy of Conventional Radiotherapy for Recurrent Meningioma ;Journal of Neuro-Oncology,2000,48:(1) 51~55

58　Masatou Kawashima, Satoshi O. Suzuki,Kiyonobu Ikezaki. Different responses of benign and atypical meningiomas to gamma-knife radiosurgery: report of two cases with immunohistochemical analysis;Brain Tumor athology,2001,18(2):61~66

59　Morten Lund-Johansen, David Scheie, Tomm Muller. Neurosurgical treatment of meningiomas in children and young adults. Child's Nervous System,2001,17(12): 719~723

60　M. J. A. Puchner, R. C. M. Fischer-Lampsatis, H. D. Herrmann. Suprasellar Meningiomas-Neurological and Visual Outcome at Long Term Follow-up in a Homoge-

neous Series of Patients Treated Microsurgically;Acta Neurochirurgica,1998,140 (12):1231~1238
61 G. Neil-Dwyer,D. A. Lang,A. Davis. Outcome from Complex Neurosurgery:An Evidence Based Approach;Acta Neurochirurgica,2000,142(4):367~371
62 N. Saeki, M. Kubota, H. Murai, A. Yamaura: Heavily T2 Weighted MR Assessment of Fornical Injury after Anterior Interhemispheric Approach for large Suprasellar Tumors;Acta Neurochirurgica,2001,143(7):701~706
63 范文海,罗毅男. 内侧型蝶骨嵴脑膜瘤的显微外科手术治疗. 神经疾病与精神卫生,2006,6(4):281~282
64 刘运生,陈善成,候永宏,等. 经眶-额、筛、蝶窦颅内联合入路切除大型垂体腺瘤. 湖南医科大学学报,1994,19(4):329~331
65 刘运生,陈善成,袁贤瑞. 经眶额蝶联合入路显微手术切除大型、巨大型垂体腺瘤. 中华神经外科杂志,1997,13(5):274~277
66 刘运生,袁贤瑞,刘景平,等. 大型、巨大型垂体腺瘤血运情况显微解剖初步研究. 湖南医科大学学报,1998,23(6):552~553
67 刘运生,刘景平,王君宇,等. 额外侧锁孔入路切除大型、巨型垂体腺瘤. 中华神经外科疾病研究杂志,2004,3(1):30~32
68 刘运生,袁贤瑞,刘景平,等. 经眶-额下入路显微手术切除大型、巨大型垂体腺瘤技术探讨. 中华神经外科杂志,2000,16(5):288~291
69 刘志雄,袁贤瑞,方加胜,等. 经单鼻孔鼻中隔蝶窦入路切除垂体腺瘤. 中南大学学报(医学版),2006,31(2):281~283
70 刘志雄,刘运生. 垂体腺瘤手术. 继续医学教育,2006,20(13):93~100
71 刘志雄,袁贤瑞,刘景平,等. 中颅窝底硬膜外入路显微手术切除三叉神经鞘瘤. 湖南医科大学学报,2003,(3):1
72 杨治权,姜维喜,马建荣,等. 脊膜瘤(附78例报告). 中华神经外科杂志,2005,(6):1
73 刘志雄,刘运生,袁贤瑞,等. 脑血管网状细胞瘤的显微外科治疗. 中国临床神经外科杂志,2002,(2):1
74 霍雷,刘运生,袁贤瑞,等. 垂体腺瘤显微手术中垂体柄的保护与术后尿崩症的关系. 中国耳鼻咽喉颅底外科杂志,2001,(2):1
75 王君宇,姜冰,秦天森,等. 儿童Ⅳ脑室脉络丛乳头状瘤(附6例报告). 中国神经精神疾病杂志,2001,(6):1
76 彭泽峰,袁贤瑞,姜维喜,等. 颅底软骨肉瘤(附七例报告). 中华神经外科杂志,

2007,23(4):272~274

77　Grisoli F,et al. Enlarged adenomectomy for enclosed prolactinomas:A preliminary study of 26 cases. Acta Neurochir,1990,103:92~98

78　Liuzzi A,et al. Low doses of dopamine agonists in the long term treatment of macroprolactinomas. N Engl J Med,1985,313:656~659

79　Jin ZM et al. Comparison of the theraputic results of bromocriptine treatment of prolactin micro-macroadenomas. Chung Hua Nei Ko Tsa Chih,1990 Nov,29(11):669~672,702~703

80　罗世琪. 儿童颅内肿瘤,北京:人民卫生出版社,1993,60~86,249~275

81　Friedman J,Lynch JJ,Buckner JC,et al. Management of malignant pineal germ cell tumors with residual mature teratoma. Neurosurgery,2001,48:518~523

82　阚志生,罗世祺. 颅内生殖细胞瘤. 中华神经外科杂志,1997,13:66~69

83　Bruce JN,Stein BM. Surgical management of pineal region tumors. Acta Neurochir (Wien),1995,134:130~135

84　Dempsy PK,Lunsford LD. Stereotatic radiosurgery for pineal region tumors. Neurosurg Clin N Am,1992,3:245~253

85　王振宇. 松果体区肿瘤现代诊断与治疗. 中华神经外科疾病研究杂志,2007,6(1):1~4

86　周良辅. 现代神经外科学. 上海:复旦大学出版社,上海医科大学出版社,2001,12:357~596

87　Mendonca JL,Viana SL,Mat sumine,et al. Cavernous angioma of the cavernous sinus:imaging findings. Arq Neuropsiquiatr,2004,62(4):1004~1007

88　姜维喜,袁贤瑞,彭泽峰,等. 大型和巨大型颅内动脉瘤的血管内治疗. 医学临床研究,2007,(5):1

89　姜维喜,袁贤瑞,史帅涛,等. 复杂性颅内动脉瘤的血管内治疗. 国际神经病学神经外科学杂志,2007,(2):1

90　鲍伟民,周良辅,姜观富. 中枢神经系统海绵状血管瘤. 中华神经外科杂志,1998,14:81~83

91　Maraire J N,Awad IA. Intracranial cavernous malformations :lesion behavior and management strategies. Neurosurgery,1995,37:591~605

92　周良辅,毛颖,陈亮. 海绵窦海绵状血管瘤的诊断和治疗. 中华神经外科疾病研究杂志,2003,2(1):12~15

93　Kida Y,Kobayashi T,Mori Y. Radiosurgery of cavernous hemangiomas in the cavernous sinus. Surg Neurol,2001,56(2):117~122

94　Nakamura N, Shin M, Tago M, et al. Gamma knife radiosurgery for cavernous hemangiomas in the cavernous sinus. Report of three cases. J Neurosurg, 2002, 97 (supply5):477~480

95　Sohn CH, Kim SP, Kim IM, et al. Characteristic MR imaging findings of cavernous hemangiomas in the cavernous sinus. AJNR Am J Neuroradiol, 2003, 24(6): 1148~1151

96　Lasjaunias P L, Chng S M, Sachet M et al. The Management of Vein of Galen Aneurysmal Malformations. Neurosurgery, 2006, 59(5) supplement: S3-184 ~ S3-194

97　Maira G, Anile C, Colosino C, Rossi et al. Surgical treatment of primary supratentorial intracerebral hemorrhage in stuporous and comatose patients. Neurol Res, 2002,24:54~60

98　Kaya RA, Turkm enoglu O, Ziyal M, et al. The effects on prognosis of surgical treatment of hypertensive putaminal hematomas through transsylvian transinsular approach. Surg Neurol,2003,59:176~183

99　Auer LM, Deinsberger W, Niederkom K, et al. Endoscopic surgery versus medical treatment for spontaneous intracerebral hematoma a randomized study. J Neurosurg,1989,70:530~535

100　Kaufnaa HH. Treatment of deep spontaneous intracerebral hematomas. A review, Stroke,1993,24:1101~1106

101　Broderick JP, Adams HP, Barsan W, et al. Guidelines for the management of spontaneous intracerebral hemorrhage a statement for health care professionals from a special writing group of the Stoke Council American Heart Association. Strokc, 1999,30:905~915

102　Tzaan WC, Lee ST. lui TN. Combined used stereotactic aspiration and intracerebral streptokinase infusion in the surgical treatment of hypertensive intracerebral hemorrhage. J Formos Med Assoc,1997,56:962~967

103　王建祯,金晓烨,王绍谦,等．脑出血血肿冲洗液炎性细胞因子动态变化的意义．脑与神经疾病杂志,2007,15(4):271~273

104　陈刚,缑元冲,刘瑞春,等．尼莫地平治疗高血压脑出血术后患者疗效观察．脑与神经疾病杂志,2007,15(4):276~277,290

105　郑峥,宿英英．脑脓肿治疗研究进展．中国神经免疫学和神经病学杂志,2006,

13(1):60~63

106 孙玉芳,杨峰.脑脓肿的治疗分析.中国实用神经疾病杂志,2007,9(4):84~85

107 Carpenter J, Stapleton S, Holliman R. Retrospective analysis of 49 cases of brain abscess and review of the literature. Eur J Clin Microbiol Infect Dis,2007,26:1~11

108 Venkatesh MS, Pandey P, Devi BI, et al. Pediatric infratentorial subdural empyema: analysis of 14 cases. J Neurosurg,2006,105(5):370~377

109 McClelland S, Hall WA. Postoperative central nervous system infection: incidence and associated factors in 2111 neurosurgical procedures. Clin Infect Dis, 2007,45(1):55~59

110 Yilmaz N, Kiymaz N, Yilmaz C, et al. Surgical treatment outcome of subdural empyema: A clinical study. Pediatr Neurosurg,2006,42(5):293~298

111 Bernardini GL. Diagnosis and management of brain abscess and subdural empyema. Curr Neurol Neurosci Rep,2004 Nov;4(6):448~456

112 Hafidh MA, Keogh I, Walsh RM, et al. Otogenic intracranial complications. a 7-year retrospective review. Am J Otolaryngol,2006,27(6):390~395

113 Tseng JH, Tseng MY, Brain abscess in 142 patients: factors influencing outcome and mortality. Surg Neurol,2006,65(6):557~562

114 周文辉,杨智云,刘四斌,等.脑血吸虫病的CT各MR诊断.中国CT和MRI杂志,2004,2(2):8~11

115 任伯绪,吴明灿.脑血吸虫的临床、病理及MRI表现分析.中国临床医学影像杂志,2006,17(5):288~289

116 高玲,李维金,龙红艳.脑型肺吸虫病的CT分型与临床分析.现代医学影像学,2002,11(2):52~54

117 姚立新,姚春杨,钱万科,等.脑型肺吸虫病的MRI表现.放射学实践,2004,19(4)274~276

118 刘建国,戚晓昆,姜树军,等.脑囊虫病37例临床及影像学特点分析.脑与神经疾病杂志,2005,13(6):419~421

119 张林川,刘焱,任永芳.脑包虫的CT和MRI诊断.实用医学影像杂志,2006,7(3)198~199

120 梁辉,赵合元.急性脊髓损伤药物治疗进展.国际骨科学杂志,2006,(5):290~292

121 海涌,李宝俊.脊柱脊髓损伤治疗最新动态.中国脊柱脊髓杂志,2006,(6):478

122 费志强,徐建广. 急性脊髓损伤的治疗现状和进展. 中国临床康复,2006,(28):144~146

123 方珉. 脊髓空洞症外科治疗进展. 疑难病杂志,2003,6(3):177~178

124 潘隆盛,王鹏,等. 脊髓血管畸形的诊断与治疗,中国现代神经疾病杂志,2004,10(4):284~286

125 Rinaldi F, Cioffi FA, Columbano L, et al. Tethered cord syndrome J Neurosurg Sci,2005,49(4):131~135

126 李明华. 脊柱脊髓影像学. 上海:上海科学技术出版社,2004

127 杨治权. 临床表现为癫痫的海绵状血管瘤手术治疗进展. 国际神经病学神经外科学杂志,2005,32(4):355~358

128 吴逊. 癫痫和发作性疾病. 北京:人民军医出版社,2001

129 王学锋,肖波,孙红斌. 难治性癫痫. 上海:上海科学技术出版社,2002

130 王志刚,王成伟主译. 癫痫外科学. 济南:山东科学技术出版社,2003

131 张锦华. 迷走神经刺激治疗难治性癫痫的机制与临床进展. 国外医学·神经病学神经外科学分册,2001,28(4):256

132 江澄川,汪业汉,张可成. 现代功能神经外科学. 上海:复旦大学出版社,2004,361

133 江基尧,朱诚. 颅脑创伤临床救治指南. 上海:第二军医大学出版社,2004

134 谭启富. 癫痫外科学. 南京:南京大学出版社,1995,301

135 Jallon P. Epidemiology of drug-resistant epilepsies. Rev Neurol,2004,160(5):5S22~5S30

136 Aarabi B, Taghipour M, Haghnegahdar A, et al. Prognostic factors in the occurrence of posttraumatic epilepsy after penetrating head injury suffered during military service. Neurosurg Focus,2000 Jan 15,8(1):e1

137 Aviva A, Neda B, Warren B, et al. Factors predictive of suboptimal seizure control following selective amygdalohippocampectomy, J Neurosurg, 2002, 97:1142~1151

138 Bartha L, Trinka E, Ortler M, et al. Linguistic defects following left selective amygdalohippocampectomy: a prospective study. Epilepsy & Behavior. 2004, 5:348~357

139 Clusmann H, Schramm J. Kral T, et al. Prognostic factors and outcome after different type of resection for temporal lobe epilepsy, J Neurosurg, 2002, 97:131~141

140 Lieu AS, Howng SL. Intracranial meningiomas and epilepsy: incidence, prognosis, and influencing factors. Epilepsy reseach, 2000, 38:45~52

141 Martin T, Lutz. Hans C, et al. Neuropsychological outcome after selective amgdalohippocampectomy with transsylvian versus transcortical approach: A randomized prospective clinical trial of surgery for temporal lobe epilepsy. Epilepsia, 2004, 45(7):809~816

142 Swartz BE, Houser CR, Tomiyasu U, et al. Hippocampal cell loss in posttraumatic human epilepsy. Epilepsia, 2006 Aug, 47(8):1373~1382

143 Tendon PN, Mahapatra AK, Khosia AA. Epileptic seizures in supratentorial gliomas. Neurology India, 2001, 49(1):55~59

144 Zaatreh MM, Firlik KS, Spencer DD, et al. Temporal lobe tumoral epilepsy characteristics and predictors of surgical outcome. Neurology, 2003, 61:636~641

145 陈曦, 梁秀龄. 肝豆状核变性治疗的研究进展. 中风与神经疾病杂志, 2004, 21:190~192

146 Ascherio A, Chen H, Schwarzschild M A, et al. Caffeine postmenopausal estrogen and risk of PD. Neurology, 2003, 60(5):7903

147 Zhang P, Land W, Lee S, et al. Electron tomography of degenerating neurons in mice with abnormal regulation of iron metabolism. J Struct Biol, 2005, 150(2):144~153

148 Tamas A, Lubics A, Szalontay L, et al. Age and gender differences in behavioral and morphological outcome after 62hydroxydopamine induced lesion of the substantia nigra in rats. Behav Brain Res, 2005, 158(2):221~229

149 Bachoud-Lévi AC, Rémy P, Nguyen JP, et al. Motor and cognitive improvements in patients with Huntington's disease after neural transplantation. Lancet, 2000, 356(9246):1975~1979

150 Freeman TB, Cicchetti F, Hauser RA, et al. Transplanted fetal striatum in Huntington's disease: Phenotypic development and lack of pathology. Proc Natl Acad Sci USA, 2000, 97(25):13877~13882

151 Rosas HD, Hevelone ND, Zaleta AK, et al. Regional cortical thinning in preclinical Huntington disease and its relationship to cognition. Neurology, 2005, 65(5):745~747

152 Peinemann A, Schuller S, Pohl C, et al. Executive dysfunction in early stages of Huntington's disease is associated with striatal and insular atrophy: A neurop

sychological and voxelbased morphometric study. J Neurol Sci , 2005,239 (1):11~19

153　Harry ischiropoulus,Josephs beckman. Oxidative stress and nitration in neurodegeneration:Cause,effect,or association. J Clin Invest,2003,111~163

154　Tatton W G,Chalmens-Redman R,Bron D,et al. Apoptosis in Parkinsons disease:signals for neuronal degradation. Ann Neurol,2003,53(Suppl 3):s61

155　段杰著. 神经外科护理. 科学技术文献出版社,2005

156　(德)Mark S. Greenberg 编著. 赵继宗主译. 神经外科手册. 山东科学技术出版社,2004

157　涂通今. 急症神经外科学. 第2版. 北京:人民军医出版社,2007

图书在版编目(CIP)数据

神经外科学住院医师手册/刘运生等主编.-北京:科学技术文献出版社,2009.2

(临床住院医师培训系列丛书)

ISBN 978-7-5023-6153-2

Ⅰ.神… Ⅱ.刘… Ⅲ.神经外科学-手册 Ⅳ.R651-62

中国版本图书馆 CIP 数据核字(2008)第 153619 号

出 版 者	科学技术文献出版社
地 址	北京市复兴路 15 号(中央电视台西侧)/100038
图书编务部电话	(010)51501739
图书发行部电话	(010)51501720,(010)51501722(传真)
邮 购 部 电 话	(010)51501729
网 址	http://www.stdph.com
E-mail:stdph@istic.ac.cn	
策 划 编 辑	薛士滨
责 任 编 辑	薛士滨
责 任 校 对	唐 炜
责 任 出 版	王杰馨
发 行 者	科学技术文献出版社发行 全国各地新华书店经销
印 刷 者	富华印刷包装有限公司
版 (印) 次	2009 年 2 月第 1 版第 1 次印刷
开 本	850×1168 32 开
字 数	820 千
印 张	26.5
印 数	1~5000 册
定 价	56.00 元

ⓒ 版权所有 违法必究

购买本社图书,凡字迹不清、缺页、倒页、脱页者,本社发行部负责调换。